Springer

欧洲骨科和创伤

European Surgical Orthopaedics and Traumatology

欧洲骨科学与创伤学联合会教材

The EFORT Textbook

2

主编：[英] GEORGE BENTLEY
主译：张英泽

中华医学电子音像出版社
CHINESE MEDICAL MULTIMEDIA PRESS
北　京

图书在版编目（CIP）数据

欧洲骨科和创伤．第2卷 / (英) 乔治·本特利（George Bentley）主编；张英泽译．一北京：中华医学电子音像出版社，2019．10
欧洲骨科学与创伤学联合会教材
ISBN 978-7-83005-064-1

Ⅰ．①欧… Ⅱ．①乔… ②张… Ⅲ．①骨科学—教材 ②创伤—教材 Ⅳ．①R68 ②R641

中国版本图书馆CIP数据核字（2019）第231758号

北京市版权局著作权合同登记章图字：01-2019-6274号

欧洲骨科和创伤（第2卷）
OUZHOU GUKE HE CHUANGSHANG Ⅱ

主　　译：张英泽
策划编辑：裴　燕　史仲静
责任编辑：赵文羽
校　　对：马思志　龚利霞
责任印刷：李振坤
出版发行：中华医学电子音像出版社
通信地址：北京市西城区东河沿街69号中华医学会610室
邮　　编：100052
E - mail：cma-cmc@cma.org.cn
购书热线：010-51322675
经　　销：新华书店
印　　刷：北京顶佳世纪印刷有限公司
开　　本：787mm×1092mm　1/16
印　　张：54.5
字　　数：1357千字
版　　次：2019年10月第1版　2019年10月第1次印刷
定　　价：480.00元

学术委员会

Enric Cáceres Palou 教授，博士

专业协会常务委员会

Matteo Denti 博士

团队和特设委员会

奖励委员会

George Bentley 教授，博士

论坛

Thierry Bégué 教授，博士

旅行和参观奖学金

Philippe Neyret 教授，博士

肌肉骨骼创伤专案组

Norbert Haas 教授，博士

欧洲骨科学与创伤学联合会基金委员会

Karl-Göran Thorngren 教授，博士

主译前言

《欧洲骨科和创伤》教程共7卷，分为10部分，由欧洲骨科学与创伤学联合会（EFORT）科学出版物委员会主席、世界著名骨科专家George Bentley教授组织了欧洲各国骨科和相关专业的精英，历时十年编写而成。这套教程对欧洲骨科与创伤学科的发展，特别是对欧洲年轻骨科医师的培训与教育起到了巨大的推动作用。其内容涵盖骨科基础、解剖、生理、病理、伦理、人文、健康教育等多方面内容，是当前整个欧洲年轻骨科医师规范化培训最新的、权威的综合教材。

我国住院医师规范化培训刚刚起步时，华西医院裴福兴教授牵头编写的第1版《骨科学》教材，对推动我国年轻骨科医师规范化培训起到了积极作用。欧洲医师规范化培训已有几十年的历史，积累了大量的经验，《欧洲骨科和创伤》教程内容丰富、翔实可靠。其最大的优点是标准统一、易记易懂，对年轻骨科医师的临床、科研、教学等能力的培养具有重大指导价值；其最大的亮点是深入浅出、生动活泼地呈现原本枯燥的知识内容，对于低年资骨科医师及想要从事骨科工作的实习生、硕士研究生、博士研究生都有着重要的参考价值。本书对我国住院医师规范化培训而言，不仅仅是弥补和参考，而应该是骨科住院医师规范化培训的必读教材！

我们的翻译团队，也是我国住院医师规范化培训教材《骨科学》（第2版）的主编团队，都是工作在临床一线的资深临床医师，临床工作极为繁重，本书是在占用了他们大量宝贵的业余时间的情况下才得以出版，在此为他们的辛勤付出表示深深的感谢和敬意！

在翻译过程中，我们始终力求做到“信、达、雅”，但由于篇幅有限、译者的时间和精力有限，文中难免存在疏漏，恳请广大读者批评指正。谢谢大家！

张英泽

2017年10月

原著序

近年来，我们看到欧洲在不同的领域经历着重大的变化，教育领域也不例外。为了满足患者日益增长的期望，寻求最好的治疗方法成为我们日常工作的职责所在，而教育在实现这一目标中起着主要作用。

欧洲骨科和创伤：欧洲骨科学与创伤学联合会(EFORT)也意识到即使通过欧洲成熟的骨科住院医师培训项目，医师的临床水平也参差不齐。同时，在培训结束后的评估方面也有广泛的差异。

十年前，Jacques Duparc 通过出版《骨科及创伤的外科手术》，第一次提出了一个骨科专业的欧洲观点。目前在欧洲，我们见证着许多方面，特别是骨科学和创伤学方面不断地变化。在过去几年，已经看到该领域的重大进展；所以我们认为现在正是出版这套当前最新的综合教材的时候。这套书不仅为所有准备参加训练考试的学员提供了主要的参考资料，也对所有其他参与我们专业实践的学员提供了参考。这套《欧洲骨科和创伤》教材的发行为骨科教育提供了一个新的视角，将有助于缩小欧洲的整体差异。

这些欧洲观点由来自不同国家最杰出的骨科和创伤学医师提供，可使欧洲发展并形成最好的医疗实践，促进骨科学教育协调过程的发展。对骨科和创伤学培训最低要求进行标准化一直是 EFORT 的主要目标之一，本书对此具有重要的指导意义。

若没有大量幕后工作者的无私贡献，启动这套教材/百科全书是不可能的，但我必须尤其感谢的是主编 George Bentley 做的大量工作。若没有他的毅力、献身精神、想象力，以及最重要的是其专业知识和努力的工作，这本书是不可能出版的。也特别感谢我们的出版商——施普林格和他们的专业团队。

作为 EFORT 的会长，对这一重大成就我感到非常骄傲，我相信这本书对受训人员和专家们的临床实践，以及扩充他们的知识和手术眼界非常有用。

Manuel Cassiano Neves，于里斯本，2014 年

EFORT 会长(2013—2014)

原著前言

这套 EFORT 教材是继十年前 Jacques Duparc 教授主编的优秀专著《骨科及创伤的外科手术》之后，由执行委员会编写而成。

经过与两个主要出版商讨论，我们确信此版精装教材/百科全书将为外科文献方面填补一个重要的空白。

我们的目的是出版一套作为外科技术指导的课本，并且包含现在意识到的对患者整体管理的相关内容，这将对达到最好的外科实践和患者最好的临床结局关系重大。

我之所以对本书的编撰很热情，是因为作为一个受欧洲文化和习俗影响的英国人，我意识到对于不太欣赏欧洲文化的英语世界来说，这套汇集欧洲丰富、多样的临床实践、研究和文献的图书，将为他们了解欧洲提供一个激动人心的机会。

这套书的设计在某些方面是传统的，我担心所有的作者们用他们的个人风格提出其观点。因此这本书被分为 10 部分，章节具有通用的整体格式。每一章内都有简单的目录部分以便于检索，同时还有关键词，但各章作者对主题的专业性阐述各具特色。

因此，这套书的章节汇集了我们在骨科及创伤学处理各个方面的主要内容，以一种活泼的形式呈现，包含了许多经过验证的技术和方法。

所有的目标是创作一套将来对所有参与教育和培训的实习生，以及低年资医师有同等价值的资料(主要参考书)。因此每一章都有小结、文献、相关的基础科学、临床评价、手术指征、术前计划、手术技巧、术后处理、康复、并发症和结局。

我必须对一直都很优秀的章节编辑致以敬意，没有他们这套书就不会启动，更不用说完成编写。在这里我必须要特殊地提到 Franz Langlais，他在早期就不幸地离开了我们。他们的专业知识和热情是无价的。然而，因为需要采用一种共同的方法和主题，考虑到许多编者不是讲英文的，我想我有必要对整体文本进行编辑和复查。因此，所有错误都是我一个人的。

从始至终，执行委员会的所有同事们都给予了我无条件的支持，尤其是监督会长，Karl-Göran Thorngren、Miklos Szendroi、Pierre Hoffmeyer 和 Manuel Cassiano Neves，同时还提供了大量有用的建议。Per Kjaersgaard-Anderson 是我中流砥柱的顾问，特别是在我们最后的准备和磋商中。

实际出版这套书的过程有时是具有挑战性的。我的秘书 Rosemary Radband 不可或缺。

她和一些作者快速和专业处理数据的方式为本套书的出版提供了巨大的帮助。施普林格团队(Gabriele Schroeder、Sylvia Blago,特别是 Simone Giesler)一直是卓越的、绝对专业的专家,能够与之共事实为荣幸。最近 EFORT 的 Susan Davenport 也给予了大力的支持。

这项任务对我来说是莫大的荣幸和快乐。我可以欣赏到他们令人惊叹的作品。我的感谢不足以表达我的感激之情。

这套书的精装版可能永远不会再重印发表,但是电子版将在未来很容易地更新。现在我们有了这套权威的、欧洲独有的教材,可以用于今后的教育项目,我希望借此可以丰富我们的手术生活。

George Bentley
写于伦敦,2014 年

主译简介

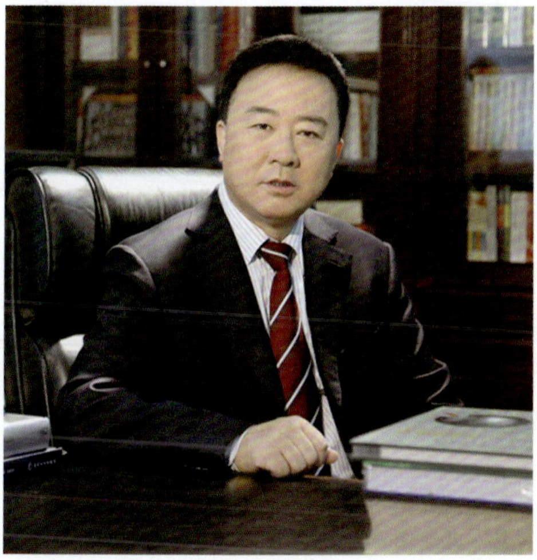

张英泽

张英泽，中国工程院院士，河北医科大学教授、博士生导师，美国 University of Colorado、陆军军医大学、华南理工大学等国内外 6 所大学的客座教授。曾任河北医科大学副校长、河北医科大学附属第三医院院长。现任河北医科大学第三医院名誉院长、河北省骨科研究所所长。兼任中国医师协会副会长、中华医学会骨科学分会主任委员、中国医师协会骨科分会副会长、中国修复重建外科专业委员会副主任委员、河北省医师协会会长；《中华老年骨科与康复杂志》总编辑，*Journal of Bone and Joint Surgery*(JBJS)中文版主编，《中华外科杂志》《中国矫形外科杂志》《中国临床医师杂志》《中国骨与关节杂志》《临床外科杂志》和 *Orthopedics* 副总编辑。

张英泽院士一直致力于复杂骨折闭合复位微创固定的相关研究。主持、参与省部级以上课题 30 余项。培养博士、硕士研究生 150 余名。原创提出了骨折顺势复位固定理论、骨折仿生固定理论、不均匀沉降理论等十几项创新理论，研发了系列微创复位固定技术、器械和内固定物；完成了我国首次骨折发病率的流行病学调查，创建了世界上样本量最大的骨折流行病学数据库，文章以论著形式发表在 *Lancet* 子刊 *Lancet Global Health*(IF=17.686)。以通讯作者和第一作者发表 SCI 收录论文 160 余篇。获得授权专利 170 余项，其中发明专利 65 项、美国发明专利 1 项、日本专利 1 项，3 项在美国 FDA 注册。作为第一完成人荣获国家技术发明奖二等奖 1 项、国家科技进步奖二等奖 2 项、中华医学科技奖一等奖 2 项。2015 年荣获何梁何利基金科学与技术进步奖，2016 年入选国家高层次人才特殊支持计划领军人才("万人计划")。主编、主译学术专著 30 部，在德国 Thieme 出版社和美国 Springer 出版社出版英文专著 3 部。担任全国住院医师规范化培训教材《骨科学》主编，全国高等医学院校五年制本科规划教材《外科学》、长学制规划教材《外科学》和研究生规划教材《骨科学》副主编。

原著者简介

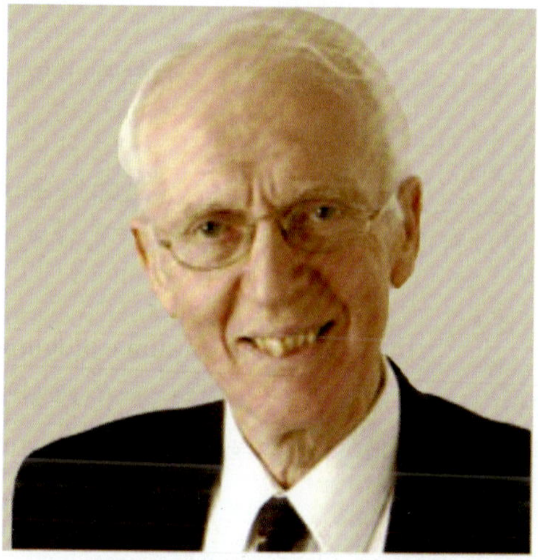

George Bentley 教授

Bentley 教授在伦敦是伦敦大学学院骨科学院的名誉教授和英国皇家国立骨科医院基金会的骨科医师名誉顾问。

从 1991 年他在斯坦莫尔担任骨科学和肌肉骨骼科学学会和英国伦敦大学学院（UCL）的骨科主任和教授，以及英国皇家国立骨科医院的临床研究主任。

在利物浦大学和皇家利物浦儿童医院担任 6 年的骨科和事故外科教授之前，他在谢菲尔德、伯明翰、曼彻斯特、匹兹堡（USA）和牛津的大学医院进行骨科和创伤学的培训。

从 1982 年他担任伦敦大学唯一的骨科主席，于英国皇家国立骨科和米德尔塞克斯医院工作。

他在细胞工程学方面的开创性研究，即关节和生长板的软骨细胞在正常膝关节和存在关节炎的膝关节的成功移植，于 1971 年发表在《自然》杂志上，为当今全球临床领域的人类细胞工程奠定了基础。

临床上，他创建了髋关节和膝关节置换的主要术式和英国的第一个软骨细胞移植单位。他完成了 10 个关于脊柱侧凸、髋关节和膝关节置换及软骨细胞移植的随机对照临床试验。

他是一位著名的外科学教育家，曾在牛津大学被授予“黄金听诊器”奖（即“最佳临床教师”称号）。在伦敦皇家国立骨科医院，他建立了英国最大的研究生培训项目，训练了英国 25％的骨科和创伤学医师。其间他当选英格兰皇家外科学院委员会的研究员和副校长，担任培训委员会的主席，负责监督英格兰和威尔士的所有外科手术培训。同时于 1996—1999 年，他还担任英国 F. R. C. S. 皇家外科医师协会会员（创伤学和骨科学）资格证书校际考试委员会的主席。

他在皇家国立骨科医院和相关医院创立了一个为期 3 年以上的骨科教育项目，包括骨科和创伤学的各个方面，并在伦敦大学创立了一个理科硕士学位课程。

在谢菲尔德、伯明翰、曼彻斯特、牛津、利物浦和伦敦大学医学院进行本科教学及考试一直是他的人生追求。

骨科学和肌肉骨骼科学学会聘请了 100 余位科研和临床工作人员，并由研究委员会和慈善机构资助。Bentley 教授和他的同事们已经出版了超过 500 篇同行评议的科学论文，并在世界各地的大学和专业中心进行了超过 500 次的讲座。

他写了 3 本主要的教材，贡献了许多骨科学和创伤学的章节。

1985 年他当选英国骨科研究学会会长，1990 年当选英国骨科协会的副会长和会长。1995 年他当选 EFORT 科学委员会的主席，负责发展巴塞罗那大会和后续大会的科学项目，以及整个欧洲的指导课程。

2002 年至 2005 年他担任 EFORT 的副会长和会长。

目前，作为 EFORT 科学出版物委员会主席，他为实习生[尤其是那些想参加欧洲骨科学及创伤学(EBOT)考试的实习生]开发了教育项目和一项课程。此外，过去 5 年他主编了 EFORT 教学课程用书。

作为众多科学期刊的成员和审稿人(*JBJS*，*BJJ*，*BJr*，《骨科研究杂志》《英国医学杂志》《柳叶刀》《风湿病学杂志》《生物材料》《膝关节》等)，自 2001 年起他一直担任《关节成形术》杂志的欧洲主编。

1999 年他被选为 Société Francaise de Chirurgie Orthopédique et Traumatologique (SOFCOT)和英国爱丁堡皇家外科学院的“荣誉会员”。他是第一位荣获著名的“伦敦医学科学院奖学金”的骨科医师，并在 2009 年，成为第一位荣获“英国皇家医学会荣誉奖学金”的骨科医师。

他与 Ann 结婚，并育有一个女儿 Sarah，以及两个儿子(Paul 和 Stephen)。

原著各部分作者

• General Orthopaedics and Traumatology

George Bentley University College London, London, UK
Royal National Orthopaedic Hospital, Stanmore, Middlesex, UK
Karl-Göran Thorngren Department of Orthopaedics, Lund University Hospital, Lund, Sweden

• Spine

George Bentley University College London, London, UK
Royal National Orthopaedic Hospital, Stanmore, Middlesex, UK
Björn Strömqvist Department of Orthopedics, Skåne University Hospital, Malmö, Sweden

• Shoulder

Pierre Hoffmeyer University Hospitals of Geneva, Geneva, Switzerland
George Bentley University College London, London, UK
Royal National Orthopaedic Hospital, Stanmore, Middlesex, UK

• Arm, Elbow and Forearm

Konrad Mader Section Trauma Surgery, Hand and Upper Extremity Reconstructive Surgery, Department of Orthopaedic Surgery, Førde Sentralsjukehus, Førde, Norway
George Bentley University College London, London, UK
Royal National Orthopaedic Hospital, Stanmore, Middlesex, UK

• Hand and Wrist

Frank Burke The Pulvertaft Hand Centre, Derbyshire Royal Hospital, Derby, UK

George Bentley University College London, London, UK
Royal National Orthopaedic Hospital, Stanmore, Middlesex, UK

• Pelvis and Hip

Klaus-Peter Günther Department of Orthopaedic Surgery, University Hospital Carl Gustav Carus Dresden, Medical Faculty of the Technical University Dresden, Dresden, Germany
George Bentley University College London, London, UK
Royal National Orthopaedic Hospital, Stanmore, Middlesex, UK

• Thigh, Knee and Shin

Nikolaus Böhler Orthopädische Abteilung, Allgemeines Krankhaus Linz, Linz, Austria
George Bentley University College London, London, UK
Royal National Orthopaedic Hospital, Stanmore, Middlesex, UK

• Ankle and Foot

Dishan Singh Royal National Orthopaedic Hospital, Stanmore, Middlesex, UK
George Bentley University College London, London, UK
Royal National Orthopaedic Hospital, Stanmore, Middlesex, UK

• Musculo-Skeletal Tumours

Stephen Cannon Clementine Churchill Hospital, Harrow, Middlesex, UK
Sarcoma Unit, Royal National Orthopaedic Hospital, Stanmore, Middlesex, UK
George Bentley Royal National Orthopaedic Hospital, Stanmore, Middlesex, UK

• Paediatric Orthopaedics and Traumatology

Aresh Hashemi-Nejad Royal National Orthopaedic Hospital, Stanmore, Middlesex, UK
George Bentley University College London, London, UK
Royal National Orthopaedic Hospital, Stanmore, Middlesex, UK
Manuel Cassiano Neves Orthopaedic Department, Hospital Cuf Descobertas, Parque das Nações, Lisboa, Portugal

目 录

第2部分 脊 柱

第 3 部分 肩

第 2 部分

脊　柱

第1章　假体与融合术在颈椎病中的应用

第1章

假体与融合术在颈椎病中的应用

Robert W. Marshall，Neta Raz

摘要 颈椎和腰椎融合术是治疗各种脊柱疾病的有效方法。尽管2种术式均有很高的成功率，但脊柱融合术对运动和脊柱其余部分生物力学的影响，特别是对融合节段相邻椎体的影响仍存有争议。

虽然许多脊柱融合术的适应证都是椎间盘成形术的禁忌证，但椎间盘退行性疾病是2种治疗方法的特定适应证。椎间盘置换术是一种相对较新的术式，目前尚未得到长期随访的证实，但在过去的15～20年，关节置换术有了长足的发展。

有关脊柱融合术的历史，本文主要介绍人工椎间盘置换术的设计和发展，并且概述当前2种常用手术方法。本文旨在比较脊柱融合术的成功率、并发症及其对整个脊柱的影响。

脊柱融合术和间盘置换术均可采用前侧入路，但脊柱融合术还可采用后入路及后外侧入路。本章只论述前侧入路手术。

关键词 邻近节段病变·颈椎·并发症·融合·历史·脊髓病·假体·假体设计·神经根受压和神经根病·脊柱·手术适应证和禁忌证·手术技术

R. W. Marshall (✉) N. Raz
Department of Orthopaedic Surgery，Royal Berkshire Hospital，Reading，UK
e-mail：robmarshall100@hotmail. com

G. Bentley (ed.)，*European Surgical Orthopaedics and Traumatology*，
DOI 10. 1007/978-3-642-34746-7_215，© EFORT 2014

第1节 颈椎融合术和椎间盘置换术的历史

鉴于颈椎后路手术在治疗轴性颈痛、退行性椎间盘疾病导致的神经根和脊髓压迫综合征的局限性，前路手术直至20世纪50年代才得以发展。

1957年，Southwick和Robinson[1]描述了颈椎前路的手术方法，随后Smith和Robinson[2]提出了这一有效的减压融合技术，并且证实效果良好，但该技术术后可能合并一些特定的并发症，如食管穿孔、喉返神经损伤和Horner综合征。最近的随访研究证实了该技术的可重复性[3]。其他学者也报道过使用该技术可获得良好的效果[4-6]。但也有报道称，该技术术后假关节的发生率为7%，有时可导致手术失败。

颈椎前路植骨融合的其他技术包括：1958年由Cloward[7]提出的骨移植技术，以及1960年由Bailey和Badgley[8]提出的椎间沟状骨的自体移植。当时Cloward提出的手术技术被广泛推广，但由于植骨融合失败，其结果仍令人失望。

颈椎钢板被用来支撑自体移植物和固定活动的颈椎节段，有报道结果表明，其融合率显著提高[9-10]。

然而，其他学者并未发现使用颈椎钢板

固定的更多优势[11-12]。

Hankinson 和 Wilson[13]介绍了采用显微镜辅助椎间盘切除术而非颈椎前路融合术的术式，取得了良好的治疗效果。其他研究结果也显示，单纯减压不接受融合术与接受融合术的疗效相当，高达 75%的患者可自发融合[14-20]。Laing 等[19]发现 50%以上的颈椎前路椎间盘切除病例失去了正常的颈椎生理曲度，1/3 的患者出现节段性脊柱后凸，但短期临床效果并未受到影响。

颈前路减压术后的远期随访研究显示早期效果良好(90%)，在后续随访中(3～18年)下降至 67%，这主要由于颈部疼痛和其他颈椎退行性改变所致[20]。

来自芬兰的一项前瞻性随机对照研究，针对颈椎前路单纯椎间盘切除、植骨无钢板固定和植骨加钢板固定患者至少随访 4 年，发现其结果无显著差异。这说明融合并非必需[12]。

然而，Yamamoto 等[21]发现颈椎减压融合术能有效缓解颈部疼痛。其他研究发现颈部疼痛与假关节形成有关[22-23]。对于因假关节形成导致持续颈部疼痛的病例，二次融合手术可以提高其治疗效果[24]。另一项研究结果显示，单纯颈椎间盘摘除术的远期效果不如颈椎前路融合术[25]。

目前已尝试了许多髂骨植骨融合替代物，Chau 和 Mobbs[26]对其进行了全面总结。尽管自体髂骨移植术后供骨区会出现并发症，但其疗效最佳。异种移植物(通常是牛)的融合率很低。同种异体骨移植价格昂贵，传播疾病的风险小，融合率虽可以接受，但仍不如自体骨移植常用。临床研究证实，陶瓷是一种非常合适的自体髂骨移植替代物。虽然骨形成蛋白(bone morphogenic protein，BMP)具有强大的骨诱导特点，但其价格昂贵，应用价值尚不明确。

基于 Bagby 的不锈钢融合笼被用于治疗赛马"摇摆综合征"，采用单个融合器进行腰椎和颈椎融合，不需要通过自体髂骨移植，克服了供体部位疼痛和外侧皮神经损伤的缺点[27]。各种合成材料的融合器，如钛和聚醚醚酮，均获得了良好的效果。两项前瞻性随机对照试验结果表明，融合器融合与自体髂骨移植的效果没有差别[28-29]。

早在 1966 年，Fernstrom[30]首次报道了金属球轴承垫片，试图通过关节成形术维持椎间盘切除术后颈椎的活动度，但没有公布远期随访结果或其他病例经验。

在来自英国布里斯托尔(Bristol)的 Cummins 等[31]研究工作之前，一直没有椎间盘关节成形术的相关报道。Cummins 等[31]应用 Prestige 椎间盘治疗的 20 例病例，大多数患者活动度良好，获得了令人满意的临床效果。该装置由 2 个不锈钢板，通过前路螺钉固定于椎体。这种设计使该装置干扰 MRI 成像，并且不能同时处理相邻的椎间盘。该装置的改良版的设计是将球和窝改良为球和槽，将不锈钢替换为钛合金和陶瓷复合材料(对 MRI 成像无干扰)，以及将螺钉固定改良为椎骨端板槽内插入 2 个锯齿形导轨(图 2-1-1)。

Bryan 颈椎间盘假体(图 2-1-2)由聚氨酯覆盖，置于 2 个钛合金外壳之间，是一种低摩擦聚氨酯核。有一种用于制造终板的耐磨装置，以稳定假体。

Bryan 颈椎间盘自首次报道以来已经成为最受欢迎的椎间盘假体[32]。

多中心随机临床试验结果证明其与颈椎前路减压植骨融合术(anterior cervical decompression and fusion，ACDF)相比较的疗效(见下文)。

第 2 节　假体的设计

关于颈椎人工间盘成形术设计的短期证据较多[32-41]。但人工间盘置换的精确位置、理想的椎间盘设计，以及处理失败病例的补救方法目前尚未建立。

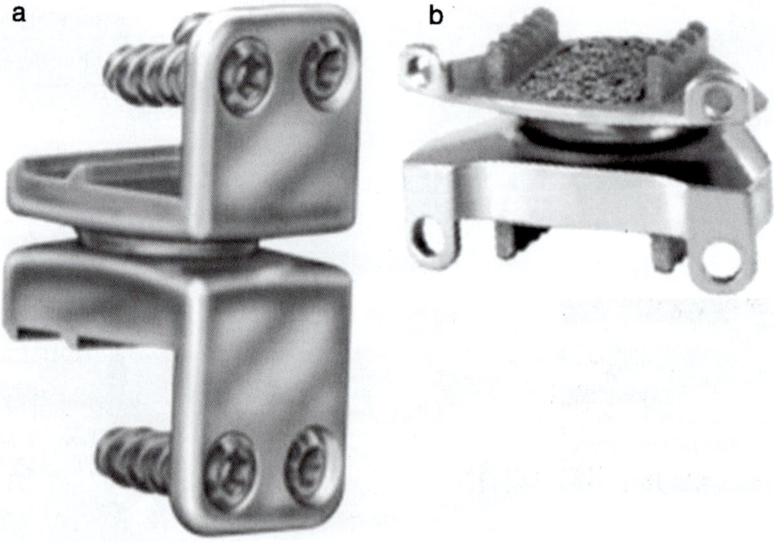

图 2-1-1　Prestige 椎间盘的演变（Medtronic Sofamor Danek）

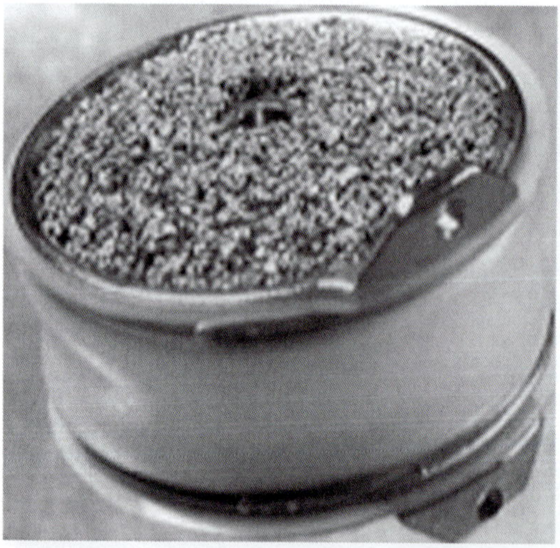

图 2-1-2　Bryan 椎间盘（Medtronic Sofamor Danek）

有些假体是模块化的，有些则是非模块化的；有些是限制型的，有些则是非限制型的。假体的固定可以采用螺钉或加压装置。金属端板可由钴铬、不锈钢或钛制成，还可由陶瓷或聚醚醚酮等材料制成。部分采用金属对金属连接，部分则采用聚乙烯或聚氨酯。假体涂层包括多孔涂层、羟基磷灰石涂层或磷酸钙涂层[40]（图 2-1-3）。

由于金属伪影干扰图像质量，采用钴铬或不锈钢的假体会干扰磁共振成像[43]。其他研究证明，伪影与磁场的强度有关，并且是可变的[44]（图 2-1-4）。

尽管制造商强调其优势，但不论是设计本身还是材料，都无法证明其中一种设计是否优于其他设计，也没有一个短期结果特别令人满意。因此，考虑不通过融合或置入假体，而仅采用前路颈椎间盘切除就可获得良好的效果，这也不足为奇[12-20]。

值得牢记的是，颈椎前路融合或椎间盘置换的临床效果来自于脊髓和神经减压，这也是此类方法的根本目的。

第 3 节　颈椎病的手术适应证

颈椎间盘退变是颈椎外科手术治疗的常见原因——退变过程可以导致颈椎间盘突出症，并伴急性颈部疼痛、放射上肢痛、神经根病或脊髓病变的神经症状，但由于钩椎关节和关节突关节肥大、椎间盘退变、椎间盘周围骨赘环，类似症状的发生通常更加隐

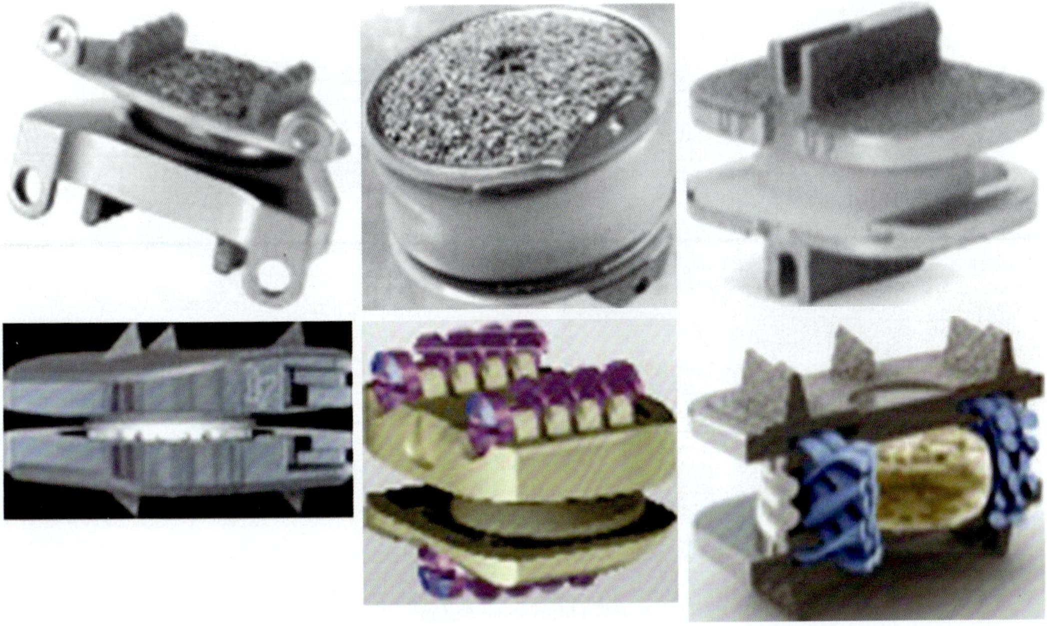

图 2-1-3 颈椎间盘假体的不同设计

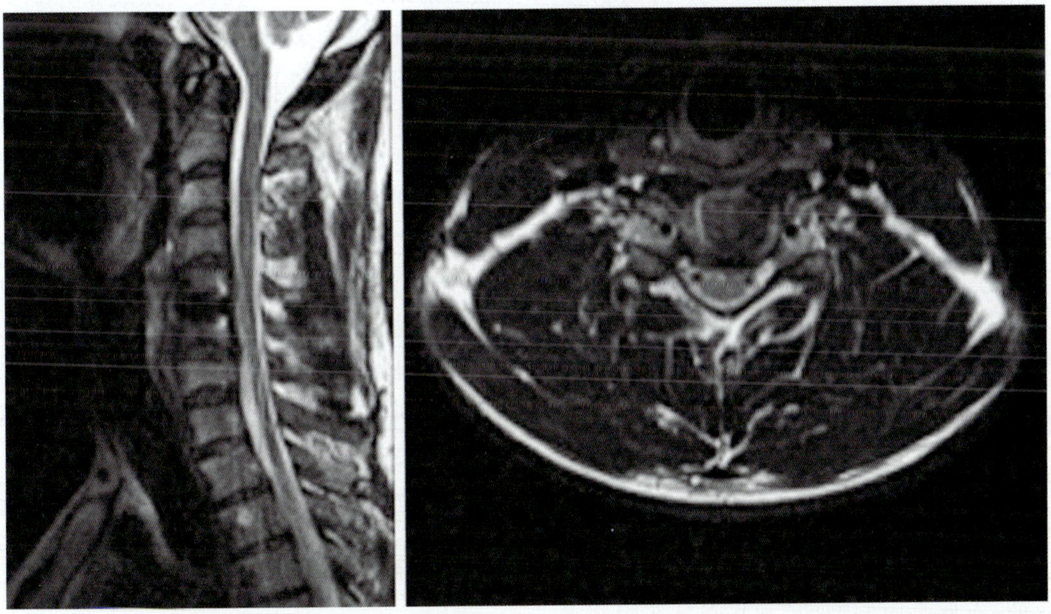

图 2-1-4 MRI T_2 矢状位及轴位图像显示减压和 M6(C_4～C_5)椎间盘置换术后的小伪影

匿。需要注意的是，颈椎间盘和小关节退变十分常见，往往是因其他目的行 X 线片或 MRI 检查时偶然发现。Boden 等[45]研究结果显示，40 岁以上的患者中 60%存在无症状的颈椎退变，5%存在椎间盘突出症，20%存在椎间孔狭窄；40 岁以下的患者中 20%存在退行性椎间盘疾病，10%存在椎间盘突出症(图 2-1-5)。

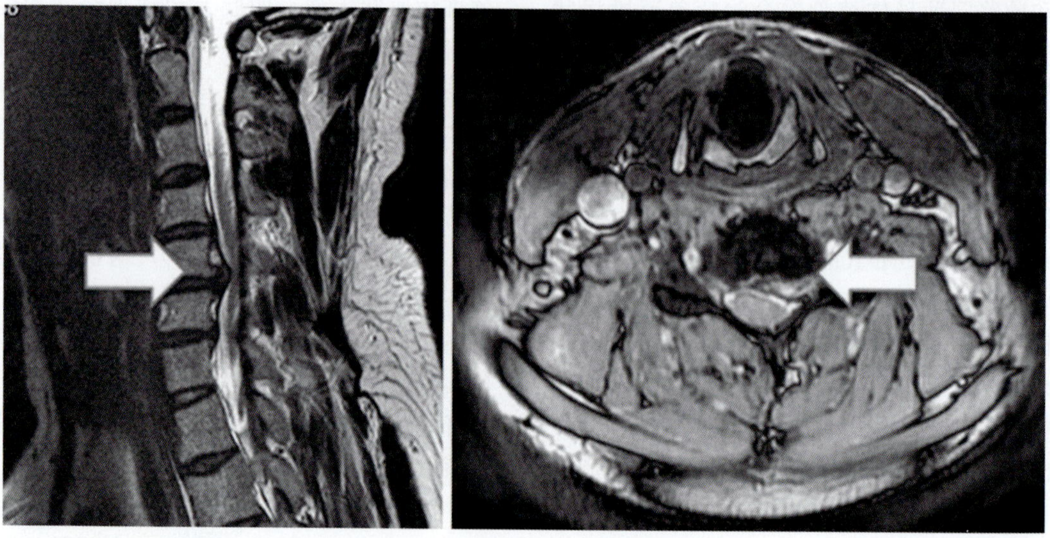

图 2-1-5　MRI T_2 矢状位和轴位图像显示左侧 C_5～C_6 椎间盘脱垂伴 C_6 神经受压(白色箭所示)

以上研究结果意味着颈椎退变是自然老化的过程。因此,在采用侵入性的治疗方式之前,临床医师必须综合考虑临床特征与影像学信息。

急性颈部疼痛和颈神经卡压综合征的治疗包括临时使用软项圈、物理治疗和 X 线引导下注射类固醇药物。

Kuijper 等[46]的一项随机对照试验结果显示,对于臂丛神经痛患者随访 6 个月,其治疗效果与对照组相比没有差异,但在治疗早期效果显著。

手术只用于难治性臂丛神经痛、持续性局灶性神经功能障碍和伴有脊髓症状的严重脊髓压迫。

单、双节段病变可通过颈前路减压植骨融合术或人工椎间盘置换术治疗。

第 4 节　颈椎关节成形术可替代颈椎前路融合术的证据

一、颈椎神经根受压与神经根型颈椎病

在 3 种不同椎间盘置换术的随机对照试验中,随访 2 年后的椎间盘置换术的效果与颈椎前路融合术相当,其中一项研究随访时间达到了 5 年[33-38]。

行人工椎间盘手术的患者术后 2 年的临床效果较好,手术相关并发症也较少。

Bryan 颈椎间盘假体人工颈椎间盘置换术后 1 年和 2 年的随访结果显示,可获得上述良好的临床效果和运动结果,其效果可持续至术后 4～6 年[37]。

Burkus 等[41]于 2002 年进行的一项随机对照多中心试验,纳入行单节段全椎间盘置换或颈椎前路减压、异体植骨融合、钢板固定融合的 541 例患者,以评估 Prestige Ⅱ 间盘的治疗效果。

融合组有 5 例需再次手术。术后 24 个月内,椎间融合组获得较好的临床和神经系统效果,这种差异可保持 5 年。在全椎间盘置换组中,再次手术不常见。

美国食品药品监督管理局(food and drug administration,FDA)针对 ProDisc-C 假体的豁免研究,Murrey 等[39]发现,ProDisc-C 假体的治疗效果相当或优于 ACDF。为期 2 年的前瞻性随机对照多中心研究比较了使用 ProDisc-C 人工颈椎间盘置换术

和前路同种异体植骨融合治疗单节段症状疾病，统计结果显示 2 组的翻修数量存在显著差异，前路植骨融合组为 8.5%(9/106)，椎间盘置换组为 1.9%(2/103)。随访 24 个月，ProDisc-C 的成功率为 73.5%(76/103)，前路椎间盘切除减压植骨融合及钢板固定的成功率为 60.5%(64/106)(图 2-1-6)。

从以上证据可以看出，治疗神经根型颈椎病的 3 种最常用的人工椎间盘获得的效果相当。它们的治疗效果并不比颈椎前路融合差，并且在早期恢复和初步临床评分方面更具优势。在现阶段，没有任何单一产品有更明显的优势。

二、脊髓型颈椎病

1952 年，Brain 等[47]首次描述了脊髓型颈椎病。

由颈椎强直、脊髓压迫发展为脊髓型颈椎病的原因是多方面的。颈椎强直开始于颈椎间盘退变。随着患者年龄的增长，椎间盘的脱水和碎裂导致椎间盘高度丢失。终板的机械应力促使终板的骨赘形成。这些骨赘可起到增加终板承重面的作用，以弥补由于椎间盘物质损失而导致的脊柱过度活动。钩椎肥大还可能导致出现骨代偿性生长。特别是亚洲人群，还可以出现后纵韧带骨化(ossification of the posterior longitudinal ligament，OPLL)[48]。

虽然部分患者存在颈部疼痛，但脊髓型

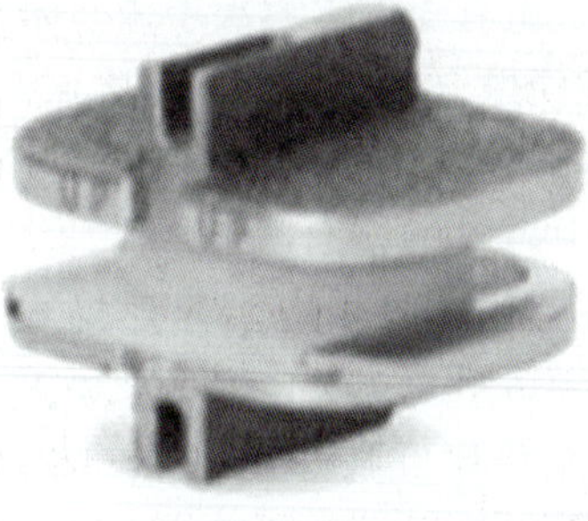

图 2-1-6 ProDisc-C 假体(Synthes)

颈椎病通常无痛。四肢上运动神经元功能障碍可导致神经功能恶化。患者可能出现手指麻木，导致扣纽扣、写字或演奏乐器等原本擅长的动作不灵活。随后，可能发展为下肢控制无力、行走困难及明显痉挛性截瘫。

体征包括感觉障碍、无力、与病理节段同一水平的反射亢进、上肢的霍夫曼(Hoffmann)征和轮替运动障碍、龙贝格(Romberg)征、跖反射异常和踝关节阵挛。对于脊髓功能轻度受损的病例，串联步行试验是观察其功能受损情况较好的方法之一。

脊髓型颈椎病的自然病史目前尚不完全了解。一些早期文献表明，在最初的神经功能恶化后，病情趋于稳定，在随后很长一段时间内保持其临床稳定性，特别是脊髓轻度受损的情况[49]。

后来 Nurick[50]证明了这一模式。然而，两项研究均指出，老年患者或明显进行性功能障碍患者的预后较差。

其他研究结果表明，脊髓型颈椎病恶化的发生率很高，即使在一段时间内神经状态稳定，晚期也可能发生恶化[51-53]。

Epstein 和 Epstein[52]的研究纳入了经非手术治疗的 1355 例脊髓型颈椎病患者，发现 64%无改善，26%恶化。Clark 和 Robinson[53]发现，约 50%的脊髓型颈椎病患者经药物治疗后神经功能发生恶化。

Syman 和 Lavender[54]发现 67%脊髓型颈椎病患者功能恶化。

有学者认为，这是由于患者得到的非手术治疗管理不佳，并认为即使是症状轻微的患者也应行手术治疗。他们认为早期手术干预能改善神经系统的功能[55-57]。

对于症状出现不足 1 年、年轻、受累的节段少和单侧运动神经受损的患者，手术的效果较好。

Phillips[57]对 65 例经手术治疗的患者进行了研究，发现症状出现不足 1 年的患者，其发病时间与治疗方式呈显著正相关。

虽然很少有患者的脊髓型颈椎病能够完全获得解决，或通过小手术获得改善，但手术通常可以防止病情进一步的恶化。手术的结果优于拖延治疗和进一步的神经功能恶化。

对于脊髓型颈椎病，以往多通过颈椎前路减压融合治疗 1 个或 2 个节段的椎管狭窄，或通过后路的颈椎椎板切除术、椎板成形术或全椎板切除减压侧块内固定融合治疗 3 个或更多的受累节段。

手术治疗可以进行充分的脊髓减压，并且预防后凸畸形的发生。对于后凸畸形的患者，由于椎间盘和骨赘的突出，其受压的主要部分是前部，可通过前路减压，而后路手术则更适合多节段病变、后侧受压或后纵韧带骨化的患者。

Smith 和 Robinson 或 Cloward 描述的前路减压融合，对于预防椎间盘置换反复刺激导致的脊髓软化和保护病变节段活动功能非常重要[2-8]。

然而，来自美国的 Bryan 和 Prestige 人工间盘治疗脊髓型颈椎病患者的多中心试验结果显示，椎间盘置换术治疗脊髓病的效果与融合是一致的，90％的病例神经功能获得了改善。对于单节段受累伴前角受压的病例，不应采用椎间盘置换术治疗[58]。

然而，对于多节段受累、脊柱后凸或后纵韧带骨化的病例，人们一直反对采用颈椎间盘成形术治疗。

第 5 节　颈椎前路融合术后邻近节段病变的证据

脊柱融合术后的脊柱生物力学改变是颈椎间盘置换术治疗的主要原因之一，也是导致邻近节段退变的原因。Hillibrand 和 Robbins[59] 的研究证明，经颈椎前路融合术后，相邻节段出现症状的年发病率为 2.9％，并推测 25.6％的融合患者会在 10 年内出现有症状的相邻节段病变。在 C_5～C_6 和 C_6～C_7 节段的发病率更高。然而，长节段融合的邻近节段退变的发病率较低，这一意外发现引发了关于相邻节段的疾病是由生物力学效应引起，还是仅仅是椎间盘退变性疾病的自然进展的争论。

Goffin 等[37] 发现，颈椎前路减压融合术后 5 年，92％的患者出现相邻节段的影像学改变。

Robertson 等[60] 研究了单节段减压、颈椎融合和 Bryan 人工椎间盘置换术后的影像学改变和有症状的相邻节段颈椎间盘疾病特点。随访 24 个月后，34.6％的融合病例和 17.5％的置换病例出现了新的影像学改变。7％的融合病例出现了与这些变化相关的症状，而置换病例未出现。

虽然关于退变是自然进展的作用还是脊柱融合的结果，仍然存在争议，但置换术似乎可以避免融合后生物力学的不利改变。尚没有研究证实人工间盘置换术可以减少相邻节段的恶化率，有必要进行更长时间的随访。然而，颈椎关节置换术似乎可以恢复相对正常的生物力学功能[61]。

1. 颈椎间盘置换术或颈前路椎间盘切除融合术的适应证

(1)C_3 和 T_1 之间，伴有神经根受压不稳或颈椎后凸畸形的 1 个或 2 个节段颈椎退变的减压。

(2)C_3 和 T_1 之间，由于前部病变导致的单节段颈椎退变引起的脊髓型颈椎病。

(3)颈椎融合术后邻近节段椎间盘退变。

(4)颈部疼痛，但暂无很好的文献支持。

2. 颈椎前路融合术的适应证，人工椎间盘置换术的禁忌证

(1)颈椎 3 个节段神经根受压。

(2)多个节段的脊髓型颈椎病——更适合前路椎体次全切除和融合。

(3)颈椎后凸畸形需要神经减压。

(4)颈椎不稳(屈曲或伸展侧位 X 线片

显示)。

(5)导致前柱结构完整性丧失的情况,如感染或肿瘤损害。

(6)重度关节突变性减压手术指征。

(7)骨质疏松症。

(8)既往接受过椎板切除手术。

(9)类风湿疾病。

(10)导致脊柱强直的情况,如强直性脊柱炎、后纵韧带骨化和弥漫性特发性骨质增生症(diffuse idiopathic skeletal hyperostosis,DISH)[42]。

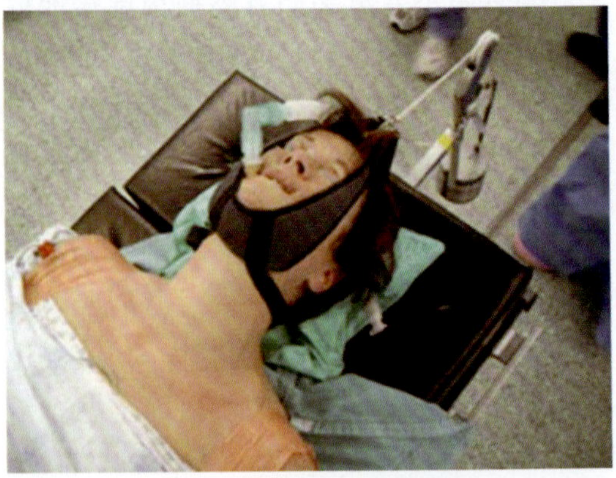

图 2-1-7 头部牵引照片图。采用头部支持,仔细调整头部和颈部位置。保持肩膀下沉以提高 X 线投射效果

第 6 节 手术治疗

一、单纯减压和椎间盘置换术

(一)单纯减压术

在患者准备期间,外科医师须确保临床表现与影像学表现一致(图 2-1-5)。这样,外科医师可以明确损伤节段和神经或脊髓压迫程度。确保足够的时间来确定非手术治疗失败。

向患者详细介绍关于手术的风险和潜在益处后获得患者同意。

预防性静脉注射抗生素。

全身麻醉下经气管插管,患者仰卧于尾部可透射线的手术台上,颈后垫高、头部保持中立位,以便于获得良好的成像和保证假体放置的准确性。

整个手术过程中,持续进行间歇性压迫小腿,以预防血栓栓塞。

在不同节段采用 Mayfield 或头套进行不同重量的体外牵引,可以获得不同程度的椎间撑开。

在手术过程中保持肩膀下沉,以获得更好的术中成像(图 2-1-7)。

术前,外科医师必须确保可采用双平面图像获得良好的侧位和前后位成像。

左侧入路可以降低喉返神经损伤的风险[1]。

对术区皮肤进行标记,以保证皮肤切口在理想位置。0.5%布比卡因和 1:20 万个单位肾上腺素行皮肤和皮下组织注射,以减少术中出血和术后对镇痛药的需求。

皮肤消毒,覆盖无菌单,从左侧胸锁乳突肌前缘点延伸恰好越过中线做一平行于皮肤皱纹的横行切口。采用单极和双极电凝止血。

Southwick 和 Robinson[1] 在其研究中描述了该入路。经由胸锁乳突肌内侧和颈动脉鞘内侧缘之间。配合组织剪与手指尖钝性分离筋膜,直至脊柱前方(图 2-1-8~图 2-1-10)。暴露椎间盘、脊椎和颈长肌。采用定位针和术中 X 线侧位检查该椎间盘的节段(图 2-1-11)。然后,将射线探头放置于前后位成像,采用椎间隙两侧椎体透热法标记该椎间盘的中线(图 2-1-12)。

虽然利用外部牵引可以充分暴露手术部位,应用 Caspar 撑开器效果更好(图 2-1-13)。将固定针放在上位椎体上部和下位椎体的下部,避免插入椎间盘,以免妨碍手术操作,这一点非常重要。

一旦发现椎间盘突出,就必须切除椎间盘。采用高速磨钻和 Kerrison 颈椎咬

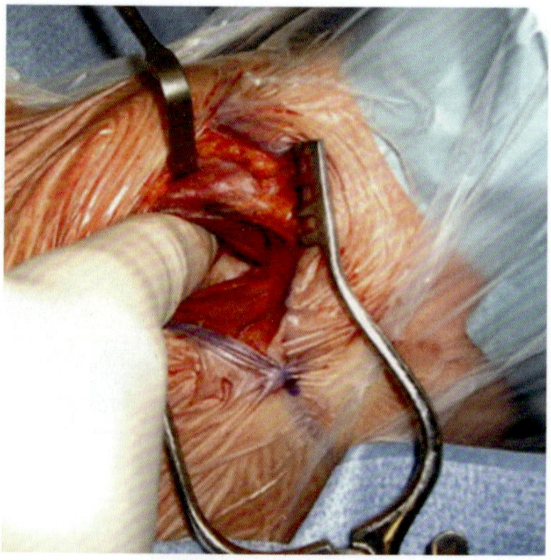

图 2-1-8　手指尖钝性分离直至显露脊柱

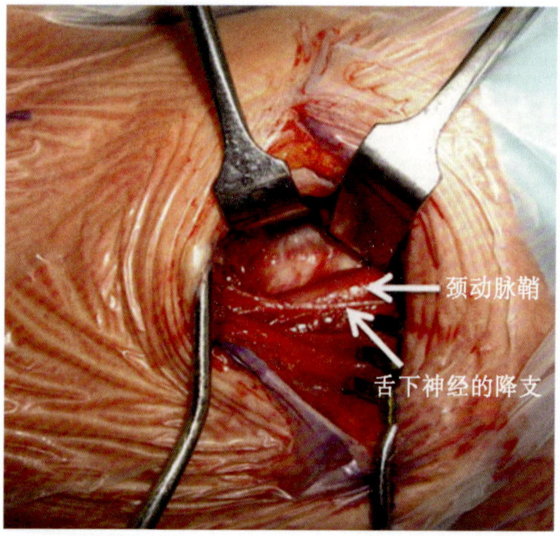

图 2-1-10　分离至颈动脉鞘内侧，可观察到舌下神经的降支上覆颈动脉鞘

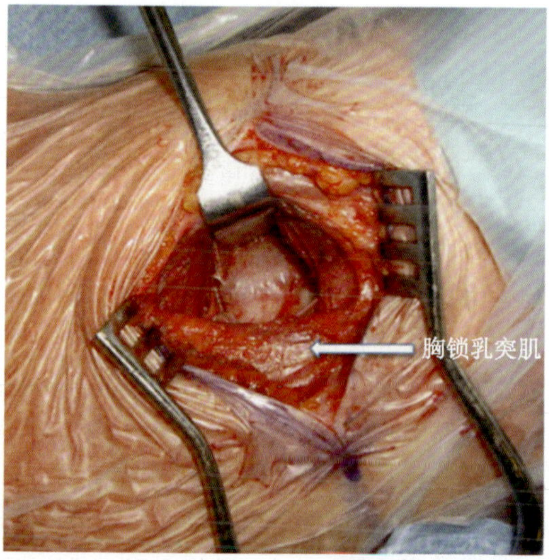

图 2-1-9　Southwick-Robinson 左侧入路显露左侧胸锁乳突肌

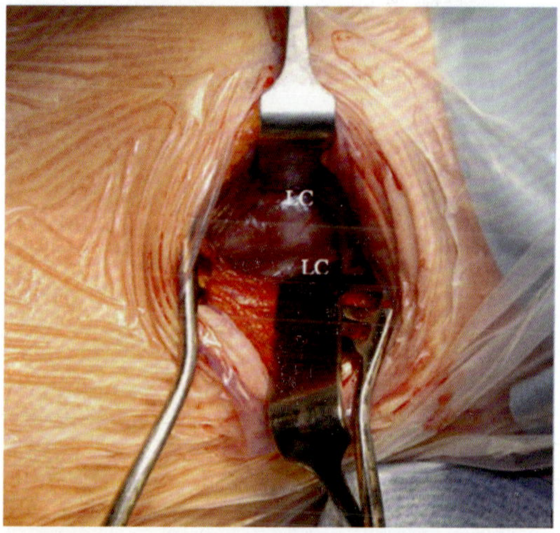

图 2-1-11　显露任意一侧的脊柱与颈长肌

骨钳去除骨赘。暴露后纵韧带并用咬骨钳去除骨赘，直至脊髓、颈神经根得到充分减压。

到目前为止，椎间盘切除术和神经减压的操作是一样的，今后是采用椎间盘假体置换还是进行前路融合，其操作就不同了。

（二）颈椎间盘置换术

对于颈椎间盘置换术，术中置换的椎体终板由人工椎间盘替代。下面描述的是 Prestige 人工椎间盘的使用过程。置入试模后通过侧位 X 线检查椎间盘大小是否合适（图 2-1-14）。本阶段的重点是清除干扰物，以便于判断椎间盘的张力。如果有干扰物留存，采用的假体太大可能导致危险，这样会影响椎体活动并干扰小关节面的功能（图 2-1-15 至图 2-1-18）。

采用可吸收缝合线（聚乙醇酸）缝合伤口、颈阔肌和皮下组织，以减少瘢痕。笔者

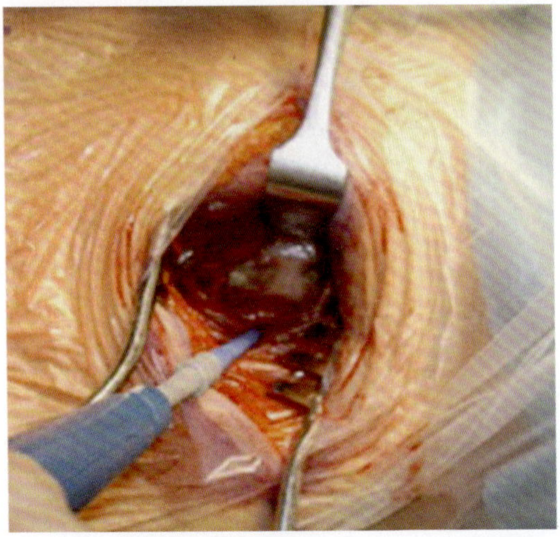

图 2-1-12　用透热法标记中线

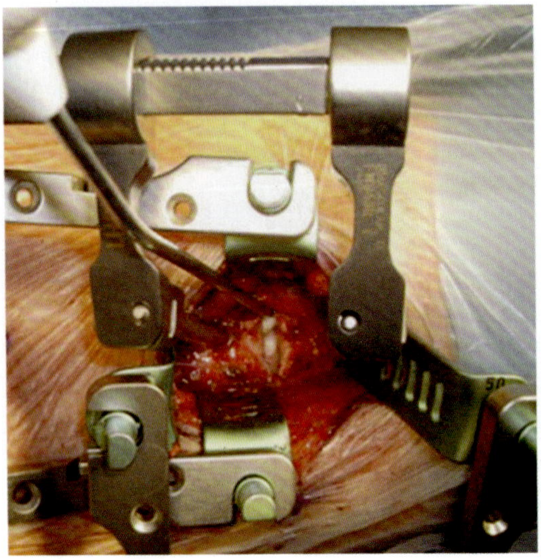

图 2-1-13　用 Caspar 撑开器(Braun Aesculap)撑开，以便于去除颈椎间盘、后骨赘，充分减压脊髓、颈神经

建议术后 24 h 内放置引流管，引流术后出血。24～48 h 后出院。

推荐配戴颈托 4 周，以促进软组织愈合，防止极度运动。

随访 6 周、3 个月和 6 个月，摄动态侧位 X 线片，在随访结束时确保组件固定牢靠，手术节段能够进行预期活动。

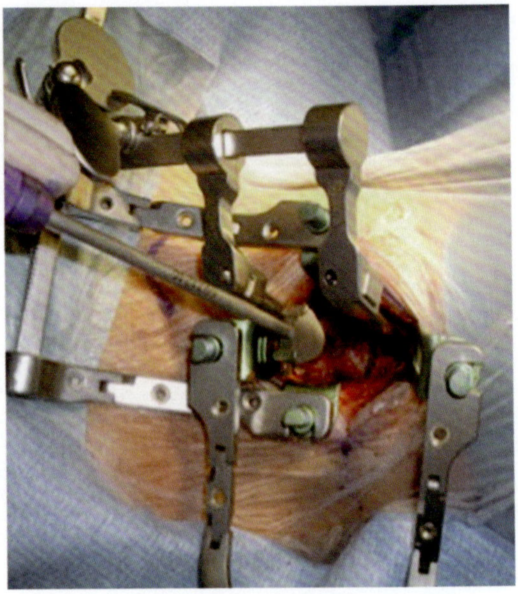

图 2-1-14　置入试模以获得最佳的置入物的尺寸

二、颈椎前路减压融合术的选择

该方法与前述方法一致，直至完成减压。然后，当确定需行融合术而非椎间盘置换术时(详见前述适应证和禁忌证)，使用高速磨钻去除终板皮质，随后在椎间盘的位置置入成型磷酸钙(shaped tricalcium phosphate，TCP)块，并采用颈椎前路钢板固定(图 2-1-19)。

闭合伤口、留置引流管及术后护理与椎间盘置换术一致。

第 7 节　颈椎前路手术的并发症

一、手术相关并发症

大多数并发症与手术造成的软组织、血管和神经的损害有关。主要包括：出血、感染、吞咽困难、喉返神经损伤所致的声音

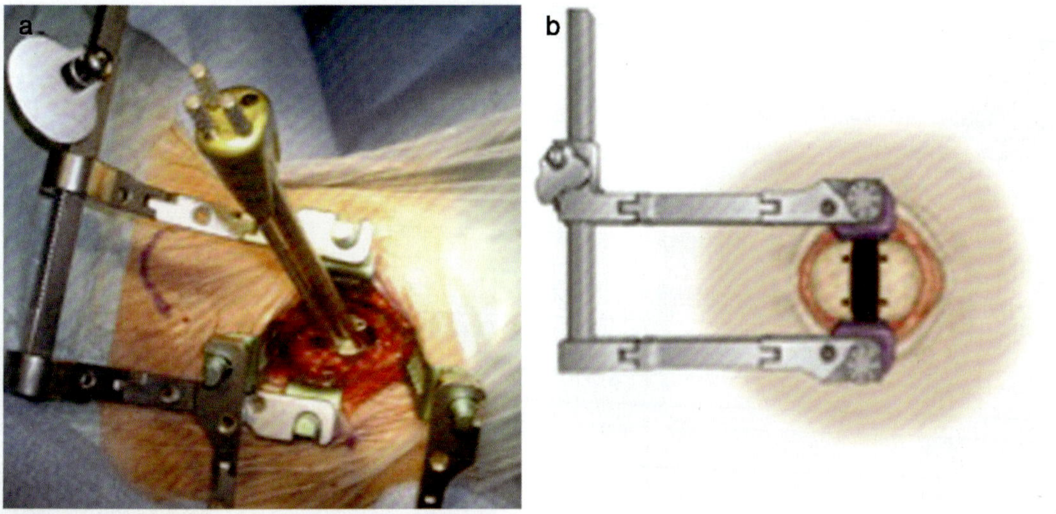

图 2-1-15　a. 照片图；b. 示意图，引导和钻出的 4 个钉孔，为假体的轨道槽的标记位置

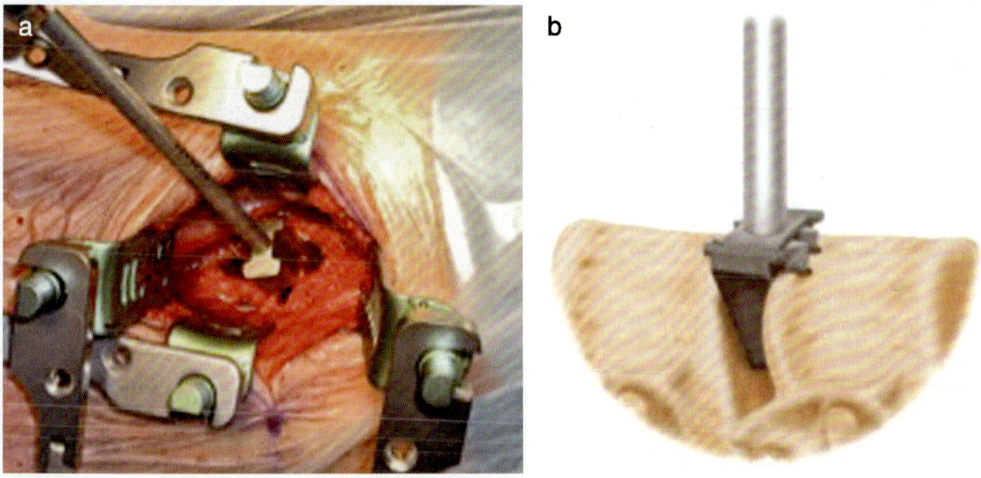

图 2-1-16　a. 照片图；b. 示意图，插入的轨道，由钻孔决定的插槽位置

嘶哑，以及由交感神经紊乱所致的 Horner 综合征。

二、颈椎间盘置换术特有的并发症

Bryan 椎间盘相关的问题非常罕见[36]。假体置入位置无移位的倾向，置入物没有随访 2 年的必要性。

来自欧洲的一项对 Bryan 椎间盘的多中心临床试验结果显示，手术节段椎前骨化的发生率为 17.8%，11% 在动态影像中的运动可以忽略不计(<2°)[62]。高龄男性患者极有可能存在异位骨化。

Bertagnoli 等[63]报道，置入 ProDisc-C 假体的发生异位骨化的患者经过 1 年的随访，未出现融合。随后 Bertagnoli[64]经过 2 年的随访发现，置入 ProDisc-C 假体的 117 例患者中 9.4%出现异位骨化。

Suchomel 等[65]经过 4 年的随访发现，45%的置入物发生异位骨化(Ⅲ级)，18%发

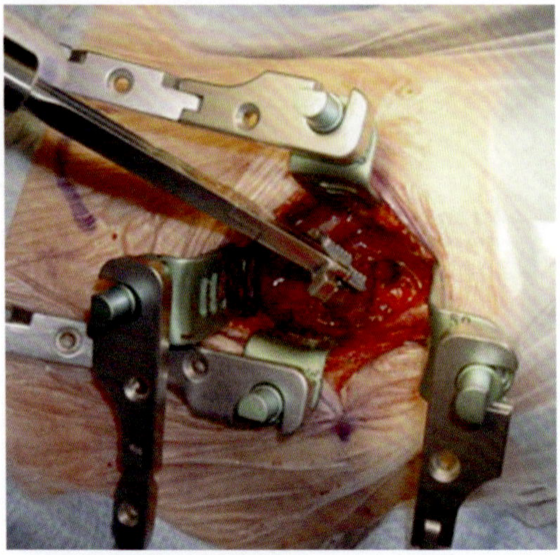

图 2-1-17 采用导入器置入 Prestige 假体

生节段性强直(Ⅳ级)。但并不会产生临床后果,92%的患者对预后满意。

置入 Prestige 椎间盘后 5 年,仅有 3.2%出现完全强直,手术节段的平均活动度为 6.5°[41]。

与假体有关手术失败可能需要更长时间的随访,但目前暂无报道。

三、颈椎前路融合术特有的并发症

- 移植相关

(1)供体部位:疼痛、感染、股外侧皮神经损伤形成痛性神经瘤。

(2)颈部移植部位:融合失败,尤其是在使用自体骨移植的部位。如果出现痛性假关节,需要再次手术重新移植。不使用内固定物时,置入物可能发生移位。

- 内固定相关

(1)内固定物(如融合器),通过椎体终板的部分发生塌陷。

(2)前路钢板移位、螺钉松动。

(3)钢板也可以侵犯邻近节段,导致相邻节段疾病。

- 融合相邻节段退变

虽然融合可导致相邻节段间盘发生变

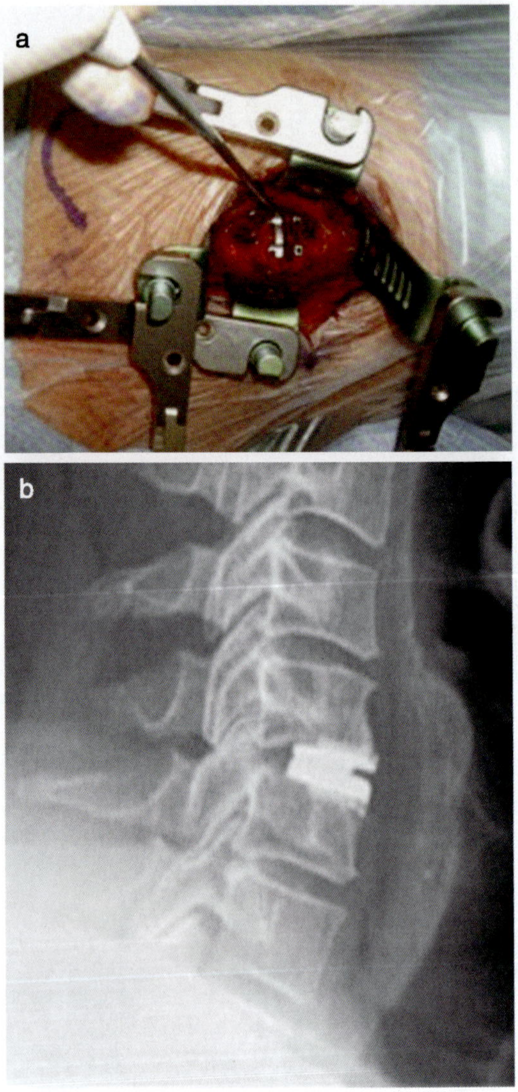

图 2-1-18 a. 置入椎间盘;b. 侧位 X 线片显示椎间盘的位置

化,但这是否超出了颈椎退变的自然进展,尚无定论[59]。

第 8 节 颈椎前路手术的结论:椎间盘置换术或融合术

目前的证据表明,颈椎间盘置换术是一种安全的、能够很好替代颈椎前路融合术的术式。术后早期可获得相同的疗效,多数患

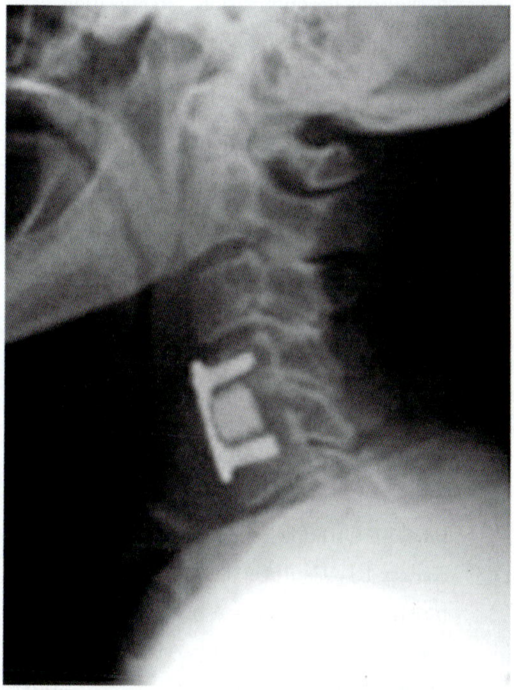

图 2-1-19　TCP 块和固定钢板的侧位 X 线片

者(并非所有)可保留脊柱的运动功能。

颈椎前路手术的翻修手术是可行的,而且不是特别危险。

椎间盘置换术能够替代融合术,但其长期预后还不清楚。

椎间盘置换术能够较好地保留生物力学功能,从而可能避免邻近节段退变,但尚未得到完全证实。通过随机对照试验,比较融合术和椎间盘置换术,需要更长时间的随访,才能进一步明确椎间盘置换术可防止邻近节段退变。

参考文献

[1] Southwick WO, Robinson RA. Surgical approaches to the vertebral bodies in the cervical and lumbar regions. J Bone Joint Surg Am,1957,39 (3):631-644.

[2] Smith GW, Robinson RA. The treatment of certain cervical-spine disorders by anterior removal of the intervertebral disc and interbody fusion. J Bone Joint Surg Am,1958,40-A:607-624.

[3] Robinson R, Walker A, Ferlic D. The results of anterior interbody fusion of the cervical spine. J Bone Joint Surg Am, 1962, 44: 1569-1587.

[4] De Palma AF, Cooke AJ. Results of anterior interbody fusion of the cervical spine. Clin Orthop,1968,60:169-185.

[5] White 3rd AA, Southwick WO, Deponte RJ, et al. Relief of pain by anterior cervical-spine fusion for spondylosis. A report of sixty-five patients. J Bone Joint Surg Am,1973,55(3): 525-534.

[6] Bohlman HH, Emery SE, Goodfellow DB, et al. Robinson anterior cervical discectomy and arthrodesis for cervical radiculopathy. Long-term follow-up of one hundred and twenty-two patients. J Bone Joint Surg Am, 1993,75(9):1298-1307.

[7] Cloward RB. The anterior approach for removal of ruptured cervical disks. J Neurosurg,1958,15:602-617.

[8] Bailey RW, Badgley CE. Stabilization of the cervical spine by anterior fusion. J Bone Joint Surg Am,1960,42-A:565-594.

[9] Stoll A. Plating for ACDF. Surg Neurol, 2002,57(2):140.

[10] Caspar W, Geisler FH, Pitzen T, et al. Anterior cervical plate stabilization in one-and two-level degenerative disease: overtreatment or benefit? J Spinal Disord, 1998, 11: 1-11.

[11] Grob D, Peyer JV, Dvorak J. The use of plate fixation in anterior surgery of the degenerative cervical spine: a comparative prospective clinical study. Eur Spine J,2001,10 (5):408-413.

[12] Savolainen S, Rinne J, Hernesniemi J. A prospective randomized study of anterior single-level cervical disc operations with long-term follow-up: surgical fusion is unnecessary. Neurosurgery,1998,43(1):51-55.

[13] Hankinson HI, Wilson CB. Use of the oper-

ating microscope in anterior cervical discectomy without fusion. J Neurosurg, 1975, 43: 452-456S.

[14] Hirsch C, Wickbom I, Lidstrom A, et al. Cervical-disc resection: a follow-up of myelographic and surgical procedure. J Bone Joint Surg Am, 1964, 46:1811-1821.

[15] Martins AN. Anterior cervical discectomy with and without interbody bone graft. J Neurosurg, 1976, 44:290-295.

[16] Rosenorn J, Hansen EB, Rosenorn MA. Anterior cervical discectomy with or without fusion: a prospective study. J Neurosurg, 1983, 59(2):252-255.

[17] Wilson DH, Campbell DD. Anterior cervical discectomy without bone graft. Report of 71 cases. J Neurosurg, 1977, 47(4):551-555.

[18] Watters 3rd WC, Levinthal R. Anterior cervical discectomy with and without fusion. Results, complications, and long-term follow-up. Spine, 1994, 19(20):2343-2347.

[19] Laing RJ, Ng I, Seeley HM, et al. Prospective study of clinical and radiological outcome after anterior cervical discectomy. Br J Neurosurg, 2001, 15:319-323.

[20] Nandoe Tewarie RD, Bartels RH, Peul WC. Long-term outcome after anterior cervical discectomy without fusion. Eur Spine J, 2007, 16(9):1411-1416.

[21] Yamamoto I, Ikeda A, Shibuya N, et al. Clinical long-term results of anterior discectomy without interbody fusion for cervical disc disease. Spine, 1991, 16(3):272-279.

[22] Newman M. The outcome of pseudarthrosis after cervical anteriorfusion. Spine, 1993, 18(16):2380-2382.

[23] Brunton FJ, Wilkinson JA, Wise KS, et al. Cine radiography in cervical spondylosis as a means of determining the level for anterior fusion. J Bone Joint Surg Br, 1982, 64(4): 399-404.

[24] Farey ID, McAfee PC, Davis RF, et al. Pseudarthrosis of the cervical spine after anterior arthrodesis. Treatment by posterior nerve-root decompression, stabilization, and arthrodesis. J Bone Joint Surg Am, 1990, 72(8):1171-1177.

[25] Thorell W, Cooper J, Hellbusch L, et al. The long-term clinical outcome of patients undergoing anterior cervical discectomy with and without intervertebral bone graft placement. Neurosurgery, 1998, 43(2):268-273; discussion 273-274.

[26] Chau A, Mobbs R. Bone graft substitutes in anterior cervical discectomy and fusion. Eur Spine J, 2009, 18:449-464.

[27] Bagby GW. Arthrodesis by the distraction compression method using a stainless steel implant. Orthopedics, 1988, 11:931-934.

[28] Hacker RJ, Cauthen JC, Gilbert TJ, et al. A prospective randomised multicenter clinical evaluation of an anterior cervical fusion cage. Spine, 2000, 25:2646-2654.

[29] Siddiqui AJ. Cage versus tricortical graft for cervical interbody fusion. A prospective randomized trial. J Bone Joint Surg Br, 2003, 85-B:1019-1025.

[30] Fernstrom U. Arthroplasty with intercorporal endoprosthesis in herniated disc and in painful disc. Acta Chir Scand Suppl, 1966, 357: 154-159.

[31] Cummins BH, Robertson JT, Gill SS. Surgical experience with an implanted artificial cervical joint. J Neurosurg, 1998, 88: 943-948.

[32] Bryan Jr VE. Cervical motion segment replacement. Eur Spine J, 2002, 11 Suppl 2: 92-97.

[33] Hacker RJ. Cervical disc arthroplasty: a controlled randomized prospective study with intermediate follow-up results. J Neurosurg Spine, 2005, 3(6):424-428.

[34] Lafuente J, Casey A, Petzold A, et al. The Bryan cervical disc prosthesis as an alternative to arthrodesis in the treatment of cervical spondylosis. J Bone Joint Surg, 2005, 87-B. 508-512.

[35] Sasso RC, Smucker JD, Hacker RJ, et al.

Artificial disc versus fusion: a prospective, randomized study with 2-year follow-up on 99 patients. Spine, 2007, 32 (26): 2933-2940.

[36] Goffin J, Van Calenbergh V, van Loon J, et al. Intermediate follow-up after treatment of degenerative disc disease with the Bryan Cervical Disc Prosthesis: single-level and bi-level. Spine, 2003, 28:2673-2678.

[37] Goffin J, van Loon J, Van Calenbergh F, et al. A clinical analysis of 4-and 6-year follow-up results after cervical disc replacement surgery using the Bryan cervical disc prosthesis. J Neurosurg Spine, 2010, 12(3):261-269.

[38] Heller J, Sasso R, Papadopoulos S, et al. Comparison of Bryan cervical disc arthroplasty with anterior cervical decompression and fusion. Spine, 2009, 34(2):101-107.

[39] Murrey D, Janssen M, Delamarter R, et al. Results of the prospective, randomized, controlled multicenter Food and Drug Administration investigational device exemption study of the ProDisc-C total disc replacement versus anterior discectomy and fusion for the treatment of 1-level symptomatic cervical disc disease. Spine J, 2009, 9(4):275-286.

[40] Beaurain J, Bernard P, Dufour T, et al. Intermediate clinical and radiological results of cervical TDR (Mobi-C) with up to 2 years of follow-up. Eur Spine J, 2009, 18 (6): 841-850.

[41] Burkus JK, Haid RW, Traynelis VC, et al. Long-term clinical and radiographic outcomes of cervical disc replacement with the prestige disc: results from a prospective randomized controlled clinical trial. J Neurosurg Spine, 2010, 13(3):308-318.

[42] Jaramillo-de la Torre J, Grauer J, Yue J. Update on cervical disc arthroplasty: where are we and where are we going? Curr Rev Musculoskelet Med, 2008,1:124-130.

[43] Sekhon LH, Duggal N, Lynch JJ, et al. Magnetic resonance imaging clarity of the Bryan, Prodisc-C, Prestige LP, and PCM cervical arthroplasty devices. Spine, 2007, 32 (6):673-680.

[44] Antosh IJ, DeVine JG, Carpenter CT, et al. Magnetic resonance imaging evaluation of adjacent segments after cervical disc arthroplasty: magnet strength and its effect on image quality. J Neurosurg Spine, 2010, 13 (6):722-726.

[45] Boden SD, McCowin PR, Davis DO, et al. Abnormal magnetic-resonance scans of the cervical spine in asymptomatic subjects. A prospective investigation. J Bone Joint Surg Am, 1990, 72(8):1178-1184.

[46] Kuijper B, Tans JT, Beelen A, et al. Cervical collar or physiotherapy versus wait and see policy for recent onset cervical radiculopathy: randomised trial. BMJ, 2009, 339:b3883.

[47] Brain WR, Northfield D, Wilkinson M. Neurological manifestations of cervical spondylosis. Brain, 1952, 75:187-225.

[48] Dorsi MJ, Witham TF. Surgical management of cervical spondylotic myelopathy. Neurosurg Q, 2009, 19(4):302-307.

[49] Lees F, Turner J. Natural history and prognosis of cervical spondylosis. Br Med J, 1963, 2:1607-1610.

[50] Nurick S. The natural history and the results of surgical treatment of the spinal cord disorder associated with cervical spondylosis. Brain, 1972, 95(1):101-108.

[51] Roberts AH. Myelopathy due to cervical spondylosis treated by collar immobilization. Neurology, 1966, 16:951-954.

[52] Epstein JA, Epstein NE. The surgical management of cervical spinal stenosis, spondylosis, and myeloradiculopathy by means of the posteri-or approach//Sherk HH, Dunn EJ, Eismont FJ, et al. The cervical spine. 2nd ed. Philadelphia: J. B. Lippincott, 1989: 625-643.

[53] Clark E, Robinson PK. Cervical myelopathy: a complication of cervical spondylosis. Brain, 1956, 79:483.

[54] Syman L, Lavender P. The surgical treatment of cervical spondylotic myelopathy. Neurology, 1967, 17:117-126.

[55] McCormick WE, Steinmetz MP, Benzel EC. Cervical spondylotic myelopathy: make the difficult diagnosis, then refer for surgery. Cleve Clin J Med, 2003, 70:899-904.

[56] Montgomery DM, Brower RS. Cervical spondylotic myelopathy: clinical syndrome and natural history. Orthop Clin North Am, 1992, 23:487-493.

[57] Phillips DG. Surgical treatment of myelopathy with cervical spondylosis. J Neurol Neurosurg Psychiat, 1973, 36:879-884.

[58] Riew D, Buchowski J, Sasso R, et al. Cervical disc arthroplasty compared with arthrodesis for the treatment of myelopathy. J Bone Joint Surg Am, 2008, 90:2354-2364.

[59] Hillibrand AS, Robbins M. Adjacent segment degeneration and adjacent segment disease: the consequences of spinal fusion? Spine J, 2004,4(6):190S-194S.

[60] Robertson JT, Papadopoulos SM, Traynelis VC. Assessment of adjacent-segment disease in patients treated with cervical fusion or arthroplasty: a prospective 2-year study. J Neurosurg Spine, 2005,3(6):417-423.

[61] Pickett GE, Rouleau JP, Duggal N. Kinematic analysis of the cervical spine following implantation of an artificial cervical disc. Spine, 2005, 30(17):1949-1954.

[62] Leung C, Casey AT, Goffin J, et al. Clinical significance of heterotopic ossification in cervical disc replacement: a prospective multicenter clinical trial. Neurosurgery, 2005, 57 (4):759-763.

[63] Bertagnoli R, Yue JJ, Pfeiffer F, et al. Early results after ProDisc-C cervical disc replacement. J Neurosurg Spine, 2005, 2 (4): 403-410.

[64] Bertagnoli R. Heterotopic ossification at the index level after Prodisc-C surgery: what is the clinical relevance? Spine J, 2008, 8:123S.

[65] Suchomel P, Jurák L, Beneš III V, et al. Clinical results and development of heterotopic ossification in total cervical disc replacement during a 4-year follow-up. Eur Spine J, 2010, 19:307-315.

第 2 章　类风湿颈椎病的手术治疗

第 2 章

类风湿颈椎病的手术治疗

Zdenek Klezl, Jan Stulik

摘要 类风湿关节炎所致的颈椎病是临床一种常见的疾病，可引起疼痛和不可逆的神经损害，导致患者死亡。患者的疼痛程度、神经症状及颈椎不稳都不尽相同，这对主治医师来说是一大挑战。

类风湿颈椎病和外周类风湿关节炎的病理机制和生理机制相同，如寰枢椎旋转半脱位、中下颈椎不稳、颅底凹陷可导致颈椎不稳。类风湿颈椎病的临床表现多种多样，由于周围类风湿疾病的存在，导致神经功能评估较为困难。即使是临床症状轻微的患者也可能危及生命。

类风湿颈椎病的治疗目标是预防不可逆的神经损害，减轻顽固性疼痛及避免因脊髓压迫导致的死亡。

手术治疗的时机非常重要。一般建议应尽早解决颈椎不稳（通常为 $C_1 \sim C_2$）以避免更广泛的固定和融合。由于骨质量欠佳、感染风险高和术后恢复难，使得通过手术获得稳定极具挑战性，但总体治疗结果仍令人满意。将患者转诊至类风湿疾病专科医疗中心，通过过伸过屈位 X 线片和 MRI 筛查，以免出现严重的颈椎畸形、不稳定和晚期脊髓病。类风湿颈椎病对手术技术的要求很高，因此，需在颈椎病常规手术治疗中心进行手术。根据以往经验，严重的脊髓神经损害通过手术干预能获得明显的改善。

关键词 颈椎 · 分类 · 诊断 · 手术适应证 · 后路 · 康复 · 类风湿关节炎 · 技术 · 固定：前路，$C_1 \sim C_2$，枕颈，下颈椎，上胸椎

第 1 节 概述和分类

类风湿关节炎是一种渐进性的免疫介导疾病，对患者的生理、心理及经济造成影响，但病因尚不明确[25,29]。全球近 1% 的人口患有类风湿关节炎，290 万以上的欧洲国家人口和超过 200 万的美国人口患有类风湿关节炎。类风湿关节炎患者的病程各不相同，预后也不明确[14-15]。70% 被确诊为类风湿关节炎的患者 3 年内可表现出影像学改变[39]。50% 类风湿关节炎患者在 10 年内会丧失工作能力[1,3,32,42]。

类风湿关节炎通常起病于跖趾关节和掌指关节，以滑膜炎、透明软骨破坏、关节周围炎导致的骨质破坏和滑囊的形成为主要临床特点[10,20]，最终导致关节松弛、不稳、半脱位和畸形（图 2-2-1，图 2-2-2）。

类风湿关节炎通常根据美国风湿病学

Z. Klezl (✉)
Department of Trauma and Orthopaedics, Spinal Unit, Royal Derby Hospital, Derby, UK
e-mail: zklezl@aospine.org

J. Stulik
Spine Surgery Department, University Hospital Motol, Praha, Czech Republic

G. Bentley (ed.), *European Surgical Orthopaedics and Traumatology*,
DOI 10.1007/978-3-642-34746-7_24, © EFORT 2014

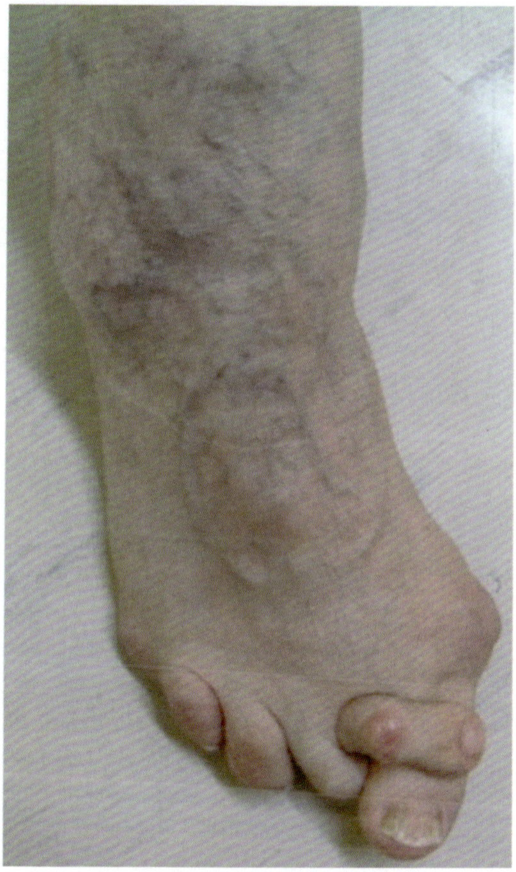

图 2-2-1　足踝部严重畸形

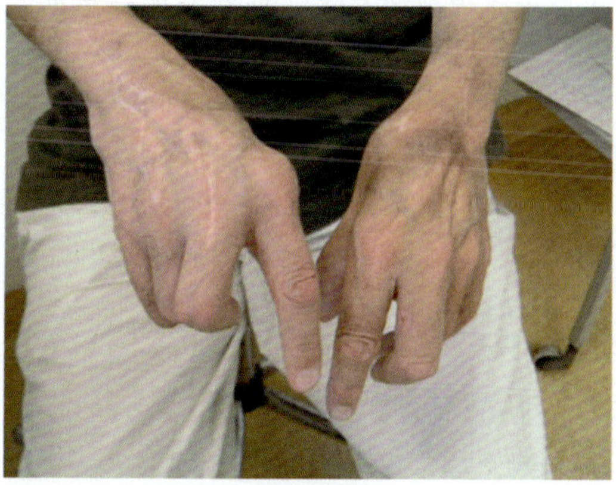

图 2-2-2　多次畸形矫正术后不稳和疼痛

会功能评分进行分级。

Ⅰ级：日常生活完全自理，不需要拐杖。

Ⅱ级：尽管 1 个或多个关节存在不适感或运动障碍，但仍能正常活动。

Ⅲ级：仅仅能完成或不能完成简单的日常生活。

Ⅳ级：无行动能力，大部分或完全卧床或坐轮椅，生活不能自理。

据报道，在过去的 10 年中，类风湿关节炎患者全髋关节和全膝关节置换的次数减少，患病率明显下降[9,17,41]。随着抗风湿药如抗肿瘤坏死因子和抗白介素-1 的应用，治疗方案也在不断变化，使类固醇激素使用减少且治疗效果更好。

类风湿关节炎患者后颈椎受累十分常见，发生率高达 90%，神经受累发生率为 7%～13%，其病理和生理机制与外周小关节受累相同。

英国遗传学家 Archibald Garrod 于 1890 年首先提出了类风湿关节炎可导致颈椎病，500 例患者中有 178 例颈椎受到影响[43]。这种疾病首先发生于 C_1～C_2 节段，因为糜烂性滑膜炎会影响关节囊韧带和周围韧带，从而导致 C_0～C_1 和 C_1～C_2 关节过度活动，寰枢关节前方半脱位。C_1～C_2 关节可能受到骨和软骨的破坏影响，最终导致侧方半脱位，或当关节发生对称性损害时，整个 C_2 椎体向近侧移位至枕骨大孔。又被称为颅底凹陷、纵向半脱位、颅骨下沉(图 2-2-3)。

齿突破坏和血管翳形成最终会导致椎管显著变窄。C_1 前弓破坏导致后方 C_1～C_2

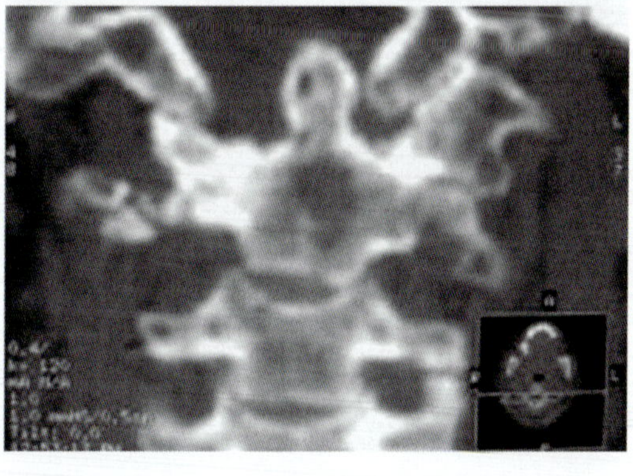

图 2-2-3　C_0～C_2 关节，特别是 C_1～C_2 关节破坏导致颅底凹陷

半脱位(图 2-2-4～图 2-2-6)。下颈椎、椎间盘、小关节受累通常导致“阶梯状”畸形。

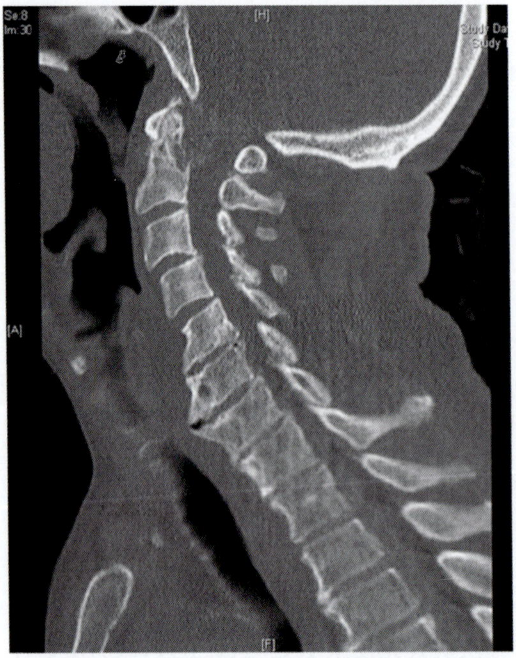

图 2-2-4 **齿突基底破坏,大的血管团形成**

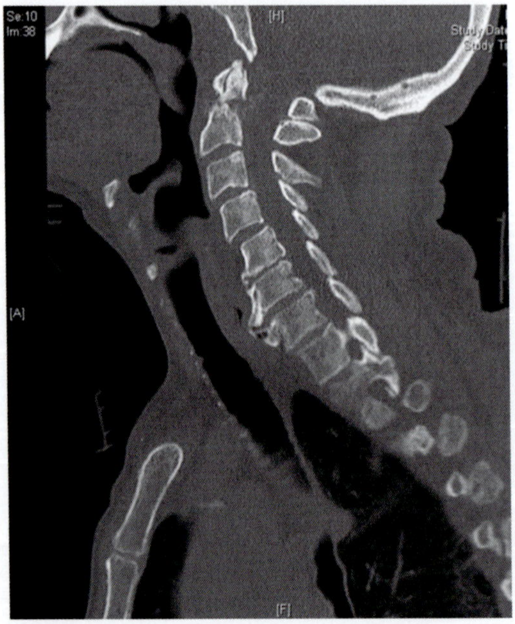

图 2-2-5 **齿突破坏继发骨折**

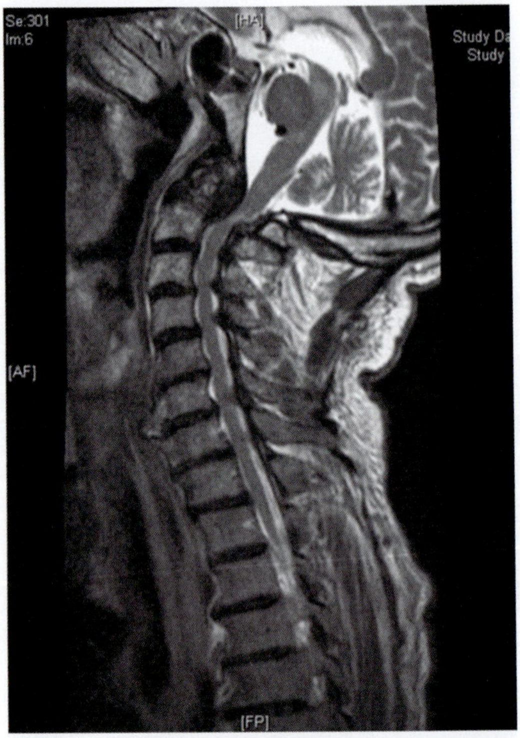

图 2-2-6 **周围炎症引起 C_1 水平脊髓受压伴髓内高信号**

Conlon 等[8]证实 50%颈椎受累患者存在影像学不稳定征象。寰枢关节前方半脱位占类风湿颈椎半脱位的 2/3,侧方脱位占 20%,后方脱位占 10%[3,10,23]。

下颈椎半脱位发生率为 20%～25%。颅底凹陷和(或)寰枢关节半脱位发生率近 20%。神经损害发生率为 11%～58%[7,13,36],关节疼痛引起肌肉失用性萎缩,脊髓压迫引起肌力下降(图 2-2-1,图 2-2-2)。

神经损害是不可逆的,脊髓病是脊髓受压的表现。晚期脊髓病患者预后较差。脊髓病典型的症状和体征包括无力、痉挛、膀胱功能障碍、本体感受缺失、腱反射亢进、Hoffmann 征阳性、步态异常、感觉异常和动作不灵活。许多高龄类风湿关节炎患者的这些症状和体征很难评估。神经损害通常暗含在患者的主诉中:“不能系纽扣、不能走正常的距离、根本不能行走、走路步伐不稳、头后仰时胳膊有过电样感觉甚至失去意识”。检查者应关注其中最有意义的信息。电生理检查对早期脊髓压迫非常有帮助，其可以在颈椎过伸过屈时进行检测。当发生脊髓压迫时，病理电位通常在颈椎前屈时发生。

近 10％的类风湿关节炎患者死于脊髓和脑干受压。严重的不稳通常在 10 年内发生，但是在确诊的 2 年内可能残疾。不同的功能评分可以对神经损害进行分类和监测。

最常用的是脊髓损伤的分级是 Frankel 分级（表 2-2-1），神经损害的分级是 Ranawat 分级[34]（表 2-2-2）、Nurick 分级[28]（表 2-2-3），以及 JOA 评分和改良 JOA 评分[21]。

表 2-2-1　急性脊髓损伤的 Frankel 分级

分级	功能状况
A	损伤平面以下深、浅感觉完全消失，完全消失
B	损伤平面以下深、浅感觉完全消失，仅存某些骶区感觉
C	损伤平面以下仅有部分肌肉运动功能，无有用功能存在
D	损伤平面以下肌肉功能不完全，可扶拐行走
E	深、浅感觉良好，肌肉功能及大小便功能良好，可有病理反射

表 2-2-2　神经损伤的 Ranawat 分级

分级	功能状况
Ⅰ	疼痛，无神经损害
Ⅱ	主观肌肉无力，腱反射亢进，感觉减退
Ⅲ	主观无力，锥体束征
ⅢA	可以行走
ⅢB	不能行走

第 2 节　诊　断

类风湿关节炎需与强直性脊柱炎、系统性红斑狼疮、银屑病关节炎、反应性关节炎（Reiter 综合征）和炎症性肠病关节炎等疾病鉴别诊断。

实验室检查包括红细胞沉降率加快，70％～80％患者类风湿因子阳性，30％～70％患者抗核因子阳性。C 反应蛋白（C-reactive proten，CRP）不具有特异性，但是可以作为疾病活动的标志。

颈椎受累在 X 线片可见轻微的寰枢椎不稳。不稳的程度可以在过伸过屈位 X 线片上进行评估。X 线片对于脊髓活动空间的信息提供较少，但是 MRI 扫描可以清晰显示脊髓活动空间。理想的脊髓活动空间应超过 14 mm。脊髓活动空间＜14 mm 被认为是病态的，＜10mm则被认为是严重

表 2-2-3　Nurick 脊髓型颈椎病步态分级

分级	根性体征	脊髓受累	步态	工作
0	有	无	正常	能
Ⅰ	有	有	正常	能
Ⅱ	有	有	轻度异常	能
Ⅲ	有	有	严重异常	不能
Ⅳ	有	有	仅需要帮助	不能
Ⅴ	有	有	需轮椅或卧床	不能

狭窄，通常预后较差。下颈椎的脊髓、韧带和椎间盘的变化可以在MRI图像中清晰可见[11-12]。在将来，高分辨率的MRI将会大有裨益[40]。MRI是一种静态的检查，患者取仰卧位时可清晰观察到脊髓活动空间，但取头前屈位时可能会发生动态压迫。术前CT扫描对骨质疏松、旋转和侧方半脱位的判断非常有价值，能帮助我们确定 C_1 和 C_2 椎体置钉周围的血管走行和结构直径。

颅底凹陷和颅骨下沉可通过很多方法和线来进行测量[35]（图2-2-7，图2-2-8）。

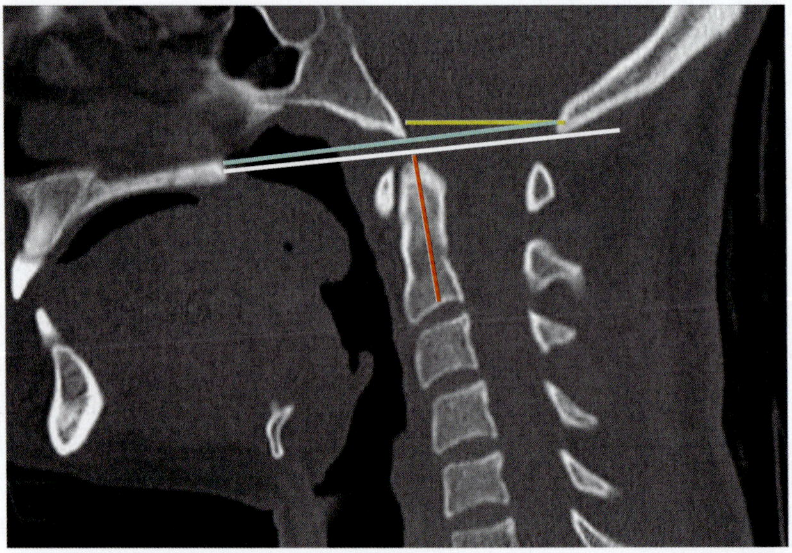

图2-2-7 颅底相对齿突移位的不同测量方法

注：黄线为McRay线；蓝线为Chamberlain线；白线为McGregor线；红线为Redlund-Johnell和Pettersson测量参数

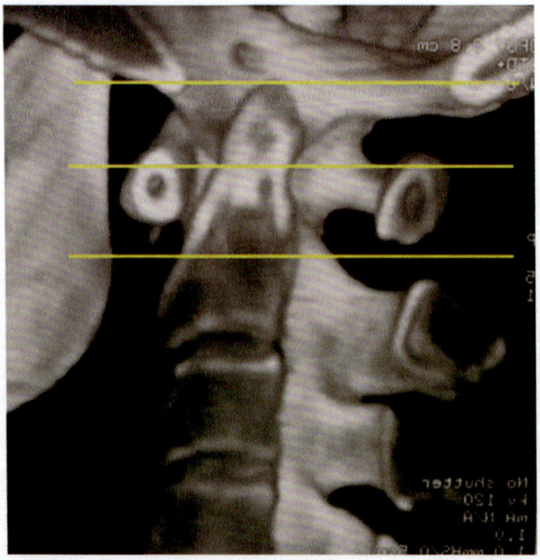

图2-2-8 通过Clark工作站评估颅底相对于齿突的移位

McGregor线：枕骨大孔后缘的最低点至硬腭后端连线。正常时齿突位于此之上，但<4.5 mm。大于此值则说明颅底凹陷。

McRay线：枕骨大孔后缘至斜坡最低点连线，齿突尖不应超过这条线。

Redlund-Johnell和Pettersson测量方法：枢椎椎体下缘的中点至McGregor线的最小距离，男性<34 mm，女性<29 mm。

通过Clark工作站测量寰椎的方法：齿突被分成上1/3、中间1/3和下1/3三部分。第一部分（上1/3）对应寰椎前弓。如果 C_1～C_2 关节被破坏，齿突中间1/3部分与寰椎前弓对应则提示轻中度颅骨下沉，当 C_2 椎体下1/3部分对应寰椎前弓时，为严重的颅骨下沉[6]。

Ranawat方法：从寰椎的前弓中点至后弓

中点作一直线，并从 C_2 椎弓根的中点沿着齿突的后缘作一垂直线，测量 2 根线之间的最小距离即可反映出下陷的程度。男性<15 mm，女性<13 mm 则提示颅骨下沉。

Riew 等[35]发现，单独应用一种测量方法并不能准确诊断颅底凹陷。通过 Clark、Redlund-Johnell、Pettersson 和 Ranawat 多种方法联合测量即可确诊[6]。如果其中任何一种方法提示颅底凹陷，就应行 CT 或 MRI 检查。这也证实了 Dvorak 所描述的 MRI 检查为较低门槛的结论[11]。

第 3 节　手术适应证

治疗类风湿关节炎主要的挑战是患者有合适的手术指征和避免不必要的高风险手术。正如前文所述，疼痛不代表不稳，不稳也不能说明存在神经症状。对于类风湿关节炎患者，详细的随访能够为手术方法的选择提供参考，其手术适应证如下：①顽固性疼痛；②神经损害加重（甚至亚临床、基于躯体感觉及运动诱发电位）；③寰齿前间隙<14 mm；④颈髓角<135°；⑤侧方半脱位超过 2 mm；⑥不稳加重（寰枢椎间或颅骨下沉）。

近年来，随着手术医师诊断水平的提高，手术效果越来越好，手术适应证也发生了变化。对脊髓型颈椎病进行手术治疗不再被认为是浪费精力和资源，反而在治疗这一潜在致命疾病方面发挥了重要的作用[17,26]。目前，暂无关于类风湿关节炎的 Ⅰ 类证据的报道。Matsunaga 等[26]在其研究中给出了最可靠的证据。他们通过对在不同医疗中心治疗的 40 例患者的治疗结果进行比较，其中 19 例患者接受手术治疗，21 例患者接受非手术治疗。全部患者随访到死亡。手术治疗组患者 5 年生存率为 84%，10 年生存率为 37%，其中 68%的患者经过手术治疗后临床症状好转。非手术治疗组患者未见明显好转，76%的患者临床症状加重，全部患者卧床 3 年，生存期不足 8 年。Singh 等[37-38]通过 30 m 行走试验比较了接受手术治疗的 50 例脊髓型颈椎病患者与拒绝或不宜手术治疗的 34 例患者。结果证实，术后 3 例患者的病情持续改善，而未接受手术治疗的患者病情持续恶化。有趣的是，他们发现对于严重的脊髓型颈椎病老年患者有显著的疗效。我们也得出相同的结论。

大部分的病例证实，伴有临床症状的寰枢椎不稳，病情可能会从轻微发展为严重的脊髓病。若能及早发现，通过寰枢椎的融合，往往可以减轻顽固性疼痛，避免进一步的半脱位、组织损伤及颅骨下沉。为避免头部的屈伸活动度的严重受限，应尽量避免与枕骨融合，因为枕骨融合会导致头部的屈伸活动度显著降低，从而导致吃饭、刷牙等日常生活困难。

第 4 节　术前准备和设计

考虑到疾病的系统性、慢性病贫血发生率的增加、术后感染发生率的增加及严重程度（尤其是伴有免疫系统疾病），以及严重骨质丢失，术前应当进行详细的评估。自 1937 年 Gallie[12]发表了 C_1～C_2 的丝线固定技术后，上颈椎及下颈椎的脊柱器械取得了很大的进步。随后，Jenkins 和 Books 提出了双线固定技术。椎板下钢丝结合 Luque/Ranford 棒固定，联合自体髂骨植骨技术已于多年前应用于重建脊柱稳定性的手术中。

现代固定技术始于 1992 年 Jeanneret 发明的钉板固定技术，自此捆绑技术很少应用，除非部分经关节螺钉固定。对于类风湿关节炎患者，后路减压联合应用内固定技术较少应用。常用的技术如下：

1. 由 Magerl 提出的经 C_1～C_2 关节螺

钉固定技术(图 2-2-9,图 2-2-10)[16]。

2. 由 Goel、Harms 和 Melcher 提出的 $C_1 \sim C_2$ 侧块螺钉固定技术[11,18]。

3. 枕颈固定技术。

4. 枕胸固定技术。

5. 前路手术,植骨块或椎间融合器支撑联合钢板固定。

所有后路手术技术都存在损伤椎动脉的风险,因此,需通过术前影像资料评估,以降低风险。Solanki 和 Crockard[27,38] 通过其大量的工作经验确定了一个常见的椎动脉走行异常(22%椎动脉沟异常)。目前,常规行 $C_1 \sim C_2$ 侧方和矢状位 CT 重建检查。

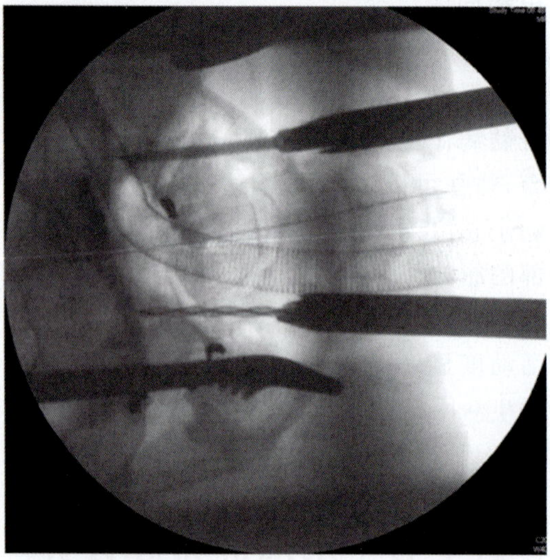

图 2-2-9 经关节螺钉固定的术中前后位像

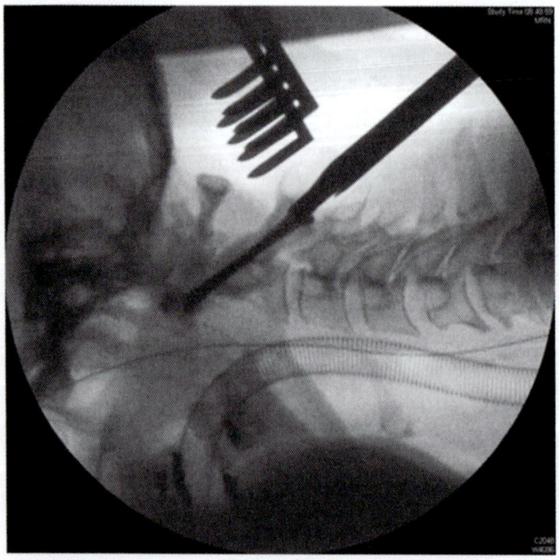

图 2-2-10 相同技术的术中侧位像

类风湿颈椎病后路手术是主流的手术方式。经口入路手术方式极少见。这种手术方式不再适用于血管翳的切除,因为寰枢椎融合可在数月内消退(图 2-2-11,图 2-2-12)[16,22]。经口入路减压手术适用于不可逆的齿突脱位患者的颈髓减压。

一旦发现 $C_1 \sim C_2$ 不稳且联合齿突颅侧移位,需行枕颈固定。不幸的是,颅骨下沉常伴有寰枢椎不稳和半脱位。在这种情况下,枕颈固定术应延伸至上胸椎($C_0 \sim T_1$),以避免关节不稳(图 2-2-13,图 2-2-14)。

累及上下颈椎的复杂畸形(图 2-2-15,图 2-2-16)须通过前后路联合手术固定(图 2-2-16,图 2-2-17)。这同样适用于经口前路手术。经前入路切除颈 C_1 前弓时,后部的稳定是必要的。

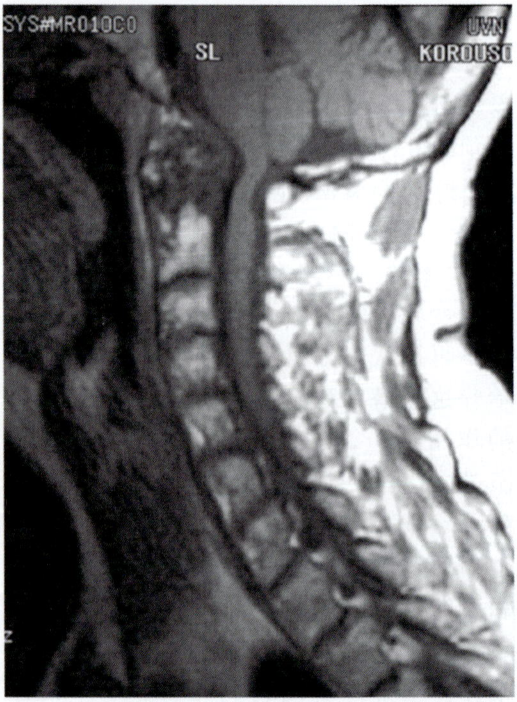

图 2-2-11 术前和 $C_1 \sim C_2$ 固定 5 个月后的血管翳范围

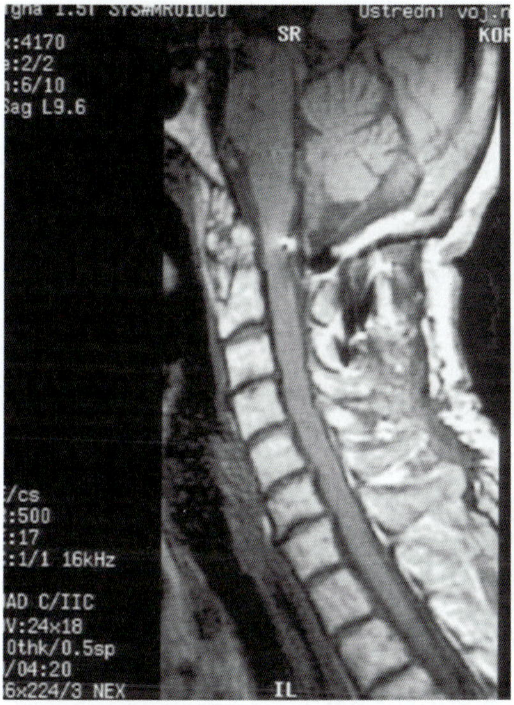

图 2-2-12　术前和 C_1～C_2 固定 5 个月后的血管翳范围

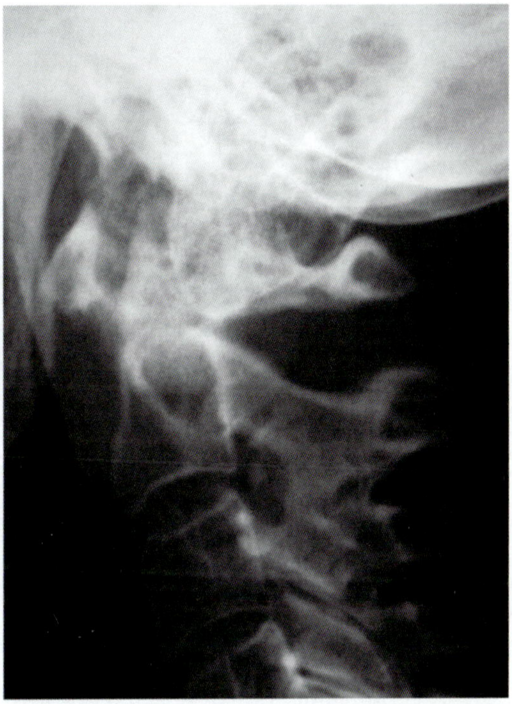

图 2-2-13　术前影像显示齿突破坏，寰椎轴向不稳和半脱位

第 5 节　手术技术

后路手术

患者取俯卧位，头低脚高位，垫头，用 Mayfield 架固定头部。头部的位置非常重要，应由医师或专业助手操作。眼部压伤虽然罕见报道，一旦发生却是灾难性的，应避免该类并发症。将头发梳至枕外隆凸以上，便于消毒。于正中线标记皮肤切口。切开皮肤后注意区分正中线，由切口远端开始分离，在纤维间隔处分离两侧的肌肉组织。在这个平面的解剖可明显减少此阶段的出血。触及骨性标志：枕骨、C_2 棘突、最高的 T_1 棘突。C_2 棘突近端可触到 C_1 结节，然而，因其正好位于枕骨下方，有时不能被触及，尤其在颅骨下沉的情况下。枕颈区的骨质暴露应起于中线，向两侧剥离。肌肉骨膜下剥离可以减少肌肉损伤，有利于在 C_2 后方置钉。

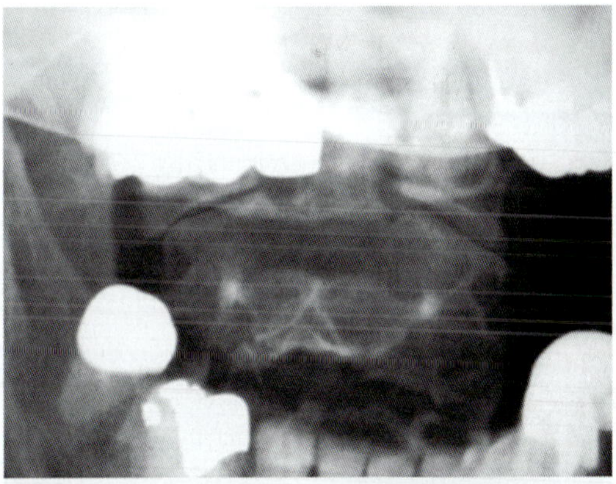

图 2-2-14　术前影像显示齿突破坏，寰椎轴向不稳和半脱位

侧位 X 线透视是必要的，C 型臂应放置于术者对侧。

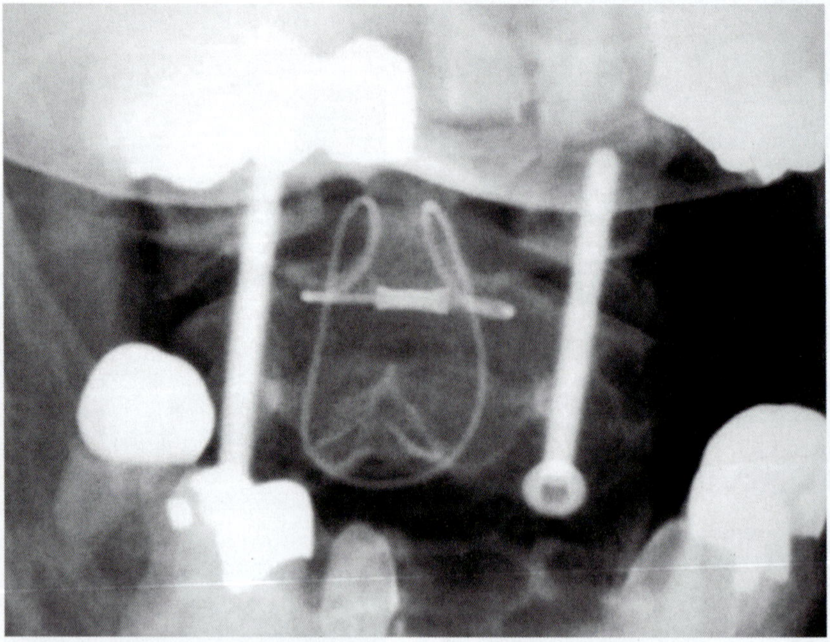

图 2-2-15 C_1～C_2 经关节线缆固定，C_1 后弓与 C_2 之间植骨融合

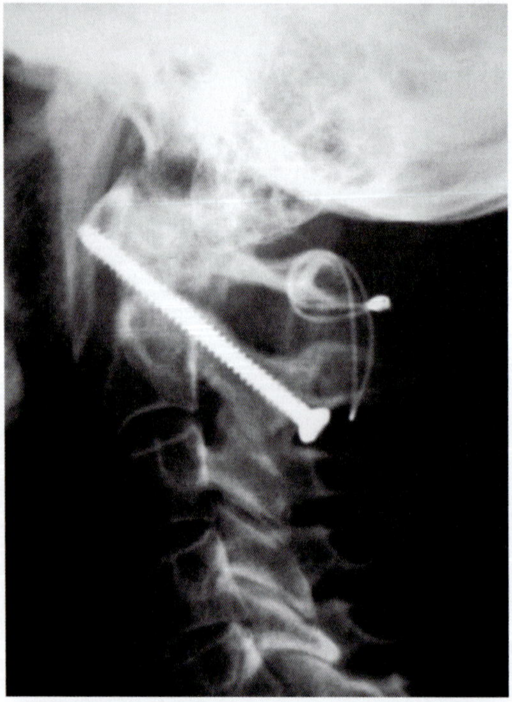

图 2-2-16 C_1～C_2 经关节线缆固定，C_1 后弓与 C_2 之间植骨融合

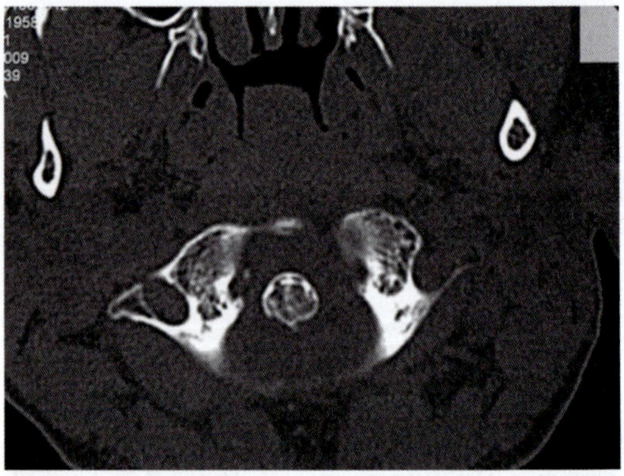

图 2-2-17 CT 和侧位 X 线片显示寰椎轴向半脱位

枕骨暴露常问题不大，但暴露 C_1 椎体常面临很多问题。暴露应从 C_1 正中小结节至两侧。两侧 1.5 cm 处被视为安全区。进一步暴露时应格外小心，辅助"花生米"纱布团分离能避免椎动脉损伤，因为椎动脉自 C_1 侧块向中线靠拢。如果通过关节置钉，钢丝或不可吸收缝线需穿过 C_1 椎弓下方。应用钝针谨慎操作以避免脑脊液漏或脊髓损伤。侧块螺钉置入进针点应位于 C_1 椎弓

下方，应在骨膜下剥离避免损伤 C_2 神经根和静脉丛。C_2 椎板横向暴露至侧方边缘，暴露 C_1～C_2 间的膜性结构，应用 Milligan 剥离子从椎管内侧探及 C_2 椎弓根。解剖结构暴露完全后，置入螺钉。用布巾钳固定 C_2 棘突对于暴露非常有利。即使小心剥离 C_1 侧块，有时出血仍较多。快速置入螺钉、用螺钉头和纱布压迫静脉丛有助于止血。

(一)经关节螺钉固定

从 C_2 椎板后平行于椎管的方向经 C_1～C_2 关节至 C_1 侧块置入螺钉(图 2-2-17 至图 2-2-20)[16]。置入螺钉时应避开椎动脉，螺钉应尽量靠近中间和近端。这一技术包括在 C_1 和 C_2 椎弓之间进行植骨，借助钢丝和缝线进行固定。三点固定可牢固固定植骨块。这一技术需减少 C_1～C_2 节段的曲度。牵拉围绕 C_1 椎弓的钢丝或缝线可减少 C_1 和 C_2 之间的距离。由于后方存在重要结构，有时螺钉按预计钉道置入较为困难。

这需要：①扩大暴露范围至上胸椎；②应用空心螺钉技术；③通过 2 个小切口经皮置入螺钉。

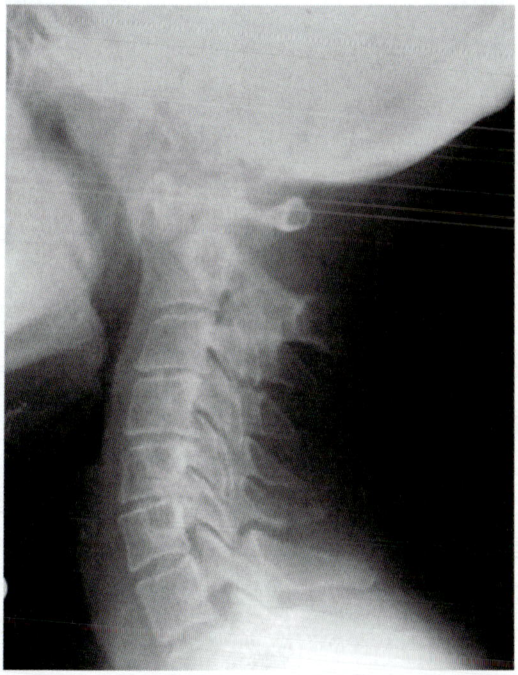

图 2-2-18　CT 和侧位 X 线片显示寰椎轴向半脱位

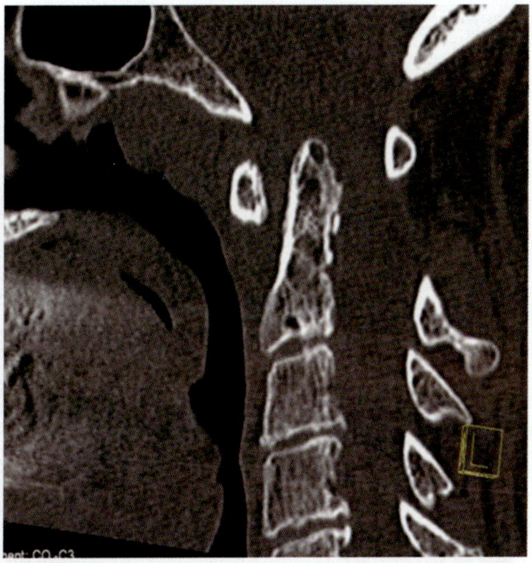

图 2-2-19　同一患者 CT 矢状位和冠状位

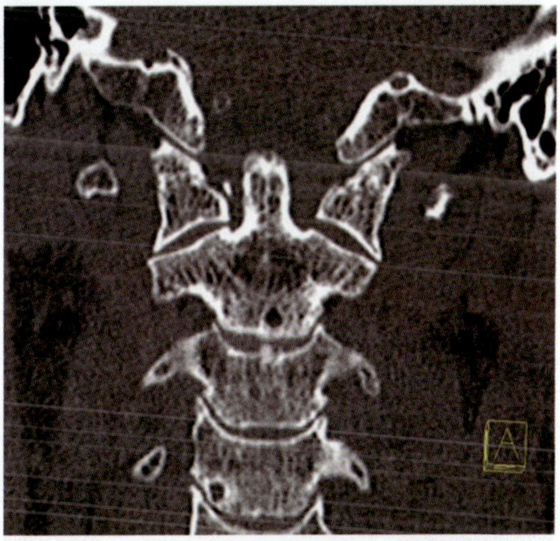

图 2-2-20　同一患者 CT 矢状位和冠状位

从我们的经验和发明这一技术的学者的经验来看，并不提倡暴露和对 C_1 和 C_2 关节去皮质化。

(二)C_1 和 C_2 的固定

C_1 侧块螺钉置入时应直向或稍向中线靠拢[13,18]。特殊材质的螺钉能够避免刺激 C_2 神经根。1962 年，Judet 首先介绍应用了 C_2 椎弓根螺钉。万向螺钉能够减少半脱位，这是此方法的优势(图 2-2-21 至图 2-2-25)。

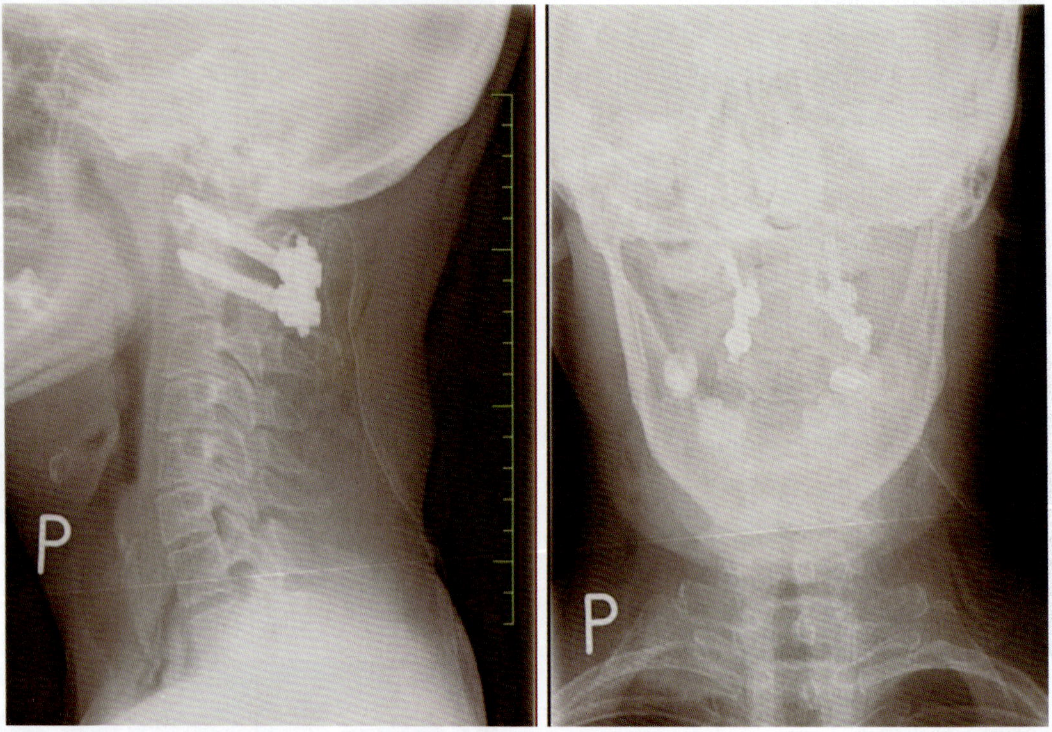

图 2-2-21 Goel/Harms 后路 $C_1 \sim C_2$ 固定半脱位复位的正侧位 X 线片

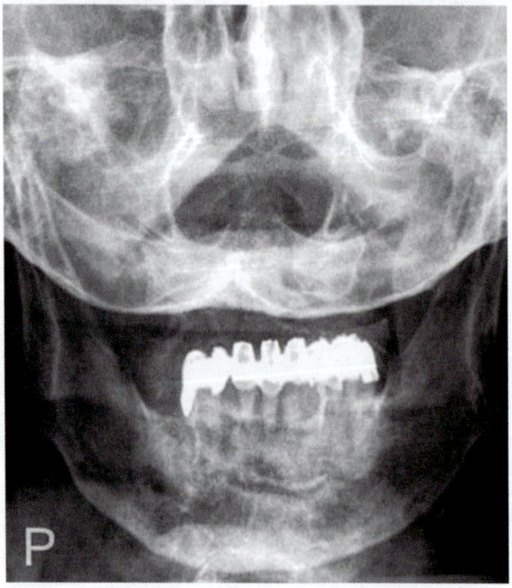

图 2-2-22 长期类风湿关节炎颈椎受累患者

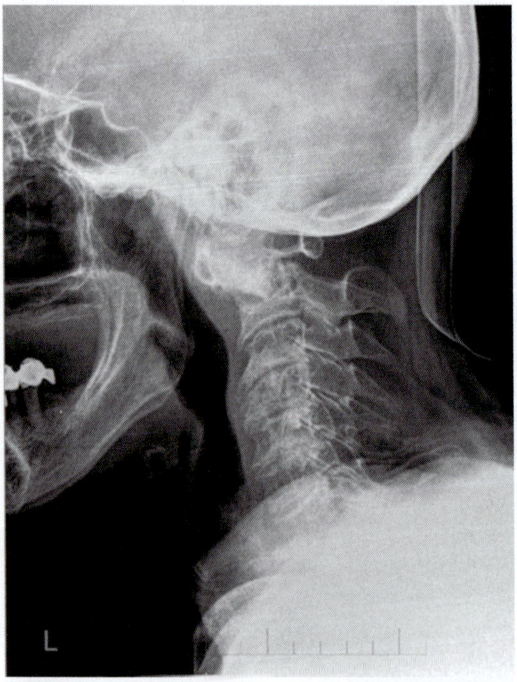

图 2-2-23 长期类风湿关节炎颈椎受累患者

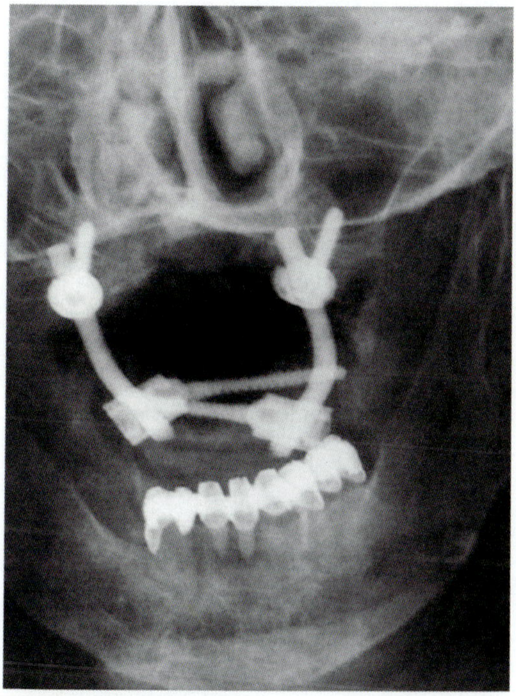

图 2-2-24　应用 Wright 技术进行 C_2 椎板固定术后(1)

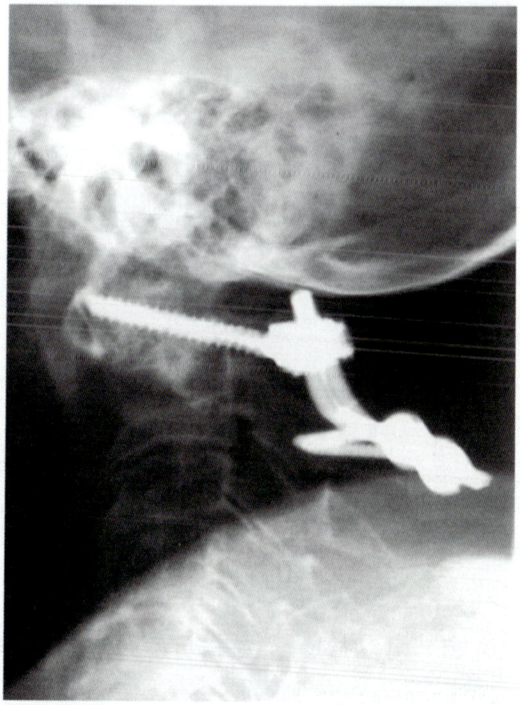

图 2-2-25　应用 Wright 技术进行 C_2 椎板固定术后(2)

以上两种结构的稳定性相同。但在 C_1 椎弓缺如的情况下 Goel 或 Harms 技术就显得更好。部分学者认为，Goel 或 Harms 技术术中损伤椎动脉的风险较低。然而，Makoto 等[24]报道其风险相同。

由于血管解剖不清，有时椎弓根螺钉或经关节螺钉突不能直接应用于 C_2 椎体。此时，Wright 的技术是不错的选择[42]。将螺钉置入 C_2 的椎板，并连接到结构的其他部分(图 2-2-24 至图 2-2-29)。

如果 C_1～C_2 水平置钉并发症较多，Gallie 或 Brook 和 Jenkin 的单双线捆绑技术或枕颈固定技术[30]是另一个选择。

(三)枕颈固定

枕颈固定通常适用于颅骨下沉的情况。骨膜下剥离直接暴露枕骨，中线处骨质较厚。螺钉应置于该区域但不应高于枕外隆凸，高于枕外隆凸可能损伤颅骨静脉窦导致大量出血。目前，枕骨板作为独立装置，能够连接上下颈椎。颅骨中线区厚度为 10～16 mm。钻孔时应用限深套管以避免损伤

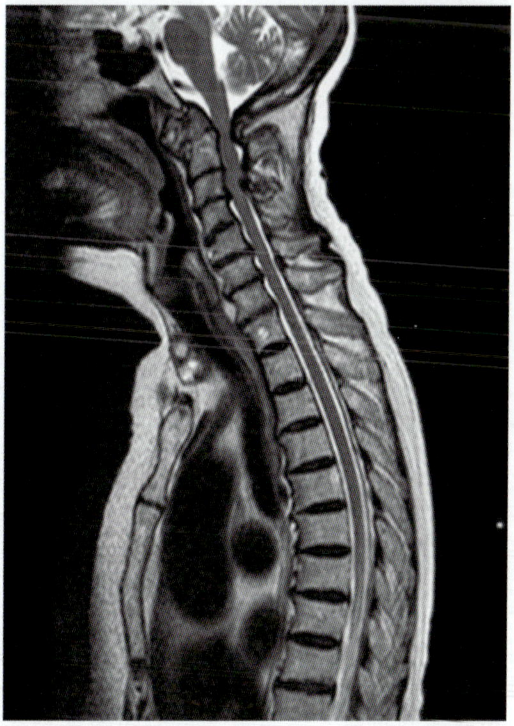

图 2-2-26　74 岁女性，枕骨大孔及 C_3～C_4 水平脊髓受压

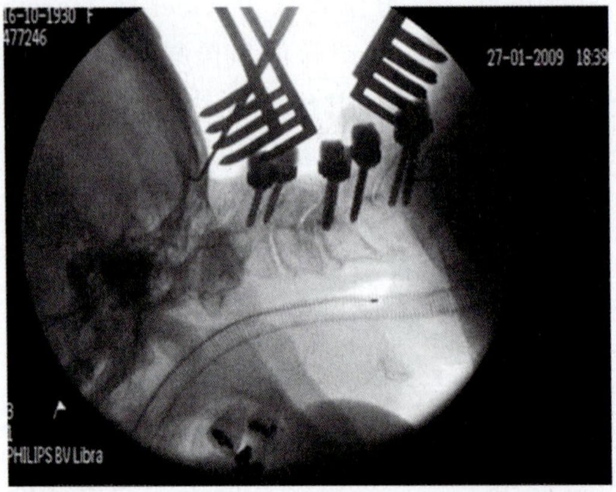

图 2-2-27 枕骨大孔减压术中定位确认

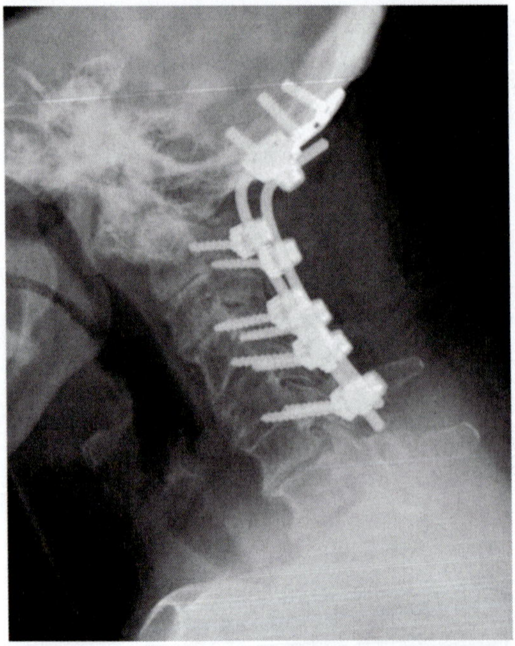

图 2-2-28 脊髓广泛减压枕颈固定，应用枕骨板联合顶部加压万向螺钉（2）

小脑。有时会发生脑脊液漏，但这并不是一个严重并发症，置钉结束后就会封闭。3 个螺钉即可提供足够的强度。如果使用过去的钉棒系统，枕骨板应越过中线，螺钉钉道应朝向枕骨中线钻孔，棒的位置在过伸过屈位时非常重要。应与患者提前沟通术后头部的位置，棒应该近似 90°，过度前屈和后伸（图 2-2-30 至图 2-2-34）是常见的错误。

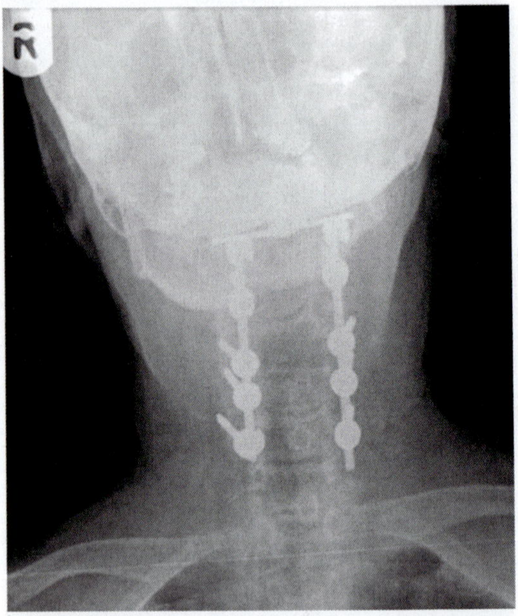

图 2-2-29 脊髓广泛减压枕颈固定，应用枕骨板联合顶部加压万向螺钉（1）

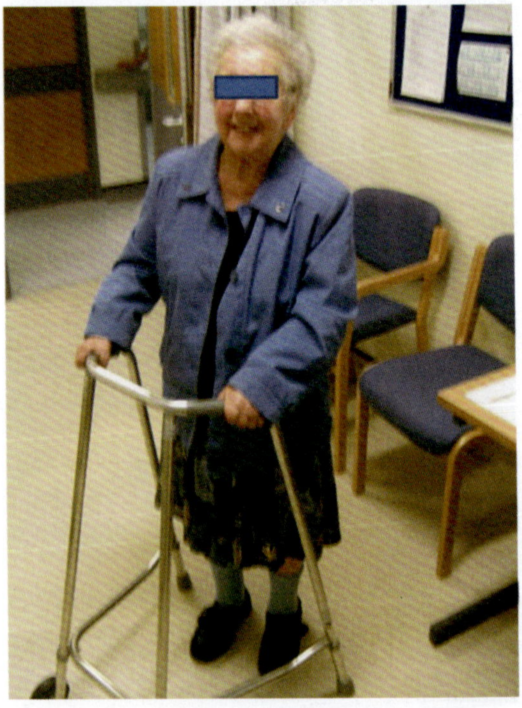

图 2-2-30 患者重获括约肌控制功能，生活能够自理

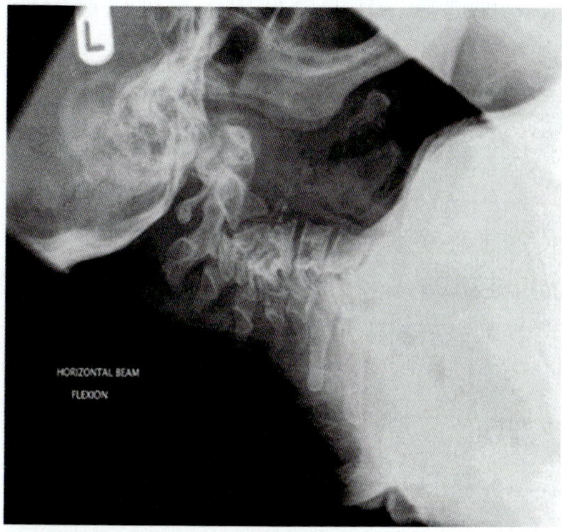

图 2-2-31　过伸过屈位影像证实下颈椎和寰枢椎半脱位，破坏部位存在部分不稳定

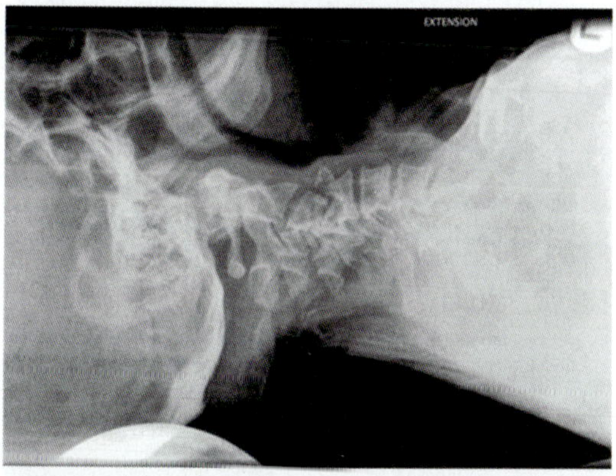

图 2-2-32　过伸过屈位影像证实下颈椎和寰枢椎半脱位，破坏部位存在部分不稳定

（四）下颈椎固定

如果需要固定下颈椎，常应用 C_3～C_7 的侧块螺钉。Roy-Camille 和 Magerl 提出了两种技术。后一种技术因其螺钉固定效果好、钉道较长、能够双皮质固定而被广泛应用。Bayley 等[2]简化了手术方式。他们基于 80 例数字化颈椎 CT 扫描进行的研究，发现一个好的钉道，应平行椎板通过 C_3～C_7 侧块，不能横向进入椎间孔。笔者应用这一椎板固定技术 15 年而无 1 例椎动脉损伤。这一技术需切除分叉的棘突以使

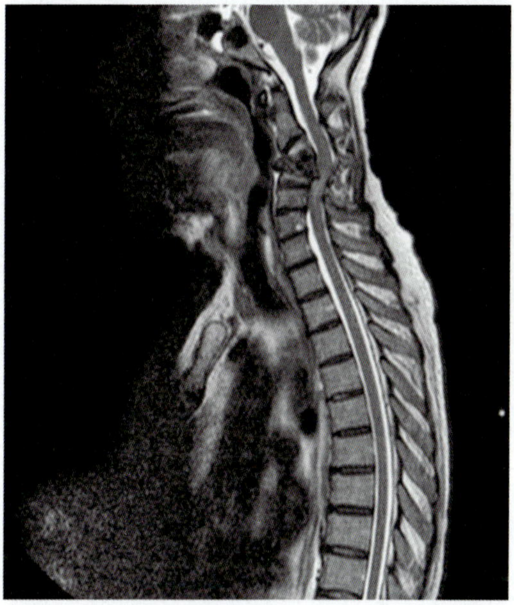

图 2-2-33　C_4 水平椎管狭窄、脊髓受压的 MRI 影像

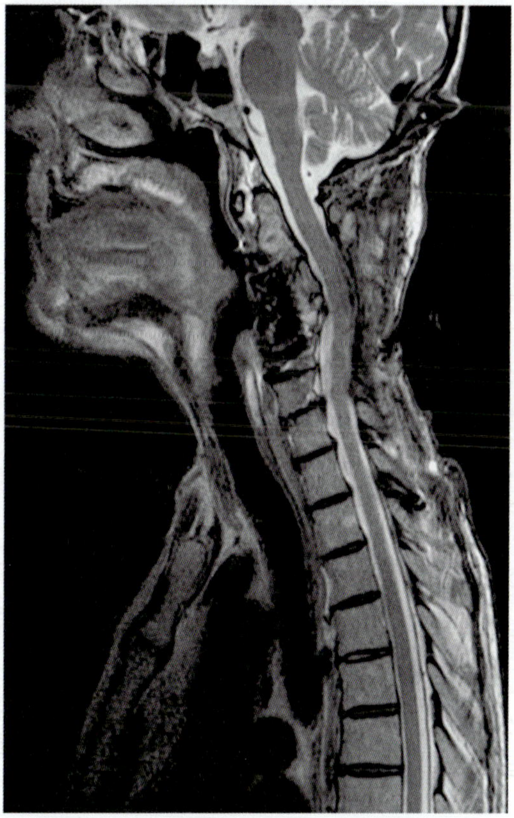

图 2-2-34　一期前路手术 MRI 示颈椎序列改善

钻孔时给出足够偏外的角度[2]。除了侧块，也可使用椎弓根螺钉。椎弓根螺钉常应用于 C_7 椎体，且优于侧块螺钉固定。需通过术前影像确定椎动脉走行，可以对 C_7 椎弓根角度进行评估。椎板开窗能直接从椎管内侧探及椎弓根，除了 C_7 节段，其他颈椎椎弓根螺钉技术不常应用。由于术中导航技术使椎弓根螺钉置钉入更安全，可能导致这一技术的普遍开展，尤其是应用于骨质疏松患者。

(五)上胸椎固定

T_2、T_3、T_4 椎弓根钉置入即可完成上胸椎固定，另一种上胸椎固定方法是使用椎板钩。万向螺钉的使用明显简化了颈胸交界区的固定，原因在于其连接棒安装非常容易。术中获取上胸椎椎弓根的影像非常困难，因此，小开窗打开椎管来从椎管内侧用剥离子探及椎弓根内壁是一个不错的选择。

锚定每个螺钉非常重要，多点固定是常用的方法，尤其对于骨质疏松患者。

后路颈椎融合仍是一个有争议的问题，根据以往的经验，类风湿患者应采取后路融合。应用磨钻小心去皮质可创造出一个良好的自体碎骨及髂骨植骨床。将植骨小心放置于去皮质区域，并压实以获得良好的骨面接触，这样能使成骨细胞更好地爬行生长而非跳跃式生长。应用 BMP-2 也是一个不错的选择，取自体骨是一种特殊的手术方式，其并发症发生率为 15%～20%，术后常易发生伤口愈合不良问题。据报道，即使未融合也能获得良好的效果[27]。

(六)前路手术

经口入路常用于前方脊髓减压。由于切口范围所限，这一术式并无必要。经口减压适用于脑干压迫并且畸形已固定的后凸畸形。减压手术经常切除 C_1 前弓，有时去掉斜坡。C_1 和 C_2 前方经关节螺钉固定是可行的，常采用后路固定方式。

虽然术前牵引很少应用于类风湿关节炎患者，但在较重的齿突内陷情况下也不失为一种选择。其能降低内陷程度以避免经口减压。

前路手术治疗下颈椎类风湿关节炎与其他颈椎疾病类似。需要强调的是骨质量，保留完整的骨终板非常重要，其能够将压力传递至移植骨或椎间融合器。骨水泥螺钉能增强固定效果，对于骨质疏松患者是一个可行的选择(图 2-2-35 至图 2-2-40)。

第 6 节　术后护理和康复

颈椎牢固固定有利于术后护理和康复。外周关节受累范围较大时牢固固定就显得非常重要。固定应有足够的稳定性，使患者在短期内能够下床活动。成功的术后康复的关键在于早期运动、职业康复师的指导及提供家庭护理。总之，活动和锻炼对患者的身体和心理都有益。有氧运动和水疗能够增强关节活动度和肌肉力量，避免挛缩。脊髓型颈椎病患者常伴有手部功能障碍，故手和手指的精细运动、长期锻炼非常

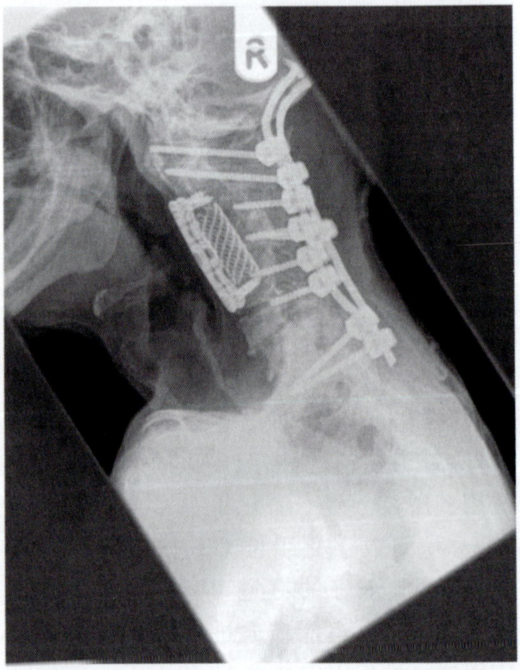

图 2-2-35　后路二期枕胸固定术正侧位 X 线片

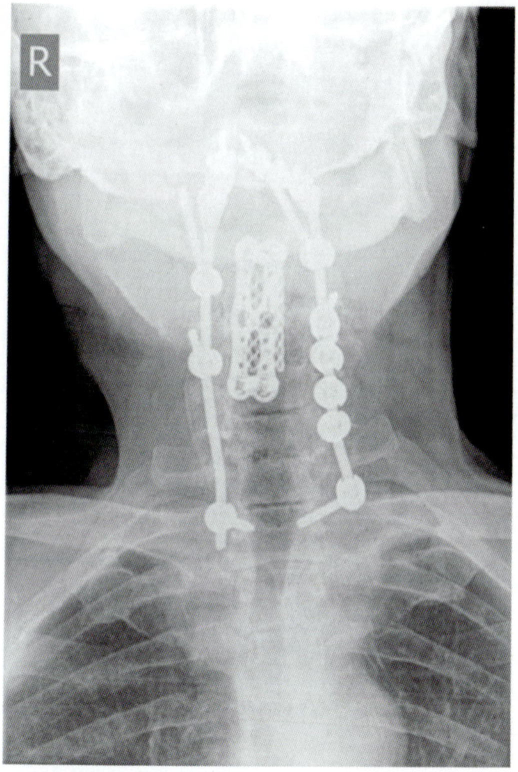

图 2-2-36　后路二期枕胸固定术正侧位 X 线片

重要。这些活动的重点是模拟日常活动，如系纽扣、开锁门、开窗户、端茶杯和餐具。Pastor[31]认为电刺激和运动能够增加脊髓型颈椎病患者术后肌肉力量。

并发症

(一)术中并发症

术中最严重的并发症往往波及脊髓和椎动脉。在定位过程中可能会导致脊髓损伤，因此，需非常小心且在可控范围之内。螺钉和导丝误入椎管可能会损伤脊髓。由于背侧空间较小，因此，沿 C_1 椎弓下方穿入导丝非常困难。在治疗严重不稳定和畸形时，脊髓监测非常有必要。

即使术前准备充分，在经关节突或 C_2 椎弓根置钉钻孔时，也可能会损伤椎动脉。Wright 和 Lauryssen[43]分析了 2492 例患者椎动脉损伤的风险，发现每例患者发生椎动脉损伤的风险是4.1%，神经损伤的风险

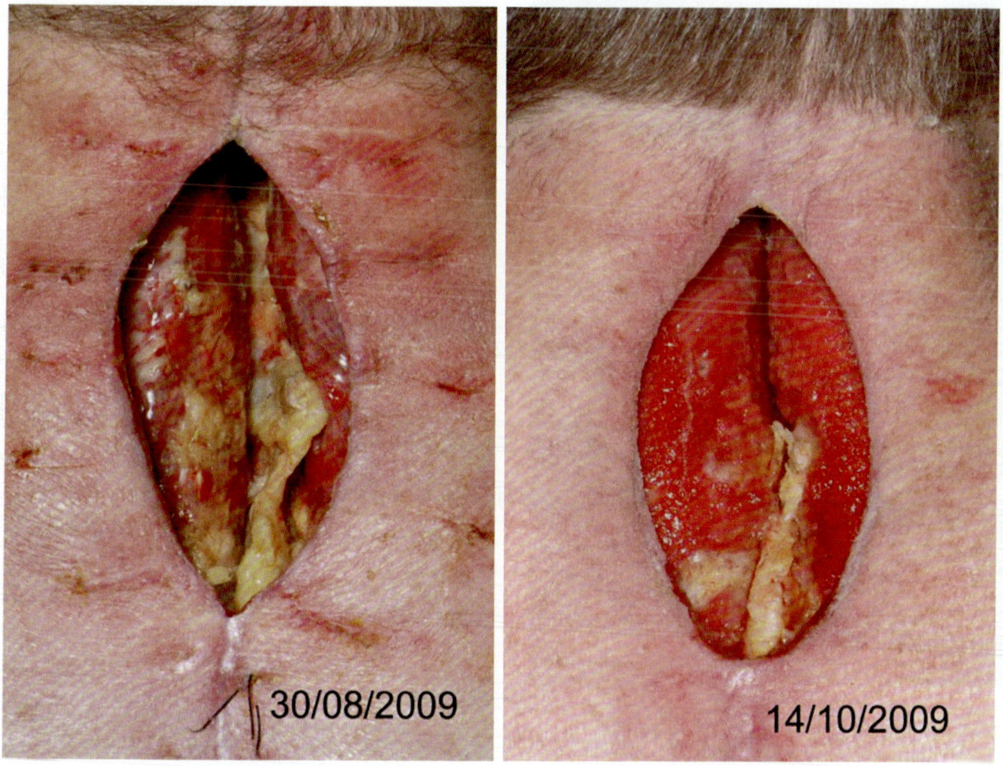

图 2-2-37　真空辅助闭合引流 6 周后的伤口表现

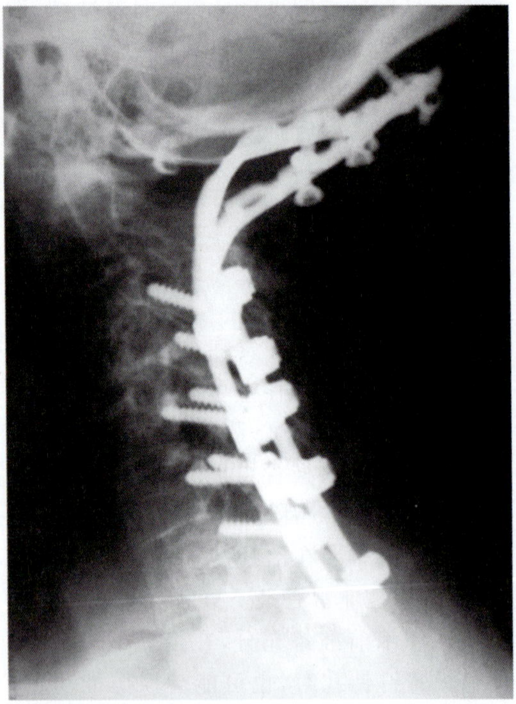

图 2-2-38 站立摔倒后内固定移位

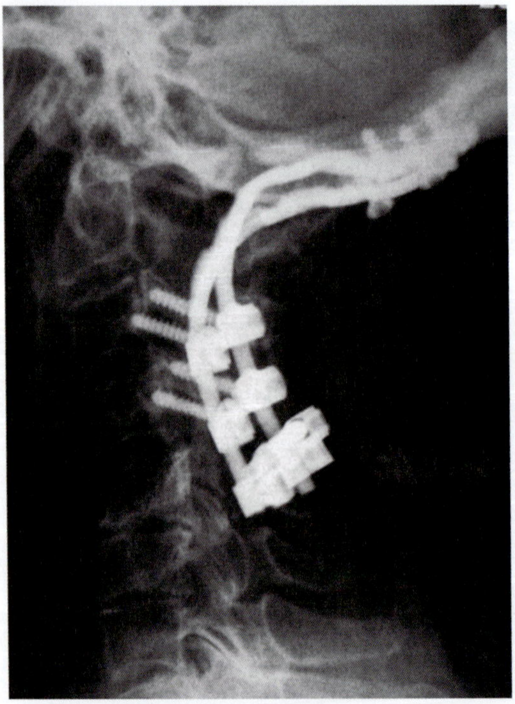

图 2-2-39 固定节段以下的关节不稳定

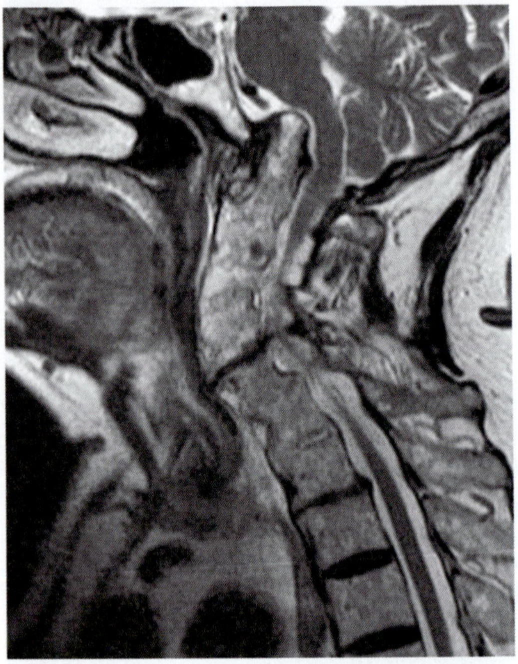

图 2-2-40 颅底相对齿突移位，下颈椎受累，患者拒绝手术

是 0.2%，死亡率为 0.1%。控制出血最好的办法是置入的螺钉较短。有学者曾 2 次报道过此情况，随后用此方式处理的 5 例患者并未发生严重的神经损伤。这一经验来源于 15 例行颈椎肿瘤切除患者术中结扎一侧椎动脉。所有患者术前经血管造影证实了结扎动脉相同[19]。若一侧椎动脉已经损伤，则不必再行对侧 C_2 置钉。C_1 椎体上方也是动脉损伤的常见位置。距离中线 15 mm 是安全暴露 C_1 椎弓的范围。总之，除非能充分暴露，否则椎动脉结扎是非常困难的。如果持续出血，推荐应用气囊压迫堵塞止血[43]。

当准备 C_1 侧块螺钉进钉点时，可能会出现严重的静脉丛出血。应用吸收性明胶海绵、止血纱布、止血凝胶和压迫止血都是很好的办法。

(二)术后并发症

1. 术后早期并发症　伤口裂开和感染是术后最常见的并发症。需要翻修，重新缝合、引流。真空辅助闭合引流非常有帮助(图 2-2-41)。颈部围领上方枕部伤口愈合问题也常发生,因此除非特殊需要,在卧床时不必佩戴颈部围领。

2. 术后晚期并发症　由于下颈椎骨质和手术技术等原因,可能发生内固定移位。不融合导致的进行性颈椎不稳和邻近节段不稳是晚期术后并发症。虽然手术医师争取保留每一个运动节段的功能,但对于类风湿关节炎患者仍需仔细考虑。如果术前发现其他节段有颈椎不稳征象,应考虑扩大融合范围,甚至固定至上胸椎。

第 7 节　总　结

事实上,普通的医师及风湿病学家已经意识到类风湿关节炎可能对上颈椎及下颈椎引起一些致命的后果。对类风湿学科中心的患者进行定期的随访及动态 X 线片、MRI 检查是有效避免患者出现脊髓型颈椎病严重不稳、畸形及节段退变的理想选择。患者的精神状态、手部功能及行走的步态都

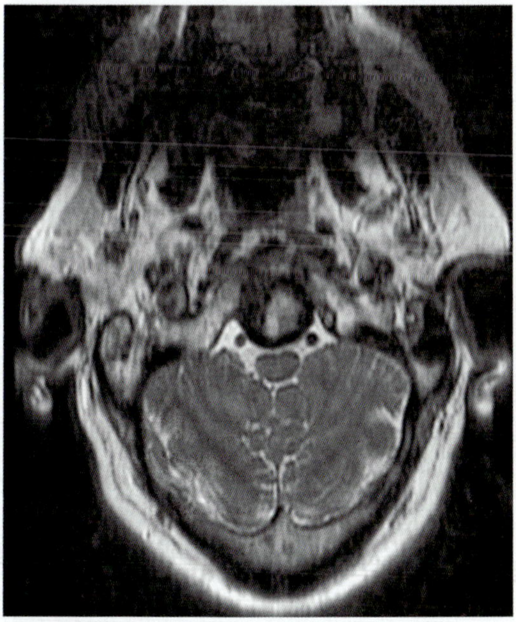

图 2-2-41　颅底相对齿突移位,下颈椎受累,患者拒绝手术

是临床持续性恶化的信号。

虽然大部分类风湿关节炎患者倾向于采取非手术治疗,但是接受手术治疗的患者也很常见。类风湿关节炎仍然是脊柱外科医师面临的最大挑战。虽然新一代类风湿药物的出现,使类风湿关节炎已不再像以前那样严重,但是仍然需要时刻警惕类风湿关节炎发作引起的严重后果。脊柱内固定技术已经有了长足的发展,万向螺钉、枕骨板等可以固定 $C_1 \sim C_2$ 至枕胸节段,有利于更广泛的固定。大部分入路都是通过后路进行。根据 Magerl 与 Goel-Harms 的观点,越早发现颈椎不稳越好,因为颈椎不稳往往会影响寰椎和枢椎的位置,所以 $C_1 \sim C_2$ 的融合是合乎逻辑的。由于椎动脉可能出现的解剖异常,无论采用哪种术式,仔细的术前计划是必需的。$C_1 \sim C_2$ 的融合可以避免寰枢关节的进一步破坏及严重的颅底下沉。与枕颈融合相比,其可最大限度地保留颈部活动度。当越来越多需要处理的新情况出现时,包括颅骨在内更多节段的手术是必要的。当融合至上胸椎时,应保证头部充分的活动度。对于年轻的类风湿关节炎患者,当拟行枕颈融合时,应考虑轻微的下颈椎半脱位。除了邻近节段不稳的翻修手术需要内固定外,还应该考虑到所有潜在的不稳定节段。

虽然类风湿关节炎患者的颈椎手术很困难,但是对于患者和术者来说仍然是值得的。

参考文献

[1] Allaire SH, Prashker MJ, Meenan RF. The costs of rheumatoid arthritis. Pharmacoeconomics, 1994, 6(6):513-522.

[2] Bayley E, Zia Z, Kerslake R, et al. Lamina-guided lateral mass screw placement in the sub-axial cervical spine. Eur Spine J, 2010, 19(4):660-664.

[3] Boden SD, Dodge LD, Bohlman HH, et al. Rheumatoid arthritis of the cervical spine. A long-term analysis with predictors of paralysis and recovery. J Bone Joint Surg Am, 1993, 75(9):1282-1297.

[4] Brattström H, Granholm L. Atlanto-axial fusion in rheumatoid arthritis. A new method of fixation with wire and bone cement. Acta Orthop Scand, 1976, 47(6):619-628.

[5] Casey ATH, Crockard AH, Pringle J, et al. Rheumatoid arthritis of the cervical spine: Current techniques for management. Orthop Clin North Am, 2002, 33:291-309.

[6] Clark CR, Goetz DD, Menzes AH. Athrodesis of the cervical spine in rheumatoid arthritis. J Bone Joint Surg Am, 1989, 71: 381-392.

[7] Conaty JP, Mongan ES. Cervical fusion in rheumatoid arthritis. J Bone Joint Surg Am, 1981, 63(8): 1218-1227.

[8] Conlon PW, Isdale IC, Rose BS. Rheumatoid arthritis of the cervical spine. An analysis of 333 cases. Ann Rheum Dis, 1966, 25(2): 120-126.

[9] Da Sylva D, Doran MF, Crowson CS, et al. Declining use of orthopedic surgery in patiens with rheumatoid arthritis? Results of long-term, population-based assessment. Arthritis Rheum, 2003, 49:216-220.

[10] Dreyer SJ, Boden SD. Natural history of rheumatoid arthritis of the cervical spine. Clin Orthop Relat Res, 1999, 366:98-106.

[11] Dvorak J, Grob D, Baumgartner H, et al. Functional evaluation of the spinal cord by magnetic resonance imaging in patients with rheumatoid arthritis and instability of upper cervical spine. Spine, 1989, 14 (10): 1057-1064.

[12] Gallie WE. Fractures and dislocations of the spine. Am J Surg, 1939, 46:495-499.

[13] Goel A, Laheri V, Harms J, et al. Posterior C1-C2 fusion with polyaxial screw and rod fixation. Spine, 2001, 26:2467-2471.

[14] Grassi W, De Angelis R, Cervini C. Corticosteroid prescribing in rheumatoid arthritis and psoriatic arthritis. Clin Rheumatol, 1998, 17(3):223-226.

[15] Grassi W, De Angelis R, Lamanna G, et al. The clinical features of rheumatoid arthritis. Eur J Radiol, 1998, 27(Suppl 1):S18-24.

[16] Grob D, Magerl F, McGowan DP. Spinal pedicle fixation: reliability and validity of roentgenogram-based assessment and surgical factors on successful screw placement. Spine, 1990, 15(3):251.

[17] Hamilton JD, Gordon M-M, McInnes IB, et al. Improved medical and surgical management of cervical spine disease in patients with rheumatoid arthritis over 10 years. Ann Rheum Dis, 2000, 59:434-438.

[18] Harms J, Posterior MRP. C1-C2 fusion with polyaxial screw and rod fixation. Spine, 2001, 26(22):2467-2471.

[19] Hoshino Y, Kurokawa T, Nakamura K, et al. A report on the safety of unilateral vertebral artery ligation during cervical spine surgery. Spine, 1996, 21(12):1454-1457.

[20] Katz WA, Bland JH. Shoulder, neck and thorax//Diagnosis and management of rheumatoid disease. 2nd ed. Philadelphia: JB Lippincott Co, 1988:88-120.

[21] Uchida K, Nakajima H, Sato R, et al. Multivariate analysis of the neurological outcome of surgery for cervical compressive myelopathy. J Orthop Sci, 2005, 10(6):564-573.

[22] Larson E-M, Holtas S, Zygmunt S. Pre and postoperative MR imaging of the craniocervical junction in rheumatoid arthritis. Am J Roentgenol, 1989, 152:561-566.

[23] Lipson SJ. Rheumatoid arthritis in the cervical spine. Clin Orthop Relat Res, 1989, 239: 121-127.

[24] Makoto Y, Masashi N, Shunsuke F, et al. Comparison of the anatomical risk for vertebral artery injury associated with the C2-pedicle screw and atlantoaxial transarticular screw. Spine, 2006, 31(15):E513-517.

[25] Markenson JA. Worldwide trends in the soci-

oeconomic impact and long-term prognosis of rheumatoid arthritis. Semin Arthritis Rheum, 1991, 21(2 Suppl 1): 4-12.

[26] Matsunaga S, Ijiri K, Koga H. Results of a longer than 10-year follow-up of patients with rheumatoid arthritis treated by occipitocervical fusion. Spine, 2000, 25(14): 1749-1753.

[27] Moskovich R, Crockard HA, Shott S. Occipitocervical stabilization for myelopathy in patiens with rheumatoid arthritis. J Bone Joint Surg Am, 2000, 82A:349-365.

[28] Nurick S. The pathogenesis of the spinal cord disorder associated with cervical spondylosis. Brain, 1972, 95(1):87-100.

[29] Oda T, Fujiwara K, Yonenobu K, et al. Natural course of cervical spine lesions in rheumatoid arthritis. Spine, 1995, 20 (10): 1128-1135.

[30] Omura K, Hukuda S, Katsuura A, et al. Evaluation of posterior long fusion versus conservative treatment for the progressive rheumatoid cervical spine. Spine, 2002, 27(12): 1336-1345.

[31] Pastor D. The use of electrical stimulation and exercise to increase muscle strength in a patient after surgery for cervical spondylotic myelopathy. Physiother Theory Pract, 2010, 26(2):134-142.

[32] Pincus T. Long-term outcomes in rheumatoid arthritis. Br J Rheumatol, 1995, 34 (2): 59-73.

[33] Rana NA. Natural history of atlanto-axial subluxation in rheumatoid arthritis. Spine, 1989, 14(10):1054-1056.

[34] Ranawat CS, O'Leary P, Pellicci P. Tsairis P Cervical spine fusion in rheumatoid arthritis. J Bone Joint Surg Am, 1979, 61 (7): 1003-1010.

[35] Riew KD, Hilibrand A, Palumbo MA. Diagnosing basilar invagination in the rheumatoid patient. J Bone Joint Surg Am, 2001,83:194-200.

[36] Sherk HH. Atlantoaxial instability and acquired basilar invagination in rheumatoid arthritis. Orthop Clin North Am, 1978, 9(4): 1053-1063.

[37] Singh A, Choi D, Crockard A. Use of walking data in assessing operative results for cervical spondylotic myelopathy: long-term follow-up and comparison with controls. Spine, 2009, 34(12):1296-1300.

[38] Solanki GA, Crockard HA. Peroperative determination of safe superior transarticular screw trajectory through the lateral mass. Spine, 1999, 24(14):1477-1482.

[39] Van der Heijde DM, van Riel PL, van Rijswijk MH, et al. Influence of prognostic features on the final outcome in rheumatoid arthritis: a review of the literature. Semin Arthritis Rheum, 1988, 17(4):284-292.

[40] Vetti N, Alsing R, Kråkenes J, et al. MRI of the transverse and alar ligaments in rheumatoid arthritis: feasibility and relations to atlantoaxial subluxation and disease aktivity. Neuroradiology, 2010, 52:215-223.

[41] Ward MM. Decreases in rates of hospitalization for manifestations of severe rheumatoit arthritis. Arthritis Rheum, 2004, 50: 1122-1131.

[42] Weinblatt ME. Rheumatoid arthritis: treat now, not later! Ann Intern Med, 1996,124 (8):773-774.

[43] Wright NM, Lauryssen C. Vertebral artery injury in C1-2 transarticular screw fixation. J Neurosurg, 1998, 88:634-640.

[44] Zeidman SM, Ducker TB, Raycroft J. Trends and complications in cervical spine surgery: 1989-1993. J Spinal Disord, 1997, 10 (6): 523-526.

第 3 章　胸廓出口综合征

第3章
胸廓出口综合征

Henk Giele

摘要 胸廓出口综合征(thoracic outlet syndrome,TOS)是一种典型的体位性压迫锁骨下动脉引起的上肢相对缺血性疾病,表现为上肢疲乏、苍白及跛行。肩关节在上肢超过头部时活动受限,这种压迫可能是持久性的而非短暂性的体位压迫,可能涉及臂丛神经而非动脉。典型的臂丛神经或下位神经干压迫患者会出现严重的尺神经病变,包括拇短展肌压迫萎缩(正中神经支配的肌肉 T_1)和前臂内侧感觉障碍(前臂内侧皮神经的近端从内侧出现)。这种严重的神经病变体征非常罕见,通常轻微的、间歇性的压迫或刺激就会导致相应症状和体征。而 TOS 在这些情况下的诊断比较困难,因而容易被忽视,甚至被否定其存在的可能性。

本章通过对典型和罕见 TOS 的详细阐述,完善了 TOS 的诊断、检查、探查技术、手术适应证、手术方法、治疗效果及并发症。

关键词 病因学·解剖与生物力学·临床诊断和检查·并发症·非手术治疗·手术技术·手术治疗·结果·胸廓出口

H. Giele
Oxford Radcliffe Hospitals,Oxford,UK
e-mail:henk. giele@mac. com

G. Bentley (ed.),*European Surgical Orthopaedics and Traumatology*,
DOI 10.1007/978-3-642-34746-7_23,

第1节 概 述

TOS 是一系列可进行临床诊断和治疗的症状和体征,但是与其他综合征的症状和体征相比,TOS 很难明确诊断,因此,仍有许多医师怀疑其是否存在。

TOS 是根据症状和病理变化而命名[1-2],而这些症状和病理变化是通过压迫或刺激从胸部至颈部的血管和神经引起。然而,实际上只有交感干、T_1 神经根和锁骨下管(及之前提到的部分)通过胸廓出口出或入,因此,这样的命名有失偏颇。实际的 TOS 包括压迫或刺激由颈部进入手臂的所有结构。沿臂丛神经路径,从神经孔发出,在腋窝远端进入手臂,其间的任何部位受到压迫和除肿瘤外的其他病理改变,都属于 TOS。显然在穿出胸廓出口之前的所有神经都包含在内。当它们通过斜角肌之间下行时可受到压迫,同样当通过胸廓出口或当越过第 1 肋时也会受到压迫,甚至通过前斜角肌和中斜角肌之间或在锁骨下、胸小肌下及喙突至手臂都会发生压迫。因此,存在大量 TOS 的类似名称(表 2-3-1)。

除了这些正常的解剖结构,该区域还存在复杂的解剖变异,最典型的是颈肋。颈肋是较易显示的骨解剖学异常,但隐藏在软组织中变异的可能性更大。TOS 更复杂的病理表现在于其位置和间歇性。病理变化可以影响动脉、静脉或两者兼有，也可能影响部分或全部臂丛神经。由于神经分支和神经束间有大量神经交叉，所以仅依靠缺血症状、神经近端病变来诊断神经压迫比较困难。臂丛神经根完全压迫的患者可能表现为肌瘫痪、敏感性改变、麻木、疼痛、缺乏耐力、疲劳或没有任何症状。事实上，大多数情况下，TOS 表现为疼痛综合征。为了更好地了解这种综合征，在处理更复杂、更难以名状的常见体征和症状之前，应从检查和诊断那些散在的血管闭塞病例，或局限于颈部的有明确神经损伤的病例中获得经验。

表 2-3-1　TOS 的类似名称

胸廓入口综合征
前斜角肌综合征
肋骨-锁骨压迫综合征
颈肋综合征
Nafzigger 综合征

第 2 节　病因与分类

TOS 包括血管性 TOS 和神经性 TOS 两种。血管性 TOS 一般为动脉受压，静脉受压的病例报道较少。神经性 TOS 可明确诊断有臂丛神经损伤，但又不能仅仅通过臂丛神经损伤来确诊。更为复杂的是很多病例都有神经和血管因素的共同参与，其病理和症状表现是静态的、固定的及位置明确的。疼痛综合征最为常见，表现为感觉或运动神经麻痹、无力、跛行或缺乏耐力。TOS 也可根据病理部位进行分类，TOS 存在于斜角肌间隙、肋锁骨间隙和锁骨下间隙（又被称为胸小肌间隙）三个层面。

由于 TOS 在病理变异程度和诊断上比较困难，其发病率尚不明确，据报道其发病率约为 1/1000。TOS 在女性中更为常见，大约是男性的 5 倍，在 20 世纪初多发，在儿童和老年人群中也时有发生。其发病率高达 25%。大多数 TOS 为神经性的，血管性 TOS 占 10%，混合性 TOS 占 5%。

TOS 是由于神经或血管结构受压迫或刺激引起，发生原因尚不明确。如果病因是解剖结构变异，那么为何症状会在日后发生呢？如果解剖结构部分受压或只是刺激血管，那么在血管内膜和血管壁结构发生明显的变化之前，必须受到持续反复的刺激[3]。随着年龄的增长，周围神经对缺血和刺激的耐受性降低，想通过适应和调整姿势来避免压迫更为困难。肩胛骨的倾斜较为常见，尤以女性居多，与年龄有关，可增加神经丛的张力和减小肋锁间隙。这类患者通常有斜坡下滑姿势、锁骨下斜、不明显的锁骨上窝凹陷及明显的颈部长和宽肩膀。这可能与乳房偏大引起的不良姿势或牵引肩膀使肩锁关节下降有关。由于症状与超重关联不大，所以近期体重有可能增加。患者常有腕和（或）肘管综合征病史，与以下职业有关，如理发师、教师、砖匠、泥水匠及游泳和举重运动员。在这些职业中，上举上臂的姿势的刺激使斜角肌或其他结构发生功能性改变，从而导致 TOS。最后，也可能是某些情况下的急性外伤或累积损伤。在症状出现之前，有纤维化形成或肌痉挛及炎症。臂丛神经受刺激或其他原因导致斜角肌收缩或痉挛、第 1 肋骨抬高，从而引起更强的刺激并形成恶性循环[4]。

第 3 节　解剖学、病理学及基础科学的相关应用：生物力学

该区的解剖结构是颈后三角的解剖结构。骨性标志是从横突至第 1 肋骨，尤其是 $C_5 \sim C_8$ 椎间孔与 T_1 神经根、横突、锁骨和锁骨下窝，以及喙突。臂丛神经根从椎间孔前至中斜角

肌之间，行走起始于横突，插入第 1 肋骨和第 2 肋骨头侧的中部和后部，由 C_5、C_6 和 C_7 神经前支和胸长神经组成，在斜角肌间隙穿出。在前斜角肌前的臂丛和锁骨下动脉进入第 1 肋骨前部。对于 TOS，膈神经与锁骨下静脉很少出现在前斜角肌前，锁骨下动脉和神经丛在第 1 肋骨的头侧表面走行的浅沟被称为肌间沟。臂丛经过斜角肌与第 1 肋骨之间时上下重叠，因此，与下位神经干有接触和偏差，这种分布位置的症状最为典型。当神经丛和动脉穿过前斜角肌后面的肋骨时，被斜角肌覆盖的肋骨和前面的脂肪垫及锁骨所包围。锁骨倾斜或肩外展可使该空间缩小，导致内部结构受压。因此，在日常工作中，当手臂超过头部活动或搬运沉重的物品时，TOS 的症状会加重。随后这些结构通过锁骨内喙突下、胸小肌下进入前臂。对于相对少见的锁骨下 TOS 病例，这些神经结构通过锁骨下时也会受到压迫或刺激(图 2-3-1)。

颈椎及 C_7 椎体的横突变长是与 TOS 有关的常见骨解剖异常，颈肋发生率为 0.2%～0.5%，但在 TOS 患者中发生率为 10.0%，可能是因为颈肋导致了 TOS，也可能是因为颈肋结构变异的存在而做出上述诊断。颈肋可以完全或部分连接胸骨柄及第 1 肋骨(在肌间沟水平，通常以大结节形式存在)，此部分不直接关联，而是通过肋骨末端的前端或附着纤维带延伸至第 1 肋骨和胸骨。过长的 C_7 横突可能是一种退化表现，发展为颈肋或软组织异常连接，这可能会影响神经和血管进入手臂的走行。细长的 C_7 横突超过 T_1 横向边缘时，可能与斜角肌中间肌相关。肿瘤或不愈合，或畸形愈合造成的锁骨变形可使肋锁间隙变小，出现肩部活动困难的症状。影响第 1 肋骨或锁骨的骨肿瘤，如外生骨疣或纤维性发育不良，可压迫通过此处的结构。

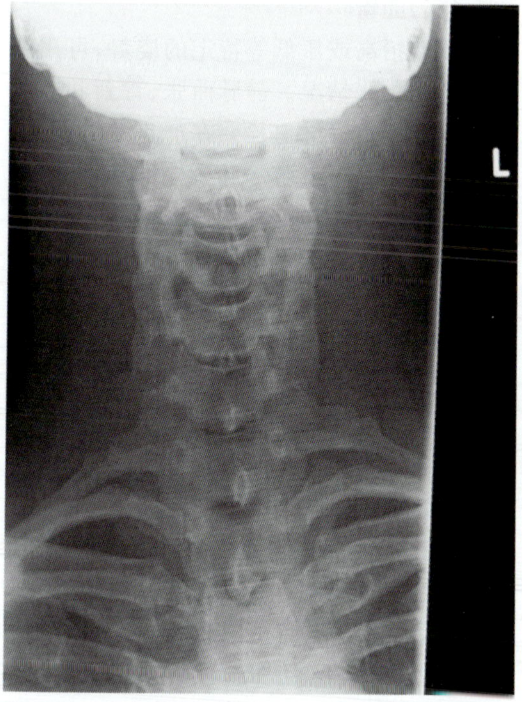

图 2-3-1　胸廓出口的解剖

软组织异常更为多样化，手术前难以识别和检测。斜角肌肥大与运动相关，好发于举重运动员和游泳运动员。斜角肌可能有共同的起点，在下降至颈部时会缩小肌间隙的空间，另外，发达的腱膜、尖锐的边缘或坚硬的表面，均可导致神经丛或血管受压。前斜角肌可能变异插入至第 1 肋骨，导致肌间隙消失或缩小。Roos 描述了 9 种不同的可能导致 TOS 的斜角肌异常[5]。肌肉走行异常，如起于横突并插入胸膜顶的中斜角肌或小斜角肌，均可使 T_1 神经根根损伤[6]。

神经根受压的病理学表现为水肿、缺血、脱髓鞘，施万细胞坏死和轴索损伤，其损伤程度与压迫的严重程度与时长有关。周围的轴突可受到严重影响，而位于中心或远离刺激的结构可不受影响。神经的大小、臂丛神经丛之间相互连接的数量和形式导致了症状和体征的模糊性。

第 4 节　诊　断

TOS 常被认为是一种排除性诊断，并且确实需要排除其他神经障碍和神经根受压的情况(表 2-3-2)。不巧的是,TOS 可以同时伴有腕管综合征。当患者出现上肢疼痛、感觉异常、肢体麻木或其他症状时,医师必须考虑 TOS 的可能。如果医师不了解 TOS,将无法做出准确的诊断。

表 2-3-2 TOS 鉴别诊断

腕管综合征
肘管综合征
桡管综合征
桡骨隧道综合征
特纳综合征或肌萎缩
雷诺现象
震颤苍白指
反射交感神经营养不良或慢性区域性疼痛综合征
肩胛上神经受压
肩峰下滑囊炎
肩袖损伤
颈椎关节炎

一、病史

(一)疼痛

TOS 常见的表现是手臂疼痛。典型的血管性 TOS 表现为跛行性疼痛,与活动特别是手臂抬高相关。典型的神经性 TOS 可波及臂丛神经尺神经分布区(包括前臂内侧),出现钝性疼痛,通常在搬运重物或手臂抬高时出现疼痛。然而,手臂疼痛的分布范围较广,这取决于臂丛神经根损伤部位。上干受累可出现肩和上臂外侧疼痛;中干或后索受累可出现手臂、肘或前臂背部疼痛,疼痛或感觉症状可能不会出现在已知的外周神经分布区或表皮。这种疼痛可描述为持续或间歇性的烧灼感或可变可不变的尖锐或钝性疼痛,可能发生于颈部、肩部、背部、肩胛区、面部或头部。这些继发性疼痛症状可能与避免血管或神经受压的机制有关,如抬高锁骨和伸展肩膀以扩大肋锁间隙。

(二)血管舒缩症状

血管舒缩症状通常不是主要表现,但通常存在。它们与交感神经引起的出汗、体温调节紊乱、血管和血管通透性有关。少汗症或多汗症的发生是皮肤对环境温度或情绪变化做出的反应,双手可感到持续的冷或热,甚至有肿胀感。其他血管症状包括指端坏疽的终末期表现,血栓形成或静脉淤血的证据。

(三)运动症状

肌肉萎缩或肌力下降是 TOS 的常见特征,尤其是在高举或搬运重物的情况下。手里物体掉落(抓不住物体)及行动笨拙与腕肘管综合征相似。

二、检查

(一)肌肉骨骼

检查上肢时应确保正常的关节被动运动范围,排除神经系统病变的损伤,以及冻结肩、内上髁炎或关节软骨炎等。

(二)血管

手臂抬高或压低等特定的姿势,可用来检查静脉扩张情况。静脉曲张、青紫和肿胀可能预示存在静脉血栓。在严重的情况下,可能表明锁骨下或腋静脉血栓形成,被称为佩吉特综合征。通过触诊比较手臂之间、上臂不同部位的脉搏。甲床梗死、雷诺现象和坏疽等栓塞现象一般很少出现。通过仔细的听诊可排除杂音。

(三)神经病学检查

检查内容应包括完整的上肢神经系统检查。在典型的 TOS 尺神经的感觉分布中,前臂内侧皮神经感觉障碍表明近端神经损伤(此分支起源于臂丛的内侧束,说明是 TOS 而非尺骨神经病变)。依据神经丛的分支分布,感觉障碍可以发生在任何区域,也可以不出现感觉障碍。在典型的 TOS 中,运动症状可能包括内在的尺神经和正中神经支配的 T_1 或下干损伤,但通常没有这样的表现。疲劳和耐力下降是很难量化评估的。使用标准检查技术及其激发试验，排除腕管综合征和肘管综合征。

(四)颈部

应检查颈部的运动范围，以获得颈椎骨关节病可引起的任何症状。

(五)刺激试验

TOS 的刺激试验比腕管综合征和肘管综合征的敏感度和特异度低，但其刺激试验比较完整。

1. Adson 试验[7] 手臂并拢，延伸颈部，向患侧旋转，牵拉斜角肌，轻微地收缩锁骨，手臂向下，同时要求患者深呼吸和屏住呼吸。伸展第1肋骨和收缩斜角肌。Adson 试验阳性体征是桡动脉搏动次数减少或停止并出现疼痛。其机制是延伸的斜角肌及其腱膜压迫动脉或神经丛。

2. 反向 Adson 试验[8] 手臂位置相同，屏气向下收缩，但头颈部屈曲和旋转远离患侧，使斜角肌接触和压迫神经丛。

3. 莱特超绑架试验[9] 手臂在捆绑状态下评估桡动脉搏动的情况。桡动脉搏动消失为阳性体征，但仅有25%无症状者可发生桡动脉搏动消失。其机制是压迫锁骨下动脉，表明伴有锁骨下 TOS。影像学相关研究结果表明，肋锁间隙和胸肌后间隙均随臂的抬高而减小。

4. Falconer 试验[10] 又称为军事支撑位置或肋锁挤压试验，有时也被称为霍尔斯特德测试。将肩膀置于伸展的反推位置，同时轻微向下牵拉手臂，感受桡动脉的搏动情况。阳性体征为对神经刺激反应减小或消失。此体位下肋锁压迫增强。Narakas 试验是牵引手臂外展90°引起的症状。颈椎病的旋转试验不同于臂丛神经神经根型损伤的症状，其是通过颈部屈向患侧或远离患侧时按压头顶出现的神经症状。

5. 颈椎轴向旋转试验[11] 与转向患侧相比，头部转向健侧时，颈部屈曲减小，即为颈椎轴向旋转试验阳性。其机制是肋骨附着横突发生半脱位，减少颈部屈曲时外翻程度，使臂丛前移，减少其穿过颈部的空间。

6. Roos 抬高臂压力试验[12] Roos 抬高臂压力试验是非特异性的刺激症状，腕管综合征、肘管综合征及 TOS 都可表现为阳性。其是通过肘关节外旋时外展并抬高手臂，然后伸出手指 2 min，观察手部苍白程度和诱发包括前臂肌肉萎缩的在内的刺激症状。

7. Gage 试验[13] 对于 TOS 病例，可出现斜角肌压痛。Gage 试验对斜角肌进行局部麻醉，如果症状暂时缓解，即可确诊为 TOS。

8. 莫理抗压试验[14] 莫理抗压试验是在轻度压迫锁骨上窝神经丛时引起的神经症状。依据个人经验，该试验可引发 TOS 最典型的临床症状。神经丛是脆弱的，Tinel 试验即可引起疼痛或感觉异常。

虽然上述刺激试验由于敏感度和特异度较低，每个独立试验的价值均有限，但我们发现，如果患者具有3个或更多的阳性临床症状，将更有利于从手术中获益。除了局部麻醉外，我们做了所有刺激性测试。

三、调查

(一)神经生理学检查

当疑似 TOS 时，应进行包括肌电图在内的神经传导功能的检查。并请神经生理学家寻找腕管综合征、肘管综合征及臂丛神经病变的证据。经典的神经性 TOS 在肌电图上表现为去神经支配。少许受压严重及受压时间长的 TOS 肌电图出现 F 波潜伏期及 SEP(体感诱发电位)的改变。神经传导能力减弱往往要经过一段时间才能在肌电图上有阳性表现，而这些改变在临床体征上更易发现[15]。如果神经传导检测结果显示，前臂内侧皮神经受累表现为尺神经病变，则对病变的定位有帮助。然而神经生理学检查在 TOS 中的主要作用是鉴别腕管综合征和肘管综合征。

（二）影像学检查

TOS影像学检查的困难之一在于其动态特点，影像学改变会随着姿势的改变而不同。总体来说，影像学表现是稳定的。MRI是检查TOS的主要方式之一[16]。通过颈椎MRI检查以排除颈椎间盘突出导致神经根受压而引起的类似症状。臂丛神经MRI可显示臂丛神经走行位置的改变或周围异常的结构，但是很少能显示出臂丛结构异常。臂丛神经MRI显示锁骨下血管受压和狭窄后扩张。虽然MRI可排除因肿瘤压迫引起的症状，如肺尖肿瘤综合征，然而，MRI正常并不能排除TOS。应进一步行胸部及颈椎X线片检查，因为MRI可能无法显示颈椎横突及其他骨性异常。如果怀疑存在血管阻塞或局部阻塞时，应行磁共振血管成像（magnetic resonance angiography，MRA）检查。CTA可比较手臂的不同姿势。行MRA和CTA检查可避免血管造影检查。两者都可显示血管闭塞，但是在体位改变下很难区分是正常组织还是异常组织所引起的压迫。超声检查可以辅助诊断，因为其可在不同的姿势改变下观察臂丛神经。

第5节 手术治疗方法与手术适应证

一、非手术治疗

TOS早期通常采用非手术治疗，包括镇痛、松弛及理疗。治疗的目的在于放松和拉伸斜角肌，加强肩胛肌肉以增加肩部支撑，增加肩部及肩胛骨的运动幅度，通过改善姿势、肩锁关节的高度、避免刺激姿势的方式增大肋骨-锁骨间隙[17-18]。非手术治疗方法一般在3周内出现效果，如果没有效果，应继续试用3个月。镇痛药物通常为非甾体抗炎药和治疗神经疼痛的药物，如加巴喷丁或普瑞巴林，需要时可联合应用抗焦虑药物（如阿米替林），以帮助睡眠。最近有报道称，对于等待手术治疗的患者，肉毒杆菌毒素去斜角肌神经支配可缓解症状[19]。

二、手术治疗

手术治疗的适应证包括：①非手术治疗无效者；②没有或排除其他周围神经病变者；③腕管及肘管松解术后症状未缓解者；④有持续的症状和体征存在者。手术方式为臂丛神经和锁骨下动脉探查术，根据探查情况行减压和神经松解术。术前应告知患者，手术改善率只有50%。但若做好患者的筛选工作，实际的改善率会大幅提高。

第6节 手术方式

TOS的手术入路有很多种，包括锁骨上入路、锁骨下入路、后方入路、腋下入路及联合入路。锁骨上入路是TOS的首选手术入路，下文将详细叙述。腋下入路包括患者侧位的腋部切口和胸外去除颈部第1肋骨。腋下入路并不能直接探查或松解血管或臂丛神经，虽然该手术方式可增加肋骨-锁骨间隙，但这种手术不能去除斜角肌间的异常组织，也不能进行神经松解术，所以很少被应用于治疗TOS。后方入路是通过斜方肌、肩胛提肌及中斜方肌，从后方显露血管神经丛。

第7节 锁骨上入路手术技术

手术采用全身麻醉。患者取仰卧位，头部转向健侧，同侧斜方肌区垫垫以伸展颈部。颈部、腋窝和手臂远离胸骨切迹和胸骨上部，以显露腋窝及包括肩关节在内的整个上肢。先行加入肾上腺素的局部浸润麻醉，于锁骨中点上方做一 5～7 cm 的手术切口。切开颈阔肌，从锁骨侧方分离胸锁乳突肌，保留锁骨上软组织以利于术后恢复。分离胸锁乳突肌外侧缘与筋膜。于锁骨上方平行锁骨方向切开筋膜，暴露锁骨上神经及侧方的颈静脉外侧。在头侧内侧识别肩胛舌骨肌。肩胛舌骨肌内侧腹侧的止点在 C_5 神经根水平。缩回肩胛舌骨肌上部，用小型保持器固定。切开深筋膜，向头侧清除血管神经丛前方的脂肪组织，显露血管神经丛。横向的颈部及肩胛背部血管可能也在这层脂肪组织内，需要分离开来，但其有时完全收缩。臂丛神经上干大多位置表浅，最先被暴露，然后是中干、下干。向内辨认前斜角肌，膈神经从其表面经过，从侧方行向内侧，延伸至胸部方向。切开前斜角肌内侧缘，分离覆盖在其表面的薄筋膜，显露神经血管丛。向内侧牵拉前斜角肌，显露神经根及锁骨下动脉。进一步辨认斜角肌、动脉及神经血管丛的毗邻关系。例如，TOS 的一个常见原因是中斜角肌与第 1 肋骨之间有异常插入物，其与前斜角肌一起向指状突前方延伸，因此应去除中斜角肌膜，使血管神经丛穿过中斜角肌和第 1 肋骨。这些异常物通常为纤维或腱膜组织，也被称为索条。

分离前斜角肌与第 1 肋骨下方的插入物，切除远心端 1～2 cm 的肌肉组织，防止其再次附着，保护浅表的膈神经及深部的锁骨下动脉。分离动脉和血管神经丛，分离血管神经丛中的血管和神经。如果发现存在颈肋，应充分暴露神经血管丛上方和下方的颈肋并切除。将手指放在锁骨下、神经血管丛上，外展上臂，以评估肋骨-锁骨间隙。如果手指受压严重，不能使上臂完全外展，说明需切除第 1 肋骨。去除中斜角肌上侧及肋间下侧的附着物，切除第 1 肋骨。用 Cloward 细凿切除第 1 肋骨的颈部，然后沿第 1 肋骨尽量向远端切除。切除第 1 肋骨后，重新评测肋骨-锁骨间隙。在上臂充分外展时，锁骨与第 2 肋骨之间的手指若不再严重受压，说明已为神经丛及血管创造了足够的空间。向该空腔内注满生理盐水，请麻醉师辅助患者行 Valsalva 呼吸，检查是否存在气胸和漏气。常见液体和气体经过壁层胸膜孔进入胸腔，但脏胸膜损伤漏气并不常见。如果出现漏气，从第 4 肋间插入胸腔闭式引流。复位血管神经丛上的脂肪组织，重建肩胛舌骨肌。缝合胸锁乳突肌、颈阔肌及皮肤。切口渗血不多时，无须放置引流管。使用三角巾悬吊手臂。

第 8 节 术后护理与康复

常规给予镇痛药物治疗。鼓励患者在可适用范围内活动肩膀和上肢，以尽快去除三角巾。和其他神经减压术一样，患者需主动活动肩关节，防止神经粘连和关节僵硬。鼓励患者练习深呼吸，尤其是当出现胸膜炎时。2 周后伤口愈合，去除三角悬吊巾。手术部位的不适感常持续数周，嘱患者不能因此而停止肩部和上肢全方位的功能锻炼。

第 9 节 预 后

手术预后因手术指征而异，如果因明确的神经血管因素造成的 TOS，其症状可以得到缓解。然而，大多数 TOS 的病例病因未明，其预后难以判断。同样，如果术前就能检测出明确的解剖异常，TOS 就更容易获得较好的预后。据报道，TOS 的预后差异极大，为 37%～90%[20-21]。预后的差异说明 TOS 的诊断、症状的评估、患者选择的多样性、手术的程序、检查结果的多样性都极其困难。所以报道中症状缓解率的极端情况就容易理解了。测量 DASH 或 SF-12 鲜有报道。既往研究的样本量从不足 20 例至超过 700 例[22]。Scali 等[23]报道了 26 例神经源性 TOS 患者，平均随访，这些患者均为神经源性 TOS 8 年，发现全部患者 Roos 试验为阳性表现或者斜角肌阻断试验为阳性。其中行单纯斜角肌切开术(2 例)、斜角肌切除术＋颈肋切除术(6 例)、斜角肌＋第 1 肋骨切除术(18 例)。8 例为腋窝入路，其余为锁骨上入路。2 例(9%)需要行二期手术。26 例患者中 22 例获得随访，其中 72% 重回工作岗位，68% 预后良好，27% 术后仍需使用麻醉药物。

有报道称，如果症状持续超过 24 个月[24]，或者涉及患者补偿问题时，疗效往往较差[25]。疗效不理想也与急性缺血、感觉或运动障碍、患者主诉神经系统不适、第 1 肋骨的扩大切除、严重的术后并发症有关[26]。第 1 肋骨残端长度与预后的相关性强调了完全切除第 1 肋骨的重要性[27]。

在不确定病因的 TOS 病例中，2 年内复发率高达 50%[28]。虽然这些病例可能需要行二次探查手术，但是预后更难预测。

第 10 节 并发症

最常见的并发症是未能识别所有症状。患者的病情得到改善，但一般不会痊愈。在大多数情况下，症状可消退到不需要进一步干预的水平。但是，如果症状未能完全缓解，就应重新审视诊断和检查过程，再次确认或排除其他潜在的诊断。如果术后改善程度不大或没有改善，诊断则不正确，神经内在的损伤是无法恢复的(尽管这个状态应该由神经生理学来证实)，或者减压不完全。

第二常见的并发症是症状复发。如果发生这种情况，应反复核实患者的病史和检查情况。由于瘢痕、挛缩引起的渐进性神经变化，以及由于肩进一步下降造成再次压迫或失代偿，症状可能复发。如果排除其他诊断后确定为 TOS，则可对神经丛和血管重新进行探查。值得注意的是，如果最初手术包括前斜角肌或颈肋切除，需保留第 1 肋骨。正是由于这个原因，一些外科医师建议除完全松解和切除颈肋外，还要切除第 1 肋骨。部分外科医师只切除肋骨中间的一小部分，但在斜角肌牵引下，剩余的前段或后段可向上移位，导致压迫复发。第 1 肋骨向后延伸前应完全切除，因为剩余的肋骨向上移位将位于在臂丛和动脉通道的内侧。锁骨上和锁骨后减压不能有效缓解锁骨下 TOS，必须进行锁骨下的探查和胸小肌减压。需要注意锁骨下 TOS 的可能性。

在顽固性 TOS 中，神经丛周围或神经丛内有明显的纤维化，为了保护神经丛免受进一步的损伤并在锁骨下提供滑动层，可将神经包裹在血管化良好的脂肪层中。这种脂肪可以通过相同切口从锁骨上向三角地区转移，或作为游离组织转移到大网膜或腹股沟。另外，也可以向胸大肌筋膜转移。

手术并发症(表 2-3-3)包括：①出血；②乳糜漏；③皮下积液；④气胸；⑤血胸；⑥胸腔积液；⑦延伸到前胸的手术部位麻木；⑧膈神经、臂丛神经、交感神经链或喉返神经损伤；⑨肩膀僵硬；⑩神经粘连；⑪复发。

表 2-3-3 臂丛神经探查，动脉和神经松解术、颈椎和第 1 肋骨切除术的并发症

即时
• 出血
• 胸腔孔导致血胸气胸
• 神经损伤：臂丛神经、膈神经、交感神经、喉、胸长神经损伤，导致瘫痪、麻木、膈膜抬高、胸腔感染、呼吸困难、声音嘶哑和 Horner 综合征；交感神经的变化，引起声音改变，翼状肩胛
早期
• 胸痛
• 胸部感染
• 血肿、伤口感染

（续 表）

·肩膀僵硬
·虚弱
·乳糜漏
晚期
·麻木或疼痛区域位于锁骨上神经分布
·复发
·肩膀僵硬

出血通常是轻微的，但更令人担忧的是脱落的锁骨下动脉粥样斑块及狭窄后动脉瘤样扩张的动脉引起的动脉压迫。大量出血会导致死亡。只有在必要的情况下，才可以通过轻微收缩动脉来防止致死性的出血。如果出现无法控制的出血，需暴露胸部锁骨下动脉的起始部位，以备止血。乳糜漏、皮下积液可损伤胸导管，随之会波及颈根部的锁骨下静脉。如果在手术时发现胸导管及其分支损伤甚至渗漏，必须结扎或夹闭，因为透热无效。如果患者术后出现乳糜漏，则应行低脂肪饮食，直至渗漏停止、肿胀减轻或引流减少。膈神经损伤可能导致术后早期需要特别监护呼吸功能障碍，以免导致肺塌陷和感染。膈肌麻痹会导致长时间呼吸急促，需要进行膈肌折叠术。手术切口少量的渗血或渗液会引起胸腔积血或积液，从而造成胸膜炎。胸膜实质很少发生损伤、漏气及放置引流管。臂丛神经回缩时由于牵拉造成的损伤，最严重的通常是暂时神经麻痹引起的不适和无力，通常几个月内可恢复。损伤交感神经链可导致 Horner 综合征，一般情况下应避免触碰交感神经。由于接近手术部位，理论上存在损伤喉返神经损伤的可能。横切口可损伤锁骨上神经，导致手术部位麻木感可延伸至前胸壁下甚至乳头。尽管术中尽力保护锁骨上神经，但经常会被拉伸或分离。当周围神经向内生长时，应适当予以脱敏治疗以减轻超敏反应。

第11节 总 结

TOS 是一种复杂且定义模糊的综合征，是一系列锁骨下动脉、静脉和臂丛神经病变引起的复杂症状和体征。在锁骨下动脉、静脉和臂丛神经脱离中轴骨进入上肢骨之前，由于其解剖结构而被圈锁在一起。一些医师质疑 TOS 的存在，而另一些医师则常常做出明确诊断。诊断标准也往往介于两者之间。如果医师不了解 TOS 及其诊断标准，那将不考虑该诊断。无论是物理治疗或手术干预，细致的诊断和选择合适的患者可以很好地帮助鉴别症状（表 2-3-2）。手术虽具有挑战性，但其回报是可观的。

典型案例

患者，女性，16 岁。左手臂无力，左肩胛旁和肩部疼痛，疼痛向下延伸至上臂外侧和前臂背侧 12 个月，相关位置手部感觉异常。由于其理发师职业的特殊性，导致频繁抬高手臂而引起上述症状。检查时没有感觉丧失或者运动障碍，但重复测试存在无力。检查发现，患者桡动脉搏动在手臂外展时消失，在 Adson 试验中减少。颈部触诊发现，在左锁骨上窝可扪及肿块，轻微的压力可引起症状，Roos 测试也可引发症状。颈椎 X 线片显示颈肋。MRI 示存在颈肋，但神经丛无异常。神经电生理检查正常。治疗 3 个月无改善后接受手术治疗。切口暴露肿块，位于斜角沟水平颈椎和第 1 肋骨之间的关节处（图 2-3-2）。进一步检查显示（图 2-3-3），肿块导致神经丛和锁骨下动脉受压。前斜角肌在远端几厘米处切除松解。切除颈肋。肋锁间隙评估显示偏窄导致第 1 肋切除。由此产生的缺损（图 2-3-4）使臂丛神经无张力自由通过胸廓出口，并释放锁骨下动脉。锁骨下动脉有狭窄后扩张，颈肋和第 1 肋关节的重建显示肿块所占空间（图 2-3-5）。术后无并发症，症状完全缓解。

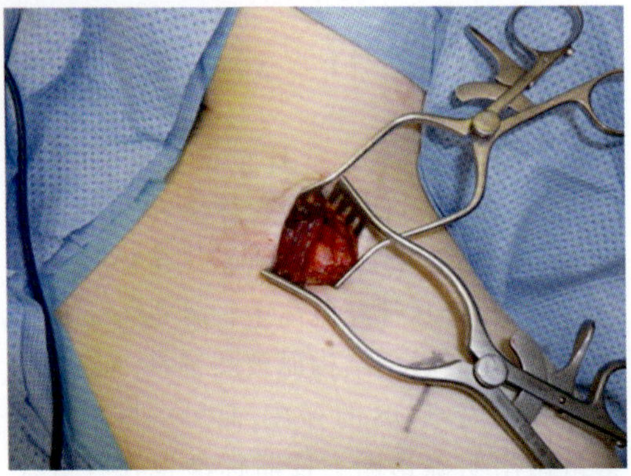

图 2-3-2 通过锁骨上入路切口暴露，注意切口中的肿物

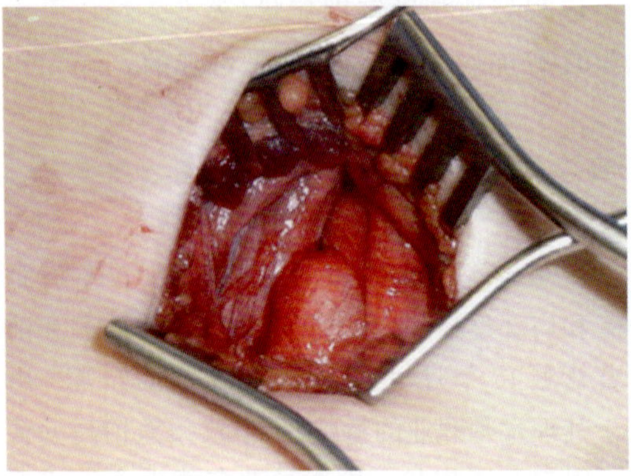

图 2-3-3 肿块是骨质的（从切口底部突出的圆顶形），取代了臂丛神经的前上干（在切口的右侧）和中间干的位置。前斜角肌位于内侧，隐藏的锁骨下动脉在前斜角肌后缘和肿块之间受压

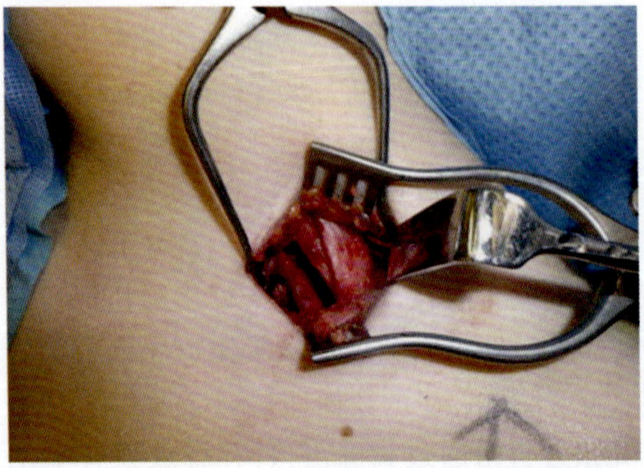

图 2-3-4 切除前斜角肌、颈椎和第 1 肋骨，锁骨下动脉和神经丛可顺畅通过胸廓出口

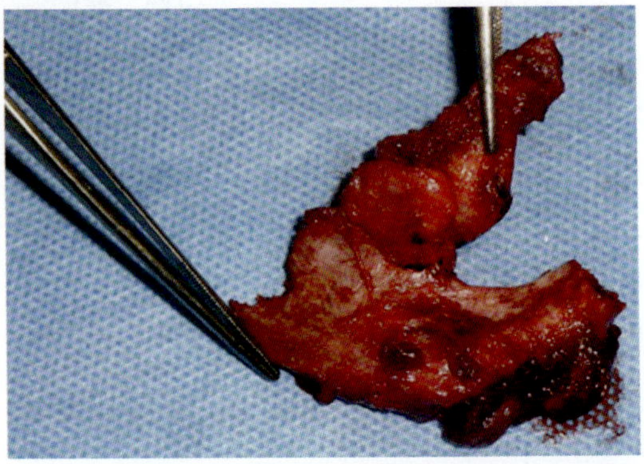

图 2-3-5 切除的标本显示，颈肋上部、前方下行与第 1 肋结节关节，如图 2-3-2 和图 2-3-3 所见。右侧为椎骨，左侧为胸骨

参考文献

[1] Peet RM, et al. Thoracic-outlet syndrome: evaluation of a therapeutic exercise program. Proc Staff Meet Mayo Clin, 1956, 31(9): 281-287.

[2] Roos DB. Historical perspectives and anatomic considerations. Thoracic outlet syndrome. Semin Thorac Cardiovasc Surg, 1996, 8(2): 183-189.

[3] Eden K. The vascular complications of cervical ribs and first thoracic rib abnormalities. Br J Surg, 1939, 27(105): 111-139.

[4] Ochsner A, Gage M, DeBakey M. Scalenus anticus (Naffziger) syndrome. Am J Surg, 1935, 28: 669-671.

[5] Roos DB. Congenital anomalies associated with thoracic outlet syndrome. Anatomy, symptoms, diagnosis, and treatment. Am J Surg, 1976, 132(6): 771-778.

[6] Lawson FL, Mc KK. The scalenus minimus muscle. Can Med Assoc J, 1951, 65(4): 358-361.

[7] Adson AW, Coffey JR. Cervical ribs: a method of anterior approach for relief of symptoms by division of scalenus anticus. Ann Surg, 1927, 85: 839-857.

[8] Adson AW. Surgical treatment for symptoms

produced by cervical ribs and the scalenus anticus muscle. Surg Gynecol Obstet, 1947, 85 (6): 687-700.

[9] Wright IS. The neurovascular syndrome produced by hyperabduction of the arms. Am Heart J, 1945, 29(1): 1-19.

[10] Falconer MA, Weddell G. Costoclavicular compression of the subclavian artery and vein: relation to the scalenus anticus syndrome. Lancet, 1943, 242(6270): 539-544.

[11] Lindgren KA. Conservative treatment of thoracic outlet syndrome: a 2-year follow-up. Arch Phys Med Rehabil, 1997, 78 (4): 373-378.

[12] Roos DB. Transaxillary approach for first rib resection to relieve thoracic outlet syndrome. Ann Surg, 1966, 163(3): 354-358.

[13] Gage M, Parnell H. Scalenus anticus syndrome. Am J Surg, 1947, 73(2): 252-268.

[14] Morley J. Brachial pressure neuritis due to a normal first thoracic rib: its diagnosis and treatment by excision of rib. Clin J, 1913, XLII(29): 461-463.

[15] Passero S, Paradiso C, Giannini F, Cioni R, Burgalassi L, Battistini N. Diagnosis of thoracic outlet syndrome Relative value of electrophysiological studies. Acta Neurol Scand, 1994, 90: 179-185.

[16] Demondion X, et al. Imaging assessment of thoracic outlet syndrome. Radiographics, 2006, 26(6): 1735-1750.

[17] Aligne C, Barral X. Rehabilitation of patients with thoracic outlet syndrome. Ann Vasc Surg, 1992, 6(4): 381-389.

[18] Kenny RA, et al. Thoracic outlet syndrome: a useful exercise treatment option. Am J Surg, 1993, 165(2): 282-284.

[19] Jordan SE, et al. Selective botulinum chemodenervation of the scalene muscles for treatment of neurogenic thoracic outlet syndrome. Ann Vasc Surg, 2000, 14(4): 365-369.

[20] Lepantalo M, et al. Long term outcome after resection of the first rib for thoracic outlet syndrome. Br J Surg, 1989, 76 (12): 1255-1256.

[21] Bhattacharya V, et al. Outcome following surgery for thoracic outlet syndrome. Eur J Vasc Endovasc Surg, 2003, 26(2): 170-175.

[22] Hempel GK, et al. 770 consecutive supraclavicular first rib resections for thoracic outlet syndrome. Ann Vasc Surg, 1996, 10 (5): 456-463.

[23] Scali S, et al. Long-term functional results for the surgical management of neurogenic thoracic outlet syndrome. Vasc Endovascular Surg, 2010, 44(7): 550-555.

[24] Cheng SW, et al. Neurogenic thoracic outlet decompression: rationale for sparing the first rib. Cardiovasc Surg, 1995, 3(6): 617-23. discussion: 624.

[25] Franklin GM, et al. Outcome of surgery for thoracic outlet syndrome in Washington state workers' compensation. Neurology, 2000, 54 (6): 1252-1257.

[26] Degeorges R, Reynaud C, Becquemin JP. Thoracic outlet syndrome surgery: long-term functional results. Ann Vasc Surg, 2004, 18 (5): 558-565.

[27] Mingoli A, et al. Long-term outcome after transaxillary approach for thoracic outlet syndrome. Surgery, 1995, 118(5): 840-844.

[28] Altobelli GG, et al. Thoracic outlet syndrome: pattern of clinical success after operative decompression. J Vasc Surg, 2005, 42 (1): 122-128.

第 4 章　儿童脊柱畸形的非手术治疗

第 4 章

儿童脊柱畸形的非手术治疗

Federico Canavese，Dimitri Ceroni，André Kaelin

摘要 石膏和支具是治疗脊柱畸形的一种传统方法，在儿童的生长发育过程中可以起到稳定和矫正脊柱畸形的作用，但是其治疗效果至今仍然存在争议。

支具治疗生长期儿童侧弯和后凸，依赖于准确的病史和临床检查及进展期的影像学检查。治疗团队必须意识到治疗的局限性，并将此告知患者及家属。本章节将介绍一些成功的病例，并对其治疗方法展开进一步的讨论。

关键词 保守矫形治疗 · 特发性脊柱侧弯 · 后凸 · 体格检查 · 脊柱侧凸 · 脊柱支具 · 脊柱 · 脊柱畸形 · 脊柱生长 · 脊柱失平衡

Federico Canavese is the author of the section "Conservative Treatment of Idiopathic Scoliosis" and Dimitri Ceroni is the author of the section "Conservative Management of Kyphosis"

F. Canavese
Department of Pediatric Surgery, University Hospital Estaing, Clermont Ferrand, France
e-mail: canavese_federico@yahoo.fr

D. Ceroni
Department of Paediatric Orthopaedics, Children's Hospital and University Hospital Geneva, Geneva, Switzerland
e-mail: dimitri.ceroni@hcuge.ch

A. Kaelin (✉)
Clinique des Grangettes, Che? ne-Bougeries, Switzerland
e-mail: andre.kaelin@grangettes.ch

G. Bentley (ed.), *European Surgical Orthopaedics and Traumatology*,
DOI 10.1007/978-3-642-34746-7_27, © EFORT 2014

第 1 节 特发性脊柱侧弯的非手术治疗

一、概述

制定特发性脊柱侧弯的治疗策略依赖于畸形的形态、大小及发展潜力。在过去10年中，多项研究证实青少年特发性脊柱侧弯畸形采用非手术治疗已取得了较为满意的效果，尤其是支具治疗[1-6]。非手术治疗的首要目标是阻止侧弯的进展或矫正侧弯。矫正装置的选择取决于侧弯的形态和程度，以及患者的耐受能力。这对于避免不必要的手术、改进矫形技术、提高疼痛管理能力非常重要[7-14]。

1985 年，脊柱侧弯研究协会（Scoliosis Research Society，SRS）发起了一项临床对照试验来调查支具治疗脊柱侧弯的有效性。年龄、弯型和弯曲程度相同的患者被分为两组，一组接受支具治疗，另一组不接受支具治疗。结果发表于 1993 年，证实支具治疗有效[2]。在另一项回顾性研究中[3]，对1000 多例接受支具治疗的脊柱侧弯患者与非支具治疗的患者进行了对比[15]，证实了支具对于减慢和控制骨龄未成熟患者的疾病进展具有重大意义。此外，一项对 20 篇论文进行 meta 分析的回顾性研究结果显示，每天 23 h 的支具治疗明显优于其他非手术治疗方式[4,6]。此外，也存在部分接受支具治疗无效的病例[16]。

其他形式的非手术治疗，例如按摩、正骨治疗、针灸、运动锻炼、其他手法治疗、节食及营养治疗，均未被证实能够控制脊柱畸形。

在此回顾性总结青少年脊柱侧弯非手术治疗的有效方法。

二、治疗时机

对于较小的侧弯可先予以观察，部分患者直至生长期结束侧弯也没有进展。生长期儿童支具治疗的指征是弯度在 25°～40°，或者是小于 25°但有明显进展的侧弯。20°～25°的侧弯如果发生在骨未成熟期，也应立即开始治疗（Risser 征 0 级，Tanner 征 1 或 2 级）。相比之下，佩戴支具的禁忌证包括生长期结束的儿童、侧弯超过 45°，或者低于 25°但没有明显进展[2,3,6,17]。结构性的胸椎前凸也是支具治疗的禁忌证。家庭环境不支持或者患者自身拒绝佩戴支具也不适合采用支具治疗。

姿势对于支具治疗的效果也会产生一定的影响。超重的患者畸形进展迅速并且支具治疗效果较差。支具矫正的力量是从肋骨间接作用于脊柱上，软组织可能减弱这些作用力，这些因素也需要考虑在内[18]。

Nachemson 等[2]进行了一项前瞻性多中心的研究，结果显示支具治疗对比观察和体表电刺激疗法具有更显著的效果。另一项包含 20 例患者的 meta 分析结果也支持这一结论[4]。此外，最近的系统回顾研究表明，支具治疗的长期效果也很显著[19]。然而，对于支具治疗能否减少手术率仍有争议[20-21]。最近的系统回顾显示，支具治疗后有 1%～43%的患者接受手术治疗[22-23]。

三、治疗方法

当患者开始接受支具治疗时，通常需要有一个 1～2 周的评定期。最初，患者每天佩戴几个小时，此阶段支具较宽松，以便患者能够逐渐适应。随后支具逐渐加紧直至患者能够耐受的程度。如果出现任何部位的痒或皮肤过敏，则需要将支具调整到合适的程度。4 周后进行 X 线检查，确保支具合适程度及评定矫正程度。每 4 个月或 6 个月在去除支具的情况下复查 X 线以便观察侧弯的进展程度。在对支具进行大的调整后必须复查 X 线片以确保支具在正确的位置。

四、每天佩戴时间

研究显示每天支具佩戴的时间越长，效果越好。通常建议，每天除了洗澡、游泳、体育锻炼运动之外均佩戴支具。应鼓励儿童在佩戴支具的情况下积极地进行体育锻炼，但不建议进行身体接触类的运动，因为支具有可能伤到他人。

一些医师倡导部分时间使用支具或者只在夜间使用，一些医疗中心普遍采用此理念，但仍缺乏此种支具佩戴方式有效性的报道。所有关于支具治疗有效性的报道均是全时佩戴。

Wiley 等[24]分析了支具佩戴时间的结果。所有入组的最初弯曲角度类似，将患者分为非顺应组（每天少于 12 h）、部分时间组（每天 12～18 h）及全时组（每天 18～23 h）。非顺应组患者的角度平均从 41.3°发展到 56.3°，部分时间组患者的角度从 37.6°发展到 41.2°，全时组的侧弯矫正效果最好，从 35.7°到 39.3°。此外，非顺应组的手术率为 73%，而完全适应支具的全时组的手术率为 9%。

治疗，但并未被证实对于脊柱畸形有效。

尽管尚存有争议，但大多数专家仍认为单纯的理疗对结构性的脊柱侧弯无效。选择性的物理治疗结合支具治疗是有效的这一结论已达成共识。在中欧国家，对门诊患者进行物理治疗，对住院患者进行康复治疗，并配合支具治疗，被证明是有效的方法[32-33]。

针灸治疗是使用细的、硬质的金属针对肌肉进行手法或电刺激，在世界范围内主要是进行疼痛的控制，其作用机制仍不明确。到目前为止，只有一项研究报道。针灸治疗脊柱侧弯的疗效仍需进一步探讨[47]。

电刺激曾被认为是有效的治疗方式而被广泛宣传，但最终被证实是失败的。在电刺激治疗中，侧弯凸侧的椎旁肌肉接受电刺激。研究结果显示，约 1/2 的患者在夜间接受电刺激治疗，另外的 1/2 的患者接受支具治疗，两组患者在侧弯的进展上没有区别[27,48]。

九、小结

支具治疗是仅有的被证明能够改变特发性侧弯进展有效的方法。目前，仍然存在很多不同的矫正法和支具治疗方法。对于小的侧弯可以观察，对于进展的侧弯或侧弯超过 29°、骨骼未成熟的儿童，支具治疗是被广泛推荐的方法。通常推荐每天佩戴超过 20 h，其治疗结果与患者的配合度有关。支具治疗所产生的负面问题较少。

第 2 节　后凸畸形的非手术治疗

一、概述

后凸是脊柱在矢状位上产生过大的可见的弯曲，外观为“驼背”。多种因素都可导致过度的后凸，例如先天性脊柱畸形、神经肌肉病、骨发育不良、创伤、感染、肿瘤、放射治疗、椎板切除术及代谢性疾病[49]。大多数后凸畸形患者需要通过外科手术治疗。在青少年中，许多原因可导致后凸，例如姿势性后凸、先天性后凸、骨软骨营养不良及休门病。本节主要回顾后凸畸形相关知识，并探讨 10～20 岁青少年的非手术治疗方法。

二、休门病

休门病后凸是发生在青少年中最常见的后凸，据报道发病率为 0.4%～8.0%。但其实际发生率可能高于此比例，因为有些病例被误认为是姿势不当引起的后凸[50-53]（图 2-4-6）。

性别不是此病的影响因素[53-56]。休门病后凸通常在青春期前发病，在骨化形成后，发展为胸椎或胸腰段的结构性后凸。典型的患者年龄通常在 12～15 岁的少年末期[55]。

胸椎后凸是该病最常见的表现，大多数情况下会产生非结构性的颈椎和腰椎的过度前凸[57]。畸形的顶点一般位于 T_7～T_9。胸腰段型顶点位于 T_{10}～T_{12}，较少发生，一旦发生，预后较差，最可能在骨骼生长末期进展[58]。青少年休门病的自然病程显示，当弯度增大后，进展会随之增快，在生长的峰值期也会增快[49]；然而，在骨骼发育成熟之后弯度能达到稳定程度[49]。在大多数患者中，胸椎的后凸没有疼痛，具有部分弹性[56]；当症状出现后，疼痛可能因物理治疗而加重[55]。在临床检查中，最明显的体征包括头向前探、圆肩、肩关节前屈挛缩、髋关节前屈及腿的肌腱紧张。在行 Adam 前屈试验时，该病患者会表现为固定的或相对固定的一定区域的后凸形态[55]。

目前，休门病导致后凸的病因未明，但有几个影像因素可能对该病的形成具有影响，例如基因遗传[59-60]或脊柱生长过程中承

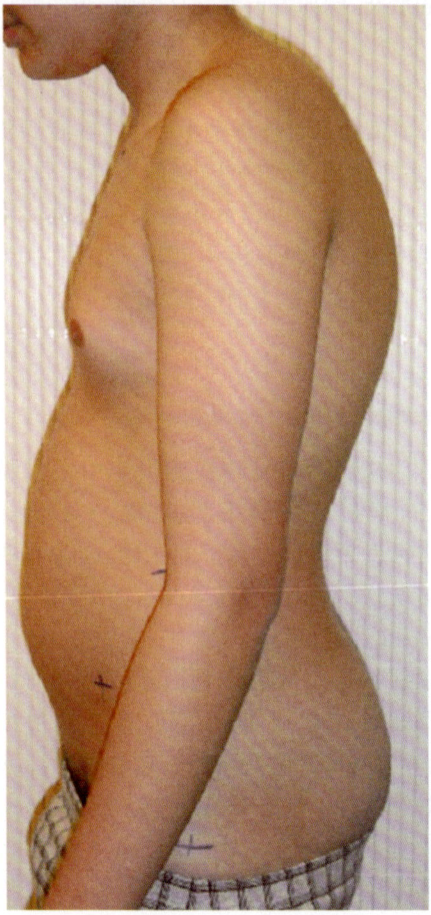

图 2-4-6 14 岁男性因休门病表现为后凸，主诉腰背痛

受的不正常力学载荷[54-56]。休门病被认为是遗传病，尽管遗传形式仍然未被明确定义[55]。普遍认为其遗传形式是常染色体显性遗传，具有高度的外显性和多种形式的表达性[59]。据报道，在同卵双胞胎的孪生兄弟姐妹发现了相同的影像学表现，并可以通过遗传传给下一代[60]。近来，Fotiadis 等提出了一个新的病因学理论。他们认为，休门病患者的胸骨长度较正常人短，导致脊柱的前方终板的发育受限，形成了不对称的楔形椎体[61]。

非组织性的软骨内骨化类似于 Blount 病，胶原减少，或终板内的黏多糖增加，在青少年患者的组织病理学上类似于休门病[62-63]。与姿势性圆背相区别的影像学表现有椎体楔形变、椎体终板不规则、椎体前方生长减少及椎间盘在成熟前的退变[53]。需要从病理角度与特发性后凸、骨软骨营养不良、先天性后凸及脊柱骨骼发育不良进行鉴别诊断[55]。目前，在需要支具治疗的脊柱未成熟患者中，休门病导致的后凸最为常见。

三、影像学评价

（一）如何获得理想的 X 线片

最初对于后凸的评估有站立位、前后位和侧位 X 线片，包括脊柱全长及头颅和股骨头。在上胸椎尤其要注意患者的体位和投照技术，这一区域不易拍摄清楚。理想的侧位 X 线片应该是站立位并让患者的上肢平伸，与身体成 90°，上肢置于一支撑物上[64-65]或取锁骨位[66-67]。后凸的测量应该上下均取最倾斜的椎体[65]。然而，在一些 X 线片上，上胸椎显示不清楚，测量时无法清楚地观察到终板[65]。解决此问题的方法是沿着椎体前缘画出轮廓线[65]。画出这条“最适线”后，根据此线做一垂线就可以测量出后凸角度（F. Takeuchi 和 F. Denis，未发表）。

（二）正常标准

对于胸椎的后凸测量存在争议，部分作者认为应常规测量 $T_2 \sim T_{12}$、$T_4 \sim T_{12}$，或者 $T_5 \sim T_{12}$，不论这些椎体是否是最倾斜的椎体[65]。当测量范围在 $T_1 \sim T_{12}$ 时，儿童和青少年的胸椎后凸范围在 33°[64]～43°[68]，具有很大的范围和标准差。对于胸椎后凸正常范围的定义具有很大争议。在过去的教科书中表述的介于 20°～40°之间缺乏根据。现在认为从 15°～55°的曲度被认为是“生理性后凸”[65]。超过这一范围后，后凸即为畸形，姿势性圆背很少超过 60°，而休门病通常都超过这一角度[49]。

（三）休门病的放射学诊断标准

正如 Sorensen 的定义[69]，休门病的影像学诊断标准为相邻椎体楔形变在 3°～5°以上（图 2-4-7）。X 线片表现为不规则顶椎终板、椎间隙前部缩小，以及 Schmorl 结节[49]。脊柱的前后位 X 线片显示轻度的脊柱侧弯，通常侧弯小于 20°且呈进行性发展[56,70]。然而在大多数时候，这些曲线都不是真正的脊柱侧凸曲线；事实上椎体较少发生旋转，只有在胸椎后凸、腰椎前凸曲线的正位 X 线片非直角视图上才可显示明显的脊柱侧凸曲线。休门病胸椎后凸通常是由于腰椎前突（>50%）或腰椎向后移动的代偿。这些代偿现象的结果是增加了峡部应力，导致青少年滑脱与休门病[55]的发病率增加。

（四）脊柱矢状位不平衡的描述

对脊柱矢状面失衡的放射学评价描述不必局限于测量后凸变形，研究矢状平衡应考虑脊柱、骨盆和臀部。Legaye 等[71-72]对骶骨斜坡的个体变异和前凸曲线进行研究，发现了骨盆投射角的解剖学参数的发病率对脊柱矢状曲线的影响。骨盆投射角是通过连接 S_1 上终板中点到臀部的轴中心线与垂直于 S_1 上终板直线形成。骨盆投射角对于每个个体来说，都有确定的解剖学意义，同时相当于骶骨水平角（sacral tilt，ST）和骨盆倾斜角（pelvic tilt，PT）2 个位置参数的总和[71-72]。骶骨倾斜度的变化会产生骨盆倾斜的改变，反之亦然。在休门病脊柱后凸的儿童和青少年中，2 种机制可以代偿矢状面的失衡。首先，骨盆倾斜可以增加骨盆的旋转，使力线通过股骨头。骨盆前倾使得上终板角度增加。如果腰椎矢状面平衡改变，会增加腰椎的前凸（图 2-4-7）。当骨盆出现后倾，由于紧绷的肌肉，骶骨倾斜角减小，导致另一种机制发挥作用，即在非天生腰椎前凸的情况下，将腰椎向后推以实现矢状面平衡。腰椎剪切力 $L_4 \sim L_5$、$L_5 \sim S_1$ 水平增加，尤其是小关节压力，矢状面剪切力集中于峡部水平，峡部裂的风险就缘于此因。

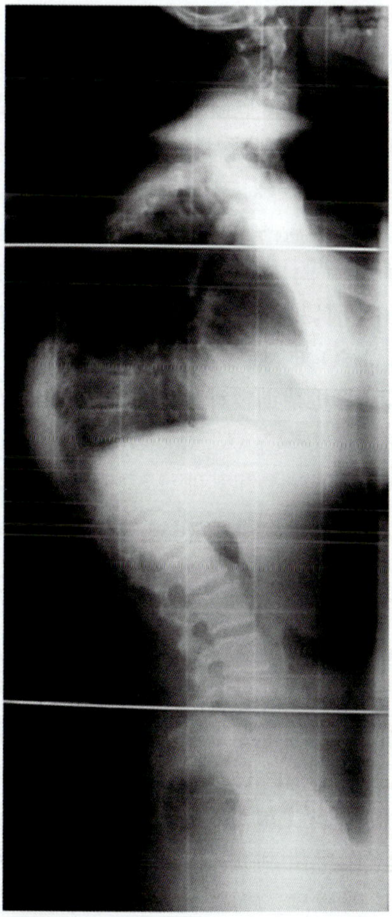

图 2-4-7　影像还原了部分休门病胸椎曲线

（五）辅助诊断

辅助影像学检查应包括左手腕骨 X 线片（骨龄）和 脊柱过伸位 X 线片，在许多情况下，还应包括 MRI。侧伸位 X 线片可以提示后凸节段的灵活度，MRI 成像常用于神经系统评价、椎间盘退变与椎间盘突出症，与传统 X 线片相比可以发现非典型的休门病[55]。

四、自然病程

在治疗过程中，外科医师应了解疾病的自然演变，特别是标准的治疗方法，最重要的是必须权衡相应治疗的并发症。青少年休门病病史表明，生长高峰时后凸发展更快[49]。青春期结束后，后凸程度一般不会增加[49]。应特别注意胸腰段后凸畸形，因为其对多数成长期的后期阶段会产生不利影响。多数休门病患者主诉为背部疼痛，对身体外观不满意，进一步进展为心理困扰，但是患者不会丧失劳动力[54]。然而，休门病患者在较轻的工作和日常活动时也会出现不适症状[54]。目前，该病多数患者更多的表现是持久性腰痛[59]。严重的神经系统并发症继发于后凸畸形、硬脊膜囊肿或胸椎间盘突出症[73-75]。后凸畸形对肺功能的影响尚不清楚，但是后凸曲线范围超过100°～110°时有影响[54]。然而，仍然缺乏关于休门病脊柱后凸病史的相关文献。为了建立指南，仍有一些问题需要解决。

五、非手术治疗方法

(一)适应证

在过去的数年中，部分研究已经证实，青少年脊柱后凸畸形可以通过非手术治疗的方法积极进行干预，特别是支具治疗[76-80]。对于休门病后凸在55°～75°时，非手术治疗的适应证包括疼痛、畸形进展、神经病变，更重要的是影响美观。对于后凸超过75°的患者，考虑脊柱融合手术更加合理，这在个别案例中可能成功[79]。后凸在55°～75°时，支具治疗是无用的，因为患者仍有显著的生长潜力。因为脊柱生长持续到青春期结束，外固定治疗应与青春期生长高峰一致。Risser 评分≤2 分常需要外固定治疗(Richards B. S. 和 Katz D. E.，未发表的数据)。相比之下，支具治疗的禁忌证是青少年生长期已结束，或者弯度超过80°的生长期儿童，尤其是上胸椎病变患者。对于因家庭情况拒绝佩戴支具的青少年不应考虑支具治疗。最后，由上述因素导致的椎体楔形变及后凸被认为是休门病矫形治疗预后不良的预测因素。

(二)类型

目前，已经证明在减少或稳定进展性后凸畸形方面，外固定是唯一有效的方法。外固定不仅可以阻止后凸进展也可使胸椎后凸得到永久改善。只能应用过伸力量使椎体高度恢复(Richards B. S. 和 Katz D. E.，未发表的数据)。如椎体高度未重建，将会不可避免地导致畸形以下外固定的移位。在过去，许多外固定已经用于脊柱后凸的治疗 Milwaukee 外固定最为常用[56,76,79]。此外固定作为一个三维矫形器可促进胸椎的动态扩展，有效应用三点力纠正胸椎畸形。Milwaukee 外固定是推荐用于胸椎后凸畸形的主要矫形器，尤其是顶点位于头侧或 T_6、T_8 的连续后凸畸形。为减轻患者心理问题并解决枕部的问题，有学者采用其他类型的外固定，来提高患者佩戴的依从性。聚丙烯材料胸腰骶支具矫形器(TLSO)由一个与前胸骨延伸的三维矫形器、有软垫的肩关节前支撑和后脊柱垫组成。Milwaukee 支具可减少腰椎前凸，该支具用于后凸畸形位于 T_8 或 T_9 胸椎以上的患者。其他支具，如聚丙烯腰骶矫形器(lumbos-acral orthosis，SO)(图 2-4-8)或 Gschwend 安装支具，促使患者积极地纠正后凸胸椎，以减少严重的腰椎前凸。这些外固定对于后凸顶点在 T_8、T_9 以下有效，对纠正后凸是灵活的。最近，Weiss 等建议只使用横向矫正力量支具可以达到与 Milwaukee 支具相似的后凸纠正率。同时，Riddle 认为 TLSO 外固定可以媲美 Milwaukee 支具。目前，计算机辅助设计/计算机辅助制造(computer-aided design/computer-aided manufacture，CAD/CAM)和其他计算机技术已被引入以消除身体接触不适。这一结果表明，CAD/CAM 支撑更舒适，因此患者耐受性较好。

(三)治疗方法

在固定治疗的开始阶段，有一个最初的为期数周的调整期。治疗初期，嘱患者每天佩戴支具数小时，便于调整矫形器。当患者习惯了佩戴支具后，将支具收紧到舒适水平。该作用机制是支具拧紧过程中检查后凸校正的程度。为了使佩戴更为有效，支具应该纠正至少50%的瞬间畸形。此后，该患者应全天候佩戴支具(每天22～24 h)，至少20 h，平均佩戴12～18个月。出现皮肤

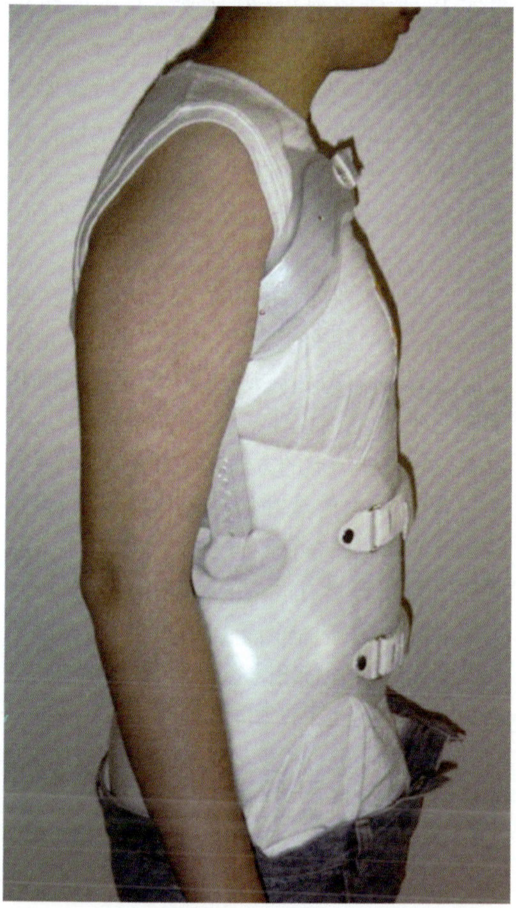

图 2-4-8　患者穿肩关节有软垫和脊柱后背有软垫的聚丙烯材料胸腰支具

刺激的区域可以用医用酒精或 bepanthen 洗剂治疗。理想的情况下，支具应持续佩戴至骨骼发育成熟，以达到最好的治疗结果。男性患者应特别鼓励选择佩戴矫形器治疗，直到后青春期（Risser 征 5 级）。重复 X 线片应在支具移除前 4～6 个月内进行，24 h 内跟踪后凸的变化。在较大或僵硬畸形的患者中，佩戴支具之前进行石膏固定可以提高后凸的顺应性[52,55]。这种效应从已使用 Ponte 与 Stagnara 的方式中充分证明。

（四）支具的预期治疗结果

脊柱畸形的休门病后凸畸形的支具治疗经常可实现部分永久性畸形矫正，虽然该效果不太可能出现在特发性脊柱侧弯的患者中。在大多数情况下，支具治疗的结果非常有效，也是符合患者预期的，可以达到 40%～50% 的矫正结果（图 2-4-9）。在绝对情况下，后凸平均改善范围在 6°～20°。在我们医院，我们分析了 20 例使用 LSO 支具的患者，随访时间为 45 个月。在开始治疗时患者的平均年龄为 13 岁 6 个月，佩戴该支具的平均时间为 21 个月，后凸平均减少 22°，而腰椎高度位置平均提高了 15 mm。在这个过程中，佩戴支具的脊柱后凸患者每个月每一角度的改善都被仔细记录。

类似于胸椎后凸的减少，测量曲线反映出矫形治疗中椎体楔形变的改善（图 2-4-10）。部分研究结果证明，后凸畸形的矫正

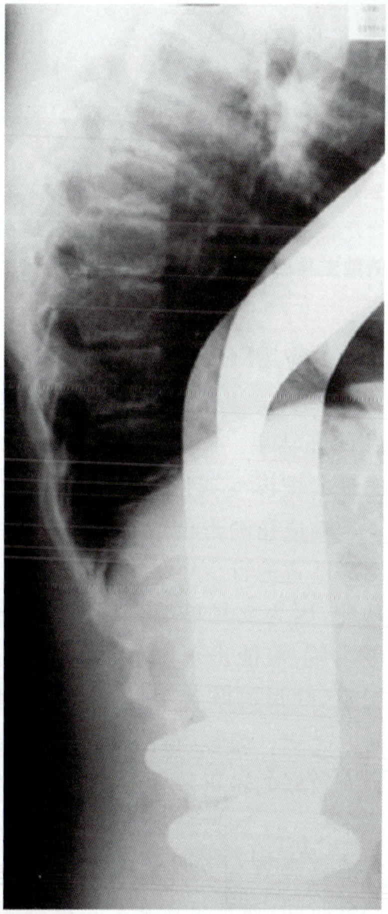

图 2-4-9　在第一次佩戴后支具后的 X 线片显示支具有效，矫正了 50% 的畸形

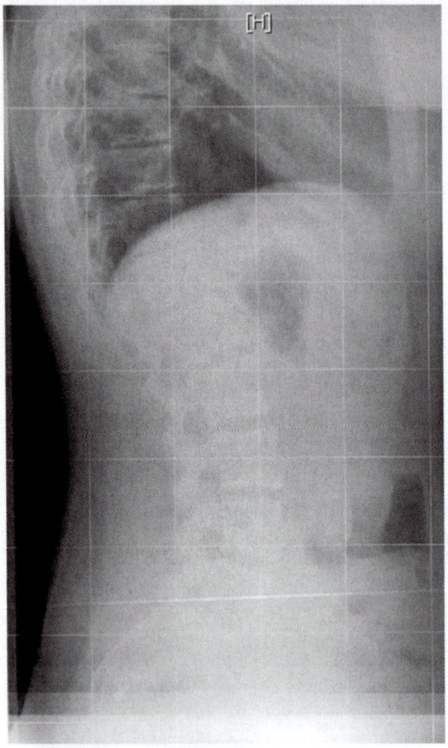

图 2-4-10 X线片很好地证明了在24个月的治疗结束后患者有恢复良好，甚至是在停止佩戴支具后

是前张力的应用所致，实现了椎体高度的部分恢复[77,81]。弹性变形似乎能够预测支具治疗后良好结果[81]。然而，一些作者认为最初的最大楔形变或侧弯的灵活性的初步评估不影响成角畸形的改善程度[82]。对于脊柱侧弯严重的青少年来说，支具治疗是不太成功的，因为支具可能会损伤软组织，在支具停用后，可能出现一些损伤，但在大多数情况下，畸形可改善明显，并保持侧弯矫正效果[53,77,79]。通常，在治疗结束后较大的畸形会有较好的矫正效果，但较小的畸形似乎保持不变。正因这种潜在的畸形残留，部分作者建议患者在支具治疗结束后全天或至少部分时间（通常是在晚上），继续佩戴支具治疗，直到壮年[56]。对部分表现出很少或无生长趋势的后青春期患者来说，这不合逻辑，因此，此类患者不需接受支具治疗。事实上，骨骼成熟后，模具或支具不能纠正椎体前缘的楔形，使用任何技术进行治疗可能都是不必要的。在畸形的进展期，需要辅以其他类型的治疗方法，适应证包括依从性差的患者、后凸畸形超过75°的患者、重症患者和身体僵硬的非典型阶段患者[56,79]。

（五）其他非手术治疗方法

在对脊柱后凸畸形非手术治疗方法的有效性上，国际文献没有达成共识。其他形式的非手术治疗，如针刺、电刺激、运动或其他手动处理、饮食和营养，都还没有被证实是有效的控制脊柱畸形的方法。同样地，人们通常建议进行体操、游泳和篮球等扩展运动，但这些建议比真正科学的结果更有说服力[55]。众多对运动姿势具有改进的物理治疗已经应用了很多年，但没有一个能在物理治疗后凸畸形上提供任何确凿的证据[56]。然而，长期的物理疗法、整骨疗法、手法治疗、锻炼、心理治疗虽然没有对畸形进行预期矫正，但却不失为控制疼痛的一种选择[83]。

六、小结

目前支具治疗休门病后凸畸形被认为是唯一有效的治疗方法，也许能改变疾病的自然发展史。其他非手术治疗的效果证据不足。在不同的矫形器和多种支具方案中，目前外科医师认为 Milwaukee 支具获得的矫形效果比实际情况更好。最好每天佩戴支具至少 20 h，直至骨骼成熟，以达到最好的治疗结果。支具治疗通常应用于曲度在55°～75°的青春期患者。对于脊柱侧弯患者，当遇到依从性的问题时，支具治疗的效果有限。

参考文献

［1］ Fernandez-Filiberti R, Flynn J, Ramirez N, et al. Effectiveness of TLSO bracing in the conservative treatment of idiopathic scoliosis. J

Pediatr Orthop,1995,15:176-181.

[2] Nachemson A, Peterson L, Members of the Brace Study Group of the Scoliosis Research Society. Effectiveness of treatment with a brace in girls who have adolescent idiopathic scoliosis. J Bone Joint Surg Am, 1995, 77: 815-822.

[3] Lonstein JE, Winter RB. The Milwaukee brace for the treatment of adolescent idiopathic scoliosis: a review of 1020 patients. J Bone Joint Surg Am,1994,76:1207-1221.

[4] Rowe DE,Bernstein SM,Riddick MF,et al. A meta-analysis of the efficacy of non-operative treatments for idiopathic scoliosis. J Bone Joint Surg Am,1997,79:664-674.

[5] Olafsson Y, Saraste H, Soderlund V, et al. Boston brace in the treatment of idiopathic scoliosis. J Pediatr Orthop, 1995, 15: 524-527.

[6] Asher MA,Burton DC. Adolescent idiopathic scoliosis:natural history and long term treatment effects. Scoliosis,2006,1:2.

[7] Noonan KJ, Dolan LA, Jacobson WC, et al. Long-term psychosocial characteristics of patients treated for idiopathic scoliosis. J Pediatr Orthop,1997,17:712-717.

[8] Götze C, Liljenqvist UR, Slomka A, et al. Quality of life and back pain: outcome 16. 7 years after Harrington instrumentation. Spine,2002,27:1456-1464.

[9] Betz RR, Bunnell WP, Lamrecht-Mulier E, et al. Scoliosis and pregnancy. J Bone Joint Surg Am,1987,69:90-96.

[10] Danielsson AJ,Nachemson AL. Childbearing, curve progression, and sexual function in women 22 years after treatment for adolescent idiopathic scoliosis. A case-control study. Spine,2001,26:1449-1456.

[11] Barrios C, Pérez-Encinas C, Maruenda JI, et al. Significant ventilatory functional restriction in adolescents with mild or moderate scoliosis during maximal exercise tolerance test. Spine,2005,30:1610-1615.

[12] Chong K, Letts R, Cumming G. Influence of spinal curvature on exercise capacity. J Pediatr Orthop,1981,1:251-254.

[13] Jackson RP, Simmons EH, Stripinis D. Incidence and severity of back pain in adult idiopathic scoliosis. Spine,1983,8:749-756.

[14] Pehrsson K, Danielsson A, Nachemson A. Pulmonary function in patients with adolescent idiopathic scoliosis: a 25 year follow-up after surgery or start of brace treatment. Thorax,2001,56:388-393.

[15] Lonstein JE, Carlson JM. The prediction of curve progression in untreated idiopathic scoliosis during growth. J Bone Joint Surg Am,1984,66:1061-1071.

[16] Noonan KJ, Weinstein SL, Jacobson WC, et al. Use of the Milwaukee brace for progressive idiopathic scoliosis. J Bone Joint Surg Am,1996,78:557-567.

[17] Carr WA, Moe JH, Winter RB, et al. Treatment of idiopathic scoliosis in the Milwaukee brace. J Bone Joint Surg Am, 1980, 62: 599-612.

[18] O'Neill PJ,Karol LA,Shindle MK,et al. Decreased orthotic effectiveness in overweight patients with adolescent idiopathic scoliosis. J Bone Joint Surg Am,2005,87:1069-1074.

[19] Maruyama T. Bracing adolescent idiopathic scoliosis: a systematic review of the literature of effective conservative treatment looking for end results 5 years after weaning. Disabil Rehabil,2008,30:786-791.

[20] Weiss HR, Weiss G, Schaar HJ. Incidence of surgery in conservatively treated patients with scoliosis. Pediatr Rehabil, 2003, 6: 111-118.

[21] Rigo M,Reiter CH,Weiss HR. Effect of conservative management on the prevalence of surgery in patients with adolescent idiopathic scoliosis. Pediatr Rehabil,2003,6:209-214.

[22] Dolan LA, Weinstein SL. Surgical rates after observation and bracing for adolescent idiopathic scoliosis: an evidence-based review. Spine,2007,32:S91-S100.

[23] Lange JE, Steen H, Brox JN. Long-term re-

sults after Boston brace treatment in adolescent idiopathic scoliosis. Scoliosis, 2009, 4:17.

[24] Wiley JW, Thomson JD, Mitchell TM, et al. Effectiveness of the Boston brace in treatment of large curves in adolescent idiopathic scoliosis. Spine, 2000, 25:2326-2332.

[25] Green NE. Part-time bracing of adolescent idiopathic scoliosis. J Bone Joint Surg Am, 1986, 68:738-743.

[26] Emans JB, Kaelin A, Bancel P, et al. The Boston bracing system for idiopathic scoliosis: followup results in 295 patients. Spine, 1986, 11:792-801.

[27] Allington NJ, Bowen JR. Adolescent idiopathic scoliosis: treatment with the Wilmington brace. J Bone Joint Surg Am, 1996, 78: 1056-1062.

[28] Peltonen J, Poussa M, Ylikoski M. Three year results of bracing in scoliosis. Acta Orthop Scand, 1988, 59:487-490.

[29] Watts HG, Hall JE, Stanish W. The Boston brace system for the treatment of low thoracic and lumbar scoliosis by the use of a girdle without superstructure. Clin Orthop, 1977, 126:87-92.

[30] Stagnara P, de Mauroy JC. Résultats à long terme du traitement orthopédique lyonnais. In: Stagnara P. Actualités en rééducation fonctionnelle et réadaptation. 2ème série. Paris, Ed. Masson, 1977.

[31] Stagnara P, Desbrosses J. Scolioses essentielles pendant l' enfance et l' adolescence: résultats des traitements orthopédiques et chirurgicaux. Rev Chir Orthop, 1960, 46: 562-575.

[32] Weiss HR. Conservative treatment of idiopathic scoliosis with physical therapy and orthoses. Orthopade, 2003, 32:146-156.

[33] Weiss HR. Rehabilitation of adolescent patients with scoliosis -what do we know? A review of the literature. Pediatr Rehabil, 2003, 6:183 194.

[34] Chêneau J. Orthese de scoliose, 1ère Edition. Chêneau, J. Saint Orensm, 1990.

[35] Rigo M. Intra-observer reliability of a new classification correlating with brace treatment. Pediatr Rehabil, 2004, 7:63.

[36] Negrini S, Marchini G. Efficacy of the symmetric, patient-oriented, rigid, three-dimensional, active(SPoRT) concept of bracing for scoliosis: a prospective study of the Sforzesco versus Lyon brace. Eura Medicophys, 2007, 43:171-181.

[37] Negrini S, Marchini G, Tomaello L. The Sforzesco brace and SPoRT concept (symmetric, patientoriented, rigid, three-dimensional) versus the Lyon brace and 3-point systems for bracing idiopathic scoliosis. Stud Health Technol Inform, 2006, 123:245-249.

[38] Price CT, Scott DS, Reed FEJ, et al. Nighttime bracing for adolescent idiopathic scoliosis with the Charleston bending brace. Preliminary report. Spine, 1990, 15:1294-1299.

[39] Price CT, Scott DS, Reed FEJ, et al. Nighttime bracing for adolescent idiopathic scoliosis with the Charleston bending brace: long-term followup. J Pediatr Orthop, 1997, 17: 703-707.

[40] Federico DJ, Renshaw TS. Results of treatment of idiopathic scoliosis with the Charleston bending brace. Spine, 1990, 15:886-887.

[41] Gepstein R, Leitner Y, Zohar E, et al. Effectiveness of the Charleston bending brace in the treatment of single-curve idiopathic scoliosis. J Pediatr Orthop, 2002, 22:84-87.

[42] D'Amato CR, Griggs S, McCoy B. Nighttime bracing with the providence brace in adolescent girls with idiopathic scoliosis. Spine, 2001, 26:2006-2012.

[43] Yrjönen T, Ylikoski M, Schlenzka D, et al. Effectiveness of the providence nighttime bracing in adolescent idiopathic scoliosis: a comparative study of 36 female patients. Eur Spine J, 2006, 15:1139-1143.

[44] Wong MS, Cheng JC, Lam TP, et al. The effect of rigid versus flexible spinal orthosis on the clinical efficacy and acceptance of the

patients with adolescent idiopathic scoliosis. Spine,2008,33:1360-1365.

[45] Coillard C,Vachon V,Circo AB,et al. Effectiveness of the SpineCor brace based on the new standardized criteria proposed by the scoliosis research society for adolescent idiopathic scoliosis. J Pediatr Orthop,2007,27:375-379.

[46] Coillard C,Leroux MA,Zabjek KF,et al. SpineCor -a non-rigid brace for the treatment of idiopathic scoliosis: post-treatment results. Eur Spine J,2003,12:141-148.

[47] Weiss HR,Bohr S,Jahnke A,et al. Acupuncture in the treatment of scoliosis -a single blind controlled pilot study. Scoliosis,2008,3:4.

[48] Cassella MC,Hall JE. Current treatment approaches in the nonoperative and operative management of adolescent idiopathic scoliosis. Phys Ther,1991,71:897-909.

[49] Stricker SJ. The malaligned adolescent spine-part 2: Scheuermann's kyphosis and spondylolisthesis. Int Pediatr,2002,17:135-142.

[50] Damborg F,Engell V,Andersen M,et al. Prevalence,concordance,and heritability of Scheuermann kyphosis based on a study of twins. J Bone Joint Surg,2006,88:2133-2136.

[51] Lings S,Mikkelsen L. Scheuermann's disease with low localization. A problem of under-diagnosis. Scand J Rehabil Med,1982,14:77-79.

[52] Lowe TG,Kasten MD. An analysis of sagittal curves and balance after Cotrel-Dubousset instrumentation for kyphosis secondary to Scheuermann's disease. A review of 32 patients. Spine,1994,19:1680-1685.

[53] Lowe TG,Line BG. Evidence based medicine: analysis of Scheuermann kyphosis. Spine,2007,32:S115-S119.

[54] Murray PM,Weinstein SL,Spratt KF. The natural history and long-term follow-up of Scheuermann kyphosis. J Bone Joint Surg,1993,75:236-248.

[55] Papagelopoulos PJ,Mavrogenis AF,Savvidou OD,et al. Themistocleous GS,Soucacos PN. Current concepts in Scheuermann's kyphosis. Orthopedics,2008,31:52-58.

[56] Wenger DR,Frick SL. Scheuermann kyphosis. Spine,1999,24:2630-2639.

[57] Jansen RC,van Rhijn LW,Duinkerke E,et al. Predictability of the spontaneous lumbar curve correction after selective thoracic fusion in idiopathic scoliosis. Eur Spine J,2007,16:1335-1342.

[58] Lowe TG. Scheuermann disease. J Bone Joint Surg,1990,72:940-945.

[59] Lowe TG. Scheuermann's disease. Orthop Clin North Am,1999,30:475-487.

[60] McKenzie L,Sillence D. Familial Scheuermann disease: a genetic and linkage study. J Med Genet,1992,29:41-45.

[61] Fotiadis E,Grigoriadou A,Kapetanos G,et al. The role of sternum in the etiopathogenesis of Scheuermann disease of the thoracic spine. Spine,2008,33:E21-E24.

[62] Ippolito E,Bellocci M,Montanaro A,et al. Juvenile kyphosis: an ultrastructural study. J Pediatr Orthop,1985,5:315-522.

[63] Scoles PV,Latimer BM,DigIovanni BF,et al. Vertebral alterations in Scheuermann's kyphosis. Spine,1991,16:509-515.

[64] Boseker EH,Moe JH,Winter RB,et al. Determination of "normal" thoracic kyphosis: a roentgenographic study of 121 "normal" children. J Pediatr Orthop,2000,20:796-798.

[65] Winter RB,Lonstein JE,Denis F. Sagittal spinal alignment: the true measurement, norms, and description of correction for thoracic kyphosis. J Spinal Disord Tech,2009,22:311-314.

[66] Faro FD,Marks MC,Pawelek J,et al. Evaluation of a functional position for lateral radiograph acquisition in adolescent idiopathic scoliosis. Spine,2004,29:2284-2289.

[67] Horton WC,Brown CW,Bridwell KH,et al. Is there an optimal patient stance for obtaining a lateral 36" radiograph? A critical

comparison of three techniques. Spine, 2005, 30:427-433.

[68] Mac-Thiong JM, Berthonnaud E, Dimar JR, Betz RR, et al. Sagittal alignment of the spine and pelvis during growth. Spine, 2004, 29: 1642-1647.

[69] Sorensen KH. Scheuermann's juvenile kyphosis. Clinical appearances, radiography, aetiology, and prognosis. Copenhagen: Munksgaard, 1964.

[70] Bradford DS. Juvenile kyphosis. Clin Orthop Relat Res, 1977, 128:45-55.

[71] Legaye J. Unfavorable influence of the dynamic neutralization system on sagittal balance of the spine. Rev Chir Orthop Reparatrice Appar Mot, 2005, 91:542-550.

[72] Legaye J, Duval-Beaupere G, Hecquet J, et al. Pelvic incidence: a fundamental pelvic parameter for three-dimensional regulation of spinal sagittal curves. Eur Spine J, 1998, 7:99-103.

[73] Bradford DS, Garcia A. Herniations of the lumbar intervertebral disk in children and adolescents. A review of 30 surgically treated cases. JAMA, 1969, 210:2045-2051.

[74] Chiu KY, Luk KD. Cord compression caused by multiple disc herniations and intraspinal cyst in Scheuermann's disease. Spine, 1995, 20:1075-1079.

[75] Yablon JS, Kasdon DL, Levine H. Thoracic cord compression in Scheuermann's disease. Spine, 1988, 13:896-898.

[76] Bradford DS, Moe JH, Montalvo FJ, et al. Scheuermann's kyphosis and roundback deformity. Results of Milwaukee brace treatment. J Bone Joint Surg, 1974, 56:740-758.

[77] Montgomery SP, Erwin WE. Scheuermann's kyphosis -long-term results of Milwaukee braces treatment. Spine, 1981, 6:5-8.

[78] Riddle EC, Bowen JR, Shah SA, et al. The duPont kyphosis brace for the treatment of adolescent Scheuermann kyphosis. J South Orthop Assoc, 2003, 12:135-140.

[79] Sachs B, Bradford D, Winter R, et al. Scheuermann kyphosis. Follow-up of Milwaukee-brace treatment. J Bone Joint Surg, 1987, 69: 50-57.

[80] Weiss HR, Turnbull D, Bohr S. Brace treatment for patients with Scheuermann's disease -a review of the literature and first experiences with a new brace design. Scoliosis, 2009, 4:22.

[81] Pola E, Lupparelli S, Aulisa AG, et al. Study of vertebral morphology in Scheuermann's kyphosis before and after treatment. Stud Health Technol Inform, 2002, 91:405-411.

[82] Platero D, Luna JD, Pedraza V. Juvenile kyphosis: effects of different variables on conservative treatment outcome. Acta Orthopaed Belgica, 1997, 63:194-201.

[83] Weiss HR, Dieckmann J, Gerner HJ. Effect of intensive rehabilitation on pain in patients with Scheuermann's disease. Stud Health Technol Inform, 2002, 88:254-257.

第 5 章　脊柱侧凸外科手术新进展

第 5 章
脊柱侧凸外科手术新进展

Acke Ohlin

关键词 脊柱侧凸历史·波形杆及前后入路的新技术·椎弓根螺钉·钉的设计·内镜技术·生长棒·撑开装置·引导生长系统·钛合金置入

第 1 节 简要历史回顾

50 余年前，Harrington 介绍了一种在侧弯的脊柱顶端和尾端各放一个钩子的脊柱侧凸撑开装置[1]。他最初应用的患者群体主要是脊髓灰质炎伴脊柱畸形。这是第一个用于脊柱侧凸的矫形装置，并且在世界范围内使用了至少 30 年。

约 10 年后，Dwyer 利用钛缆与前体螺钉研发了前路固定系统，该系统在椎间盘摘除后患者中获得了很好的矫形效果。他在 1969 年报道了早期使用这项技术治疗的 8 个病例[2]。1976 年，德国的 Zielke 改良了该系统，并提出了带细螺杆的前路系统[3]。然而，这两个前路系统术后常导致脊柱后凸，螺杆或缆线的老化断裂比较常见。在 20 世纪 90 年代早期，日本的 Kaneda 提出了一种前方双棒系统。外科医师可以用其治疗矢状面畸形。使用这种技术在胸腰段和胸段进行矫正时，通常能获得很好的矫正效果[4]。然而，经过长期观察，发现中上胸椎手术后会发生不可逆的肺功能下降[5-6]。对于年轻患者，这种损伤在临床上并未受到重视。但对于老年患者，这种肺功能的下降可能会影响身体的整体功能。

在 20 世纪 70 年代，Luque 报道了一种脊柱后路节段内固定治疗畸形的方法。该方法是基于多个椎板下穿钢丝并连接到后方矫形棒上的技术[7]。使用该技术，可治疗除小儿麻痹症以外的其他神经系统疾病。

20 世纪 80 年代中期，Cotrel 和 Dubousset 推出了一种带有挂钩的多节段双棒后路内固定系统（CD），该方法也解决了矢状面的问题[8]。随着在 20 世纪 80 年代早期椎弓根螺钉技术向非法语国家的推广，CD 技术进一步发展成为用腰椎椎弓根结合钢丝及挂钩的混合技术。

第 2 节 技术变革

1994 年，韩国的 Suk 教授介绍了一种新方法，使 CD 系统和混合内固定技术有了进一步发展[9]。最初这种技术并不被认可，因为他介绍螺钉拧入发育不全的椎弓根时，螺钉在脊柱凹侧十分贴近脊髓。但在 20 世纪 90 年代末，随着一些外科医师在汉城（今首尔）进行学术访问后把这种技术引进了美

A. Ohlin
Lund University, Sweden, Malmö, Sweden
e-mail: acke. ohlin@med. lu. se

G. Bentley (ed.), *European Surgical Orthopaedics and Traumatology*,
DOI 10.1007/978-3-642-34746-7_29, © EFORT 2014

国，此技术才得以推广。目前这种方法已经得到了极大认可。

手术技术

随着标准后路手术的充分显露，螺钉的入钉点得到了确定。在预期进针点打入定位针，并通过X线片或透视检查确定，通过不同的方式——钻或探针为螺钉做通道[10]。一些外科医师用更直接的方法，比如刮匙或磨钻，以获得更宽的钉道，以便在拧入螺钉前观察椎弓根壁的情况[11]。在置钉困难时，在硬膜外间隙开一小窗是很有益的，这样可以在直视下观察到硬膜囊。这些开窗术可去除黄韧带和关节囊结构，尤其是在侧凸的凹侧，对于困难病例的"后路减压"也很有帮助。根据以往的经验，螺钉可以置入侧弯凹侧的每一节段，以及凸侧的大多节段。

目前普遍接受的技术是Suk首创的脊柱侧凸矫形术，具体如下：根据患者侧弯情况，将弯曲、甚至过弯曲的矫形棒先放置到螺杆凹侧头端(图2-5-1)。随后将矫形棒旋转90°[10]。这一方法可以创建几乎笔直的脊背(图2-5-1)。在这一阶段中，如果仅是凹侧撑开不会对椎体旋转产生太大的影响。因此，可采用直接去旋转方法去除椎体旋转[12]。通过在左右两端螺钉头上的手柄施加相反的去旋转力可以显著减少脊柱侧弯畸形的旋转。在脊柱凸侧置入稳定棒之前，可在关节和后方的皮质骨表面进行去皮质化以诱导骨融合。应用这种多节段固定技术，取髂嵴骨移植似乎变得不再必要，从而避免了供骨区的疼痛问题[13]。通过2年的随访发现，术后供骨区疼痛的发生率高达25%[14]。由于椎体在螺钉之间起连接作用，所以没有必要在两个棒间使用横连。顶端的横向连接器在结构上甚至是有害的，在极少数病例中近端关节凸出会使上面的螺钉切出[15]。有报道称，深在的螺钉及横杆会导致后期进展为脊髓压迫[16]。

悬梁臂复位技术及后续的直接旋转椎体都可以在各个平面上矫正畸形。这一技术将两根棒同时插入头侧及尾侧两端的螺钉头内，可以使用不同的方法将棒推入螺杆。对于神经肌肉C型脊柱侧凸，这种简单的旋棒技术十分有帮助。

骨盆固定一直是一个富有争论的问题。在神经肌肉型侧弯，骨盆倾斜超过20°时，一般使用内固定器械和融合方法矫正骨盆。骨盆可能是脊柱侧凸畸形的一部分，没有必要将其纳入融合结构。部分外科医师选择内固定节段停留在L_5，因为他们更关注髂腰韧带的功能[17]。大量的研究结果显示，骨盆固定的失败率较高(挡风玻璃雨刷征)。这被认为是由于长期的杠杆臂组合仅与一个骨股头连接的结果。此前，骨盆固定是通过最常用的Galveston[18]技术实现的，这不仅耗时，而且可能很难实现。纵向杆的远端必须弯曲并插入髂骨。如今，几乎所有厂商都为脊椎外科医师提供用于长杆髂骨螺钉使髂腰固定的连接器，使得手术更简单和迅速。然而这些连接有时可能隆起，这会给患者带来痛苦。另外，在骨盆区进行外科手术有较高的感染风险。

第3节　成人脊柱侧凸

成人脊柱侧凸采用的内固定器械和方法与青少年脊柱侧凸相同。有时为了达到预期的矫正效果，需要更大范围的后路减压，有时还需要截骨。然而矢状面失代偿的问题频繁发生。Cho等[19]报道，多达40%的成人患者将面临这些问题，特别是病变在较低的腰椎区域时。

术前矢状位不平衡是成人脊柱侧凸的一个可能的原因，而这一问题必须在脊柱侧弯矫正时解决。螺钉松动是该类疾病老年患者的另一个明显问题。推荐的解决方案是将螺钉更换为骨水泥钉。目前没有相关技术的进一步报道。比利时的学者虽然应

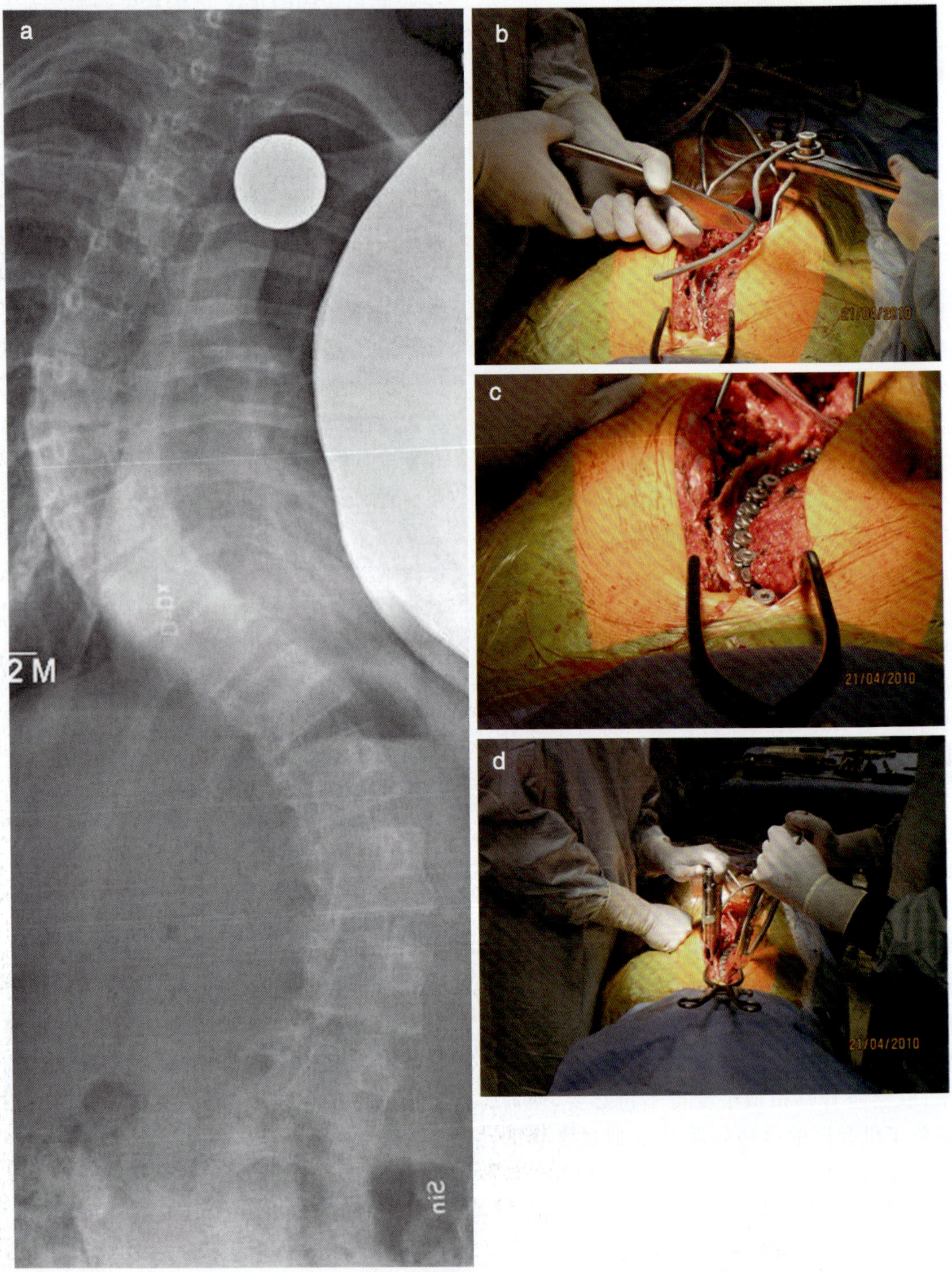

图 2-5-1　脊柱侧弯手术新技术

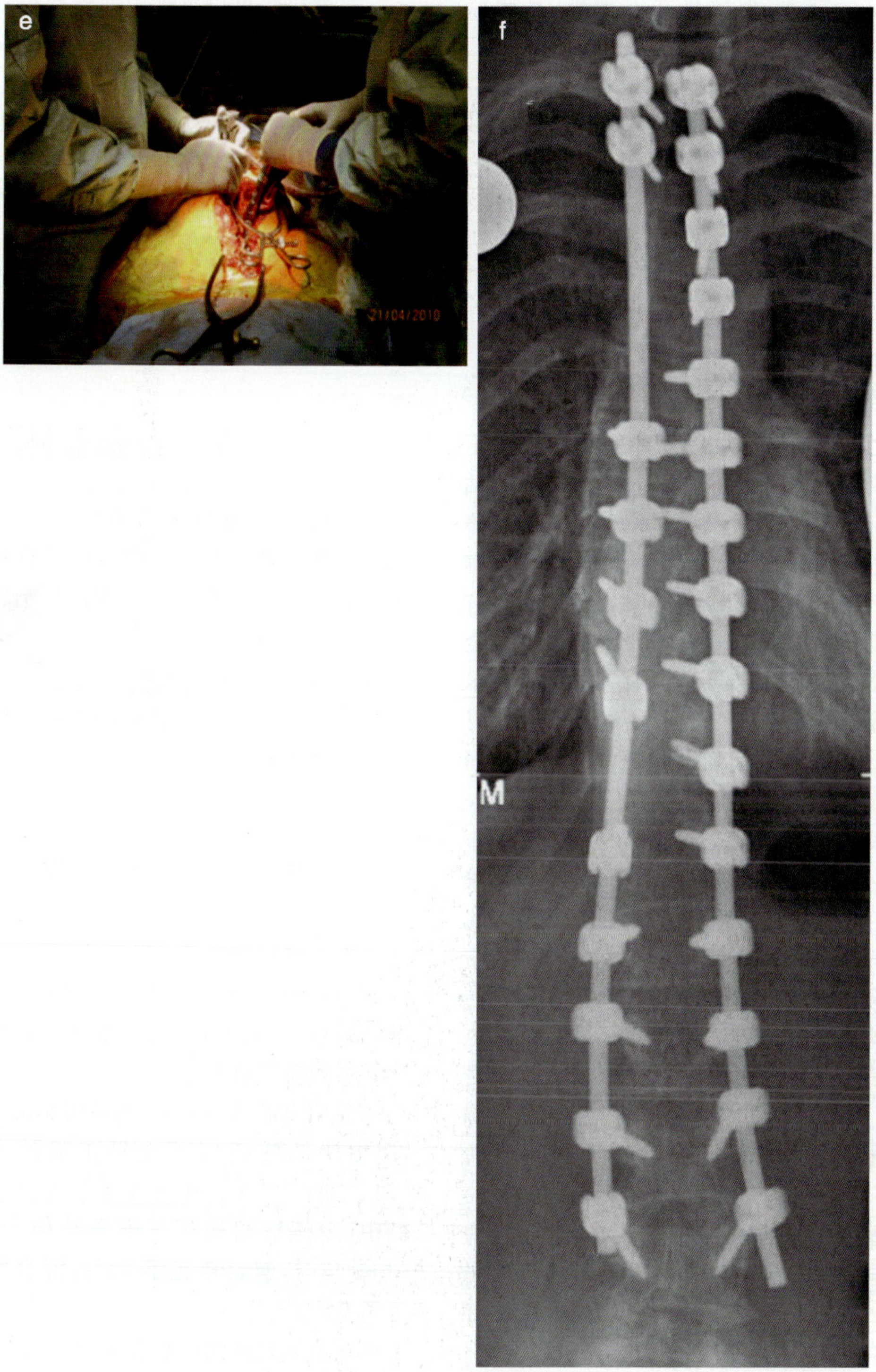

图 2-5-1　**脊柱侧弯手术新技术(续)**

a. 患者,女性,14 岁,青少年特发性脊柱侧弯,后前位 X 线片;b. 术中置入全部螺钉,过度弯曲凹侧棒;c. 置入第一根棒;d. 反旋矫形棒,助手在凸侧推顶防止进一步转动;e. 通过螺钉手柄在顶部连接螺钉头,直接旋转椎体;f. 术后 6 个月后前位 X 线片

用了这一技术，但效果并不理想，且研究结果并未发表[20]。利用羟基磷灰石螺钉进行试验的研究正在开展，关于人和动物的有前景的研究结论已经发表[21-22]。另一个开发方向是可膨胀的椎弓根螺钉。来自生物力学实验室的数据提供了积极的结果，但是目前尚无令人信服的临床结果报道[23-24]。

螺钉头的发展

近10年中，脊柱器械中螺钉头技术不断发展与进步。最初市场上流行的是单轴螺钉和多轴螺钉。采用单轴螺钉、螺钉和棒的垂直结合较难实现。其原因在于：由于解剖原因胸椎区域螺钉通道向头侧偏移。有些早期治疗的患者，采用Suk技术在钛合金置入术后的早期会出现噪声。临床上，约术后6个月背部病情才变得平稳。但显而易见，那是由于不全匹配使得螺杆头和杆之间存在微动所致。万向螺钉由于螺钉头部位置可变，减弱了由螺钉传向脊柱的外界矫正力量，从而导致矫正程度的丢失[25]。解决这一问题的方法是单平面螺钉的发展，其允许螺钉头部在头尾方向运动，从而提高杆与螺钉头部的匹配度(图2-5-2)。"噪声背"的报道临床上非常罕见。螺钉螺纹的结构也有了进一步的发展，从楔形螺纹发展到锁定螺纹，从而减少了"头分散风险"。旧式螺纹匹配性和稳定性较差，且随时间的延长而下降，导致力量方向被分散。万向螺钉目前仍在使用，尤其适用于将稳定而非矫正作为手术目标时。另一个发展方向是通过长尾螺钉达到钉尾的临时延长。这使得悬梁臂矫正操作成为可能，这一类型的螺钉通过螺钉内部更加均匀的力学分散使得力量通过杆向螺钉头部传导至椎体。这种通过插入棒或以更均匀分布推力的方式降低了螺钉拔出的风险，特别适用于神经肌肉发达但骨量较少的患者。

虽然仍然可以见到内部螺丝松动的病例，但在目前的技术条件下已经很少发生了。其原因可以通过冶金学的角度阐述，一个物体不能在螺钉尖端和内部施加太多的力量，否则螺钉会变形。

最近，新型的、小切迹的非传统钉棒锁定系统正在研究中(The Range Spinal System，由K2M公司研制)。但是目前尚没有相关临床研究发表。

第4节 脊髓监测

目前，至少在斯堪的纳维亚地区，脊髓监测是强制性的检查。实时记录脊髓运动束功能的运动诱发电位监测优先于较陈旧且不可靠的体感诱发电位(somato sensory evoked potentials，SSEP)[26]。脊柱侧凸研究会建议脊髓监测是首选的术中脊髓功能评估的方法[27]。

第5节 结　果

由于脊柱侧凸是一种三维畸形，不仅表现在冠状面上，而且还涉及旋转和相关的矢状面改变。不能仅通过评估Cobb角的变化评估其矫正效果。

几项报道结果显示，当使用Suk的方法时，冠状平面Cobb角的矫正率在65%～75%之间[21,28-29]。在青少年特发性脊柱侧凸中，全螺钉结构优于混合结构，在测量Cobb角时，螺钉矫正了70%，混合结构矫正了56%[28]。

在成人脊柱侧凸患者中，全螺钉的矫正效果也明显优于混合结构，Rose等[30]报道的Cobb角的矫正率分别为56%和41%。术前和术后旋转的实际程度只能通过CT或MRI，以及测量旋转角度最大的椎体来评估[29,31]。这一椎体主要位于侧弯的顶端或

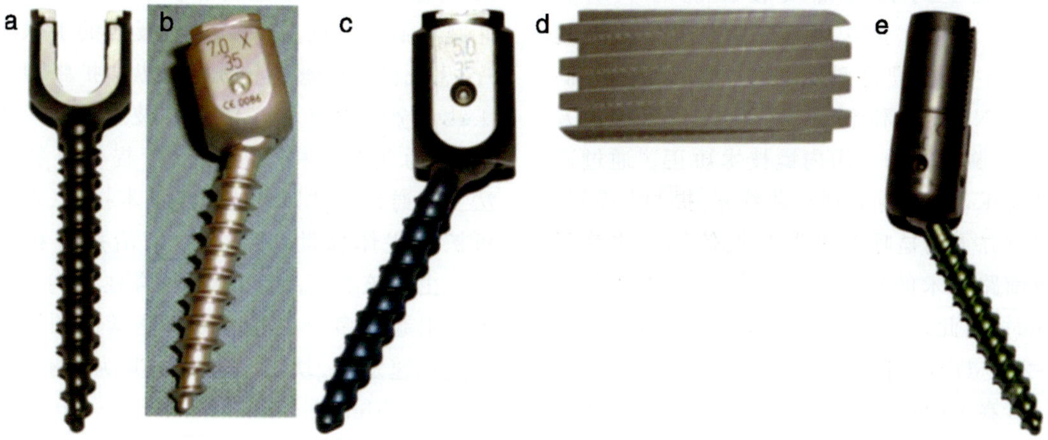

图 2-5-2　a. 单轴螺杆；b. 单轴螺丝，螺钉头可以在一个平面上活动，尤其在冠状面上获得很好的矫正；c. 多轴螺钉，螺钉头约有 25°的活动度，当内部螺丝固定时，螺钉头不活动；d.“内螺纹”-螺纹设计减少了“头展”力，这是早期的螺丝设计；e. 多轴复位螺钉，能逐渐矫正，特别适用于严重的变形，当连接棒时多个后续螺钉同时使用可分散应力

某一节段的上缘或下缘[29,32]。据报道，去旋转效果在 30%～60% 之间[12,29,33-34]。下端椎倾斜矫正（lower end vertebral tilt，LEVT）的目的是减少长期在腰部区域侧弯进展的风险。Suk 技术在 70%的情况下对于 LEVT 有效，但对于纠正经常性胸椎后凸甚至胸椎前凸的相关文献结果并不一致。有报道表明，Suk 技术不如混合结构[33]。当使用更多的刚性棒内固定来重建胸椎后凸时，实际矫正范围仅有 5°～7°。另一个问题是经济方面的，需要多少螺钉才能达到满意的矫正效果？Clementz 等[35]研究结果证实，对于一系列的混合和所有螺钉构造，可以通过常规放射学检查评估，锚的数量的增多能显著提高冠状位的矫正效果。最近的研究通过低剂量 CT 检查发现，所有螺旋结构中，螺钉密度显著影响旋转及胸椎矢状面上的重建功能[36]。然而，就冠状位矫正和 LEVT，螺钉密度和矫正效果之间差异无统计学意义。基于脊柱侧凸研究学会报道的发病率和死亡委员会报道的数据，青少年特发性脊柱侧凸患者中后期需行手术的病例占 1.75%；然而并没有提及锚的相关数据类型[37]。通过 CT 检查发现，胸段椎弓根螺钉误置率为 6%～50%[38-40]。误置率定义的不同导致了报道上数据的差异[41]。降低误置率有一个显著的学习曲线[42]。计算机辅助骨科手术（computer-assisted orthopaedic surgery，CAOS），已被证明可以提高椎弓根螺钉位置的准确性，至少是腰椎[43]。一项新的技术（O 型臂）利用 CT 成像术与导航系统能有效降低螺钉误置率。制造商建议的辐射剂量对于年轻患者来说仍太高。最近的研究结果表明，进行脊柱外科手术时，使用 O 型臂并会不损害图像质量，辐射剂量还可以减少 10 倍[44]。

早在 20 世纪 80 年代，在中国北京完成了由记忆金属制成的金属棒的试验。最近的一项相关报道是来自英国的文献。Wang 等[45]应用该金属棒矫正畸形，并随后用常规棒代替。结果发现，平均 71%的 Cobb 角得到了修正，矫正效果类似于 Suk 技术。

第 6 节　内镜技术

瑞典内科医学博士 Jacobeaus 在 1910

年发表了对胸腔镜及腹腔镜的早期经验[46]。在20世纪90年代初期，美国的Regan介绍了这种方法[47]。随后Blackman、Newton和Picetti分别改良了这种方法，对胸椎侧凸采用内镜技术矫正。通过这种技术，中度胸椎侧凸曲线被很好地矫正，而且并无明显呼吸功能恶化发生，这也是开放前路手术的缺点之一。但这些步骤非常耗时，因此，该技术目前尚未广泛流行（图2-5-2a～d）。

在20世纪50年代，用吻合器对胸部侧弯凸侧的椎间盘进行吻合试验由于效果不佳而被放弃[48]。在千年之交，费城的Betz提出在内镜下置入记忆金属，在胸椎及腰椎侧弯凸侧置入钛钉固定间隙[49]。从术中的定位来看，没有明显的矫正力量可以应用于变形的脊柱。其效果与支架治疗的效果相当，对70%的患者有效，而30%的患者需要进一步的手术治疗[49-50]。吻合器的结果不是基于组间比较的前瞻性研究，未设对照，因此不能得出结论。Malmo的经验仅包括采用Betz吻合器的12例特发性脊柱侧凸病例，其纳入标准与Betz相似[49]。其中多于6例进一步接受并明确了该手术方式[51]。Lenke发明了类似的技术，“系绳”连接内镜插入椎体螺钉连在压缩聚合带，内镜下椎体内置入螺钉并在凸侧“系绳”来矫正侧凸。该研究报告了可靠的结果，但不幸的是，其样本量过少[52]。然而，立法政策已经停止了对人体的进一步试验，尤其是美国。

生长棒系统

纵向扩张型人工钛合金肋骨植入技术

20世纪80年代末，Campbell是美国1例刚满1周岁的一侧有5根肋骨发育不全的患儿。这种畸形导致了严重的脊柱侧弯，需通过呼吸机维持生命。对患儿行胸椎切开术，将发育不良区域内的挛缩组织分离开。胸壁牵开后用2枚斯氏针将第2肋和第10肋固定，并重建胸廓软组织。术后患儿脱离了呼吸机。如今，经过反复的手术治疗，患儿已经能够踢足球了。纵向扩张型人工钛合金肋骨植入（VEPTR）技术的进一步发展，为儿童脊柱畸形的治疗提供了新方法。即通过脊柱以外的组织手术技术（垂直可扩张假体钛肋VEPTR）来治疗脊柱畸形。由于该类产品疗效较好，脊柱和胸壁畸形所引起的多个关于呼吸功能紊乱领域的研究迅速发展，坎贝尔便命名其为“胸不足综合征（thoracic insufficiency syndrome，TIS）”[53]。

该技术目前已在全球范围内推广，并用于原发性胸壁疾病及先天性脊柱侧凸患者的治疗中，包括由于脊柱畸形如骨髓增生异常综合征和其他疾病导致的呼吸抑制。其也被用于早期特发性脊柱侧弯患者的治疗中。患者常需要反复手术，并辅以脊柱延长术，通常每6个月1次。可采用3种固定方法。从近端肋骨顶部，可对更远端的肋骨，或椎体/椎弓根，或骨盆进行内固定（图2-5-3）。

随着双侧矫形棒技术的进一步发展，单侧矫形棒、对侧稳定棒的术式逐渐开展起来。同时，也出现诸多问题，例如，“锚定”位点的移动，因此进一步出现了VEPTR 2系统，这一生长棒系统包含多个颅、肋“锚定”位点。对于合并后凸畸形的患者需谨慎使用，因为使用该系统可导致后凸畸形的进一步加剧。

我们预期VEPTR技术对于呼吸功能具备长期的改善效果，但目前尚无肺功能检测的相关证据支持，而临床症状和影像学改善却十分显著[54-55]。该技术可为患者提供之前所不能提供的更优的治疗方案。应用这种间接脊柱矫正手术，可以在制定手术方案时不需破釜沉舟。

Skaggs最近提出了一项类似的技术，即采用传统的脊柱器械达到类似于VEPTR技术的治疗效果。这种技术可以创建

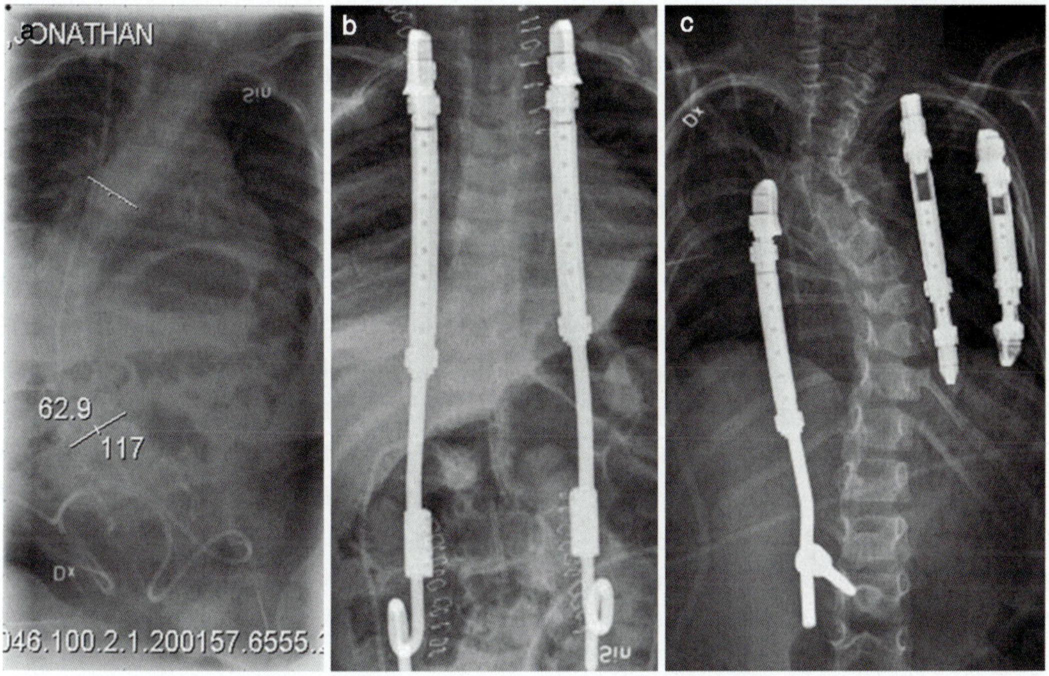

图 2-5-3　a. 术前后前位 X 线片，患儿男，4 岁，脊髓发育不良导致脊柱塌陷；b. 术后后前位 X 线片，自肋骨至骨盆经皮置入 VEPTR，术中出血量为 20 ml；c. 患儿女，5 岁，先天性脊柱侧弯，使用了 3 套 VEPTR

低位脊椎到胸壁之间的牵引，而不需要在初次手术或延长手术中使用特殊的仪器[56]。

第 7 节　其他生长棒系统

对于那些很少或根本没有剩余的生长潜力，且骨骼成熟后 Cobb 角>50°的儿童，通过脊柱侧凸手术治疗矫正和融合仍然是治疗脊柱侧凸的“金标准”。

通过了解最近的关于脊柱和胸廓融合术的发展进程，我们认为融合脊柱的时间过早，不仅会导致身材更矮，还会导致胸廓的体积减小，从而影响患者的呼吸功能，患儿在 10 岁时肺体积仍有 50% 的增长潜力[57]。脊柱的生长发育可对肋骨和胸廓的生长产生影响。这些新的发现促进了生长棒系统的发展和普及，保证了脊柱的直立生长。

生长棒系统可以分为基于牵引的系统或基于引导增长的系统。

以上介绍的 VEPTR 技术，可以视为一个生长棒系统，但不一定是固定脊椎的主要装置。

一、牵引系统

对于不成熟的脊柱侧凸，可以在头端和远端锚定处放置连接杆，通常认为每隔 6 个月可以进行延长手术。锚定脊柱的两端可以使用牵引钩、螺钉和椎板下钢丝或上述装置的组合。过去曾对使用单棒或者双棒系统存有争议。目前，有证据表明双杆结构更具优越性[59]。

牵引可以应用在杆的两端，但更偏向使用多米诺连接器或包含了部分杆的特制盒子。研究表明，牵引对骨骼延长的影响经常会在 6 次甚至更多次的延长之后消失。在这些病例中，关节突关节标本的组织学结果显示软骨退行性变[60]。

二、引导生长系统

20 世纪 90 年代，提出了一种新的理念，根据该理念，将一个基于多椎板下钢丝加波状棒系统连接到脊柱(Luque 技术)，但由于其过长而影响生长。应用此技术，骨膜组织暴露不可避免，并且频繁地自发融合。因为此矫正技术没有达到预期的效果，目前这种技术已很少使用[61]。近年来出现了一种微创技术即 Shilla 技术[62]，是由 Richard McCarty 提出，据说这一想法是其在一个豪华新罗酒店醒来时产生的。在畸形的顶椎区域中，置入 2～4 对螺钉进行固定，使得局部畸形得到矫正。用一根临时杆固定矫正，从下方插入另一侧的一根长棒，通过通道进入“中间区域”，将棒松散地固定在这些螺钉上，进一步在筋膜下的肌层打通通道。然后在另一侧插入稳定杆。两杆的两端“过长”。中间的内螺丝完全固定并进行融合；两端的特殊螺钉使螺钉内固定但不与棒牢固固定，允许“过长”的杆两端在螺钉内滑动(图 2-5-4)。引导生长技术可以同时使用双杆，即植入并且棒完全固定底部细端的“过长”杆，通过螺丝直径较大的顶部，有利于其增长。

目前还面临诸多问题，例如，由于杠杆臂较长常导致末端螺钉松动。在 Shilla 系统中，当使用钛植入物时，由于钛植入物相互间的运动，可能会导致螺钉和棒的界面发生磨损，出现异物反应，形成滑膜样液体积聚。

所有这些新的生长棒系统都伴随着许多问题。由于长杆臂两端的内固定受到很大的机械应力，导致机械松动的风险增加。重复延长手术使得感染的风险增加并影响软组织的愈合。在许多情况下，感染可以通过临时去除感染部位的植入物来控制。经过抗生素治疗一段时间后，可以重新成功地再植入。除了一些复杂的病例，在大多数情况下，整个过程效果是良好的[63]。

第 8 节　钛合金

钛合金(Ti4V6Al)被广泛应用于脊柱外科手术中，主要是因为其与 MRI 扫描的相对兼容性。即使是纯钛，也含有部分铁，这就对成像造成了干扰。

多项回顾性研究结果显示，在使用钛或钛合金植入物后，植入物相关感染的发生率显著降低[64-65]。Muschik 等[66]还指出，10 例持续感染的晚期感染病例将不锈钢植入物改为钛植入物后，未出现感染复发的情况。

有趣的是，此项技术有着基本的原子/分子的解释。研究人员 Branemark 创造了“骨整合”这一术语并成功在齿科领域引入钛爪钉，有报道解释了钛种植体在口腔不会发生感染的原因[67]。

这些实验室的结果是不容易理解的，即使是由博学的整形外科医师来理解也如此！关于这个过程的一个简短的解释过程如下：

所有的钛植入物(纯钛及其合金)，当它们暴露在大气中就会被一层二氧化钛覆盖。在手术部位的炎症过程诱导炎性细胞，如白细胞和巨噬细胞，释放过氧化物酶(更详细的解释可以查阅活性氧的文献，在此不做赘述)。

在这种环境下形成的是钛的过氧化氢凝胶。这种凝胶将覆盖整个植入物。随后被降解为二氧化钛。在该过程中，过氧化氢及氧自由基被释放。在这个特殊的环境中，没有细菌存活。宿主细胞也会因其毒性作用而坏死，然而，这将被邻近的新的宿主细胞所代替。

在植入物附近细菌血源性沉积的情况下，可通过一连串的相似效应得到保护。

第 6 章

神经肌肉性脊柱侧弯的外科治疗

J. Brad Williamson

摘要 本章将讨论神经肌肉性脊柱侧弯的系列问题，探讨与此类疾病发病相关的常见疾病，以及在不同条件下与结果评估相关的问题。

此类脊柱畸形与神经肌肉异常有关，是由于肌肉控制力缺失和肌肉无力所导致。

虽然不同的神经肌肉性疾病造成的脊柱弧度变化有相似之处，但每一种疾病都有自己的特点。“神经肌肉性脊柱侧凸”只是一种状态或一个疾病的简化说法，此说法并没有充分考虑到设计治疗方案时相关的影响因素。

关键词 麻醉 · 失血量 · 心肺功能评估 · 分类 · 并发症 · 非手术治疗 · Duchenne 型肌营养不良，脊髓性肌萎缩，脑性瘫痪 · 手术技巧 · 结果 · 放射学诊断 · 脊柱侧弯 · 外科治疗

第 1 节　分　类

脊柱侧弯研究学会分类法是最常用的分类方法(图 2-6-1)。这种分类方法根据诊断的情况对神经肌肉性脊柱侧凸进行细化，

Ⅰ　神经性疾病
- A. 上运动神经元
  - 1. 脑性瘫痪
  - 2. 脊髓小脑变性
    - a. Friedreich 共济失调
    - b. 腓骨肌萎缩症
    - c. Roussy-Levy 病
  - 3. 脊髓空洞症
  - 4. 脊髓肿瘤
  - 5. 脊髓损伤
- B. 下运动神经元
  - 1. 脊髓灰质炎
  - 2. 其他病毒性脊髓炎
  - 3. 创伤性下运动神经源损伤
  - 4. 脊髓性肌萎缩症
    - a. Werdnig-Hoffman 病
    - b. Kugelberg-Welander 病
  - 5. Dysautonomic(Riley-Day 综合征)

Ⅱ　肌病
- A. 关节挛缩
- B. 肌营养不良
  - 1. 进行性假肥大性肌营养不良
  - 2. 肢带型肌营养不良
  - 3. 肩胛肱骨筋膜营养不良
- C. 肌纤维型比例失调
- D. 先天性肌张力低下
- E. 营养不良型肌强直

图 2-6-1　脊柱侧弯研究学会：神经肌肉性脊柱侧凸分类

J. B. Williamson
Division of Neurosciences, Salford Royal Hospital, Salford, UK
e-mail: brad.williamson@srft.nhs.uk

G. Bentley (ed.), *European Surgical Orthopaedics and Traumatology*,
DOI 10.1007/978-3-642-34746-7_32,

主要分为神经性和肌性 2 类。此分类方法在美国被广泛应用，但仍存在缺陷，因为它无法及时更新对某些神经肌肉疾病的最新认识，例如腓骨肌萎缩症是外周神经病变，而不应被归为脊髓小脑病变[1]。由于不包含外科病理学共性且没有建设性意见，因此这种分类法不能指导医师进行临床治疗。在欧洲，神经病学家和外科医师将具有进行性神经功能损害的脊柱侧弯视为真正的神经肌肉型侧弯，而由相对稳定的神经功能损害（如脑性瘫痪）引起的脊柱侧弯则不归为神经肌肉病型。

第 2 节 总 论

由于受到潜在神经肌肉机制的影响，神经肌肉性脊柱侧弯一般比特发性脊柱侧弯更早发病且病情严重。

神经肌肉病患者的神经肌肉储备功能降低，脊柱侧弯可能会削弱患者独立行走的能力，增加患者的生活依赖性。因此，功能恢复比特发性脊柱侧弯本身更为重要。对于那些早已依赖轮椅生活的患者，脊柱侧弯引起的骨盆倾斜导致坐位困难。严重的骨盆倾斜可能还需要占用一只健康手臂，因为患儿需用胳膊支撑身体以对抗严重的躯干失衡。由于只能使用另一侧上肢生活，患儿变成了“功能性四肢瘫痪”患者（图 2-6-2）。

神经肌肉疾病的特征是常常并发系统疾病，而且程度严重。呼吸功能受损不仅仅受到脊柱侧弯的力学影响，同时还受到肌肉无力及呼吸肌协调能力下降的影响。肌肉自身疾患对心肌和呼吸肌也存在影响。制定治疗计划时需要考虑到这些因素。

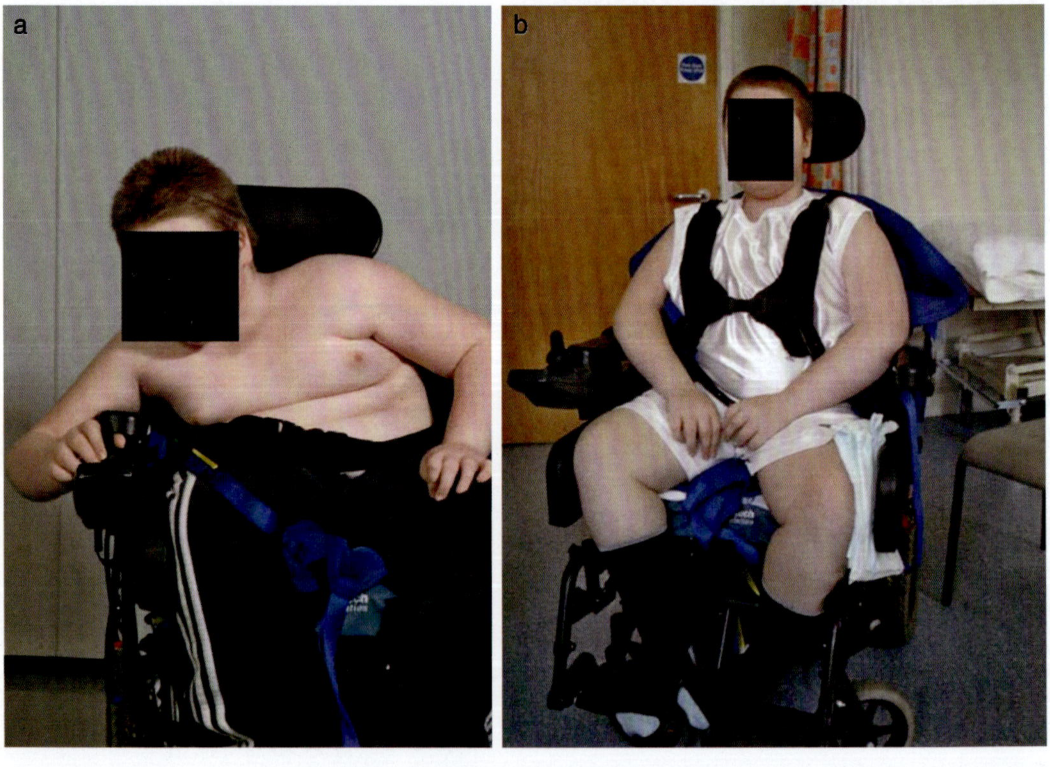

图 2-6-2 1 例患有 Duchenne 型肌营养不良的男孩手术前后的坐姿（NJ Oxborow 的案例）
a. 手术前；b. 手术后

神经肌肉性脊柱侧弯的外科手术风险比非神经肌肉性脊柱侧弯高。长时间的围术期插管会增加肺功能不全患者的呼吸道感染风险。长时间的手术和营养不良会增加伤口感染和压疮的风险。心肌病和大量的体液转移，常常使患者的围术期血流动力学不稳定，因此需要有经验的麻醉医师参与其中。由于存在严重的失用性骨质疏松症，医师需要格外重视固定技术及制定合理方案，以分配脊柱负荷。

第 3 节　治疗方法

一、非手术治疗

神经肌肉性脊柱疾病的非手术治疗比较困难。

外部矫形通常采用定制的胸腰骶支具（TLSO）。有学者认为，TLSO 可能会阻止或减缓脊柱侧弯的病情进展，但是这方面的证据不足。针对那些柔韧性好的侧弯，外部矫形支具通过使姿势趋于直立状态以改善患者功能。对于严重侧弯或僵硬性侧弯患者，外部支具矫形效果微乎其微，甚至会引起皮肤损害。

塑形轮椅的应用也是一种非手术治疗方法，尤其是对那些不宜接受手术治疗的患者。对于有严重脊柱侧弯的患儿来说，让其保持正确的坐姿并不容易。将普通轮椅插入衬垫进行改装可用于畸形较轻的患者，但对于严重畸形的患者，需要个体化定制座椅。

物理治疗师常常为患者特别定制贴身莱卡套装——“睡眠套装”，主要是通过提高皮肤的感觉输入来实现更好的本体感觉反馈，但是尚缺乏可证明其疗效的有力证据。

二、手术治疗

（一）术前评估

1. 影像学评估　神经肌肉性脊柱侧弯的影像评估比特发性脊柱侧弯更难。瘫痪患者很难保持特定的体位配合摄片，而且往往不能获得站立位 X 线片。当无法获得站立位 X 线片时，也可以采集在轮椅上的坐位 X 线片，但这需要有经验的技师帮助。采用这样的体位通常不能获得全脊柱成像，而且骨盆的细微结构也会因被大腿遮蔽而造成显影不清。由于塑形轮椅或座椅对拍摄 X 线坐位片的影响，这类患者只能在仰卧位下拍片。对于弛缓性瘫痪患者，错误的或相反的位置关系可能引起误差，当然也不可能单纯通过仰卧位 X 线片评估矢状面畸形。

测量冠状面脊柱畸形的方法有很多，但通过对比数位观察者对相同 X 线片测量的 Cobb 角结果已被证明是测量误差最小的方法[2]。在很多类似测量骨盆倾斜角的方法中，最常用的是测量髂棘连线与水平线间夹角的方法。

术前 CT 扫描可评估严重畸形的患者骨发育不良等畸形程度，并评估椎弓根或固定位点的实用性。存在椎管内问题的患者需在术前进行 MR 扫描来明确诊断。

2. 心肺功能评估　需要行矫形手术的患儿由专业的神经外科团队看护。手术计划、术前评估及围术期的管理极为重要。多数患儿有持续的呼吸支持，有些患儿还需要进一步治疗和监测心肌病。在围术期过程中，多学科交叉配合可以使患者平稳过渡，减少意外。呼吸道病史、感染和治疗经过等情况可以通过患者、专科护士、理疗师获得。体格检查可以明确反映患者是否有呼吸衰竭的迹象。

呼吸衰竭是众多神经肌肉性侧弯患者病理改变的结果。

首先，由于胸腰椎侧弯和骨盆倾斜引发的胸壁畸形和膈肌活动受限增加了呼吸做功，后者尤为重要，因为在静息状态下膈肌是主要的呼吸肌。

其次，继发于潜在病理改变的肌无力降低了患者的呼吸能力；一些延髓病变会导致吞咽和呼吸的动作不协调，反复的呼吸道感染削弱了呼吸功能的储备；在运动协调和肌肉力量问题的联合作用下，患者往往会出现咳嗽无力。

术前心肺功能评估是保证神经肌肉性脊柱侧弯手术安全的最基本条件。脊柱矫正手术改变了神经肌肉病患者已相对适应的躯体状态，对其造成巨大的生理压力。即使在一组多种疾病患者中（神经肌肉病只占38%），术后早期患者的肺功能下降程度多达60%，术后2个月可恢复。因此充足的呼吸功能储备是手术安全的必要条件[3]。

很明显，呼吸功能的评估是评价手术可行性的重要内容。临床上常需要测定肺功能，但在某些情况下，由于技术问题导致评估受限。脑性瘫痪患者因协调能力较差导致评估结果不容乐观，因为口轮匝肌的麻痹无力会减弱患者闭口的能力，导致测量结果错误。呼吸容积通过最大肺活量（forced vital capacity，FVC）表示，FVC通常以百分比的形式表述，根据身高推测（对于依靠轮椅的患者或脊柱侧凸的患者进行臂展测量）。这种产生暴发性气流（如咳嗽）的能力可以用1秒末用力呼气量表示（forced expiratory volume in 1 s，FEV_1），而鼻吸气压力（sniff nasal inspiratory pressure，SNIP）可用于脑性瘫痪患者的术前呼吸功能测量，此方法简单易行[4]。

FVC期望值百分比是反映呼吸系统风险的较好指标之一。一般FVC期望值<30%需要引起重视[5]，但有经验的团队在足够的心脏功能储备情况下也可以进行手术治疗。在我们的研究中心，我们成功为1例患有进行性假肥大性肌营养不良且FVC期望值只有17%的男孩进行了手术。

如今呼吸道治疗规划是很多患者神经疾病治疗的一部分。在家庭环境中对患儿进行供氧和呼吸支持已并不罕见。因此，氧依赖或夜间双水平气道正压通气已不是影响脊柱手术的问题了。很多脊髓性肌萎缩的患者使用夜间双水平气道正压通气进行治疗，通常在复苏室为术后患者拔除气管插管，并在转出支持病房前建立双水平气道正压通气。一些神经肌肉疾病，如进行性假肥大性肌营养不良和Friedreich共济失调因合并进展性心肌病，病情相对复杂。必须对这类患者术前的心功能进行详细的评估。心电图异常很常见，强直性肌营养不良和进行性假肥大性肌营养不良的患者尤甚，但此指标难以量化。所有患者均应进行超声心动图检查，从而获得左心室功能的量化值。有时脊柱侧弯继发的胸壁畸形可能导致超声检查技术上的困难，在这种情况下可以进行经食管超声检查或同位素造影扫描。一般说来，对于左心室射血分数不足50%的患者需要术前进一步的治疗和评估。

尽管呼吸系统的隐患受到了普遍关注和认同，但有足够的证据表明，通过加强专业的围术期管理，可以安全完成神经肌肉性脊柱侧弯患儿的手术（Bentley等[64]）。

Almenrader和Patel[5]发现，在经其治疗的所有非特发性脊柱侧弯患者中，仅25%需要术后通气支持，而这25%的患者中仅50%没有在术后即刻进行拔管。手术时间过长或术中失血量大的患者可以选择术后通气支持。在进行性假肥大性肌营养不良的男性患儿中，40%需要术后通气支持。Bach和Sabharwal[6]也报道了5例肺功能低下的进行性假肥大性肌营养不良或脊髓肌肉萎缩的患者，术后拔管后进行无创正压通气治疗。然而Yuan等[7]发现，患有神经肌肉性脊柱侧弯和FEV_1低下的男性患儿大多需要术后通气支持。

3. 麻醉注意事项　对患有神经肌肉性

Kennedy[56] 观察了 17 例患者，其中部分患者进行了手术治疗，另一部分接受非手术治疗。他发现，2 组呼吸功能降低的发病率没有区别。

其他学者也没有发现手术患者和非手术患者的呼吸功能存在明显的差异[57-58]。然而，Velasco[59] 在最近发表的文章中指出，后路融合手术可减慢进行性假肥大性肌营养不良患者呼吸功能的衰退。Eagle 等[60] 发现，手术和夜间家用辅助通气治疗对患者有利，同时接受夜间机械通气和手术的患者可以存活 30 年，只接受夜间机械通气可以存活 22.2 年，两者都没有的只能存活 17.2 年。

Galasko 等[35] 研究结果表明，站立疗法可以保护肺功能和延缓脊柱侧弯的进展。他们应用大样本调查了未出现脊柱手术主要并发症的患者，发现术后 36 个月内肺活量保持稳定不变。接受手术治疗的患者 65%生存时间超过 5 年，而不接受手术治疗的患者仅有 23%生存达 5 年。

很多文章阐述了肺功能对手术预后的影响。他们指出对于 FVC<30%的患者不应实施手术。Takaso 等[61] 研究了 14 例 FVC<30%的患者。该组患者都应用椎弓根螺钉内固定，且无并发症发生。患者及其父母都感觉重获新生。Marsh 等[62] 比较了 2 组患者，一组 FVC>30%，另一组<30%，发现手术的结果或并发症的发生率没有差异。Harper 等[63] 再次比较了 FVC>30%与<30%的患者。他们并没有发现 2 组患者的差别，建议肺功能差的患者取消无创通气支持有助于术后平稳过渡。Bentley 等[64] 对 64 例肺活量为 18%～63%的进行性假肥大性肌营养不良患者进行研究，结果没有差异。

由此可见，对合并脊柱侧弯的进行性假肥大性肌营养不良患者进行脊柱手术会使他们的生活质量得到明显的改善，对呼吸功能也有保护作用。对于侧弯曲度在 20°～40°的患者，呼吸和心脏功能尚可的情况下尽早手术，对患者最为有利。在骨盆倾斜发展之前，以椎弓根螺钉系统融合至 L_5 比较合适。

进行性假肥大性肌营养不良患者有很多严重的并发症，患者的安全管理需要一个有经验的多学科团队。这种手术或许只能在具有神经肌肉性脊柱侧弯治疗经验的医疗中心进行。

二、脊髓性肌萎缩症

脊髓性肌萎缩症（spinal muscular atrophy，SMA）由 Werdnig 和 Hoffman 在 1890 年初首次提出，它是一种遗传性疾病，每 10 万个活产婴儿中有 8 例患有此病，是婴幼儿最常见的致死性神经肌肉疾病。

SMA 是一种常染色体隐性遗传疾病，男性多于女性。Gilliam 等[65] 在 1990 年确定其基因位点为 5q 11.2-13.3。这个基因位点是运动神经元生存基因（*SMN1*），在 SMA 患者中，是由 *SMN1* 基因编码的基因产物，缺失率>98%[66]。其功能目前尚不明确。

SMA 的临床特点是对称性肌无力，下肢的影响大于上肢，对近端肌群的影响超过远端肌群，选择性的影响中轴肌群和肋间肌。膈肌累及率相对低，但常发生延髓受累。

Byers 和 Banker[67-68] 根据疾病严重程度和临床发病年龄进行分类。Ⅰ型是在患者几个月大时确诊，这类患者的运动功能很弱，在早期死于呼吸衰竭；Ⅱ型患者诊断较晚，他们可以不用支撑而处于坐位，但很少站立，很多患者可以活到 30～40 岁；Ⅲ型属于温和型，患者可以自己行走，到一定年龄时才会丧失行走的能力。

许多儿科神经学专家根据临床症状进行分类[69]：Ⅰ型患者在 6 个月龄前发病，患儿不会坐；Ⅱ型患者在 7～18 个月龄发病，患者能坐；Ⅲ型患者在>18个月龄之后发病，患儿已经可以行走；Ⅳ型患者在成年时发病，通常在20～30岁之间。

脊髓性肌萎缩症进行性加重。生存状态取决于延髓和呼吸功能受累的程度，这在很大程度上反映疾病分类所依赖的运动功能。

SMA不存在有效治疗方法，但在姑息疗法，如营养和呼吸支持、改善生存质量和生存率方面有重要意义[70]。

脊柱侧弯畸形是SMA患者的主要功能性问题。其患病率和严重性反映了SMA的严重程度[71-72]。脊柱侧弯在合并多种严重疾病的患者中发病更早，一旦起病，会持续进展。严重的脊柱后侧凸，伴明显骨盆倾斜和髂骨疼痛常见。

许多学者都报道了SMA患者有良好的手术效果。Aprin等[73]对15例患者实施了手术。他们得出的结论是，短节段前路融合具有较高的呼吸并发症的发生率，并伴有进展性畸形。后路脊柱融合似乎减缓了呼吸功能恶化的速度，但并没有使其停止。另外一些文献也报道了脊柱手术对SMA有良好的效果[74-79]。这些研究中所有的患者都相对成熟，大多数是十几岁的青少年，偶有儿童。Bentley等[64]研究了33例SMA患者，通过13年的随访，均获得较好的效果。他们指出，避免对尚能行走的患者进行直至L_5以下融合的手术，因为骨盆内固定会影响行走时的骨盆活动度。

很多学者对SMA患者的肺功能进行了观察。Robinson等[80]发现，合并脊柱侧弯的SMA患者一旦不能站立，病情就会加重，即使在应用预防脊柱侧弯的矫形器的同时还进行了肺功能的保护，也不能避免其发生。他们还发现，Cobb角和肺功能百分比呈负相关。他们报道了16例手术效果良好的患者。Chng等[81]研究了8例患者，发现即使在脊柱融合术后肺功能依然持续下降，但下降速度还是比手术前慢。

虽然医学的进步使原本预后不良的SMA患者预期寿命延长，但是，仍有越来越多的严重脊柱侧弯的年轻患者。由于患者肺功能差，前路手术基本被排除。而由于前路脊柱过度生长引起的“曲轴”现象，单纯后路手术一定会产生新的脊柱畸形。这使当代外科医师陷入困境。

患者同时陷入治疗困境。紧身束缚或矫形支具的非手术治疗手段无效，同时有抑制肺功能的作用，而传统的手术疗效很差。我们对很多患者实施了生长棒植入手术（图2-6-5）。这种技术已经被很多学者验证，但是综合性的随访结果尚未公布[82-83]。根据以往的经验，对于严重的脊柱侧弯患者，这是一种控制侧弯的有效手段。但显然对此类疾病患者的治疗需要多学科介入，综合考虑制定诊疗计划。最终的脊柱融合策略是由胸外科医师或神经科医师共同提出，因为患儿肺功能的下降可能造成手术机会的丧失。尽管如此，研究发现这依然是解决目前困境的一种有效方法。

三、遗传性感觉和运动神经病变

遗传性感觉和运动神经病变（Charcot-Marie Tooth病，CMT）是最常见的遗传性感觉神经病变，发病率在1/5000～1/2500之间[1,84]。常见的骨科临床表现是高弓内翻足，而髋关节发育不良也越来越普遍。CMT患者脊柱侧弯的患病率高于一般人群。但脊柱侧弯的性质和特发性脊柱侧弯不同，CMT患者脊柱侧弯相关基因更多。Walker等[85]回顾了100例经电生理证实的CMT患者，其中89例行脊柱X线检查，证实37例存在脊柱畸形。这37例患者中有17例存在后凸畸形，部分伴有脊柱侧弯。

该类疾病的脊柱侧弯情况较轻，只有2例患者接受了手术治疗。骨骼X线片显示50%的患者有一定程度的脊柱畸形。Horacek[86]对175例遗传性感觉运动神经病变患者进行了回顾，发现其脊柱侧弯的发病率

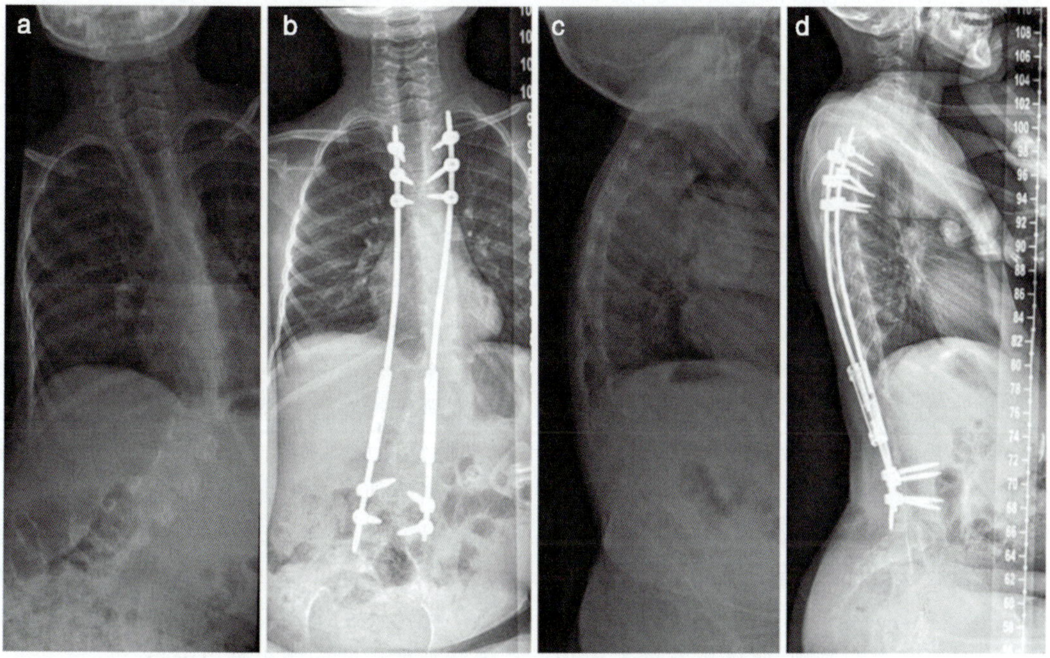

图 2-6-5　脊髓性肌萎缩症患儿植入增长棒术前和术后的 X 线片(Mr Rajat Verma 案例)
a. 正位图；b. 侧位图；c. 正位图；d. 侧位图

取决于基因型。17 号染色体上的基因 *PMP22* 复制缺失，导致患者有 56% 的概率患有脊柱畸形。*Cx32* 基因突变(典型 CMTX)有 18% 脊柱侧弯的发生概率，而 *MPZ* 基因突变，包括 Dejerine Sottas 综合征患者，有 13% 的概率患有脊柱侧弯。在脊柱畸形的患者中，58% 有脊柱侧弯，31% 有脊柱后凸合并侧弯，另外 11% 有孤立的过度后凸畸形。有趣的是，过度后凸畸形患者的 *MPZ* 突变比 *PMP22* 异常更常见。Karol 和 Elerson[87] 研究了 298 例 CMT 患者，1/6 有脊柱侧弯，其中 2/3 患者有进展。疾病的进展更常见于那些侧弯曲度较大者和过度后凸畸形患者。

手术治疗常采用长节段后路脊柱融合。术中不可能获得持续一致的脊髓体感诱发电位的监测结果，这与实际情况一致[27]。

四、Friedreich 共济失调

Friedreich 共济失调是脊髓小脑疾病或称为遗传性共济失调，通常具有常染色体隐性遗传特征，由 *frataxin* 基因突变造成。遗传表现多种多样。Friedreich 共济失调患者在青春期早期通常存在共济失调步态，也可能有脊柱侧弯或足部畸形。该病进展一般为渐进式，最终会死于心肌病。基因缺陷存在于基因 *9q13*。缺失的基因产物导致线粒体内铁的蓄积，而使细胞死亡[88-89]。Cady 和 Bobechko[90] 研究了 42 例患者，34 例有完整的数据，其中 30 例患有脊柱侧弯。

Daher 等[91] 研究了 19 例 Friedreich 共济失调合并脊柱侧弯的患者。其中 8 例有后凸畸形，12 例接受手术治疗。

Labelle[92] 研究了 56 例患有 Friedreich 共济失调的患者。截至随访结束，所有患者发展为 10°以上的脊柱侧弯，其中 2/3 伴有一定的过度后凸畸形。长期随访的 20 例患者被证实侧弯有进展[36]。作者发现脊柱侧弯进展的风险与疾病严重性无关，但与侧弯发病年龄相关。他们认为，Friedreich 共济

失调侧弯模式更似特发性脊柱侧弯，而非神经肌肉病性脊柱侧弯。

Milbrandt 等[93]观察了 77 例患者，其中 49 例发生脊柱侧弯，占 63%。在 49 例患者中，24 例患者发生侧弯进展，截至论文发表时已有 1/3 的患者进行了手术治疗。与 Labelle 相似，这些学者发现双主弯占主导，但与 Labelle 不同的是，他们发现脊柱侧弯发病年龄或侧弯程度和侧弯进展风险方面并没有关系。

此外，作者通过 2 个例子阐明观点，他们认为这些侧弯的表现与特发性脊柱侧弯不同。一方面是对腰弯严重进展所产生的双主弯进行选择性胸椎融合，另一方面是短节段融合后，严重的邻近节段交界性后凸的出现。

同时研究者们发现，躯体感觉诱发电位监测是不必要的。

五、脑性瘫痪

脑性瘫痪是成长中儿童的大脑静态损伤导致的神经系统疾病。脑性瘫痪是神经肌肉性脊柱侧弯最常见的病因。

很难估计脑性瘫痪性脊柱侧弯的发病率，因为脑性瘫痪患者临床表现千变万化，不仅包括严重残疾患儿躯体痉挛性脑性瘫痪表现，也包括轻度受影响的有经验医师可以诊断出的病例。目前脑性瘫痪患病率可通过计算严重受影响的个体数量获得。例如，脊柱侧弯在发病人群中的发病率约 60%或 70%[94]。脑性瘫痪有不同的表现形式。痉挛型麻痹最常见，但脑性瘫痪也可引起运动障碍，如共济失调和手足徐动症。Madigan 和 Wallace[94]发现，脑性瘫痪 69%表现为痉挛状态，其中 50%表现为共济失调，39%表现为运动障碍。脊柱侧凸在伴有严重神经疾病的患者中发病率更高。

与其他神经肌肉性脊柱侧弯一样，脑性瘫痪性脊柱侧弯有恶化倾向。Saito 等[95]的研究发现，曲度为 40°的患者 15 岁时曲度会发展至 60°以上。全身性脑性瘫痪更易恶化。Majd 等[96]证实了上述内容。他们发现许多较小的侧弯(＜50°)在骨骼发育成熟后仍然进展，进而引起躯体功能下降。很多患者随着侧弯进展由辅助坐位进展为被动卧床。

脑性瘫痪的脊柱侧弯是功能性的。躯干失去平衡可能使患者失去原有的行走能力。不能行走会丧失坐位能力，或者必须使用双臂维持身体坐位的平衡，使患者表现为“功能性四肢瘫痪”。脊柱侧弯的进展及骨盆倾斜会使患者失去坐位能力。

骨盆倾斜导致压疮发生率增加。压疮常位于坐骨结节、大转子或骶骨处。在骨盆倾斜无改善的条件下治疗压疮较困难。在髂嵴处的皮肤问题也难以治疗。

脑性瘫痪性脊柱侧弯有时很痛苦。疼痛是护理人员常关注的问题，但似乎有时比想象的少见。然而，受脑性瘫痪和脊柱侧弯严重影响的患儿，常向护理人员倾诉其痛苦。

治疗脑性瘫痪的目的是最大限度地扩展躯体功能，即使是严重的全身性脑性瘫痪。通过减小躯干失平衡状态获得功能性改善。有时可以使用坚硬的聚乙烯胸腰骶全脊柱矫形器或塑形座椅来完成。佩戴支具可获得即刻的和功能性的改善。但没有可信的证据表明佩戴支具可影响脑性瘫痪的自然病史。

手术治疗的最终目的是重建躯体平衡。脑性瘫痪性脊柱侧弯患者在考虑手术治疗前往往已非常严重，常常选择侵入性手术以获得更好的畸形矫正效果。

这可能需要进行前路松解或应用目前常用的后椎体切除来提高脊柱弹性[97]。初始的前路手术与其他手术方式是在同一次麻醉下一次性完成，还是前路和后路手术分阶段、分次麻醉下完成，仍存在争议。Tsirikos 等[98]对 45 例患者的研究发现，连续的多种方式的手术治疗与术中失血量的增加、手术时间的延长和并发症的增加有关。他们得出结论是分阶段手术可以得到更安全更一致的结果。

第 5 节 效果评估

手术疗效的评估反映了手术的科学性，这非常重要。脊柱畸形手术最早的评估标准为放射资料。然而 Cobb 角的矫正与患者满意度并非密切相关，这促进了人们对结果评估方法的研究。脊柱侧弯研究学会(Scoliosis Research Society，SRS)调查表被认为是青少年特发性侧弯可靠、有效的评估指标。

在评估神经肌肉病性脊柱侧弯的指标中，功能是最重要的。相比于畸形矫正程度的测量指标，功能评估指标或其替代指标更多地被采用。如本章所述的呼吸功能经常被用作神经肌肉病性脊柱侧弯的结果指标。同样，行走状态可用于评估尚可行走的患者。很多学者更倾向于发展并完善与患者相关的结果评估指标。这些指标可能更为详细而具体(以下腰部手术为例，例如 Oswestry 功能障碍指数和 Low Back Outcome 得分)或一般健康相关生活质量问卷(例如 SF-36)。最好的评估指标可以由一般健康相关的结果、具体测量指标和功能改善评估组合而成。

很多学者已经研发用于神经肌肉疾病患者评估的调查问卷。Bridwell 等[99]调查了 48 例患有 SMA 和 DMD 的患者，使用由 20 个问题组成的结构性问卷，包括功能、满意度、生活质量、外观改善等多个方面。问卷涵盖了一系列关于神经肌肉病性脊柱侧弯的详细问题，包括来源于美国科学研究学会(SRS)和美国骨科医师学会的调查问卷的问题。

Wright 等[100]最近研发了针对脑性瘫痪患者的肌肉萎缩脊柱调查问卷。Narayanan 等[101-102]开发了一种调查问卷，访谈脑性瘫痪患儿的医务人员和护理人员。最终的问卷共 36 项，涉及 6 大领域(个人护理、移动和转移、沟通和社会交往、运动舒适度和行为、健康及生活质量)。通过与高相关系数的测试/重复测试，建立问卷的可靠性。很多学者使用此结果评估脊柱侧弯手术的效果。Watanabe 等[103]研究了 84 例接受脊柱融合术的脑性瘫痪患者，在 142 例接受手术治疗的患者中，18 例因地址迁移而失联，40 例未返还调查问卷(40 例中有 10 例由于已经死亡而不能返还调查问卷)。

Bridwell 等[99]设计的调查问卷涉及期望值、美观度、功能、护理、生活质量、肺功能、疼痛、合并症、自我形象和满意度等方面。对患者的家庭成员也进行了问卷调查，并要求记住患儿手术前的状态。研究结果表明，脊柱畸形手术是有益的，而美观度在术后显著改善。有趣的是，只有 40%的患者通过手术得到了功能的提高，而 72%的患者或监护人得到了生活质量的提高。

Larsson 等[104]对 82 例患有神经肌肉性脊柱侧弯的患者进行了功能评估。评估内容包括坐立功能、Cobb 角、肺功能、可及范围、疼痛、日常生活活动、自理能力及休息时间。术后在 Cobb 角、肺功能、坐立功能、日常生活活动及休息时间都有改善。这表明患者的功能在术后得到了大幅度的提升。

参考文献

[1] Holmberg BH. Charcot-Marie-Tooth disease in northern Sweden: an epidemiological and clinical study. Acta Neurol Scand, 1993, 87(5):416-422.

[2] Gupta MC, et al. Reliability of radiographic parameters in neuromuscular scoliosis. Spine (Phila Pa 1976), 2007, 32(6):691-695.

[3] Yuan N, et al. The effect of scoliosis surgery

on lung function in the immediate postoperative period. Spine (Phila Pa 1976),2005,30(19):2182-2185.

[4] Ramappa M. Can 'sniff nasal inspiratory pressure' determine severity of scoliosis in paediatric population? Arch Orthop Trauma Surg,2009,129(11):1461-1464.

[5] Almenrader N,Patel D. Spinal fusion in children with non-idiopathic scoliosis: is there a need for for routine postoperative ventilation? Br J Anaesth,2006,97:851-857.

[6] Bach JR, Sabharwal S. High pulmonary risk scoliosis surgery: role of noninvasive ventilation and related techniques. J Spinal Disord Tech,2005,18(6):527-530.

[7] Yuan N,et al. Preoperative predictors of prolonged postoperative mechanical ventilation in children following scoliosis repair. Pediatr Pulmonol,2005,40(5):414-419.

[8] Jesevar DS, Karlin LI. The relationship between preoperative nutritional status and complications after an operation for scoliosis in patients who have cerebral palsy. J Bone Joint Surg Am,1993,75(6):880.

[9] Allen BL, Ferguson R. The Galveston technique for L rod instrumentation of the scoliotic spine. Spine (Phila Pa 1976), 1982, 7: 276-284.

[10] Peelle MW, et al. Comparison of pelvic fixation techniques in neuromuscular spinal deformity correction: Galveston rod versus iliac and lumbosacral screws. Spine (Phila Pa 1976),2006,31(20):2392-2399.

[11] Phillips JH, Gutheil JP, Knapp Jr DR. Iliac screw fixation in neuromuscular scoliosis. Spine (Phila Pa 1976), 2007, 32 (14): 1566-1570.

[12] Takeshita K, et al. Analysis of patients with nonambulatory neuromuscular scoliosis surgically treated to the pelvis with intraoperative halo-femoral traction. Spine (Phila Pa 1976),2006,31(20):2381-2385.

[13] Vialle R, Delecourt C, Morin C. Surgical treatment of scoliosis with pelvic obliquity in cerebral palsy: the influence of intraoperative traction. Spine (Phila Pa 1976), 2006, 31 (13):1461-1466.

[14] McCall RE, Hayes B. Long-term outcome in neuromuscular scoliosis fused only to lumbar 5. Spine (Phila Pa 1976),2005,30(18):2056-2060.

[15] Emami A, et al. Outcome and complications of long fusions to the sacrum in adult spine deformity: luquegalveston, combined iliac and sacral screws, and sacral fixation. Spine (Phila Pa 1976),2002,27(7):776-786.

[16] Tsuchiya K, et al. Minimum 5-year analysis of L5-S1 fusion using sacropelvic fixation (bilateral S1 and iliac screws) for spinal deformity. Spine (Phila Pa 1976),2006,31(3): 303-308.

[17] Edwards 2nd CC, et al. Long adult deformity fusions to L5 and the sacrum. A matched cohort analysis. Spine (Phila Pa 1976),2004,29(18):1996-2005.

[18] Modi HN, et al. Evaluation of pelvic fixation in neuromuscular scoliosis: retrospective study in 55 patients. Int Orthop, 2010, 34 (1):89-96.

[19] Modi HN, et al. Surgical correction and fusion using posterior-only pedicle screw construct for neuropathic scoliosis in patients with cerebral palsy: a three-year follow-up study. Spine (Phila Pa 1976), 2009, 34 (11): 1167-1175.

[20] Modi H, et al. Correction of apical axial rotation with pedicular screws in neuromuscular scoliosis. J Spinal Disord, 2008, 21 (8): 606-613.

[21] Edler A, Murray DJ, Forbes R. Blood loss during posterior spinal fusion in patients with neuromuscular disease: is there an increased risk? Paediatr Anaesth,2004,13:818-822.

[22] Barsdorf AI, Sproule DM, Kaufmann P. Scoliosis surgery in children with neuromuscular disease: findings from the US National Inpatient Sample, 1997 to 2003. Arch Neurol, 2010,67(2):231-235.

［23］ Mohamad F, et al. Perioperative complications after surgical correction in neuromuscular scoliosis. J Pediatr Orthop, 2007, 27(4): 392-397.

［24］ Sarwark J, Sarwahi V. New strategies and decision making in the management of neuromuscular scoliosis. Orthop Clin North Am, 2007, 38(4): 485-496.

［25］ Vitale MA, et al. The contribution of hospital volume, payer status, and other factors on the surgical outcomes of scoliosis patients: a review of 3,606 cases in the State of California. J Pediatr Orthop, 2005, 25(3): 393-399.

［26］ Tsirikos AI, et al. Life expectancy in pediatric patients with cerebral palsy and neuromuscular scoliosis who underwent spinal fusion. Dev Med Child Neurol, 2003, 45(10): 677-682.

［27］ Williamson JB, Galasko CS. Spinal cord monitoring in patients with neuromuscular scoliosis. J Bone Joint Surg Br, 1992, 74B: 870-872.

［28］ Tucker SK, Noordeen MHH, Pitt MC. Spinal cord monitoring in neuromuscular scoliosis. J Pediatr Orthop B, 2001, 10: 1-5.

［29］ Bushby K, et al. Diagnosis and management of Duchenne muscular dystrophy, part 1: diagnosis, and pharmacological and psychosocial management. Lancet Neurol, 2010, 9(1): 77-93.

［30］ Politano L, et al. Development of cardiomyopathy in female carriers of Duchenne and Becker muscular dystrophies. JAMA, 1996, 275(17): 1335-1338.

［31］ Galasko CS. Incidence of orthopedic problems in children with muscle disease. Isr J Med Sci, 1977, 13(2): 165-176.

［32］ Mohamed K, Appleton R, Nicolaides P. Delayed diagnosis of Duchenne muscular dystrophy. Eur J Paediatr Neurol, 2000, 4(5): 219-223.

［33］ Read L, Galasko CS. Delay in diagnosing Duchenne muscular dystrophy in orthopaedic clinics. J Bone Joint Surg Br, 1986, 68(3): 481-482.

［34］ Marshall PD, Galasko CS. No improvement in delay in diagnosis of Duchenne muscular dystrophy. Lancet, 1995, 345(8949): 590-591.

［35］ Galasko CS, Williamson JB, Delaney CM. Lung function in Duchenne muscular dystrophy. Eur Spine J, 1995, 4(5): 263-267.

［36］ Smith AD, Koreska J, Moseley CF. Progression of scoliosis in Duchenne muscular dystrophy. J Bone Joint Surg Am, 1989, 71(7): 1066-1074.

［37］ Galasko CS, Delaney C, Morris P. Spinal stabilisation in Duchenne muscular dystrophy. J Bone Joint Surg Br, 1992, 74(2): 210-214.

［38］ Rideau Y, et al. The treatment of scoliosis in Duchenne muscular dystrophy. Muscle Nerve, 1984, 7(4): 281-286.

［39］ Brooke MH, et al. Duchenne muscular dystrophy: patterns of clinical progression and effects of supportive therapy. Neurology, 1989, 39(4): 475-481.

［40］ Rodillo EB, et al. Prevention of rapidly progressive scoliosis in Duchenne muscular dystrophy by prolongation of walking with orthoses. J Child Neurol, 1988, 3(4): 269-274.

［41］ Alman BA, Raza SN, Biggar WD. Steroid treatment and the development of scoliosis in males with duchenne muscular dystrophy. J Bone Joint Surg Am, 2004, 86-A(3): 519-524.

［42］ Kinali M, et al. Management of scoliosis in Duchenne muscular dystrophy: a large 10-year retrospective study. Dev Med Child Neurol, 2006, 48(6): 513-518.

［43］ Muntoni F, Bushby K, Manzur AY. Muscular dystrophy campaign funded workshop on management of scoliosis in Duchenne muscular dystrophy 24 January 2005, London, UK. Neuromuscul Disord, 2006, 16(3): 210-219.

［44］ Houde S, et al. Deflazacort use in Duchenne muscular dystrophy: an 8-year follow-up. Pediatr Neurol, 2008, 38(3): 200-206.

［45］ King WM, et al. Orthopedic outcomes of long-term daily corticosteroid treatment in Duchenne muscular dystrophy. Neurology,

2007,68(19):1607-1613.

[46] Noordeen MH,et al. Blood loss in Duchenne muscular dystrophy:vascular smooth muscle dysfunction? J Pediatr Orthop B,1999,8(3):212-215.

[47] Turturro F,et al. Impaired primary hemostasis with normal platelet function in Duchenne muscular dystrophy during highly-invasive spinal surgery. Neuromuscul Disord,2005,15(8):532-540.

[48] Shapiro F, Zurakowski D, Sethna NF. Tranexamic acid diminishes intraoperative blood loss and transfusion in spinal fusions for duchenne muscular dystrophy scoliosis. Spine (Phila Pa 1976), 2007, 32(20):2278-2283.

[49] Gaine WJ,et al. Progression of scoliosis after spinal fusion in Duchenne's muscular dystrophy. J Bone Joint Surg Br, 2004, 86(4):550-555.

[50] Mubarak SJ,Morin WD,Leach J. Spinal fusion in Duchenne muscular dystrophy-fixation and fusion to the sacropelvis? J Pediatr Orthop,1993,13(6):752-757.

[51] Hahn F,et al. Scoliosis correction with pedicle screws in Duchenne muscular dystrophy. Eur Spine J,2008,17(2):255-261.

[52] Mehta SS,et al. Pedicle screw-only constructs with lumbar or pelvic fixation for spinal stabilization in patients with Duchenne muscular dystrophy. J Spinal Disord Tech, 2009, 22(6):428-433.

[53] Takaso M,et al. Can the caudal extent of fusion in the surgical treatment of scoliosis in Duchenne muscular dystrophy be stopped at lumbar 5? Eur Spine J, 2010, 19(5):787-796.

[54] Alman BA,Kim HK. Pelvic obliquity after fusion of the spine in Duchenne muscular dystrophy. J Bone Joint Surg Br, 1999, 81(5):821-824.

[55] Sengupta DK,et al. Pelvic or lumbar fixation for the surgical management of scoliosis in Duchenne muscular dystrophy. Spine (Phila Pa 1976),2002,27(18):2072-2079.

[56] Kennedy JD,et al. Effect of spinal surgery on lung function in Duchenne muscular dystrophy. Thorax,1995,50(11):1173-1178.

[57] Miller RG,et al. The effect of spine fusion on respiratory function in Duchenne muscular dystrophy. Neurology,1991,41(1):38-40.

[58] Granata C,et al. Long-term results of spine surgery in Duchenne muscular dystrophy. Neuromuscul Disord,1996,6(1):61-68.

[59] Velasco MV,et al. Posterior spinal fusion for scoliosis in duchenne muscular dystrophy diminishes the rate of respiratory decline. Spine (Phila Pa 1976),2007,32(4):459-465.

[60] Eagle M,et al. Managing Duchenne muscular dystrophy-the additive effect of spinal surgery and home nocturnal ventilation in improving survival. Neuromuscul Disord,2007,17(6):470-475.

[61] Takaso M,et al. Surgical management of severe scoliosis with high-risk pulmonary dysfunction in Duchenne muscular dystrophy. Int Orthop,2010,34(3):401-406.

[62] Marsh A,Edge G,Lehovsky J. Spinal fusion in patients with Duchenne's muscular dystrophy and a low forced vital capacity. Eur Spine J,2003,12(5):507-512.

[63] Harper CM,Ambler G,Edge G. The prognostic value of pre-operative predicted forced vital capacity in corrective spinal surgery for Duchenne's muscular dystrophy. Anaesthesia,2004,59(12):1160-1162.

[64] Bentley G,Haddad F,Bull TM, et al. The treatment of scoliosis in muscular dystrophy using modified Luque and Harrington-Luque instrumentation. J Bone Joint Surg Br,2001,83-B(1):22-28.

[65] Gilliam TC,et al. Genetic homogeneity between acute and chronic forms of spinal muscular atrophy. Nature, 1990, 345(6278):823-825.

[66] Rodrigues NR,et al. Deletions in the survival motor neuron gene on 5q13 in autosomalrecessive spinal muscular atrophy. Hum Mol

Genet,1995,4:631-634.

[67] Byers RK,Banker BQ. Infantile muscular atrophy. Arch Neurol,1961,5:140-164.

[68] Byers RK,Banker BQ. Infantile muscular atrophy:an eleven year experience. Trans Am Neurol Assoc,1960,85:10-14.

[69] Munsat TL, Davies KE. International SMA consortium meeting. (26-28 June 1992, Bonn,Germany). Neuromuscul Disord,1992, 2(5-6):423-428.

[70] Wang CH, et al. Consensus statement for standard of care in spinal muscular atrophy. J Child Neurol,2007,22(8):1027-1049.

[71] Granata C, et al. Spinal muscular atrophy: natural history and orthopaedic treatment of scoliosis. Spine (Phila Pa 1976), 1989, 14 (7):760-762.

[72] Merlini L, et al. Scoliosis in spinal muscular atrophy: natural history and management. Dev Med Child Neurol, 1989, 31 (4): 501-508.

[73] Aprin H, et al. Spine fusion in patients with spinal muscular atrophy. J Bone Joint Surg Am,1982,64(8):1179-1187.

[74] Schwentker EP,Gibson DA. The orthopaedic aspects of spinal muscular atrophy. J Bone Joint Surg Am,1976,58(1):32-38.

[75] Riddick MF, Winter RB, Lutter LD. Spinal deformities in patients with spinal muscle atrophy:a review of 36 patients. Spine (Phila Pa 1976),1982,7(5):476-483.

[76] Evans GA, Drennan JC, Russman BS. Functional classification and orthopaedic management of spinal muscular atrophy. J Bone Joint Surg Br,1981,63B (4):516-522.

[77] Daher YH, et al. Spinal surgery in spinal muscular atrophy. J Pediatr Orthop, 1985, 5 (4):391-395.

[78] Brown JC, et al. Surgical and functional results of spine fusion in spinal muscular atrophy. Spine (Phila Pa 1976), 1989, 14 (7): 763-770.

[79] Phillips DP,et al. Surgical treatment of scoliosis in a spinal muscular atrophy population. Spine (Phila Pa 1976),1990,15(9):942-945.

[80] Robinson D,et al. Scoliosis and lung function in spinal muscular atrophy. Eur Spine J, 1995,4(5):268-273.

[81] Chng SY,et al. Pulmonary function and scoliosis in children with spinal muscular atrophy types Ⅱ and Ⅲ. J Paediatr Child Health, 2003,39(9):673-676.

[82] Fujak A,et al. Treatment of scoliosis in intermediate spinal muscular atrophy (SMA type Ⅱ) in childhood. Ortop Traumatol Rehabil, 2005,7(2):175-179.

[83] Sponseller PD,et al. Pelvic fixation of growing rods: comparison of constructs. Spine (Phila Pa 1976),2009,34(16):1706-1710.

[84] Skre H. Genetic and clinical aspects of Charcot-Marie-Tooth's disease. Clin Genet,1974, 6(2):98-118.

[85] Walker JL,et al. Spinal deformity in Charcot-Marie-Tooth disease. Spine (Phila Pa 1976), 1994,19(9):1044-1047.

[86] Horacek O,et al. Spinal deformities in hereditary motor and sensory neuropathy:a retrospective qualitative,quantitative,genotypical, and familial analysis of 175 patients. Spine (Phila Pa 1976),2007,32(22):2502-2508.

[87] Karol LA, Elerson E. Scoliosis in patients with Charcot-Marie-Tooth disease. J Bone Joint Surg Am,2007,89(7):1504-1510.

[88] Alper G, Narayanan V. Friedreich's ataxia. Pediatr Neurol,2003,28(5):335-341.

[89] Campuzano V,et al. Friedreich's ataxia:autosomal recessive disease caused by an intronic GAA triplet repeat expansion. Science,1996, 271(5254):1423-1427.

[90] Cady RB, Bobechko WP. Incidence, natural history,and treatment of scoliosis in Friedreich's ataxia. J Pediatr Orthop,1984,4(6): 673-676.

[91] Daher YH, et al. Spinal deformities in patients with Friedreich ataxia:a review of 19 patients. J Pediatr Orthop, 1985, 5 (5): 553-557.

[92] Labelle H,et al. Natural history of scoliosis in

Friedreich's ataxia. J Bone Joint Surg Am, 1986,68(4):564-572.

[93] Milbrandt TA, Kunes JR, Karol LA. Friedreich's ataxia and scoliosis: the experience at two institutions. J Pediatr Orthop, 2008, 28 (2):234-238.

[94] Madigan RR, Wallace SL. Scoliosis in the institutionalized cerebral palsy population. Spine (Phila Pa 1976), 1981, 6(6):583-590.

[95] Saito N, et al. Natural history of scoliosis in spastic cerebral palsy. Lancet, 1998, 351 (9117):1687-1692.

[96] Majd ME, Muldowny DS, Holt RT. Natural history of scoliosis in the institutionalized adult cerebral palsy population. Spine (Phila Pa 1976), 1997, 22(13):1461-1466.

[97] Suk SI, et al. Posterior vertebral column resection for severe spinal deformities. Spine (Phila Pa 1976), 2002, 27(21):2374-2382.

[98] Tsirikos AI, et al. Comparison of one stage versus two stage antero-posterior spinal fusion in pediatric patients with cerebral palsy. Spine (Phila Pa 1976), 2003, 28 (12): 1300-1305.

[99] Bridwell KH, et al. Process measures and patient/parent evaluation of surgical management of spinal deformities in patients with progressive flaccid neuromuscular scoliosis (Duchenne's musculardystrophy and spinal muscular atrophy). Spine (Phila Pa 1976), 1999, 24(13):1300-1309.

[100] Wright JG, et al. Assessing functional outcomes of children with muscular dystrophy and scoliosis. J Pediatr Orthop, 2008, 28: 840-845.

[101] Narayanan UG, et al. Care giver priorities in child health index of life with disabilities. Dev Med Child Neurol, 2004, 46 (Supplement 99):6.

[102] Narayanan UG, et al. Initial development and validation of the care giver priorities in child health index of life with disabilities. Dev Med Child Neurol, 2006, 48 (10): 804-812.

[103] Watanabe K, et al. Is spine deformity surgery in patients with spastic cerebral palsy truly beneficial? A patient/parent evaluation. Spine (Phila Pa 1976), 2009, 34(20): 2222-2232.

[104] Larsson EL, et al. Long-term follow-up of functioning after spinal surgery in patients with neuromuscular scoliosis. Spine (Phila Pa 1976), 2005, 30(19):2145-2152.

第 7 章　成人脊柱侧凸的手术治疗

第7章

成人脊柱侧凸的手术治疗

Norbert Passuti，G. A. Odri，P. M. Longis

关键词 成年人・病原学・分类・并发症・诊断・病理生态学・术前准备・脊柱侧凸・外科技术

第1节 概 述

特发性脊柱侧凸的自然病程在成年人中不是静态的，也不是良性的。随着患者年龄的增长，脊柱畸形可表现为侧弯程度加重、严重驼背、呼吸困难及椎关节强度变化。这些病理变化可能会导致腰背痛、神经根病变、生理形态改变、心理问题及心肺功能方面的问题。这些改变也可能导致患者的病死率增加。

据报道，在总人口中成人脊柱侧弯的患病率为1%～4%。剧烈的疼痛可以进一步发展甚至导致功能障碍。随着西方人口老龄化的加剧及人们对生活质量要求的提高，成人脊柱侧弯已成为目前面临的一个重要的医疗保健问题。因此，不断有文献报道成人脊柱畸形的发展情况、治疗方法及外科手术的干预。

成人脊柱侧凸可定义为：体态偏瘦的成年人脊柱存在变形且Cobb角＞10°。虽然有许多已知的引起成人脊柱畸形的病因，但是有两个分类囊括了大部分脊柱侧弯病例。第一类包括在童年和青春期已经存在脊柱侧弯，随着年龄的增长症状加重的患者，这种类型的脊柱侧弯往往是特发性的，被称为“青少年特发性脊柱侧凸（AIS）”；第二类包括骨骼发育成熟后脊柱出现畸形的患者，这种类型的脊柱侧弯通常被称为“退行性脊柱侧凸（DDS）”。虽然AIS和DDS的形成原因大相径庭，在有症状的患者可能有相同途径，即随着患者年龄的增长伴发的椎间稳定性的逐渐丧失，以及随之而来的更加严重的畸形和疼痛。当然，一些成人畸形可能不完全符合AIS或DDS的类别，如外伤、代谢、骨质疏松或医源性损伤造成的畸形。

随着麻醉技术和更加精确的影像诊断技术的发展，以及侵入性和功能性的诊断检测方法的普及，极大地推动了脊柱外科技术的发展。同时患者的自我意识逐渐增强，不愿意接受活动受限和身体上的痛苦，以及人口老龄化社会的转变，使不同形式的成人脊柱侧凸问题，成为比儿童及青少年脊柱侧凸更突出的问题。预计在25年后，超过65岁的人群将成为工业化社会中重要的人口组成部分，同时这种趋势很可能会持续。

N. Passuti (✉) G. A. Odri P. M. Longis
Faculté de Médecine，Nantes，France
e-mail：norbert. passuti@chu-nantes. fr

G. Bentley (ed.)，*European Surgical Orthopaedics and Traumatology*，
DOI 10. 1007/978-3-642-34746-7_34，© EFORT 2014

第 2 节　病因学、分类和病理学

Aebi[1]描述了 3 种类型的成人脊柱侧凸：

一类脊柱侧凸被诊断为侧凸发生在骨骼成熟后，Cobb 角超过 10°的成年患者。

类型 1：原发 DDS，主要分布在胸腰椎或腰椎。

类型 2：成人胸腰段或腰段的进展性、特发性脊柱侧凸。

类型 3：继发性 DDS。

(1)特发性脊柱侧凸或其他类型的脊柱侧凸包括：由于下肢不等长引起骨盆倾角增大导致脊柱侧凸；髋关节病变或腰骶移行异常导致脊柱侧凸大多位于胸腰椎、腰椎或腰骶椎。

(2)脊柱侧凸继发于骨代谢疾病（主要是骨质疏松）结合非对称性关节疾病或椎体骨折。

因此，脊柱侧弯可以出现在童年或青春期，在成人期进一步发展或出现症状，或者直接在成人期出现，发病早期没有征兆。

临床上，最显著的类型是继发性（3 型）和特发性（1 型）成人脊柱侧凸。在老年患者中，两种形式的脊柱侧凸可能会加剧骨质疏松，这也适用于 2 型脊柱侧凸。3 种类型的脊柱侧凸均出现在特定的阶段，为 DDS，因此 DDS 是成人脊柱侧凸的主要部分。除了上述的分类方法，成人 DDS 可根据其病因在脊柱的部位进行分类。Schwab 等基于站立位 X 线片的冠状位和矢状位图像提出了一种影像学分类，包括 1～3 型脊柱侧弯。该分类方法，与患者自我描述的疼痛和残疾严重程度的增加有关。Boachie-Adjei 考虑特发性的成人脊柱侧弯（2 型脊柱侧凸）以年龄结合退变程度作为分类标准，即以 40 岁为分界线将其分为两类。

成人退行性脊柱侧凸具有一致的病理形态和病理机制的特点，特别是在腰椎。椎间盘和（或）关节突关节的不对称退变，导致了部分脊柱节段乃至整个脊柱区的不对称负荷，这又进一步导致了不对称畸形，如脊柱侧凸或后凸畸形。这种畸形又会引发非对称性的变形，导致不对称的负荷，形成恶性循环。一方面，曲度的加重是成人退行性脊柱畸形的病理机制；另一方面，绝经期后体内存在特定的骨代谢（某种程度的骨质疏松）的女性是最常受 DDS 影响的群体。人体非对称畸形和骨质疏松性压缩骨折风险的增大，会明显加重侧弯的发展。

椎间盘、关节面和关节囊的破坏，通常会导致单一或多节段矢状面和（或）冠状面潜在或明显的不稳定。可能不只是一个椎体的滑脱，可能同时还伴有横向错位。有骨赘形成的脊柱的关节或者某节段不稳连同黄韧带与关节囊肥大，都会导致椎管狭窄，从而导致椎管和侧隐窝狭窄症。

然而，小关节骨赘和颈椎骨赘可能不足以稳定病变脊髓节段；这种情况就会导致一个动态病变过程，主要是椎间孔狭窄与神经根性疼痛或跛行性症状。

第 3 节　诊断和术前准备

成人脊柱侧弯患者的数量与大多数脊髓疾病患者的数量相仿，疼痛是最常见的症状。据报道，约 90％的患者主要主诉为疼痛[3,8]。

在侧弯凸侧的疼痛常呈轴向扩散，常被认为是椎旁肌肉的疲劳和（或）痉挛所致。然而，在侧弯凹侧的疼痛常局限于背部和神经根。这可能是椎间盘破裂、关节突肥大、神经根管狭窄的结果。

由于胸部扩张受限可能会导致肺容量减小，因此严重胸椎侧凸伴有肺损害（Cobb 角＞80°）的观点是被认可的。但是因为呼吸系统问题就诊于脊柱外科的患者很少，事实上患者通常在脊柱侧弯严重之前就已经存在呼吸系统的问题。如前所述，部分特发性脊柱侧凸患者会在骨成熟后经历脊柱侧凸进展过程。

除了完整的病史和体格检查外，在评估脊柱畸形患者时应特别回顾其他方面的问题。患者疼痛、神经代偿、失调的病因多是由畸形的进展引起。详细的轴向疼痛评估应包括位置、辐射、加重和缓解因素及时间过程，特别是夜间疼痛可能表明神经源性疼痛(如脊柱脊髓肿瘤)。重要的是，需要排除其他来源的轴性疼痛，如病理性骨折或感染。家族史和社会史也是相关影像因素，对于抑郁症患者和滥用尼古丁及其他药物的患者，都会使其风险增加。此外，医师必须着重注意病情进展迅速的侧弯，因为其可能提示患者存在潜在的神经系统疾病。同样的，在体格检查中，痣、皮肤凹陷、多毛等都可能提示存在潜在的神经源性疾病，因此详细的神经系统影像检查十分必要。如果患者有异常的神经系统体征(如神经根型颈椎病、颈椎病)，需通过 MRI 成像来确定神经系统方面的疾病。

也许在成人脊柱侧凸的手术治疗中，最重要的原则是取得和保持一个适当的矢状面和冠状面的平衡，这样脊柱可以调整颅骨置于上骨盆。平衡的脊柱姿势可降低行走时的能量消耗，减轻患者的疼痛和疲劳，提高矫形美观度和患者满意度，同时限制相关尚未解决的(或新的)畸形并发症。矢状面垂直轴是在站立位侧位 X 线片 C_7 铅垂线落在 S_1 椎体前，被称为阳性平衡，如果落在后部则为阴性平衡。在一个矢状面平衡的"正常"患者，铅垂线应该通过 S_1 椎体后上缘 2～4 cm 或 L_5/S_1 椎间盘后 1 cm。

骶骨中垂线可用于评估冠状面平衡。骶骨中垂线通过两髂嵴连线的中线垂直上升。与这条线最密切的椎体被称为"稳定椎"。

相比于其他椎间节段，顶椎是倾斜角度最大的椎体，其与侧弯头侧和尾侧均有密切关系。一般情况下，位于曲线的中间部分或顶点。相反，中立椎是与侧弯的头端和尾部联系很少或没有联系的。一般来说，矫形内固定不应止于顶椎或接近顶椎区域，而应该扩展至中立椎水平。

站立位拍摄正侧位和屈曲位 X 线片可以帮助确定主弯，以及定义上述的结构弯。通常，屈曲位侧位 X 线片上 Cobb 角＞25°被定义为一个结构弯。

此外，结构弯较代偿弯的弯度更大且不柔软。应测量曲度的大小、柔韧性和胸腰弯顶椎的行移。对退行性疾病的影像学征象进行的分类显示，必须充分考虑退变所致的椎管狭窄。

精确定义腰椎骨盆参数非常重要，尤其是骨盆倾斜角，一般在 50°左右。矢状面矫正与骶骨及骨盆倾斜角相关(图 2-7-1～图 2-7-2)。

矢状面畸形的重要性已经有据可查，特别对于手术后的平背综合征和创伤性脊柱后凸畸形。对于症状性畸形，非手术治疗往往无效，手术治疗也十分复杂。多项研究结果表明，适当改善矢状面曲度对临床症状改善及避免以后假关节形成很有必要。正性的矢状面失平衡与成人脊柱畸形预后不良高度相关。

尽管目前有矢状面平衡及许多影像学测量数据，但仍然不能准确预测临床症状。关于无症状志愿者的研究结果表明，良好的矢状面平衡也可能影响脊柱的正常老化。在某些情况下，有效的代偿机制，可能使患者产生一个更可接受的功能矢状平衡，尽管这些患者最终失代偿。更先进的评估技术(如步态分析)能更好地帮助理解畸形进展[3,7]。

这些研究结果强调完整地评估矢状面参数对治疗脊柱畸形的重要性。虽然对非手术治疗的效果并没有系统的研究，但有研究结果表明，在改善站立位平衡方面可能是有益的。通过手术治疗，特别是对于术前矢状面正平衡的患者来说，维持或恢复腰椎生理曲度显得至关重要。同时，需强调影像学及临床疗效评估，这样以往积累的临床经验才能够以更有效的治疗模式在成人脊柱畸形的治疗中发挥作用(图 2-7-3)。

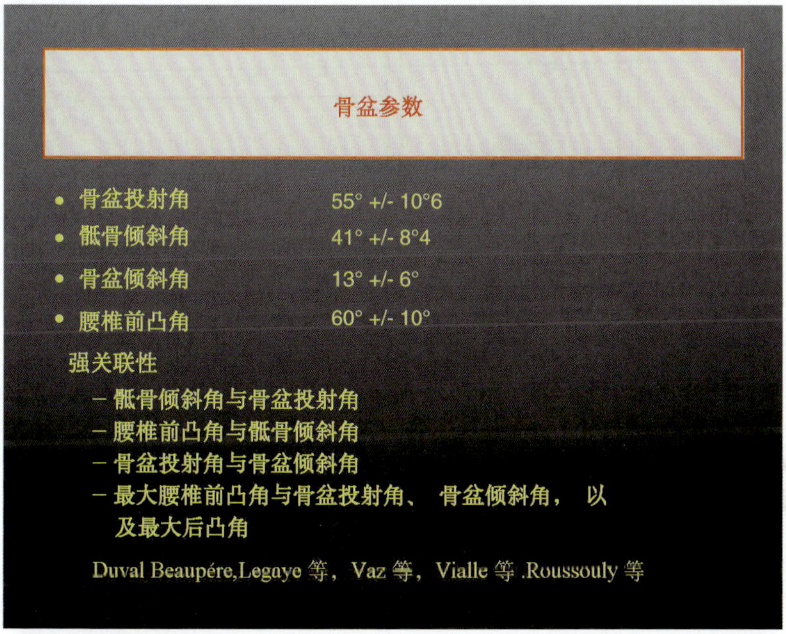

图 2-7-1 骨盆参数

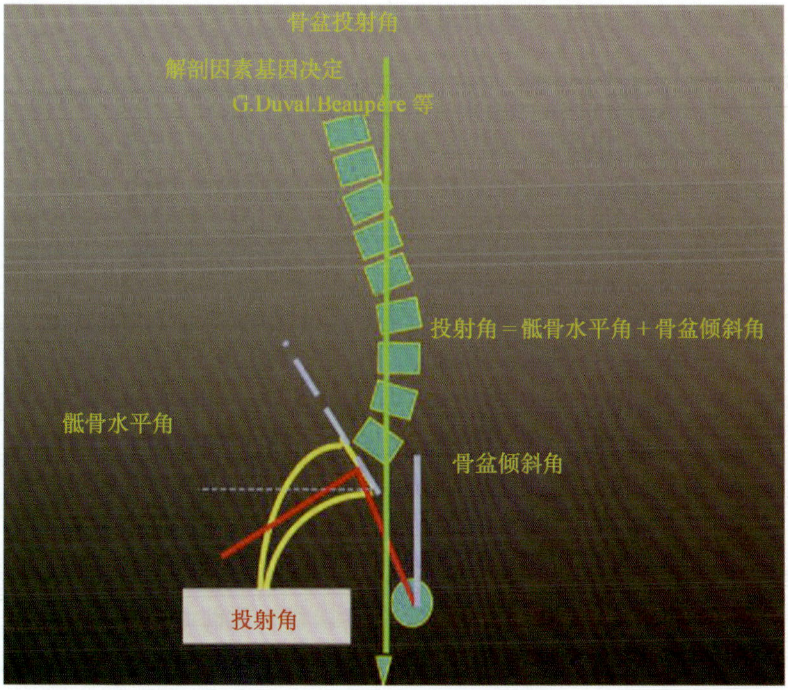

图 2-7-2 骨盆投射角

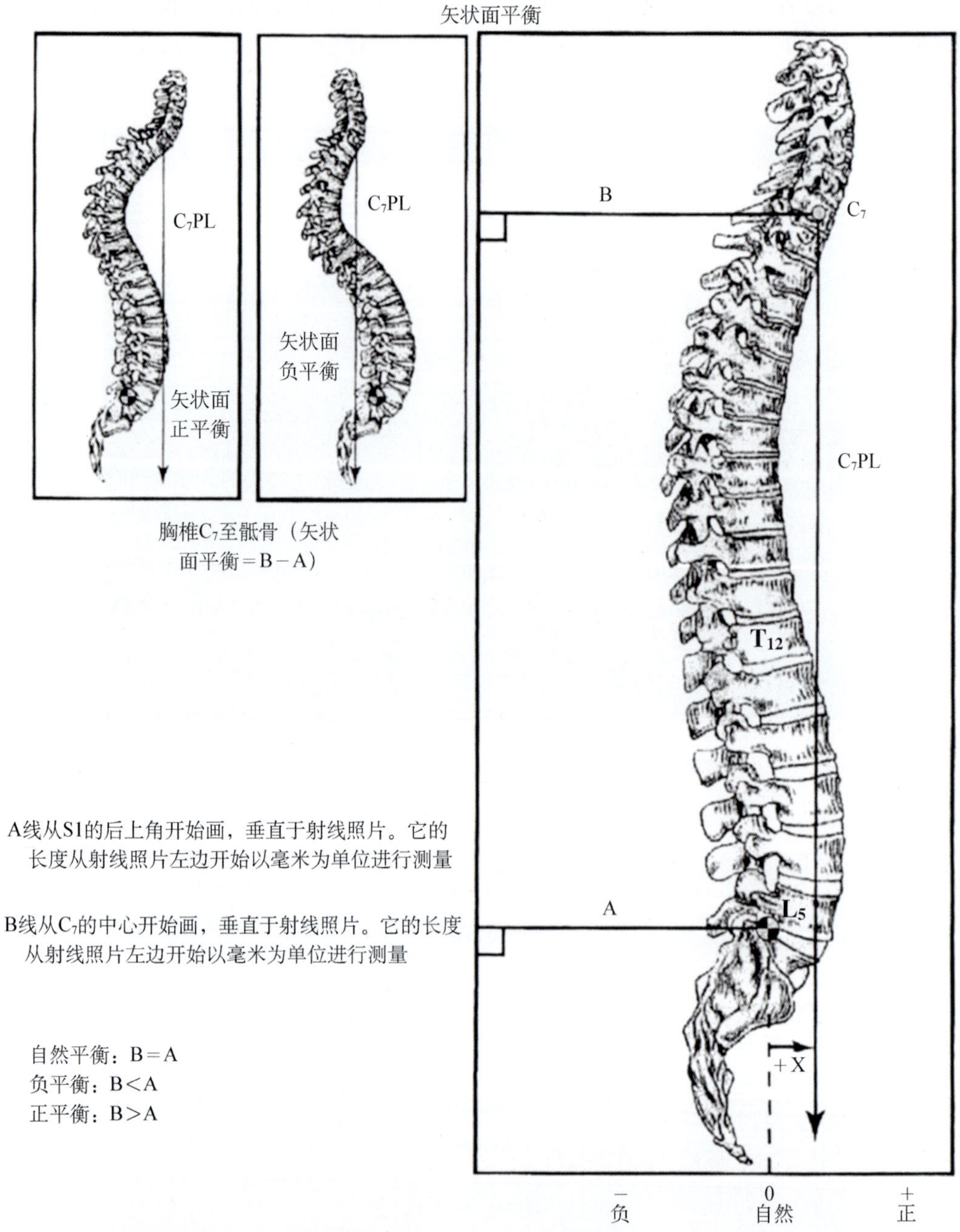

图 2-7-3 可重复的影像学和临床结果测量在成人畸形患者有效治疗模式中的重要作用（引自 S. D. Glassman[4]）

第 4 节 外科技术

一旦决定外科手术为最佳的治疗方案，应评估适当的矢状面平衡及畸形的矫正，因为腰椎生理前凸的损失已被证明与不良预后相关。Glassman 等的研究结果证实，适当地恢复矢状面平衡，具有良好的临床疗效。因此手术应尽量恢复腰椎前凸，尤其在

(30):2179-2184.

[7] Schwab FJ, Lafage V, Forcy J-P, et al. Predicting outcome and complications in the surgical treatment of adult scoliosis. Spine, 2008, 33(20):2243-2247.

[8] Takahashi S, Delécrin J, Passuti N. Surgical treatment of idiopathic scoliosis in adults. Spine, 2002, 27(16):1742-1748.

第 8 章　峡部裂伴或不伴腰椎滑脱

第 8 章

峡部裂伴或不伴腰椎滑脱

Philippe Gillet

摘要 峡部裂伴或不伴腰椎滑脱是一种具有良好耐受性的病理状态。然而，越来越多的成人患者可能存在严重的背部疼痛或神经症状，需要接受手术治疗。在生长发育过程中，特别是在成年后，腰椎不稳定或逐渐出现的腰椎滑脱需通过原位或复位后固定。后路、前路和前后联合入路矫形和融合的手术方法均较成熟，但是手术方式的选择仍存在困难。近期的文献并不支持虽然似乎更合乎逻辑，但相对创伤更大的手术方法。保持或恢复足够腰椎的矢状面平衡更重要，而滑脱复位相对次要。本章旨在帮助手术医师处理不同情况下的腰椎峡部裂，阐述各种手术策略和优缺点及不同手术术后功能恢复的预期情况。

关键词 前路椎间融合 · 诊断 · 影像学 · X 线片 · CT 扫描 · 磁共振 · 自然病史 · 后外侧融合 · 腰椎滑脱 · 病因与分类 · 手术适应证

第 1 节 概 述

腰骶部发育不良或退变性疾病引起的腰椎滑脱，使整个脊椎后弓向前滑移，造成中央椎管狭窄和椎间孔狭窄。多个神经根受压可能导致严重的后果。当峡部裂存在时，伴或不伴腰椎滑脱，腰痛、下肢神经根性疼痛、坐骨神经痛或神经功能受损、脊柱矢状面失平衡均会发生。多个神经根受累比较少见，但可能会发生椎间孔压迫。这种状况下多数患者是可耐受的，仅极少数患者需要通过手术治疗。峡部裂滑脱患者表现为大腿或小腿疼痛。这种疼痛实际上不是真正的神经管受压，而是牵涉痛。即使是真正的神经根性疼痛，也并不意味着必须行神经根减压，这种根性疼痛是由运动所引发的局部炎症所致。无须减压的融合手术可解除神经根症状及背部疼痛和肌肉挛缩。真正的神经根性疼痛可能存在于严重的椎体滑脱和椎间孔狭窄，并使神经变形。

第 2 节 病因与分类

腰椎滑脱峡部的疲劳断裂被认为是由重复微骨折所致。在某些情况下，峡部发生很多次断裂并自发愈合，导致峡部延长。峡部裂通常发生在青年人群。男女比例约为 2∶1。峡部裂不是一种先天性疾病，但遗传因素可影响腰椎滑脱的发生。遗传因素体现在不同种族的发病率不同，以及特定家族中的发病率较高。反复作用于峡部的应力，尤其是过伸位或腰椎前凸过大时，会对峡部

P. Gillet
Centre Hospitalier Universitaire, Liège, Belgium
e-mail: philippe.gillet@chu.ulg.ac.be

G. Bentley (ed.), *European Surgical Orthopaedics and Traumatology*,
DOI 10.1007/978-3-642-34746-7_28, © EFORT 2014

及上位椎体的下关节突造成损伤。其在普通人中的发病率为 5%，与之相比较，对于参加体育锻炼的青少年，尤其是经常做腰椎过伸位动作的青少年，其发病率为 47%。腰椎峡部裂的发生可能是多因素综合作用结果。从影像学特点来看，如椎体发育不良对峡部存在不利影响，可能来自遗传和反复出现的微骨折导致的峡部裂。

峡部裂导致腰椎滑脱的原因在于：后弓失去机械性连接和过大的椎间盘和韧带应力。峡部裂伴或不伴腰椎滑脱大多发生在 L_5，其次是 L_4，上腰椎很少发生。

退变性腰椎滑脱的发生常常是因为椎间盘和韧带及关节软骨的退变，以及关节突关节的位置改变导致局部节段间运动幅度增大，通常发生在 L_4～L_5 水平。

发育不良性腰椎滑脱源于小关节发育畸形，包括关节突方向矢状化、失去支撑作用，或者发育不良、发育不全。这种情况大多发生在腰骶段。

创伤性滑脱是与椎间盘韧带损伤相关的后弓严重病变的结果。

腰椎滑脱症的严重程度根据 Meyerding 分级描述为Ⅰ、Ⅱ、Ⅲ、Ⅳ度，对应 25%、50%、75%、100%向前滑移。当椎体前移至骶骨前方则表现为后凸畸形，用脊椎前移来描述此种病理状态。Ⅲ、Ⅳ度腰椎滑脱可发生一定程度的后凸畸形，必须予以纠正。假性 L_5～S_1 滑脱常描述为 L_5 椎体发育异常：呈现梯形椎体，前后径较小。由于 L_4、L_5 和 S_1 的后壁没有对齐导致滑脱。然而，笔者注意到，在这种情况下，椎体的前缘在侧位上是平滑的。在这种情况下，不应使用“腰椎滑脱”一词，因为其常易被曲解为腰骶交界处的局部不稳。此类患者是遗传因素导致的峡部裂，椎体变化不是由于二次重构，且可被相邻椎体间的正常排列所证实。

后凸角度可以采用不同的测量方法，例如 S_1 后壁和 L_5 椎体上终板切线的夹角（滑脱角）。

必须强调的是，对于腰椎滑脱病例而言，滑脱程度与神经症状之间并无显著相关性。后凸型的腰椎滑脱往往表现为更严重的症状。对于退变性滑脱和发育不良性滑脱病例，当整个椎体发生滑移时，神经受累程度与椎管狭窄程度显著相关。

腰椎峡部裂的自然病史

滑脱可自发愈合而无严重并发症，也可表现为持续数十年无症状期后出现进展性疼痛。峡部裂会影响局部稳定性，从而对脊柱韧带造成异常的应力刺激而引发疼痛。潜在的椎间失稳在 L_4 或 L_3 峡部裂滑脱表现比 L_5 更为明显，原因在于前者缺乏髂腰韧带的保护。大部分的滑脱程度都不到 30%～50%。滑脱的进展与局部解剖学特点密切相关，如垂直骶骨、穹隆状骶骨或梯形 L_5 椎体伴发椎体前后径过短等。局部后凸畸形比滑移程度更复杂。对于成年患者，滑脱进展并不常见，可能是椎间盘塌陷导致腰椎滑脱的结果。成年患者严重的滑脱一般在青春期即已发生。早发性峡部骨折可增加腰椎滑脱进行性加重的危险性。滑脱的进展常发生在生长发育期。发育期滑脱程度越重（>2 级），患者骨骼发育成熟后发生滑脱进展的风险更大。大滑脱角与滑脱进展的相关性更强。因此即使是无症状的患者，严重的脊椎滑脱也存在手术指征。腰椎滑脱多发于男性，发病率是女性的 2 倍，但女性腰椎滑脱的进展风险是男性的 4 倍。

如果腰椎峡部裂没有明确的原因，外伤会加重解剖学相关的临床症状，并导致滑脱加重。

从个人经验来看，对于年轻患者，峡部裂是否需要手术干预仍待商榷。1986—2006 年一组 276 例患者的研究中，患者平均年龄为 37 岁（13～70 岁），20～50 岁的患者占比 75%。

第3节　诊　断

一、临床表现

峡部裂滑脱患者通常无症状，因此多为偶然发现。然而，无论是儿童、青少年还是成年患者，都可能出现急性腰痛、疼痛（为机械性疼痛放射至下肢或真正的根性疼痛）、腰椎侧凸、椎旁肌痉挛、异常姿势或步态。当椎弓峡部裂出现非常严重的症状时，应排除脊柱的其他病变。临床症状与病理状态的严重程度不成正比，峡部裂无滑移病例较有明显滑脱椎弓峡部裂病例的临床症状更为严重。Möller 等[17]发现，成人腰椎滑脱患者的症状与退变引起的慢性非特异性腰痛有相似之处，但慢性腰背痛患者表现为更大的功能性受限。

二、影像学检查

普通 X 线片（前后位和斜位）是诊断腰椎滑脱的首要方法。站立位 X 线片最理想，投照焦点应集中于腰骶部，而非腰椎。峡部裂在侧位 X 线片可能会被漏诊。当怀疑出现椎体病理改变时，必须检查斜位 X 线片。即使拍摄的 X 线片质量非常完美，但早期的滑脱也可能会被遗漏。CT 扫描，特别是使用反向门技术，对于显示病灶是必要的，尤其对于发育不良性和退变性滑脱。骨扫描对于峡部裂的早期诊断也有帮助。

侧位动力位 X 线片有助于评估异常的脊椎活动度。侧方全长 X 线片对于判断脊柱矢状位序列和脊柱的稳定性十分必要，尤其对于严重滑脱或腰骶段后凸畸形的患者。

峡部裂伴或不伴腰椎滑脱常规术前影像检查包括核共振扫描（nuclear magnetic resonance，NMR）。对于突出在椎间孔内椎间盘的手术指征、重建峡部的手术选择，以及固定融合的范围，NMR 能够给出必要的、有价值的信息（图 2-8-1）。如果 NMR 的结果不够明确，可行椎间盘造影，但此项检查是有创的[3]。对于退变和不典型增生滑脱缺乏 CT 扫描诊断信息的病例，NMR 是检查神经根管受压情况的最佳选择。

脊髓造影至今仍然被用来评估神经根是否受压。对于腰椎滑脱，常可行椎管造影：由于后弓位置不变，椎管前后径增加，神经根的压迫多数在极外侧，对侧难以达到。动态造影是目前唯一的动态检查方法，相比于站立位检查的动态造影，仰卧位时的 CT 和 NMR 会降低滑脱前移的程度。NMR 与动力位 X 线片的联合应用，为评估动态情况下神经根受压提供了可能。

放射性特征：对于单侧峡部裂的腰椎滑脱患者，对侧肥大增生的峡部或椎弓根可能由脊柱后方结构的桥接作用传导的荷载所致，需与骨样骨瘤鉴别，特别是对有持续性疼痛的患者。单侧峡部裂合并对侧椎弓根缺损可以观察到。

第4节　手术适应证

常规治疗原则

对于活动不引起疼痛、无症状的腰椎滑脱患者，以及伴有 0～Ⅱ度脊柱前移的椎体滑脱患者，无须刻意避免体育活动和应力活动。有除神经症状外的其他症状的椎体滑脱患者，需改变生活方式和工作方式，避免剧烈运动，同时联合非手术治疗，这是治疗这类患者的基本原则[6,19]。椎体融合术仅被用于特殊病例的治疗中，无论患者是否有症状，但是存在明显的椎体前移风险，以及经非手术治疗不能减轻症状的患者可采用

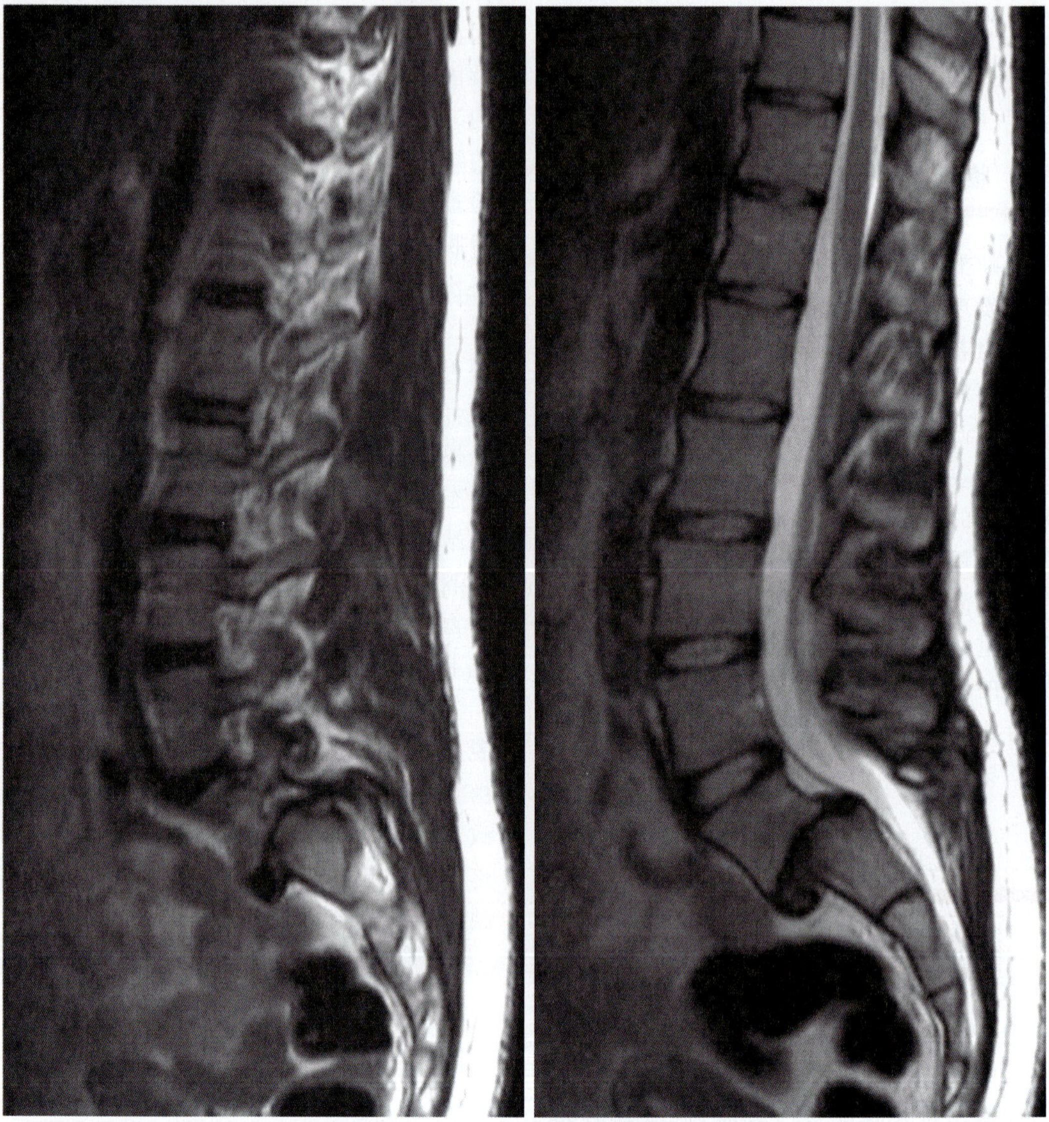

图 2-8-1 应用 NMR 评估神经根管狭窄和椎间盘突出具有重要价值

椎体融合术治疗。此外，通过改变患者的生活方式，症状已有所减轻，但却渴望恢复正常的工作和运动能力的患者，也可予以手术治疗。如果进行合理的手术操作，尽管具有创伤性，但是仍然适用于由外科医师挑选的患者。

减压手术通常和融合手术联合应用，然而，对于退变性腰椎滑脱引起椎管狭窄而导致症状的患者，如果椎体不稳程度较轻，而且不会因减压手术引起病情恶化，单纯的开窗术也是适用的。

第 5 节 术前准备和计划

手术方案是由患者的年龄、伴或不伴椎间盘退行性变，以及切实存在的局部椎体不稳定所决定。保持稳定性的不同手术步骤可以在不进行融合的部分修整术、不同的后路融合术及前后路联合的椎间融合术中应用。术前必须评估需要融合的节段。必须评估神经根减压的必要性。但是，鉴别牵涉痛和根性症状有时非常困难。脊柱前移或腰骶部脊柱后凸的患者是否需要进行减压及内固定，必须针对每例患者进行讨论。

术前影像学检查策略

对于伴或不伴脊柱前移的椎体滑脱患者，均需常规行X线片和NMR检查。对于发育不良的病例，为了更好地评估椎弓根的异常情况，需要进行CT平扫。对于退行性变的病例，侧位动力位X线片联合NMR检查能很好地反映病变情况。

第6节 手术技术

伴或不伴脊柱前移的椎体滑脱患者的手术技巧，重点强调发育不良及退行性变的病例。

一、患者的体位及脊柱手术入路

其他章节已经描述了入路问题，除椎间减压外，脊柱后路风险通常较低。由于脊柱前方有许多重要的解剖结构，所以前路往往具有较大的风险。由于病情的特异性，患者的体位也非常重要。

（一）脊柱后路手术体位

该手术可以在任何手术床上进行，然而在脊柱后路手术过程中确保患者腰骶椎的矢状面平衡非常重要。对于轻度脊柱后凸的患者，应对前支进行椎管减压和椎间盘处理。如果采用非内固定的后外侧融合手术，那么矢状面在术后就可以纠正，使脊柱前凸得到恢复。如果术中使用了融合器或体内置入了骨性融合器，患者可能因手术时处于弯曲的体位固定而形成腰骶椎永久性的矢状位曲度。在进行脊柱内固定手术前，必须确定患者的矢状曲度是相对合适的。脊柱矢状面的失平衡，特别是发生于腰骶椎区域矢状面的失平衡是必须处理的。笔者使用了一个弯曲度约为20°的常规带有臀部的体位框。这证明如果需要更大的脊柱前弯角度，可通过在上述体位下简单的固定脊柱，或通过在椎弓根螺钉之间加压及通过预弯棒来形成合适的脊柱前突，轻微的脊柱前凸通常不会影响加压这一步骤。患者处于跪姿，注意骨盆可不受约束围绕髋关节进行旋转。保持这种体位是为了在拉回滑脱的椎体时，骨盆和骶尾部的向前倾斜及减少移动提供了更多空间。在任何手术过程中，为了减少硬膜外出血的可能性，都必须避免腹部的压迫。

（二）脊柱前路手术体位

患者仰卧于手术床上。牵引和脊柱前凸体位可用于纠正椎体滑脱，且有助于显露脊柱[15]。但是，过大的脊柱前凸可能使腹膜及椎体前的血管结构更加紧绷，使这些组织收缩更加困难。因此，脊柱的中立位可能是首选。经腰骶部区域清理肠管采用Trendelenberg体位更合适。

腰骶部脊柱前入路的并发症包括血管、肠道及泌尿生殖器的损伤[1,20,26]。脊柱前入路手术只能由经过专业培训的骨科医师来完成，必要时应由一名血管外科医师来辅助完成。真正的泌尿生殖系统并发症（逆行性射精和不育症）与腰骶部脊柱前入路手术的相关性很难评估。严格的手术技术训练和避免单纯使用电刀，能够降低这种风险[12,15]。

二、减压步骤

如果出现真正的神经性受压，压迫通常发生于畸形的椎间孔水平。因此，对于因退变导致的椎管狭窄患者，在必要时，脊柱后路的神经根减压术较常规的椎板切除术及开窗术具有更彻底的手术效果。脊柱后路的神经根减压术包括椎板的完全去除和在椎体峡部裂的水平进行的大块纤维软骨组织的清除；因为这些与滑脱相关的纤维组织压迫了神经根。这一手术步骤就是著名的Gill技术。Louis研究了这种复杂的结构，这种结构事实上是靠近身体中央的部分残留组织，被称为“钩峡”或者“峡钩”。这种特殊的结构，在脊柱前移出现时就有可能牵拉到神经根。减压的步骤必须包括彻底去除这种结构。由于咬骨钳可能压迫已经受压的神经根，所以使用骨凿比使用咬骨钳去除该组织更加可取。在这一步骤结束后，清除所有椎弓根内缘及下缘的组织很有必要。

当进行椎体融合时，为获得多孔皮质骨，建议切除椎弓根。如果后外侧植骨或者使用融合器时，可用咬骨钳逐步咬除椎弓根。

如果不考虑术后稳定性，单独使用Gill技术，可能增加病情进展的风险。对于年龄较大的椎间盘退变患者，如已重建局部稳定性，这种手术技术可以选择性使用。如果存在椎间盘突出且与神经根受压相关，那么应切除突出的椎间盘。对于已存在的椎间盘突出但不伴有其他症状的腰椎滑脱患者，可以考虑行单纯的椎间盘切除术。

三、融合步骤

下面介绍多种融合的手术步骤，不同融合步骤的指南将会在本章节的末尾讨论。

(一)后外侧融合术应用内固定与否

后外侧融合术在腰骶椎区域是一种常见的融合方式。植入的骨质被关节延伸的部分、横突延伸的部分及骶骨翼所包裹。在腰椎滑脱和脊柱前移的患者中，这种手术方式可能被应用在原位或者在滑脱复位之后。

1. 后外侧融合的一般原则　脊柱的后方通过标准的中线入路和骨膜下肌肉剥离方式暴露，且暴露必须延伸至横突尖端和骶骨翼。靠近峡部的小动脉分支可能常规被结扎。如果减压必要，那么中线入路则有助于外科医师进行减压。如果预期不需要进行减压，Wiltse脊柱旁入路也是一种选择。先用咬骨钳，再用大刮匙将关节突关节外侧部分和横突延伸的后部或骶骨翼剥离。横突非常薄弱(图2-8-2a～d)，剥离后会引起骨质表面出血，注意避免破坏该部分，将大部分的植入材料放置于靠近横突延伸且最为坚强的部分，植入碎骨块(图2-8-2e)。但是由于上述组织可能影响植骨并且导致融合床的准备不良，从而更易发生骨不连，因此，强烈建议在放置植入物之前先对相关组织进行处理。在开始处理相关组织之前首先标记植入物的植入部位，以使放置植入物变得相对简单。在植入椎弓根螺钉的过程中，连接自由活动部位的关节囊必须保护起来，以降低术后退变的发生风险。去除部分髂嵴以便植入自体骨，这是该术式的“金标准”，因此可直接切开分离或通过中线入路。如果采用Gill手术步骤，那么切除椎板所得的碎骨块可完成一个节段的融合。异体骨或骨的替代物也可辅助自体骨使用。

2. 原位后外侧融合术　没有任何试验研究证明，腰骶后外侧原位融合术在青少年高度脊柱滑脱的患者和存在神经根轻微受压的患者中，能取得良好的手术疗效[11,13,21]。原位融合术可以和后方的减压术联合使用。在椎间盘退变导致椎管狭窄的病例中，后外侧原位融合可能导致椎间盘区域的二次自发性融合(图2-8-3)。

后处理和工具的使用：根据经验，使用一种固定杆式螺旋类型植入物可减少术后对支具的需求。没有使用该内固定前需要持续使用坚固的支具来辅助，使用时间大多为3个月。所有后外侧融合术后的3个月内，禁止一切可能导致躯干弯曲的活动。鼓励患者步行，避免甚至禁止进行特殊的康复治疗。术后6～12周可以进行一些轻微的工作，术后4～6个月内不应进行应力性工作[18]。

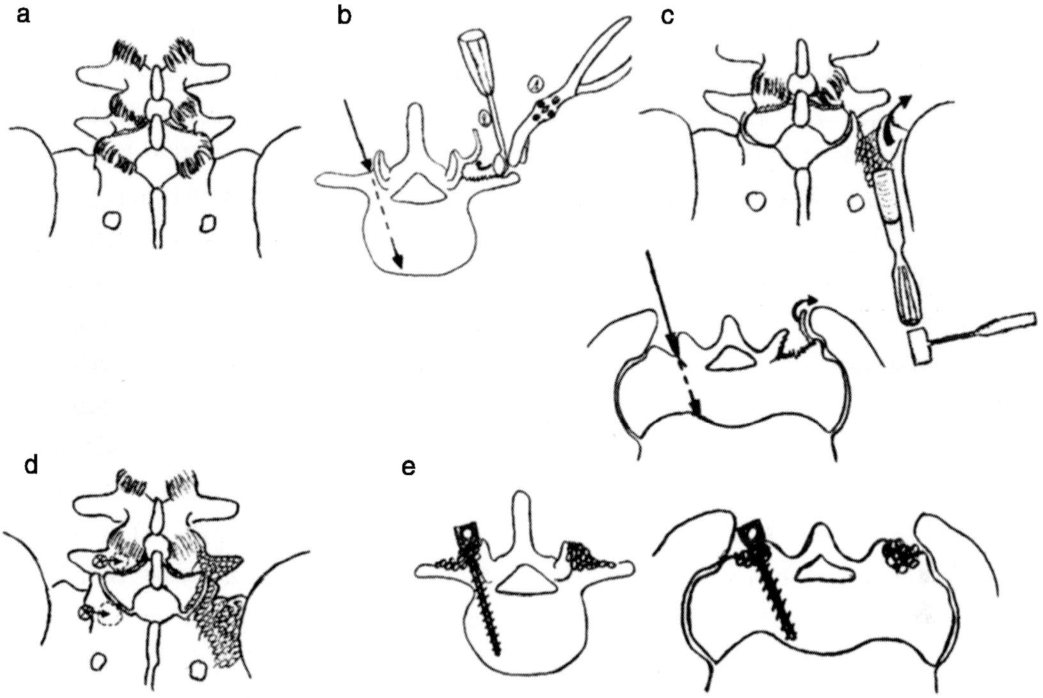

图 2-8-2　L_5～S_1 后外侧融合

a～d. 植骨融合必须位于彻底去皮质化区域；e. 椎弓根螺钉的植入要在融合器放置后进行，椎弓根螺钉的植入方向应与椎弓根的走行相一致

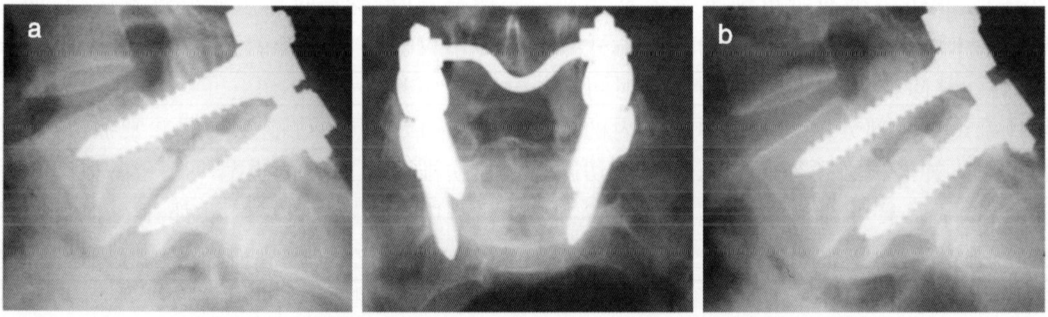

图 2-8-3　成人Ⅱ度滑脱，严重腰痛及臀部疼痛，无下肢神经放射痛，采取原位融合的方式，术后的随访影像学资料

a. 术后 1 个月和术后 2 年的 X 线片；b. 椎间盘间隙的自发融合

3. 脊柱滑脱复位后外侧融合术　如果椎体滑脱非常严重，特别是存在腰骶部脊柱后凸，可能就需要复位滑脱。在此章节深入探讨复位滑脱的技术。需要复位的患者都使用相同的方法复位之后再行后外侧的椎体融合。

复位后处理和内固定的作用：脊柱滑脱复位后，在后外侧植骨和后方使用内固定在治疗过程中进行加压比原位融合效果更好，但是这种机械加压可能增加骨不连的风险，并且导致滑脱复位失败。术后固定应更加严格。可以使用半硬的或者全硬的支具。根据经验，使用强有力的钉棒内固定后就不需要使用支具了，但是，在术后 3 个月内，应通过躯干肌肉水平去评估腰骶椎连接的强度情况。患者恢复时间与原位融合一致。虽然腰椎滑脱复位术联合后外侧融合术是一个经典的手术步骤，但是为了避免后方的植骨和内固定负担过大的压力，研究者更倾向于使用椎间融合。

(二)椎间融合

后外侧的融合术易产生拉力和固定的压力，这可导致滑脱复位时产生新的不稳定。这种不稳定直至骨骼完全融合才得以缓解。从生物力学角度来看，椎间融合更为合理。椎间融合更易受到压力而形成稳定融合，但是如果腰骶间隙非常倾斜时，就会出现持续存在的剪切压力。与后外侧融合相比，椎间融合接触面积大，骨骼表面血液循环更好，为融合提供了潜在的最佳生物环境[8,14,22,25]。

1. 后路腰椎椎间融合　后路腰椎椎间融合(posterior lumbar interbody fusion, PLIF)实现了一个通过单纯手术入路完成整个手术的目的。通过标准的后路方式暴露脊柱，移除椎板提供植骨材料，同时可去除纤维组织及部分关节内和神经孔内的多余组织。神经根必须彻底减压。完整切除椎间盘，硬膜囊可选择性地从左方或右方被置回原处(图 2-8-4a～d)。当椎体骨质增生或骨皮质密度较高时可使用骨凿减压，通常使用咬骨钳、刮匙、铰刀对终板进行合适的修整(图 2-8-4e)。在整个过程中需注意避免破坏骨终板，因为这可能导致椎体间骨质植入物下沉。合适的植骨床必须完全去除软骨终板至出血，软骨下终板的处理应该被重视。在插入融合器期间，必须保证撑开终板。这可通过铰刀来完成，也可通过椎弓根螺钉和棒或板来实现。使用的器械，包括椎弓根螺钉和棒都可能导致部分脊柱后凸，这是因为撑开的力量增大了后方的角度(图 2-8-5d)。所以作者建议使用大小递增的铰刀。最后选用的铰刀应该比之后植入的融合器稍大一些，之后这种分离状态就仅有后方的内固定物维持(图 2-8-5a～c)，或选用由骨质填充的笼，取出铰刀后，将其选择性地放于左边或右边(图 2-8-4f)。建议在放置植入物之前充分利用这种分离状态，特别是在椎间孔区域确认是否已将所有可能引起神经性损伤的多余组织清除。当植入椎间融合器后，应在后方进行加压再锁定螺母。应在合适的位置上锁定植入物或融合器并且验证腰骶部的脊柱前凸(图 2-8-5e～f)。在矢状面上棒的曲度要合适。自体骨可以从髂后上棘获得，如果去除的椎板骨质较多时，也可以用来作为自体骨植入物(图 2-8-4g～h)。自体骨填充融合器，可避免使用异体骨带来的风险(图 2-8-4i)。当需使用融合器时，推荐使用坚固的融合器来增大局部骨质储存空间去包裹骨质(图 2-8-4f)。为了避免植入物支撑不良和失败，植入大约 1 cm 高的骨质很有必要。当使用融合器时，骨质过厚可能导致不适合，而过薄不仅会导致间隙高度不适合，还可能导致骨不连。

(1)缺点和可能发生的并发症：应避免损伤椎间盘前方的血管[9,19]。在整个手术过程中，硬膜囊和神经根都存在损伤的风险。为了减少硬膜囊损伤的风险，在进行椎间盘切除和植入骨质植入物或融合器时，应适当撑开间隙并注意保护神经根。因为融合前通常发生椎体水平的静脉出血，所以建议在椎间盘和硬膜间隙进行压迫止血，这有助于硬膜外血管丛出血的止血(图 2-8-4c)。如果双极电凝止血效果不佳，推荐使用明胶海绵或止血纱压迫止血。控制性降低血压是安全实施此项手术的一个先决条件。因为硬膜囊和出血导致视野受限，在处理椎体终板时非常困难。特定的器械如横向切割刀和拉钩的设计，对于放置椎间融合器也有帮助。

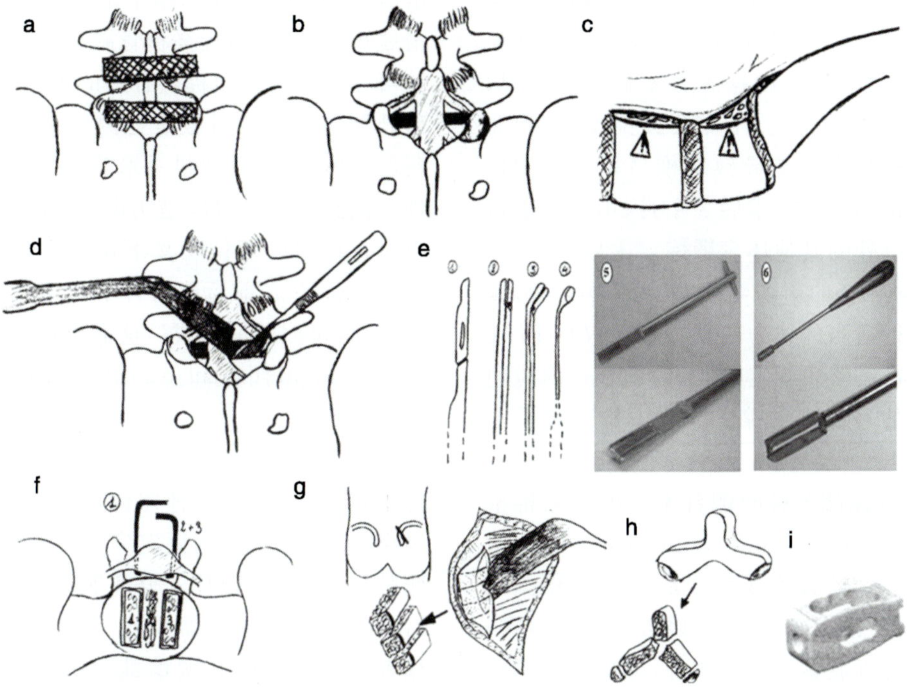

图 2-8-4　后方入路腰椎椎间融合的基本原则

a. 后弓需要充分暴露；b. 后弓切除后需要清晰彻底暴露神经根；c. 双极电凝有效的止血；d. 髓核切除后需要对终板进行彻底清理；e. 髂骨取骨；f. 后弓骨质利用；g. 椎间融合器的有效放置

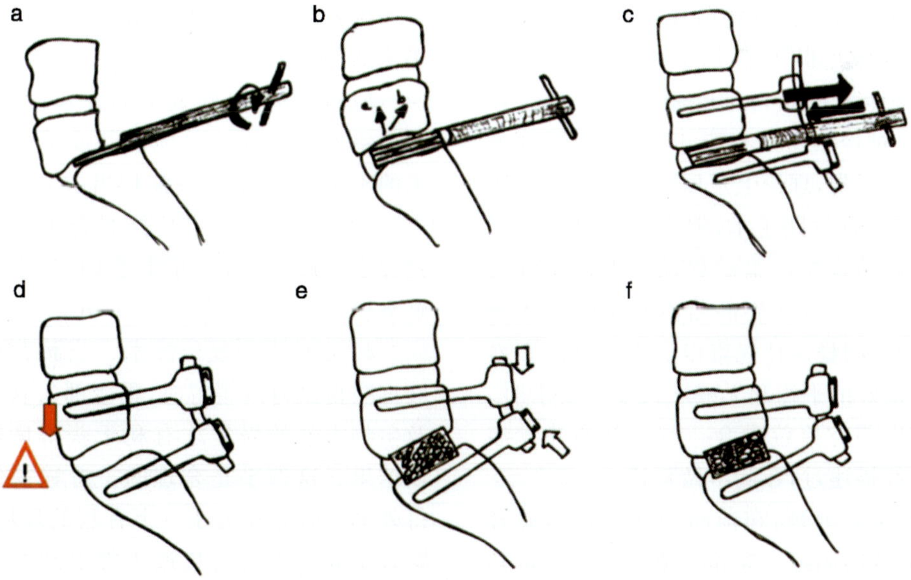

图 2-8-5　后方入路实现撑开和椎体间植骨融合

撑开器可部分恢复椎间高度，并且当相邻椎骨周围残余软组织收紧时可部分实现滑脱复位（a，b）；利用椎弓根螺钉的撑开可以增加椎间空间，但是存在产生后凸畸形的风险（d）；使用撑开器和后路器械可以获得理想的椎间间隙并复位（c）；椎间盘内固定器摘除后，椎间盘高度由后固定器维持（d）；植骨片或骨笼置入，椎弓根螺钉加压固定，可以改善腰骶前凸（e，f）

(2)术后处理:根据笔者的经验,由于椎间植骨融合与后路椎弓根内固定的联合使用增加了稳定性,根据患者术后疼痛情况,允许患者立即行走,不需要腰围支撑,除非椎弓根骨质量较差导致对椎弓根螺钉的把持力不足的患者。术后3个月,不建议进行除散步以外的其他体育锻炼。术后3~6个月,根据患者的影像学表现和职业类型,嘱患者进行适当的体力劳动。如果仅行PLIF而不进行后路内固定,在术后3个月内应使用牢靠的外固定支撑。作者不推荐此手术方式。

2. 前路腰椎椎间融合术 前路腰椎椎间融合(anterior lumbar interbody fusion, ALIF)可以经腹膜或腹膜后途径操作。椎间盘无椎管的遮挡因而可以被更好地显露。减压后可以放置多种自体骨,前提是采用咬骨钳、刮匙、凿子对终板、椎间盘进行彻底刮除。

(1)缺点和可能发生的并发症:单纯ALIF在腰椎滑脱手术中发挥着重要的作用。在没有对神经根减压的前提下,不易复位椎体。如果神经根压迫十分明显,单纯采用ALIF可能无法获得神经根完全减压。然而,如果神经根受压局限于椎间孔,恢复椎间高度至正常,理论上足以缓解神经根的压迫,无须进行后路手术,但在滑脱复位期间可能引起游离椎间盘的移动。由于血管几乎占据了大部分实施前路内固定的手术视野,即刻椎间稳定往往难以实现。腰骶交界处保持良好的平衡和无减压或复位要求时,可以考虑前方原位融合。前入路的并发症之前已经描述过,在此不做赘述。

(2)术后处理:在前路椎间融合的愈合期内,有效的固定支撑和避免剧烈运动是必要的。

3. 前后路联合手术 本节描述内容为上面所介绍技术的联合使用。一些学者[0,11,20,20]报道了前路和后路联合或分期手术治疗峡部裂滑脱的方法。通常用于严重滑脱病例。二期或三期手术的目的是获得滑脱矫正的同时,提高植骨融合的机会。后路可在滑脱复位前提供有效的神经根减压,后外侧融合和椎弓根螺钉内固定可获得滑脱的有效复位,并提供手术节段的早期稳定性。前路手术的目的是实现椎间植骨融合,有时在特定的复位工具下也可实现滑脱的有效复位[20]。前后路联合手术可以在一期完成,也可以分期完成。这需根据滑脱的严重程度、手术团队和患者的一般身体情况决定。

退变性腰椎滑脱伴有明显椎间不稳定时,作者通常采用一种体位下的联合手术,后路L_4~L_5减压内固定完成后,患者取右侧卧位,采用微创技术分离肌肉,经过腹膜后途径将椎间融合器放置于椎间隙。其他作者支持经椎间孔腰椎椎间融合(transforaminal lumbar interbody fusion, TLIF)手术,原因在于其手术过程中患者一直处于俯卧位。联合手术要求患者采取两种体位,才可为术者提供更好的手术视野,彻底清除病变增生骨质。此外,椎间孔镜手术可以减小手术的创伤。

(1)缺点和可能发生的并发症:前后路联合手术可以弥补单纯前路或单纯后路手术的不足,不过其并发症相当于两者相加。

(2)术后处理:前后路联合手术术后即刻稳定性通常很好,可参考PLIF术后的注意事项。

4. 腰椎滑脱复位技术 当腰背痛及下肢疼痛得到有效缓解时,腰骶部矢状面平衡及生物力学的恢复才有利于获得良好的长期结果。这似乎是合理的。滑移复位后使得外侧融合骨质处于一个有利的环境,确保融合牢固。正常或接近正常解剖关系的复位有利于通过打开神经根实现神经根减压。其主要目的是恢复前凸,矫正后凸畸形比滑脱椎体的复位更重要。

手术前后的牵引可以部分实现腰椎滑脱的复位,这些操作的优点是可密切观察神

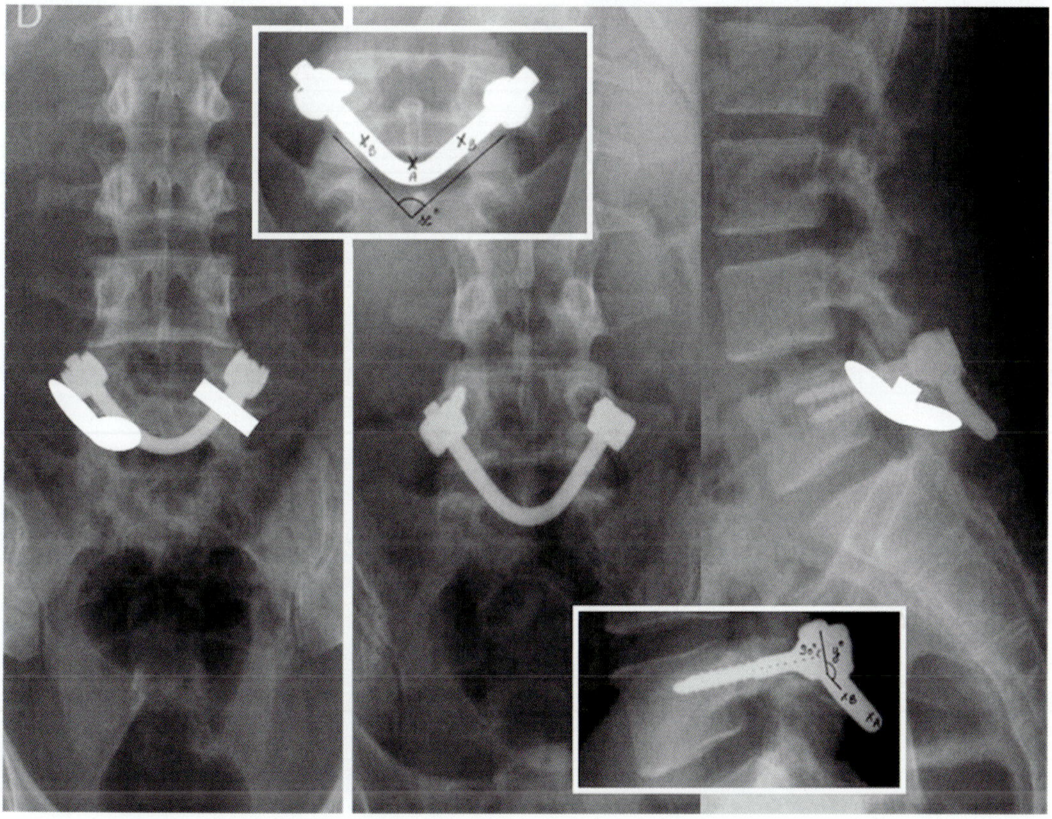

图 2-8-8　V 形钛棒峡部重建术，单轴螺钉固定结合钛棒的预弯为峡部骨融合创造条件，关节突外侧的补充融合直至椎板，尽量避免损伤神经根

少后外侧融合手术可以改善疼痛，允许更积极的生活方式[19]。内固定的使用仍然是目前争论的一大焦点[18]。一致认为，内固定应用于严重不稳定的患者，有利于避免术后长期佩戴腰围所引起的不适。

一、融合长度

融合的长度对于患者术后的活动会产生一定的影响。有理由认为，固定融合的范围越长，越多的运动节段会受影响，从而引起术后邻近节段的退变，这个问题在脊柱退变融合手术中得到广泛的认识[7]。患者对于工作和运动的预期与手术固定融合的范围密切相关，术前应该仔细考虑。如果仅融合一个节段（腰骶段或者单一的腰椎节段），只要良好的融合固定，那么对任何形式的工作和运动均无限制。多数病例可以接受不超过 2 个节段的融合。尽管如此，仍不建议进行应力较大的工作或剧烈的运动。当退变性疾病需要接受 2 个节段以上的融合时，手术决策即变得困难。除非难以忍受的疼痛和典型的畸形，否则不建议手术治疗。对于滑脱、峡部裂、椎间盘退变疾病，椎间盘造影可能有所帮助，但不建议应用，疼痛诱发试验也有一定帮助。对于有强烈手术意愿的患者，可以考虑重建手术或者短节段的融合手术，相比于长节段固定融合而言，上述患者可有更好的手术效果。

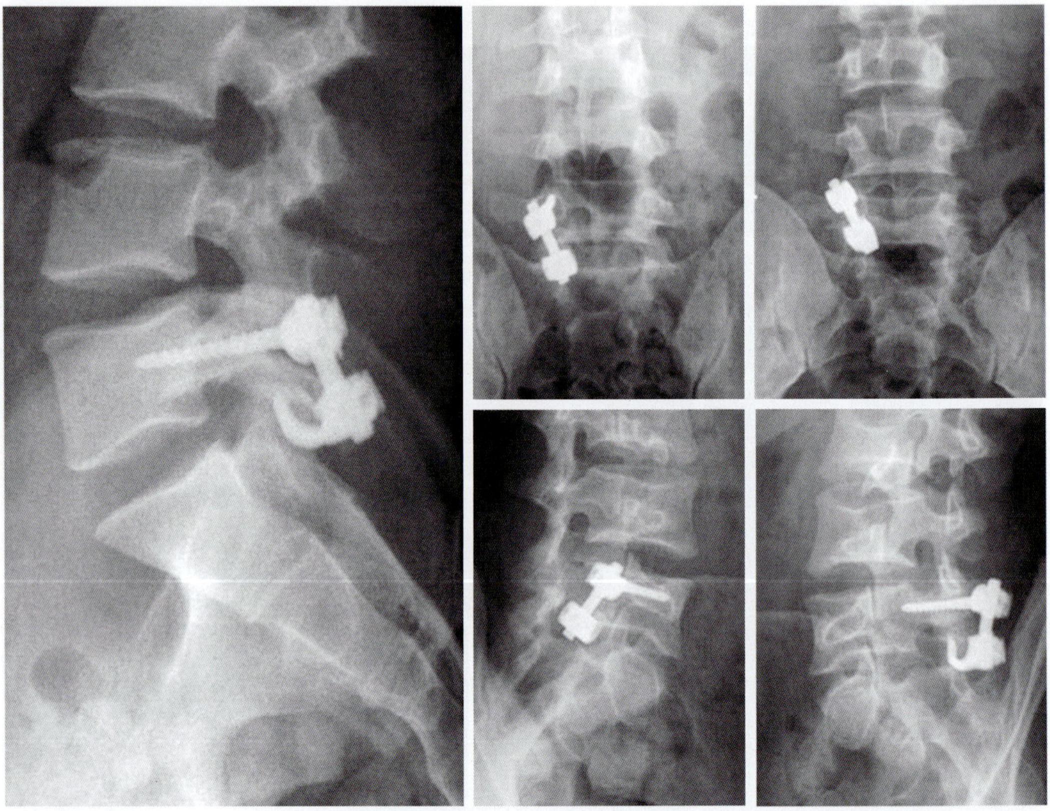

图 2-8-9 L_5 单侧峡部断裂，采用 Morschel 联合单侧的后方固定治疗

二、椎间融合和后方固定的应用

如果需要前骨支撑，建议采用后路或前路椎体间融合：对于肥胖患者，若术后从事剧烈的体力活动，椎间盘高度正常或者接近正常，滑脱的复位会暂时比术前更大的椎体间不稳定。

推荐使用非固定形式的 PLIF 手术，但是多数学者建议联合使用椎弓根螺钉或钉板、钉棒固定及椎体间融合[8,22,25]。后方固定联合后路椎间融合手术是合理的。为避免植骨及椎间融合器放置过程中对神经根的损伤，常需要较大范围地切除关节突关节，这对后方稳定结构造成极大的破坏。由于后纵韧带和椎间盘被大范围切除，该运动节段变得极为不稳定，真正的风险在于植入物移位进入椎管或神经根管，直至发生骨性融合。尽管内固定联合椎间融合的应用提高了植骨融合率，但是临床症状的改善仍然是有争议的话题，涉及此类问题的报道较少。尽管有一些学者报道内固定的使用提高了手术疗效，但其疗效的判断多基于理论推测。

第 8 节 总结：建议选择

一、无椎间盘退变和峡部裂的腰椎滑脱

为了避免运动节段的丢失和邻近节段应力的增加，建议实施峡部裂的重建。当 L_5 峡部裂无 L_5～S_1 椎间盘退变，却表现为 L_4～L_5 椎间盘退变时，L_5 峡部重建可有效避免 L_4～S_1 的融合。在这些病例中，L_5 峡

部裂是腰痛的主要原因。此种治疗方法在手术前需要三思,应谨慎地选择患者。

二、峡部裂合并椎间盘退变和 0～Ⅰ度的腰椎滑脱

后外侧原位融合伴或不伴后方固定作为经典术式,Ⅰ度的滑脱可以选择复位。如果神经根压迫明显,后弓的切除是必需的,必要时还应切除突出的椎间盘。

对于肥胖患者,椎间盘已经被切除或者椎间盘的高度尚可,术后如果需要从事重度体力活动,推荐使用后路固定 PLIF 手术。

三、峡部裂合并椎间盘退变和 Ⅱ～Ⅲ度的腰椎滑脱

PLIF 手术及部分或完全复位、腰骶段前凸的恢复及后方固定是推荐的。如果椎间隙很窄、腰骶段前凸尚可、没有神经压迫症状,后外侧原位融合联合后方固定是可行的,尤其是属于Ⅱ度腰椎滑脱的患者。

四、峡部裂合并椎间盘退变和 Ⅳ度的腰椎滑脱

PLIF 联合后方复位、前后路联合手术、后外侧融合联合后方固定均可采用,腰骶段后凸畸形的矫正比滑脱复位更具有实际临床意义。当真性滑脱存在时,Gaines 手术操作是可行的。L_4～S_1 原位融合手术神经损伤风险较小,安全可靠。良好的近端固定及上方椎体与骶骨之间的前凸角度的保留有利于预防术后交界性病变。

五、椎弓根发育不良

当一侧椎弓根发育不良合并对侧峡部裂时,唯一的选择是椎体间融合,因为后外侧植骨融合不能实现椎体及运动节段的稳定,PLIF 手术很有必要。

六、发育不良性腰椎滑脱

后正中入路显露及侧方减压是必要的操作步骤,严重的椎管狭窄可伴发马尾综合征。在手术操作过程中必须避免损伤神经根。复位和融合须严格按照上述原则实施。

七、退变性腰椎滑脱

对于无症状的退变性腰椎滑脱,椎管狭窄是手术治疗的适应证。对于原发性不稳或全椎板减压后不稳定,后外侧融合联合固定或不固定、PLIF 或侧方腹膜外入路的 ALIF 均可行,因为退变性滑脱多发生在 L_4～L_5 节段。融合的目的不只是治疗腰背部疼痛,还需避免医源性的滑脱加重。

参考文献

[1] Berchuck M, Garfin S, Bauman T, et al. Complications of anterior intervertebral grafting. Clin Orthop, 1992, 284: 54-62.

[2] Boos D, Marchesi D, Zuber K, et al. Treatment of severe spondylolisthesis by reduction and pedicular fixation. Spine, 1993, 18: 1655-1661.

[3] Carragee EJ, Don AS, Hurwitz EL, et al. Does discography cause accelerated progression of degenerative changes in the lumbar disc: a ten year matched cohort study. Spine, 2009, 34: 2338-2345.

[4] Debusscher F, Troussel S. Direct repair of defects in lumbar spondylolysis with a new pedicle screw hook fixation: clinical, functional and CT assessed study. Eur Spine J, 2007, 16: 1650-1658.

[5] Dubousset J. Treatment of spondylolysis and spondylolisthesis in children and adolescents.

Clin Orthop, 1997, 337: 77-85.

[6] Ekman P, Möller H, Hedlund R. The long term effect of posterolateral fusion in adult isthmic spondylolisthesis: a randomized controlled study. Spine J, 2005, 5: 36-44.

[7] Ekman P, Möller H, Shalabi A, et al. A prospective randomised study on the long term effect of lumbar fusion on adjacent disc degeneration. Eur Spine J, 2009, 18: 1175-1186.

[8] Enker P, Steffee A. Interbody fusion and instrumentation. Clin Orthop, 1994, 300: 90-101.

[9] Gaines RW. L_5 vertebrectomy for the surgical treatment of spondyloptosis: thirty cases in 25 years. Spine, 2005, 30: S66-70.

[10] Gillet P, Petit M. Direct repair of spondylolysis without spondylolisthesis using a rod-screw construct and bone grafting of the pars defect. Spine, 1999, 24: 1252-1256.

[11] Grzegorzewski A, Kumar J. In situ posterolateral spine arthrodesis for grades Ⅲ, Ⅳ and Ⅴ spondylolisthesis in children and adolescents. J Ped Orthop, 2000, 20: 506-511.

[12] Johnson R, McGuire E. Urogenital complications of anterior approaches to the lumbar spine. Clin Orthop, 1981, 154: 114-118.

[13] Lamberg T, Remes V, Helenius I, et al. Uninstrumented in situ fusion for high-grade childhood and adolescent isthmic spondylolisthesis: long-term outcome. J Bone Joint Surg Am, 2007, 89: 512-518.

[14] Lin P. Posterior lumbar interbody fusion technique: complications and pitfalls. Clin Orthop, 1985, 193: 90-102.

[15] Louis R. Fusion of the lumbar and sacral spine by internal fixation with screw plates. Clin Orthop, 1986, 203: 18-33.

[16] Louis R. Reconstruction isthmique des spondylolyses par plaque vissée et greffes sans arthrodèse (Pars interarticularis reconstruction for spondylolysis by plate and screws with grafting without arthrodesis). Rev Chir Orthop, 1988, 74: 549-557.

[17] Möller H, Sundin A, Hedlund R. Symptoms, signs and functional disability in adult spondylolisthesis. Spine, 2000, 25: 683-689.

[18] Möller H, Hedlund R. Instrumented and noninstrumented posterolateral fusion in adult spondylolisthesis. Spine, 2000, 25: 1716-1721.

[19] Möller H, Hedlund R. Surgery versus conservative management in adult isthmic spondylolisthesis. Spine, 2000, 25: 1711-1715.

[20] Rajaraman V, Vingan R, Roth P, et al. Visceral and vascular complications resulting from anterior lumbar interbody fusion. J Neurosurg Spine, 1999, 91: 60-64.

[21] Remes V, Lamberg T, Tervahartiala P, et al. Long-term outcome after posterolateral, anterior and circumferential fusion for high grade spondylolisthesis in children and adolescents: magnetic resonance imaging findings after average 17-year follow-up. Spine, 2006, 31: 2491-2499.

[22] Roca J, Ubierna M, Caceres E, et al. One stage decompression and posterolateral and interbody fusion for severe spondylolisthesis. Spine, 1999, 24: 709-714.

[23] Ruf M, Koch H, Melcher RP, et al. Anatomic reduction and monosegmental fusion in high-grade developmental spondylolisthesis. Spine, 2006, 31: 269-274.

[24] Schlenzka D, Remes V, Helenius I, et al. Direct repair for treatment of symptomatic spondylolisis and low-grade isthmic spondylolisthesis in young patients: no benefit in comparison to segmental fusion after a mean followup of 14.8 years. Eur Spine J, 2006, 15: 1437-1447.

[25] Suk S, Lee C, Kim W, et al. Adding posterior lumbar interbody fusion to pedicle screw fixation and posterolateral fusion after decompression in spondylolytic spondylolisthesis. Spine, 1997, 22: 210-220.

[26] Watkins R. Anterior lumbar interbody fusion, surgical complications. Clin Orthop, 1992, 284: 47-53.

第9章　显微椎间盘切除术

第 9 章

显微椎间盘切除术

Trichy S. Rajagopal，Robert W. Marshall

摘要 显微镜下椎间盘切除术是脊柱外科最常见的手术，可以获得良好的临床效果。我们讨论了该手术的起源，从椎间盘突出症被误诊为某种形式的软骨肿瘤，至1934 年 Mixter 和 Barr 给出正确的病理学鉴定的过程中。椎间盘突出症的自然病程包括以腰背痛、坐骨神经痛和神经功能障碍为主要临床表现的整个临床过程。因为坐骨神经痛可以随着突出的椎间盘组织的消融而自行缓解，所以可以通过向神经周围注射类固醇药物和物理治疗对椎间盘突出症患者进行非手术治疗，为患者的自然恢复争取时间。当患者有绝对的和相对的手术适应证时可考虑行手术治疗。在此对高效且无须复杂器械的显微椎间盘切除术进行详细介绍，并给出如何提高定位水平和以最小组织牵张力来安全完成手术的技巧，并对手术并发症及如何避免并发症进行讨论。

关键词 替代疗法·并发症·极外侧突出·病史·腰椎间盘突出症·显微椎间盘切除术·自然病程·椎间盘切除术后背部疼痛·手术技术

T. S. Rajagopal · R. W. Marshall (✉)
Department of Orthopaedic Surgery，Royal Berkshire Hospital，Reading，UK
e-mail：robmarshall100@hotmail. com

G. Bentley (ed.)，*European Surgical Orthopaedics and Traumatology*，
DOI 10. 1007/978-3-642-34746-7_89，

第 1 节 历史背景

手术治疗腰椎间盘突出症已有 100 多年的历史。1909 年，Oppenheim 和 Krause[1] 首次报道了经手术治疗腰椎间盘突出症。德国的外科医师 Fedor Krause 对患有多年严重的坐骨神经痛并呈急性马尾综合征的患者进行了手术治疗。该手术包括 $L_2 \sim L_4$ 椎板切除术，经椎间盘硬膜外入路并切除当时被误认为是脊柱肿瘤的小块肿物。Steinke 于 1918 年[2]，Adson 于 1922 年[3]，Stookey 于 1992 年[4]，Dandy 于 1929 年[5]发表了类似的报道。1934 年，美国的神经外科医师 William · Mixter 和骨科医师 Joseph Barr 回顾了以往的病例报告和 11 个病例，描述了“椎间盘破裂”。他们对椎间盘的病理生理学进行了阐述并建议选择经硬膜外入路进行广泛椎板减压和椎间盘摘除的手术治疗方案。

随着内镜技术的应用，显微镜下手术治疗腰椎间盘突出越来越受到临床医师的青睐。1977 年，瑞士的 Yasargil 和德国的 Caspar 先后报道了应用微创治疗腰椎间盘突出症的手术经验[6-7]。随后，在美国推行显微椎间盘切除术的 Williams 报道了 532 例系列病例报告[8]。通常任何新的尝试都会受到质疑，显微镜手术也不例外。然而，Caspar、Yasargil、Williams 和

Goald的开创性工作证实了显微椎间盘切除术在减小切口、降低软组织破坏和病死率方面的有效性。目前多数脊柱科医师都使用内镜进行腰椎间盘手术。

第2节 自然病程

腰椎间盘突出症的自然病程尚不明确。然而,大多数患者遵循一个共同的疾病进程。虽然关于腰椎间盘突出症的自然病程,特别是涉及手术和非手术介入治疗的观察性报道较少,但是对该疾病病程的持续时间或平均时间尚无定论[9]。

通常坐骨神经痛的发作与最剧烈疼痛的时期相关。约70%的患者在前6周腿部疼痛减轻[10]。其后患者的疼痛程度保持不变,或者在1～3个月的时间内逐渐加重,症状会在几个月后逐渐减轻,70%～90%的患者症状基本消失[11-13]。

自然病程不受年龄或性别的影响[14]。然而如果同时存在如椎管狭窄或腰椎滑脱等脊柱病变可能影响病程[13]。吸烟[15]、心理因素[14]、反复提举重物[15]、久坐、肥胖已被列为重要的危险因素。坐骨神经痛自我恢复的时间因人而异。

几项采用随机对照临床试验的研究比较了手术和非手术治疗椎间盘突出症的治疗效果[16-19],发现接受手术治疗的患者比非手术治疗的患者在初期和中期可以获得更好的治疗效果。然而,两种治疗方式的远期效果相当。

第3节 临床表现

当脊柱疾病的临床症状和体征一致,且可有选择性地进行影像学研究以明确诊断时,手术治疗可以达到最好的效果(Frymoyer[81])。多数腰椎间盘突出症患者的发病年龄在30～50岁。通常患者有一段时间的下腰痛病史并累及至少一侧腿部。单侧腿部疼痛多放射至臀部到小腿(S_1 神经)或放射至臀部到外侧腿部和踝部(L_5 神经)。腰椎间盘突出症的主要症状包括根性腿部疼痛、感觉减退、肌肉无力。这些症状往往与受压的神经根节段(皮节和肌节)相对应[20]。在询问患者病史时,需确认是否有马尾综合征的症状,包括背部或腿部的剧烈疼痛或功能丧失、双侧腿部麻木或无力、尿潴留、肠胃气胀的大小便失禁及会阴部感觉减退。腰椎间盘突出症的其他症状包括咳嗽和打喷嚏引起的神经根性疼痛,受影响的皮片的感觉异常和急性背部疼痛。对于儿童和青少年,腰椎间盘突出症通常表现为腰部疼痛和腿抽筋,而非特征性坐骨神经痛。

体征包括矢状面腰曲度的改变(腰椎前凸变直),脊柱侧凸和腰椎活动性特别是前屈受限。患侧直腿抬高试验以膝关节以下呈放射状疼痛的阳性结果为判断依据,具有较好的敏感度(72%～97%),但特异度较低(11%～66%)[20-22]。如果以对侧直腿抬高受限与盘腿疼痛作为判断标准则更为明确[23]。对于影响 L_2～L_4 神经根的高位腰椎间盘突出症的罕见症状,股神经牵拉试验结果通常为阳性。仔细检查神经系统包括精确测试皮肤感觉和四肢肌力十分重要。神经检查应包括肛周感觉和肛门括约肌张力。

第4节 研　究

水溶性脊髓造影和计算机轴向断层扫描在历史上对诊断有很大的价值,并且在无法使用MRI的情况下同样适用,但从研究的角度考虑,MRI无疑是最佳选择。然而,MRI是一个非常敏感的检查。因为MRI常常会显示与患者症状复杂无关的偶发病理学。Boden等[24]研究结果提示,对无症状的患者进行MRI检查可能会有较高的腰椎间盘异常检出率。

第5节　非手术治疗

椎间盘突出症的自然病程包括自行溶解吸收的过程，就该疾病症状和椎间盘的自身体积而言，多数患者可进行非手术治疗。非手术治疗包括缓解疼痛、减少活动、恢复脊柱运动至病前水平、恢复日常生活[25]。

以下因素有利于选择非手术治疗的方式治疗腰椎间盘突出症患者：年龄较轻、间盘突出症状较轻、神经受压轻微、间盘退变程度较轻、轻度至中度坐骨神经痛[20]。

非手术治疗方式包括：

- 短期卧床休息——仅限于在急性疼痛期 3 d 内。
- 镇痛和抗炎药物治疗。
- 物理治疗包括运动、手法治疗和疼痛管理。
- 硬膜外和神经根周注射类固醇药物。
- 认知行为治疗的康复策略。

在坐骨神经痛的急性期，患者可能因为极度疼痛而不能活动。这一阶段的主要目的是有效地控制疼痛，增加身体活动。在理疗方面，在监督下对躯干肌肉的稳定性进行特异性再训练在恢复脊柱功能方面似乎优于一般锻炼计划[26-27]。

硬膜外注射皮质类固醇治疗由腰椎间盘突出导致的根性疼痛仍具可行性[28]。一项随机双盲试验对硬膜外注射皮质类固醇治疗腰椎间盘突出症引起的坐骨神经痛进行了评价。结果表明，硬膜外注射皮质类固醇后 6～12 周，腿部疼痛和感觉缺陷明显改善，患者对镇痛的需求减少，但 3 个月后没有差别。1 年后手术率也无差异[29]。另一项前瞻性随机研究对硬膜外注射类固醇和无创治疗 6 周后行椎间盘切除术的患者进行了比较。接受椎间盘切除术的患者(有效率为 92%～98%)的疗效优于硬膜外注射类固醇的患者(有效率为 42%～56%)。

选择性地向神经根注射糖皮质激素也已被证明是有效的，在短期内可达到缓解症状的目的[30]。综合上述文献结果表明，选择性神经根阻滞可在短期缓解神经根痛[31]。现有文献支持选择性神经根阻滞作为诊断工具，特别是在影像学检查不能明确病变节段的情况下。

第6节　手术治疗

手术治疗腰椎间盘突出症的目的是通过切除椎间盘达到神经减压、除去机械压力和对神经根的化学刺激的效果。当临床症状、体征与影像学证据一致时，手术治疗椎间盘突出症可获得更好的效果。

虽然在治疗方式上存在非手术与手术治疗的争议，但一般认为绝对手术指征包括马尾神经综合征、严重的神经功能缺损英国医学研究理事会(Medical Research Council，MRC)评分＜3 分。

相对适应证包括存在严重的坐骨神经痛、持续性或进行性运动障碍、非手术治疗 6～12 周无效同时伴椎管狭窄持续性根性腿部疼痛。

治疗腰椎间盘突出症的手术技术包括：

- 显微镜下椎间盘切除术。
- 椎间盘切除术(椎板切开术)。
- 胶原酶髓核溶解术。
- 微创技术(自控式经皮椎间盘切除术和内镜椎间盘切除术)。

显微椎间盘切除术

显微椎间盘切除术的优点包括[32-34]：

- 皮肤切口较小。
- 软组织创伤小。
- 照明和放大效果得到改进。
- 提供双视野。
- 硬膜外静脉精细操作改善止血效果。

- 减轻术后疼痛。
- 患者可早期活动。
- 住院时间短。
- 减少瘢痕。

缺点和潜在的缺陷包括：

- 手术视野暴露小，增加了在手术节段选择错误的可能性。
- 可能残留部分病变组织。
- 减压不足。
- 增加了显微外科学习曲线。
- 可导致无意的神经或血管损伤。

显微椎间盘切除术的手术指征与开放性切除手术相似，2 种技术适用于所有类型的腰椎间盘突出症。

第 7 节　显微椎间盘切除术的手术技巧

一、检查椎间盘突出的节段和位置并与 MRI 成像结果相关联

术前应通过影像学检查，确认椎间盘突出的节段和位置(图 2-9-1)。确认 MRI 的检查日期也十分必要。如果检查时间为6

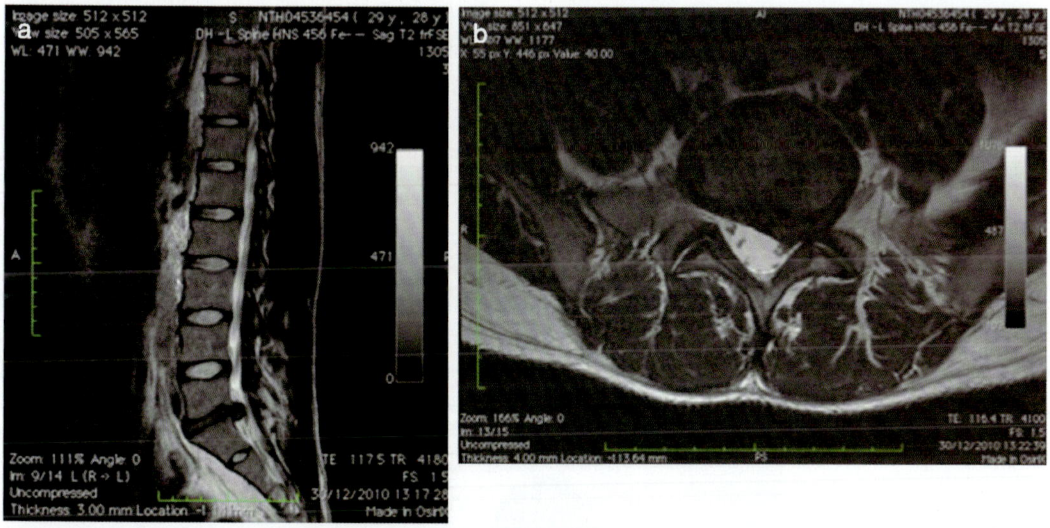

图 2-9-1　矢状位和轴位示 L_5～S_1 椎间盘突出

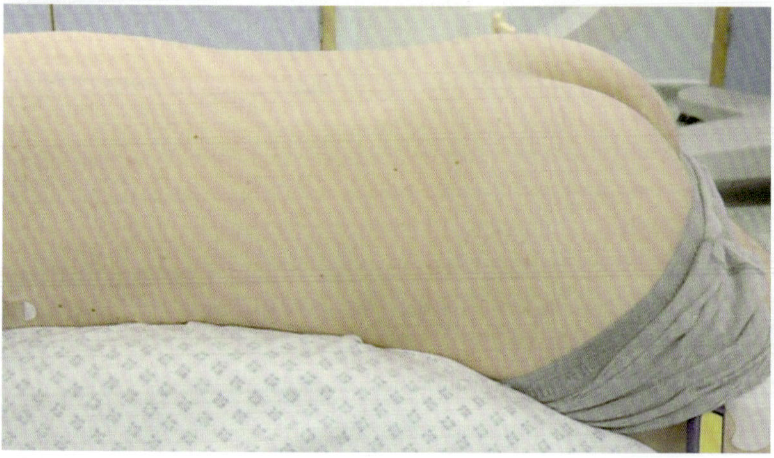

图 2-9-2　患者俯卧于 Wilson 床，腹部悬空减轻压力，腰段脊柱曲度可随手术床进行调整

个月前，术中椎间盘情况与影像学检查结果可能存在差异，建议重新进行 MRI 检查。必须再次确认脊柱的病变节段，然后检查知情同意书。

二、患者在手术台上的体位

显微镜下椎间盘切除术通常采用全身麻醉。患者最常采用屈曲俯卧位(图 2-9-2)。

有些医师惯用侧位屈臀屈膝位，以增加腰椎曲度(图 2-9-3)。患者屈腰并不会干扰手术(如果放置在上腰段和胫骨上)。

虽然多数外科医师习惯于在俯卧位下操作，但是侧卧位可更好地暴露椎板间隙和黄韧带以便进行开窗手术。侧卧位的另一个优点是医师在直立状态下可以观察到患侧椎间盘情况并更好地使用器械(图 2-9-4)。

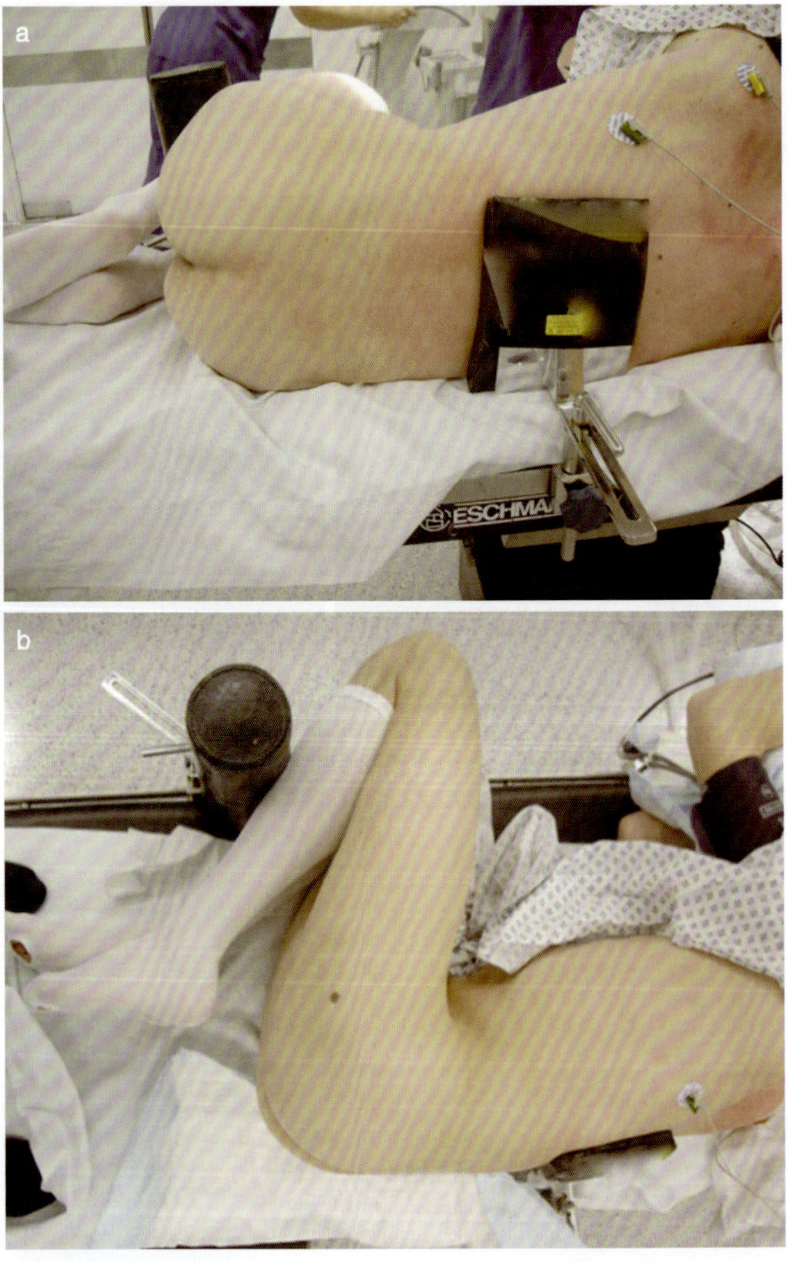

图 2-9-3 患者取侧卧位屈髋屈膝，显露腰椎曲度

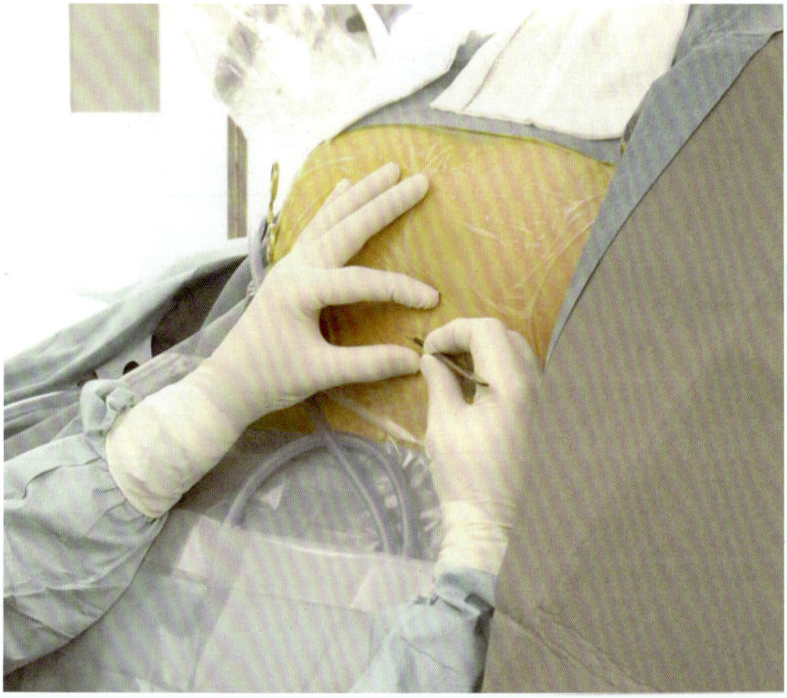

图 2-9-4　**患者取侧卧位，术者有良好的暴露位置**

三、用 X 线透视识别和标记相关椎间盘节段

在非手术节段和切除位置进行手术操作是 2 个不常见但非常严重的错误。手术节段错误通常为责任节段的上位节段[34]。X 线透视除了可以确保在正确的节段进行手术，还可以引导在最佳位置行最小皮肤切口（图 2-9-5，图 2-9-6）。

四、皮肤切口和软组织的收缩

一旦确认责任节段，随即确定皮肤切口，应牢记 $L_5 \sim S_1$ 椎间盘间隙位于层间位置；在 $L_4 \sim L_5$ 的位置椎间盘被 L_4 椎板部分覆盖，并且在近端位置，椎间盘几乎完全由上位椎板覆盖[33]。行皮肤切口至腰筋膜，然后在接近中线的位置将其切开。在侧位操作时，应特别注意的是确保没有筋膜或肌肉留在内侧而遮挡进入椎板间区域的内侧部分。筋膜切口通常比皮肤切口更长，以允许椎旁肌的无张力收缩。用 Cobb 剥离子剥离肌肉和黄韧带。

成功剥离软组织后，由牵开器撑开。拉钩的设计和复杂程度各不相同。某些管状系统的使用相当受限，并且会干扰手术器械的使用，因此使用连接于 Charnley 链上的弯曲的 Trethowan 骨杠杆（图 2-9-7）是简单而实用的方法。该装置可为术者提供足够的视野，以便于手术器械的操作（图 2-9-8）。

五、使用内镜

内镜通过切口进入指定位置并聚焦于椎板和黄韧带上。如果患者取俯卧位，内镜通常位于对侧，术者在近侧（图 2-9-9）；如果患者取侧卧位，术者面向患者背部，内镜在对侧。

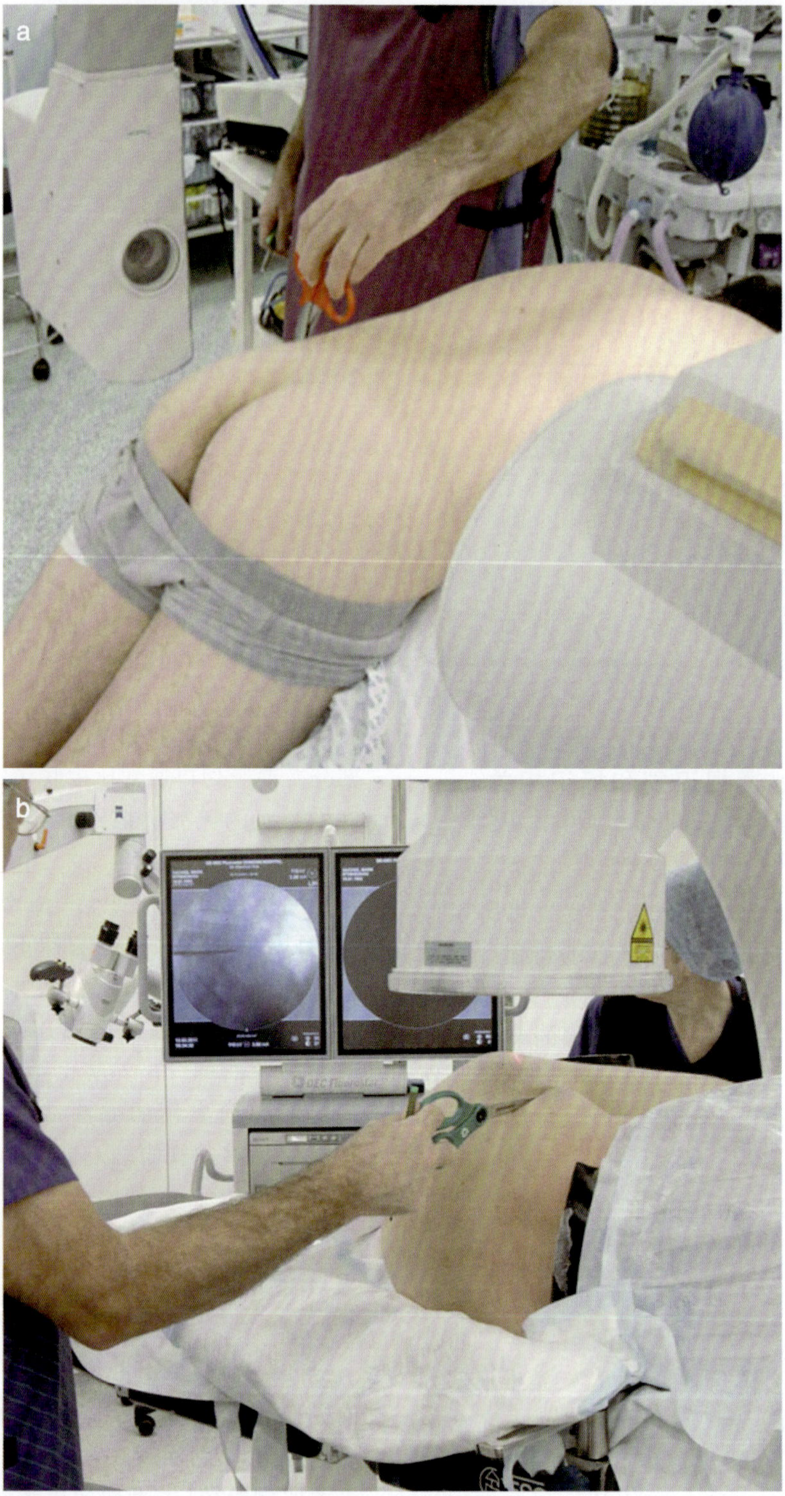

图 2-9-5 **俯卧位、侧卧位金属定位**

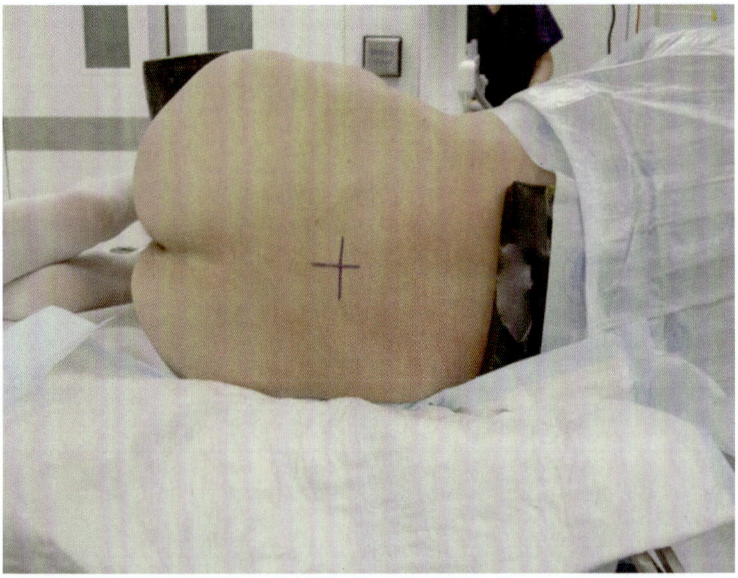

图 2-9-6　后路椎间隙在体表定位

六、黄韧带和椎板开窗术

用髓核钳从黄韧带上去除剩余的肌肉纤维，从而得到韧带和椎板的清晰视野（图 2-9-10）。

然后在上位椎板下方 2 mm 或 3 mm 处从内侧切开黄韧带。相较于外侧入路更容易损伤神经，内侧入路在黄韧带和神经之间提供了更多的空间（图 2-9-11）。

一旦确定进入点后，将通过黄韧带切除术或理论上进行翻修手术更容易的内侧皮瓣去除韧带。推荐采用黄韧带切除术。待切口显露充分后，用 Kerrison 咬骨钳仔细将切口进一步扩大，并行椎板切开术完成开窗。通过放置牵开器保护神经和硬脑膜，开窗减压范围为正方形（约 1 cm^2），如果椎间盘组织的位置比椎间盘本身更高或更低，手术医师可在必要时增大开窗范围进行切除（图 2-9-12，图 2-9-13）。

七、受压神经根的定位、保护及轻度回缩

对开窗进行适当的侧向延伸可以充分暴露神经根。

神经根的位置可能出现异常（共根畸形），因此可能会有一个以上的神经横行。为了避免损伤第二神经，使用 Watson-Cheyne 解剖针作为探针来感知椎弓根位置并确保最外侧神经的横向边缘（通常是单条横行神经）显露清晰，小心剥离神经。如果神经不易在内侧剥离，则说明内侧开窗范围太小，应去除更多的悬垂组织，但是在内侧留存韧带有时可以阻止神经的内侧回缩。

充分暴露神经根后，可在硬膜外间隙准备行椎间盘切除术。建议使用 2 个神经剥离子置入侧隐窝，一个置于神经上方，另一个置于下方充当牵开器。这些神经剥离子可保护神经和硬脑膜。硬膜外静脉出血可采用填塞压迫的方法处理（图 2-9-14a）。

虽然可以使用金属神经根牵开器，但应尽量避免应用该器械以免造成不必要的神经损伤。对于严重的椎间盘突出症，要小心地将神经根移动到突出的椎间盘上，以确保去除椎间盘碎片时不通过神经根。

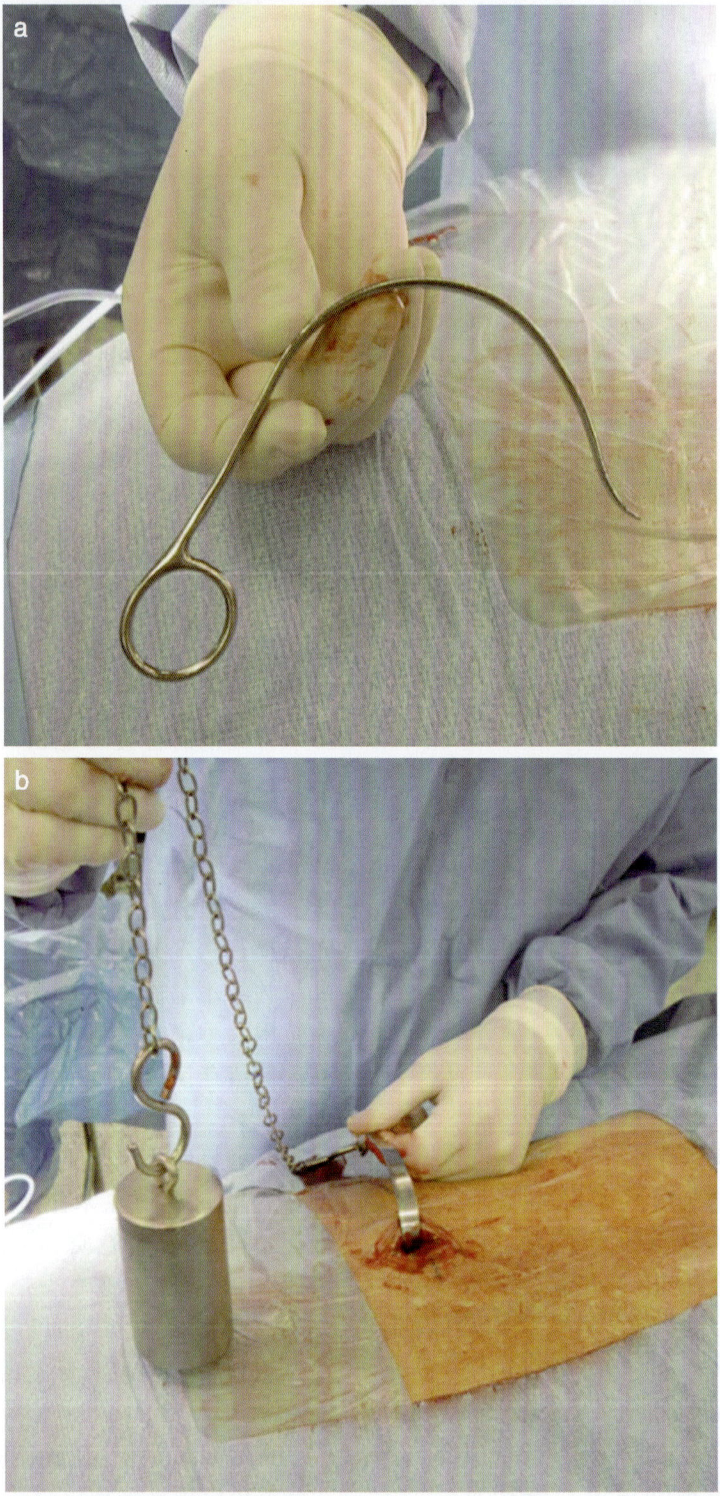

图 2-9-7 内镜通过皮肤进入体内，在椎板和黄韧带上。如果采用俯卧位，内镜在对侧，术者在近侧

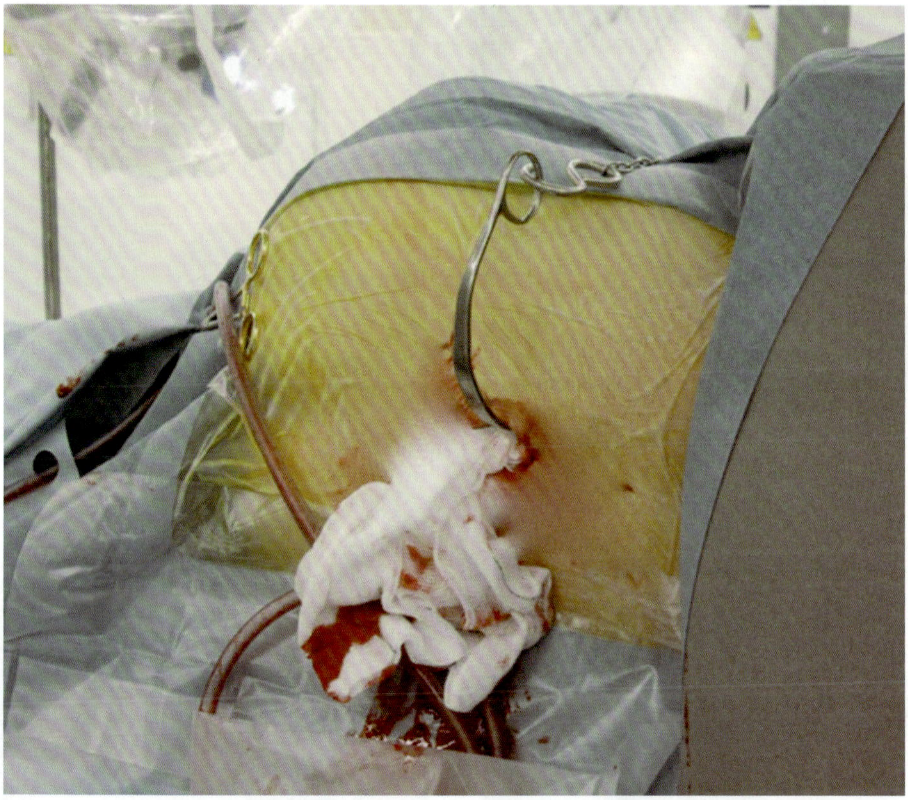

图 2-9-8　患者取侧卧位，患侧在上，Trethowan 骨杆连接到工作台的远侧边

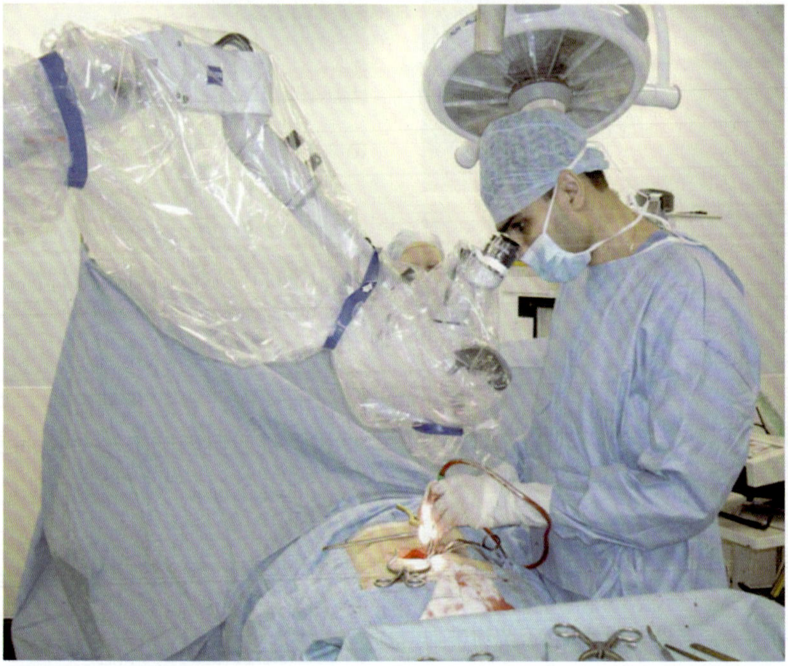

图 2-9-9　患者取俯卧位，手术医师在近端，显微镜在远端

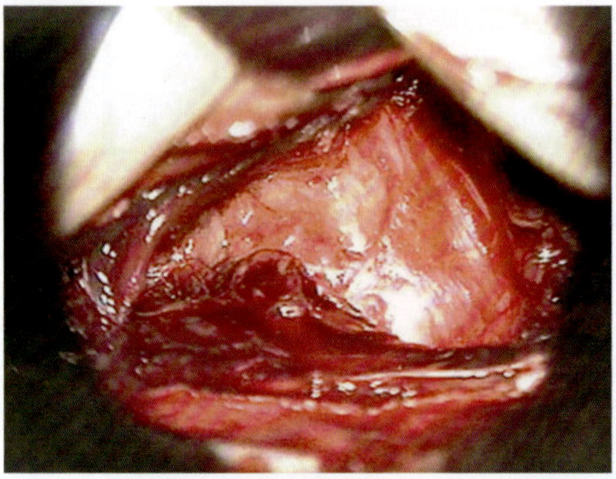

图 2-9-10　术中显示黄韧带的视野，白线显示椎板位置

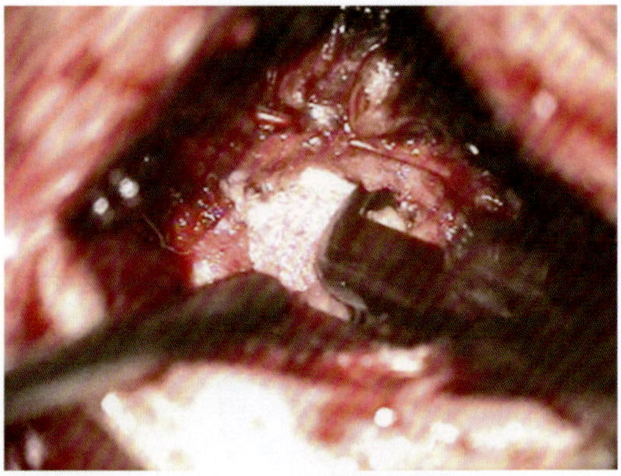

图 2-9-12　用 Kerrison 咬骨钳咬开突破口进入硬膜外间隙

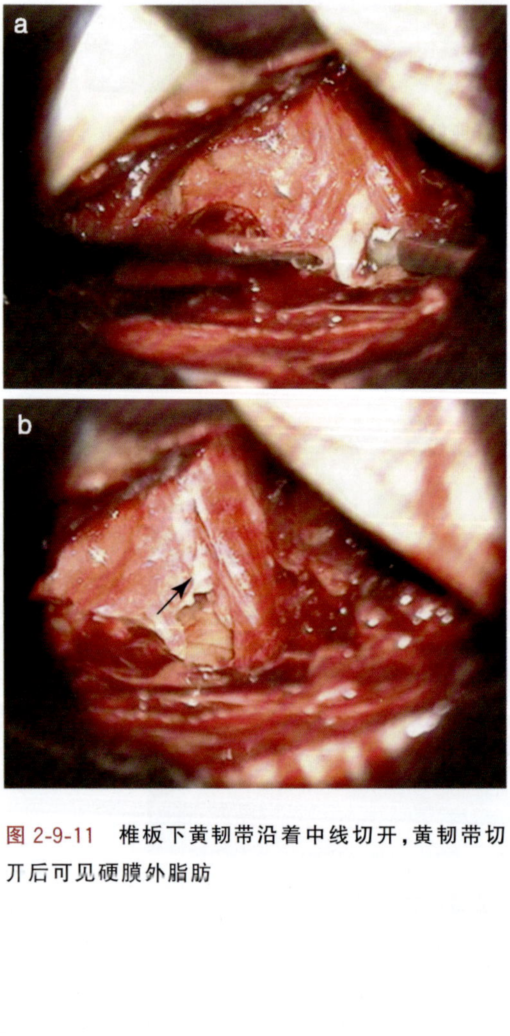

图 2-9-11　椎板下黄韧带沿着中线切开，黄韧带切开后可见硬膜外脂肪

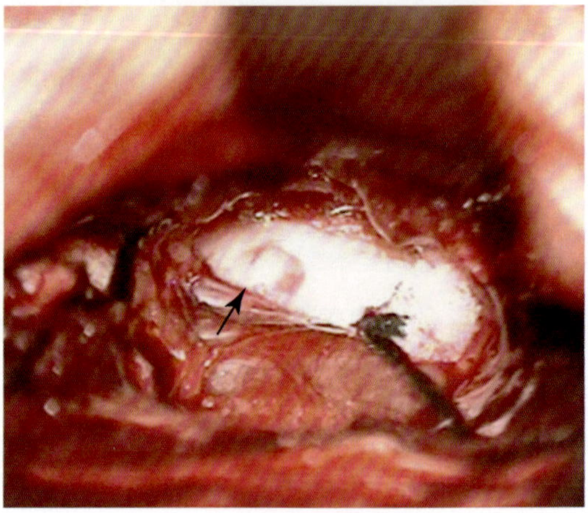

图 2-9-13　牵开神经根后可见硬膜囊

八、椎间盘切口和切除术

椎间盘的后环可能已被穿孔的髓核压至硬膜外侧。在这种情况下，可以将切口延伸并用髓核钳咬除退变的椎间盘组织，如果仅有椎间盘膨出并未穿孔，则必须切开纤维环，进入椎间盘空隙去除松散组织及退变的髓核(图 2-9-14b)。

直头、弯头髓核钳用于从椎间盘空隙取出髓核的松散的碎片组织(图 2-9-15)。

去除多少椎间盘是令人纠结的问题。一些学者建议应实施对椎间盘损伤最小的切除

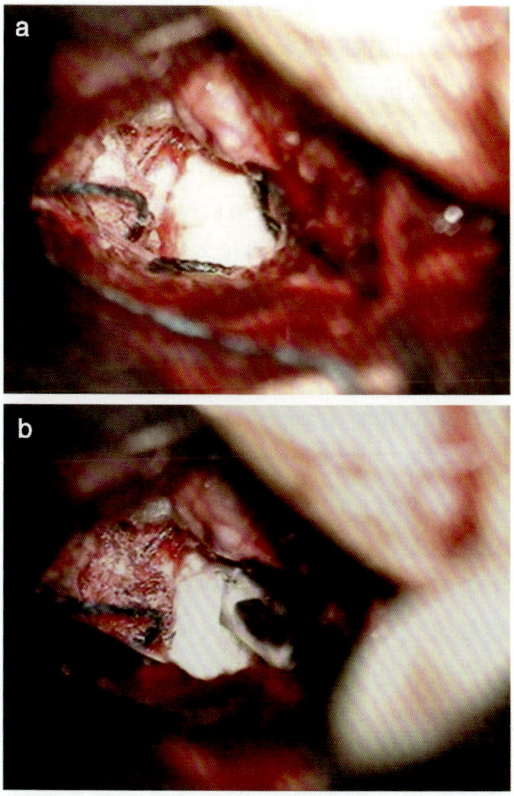

图 2-9-14　a. 神经剥离子牵开神经根后可见椎间盘突出；b. 横向切开纤维环

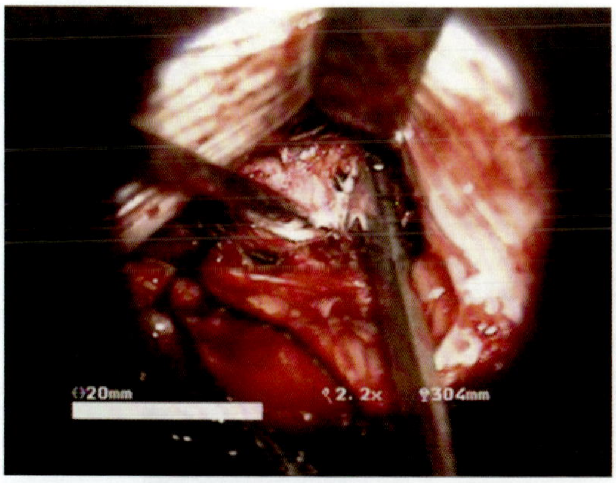

图 2-9-15　髓核钳经纤维环破口进入髓核组织内部

术，但是由于并未有证据显示彻底切除椎间盘会导致椎间盘功能恶化及背部疼痛，因此彻底切除椎间盘的长期预后似乎并不比疾病的自然恶化进程差。我们更倾向于去除所有松散的髓核组织，但不提倡刮除脊柱终板。一旦用髓核钳清空椎间盘空隙，便可以将钝性金属插管置于纤维环开口处用生理盐水冲洗。该操作具有双重作用，一方面可以冲洗出残留的小片椎间盘碎片，另一方面可以稀释髓核内所包含的炎性化学物质。

在这一阶段，需确保重要神经根充分减压，并且在椎管中没有残留的椎间盘碎片组织。

特别要注意左侧髂动脉从 $L_4 \sim L_5$ 椎间盘前方穿过，在这一位置使用髓核钳应小心谨慎，以避免损伤血管。有时前部纤维环可能已经存在某种缺陷而使血管损伤危险程度显著增加[34]。用双极电凝或压迫神经根的方式对硬膜外静脉进行止血。目前已发表的文献尚无令人信服的证据表明在椎间盘术后有可以减少硬膜外纤维化的材料，因此不推荐常规使用。

术后镇痛采用鞘内注射吗啡（300 μg）和 2 ml 0.125％的丁哌卡因。镇痛药物通过细小的脊髓针（25 号）注入脑脊液。可以在开窗位置覆盖小片藻酸钙以促进止血，值得注意的是，某些止血材料如氧化纤维素已被证实是术后马尾综合征的潜在危险因素。伤口采用可吸收缝线逐层缝合。

九、术后护理

术后患者麻醉清醒后即可活动，2 d 后即可出院。曾经有文献报道手术当天即可出院，但是并未广泛推广。

患者可以在术后 4 周恢复久坐工作，术后 6 周可恢复体力劳动，腰椎间盘手术后并不需要限制提物活动[35]。

（一）开放的开窗减压髓核摘除术

开放的开窗减压髓核摘除术适用于以下情况：

- 伴有椎管狭窄。
- 翻修手术。

- 多节段疾病。

开放的开窗减压髓核摘除术采用单侧的椎板切除实现椎板间的开窗，随后实施黄韧带切除术暴露硬膜和神经根。操作过程与微创手术相类似，椎板切除的范围较大，暴露更充分，但是并非常规使用。手术显微镜和头灯通常被用来提高手术的视野的清晰度。最佳的放大倍数为 3～4 倍，最佳的工作距离为 400 mm。

对于马尾综合征的患者，部分手术医师偏好通过双侧椎板减压或者切除棘突来暴露更大的范围。

早期的回顾性研究文献比较了开放椎板切除减压髓核切除术和显微镜下椎间盘切除术，发现显微椎间盘切除术的疗效更佳[36-38]。这些报道还指出，显微椎间盘切除术的出血量更少、恢复更快、功能恢复更好。与之相比，前瞻性的临床研究并未发现显著的差异，且开放手术和微创手术在手术前后的疼痛评分、手术时间、术中出血量和功能恢复方面无差异[39-42]。然而，一项临床试验研究显示，就患者术后的住院时间来说，微创手术(平均为 2 d)明显短于开放手术(平均为 7 d)[41]。

(二)极外侧椎间盘突出症

极外侧椎间盘突出压迫同节段的神经根，有别于传统后外侧突出压迫下位神经根。举例来讲，L_4～L_5 极外侧椎间盘突出压迫 L_4 神经根，而后外侧突出常压迫 L_5 神经根。突出的部位常位于椎间孔区域椎弓根的侧方(图 2-9-16)。术中对此部位辨识不清常导致预后不良，甚至出现持续性的坐骨神经痛。极外侧椎间盘突出症的发生率占腰椎间盘突出症的 6%～10%(图 2-9-17)[43]。

椎间孔封闭通常有效，手术则需要通过肌肉剥离后从旁中央横突间入路。替代性的手术为椎板间入路，但是这需要更大的关节突切除范围以清晰暴露神经根，从而影响术后的稳定性。横突间入路的优势在于直接暴露至突出椎间盘位置，从而减小软组织创伤和骨性切除范围。骨性切除通常局限于增生的关节突和 L_5～S_1 节段。神经的后侧分支是重要的解剖标识，有利于早期辨别脊神经和尾侧神经节及安全地剥离横突间结构。手术显微镜的使用有助于发现脊神经的后方分支，后者经横突间走行，手术分离至关重要。

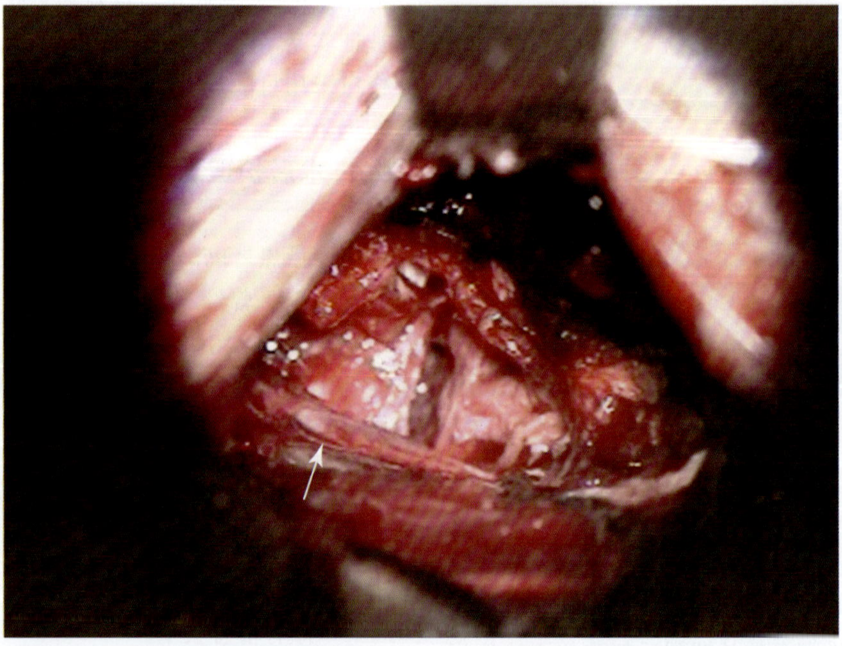

图 2-9-16 空的椎间盘和减压后的神经根

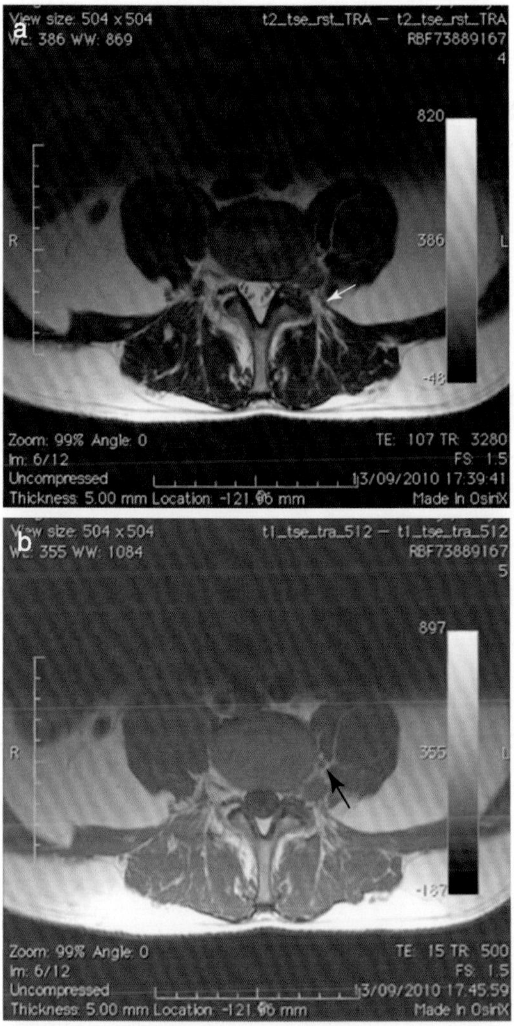

图 2-9-17　MRI 的 T_1 和 T_2 像显示 L_4 神经根被极外侧椎间盘突出压迫

O'Hara 和 Marshall[43] 报道了经肌间隙横突间入路的手术结果，60%为优，30%为良，5%无改观，5%为差。其他学者也有相似发现[44-45]。

微创手术操作的牵开器，如辛迪思公司的 In-sight 牵开器和美敦力公司的 Quadrant 牵开器，均可为手术治疗极外侧椎间盘突出症提供良好的手术通道。

患者取俯卧位，定位导丝在 X 线透视引导下以倾斜角度从中线旁开 5 cm 位置进入椎间盘。一系列的逐级套管通过定位导丝进入，直至将牵引器插入小切口(图 2-9-18a～b)并扩孔以暴露手术视野(图 2-9-19)。

牵开器辅助暴露横突间结构，有助于手术医师在峡部和上关节突的侧方进行操作，有效的暴露横突间肌肉和腱膜，显示出口根的深在位置和背向神经节。静脉丛出血是手术过程中经常遇到的问题，需用双极电凝有效止血。将神经根牵向外侧，可以暴露突出的极外侧椎间盘。在神经根的腋部进行操作，清理突出的椎间盘组织，手术操作要在极外侧进行，在清理椎间盘时髓核钳要尽可能地将中央部分取出(图 2-9-20)。

(三)胶原酶溶解术

胶原酶溶解术是在椎间盘内注射蛋白水解酶，通常采用木瓜凝乳蛋白酶溶解椎间盘髓核。木瓜凝乳蛋白酶是从木瓜果实中纯化提取的巯基蛋白酶[46]。Smith 等[47] 在 1963 年首次报道椎间盘注射木瓜凝乳蛋白酶治疗腰椎间盘突出症。自此，该方法一直是许多随机对照试验的选题。

胶原酶溶解术的手术适应证与椎间盘突出髓核摘除术相同。McCulloch 在 1977 年发表了他对于患者的选择标准[48]。包括单侧下肢痛的神经症状、单一的神经根性症状、直腿抬高受限、神经系统症状和脊髓造影结果阳性(也可用 MRI 成像代替)。如果患者满足 3 个或 3 个以上标准，就可以考虑胶原酶溶解术。禁忌证包括椎间盘脱出、椎间盘钙化、侧隐窝或椎间孔狭窄、首次手术后的纤维化、马尾综合征和已知对木瓜蛋白酶过敏。

后外侧入路一般在局部麻醉或全身麻醉下进行。经硬膜入路是绝对禁忌证。通常建议注射酶前使用椎间盘造影确认进针的位置。剂量从 3000～4000U 减少至 500～2000U。注射木瓜凝乳蛋白酶后椎间盘高度降低约 1/4，1 年后可能逐渐恢复。

潜在的严重并发症不多见。Nordby 等[49] 分析了在美国 1982—1991 年行胶原酶溶解术患者的并发症。在 135 000 例患者中，有 7 例发生致命性过敏反应(0.0005%)，其他并发症包括感染(24 例)、出血(32 例)、神经系统并发症(32 例)。在神经系统并发症中,最严重的是横贯性脊髓炎截瘫。据其他报告显示,过敏反应的发生率为 2%～12%。

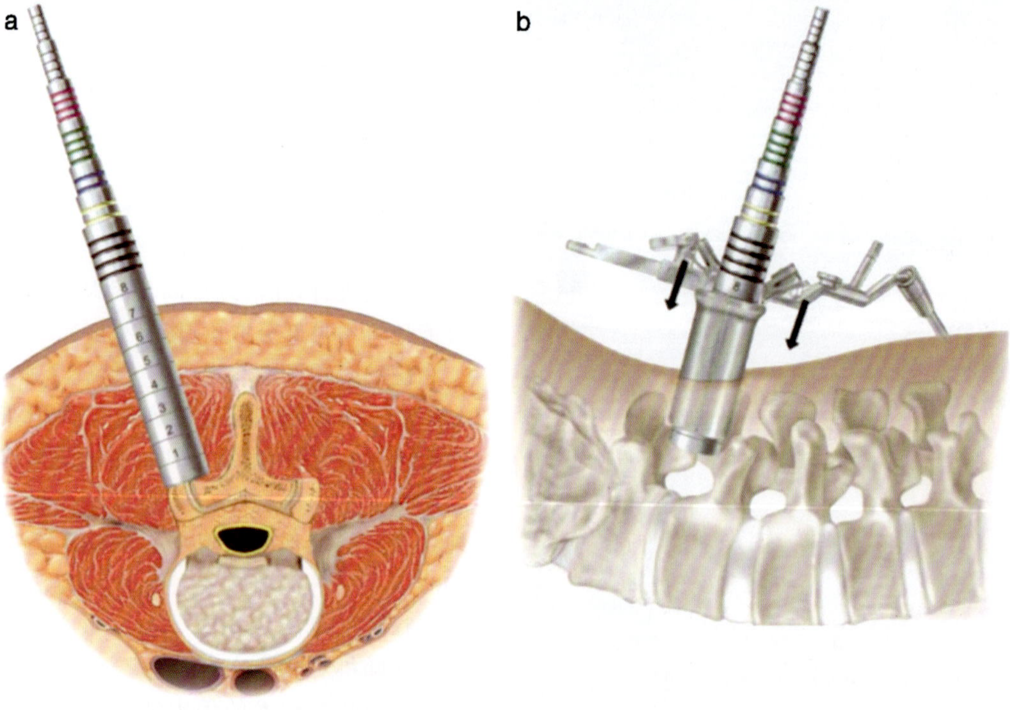

图 2-9-18 a. 逐级套管扩张;b. Quadrant 牵开器置入

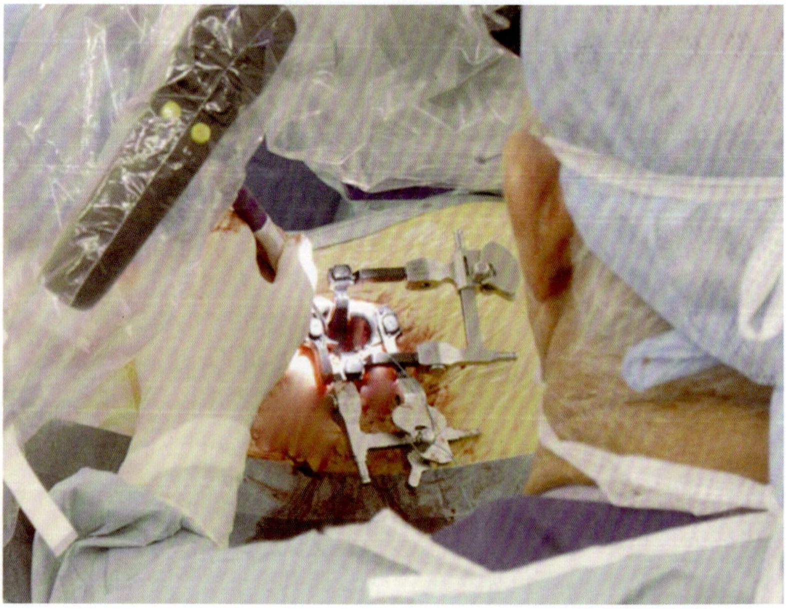

图 2-9-19 美敦力 Quadrant 牵开器

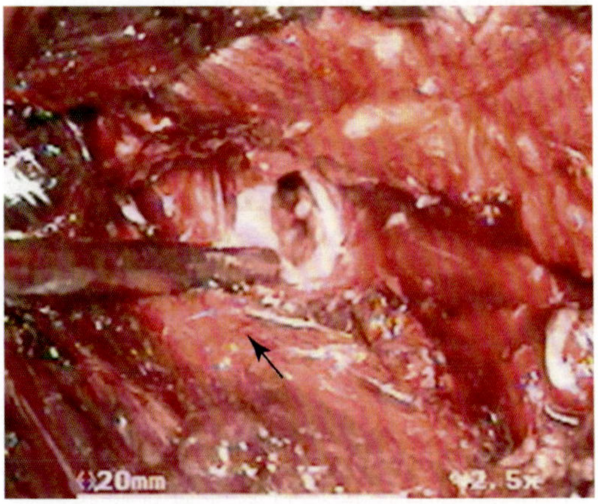

图 2-9-20　当神经根被牵开后显露的手术视野

胶原酶溶解术是目前已被深入研究的治疗腰椎间盘突出症的方法之一。已有超过 20 项随机试验对胶原酶溶解术进行了评估。

Gibson 和 Waddell[50] 发表了一篇有关化学溶核术的 Cochrane 系统评价。对比试验一致认为，胶原酶溶解术优于安慰剂治疗[51-53]。另一项试验也发现胶原酶溶解术优于安慰剂组[54]。与开放手术或微创椎板减压髓核摘除术相比，椎间盘胶原酶溶解术在短期内手术疗效较差，但其并发症少，远期复发率较低，长期随访结果相当[55-57]。胶原酶溶解术的手术失败结果与椎间盘切除术后结果相似，这表明对于胶原酶溶解术后疗效不佳的患者，采用椎间盘切除术效果亦不佳。尽管胶原酶溶解术有优良效果，但其使用受到全球范围内生产短缺的限制。对这一产品重新恢复生产并开展营销是不可多得的机会。

(四)微创手术

与开放手术相比，经皮技术的优势包括较少的软组织损伤、缩短住院时间、减少瘢痕形成。研究最多的技术包括自控式经皮腰椎间盘切除术和内镜下椎间盘切除术。

(五)自控式经皮腰椎间盘切除术

自控式经皮腰椎间盘摘除术(automated percutaneous lumbar discectomy，APLD)是一种经皮插入透视下插管的后外侧入路手术。通过套管，探头被连接到自动切割及抽吸装置[58]。椎间盘组织被抽吸直至无法抽到更多的髓核组织为止。手术在局部麻醉下进行，可以使用或不使用镇静药。手术适应证主要包括椎间盘突出或脱出。

一项随机对照试验比较自控式经皮腰椎间盘切除术和微创椎间盘切除术，报道自控式经皮腰椎间盘切除术成功率为 29%，微创椎间盘切除术成功率为 80%，差异有统计学意义[59]。另一项随机对照试验比较了自控式经皮腰椎间盘摘除术与胶原酶溶解术，胶原酶溶解术的成功率更高[60]。Grevitt 等[61]报道了 137 例自控式经皮腰椎间盘切除术，平均随访 55 个月，52%的患者获得良好的结果。然而，随着内镜下椎间盘切除术的推广，自控式经皮腰椎间盘切除术的使用已经减少。

(六)内镜下椎间盘切除术

经皮内镜下腰椎间盘突出手术可以通过中线入路、后外侧入路或经椎间孔入路完成。尽管先前已对经皮椎间盘切除技术有过描述，但 Kambin 仍被誉为在椎间盘镜下观察到椎间盘突出的第一人。适当的手术器械和 Kambin 对于“三角工作区”的描述，是所有后续深入研究的基础。他报道 87%的患者取得了良好的结果，与开放的椎间盘手术相当[62]。Yeung[63]报道了 307 例患者经皮内镜下椎间盘切除术治疗腰椎间盘突出症病例，90.7%的患者 1 年随访时表示满意。他认为经皮内镜下椎间盘切除术和开放显微椎间盘切除术具有相似的临床疗效。Ruetten 等[64]前瞻性报道了 463 例内镜下椎间孔入路手术，采用极外侧通路治疗腰椎间盘突出症，81%的患者腿部疼痛得到根治。

由于内镜技术的改进，目前内镜下椎间盘切除术取得了长足进步。内镜下椎间盘切除术与显微椎间盘切除术的结果相当。内镜椎间盘切除术的优点包括门诊手术、手术创伤小、早期功能恢复。然而，在一项基于240例患者的前瞻性随机临床试验中，将内镜下椎间盘切除术与显微椎间盘切除术和传统椎间盘切除术进行了比较，结果表明3组患者尽管在术后2年的结果相似，但是内镜组的费用和并发症较高。并发症包括硬膜撕裂、神经损伤及复发性椎间盘突出[65]。

（七）并发症

显微椎间盘切除术并发症通常不常见，但有一些严重且致命的并发症。并发症可分为术中、早期或晚期并发症。术中并发症包括在手术过程中显而易见的并发症，或在术后即刻显现的并发症。这些并发症包括硬膜外出血、硬脑膜撕裂、神经根损伤和血管损伤。

1. 硬膜外出血　减少硬膜外静脉出血的方法包括患者取俯卧位且腹部悬空。有经验的外科医师认为，当椎间盘碎片被取出时及在伤口闭合后，硬膜外静脉出血通常停止。压迫硬膜外静脉有助于减少出血；然而可能需要使用双极电凝进行止血。电凝的过度使用可能引发硬膜外纤维化和椎间盘切除术后综合征。

2. 硬脑膜撕裂　任何形式的脊柱手术，均可能发生硬脑膜不经意损伤而出现脑脊液丢失。一旦发生硬脑膜撕裂，则需要进行准确定位和修复。通常有必要行扩大椎板开窗术进行修复。无须缝合小的破口。如果进行硬膜修补，需采取6-0聚丙烯缝线将皮下的小脂肪组织绑在破口处进行缝合。如果患者出现头晕、头痛，可能需要卧床24～48 h，直至脑脊液容量增加。

文献报道椎间盘切除术硬膜撕裂的发生率为0.8%～7.3%。硬脑膜撕裂的后果包括头痛、脑脊液漏和术后假性脑膜膨出，可能需要重新手术和修复。

3. 神经根损伤　术中神经根损伤的发生率为0.2%～1.0%。神经根损伤最常见的原因包括手术视野差、神经粘连、先天性神经根异常。良好的照明和清晰的手术视野有助于减少这种并发症的发生率。

4. 血管损伤　血管损伤较为罕见，也可能是灾难性的。一般发生在髓核钳进行椎间盘摘除时不经意间穿透前方的纤维环时。最常见的是在进行右侧L_4～L_5椎间盘切除术时左髂总动脉的损伤，发生率为0.003%。一些报道显示，其死亡率约为50%，任何原因不明的血压骤降和椎间盘过度出血提示可能有未发现的血管损伤。处理措施为快速闭合伤口，静脉输液和输血，重新摆放患者体位进行腹部血管修复。一些医师倾向于使用具有限深的髓核咬骨钳来避免更深的插入。

5. 定位错误　定位错误最有可能发生在L_4～L_5或更高节段，L_5～S_1节段通常不易出现定位错误。因此，术前及术中使用X射线片确认手术位置十分重要。

6. 感染　文献报道的感染率为0.2%～1.0%。椎间盘感染的治疗包括抽取椎间盘培养以确定感染类型和使用相应的抗生素至少6周，直至感染标志物恢复正常。尽管感染可成功控制，但有些患者会因慢性背部疼痛而需要进行手术融合。

7. 持续性腿部疼痛　椎间盘摘除术后，持续性腿部疼痛较少见，但是如果存在，则应该找到具体的原因。

椎间盘摘除术后，持续性坐骨神经痛的常见原因：

- 手术节段错误。
- 椎间盘碎片残留。
- 神经根损伤。
- 早期复发性椎间盘突出症。
- 未被诊断的神经根压迫。
- 椎管狭窄不充分减压。
- 椎间孔外神经压迫。
- 糖尿病的固有神经病变。

如果存在持续性坐骨神经痛，应该进一步行MRI成像检查。

8. 马尾综合征　马尾综合征源于硬膜血肿或术中神经损伤。如果怀疑马尾神经损伤,有必要进行全面的神经系统检查。如果存在神经压迫,应立即手术减压。

9. 复发性椎间盘突出症　复发性椎间盘突出症的发病率为 5% ～ 11%[66-68]。Gaston 和 Marshall[69] 研究结果表明生存分析是一个好的预测复发的方法。在他们的研究中,每一年的发生率都在稳步上升,术后第 1 年的复发率仅为 1.1%,术后第 5 年的复发率为 5%,术后第 8 年的复发率为 7.9%。复发主要发生在同侧,较少发生在对侧。

对于再次出现的椎间盘突出症,临床症状的程度是选择手术治疗与否的重要决定因素。与先前手术节段一致的持续根性疼痛、严重降低的行走能力、直腿抬高试验<30°呈阳性和数月疼痛,则考虑可能复发性椎间盘突出[70]。

静脉注射钆造影对比剂 MRI 成像可通过比较 T_1 加权图像在注射对比剂前后的变化来反映复发性椎间盘突出的影像学检查特点。钆可增强血管软组织结构包括硬膜外纤维化和瘢痕形成,后者增强后信号不提高,可用于区分复发性椎间盘突出。在相同的时间,另一个层面常规 T_2 加权序列显示椎间盘突出合并椎管狭窄,或其他任何原因导致的坐骨神经痛。

翻修手术指征与原发性椎间盘突出症相似。然而,当硬膜外纤维化存在时,可能限制神经根的活动,相对较小的椎间盘突出可引起严重的症状。硬膜外纤维化的存在并不是手术指征,因为硬膜外纤维化的手术结果并不佳[71]。

在手术技术方面,原发性椎间盘切除术比复发手术需要更广泛的手术暴露。首次减压后的再次手术可能需要通过分离瘢痕组织及广泛的椎板切除进入椎管,采用高速球磨钻磨薄椎板骨质是一个较好的接近显露神经的方式,松解瘢痕组织并将神经根牵拉向中央从而露出复发椎间盘。内镜的使用有助于软组织剥离。侧隐窝狭窄应切除小关节进行暴露(偏内侧小关节)。复发性椎间盘切除术患者复发前存在几个月或几年无疼痛期,初次手术效果良好。文献回顾表明,与原发性椎间盘髓核摘除术相比,改善腿部疼痛、背部疼痛和功能的结果几乎是相似的[66,71-73]。同一节段对侧椎间盘突出的风险尚不清楚[73-74]。

10. 椎间盘切除术后腰痛　脊柱融合术和椎间盘置换:显微椎间盘切除术与开放手术在缓解根性腰腿痛方面均有效,但相当比例的患者仍然存在背痛。“椎间盘切除术后综合征”这一术语时有使用,但其定义并不明确。文献回顾表明,根据参考的标准不同,复发或持续性或腿部疼痛的发病率为 7%～37%[75]。该组患者的管理相当复杂,要求包括物理治疗、心理学和疼痛管理在内的多学科协作。

若考虑实施手术,需要对多因素进行综合分析。重要的是确定疼痛来源,即如果疼痛是由椎间盘退变或关节突关节产生,伴或不伴神经受压和神经或硬膜外纤维化的存在与否。节段性失稳的存在与否也影响手术治疗的选择。

非手术治疗包括物理治疗和有氧运动、疼痛专家指导、认知行为治疗。在考虑任何外科手术之前,重要的是要通过包括全血计数、红细胞沉降率和 C 反应蛋白等血液测试排除感染。行站立屈伸侧位 X 线片以评估节段是否存在不稳定。运动节段中的任何显著的平移或成角的存在表明存在不稳定。

手术治疗通常是选择融合术和椎间盘置换术。很少有关于解决椎间盘切除术后腰痛的问题的文献报道。仅有的几篇文献表明,成功的手术疗效并不取决于手术技术的选择或融合术的类型[76-77]。如前所述的各种手术方法,前方入路、后方入路、经椎间孔椎体间融合和后外侧融合的结果均是成功的。Chitnavis 等[78] 报道,采用后路腰椎间融合术能达到 92%的症状改善和 95%的放射学融合。经椎间孔入路[79] 和前路腰椎椎间融合术[80]也可达到类似的临床疗效。

关于腰椎间盘置换术，在一组接受腰椎间盘置换术的患者中，36%的患者存在术后的椎间盘疼痛。这项研究证实了该手术方式可以获得令人满意的临床效果。然而需要注意的是 $L_4 \sim L_5$ 节段行椎间盘置换术的并发症发病率高于 $L_5 \sim S_1$ 节段[76]。

参考文献

[1] Oppenheim H, Krause F. Uber Einklemmung bzw. Strangulation der cauda equina. Dtsch Med Wochenschr, 1909, 35: 697-700.

[2] Steinke CR. Spinal tumours: statistics on a series of 330 collected cases. J Nerv Ment Dis, 1918, 47: 418-426.

[3] Adson AW, Ott WO. Results of the removal of tumours of spinal cord. Arch Neurol Psychiatr(Chicago), 1922, 8: 520-538.

[4] Stookey B. Compression of the spinal cord due to ventral extradural chordomas: diagnosis and surgical treatment. Arch Neurol Psychiatr (Chicago), 1928, 20: 275-291.

[5] Dandy WE. Loose cartilage from intervertebral disk simulating tumour of spinal cord. Arch Surg(Chicago), 1929, 19: 660-672.

[6] Yasargil MG. Microsurgical operation of herniated lumbar disc. In: Wullenweber R, Brock M, Hamer J, et al. Advances in neurosurgery. Berlin/Heidelberg/New York: Springer, 1977: 81-82.

[7] Caspar W. A new surgical procedure for lumbar disc herniation causing less tissue damage through a microsurgical approach. In: Wullenweber R, Brock M, Hamer J, et al. Advances in neurosurgery. Berlin/Heidelberg/New York: Springer, 1977: 74-77.

[8] Williams RW. Microlumbar discectomy: a conservative surgical approach to the virgin herniated lumbar disc. Spine (Phila Pa 1976), 1978, 3(2): 175-182.

[9] Bendix T. Disc herniation: definition and types. In: Hea H, editor. The lumbar spine. Philadelphia: Lippincott Williams & Wilkins, 2004: 399-406.

[10] Vroomen PC, de Krom MC, Knottnerus JA. Predicting the outcome of sciatica at short-term follow-up. Br J Gen Pract, 2002, 52(475): 119-123.

[11] Weber H, Holme I, Amlie E. The natural course of acute sciatica with nerve root symptoms in adouble-blind placebo-controlled trial evaluating the effect of piroxicam. Spine (Phila Pa 1976), 1993, 18(11): 1433-1438.

[12] Weber H. The natural course of disc herniation. Acta Orthop Scand Suppl, 1993, 251: 19-20.

[13] Saal JA, Saal JS, Herzog RJ. The natural history of lumbar intervertebral disc extrusions treated nonoperatively. Spine (Phila Pa 1976), 1990, 15(7): 683-686.

[14] Rasmussen C. Lumbar disc herniation: social and demographic factors determining duration of disease. Eur Spine J, 1996, 5(4): 225-228.

[15] Frymoyer JW, Pope MH, Clements JH, et al. Risk factors in low-back pain. An epidemiological survey. J Bone Joint Surg Am, 1983, 65(2): 213-218.

[16] Weber H. Lumbar disc herniation. A controlled, prospective study with ten years of observation. Spine (Phila Pa 1976), 1983, 8(2): 131-140.

[17] Atlas SJ, Keller RB, Wu YA, et al. Long-term outcomes of surgical and nonsurgical management of sciatica secondary to a lumbar disc herniation: 10 year results from the maine lumbar spine study. Spine (Phila Pa 1976), 2005, 30(8): 927-935.

[18] Weinstein JN, Lurie JD, Tosteson TD, et al. Surgical versusnonoperative treatment for lumbar disc herniation: four-year results for the Spine Patient Outcomes Research Trial (SPORT). Spine (Phila Pa 1976), 2008, 33(25): 2789-2800.

[19] Peul WC, van den Hout WB, Brand R, et al. Prolonged conservative care versus early surgery in patients with sciatica caused by lum-

bar disc herniation: two year results of a randomised controlled trial. BMJ, 2008, 336 (7657):1355-1358.

[20] Leonardi M, Noos N. Disc herniation and radiculopathy. In: Boos N, Abei M, editors. Spinal disorders. Berlin/Heidelberg: Springer, 2008:481-507.

[21] Vroomen PC, de Krom MC, Knottnerus JA. Consistency of history taking and physical examination in patients with suspected lumbar nerve root involvement. Spine (Phila Pa 1976), 2000, 25(1):91-97.

[22] Hunt DG, Zuberbier OA, Kozlowski AJ, et al. Reliability of the lumbar flexion, lumbar extension, and passive straight leg raise test in normal populations embedded within a complete physical examination. Spine (Phila Pa 1976), 2001, 26(24):2714-2718.

[23] Suk KS, Lee HM, Moon SH, et al. Lumbosacral scoliotic list by lumbar disc herniation. Spine (Phila Pa 1976), 2001, 26(6):667-671.

[24] Boden SD, Davis DO, Dina TS, et al. Abnormal magnetic-resonance scans of the lumbar spine in asymptomatic subjects. A prospectiive investigation. J Bone Joint Surg Am, 1990, 72(3):403-408.

[25] Singer KP, Fazey PJ. Disc herniation: non-operative treatment. In: Hea H. The lumbar spine. Philadelphia: Lippincott Williams & Wilkins, 2004:427-436.

[26] O'Sullivan PB, Phyty GD, Twomey LT, et al. Evaluation of specific stabilizing exercise in the treatment of chronic low back pain with radiologic diagnosis of spondylolysis or spondylolisthesis. Spine (Phila Pa 1976), 1997, 22(24):2959-2967.

[27] Danneels LA, Vanderstraeten GG, Cambier DC, et al. Effects of three different training modalities on the cross sectional area of the lumbar multifidus muscle in patients with chronic low back pain. Br J Sports Med, 2001, 35(3):186-191.

[28] Leonardi M, Pfirrmann CW, Boos N. Injection studiesin spinal disorders. Clin Orthop Relat Res, 2006, 443:168-182.

[29] Carette S, Leclaire R, Marcoux S, et al. Epidural corticosteroid injections for sciatica due to herniated nucleus pulposus. N Engl J Med, 1997, 336(23):1634-1640.

[30] Riew KD, Yin Y, Gilula L, et al. The effect of nerve-root injections on the need for operative treatment of lumbar radicular pain. A prospective, randomized, controlled, doubleblind study. J Bone Joint Surg Am, 2000, 82-A (11):1589-1593.

[31] Datta S, Everett CR, Trescot AM, et al. An updated systematic review of the diagnostic utility of selective nerve root blocks. Pain Physician, 2007, 10(1):113-128.

[32] Mayer HM. Principles of microsurgical discectomy in lumbar disc herniations. In: Mayer HM, editor. Minimally invasive spine surgery. 2nd ed. Berlin/Heidelberg/New York: Springer, 2006:278-282.

[33] Kraemer R, Wild A, Haak H, et al. Microscopic lumbar discectomy. In: Hea H, editor. The lumbar spine. 3rd ed. Philadelphia: Lippincott Williams Wilkins, 2004:453-463.

[34] Greenough CG. Operative treatment of disc hernaition: laminotomy. In: Hea H, editor. The lumbarspine. 3rd ed. Philadelphia: Lippincott Williams Wilkins, 2004:443-446.

[35] Magnusson ML, Pope MH, Wilder DG, et al. Is there a rational basis for post-surgical lifting restrictions? Current understanding. Eur Spine J, 1999, 8(3):170-178.

[36] Nystrom B. Experience of microsurgical compared with conventional technique in lumbar disc operations. Acta Neurol Scand, 1987, 76 (2):129-141.

[37] Andrews DW, Lavyne MH. Retrospective analysis of microsurgical and standard lumbar discectomy. Spine (Phila Pa 1976), 1990, 15 (4):329-335.

[38] Caspar W, Campbell B, Barbier DD, et al. The Caspar microsurgical discectomy and comparison with a conventional standard lumbar disc procedure. Neurosurgery, 1991, 28(1):78-87.

[39] Henriksen L, Schmidt K, Eskesen V, et al. A controlled study of microsurgical versus standard lumbar discectomy. Br J Neurosurg, 1996, 10(3): 289-293.

[40] Katayama Y, Matsuyama Y, Yoshihara H, et al. Comparison of surgical outcomes between macro discectomy and micro discectomy for lumbar disc herniation: a prospective randomized study with surgery performed by the same spine surgeon. J Spinal Disord Tech, 2006, 19(5): 344-347.

[41] Lagarrigue J, Chaynes P. Comparative study of disk surgery with or without microscopy. A prospective study of 80 cases. Neurochirurgie, 1994, 40(2): 116-120.

[42] Kahanovitz N, Viola K, Muculloch J. Limited surgical discectomy and microdiscectomy. A clinical comparison. Spine (Phila Pa 1976), 1989, 14(1): 79-81.

[43] O'Hara LJ, Marshall RW. Far lateral lumbar disc herniation. The key to the intertransverse approach. J Bone Joint Surg Br, 1997, 79(6): 943-947.

[44] Papavero L. The lateral, extraforaminal approach. In: Mayer HM, editor. Minimally invasive spinal surgery. 2nd ed. Berlin/Heidelberg/New York: Springer, 2006: 304-314.

[45] Porchet F, Chollet-Bornand A, de Tribolet N. Long-term follow up of patients surgically treated by the far-lateral approach for foraminal and extraforaminal lumbar disc herniations. J Neurosurg, 1999, 90(1 Suppl): 59-66.

[46] Fairbank J. Chymopapain and chemonucleolysis. In: Hea H, editor. The lumbar spine. 3rd ed. Philadelphia: Lippincott Williams Wilkins, 2004: 447-451.

[47] Smith L, Garvin PJ, Gesler RM, et al. Enzyme dissolution of the nucleus pulposus. Nature, 1963, 198: 1311-1312.

[48] McCulloch JA. Chemonucleolysis. J Bone Joint Surg Br, 1977, 59(1): 45-52.

[49] Nordby EJ, Wright PH, Schofield SR. Safety of chemonucleolysis. Adverse effects reported in theUnited States, 1982-1991. Clin Orthop Relat Res, 1993, 293: 122-134.

[50] Gibson JN, Waddell G. Surgical interventions for lumbar disc prolapse: updated cochrane review. Spine (Phila Pa 1976), 2007, 32(16): 1735-1747.

[51] Dabezies EJ, Langford K, Morris J, et al. Safety and efficacy of chymopapain (discase) in the treatment of sciatica due to a herniated nucleus pulposus. Results of a randomized, double-blind study. Spine (Phila Pa 1976), 1988, 13(5): 561-565.

[52] Fraser RD. Chymopapain for the treatment of intervertebral disc herniation. The final report of a double-blind study. Spine (Phila Pa 1976), 1984, 9(8): 815-818.

[53] Javid MJ, Nordby EJ, Ford LT, et al. Safety and efficacy of chymopapain (chymodiactin) in herniated nucleus pulposus with sciatica. Results of a randomized, double-blind study. JAMA, 1983, 249(18): 2489-2494.

[54] Bromley JW, Varma AO, Santoro AJ, et al. Double-blind evaluation ofcollagenase injections for herniated lumbar discs. Spine (Phila Pa 1976), 1984, 9(5): 486-488.

[55] Muralikuttan KP, Hamilton A, Kernohan WG et al. A prospective randomized trial of chemonucleolysis and conventional disc surgery in single level lumbar disc herniation. Spine (Phila Pa 1976), 1992, 17(4): 381-387.

[56] Ejeskar A, Nachemson A, Herberts P, et al. Surgery versus chemonucleolysis for herniated lumbar discs. A prospective study with random assignment. Clin Orthop Relat Res, 1983, 174: 236-242.

[57] Crawshaw C, Frazer AM, Merriam WF, et al. A comparison of surgery andchemonucleolysis in the treatment of sciatica. A prospective randomized trial. Spine (Phila Pa 1976), 1984, 9(2): 195-198.

[58] National Institute of Clinical Excellence. Interventional procedures overview: automated percutaneous mechanical lumbar discectomy. London: National Institute of Clinical Excellence, 2004.

[59] Chatterjee S, Foy PM, Findlay GF. Report of a controlled clinical trial comparing automated percutaneous lumbar discectomy and microdiscectomy in the treatment of contained lumbar disc herniation. Spine (Phila Pa 1976), 1995, 20(6): 734-738.

[60] Revel M, Payan C, Vallee C, et al. Automated percutaneous lumbardiscectomy versus chemonucleolysis in the treatment of sciatica. A randomized multicenter trial. Spine (Phila Pa 1976), 1993, 18(1): 1-7.

[61] Grevitt MP, McLaren A, Shackleford IM, et al. Automated percutaneous lumbar discectomy. An outcome study. J Bone Joint Surg Br, 1995, 77(4): 626-629.

[62] Kambin P, Zhou L. History and current status of percutaneous arthroscopic disc surgery. Spine (Phila Pa 1976), 1996, 21(24 Suppl): 57S-61S.

[63] Yeung AT, Tsou PM. Posterolateral endoscopic excision for lumbar disc herniation: surgical technique, outcome, and complications in 307 consecutive cases. Spine (Phila Pa 1976), 2002, 27(7): 722-731.

[64] Ruetten S, Komp M, Godolias G. An extreme lateral access for the surgery of lumbar disc herniations inside the spinal canal using the full-endoscopic uniportal transforaminal approach-technique and prospective results of 463 patients. Spine (Phila Pa 1976), 2005, 30(22): 2570-2578.

[65] Teli M, Lovi A, Brayda-Bruno M, et al. Higher risk of dural tears and recurrent herniation with lumbar micro-endoscopic discectomy. Eur Spine J, 2010, 19(3): 443-450.

[66] Suk KS, Lee HM, Moon SH, et al. Recurrent lumbar disc herniation: results of operative management. Spine (Phila Pa 1976), 2001, 26(6): 672-676.

[67] Connolly ES. Surgery for recurrent lumbar disc herniation. Clin Neurosurg, 1992, 39: 211-216.

[68] Fandino J, Botana C, Viladrich A, et al. Reoperation after lumbar disc surgery: results in 130 cases. Acta Neurochir (Wien), 1993, 122(1-2): 102-104.

[69] Gaston P, Marshall RW. Survival analysis is a better estimate of recurrent disc herniation. J Bone Joint Surg Br, 2003, 85(4): 535-537.

[70] O'Sullivan MG, Connolly AE, Buckley TF. Recurrent lumbar disc protrusion. Br J Neurosurg, 1990, 4(4): 319-325.

[71] Jonsson B, Stromqvist B. Clinical characteristics of recurrent sciatica after lumbar discectomy. Spine (Phila Pa 1976), 1996, 21(4): 500-505.

[72] Jonsson B, Stromqvist B. Repeat decompression of lumbar nerve roots. A prospective two-year evaluation. J Bone Joint Surg Br, 1993, 75(6): 894-897.

[73] Cinotti G, Roysam GS, Eisenstein SM, et al. Ipsilateral recurrent lumbar disc herniation. A prospective, controlled study. J Bone Joint Surg Br, 1998, 80(5): 825-832.

[74] Cinotti G, Gumina S, Giannicola G, et al. Contralateral recurrent lumbar disc herniation. Results of discectomy compared with those in primary herniation. Spine (Phila Pa 1976), 1999, 24(8): 800-806.

[75] McGirt MJ, Ambrossi GL, Datoo G, et al. Recurrent disc herniation and long-term back pain after primary lumbar discectomy: review of outcomes reported for limited versus aggressive disc removal. Neurosurgery, 2009, 64(2): 338-345.

[76] Niemeyer T, Halm H, Hackenberg L, et al. Post-discectomy syndrome treated with lumbar interbody fusion. Int Orthop, 2006, 30(3): 163-166.

[77] Sinigaglia R, Bundy A, Costantini S, et al. Comparison of single-level L_4-L_5 versus L_5-S_1 lumbar disc replacement: results and prognostic factors. Eur Spine J, 2009, 18(Suppl 1): 52-63.

[78] Chitnavis B, Barbagallo G, Selway R, et al. Posterior lumbar interbody fusion for revision disc surgery: review of 50 cases in which carbon fiber cages were implanted. J Neurosurg,

2001,95(2 Suppl):190-195.

[79] Chen Z,Zhao J,Liu A,et al. Surgical treatment of recurrent lumbar disc herniation by transforaminal lumbar interbody fusion. Int Orthop,2009,33(1):197-201.

[80] Choi JY,Choi YW,Sung KH. Anterior lumbar interbody fusion in patients with a previous discectomy:minimum 2-year follow-up. J Spinal Disord Tech,2005,18(4):347-352.

[81] Frymoyer JW. Radiculopathies:Lumbar disc herniation: Patient selection, predictors of success and failure and non-surgical treatment options. In:Frymoyer JW,editor. The Adult Spine. Philadelphia:Raven-Lippincott,1997:1937-1946.

第 10 章 腰椎融合术和椎间盘置换术的应用

第 10 章

腰椎融合术和椎间盘置换术的应用

Robert W. Marshall, Neta Raz

摘要 利用脊柱融合术治疗退变性下腰痛已经有将近 1 个世纪的历史。然而由于脊柱融合术限制了节段活动度，增加了对邻近节段生物力学载荷干扰的风险，促使了椎间盘置换术的发展。虽然椎间盘置换术愈加受到广大医师的青睐，但是其长期预后尚不清楚，预期效果有待证实。本章将回顾采用不同手术方式进行脊柱融合手术的历史，结合已有的临床试验的具体结果对脊柱融合术和椎间盘置换术的疗效进行探讨，并对此 2 种术式进行比较。

关键词 邻近节段退变・前路・并发症・后路融合・侧路・腰椎・椎间盘置换术手术适应证・运动保留・结局・脊椎・手术方式・颈椎・前路融合・人工椎间盘置换・历史・假体设计・手术治疗・前路减压融合・并发症・总结

R. W. Marshall (✉)
Department of Orthopaedic Surgery, Royal Berkshire Hospital, Reading, UK
e-mail: robmarshall100@hotmail.com

N. Raz
Department of Orthopaedic Surgery, Royal Berkshire Hospital, Reading, UK
Bnai Zion Medical Center, Haifa, Israel

G. Bentley (ed.), *European Surgical Orthopaedics and Traumatology*,
DOI 10.1007/978-3-642-34746-7_214,

第 1 节　腰椎融合术和椎间盘置换术的应用

此部分将讨论脊柱融合术和腰椎间盘置换术的历史及近期发展。脊柱融合术包括后路非器械融合术、侧方融合术、前后路椎间融合术、经椎间孔融合术。本节将介绍不同术式的手术适应证、临床预后和并发症，并分析融合术和置换术的对比研究。由于腰椎前路椎间融合术和腰椎间盘置换术的手术入路极为相似，在此只对前路手术的入路进行详细介绍。

第 2 节　腰椎融合术的发展史

1911 年，第一部《腰椎后路融合术》出版。Hibbs[1] 设计了脊柱畸形融合术，包括切除关节突关节、椎板和棘突。同年，Albee 使用胫骨块植于棘突间，这种术式最初被用于治疗脊柱结核(Pott 病)[2]。

1914 年，Hibbs 将手术适应证扩展至包括下腰痛，其在 1929 年发表了基于 147 例患者的治疗经验[3]。虽然当时有一些关于腰椎后路融合术治疗脊髓灰质炎和脊柱侧凸的著作[4-5]，但腰椎结核仍是最常见的手术适应证[6]。

关于不伴有脊柱畸形和慢性感染的情况是否属于后路融合术的手术适应证，还存在更多的争议，其中包括影像学有退行性改变但是非手术治疗无效的持续性下腰痛。对于疼痛来源和需要融合的节段均存在争议。甚至出现了自 L_4 至骶骨及骶髂关节融合愈加流行的情况。[7]

Mixter 和 Barr[8] 发表了后路腰椎融合手术更加可靠的证据，特别是长期随访结果显示椎间盘切除融合术的预后比单纯椎间盘切除术略好[9]，后路椎间盘融合术被更广泛地应用。

各种后路融合手术中，尤其是 Hibbs 术式，假关节形成发生率为 20%～40%，两节段融合时为 50%[10-13]。为了提高融合率，新的手术方式如 Watkins[14] 和 Adkins[15] 的经横突融合术，1953 年 Cloward[16]、James 和 Nesbit[17]、1955 年 Adkins[15] 的腰椎后路椎间融合术，1936 年 Mercer[18]、1960 年 Harmon[19] 和 1964 年 Freebody[20] 的前路腰椎融合术相继出现。

内固定的使用是为了提高融合率和缩短制动时间（1948 年 King[21] 和 1959 年 Boucher[22]）。起初内固定术并不适用于腰椎滑脱症，尽管一些学者亦试图固定错位椎体的横突（Nelson[23]）。

梅奥诊所发表了大量关于非器械固定的后外侧髂骨块融合术及其长期随访的结果，这些报道中影像学融合率可达 80%，与临床有效率一致[24]。

为了达到更好的脊柱侧凸的矫形和融合效果，内固定的设计不断发展[25-27]；同时，内固定逐渐被用于脊柱骨折和脊柱肿瘤切除后的支撑治疗，但是通常不用于退变性椎间盘疾病导致的下腰痛的多节段融合。

Luque 金属丝线缝合方法，经改良后更加适用于腰椎内固定，形成椎板下金属丝线固定的 Hartshill 矩形[28]。

Cotrel 和 Dubousset 设计了特殊的棒和钩，这些特殊的棒和钩在治疗脊柱侧凸时可使脊柱进行旋转[29]。

椎弓根钉板系统（后来的钉棒系统）对脊柱内固定产生了革命性的影响，其较以往内固定系统更为坚固，即使在切除棘突和椎板时，这种内固定也可提供坚强的稳定性[30-32]。钉棒系统在矫正脊柱畸形、较好地恢复和稳定脊柱骨折、提供脊柱原发性或转移性肿瘤切除后的脊柱固定、治疗重度的脊柱滑脱及由于退变所致的脊柱不稳和下腰痛等方面，其手术并发症发生率在可接受范围之内，且神经损害发生率较低。

尽管内固定系统的复杂程度和可信任度越来越高，并且许多研究也显示内固定的应用可以获得更高的融合率，但是，这并不能保证退变性椎间盘疾病和下腰痛患者获得更好的临床预后。内固定增加了手术费用和并发症发生率，但是无法保证获得良好的临床预后[33-34]。然而，内固定融合术应用于腰椎管狭窄症和退变性腰椎滑脱症的后路减压术中，确实可提高其融合率。起初认为，内固定融合术的临床预后并不优于非内固定的后外侧融合[35]，但是长期随访结果显示，脊柱融合后患者的长期预后改善较好[36]。

除了后外侧融合，腰椎后路椎间融合术也开始流行。1944 年，Briggs 和 Milligan[37] 首次对腰椎后路椎间融合（posterior lumbar interbody fusion，PLIF）手术进行了描述，此手术采用了椎板切除术和椎间隙植骨。1946 年，Jaslow 通过在椎间隙植入切除的部分棘突对该术式进行了改良[38]。

尽管 Cloward 早在 1940 年就开始使用自体髂骨块进行椎间融合，但是直到 1953 年，他才将其经验公开发表[16]。由于他的大力推广及 PLIF 技术的手术适应证较广，在其后的 30 年间发表了大量相关文献[39-40]。虽然 PLIF 手术的脊柱融合率较高，但因手术操作复杂也导致了硬膜和神经根损伤的发生率较高。尽管如此，椎间融合器的出现让许多担心手术并发症而对该术式丧失信心的医师看到了希望。椎间融合器有碳纤维、不锈钢金属、钛合金、多聚醚醚甲酮(polyether ether ketone,PEEK)不同种类,是更安全更方便的椎间植入器械[41-43]。椎间融合器是基于治疗患有"摇摆症候群"的马而实施的颈椎融合手术而设计[44]。

1998 年 Harms 和 Jeszenszky 首次报道了腰椎椎间融合的改良技术——经椎间孔椎间融合术,他们在 4 年间对 191 例腰椎滑脱症、后路椎间盘切除综合征、退变性侧弯和椎管狭窄症患者进行治疗,取得了满意的疗效[45]。单侧入路可部分或全部切除关节突关节,打开椎间孔,显露出口根;随后行椎间盘切除术、处理椎体终板并植入装有自体骨的椎间融合器。侧方入路提高了手术的安全性,降低了神经损伤和硬膜撕裂的风险。

经椎间孔入路可更好地使椎间孔处出口根减压并恢复椎间高度,同时扩大椎间孔,是治疗伴有神经压迫的腰椎滑脱症患者的理想手术方法,而且单侧入路对于保留对侧解剖结构完整有额外的优势。

第 3 节　前路腰椎融合术

前路腰椎融合术最初被用于治疗腰椎滑脱症[18,46-47]。

经个案报道和小范围的研究介绍了前路椎间融合后,学者们开始大量报道由于退变性椎间盘病导致下腰痛的扩大手术适应证[20,48]。据报道,90%的患者术后症状改善,与影像学上发现腰椎完全融合率相似。

尽管这些报道的结果都较好,但来自梅奥诊所的 Stauffer 和 Coventry[49] 在进行了大量回顾性研究之后对前路腰椎融合术的疗效产生了质疑。他们发现,仅有 36%的患者症状改善,并且发现了高达 44%的假关节形成率。除手术结果并不如预期的理想之外,还发现其可引起下肢静脉血栓形成、植骨脱出、肠麻痹、心搏骤停和感染等手术并发症。

之后,Mayer 设计了一种微创前路腰椎椎体间融合术(anterior lumbar interbody fusion,ALIF),这种手术效果好,死亡率更低,使广大学者重新燃起对腰椎前路椎间融合的兴趣[50]。该入路常常用于联合椎弓根钉或经椎板螺钉固定的后路固定,但是有证据表明,单纯的腰椎前路融合效果较好,并不需要后路固定[51]。

一些学者倡导应用改良的腰椎前路融合手术治疗经后方融合术后疼痛症状持续存在的患者[52]。部分患者经后路手术后,椎间盘源性腰痛未能完全缓解。在这种情况下,越来越多的学者倾向于进行 360°(前、侧和后)融合手术。

一、极外侧椎间融合术

外侧经腰大肌入路使用内固定系统进行椎间融合,具有切口小、软组织损伤小的特点[53]。这项技术看似对于矫正和融合成人退变性脊柱侧凸有特殊的意义,但并非没有并发症,其术中可能损伤腰丛,以导致腰大肌无力和大腿麻木等并发症较为常见。该技术的确切效果仍不清楚。

二、退变性椎间盘病的脊柱融合术

退变性脊柱病变导致的慢性下腰痛是脊柱融合手术最常见的手术适应证。尽管该技术受到热捧,但仅有 60%～70%的患者能获得优良的疗效。在一项多中心随机对照试验中,脊柱融合术的疗效并不优于系统的功能康复计划,如学习、理疗和临床心理治疗[54]。

来自瑞典的脊柱登记系统的预后分析表明,后路手术、后路内固定手术或前后路联合手术(周围或 360°融合)的疗效一致[55]。

第 4 节　腰椎间盘置换术

腰椎间盘置换术或关节成形术的发展

随访时为 16.5%，在 10 年随访时为 36.1%。令人费解的是，研究结论表明，融合节段的数量、固定的长度和邻近节段退变的程度并没有相关性。在 Brantigan[85] 的研究中，61% 的患者发生邻近节段退变，但是腰椎融合术后 10 年仅 20% 有临床意义。

在 Harrop[84] 发表的系统综述中，腰椎关节固定术后邻近节段退变的发生率约为 34%，邻近节段病的发生率约为 14%。

为了评估脊柱的自然退变率，Hassett 等[86] 对一组女性患者进行了长达 9 年的观察以计算脊柱退变的发生率，结果发现脊柱退变的发生率为每年 3%～4%。该发生率与接受脊柱融合术的人群相似，说明脊柱融合术后邻近节段退变与非手术脊柱的自然退变过程没有显著差异。

三、腰椎间盘置换术后邻近节段退变和邻近节段病

大多数研究为短期随访，因而不能反映邻近节段退变的长期过程。

基于仅有的几项长期研究的数据，Harrop 等进行了系统性回顾研究，发现 9% 的关节成形患者有邻近节段退变，仅有 1% 的患者是伴临床症状的邻椎病。

David[87] 也对邻近节段病的低发生率进行了报道，他对 100 例单节段（L_4～L_5 或 L_5～S_1）关节成形手术患者进行了平均 13.2 年的随访，发现有临床症状的邻椎病发生率为 2.8%。

Huang 等[87] 通过运动成像分析发现，24% 的患者有邻近节段退变的影像学表现。学者们认为，椎间盘退变与腰椎活动范围减少有关。活动在 5°或以上的患者邻近节段退变的发生率为 0，但是活动在 5°以下的患者邻近节段退变的发生率为 34%。尽管影像学改变较多，但是临床预后并无显著相关性。

Putzier[82] 对 53 例行 Charité Ⅰ～Ⅲ度椎间盘成形术的患者进行了长达 17 年的随访，发现邻近节段退变率为 17%(9/53)，与 Huang 的观察结果一致，退变性改变仅仅发生于关节融合术患者，这些患者关节僵硬且活动受限，保持活动的关节成形术患者（40%）无邻近节段退变的证据。

虽然腰椎间盘置换术减少了脊柱邻近节段的负荷，但同时也会增加手术节段关节突关节的负荷（脊柱融合手术后关节突关节的负荷是减少的），这就是关节突关节病被认为是椎间盘置换术的禁忌证的原因。腰椎椎间盘置换术后关节突负荷增加了 2.5 倍[88-89]。

四、腰椎间盘关节成形术的并发症

并发症可以被分为以下几类：

1. 手术入路相关并发症。
2. 植入物使用寿命和功能相关并发症。

手术入路相关并发症与腰椎间盘置换术和腰椎前路融合术相同，因为它们的手术方法是一样的。包括髂血管出血的风险（动脉和静脉分叉处位于 L_4～L_5 节段），以及下腹神经丛的损伤导致男性逆向射精。

植入物位置欠佳或椎间隙过度撑开，可能增加神经根损伤的风险。术后融合失败（假关节形成）导致腰部疼痛和植入物失败。当植入物获得坚强融合时，载荷减小，进而导致邻近节段应力增加使退变加速。腰椎间盘置换使用动态植入物，随着时间的延长，可能出现植入物失败或非预期的治疗节段关节僵硬问题。2 种治疗方法对于邻近节段退变的影响，上文已讨论，运动功能保留更受欢迎。

在一项基于腰椎融合的 47 篇文献的 meta 分析中，腰椎融合术后最常见的问题是：假关节形成（14%）、髂骨取骨处的慢性疼痛、发生率较小的并发症使静脉血栓形成（3.7%）和神经损伤（2.8%）[71,90]。

植入物失败：在一项对腰椎间盘成形术

后随访时间长达 17 年的研究中，23%的患者因为植入物失败或腰痛需要行融合手术[81]。

有 2 篇荷兰第三医学中心对于腰椎间盘置换不成功的队列研究的报道[59,92]。第一个系列研究纳入了 27 例患者，早期并发症包括 2 例早期假体脱出、2 例勃起功能障碍和逆向射精，以及 4 例腹部僵硬或迟发性腹膜血肿。晚期并发症包括：手术节段关节突关节退变、相邻节段关节突和椎间盘退变、假体沉降和移位。1 例患者出现聚乙烯崩裂[59]。

第二个系列研究（75 例）中，持续腰痛的原因被认为与以下迟发并发症有关：沉降（39 例）、邻近节段退变（36 例）、CT 扫描证实的关节突关节退变（25 例）、假体移位（6 例）和假体磨损（5 例）[91]。

Van Ooij 等[60]指出退变性椎间盘病是症状产生的主要原因，这可能是关节突在疼痛综合征中起主要作用。很明显，仅置换椎间盘并不能解决疼痛来源。正常椎间盘有吸收震荡的作用，假体由金属和聚乙烯或仅由金属制成，有较小的震荡吸收功能，这方面应当受到重视。

椎间盘假体固定至椎体终板存在争议。一些学者认为，压力固定组成钉桩，张力载荷欠佳，可能短期内有效[92]。假体沉降会出现，中央终板相对较弱，只有终板外侧骨质较为坚强。这意味着金属板在终板周围必须有足够力量。大金属板的缺点是其对后外侧神经根和腹侧大血管有压迫风险。

对于男性来说，腰骶部前方的下腹上神经丛的损伤，会导致暂时或永久的逆向性射精。据报道，该风险在 2%～7%[93]。Sasso 等[94]发现，经腹膜入路比腹膜后入路的风险更高。

聚乙烯和金属碎片的问题由磨损所致，已在髋和膝关节被广泛研究，但是腰椎关节成形术后很少有关于这些后果的证据[95]。

有报道称，椎间盘成形术后可能导致骨质溶解的发生[60,96]。但是 Lemaire 等[83]对 100 例 Charité 间盘置换术后患者进行了前瞻性研究，平均随访 11.3 年，并未发现骨质溶解。

五、脊柱融合术和椎间盘置换术的相对安全性

对比性研究显示，腰椎融合术和关节成形术在 2 年和 5 年并发症发生率相似。

一项前瞻性随机多中心研究对 304 例行 Charité™ 腰椎间盘置换术或 ALIF 手术患者随访 2 年，结果如下：

1. 两组神经并发症发病率一致。
2. ALIF 患者中 18 例（18.2%）患者出现取骨处疼痛。
3. 椎间盘置换术组 11 例（5.4%）和 ALIF 组 9 例（9.1%）植入物失败需要再次手术，翻修或取出。
4. 2 组无严重的植入物失败导致手术失败或神经血管损伤。
5. 椎间盘成形术 20 例（9.8%）和 ALIF 手术 10 例（10.1%）发生入路相关并发症。
6. 2 组并发症发生率相似。
7. 短期随访未评估手术程序对邻近节段的影响[97]。

第 10 节　腰椎间盘置换术和腰椎融合术后的临床预后

一项随机对照试验比较了 304 例随机使用 Charité 腰椎间盘置换术或使用 BAK 椎间融合器的 ALIF 患者退变性椎间盘病的 2 年预后，证实 ODI 指数和 VAS 评分有显著改善[97]。

椎间盘置换术组在所有随访时间内证实有更好的预后。LTDR 组的患者满意度更高（73 % *vs*. 59 %），当被问及治疗预后

是否相同时，末次随访时椎间盘置换术组有效率为 69.9%，ALIF 组仅为 50%（$P=0.006$）[97]。

椎间盘置换术组控制疼痛所需要的麻醉药物比 ALIF 组在所有随访期用量低（24 个月：64 % *vs.* 80 %，$P=0.004$）[97]。

2 组手术前后工作状态的评估显示无差异。末次随访时，腰椎间盘置换术的临床成功率为 63.9%，ALIF 组为 56.8%（$P=0.0004$）[97]。

在一项对 57 例行椎间盘置换术（CharitéⅢ）患者进行的前瞻性研究中，随访平均 55 个月（2～7 年），结果显示 50%的患者在 ODI、VAS 评分和 SF-36 评分较术前获得改善[79]。

Lemaire[83] 对 100 例患者平均随访 11.3 年进行了前瞻性研究，结果显示 62%的患者获得极好的临床预后，28%的患者获得好的预后，10%的患者预后较差。

在 4 篇已发表的随机研究中比较了椎间盘假体置换术和融合术，2 种术式的临床预后基本相同[97-100]。

挪威的一项最新研究显示椎间盘置换术后，功能恢复优于多学科团队应用的认知疗法和物理治疗[101]。

腰椎间盘置换和脊柱融合术后的手术技术。

我们归纳了 2 种手术方式前路入路的相似点。手术入路通常是通过腹膜外治疗 L_4～L_5 和更高的腰椎节段，腹膜外或经腹膜入路治疗 L_5～S_1 节段。本节将描述前路经腹膜入路应用 Synfix 椎间融合器和自体骨治疗 L_5～S_1 手术，经腹膜外入路应用 ProDiscⅡ腰椎间盘置换治疗 L_4～L_5 节段手术。

对于上述入路，行全身麻醉时须行气管插管。麻醉诱导后预防性使用抗生素。目前联合使用替考拉宁和庆大霉素。

腹部手术应当术中联合使用有效的抗凝治疗，术后 6 h 给予低分子量肝素，并持续到患者出院。

手术体位为平卧位，下肢下方放置垫子，保持髋部和膝部微屈（图 2-10-4）。这将使髂血管和腰骶丛张力降低[102]。Trendelenburg 体位有助于保持小肠在经腹膜入路中收缩状态。

为了提供后方支撑和防止脊柱下沉，患者下方可放置凝胶平板（图 2-10-5）。

腹壁前方放置金属标记，可以在 X 线透视下标记皮肤切口的理想位置（图 2-10-6 至图 2-10-8）。

Synframe 牵开器（Synthes）可固定于手术床旁，以避免增加患者腹压（图 2-10-9）。

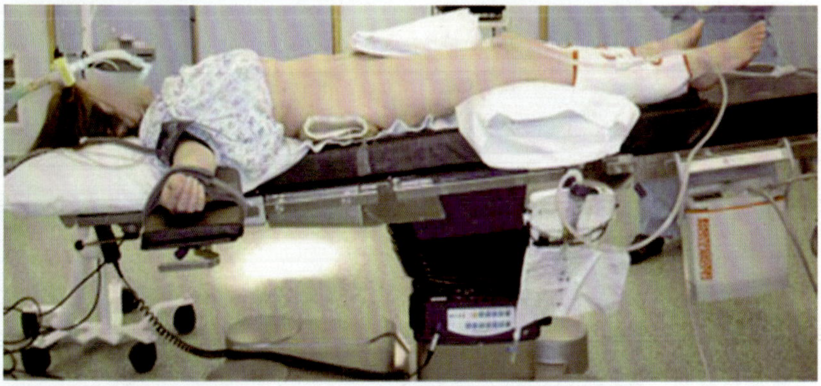

图 2-10-4　**患者取仰卧位，头部下垂，膝关节下置垫屈膝屈髋，尿管放置妥当**

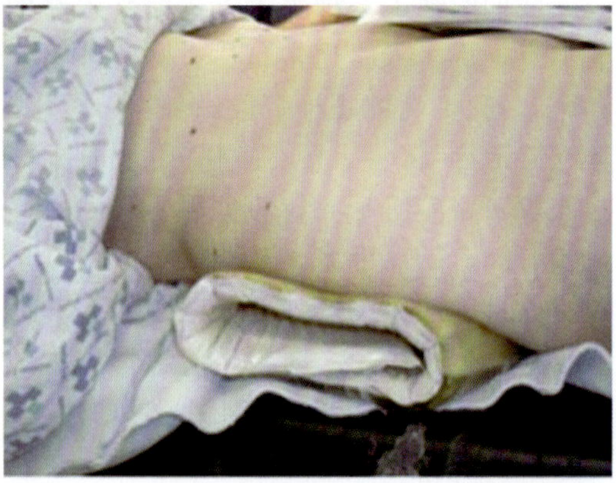

图 2-10-5　凝胶垫置于脊柱下方作为后方支持

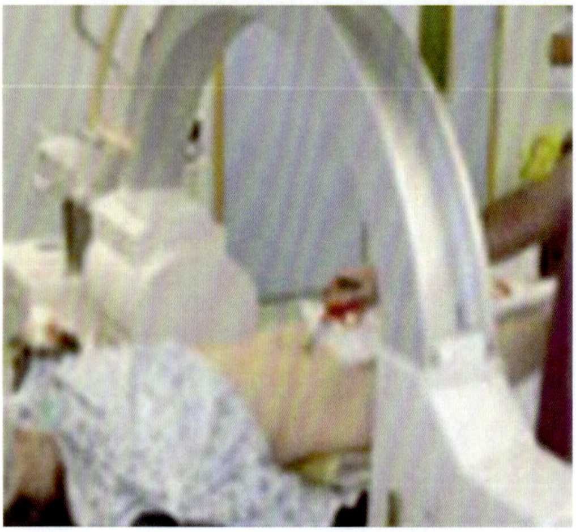

图 2-10-6　金属标记用于在 X 线透下标记理想的手术节段切口——此患者 L_5～S_1 腰椎滑脱切口

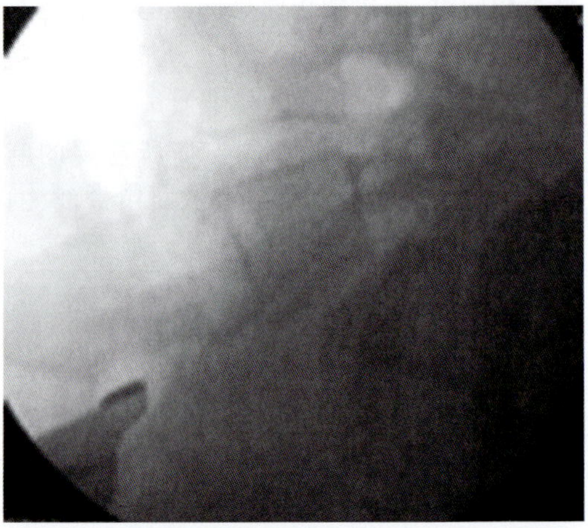

图 2-10-7　金属标记用于在 X 线透下标记理想的手术节段切口——此患者 L_5～S_1 腰椎滑脱切口

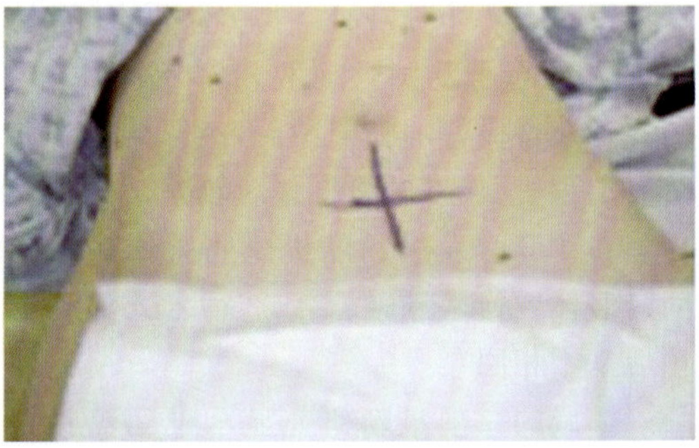

图 2-10-8　金属标记用于在 X 线透下标记理想的手术节段切口——此患者 L_5～S_1 腰椎滑脱切口

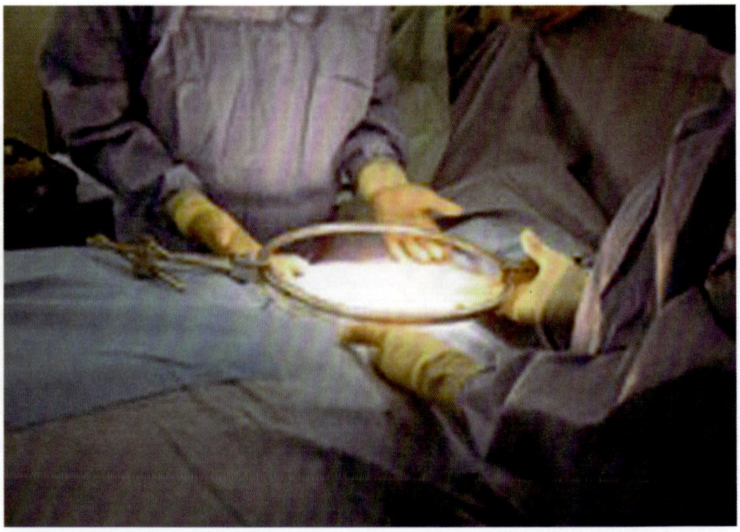

图 2-10-9　术者放置操作圈，确保患者上方无压力

经腹膜入路治疗 $L_5 \sim S_1$ 病变

$L_5 \sim S_1$ 病变经腹膜外和经腹膜入路进入。由于手术要经髂血管之间的腹中线入路，因此经腹膜入路快，可直接进入腰骶椎前方（图 2-10-10）。

脐下正中切口，暴露腹直肌鞘，切开腹白线，进入腹膜外隙（图 2-10-11 至图 2-10-13）。

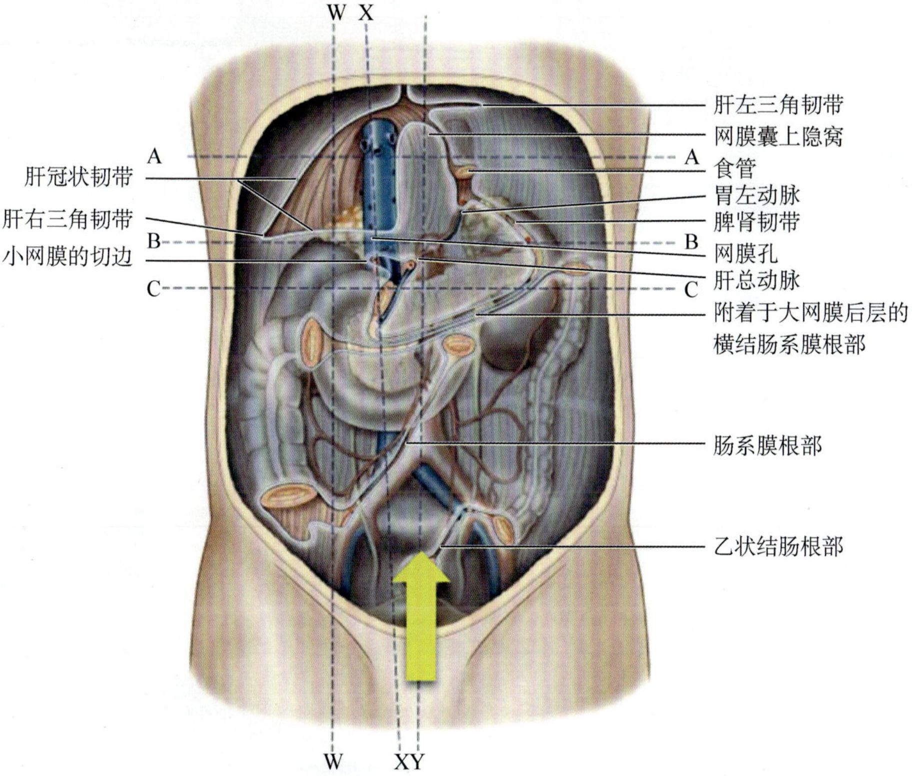

图 2-10-10　直接在髂血管之间经腹膜入路（摘自 Gray 解剖学）

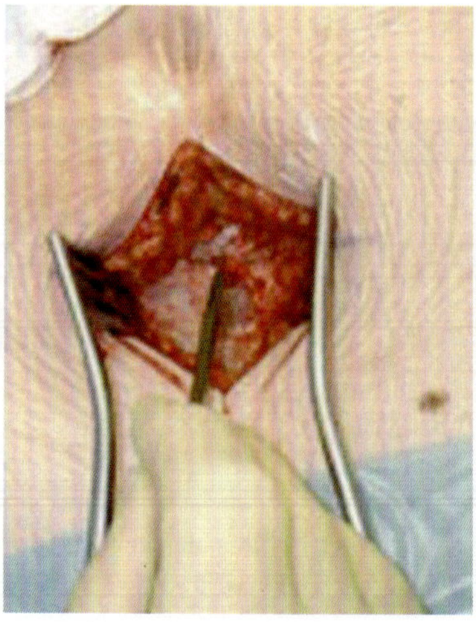

图 2-10-11　沿腹直肌鞘白线的中线脐下切口，提起腹膜，并剪开

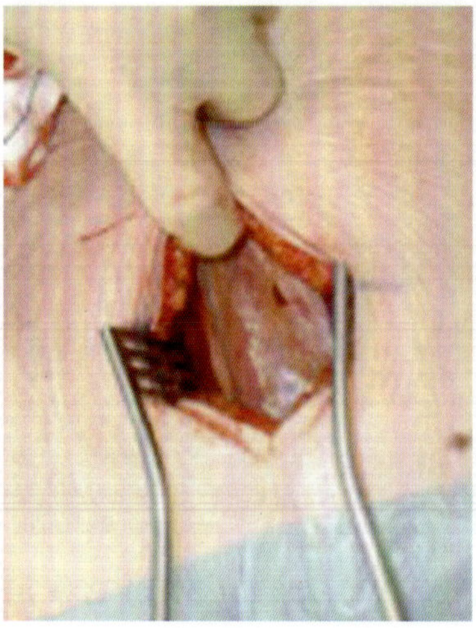

图 2-10-12　沿腹直肌鞘白线的中线脐下切口，提起腹膜，并剪开

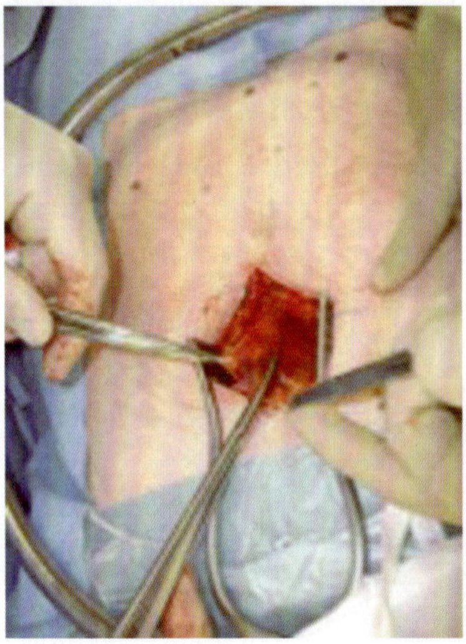

图 2-10-13　沿腹直肌鞘白线的中线脐下切口，提起腹膜，并剪开

湿纱布可用于保护牵开的小肠，暴露腹膜后方（图 2-10-14）。切开腹膜后方，小心剥离下腹下神经丛（图 2-10-15）。

一旦脊柱清晰显露，则可将 Synframe 骨拉钩置于床旁，并固定于 Synframe。由于其前端尖锐，能触及椎间孔，故有必要塞入棉片保护出口根。

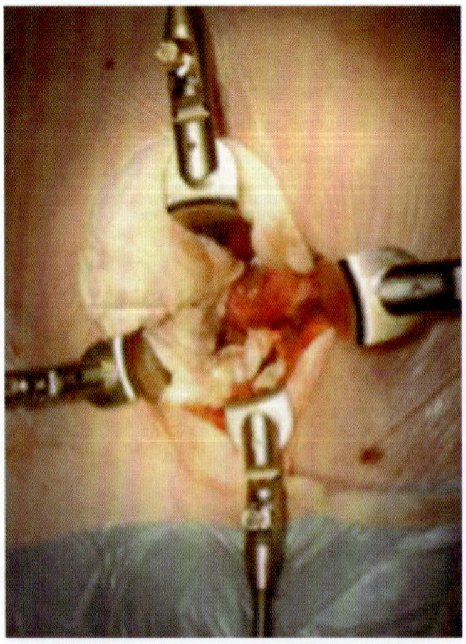

图 2-10-14　湿纱布垫包裹肠牵开器，牵开后方腹膜，显露椎间盘

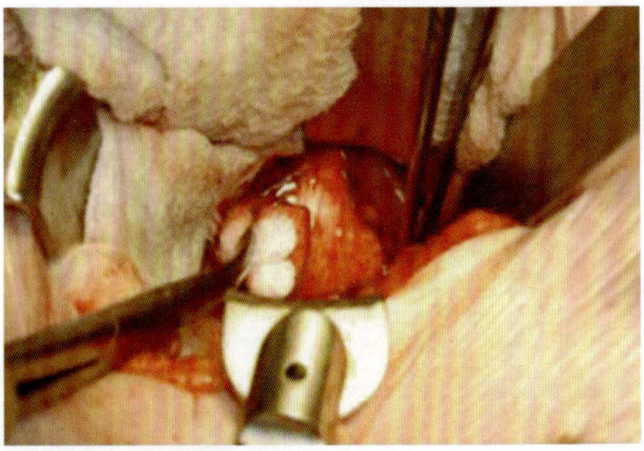

图 2-10-15　切开后方腹膜，用弯钳小心分离显露前纵韧带和椎间盘

骨拉钩置于两侧，Synframe 牵开器置入拉钩中可方便操作（图 2-10-16）。

确定安全通道后，切除椎间盘（图 2-10-17 至图 2-10-18）。

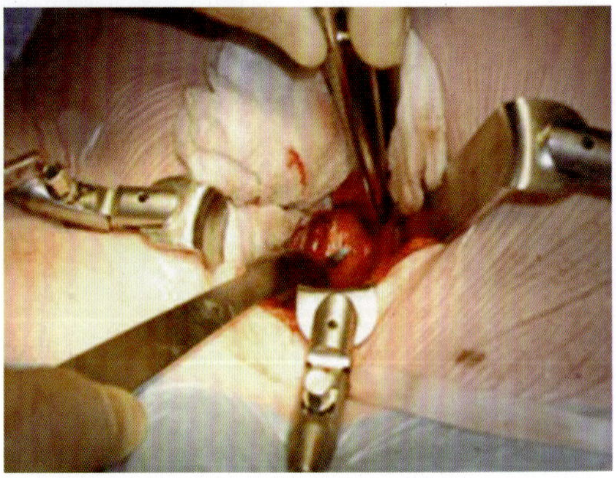

图 2-10-16　骨撬置于椎间盘 1 侧

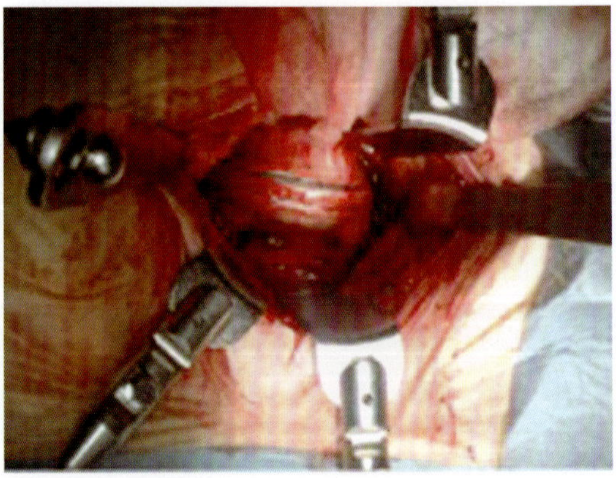

图 2-10-17　切开椎间盘，用咬骨钳咬除

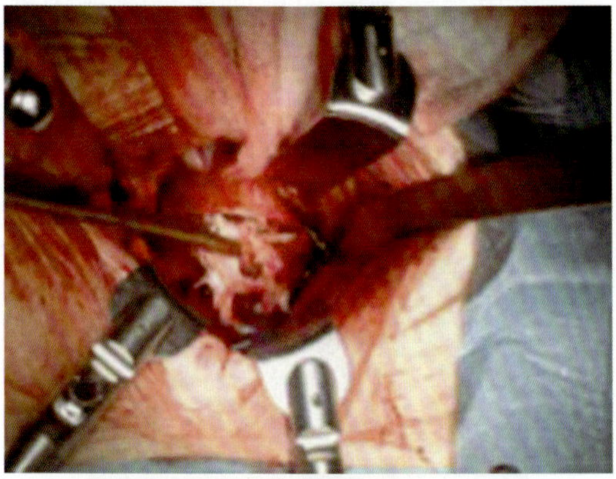

图 2-10-18　**切开椎间盘，用咬骨钳咬除**

椎体被牵开后，用刮匙取出所有残余椎间盘和终板软骨（图 2-10-19 至图 2-10-20）。

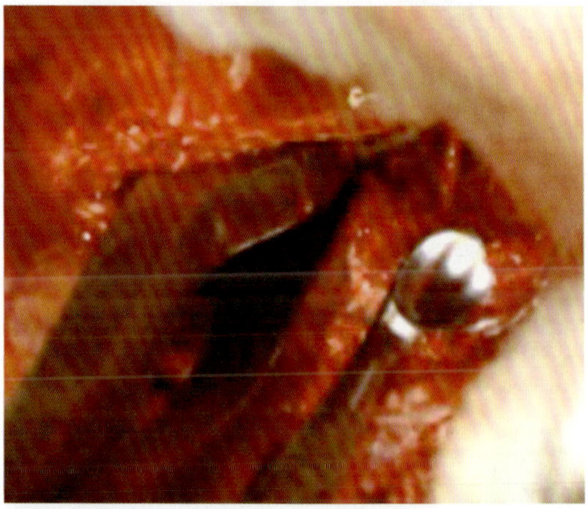

图 2-10-19　**使用椎间撑开器和刮匙，处理软骨终板直至出血**

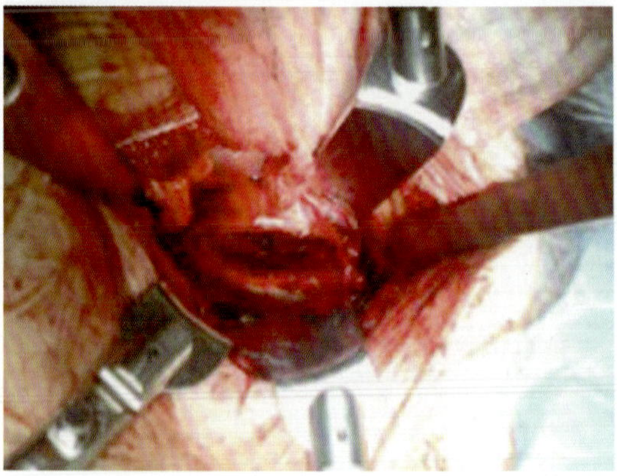

图 2 10 20　**使用椎间撑开器和刮匙，处理软骨终板直至出血**

清洗椎间隙，行 Synfix 试验判断椎间融合器的型号。一般选择大一号的器械使用，$L_5 \sim S_1$ 终板角度通常要求 12°的椎间融合器，X 线透视有助于椎间融合器的选择（图 2-10-21 至图 2-10-22）。

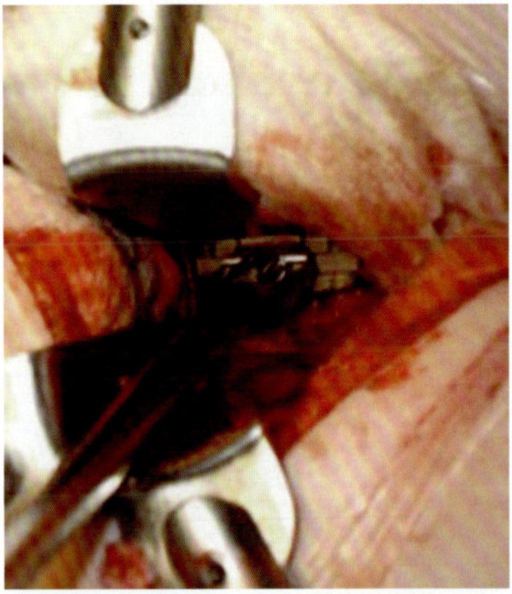

图 2-10-21　**试模椎间融合器引导 X 线透视选择合适大小 Cage**

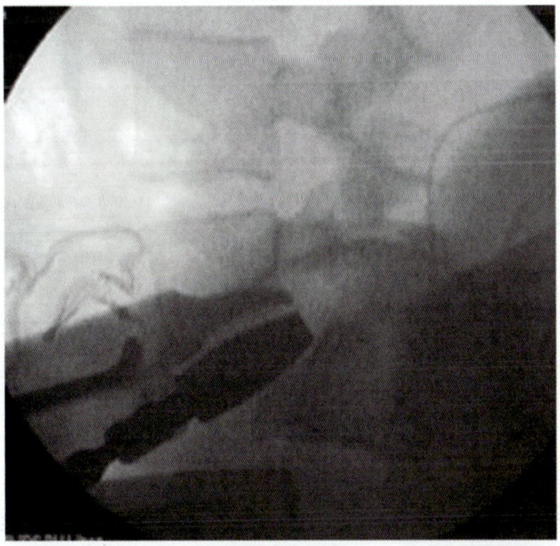

图 2-10-22　**试模椎间融合器引导 X 线透视选择合适大小 Cage**

Synfix 椎间融合器内需装有移植骨，可应用自体骨或同种异体骨，但是临床更倾向于使用以三磷酸盐颗粒形式存在并整合入凝胶中制成的人造骨（Actifuse ABX）。器械可以通过特殊设计的“乌贼导引器”植入椎间隙（图 2-10-23，图 2-10-24）。

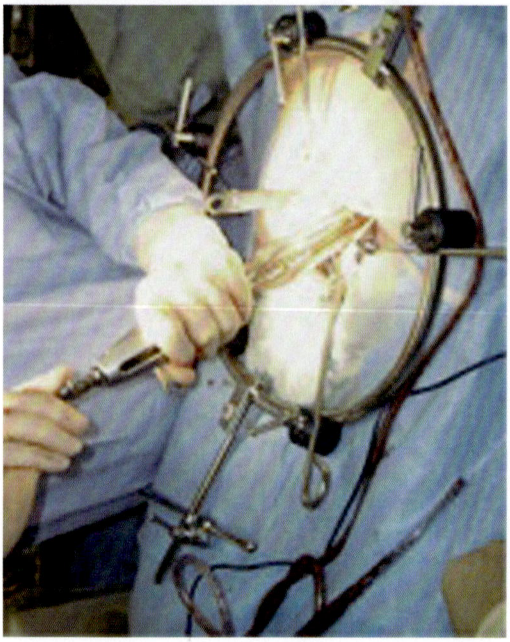

图 2-10-23　置入 Synfix 椎间融合器，内含自体骨

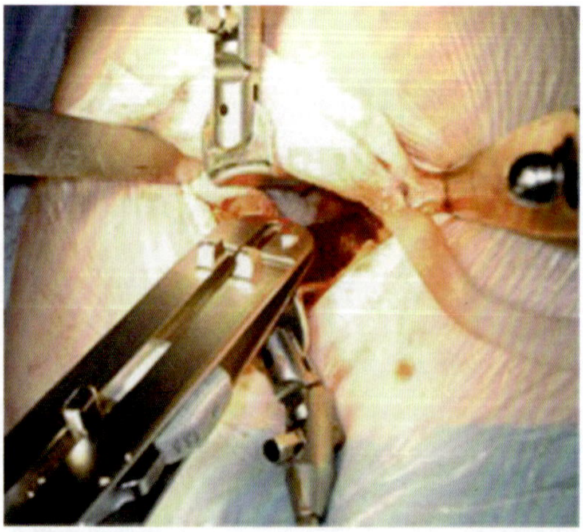

图 2-10-24　置入 Synfix 椎间融合器，内含自体骨

选用合适型号的椎间融合器植入椎间隙，并用 4 个松质骨螺钉固定椎间融合器（图 2-10-25）。利用 X 线透视确定位置并进行固定十分重要（图 2-10-26，图 2-10-27）。

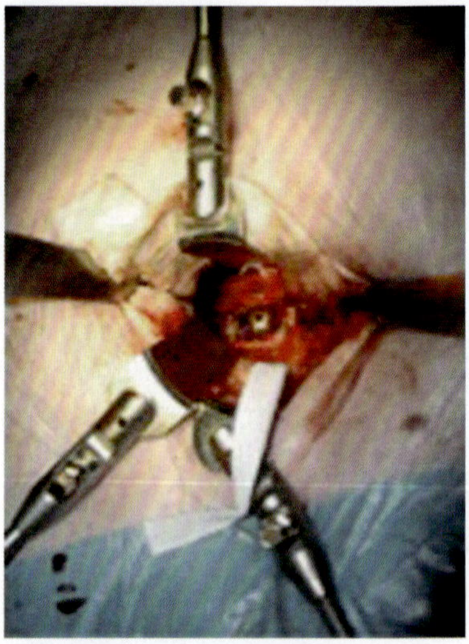

图 2-10-25　4 枚螺钉固定 Synfix 椎间融合器

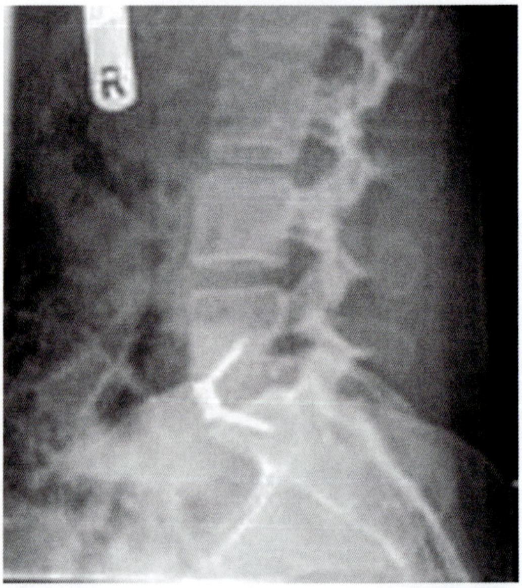

图 2-10-26　侧位和前后位 X 线片

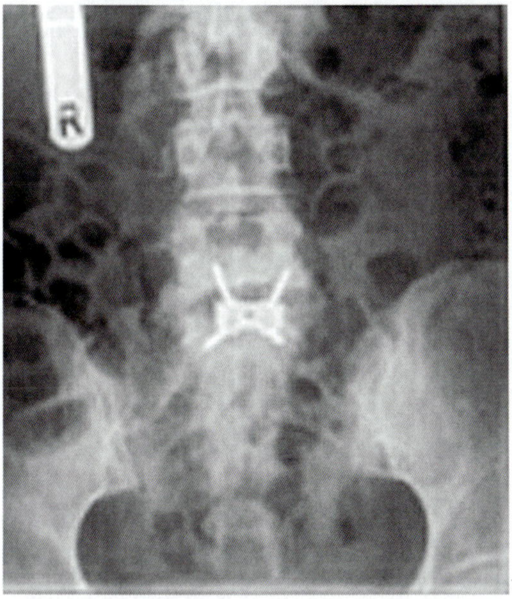

图 2-10-27　侧位和前后位 X 线片

第 11 节　腹膜外入路治疗 $L_4 \sim L_5$ 病变

该手术的麻醉和体位与经腹膜入路相同。但是,腹膜外入路治疗高位节段,经皮横行切口更受欢迎。左侧入路,将腹膜和腹腔脏器牵向右侧(图 2-10-28)。横行经皮切口,可提前透视定位,暴露腹直肌鞘至中线左侧,然后垂直暴露左侧腹直肌前鞘,游离左侧腹直肌于前鞘并向中间牵拉,腹直肌后鞘然后被显露(图 2-10-29 至图 2-10-31)。腹直肌后鞘的弓形线(图 2-10-32)向下走行,腹膜可从鞘下分离。然后切开弓形线和后鞘以便入路。暴露腹膜腔及其内容物直至见到椎体(图 2-10-33～图 2-10-34)。小心牵拉左侧髂血管,避免损伤。处理这些静脉时,牵拉可能会导致更严重的出血。尤

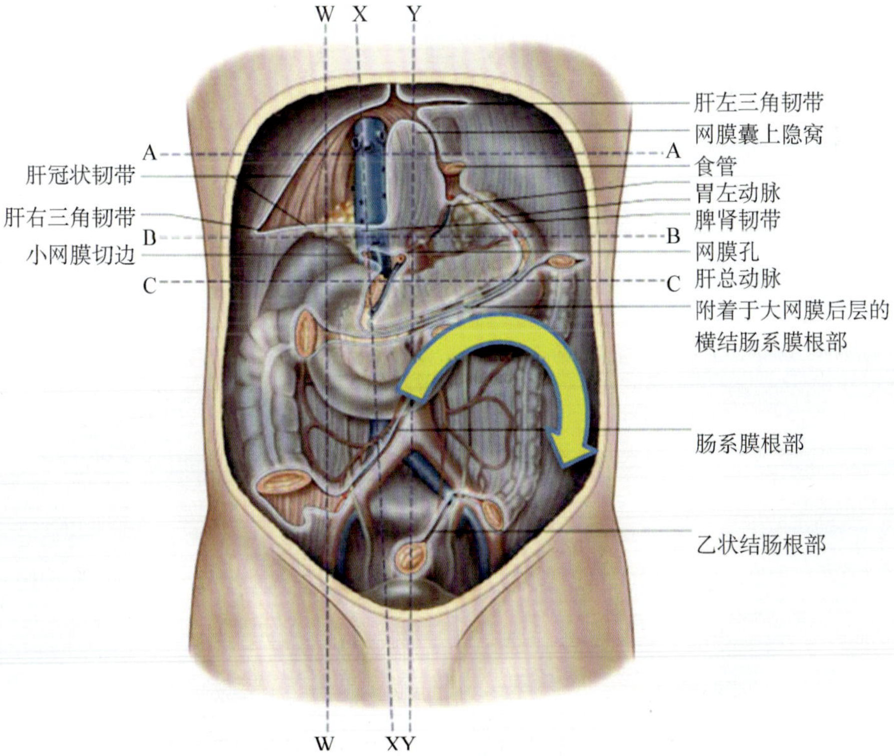

图 2-10-28　腹腔模型图——箭头代表腹膜后入路(摘自 Gray 解剖学)

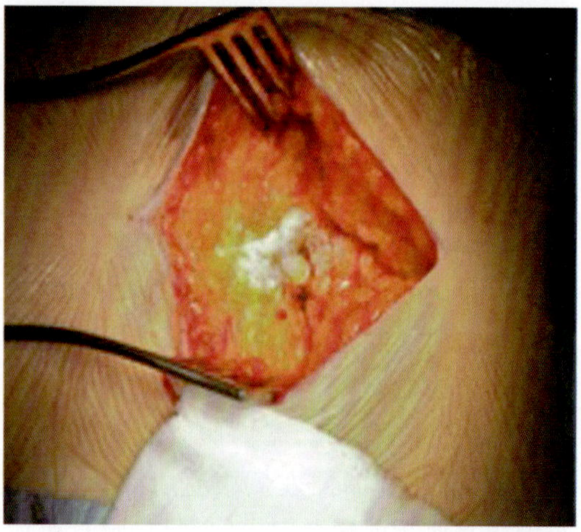

图 2-10-29　垂直切开左侧腹直肌前鞘的皮肤横切口

其是髂腰静脉，解剖变异较大，如果撕破，将导致出血风险。尸体研究强调了解剖变异的风险和邻近的髂腰丛。一旦脊柱暴露良好，可用注射针头辅助透视定位中线（图 2-10-35）。之后，通过骨刀跨越邻近椎体来标记中线（图 2-10-36～图 2-10-37），全部切除椎间盘，清理椎间盘终板和软骨终板（图 2-10-38～图 2-10-39），用椎板咬骨钳咬除后纵韧带。如果没有去除后纵韧带，假体后方载荷较大，假体可能向前脱出。植入物试模被用于确定合适型号（图 2-10-40）。为了防止后方过度后伸，须用骨凿制成骨槽（图 2-10-41），于椎体终板形成的骨槽处安置假体。安置 ProDisc C 假体终板导入器并固定，假体植入，这一过程必须在透视下操作。

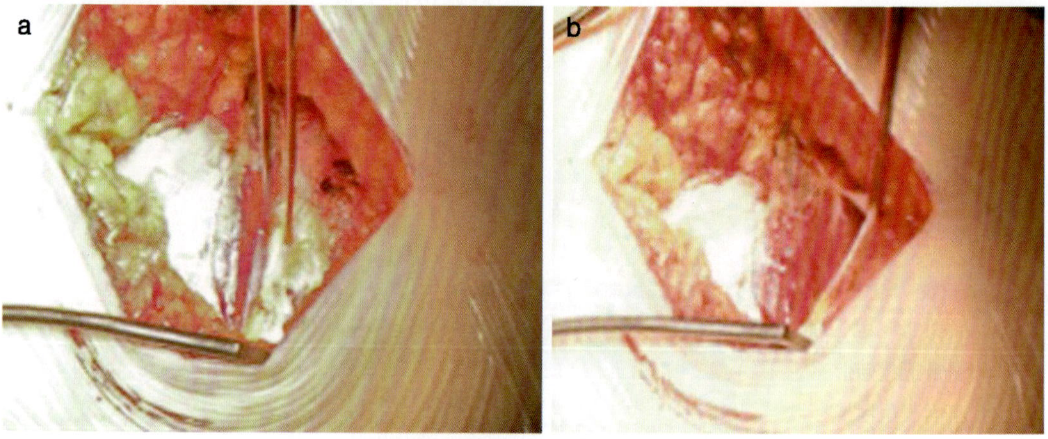

图 2-10-30　垂直切开左侧腹直肌前鞘的皮肤横切口

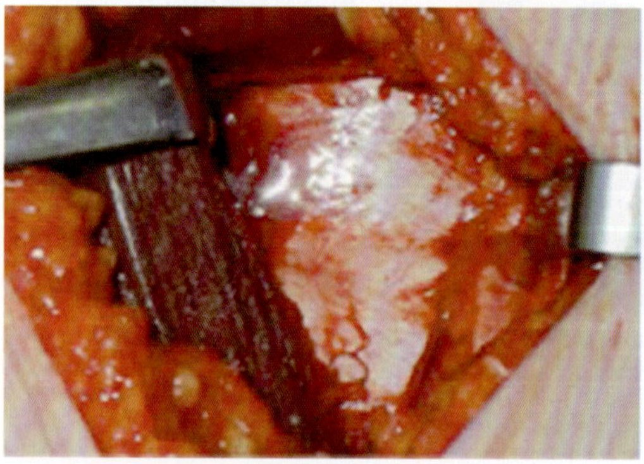

图 2-10-31　打开腹直肌前鞘后，牵拉左侧腹直肌显露后鞘

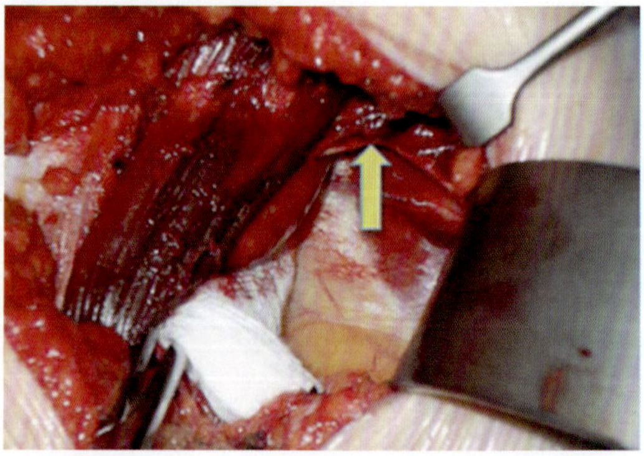

图 2-10-32　箭头指示后鞘弓形线

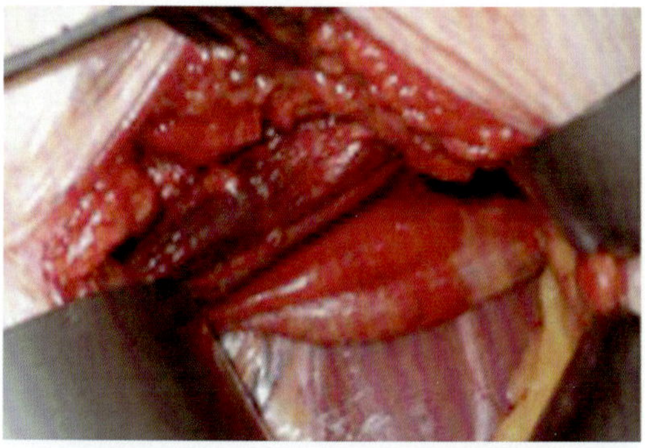

图 2-10-33　腹腔内容物被牵开后显露腰肌

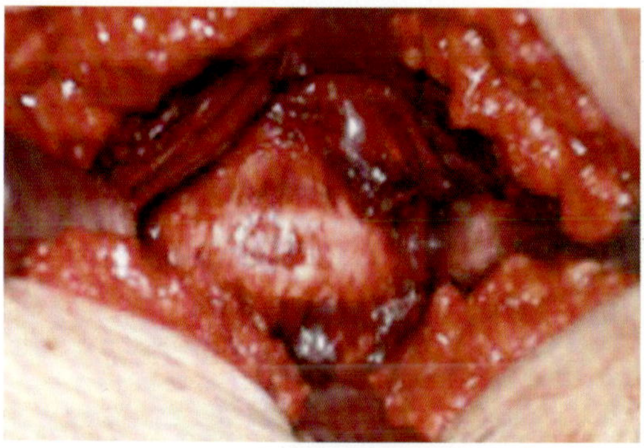

图 2-10-34　向中线牵开可显露椎间盘

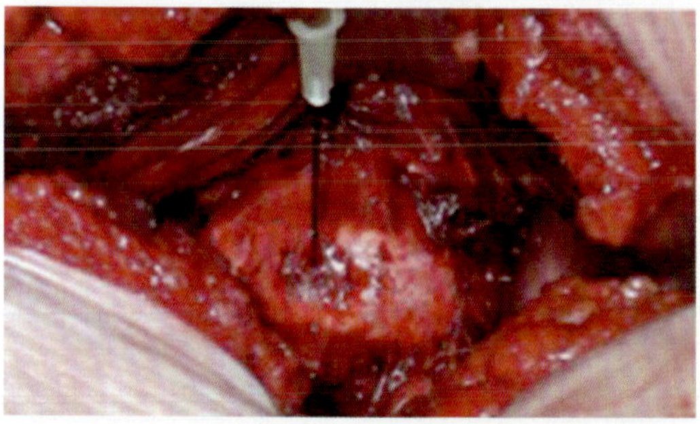

图 2-10-35　在 X 线透视下以注射器针头显示中线

在假体终板安全植入椎体，沿着导入器的凹槽植入聚乙烯，并发出“咔哒”的声响（图 2-10-42 至图 2-10-47）。X 线透视确认假体位置满意。

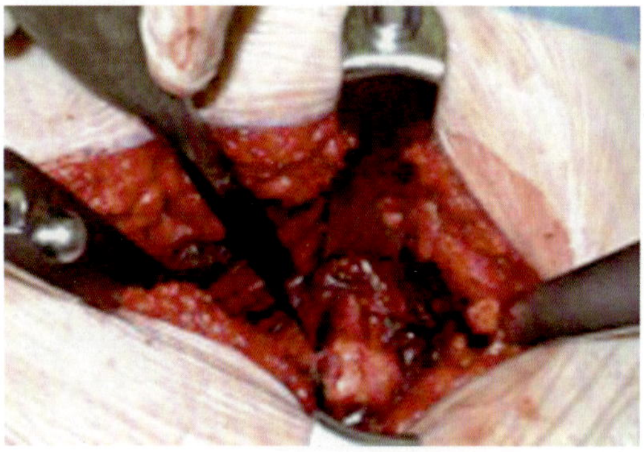

图 2-10-36　使用骨刀可标记邻近椎体中线

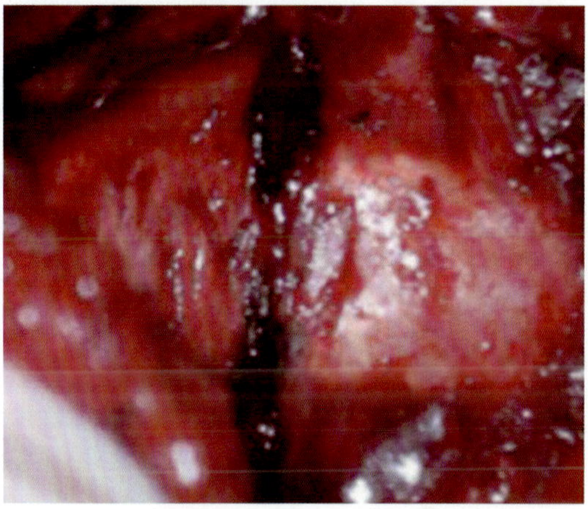

图 2-10-37　显示中线

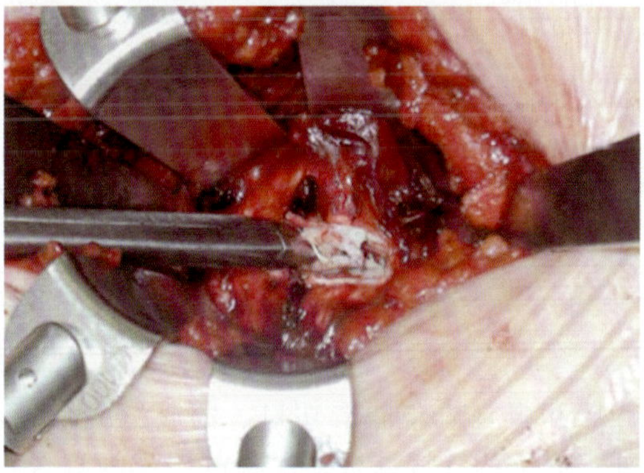

图 2-10-38　显示切开椎间盘

一、伤口闭合

用人造可吸收缝线关闭伤口，注意修复

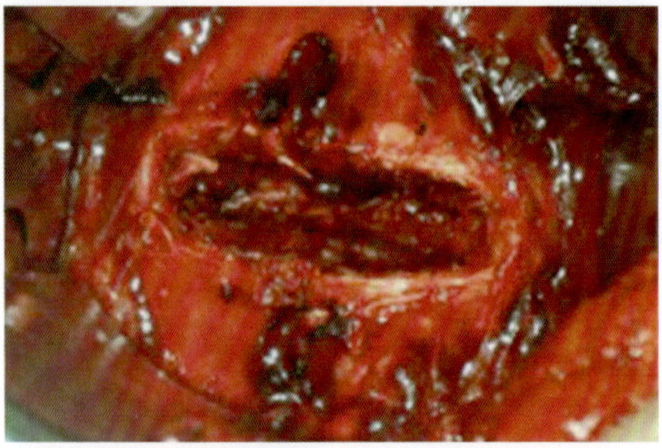

图 2-10-39　清理椎间盘，切开后纵韧带

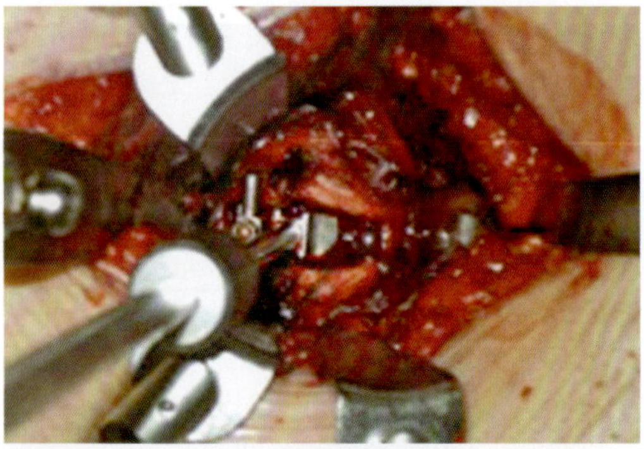

图 2-10-40　植入试模

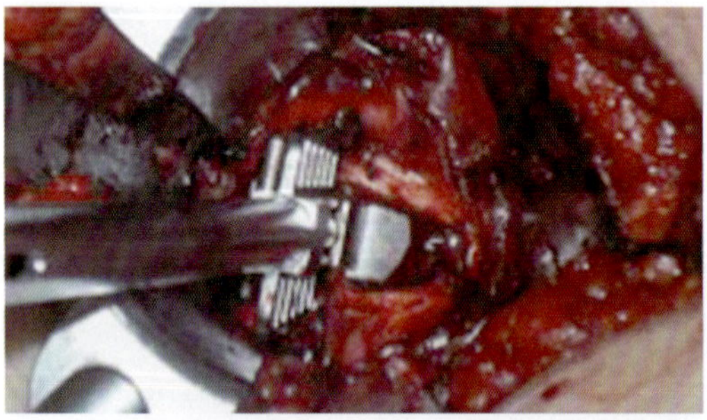

图 2-10-41　打造椎体骨槽

腹膜和腹直肌鞘隐匿切口。前腹壁全层需要强有力的缝线缝合。皮肤可用皮内缝合。不必放置引流管。

二、术后护理

可以给患者使用阿片类药物的静脉泵，

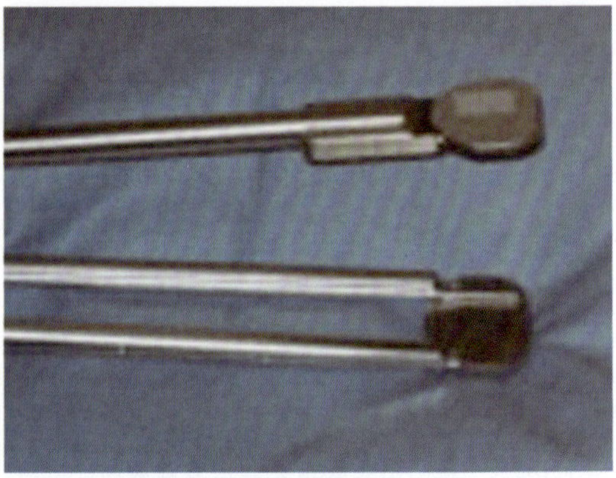

图 2-10-42　假体终板植入器

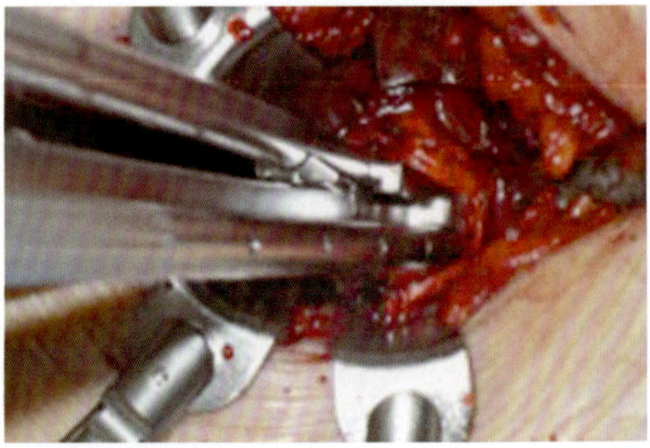

图 2-10-43　假体植入

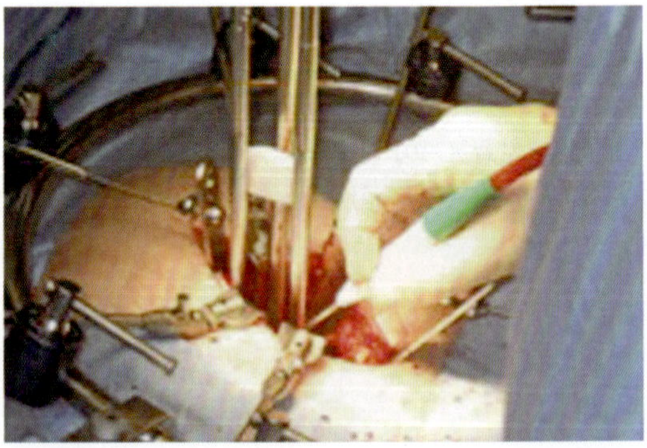

图 2-10-44　聚乙烯植入

但是我们倾向于用 25 ml 的脊柱针头将小剂量吗啡和丁哌卡因注射入脑脊液。手术结束时应用上述方法，可在术后 12～24 h 提供极好的止痛效果。术后可能发生麻痹

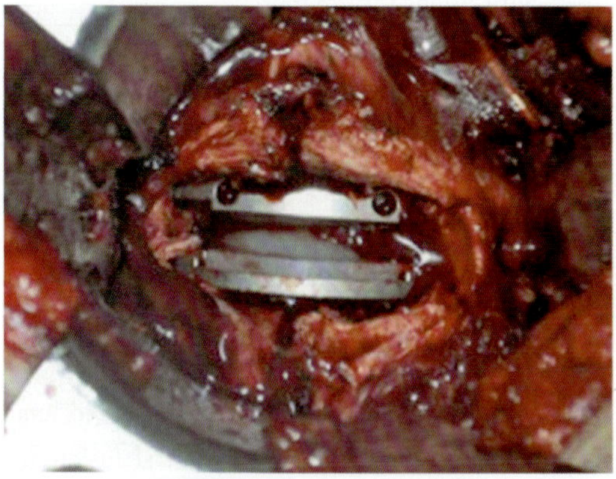

图 2-10-45　ProDisc C 假体植入椎间隙

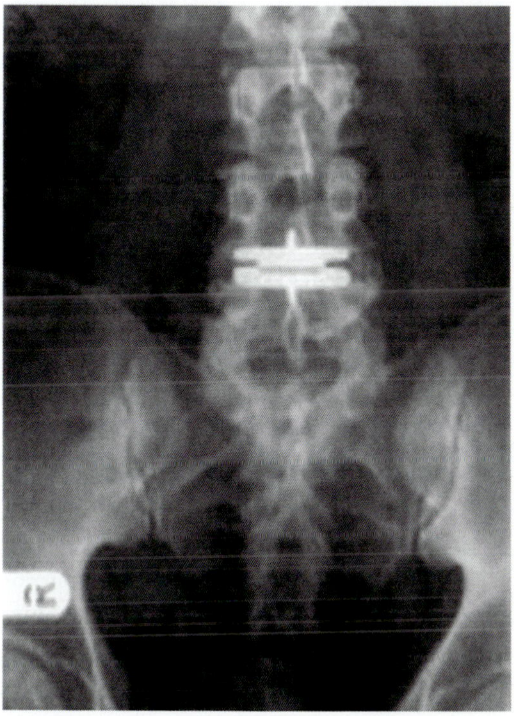

图 2-10-46　术后前后位和侧位

性肠梗阻，但是通常时间较短，因此术后数小时内并不限制患者的食物摄入。患者于术后第 1 天可以保持坐位和走路，除去尿管后可洗漱。在患者完全下地活动和出院前应持续给予低分子量肝素和机械性深静脉血栓预防(小腿按压)。患者通常在 3～4 d 后出院。对于行椎间盘置换或脊柱融合术的患

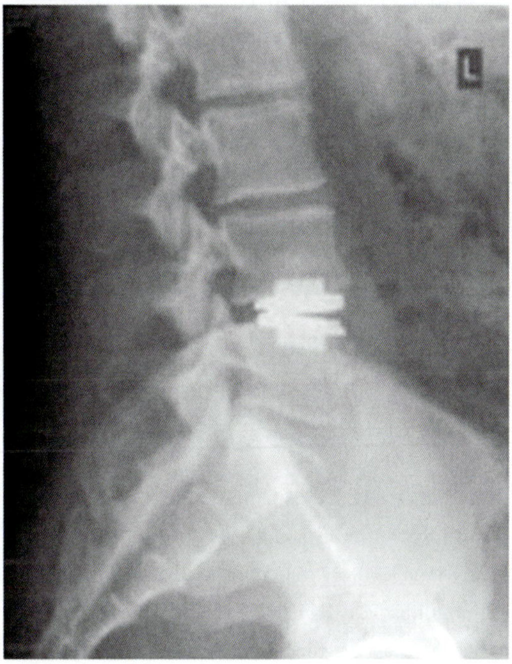

图 2-10-47　术后前后位和侧位

者，使用腰椎支具辅助 4 周，之后开始物理治疗，活动量根据患者的舒适程度逐渐增加。术后 6 周、3 个月和 6 个月行影像学和体格检查。恢复工作和体育运动的时间根据患者的病情进程而定。应尽可能地限制并鼓励患者循序渐进地进行康复锻炼。

第 12 节　总结和结论

1. 100 年来脊柱融合术的形式多样，并已被证实可以用于处理各种脊柱病变。

2. 腰椎间盘关节成形术是最近发展的技术，其严格的适应证包括退变性椎间盘病、椎间盘切除术后下腰痛和复发性椎间盘突出。

3. 随机对照研究结果显示，随访 5 年，腰椎间盘关节成形术与脊柱融合术的预后基本相同。

4. 所有手术都可通过前方腹膜后入路完成，因此它们的并发症是相同的，主要与

入路相关性并发症相关。

5. 聚乙烯和金属碎屑对预后的长期影响并不确定，但可能导致远期并发症。

6. 邻近运动节段维持运动功能的优势仍需更多证据，没有明确的证据证明其可减少邻椎病。

参考文献

[1] Hibbs RA. An operation for progressive spinal deformities. NY Med Jour, 1911, 93:1013.

[2] Albee FH. Transplantation of a portion of the tibia into the spine for Pott's disease. JAMA, 1911, 57:885.

[3] Hibbs RA, Swift WE. Developmental abnormalities of the lumbosacral juncture. Surg Gynec Obst, 1929, 68:604.

[4] Hibbs RA. Treatment of deformities of the spine caused by poliomyelitis. JAMA, 1917, 69:787.

[5] Hibbs RA. A report of 59 cases of scoliosis treated by the fusion operation. J Bone Joint Surg, 1924, 6:3.

[6] Hibbs RA. Treatment of vertebral tuberculosis by the fusion operation: report of 210 cases. JAMA, 1918, 71:1372.

[7] Chandler FA. Trisacral fusion. Surg Gynec Obst, 1929, 48:501.

[8] Mixter WJ, Barr JS. Rupture of the inter-vertebral disc with involvement of the spinal canal. New Eng J Med, 1934, 211:210-215.

[9] Barr JS, Mixter WJ. Posterior protrusion of the lumbar intervertebral discs. J Bone Joint Surg, 1941, 23:444-456.

[10] Thompson WAL, Ralston EL. Pseudarthrosis following spine fusion. J Bone Joint Surg, 1949, 31A:400.

[11] Newman PH. Symposium on lumbosacral fusion and low back pain. J Bone Joint Surg, 1955, 37B:164.

[12] Shaw EG, Taylor JG. The results of lumbosacral fusion for low back pain. J Bone Joint Surg, 1956, 38B:485-497.

[13] Eriksen B. Lumbosacral fusion. J Bone Joint Surg, 1960, 42B:660.

[14] Watkins MB. Posterolateral fusion of the lumbar and lumbosacral spine. J Bone Joint Surg, 1953, 35A:1014.

[15] Adkins EW. Lumbosacral arthrodesis after laminectomy. J Bone Joint Surg, 1955, 37B:208.

[16] Cloward RB. The treatment of ruptured lumbar intervertebral discs by ventral fusion: indications, operative technique, after care. J Neurosurg, 1953, 10:154.

[17] James A, Nesbit NW. Posterior intervertebral fusion of the lumbar spine: preliminary report of a New operation. J Bone Joint Surg, 1953, 35B:181.

[18] Mercer W. Spondylolisthesis. Edinburgh Med J NS, 1936, 43:545.

[19] Harmon PH. Anterior extraperitoneal lumbar disk excision and vertebral body fusion. Clin Orthop, 1961, 18:169.

[20] Freebody D, Bendall R, Taylor RD. Anterior transperitoneal lumbar fusion. J Bone Joint Surg Br, 1971, 53(4):617-627.

[21] King D. Internal fixation for lumbosacral fusion. J Bone Joint Surg, 1948, 30A:560.

[22] Boucher HH. A method of spinal fusion. J Bone Joint Surg, 1959, 41B:248-259.

[23] Nelson MA. A long-term review of posterior fusion of the lumbar spine. Proc Roy Soc Med, 1968, 61:558-559.

[24] Stauffer RN, Coventry MB. Posterolateral lumbarspine fusion. Analysis of mayo clinic series. J Bone Joint Surg Am, 1972, 54(6):1195-1204.

[25] Harrington PR. Treatment of scoliosis. Correction and internal fixation by spine instrumentation. J Bone Joint Surg Am, 1962, 44-A:591-610.

[26] Luque ER. Segmental spinal instrumentation for correction of scoliosis. Clin Orthop Relat Res, 1982, 163:192-198.

[27] Luque ER. The anatomic basis and develop-

ment of segmental spinal instrumentation. Spine, 1982, 7(3): 256-259.

[28] Dove J. Internal fixation of the lumbar spine. The hartshill rectangle. Clin Orthop Relat Res, 1986, 203: 135-140.

[29] Cotrel Y, Dubousset J. Nouvelle technique d' ostheosynthèse rachidienne sègmentaire par voie postèrieure. Rev Chir Orthop, 1984, 70: 489-495.

[30] Roy-Camille R, Saillant G, Mazel C. Plating of thoracic, thoracolumbar, and lumbar injuries with pedicle screw plates. Orthop Clin North Am, 1986, 17(1): 147-159.

[31] Roy-Camille R, Saillant G, Mazel C. Internal fixation of the lumbar spine with pedicle screw plating. Clin Orthop Relat Res, 1986, 203: 7-17.

[32] Steffee AD, Sitkowski DJ, Topham LS. Total vertebral body and pedicle arthroplasty. Clin Orthop Relat Res, 1986, 203: 203-208.

[33] Sidhu KS, Herkowitz HN. Spinal instrumentation in the management of degenerative disorders of the lumbar spine. Clin Orthop Relat Res, 1997, 335: 39-53.

[34] Brox JI, Sørensen R, Friis A, et al. Randomized clinical trial of lumbar instrumented fusion and cognitive intervention and exercises in patients with chronic low back pain and disc degeneration. Spine, 2003, 28 (17): 1913-1921.

[35] Fischgrund JS, Mackay M, Herkowitz HN, et al. Volvo award winner in clinical studies. Degenerative lumbar spondylolisthesis with spinal stenosis: a prospective, randomized study comparing decompressive laminectomy and arthrodesis with and without spinal instrumentation. Spine, 1997, 22(24): 2807-2812.

[36] Kornblum MB, Fischgrund JS, Herkowitz HN, et al. Degenerative lumbar spondylolisthesis with spinal stenosis: a prospective long-term study comparing fusion and pseudarthrosis. Spine(Phila Pa 1976), 2004, 29(7): 726-733.

[37] Briggs H, Milligan P. Chip fusion of the low back following exploration of the spinal canal. J Bone Joint Surg, 1944, 26: 125-130.

[38] Jaslow I. Intracorporeal bone graft in spinal fusion after disc removal. Surg Gynecol Obstet, 1946, 82: 215-222.

[39] Cloward RB. Spondylolisthesis: treatment by laminectomy and posterior interbody fusion: review of 100 cases. Clin Orthop, 1981, 154: 74-82.

[40] Cloward RB. Posterior lumbar interbody fusion updated. Clin Orthop Relat Res, 1985, 193: 16-19.

[41] Brantigan JW, Steffee AD, Geiger JM. A carbon fiber implant to aid interbody lumbar fusion. Mechanical testing. Spine, 1991, 16: S277-S282.

[42] Ray CD. Threaded titanium cages for lumbar interbody fusions. Spine, 1997, 22: 667-679.

[43] Bagby G. The bagby and kuslich (BAK) method of lumbar interbody fusion. Spine, 1999, 24: 1857.

[44] Wagner P, Grant B, Bagby G. Evaluation of cervical spinal fusion as a treatment in the equine "wobbler" syndrome. Vet Surg, 1979, 8: 84-89.

[45] Harms JG, Jeszenszky D. Die posteriore, lumbale, interkorporelle fusion in unilateraler transforaminaler technik. Oper Orthop Traumatol, 1998, 10: 90-102.

[46] Capener N. Spondylolisthesis. Br J Surg, 1932, 19: 374.

[47] Burns BH. An operation for spondylolisthesis. Lancet, 1933, 1: 1233.

[48] Sacks S. Anterior interbody fusion of the lumbar spine. J Bone Joint Surg, 1965, 47: 211-223.

[49] Stauffer RN, Coventry MB. Anterior interbody lumbar spine fusion: analysis of mayo clinic series. J Bone Joint Surg Am, 1972, 54: 756-768.

[50] Mayer HM. A new microsurgical technique for minimally invasive anterior lumbar interbody fusion. Spine(Phila Pa 1976), 1997, 22 (6): 691-700.

[51] Strube P, Hoff E, Hartwig T, et al. Stand-alone anterior versus anteroposterior lumbar interbody single-level fusion after a mean follow-up of 41 months. J Spinal Disord Tech, 2012, 25(7): 362-369.

[52] Weatherley CR, Prickett CF, O'Brien JP. Discogenic pain persisting despite posterior fusion. JBJS, 1986, 68-B(1): 142-143.

[53] Ozgur BM, Aryan HE, Pimenta L, et al. Extreme lateral interbody fusion (XLIF): a novel surgical technique for anterior lumbar interbody fusion. Spine J, 2006, 6(4): 435-443.

[54] Fairbank J, Frost H, Wilson-MacDonald J, et al. Randomised controlled trial to compare surgical stabilisation of the lumbar spine with an intensive rehabilitation programme for patients with chronic low back pain: the MRC spine stabilisation trial. BMJ, 2005, 330 (7502): 1233.

[55] Fritzell P, Hagg O, Wessberg P, et al. Chronic low back pain and fusion: a comparison of three surgical techniques: a prospective multicenter randomized study from the Swedish lumbar spine study group. Spine, 2002, 27: 1131-1141.

[56] Mayer HM. Total lumbar disc replacement. J Bone Joint Surg Br, 2005, 87-B: 1029-1037.

[57] Harmon P. Anterior excision and vertebral body fusion operation for intervertebral disk syndromes of the lower lumbar spine: three- to five-year results in 244 cases. Clin Orthop Relat Res, 1963, 26: 107-127.

[58] Fernstrom U. Arthroplasty with intercorporal endoprosthesis in herniated disc and in painful disc. Acta Chir Scand, 1966, 357: 154-159.

[59] Siemionow KB, Hu X, Lieberman IH. The fernstrom ball revisited. Eur Spine J, 2012, 21 (3): 443-448.

[60] Van Ooij A, Oner FC, Verbout AJ. Complications of artificial disc replacement: a report of 27 patients with the SB Charite′ disc. J Spinal Disord Tech, 2003, 16: 369-383.

[61] Buttner-Janz K. The development of the artificial disc: SB charite′. Dallas: Huntley & Associates, 1992.

[62] Marnay T. The ProDisc: clinical analysis of an intervertebral disc implant. In: Kaech DL, Jinkins JR, editors. Spinal restabilization procedures. Amsterdam: Elsevier Science BV, 2002: 317-331.

[63] Tropiano P, Huang RC, Girardi FP, et al. Lumbar disc replacement: preliminary results with ProDisc Ⅱ after a minimum follow-up period of 1 year. J Spinal Disord Tech, 2003, 16: 362-368.

[64] Le Huec JC, Aunoble S, Friesem T, et al. Maverick total lum-bar disk prosthesis: biomechanics and preliminary clinical results. In: Gunzburg R, Mayer HM, Szpalski M, et al. Arthroplasty of the spine. Berlin: SpringerVerlag, 2004: 53-58.

[65] Biyani A, Andersson GB. Low back pain: pathophysiology and management. J Am Acad Orthop Surg, 2004, 12: 106-115.

[66] Burke JG, Watson RWG, McCormack D, et al. Intervertebral discs which cause low back pain secrete high levels of proinflammatory mediators. J Bone Joint Surg Br, 2002, 84-B: 196-201.

[67] Hadjipavlou AG, Tzermiadianos MN, Bogduk N, et al. The pathophysiology of disc degeneration. A critical review. J Bone Joint Surg Br, 2008, 90-B: 1261-1270.

[68] Peng B, Wu W, Hou S, et al. The pathogenesis of discogenic low back pain. J Bone Joint Surg Br, 2005, 87-B: 62-67.

[69] Carragee E, Alamin T, Carragee J, et al. Clinical outcomes after solid ALIF for presumed lumbar 'discogenic' pain in highly selected patients: an indirect indication of diagnostic failure. Annual meeting of the International Society for the Study of the Lumbar Spine. Porto: Portugal, 2004.

[70] Aprill C, Bogduk N. High intensity zone: a diagnostic sign of painful lumbar disc on magnetic resonance imaging. Br J Radiol, 1992, 65: 361-369.

[71] Turner JA, Ersek M, Herron L. Patient out-

情况下 C_7 铅垂线应该通过腰骶椎间盘中央。当 C_7 铅垂线位于腰骶椎间盘后侧时，称之为矢状面负平衡；反之则为正平衡。最常用的 C_7 铅垂线特定参照点为 L_5～S_1 椎间盘的后上角。大部分学者认为，正常的矢状位平衡 C_7 铅垂线应通过椎间盘后上角或者其前后 2 mm 的范围。由于 C_7 铅垂线与重心不可能完全一致，所以在大部分情况下，重心往往位于 C_7 铅垂线前方，髋关节稍后方。矢状位失平衡示意图见图2-11-1。

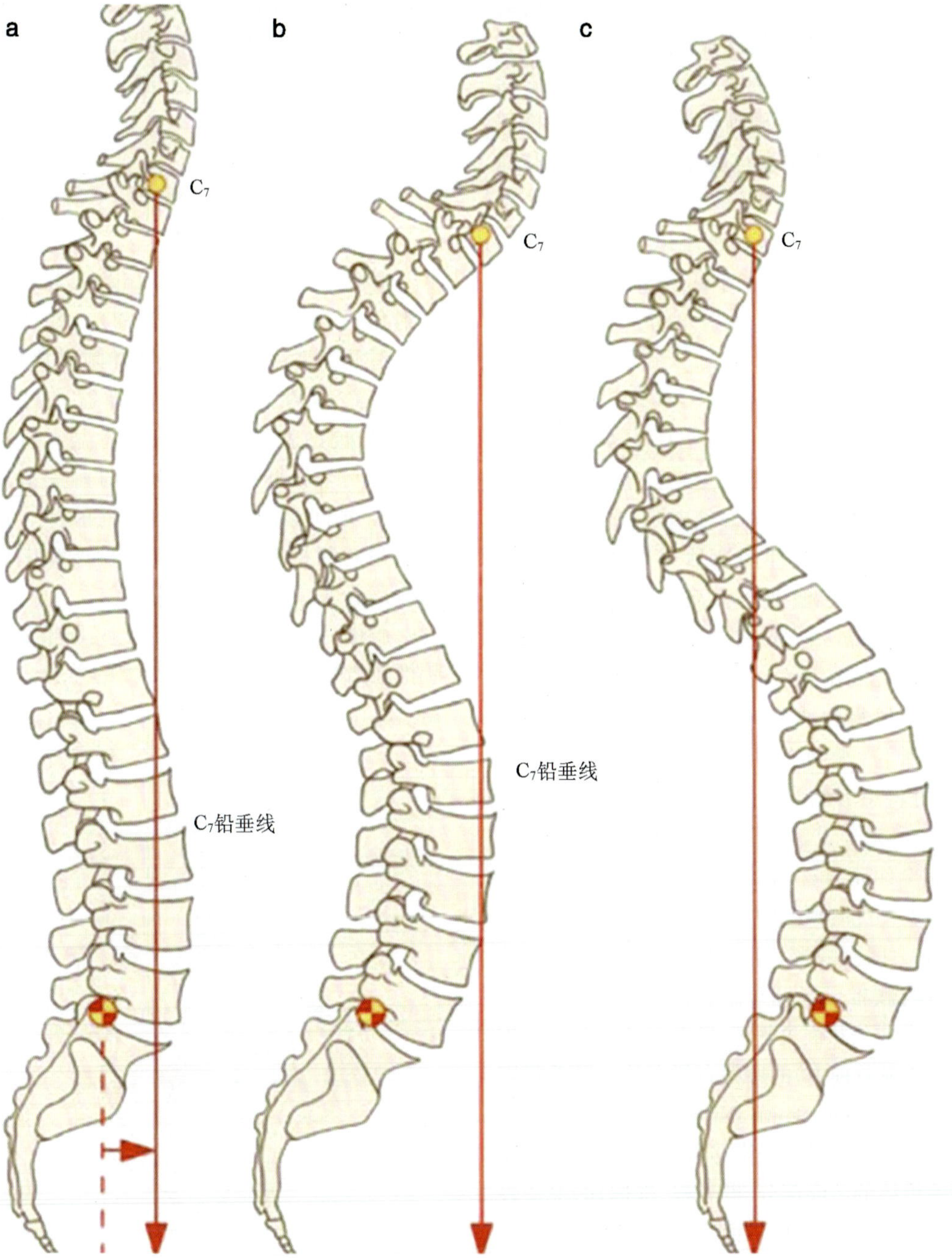

图 2-11-1　a. 当 C_7 铅垂线与 S_1 椎体后上角相近时脊柱矢状位平衡；b. 当 C_7 铅垂线与 S_1 椎体后上角前方时脊柱正矢状位平衡；c. 当 C_7 铅垂线与 S_1 椎体后上角后方时脊柱负矢状位平衡

Booth 等[1]倾向于将Ⅰ型定义为总体平衡的节段性脊柱后凸，C_7 铅垂线落在腰骶椎间盘上(站立位全长 X 线片)。患者通常可通过后凸畸形相邻节段代偿性过伸取得矢状位的平衡。目前认为这种代偿机制加速了椎间盘退行性改变。Ⅱ型矢状位失平衡的患者，C_7 铅垂线远离腰骶椎间盘前方，患者无法通过代偿维持整体平衡。这种情况下移行部位或病变部位周围经常出现严重的椎间盘退变，以至于患者已经不能通过伸展其他节段来达到整体的平衡。对于成年患者来说，矢状位失平衡是一种难以忍受且极具消耗性的畸形。铅垂线与 $L_5 \sim S_1$ 终板垂直线的交叉点决定了骨盆入射角的大小。

第 3 节　前期工作

如患者被确诊为脊柱畸形，前期工作通常应包括脊柱弹性的评估。评估工作需要根据临床及影像 2 个方面共同决定。有时术者会发现，站立位矢状面失平衡的患者处于仰卧位或俯卧位时，这种失平衡可以通过活动节段得到部分纠正。所以，比较站立位与仰卧位、俯卧位的全脊柱正侧位 X 线片后，可将患者的脊柱分为以下 3 种情况。

1. 完全灵活，通过仰卧位或俯卧位可以完全纠正脊柱畸形。

2. 可部分纠正的畸形。

3. 僵直畸形，卧位不能纠正，这意味着胸椎与腰椎已经完全融合固定。

造成矢状面失平衡(患者在站立时其负重线位于骶骨前方)的原因有很多种。最常报道的手术方式是 Smith-Petersen 截骨术。而在同行评议的文献中经椎弓根椎体截骨术(后路切除椎体的后侧部分、椎弓根、椎体)的报道较少。目前，尚无经椎弓根截骨或椎体切除术治疗僵直型矢状位不稳脊柱侧凸的大样本报道。

僵直型矢状位失平衡的治疗可通过缩短脊柱来纠正畸形。多节段 Smith-Petersen 截骨术可用于治疗这类畸形，该术式不会直接影响椎体前柱。

造成僵直型矢状位失平衡的因素有很多，如融合节段的过度前凸及后凸，都会造成相邻节段发生退变。继发的相邻节段椎间盘退变造成前柱高度丢失，后凸畸形增大。在大多数患者中，年龄增长和医源性因素都会引起僵直型矢状失衡。

第 4 节　矫形评估

骨盆入射角：Duval-Beaupère 等对骨盆入射角进行了定义(图 2-11-2)。骨盆入射角通过测量骨盆倾斜角及骶骨倾斜角得出。为保持整体的平衡，个体的骨盆入射角越大，腰椎前凸就越大。较大的骨盆入射角往往伴有一个较低平的骶骨，此时髋关节相较 $L_5 \sim S_1$ 椎间盘的位置就越靠近前部。骨盆入射角的测量为 $L_5 \sim S_1$ 椎间盘连线中点与两侧股骨头中心连线的夹角。

胸椎后凸与腰椎前凸的联系：胸椎后凸与腰椎前凸的正常范围存在很大的差异。$T_5 \sim$

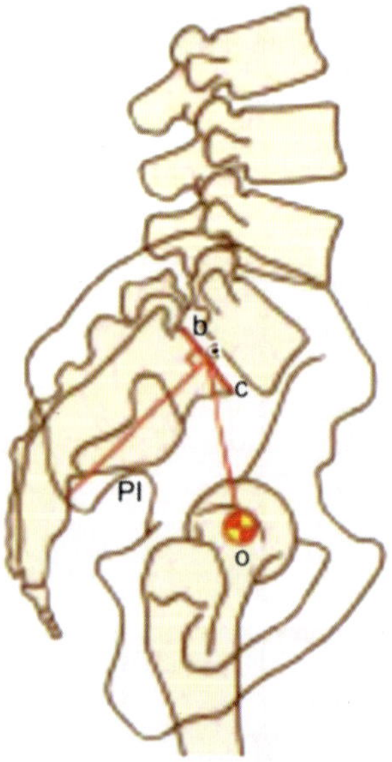

图 2-11-2　骨盆入射角是骶骨终板中点的垂线和股骨头中心的连线的夹角

T_{12} 胸椎后凸畸形钟曲线部分的中位角度为 30°～35°，T_{12}～S_1 腰椎前凸为 55°～60°，腰椎前凸通常起自 T_{12}～L_1 节段。有 2/3～3/4 的腰椎前凸起自远端的 2 个椎间盘。但个体间差异较大。如果 1 例患者的胸椎后凸仅为 10°，那么很小的腰椎前凸就可以维持整体稳定。指导原则为：T_{12}～S_1 腰椎的前凸角度应至少比 T_5～T_{12} 胸椎后凸角度大 10°～20°。

C_7 铅垂线：患者的体位可以影响铅垂线。拍摄全脊柱侧位 X 线片时，嘱患者展开双肩，两臂伸直于胸前，以使脊柱能够完整成像。这种体位可能引起 C_7 铅垂线后移。有研究探索了前臂位置对铅垂线的影响，由此得出结论：前臂屈曲约 30°，手掌握拳置于锁骨上窝是显露解剖标志最理想的位置。虽然 C_7 铅垂线是评估矢状位平衡的最好方法，但仍然存在不足，首先其与重心不一定直接相关，但通常还需要评估重心。患者的重心应当穿过髋关节或者稍靠后。

第 5 节　畸形的矫正

大部分的脊柱截骨术都是在 2 种传统截骨术式的基础上进行结合扩展（Smith-Petersen 截骨术与经椎弓根椎体截骨术）。这些技术最初被用于治疗类风湿及强直性脊柱炎引起的后凸畸形，现在已不断改进。通常，对于分节不良的患者，应当设计不对称的截骨术矫正畸形椎体。薄层螺旋脊柱 CT 对于术前手术方案的设计至关重要，可以通过后路或者前后路联合入路进行手术治疗。术前必须清楚地意识到这些手术存在潜在的神经损伤风险。截骨术前临时内固定可以减少术中脊柱的活动度，还可降低与之相关的神经损伤风险。

一、Smith-Petersen 截骨术（后方结构楔形截骨）

Smith-Petersen 等[4] 首次提出了 Smith-Petersen 截骨术，认为其可治疗强直性脊柱炎引起的脊柱后凸畸形（图 2-11-3）。Smith-Petersen 等推荐人字形排列，单节段后方楔形切除后柱，同时防止骨化的前纵韧带断裂。

手术操作

同所有的截骨手术一样，Smith-Petersen 截骨术适用于存在活动度的脊柱，并能利用

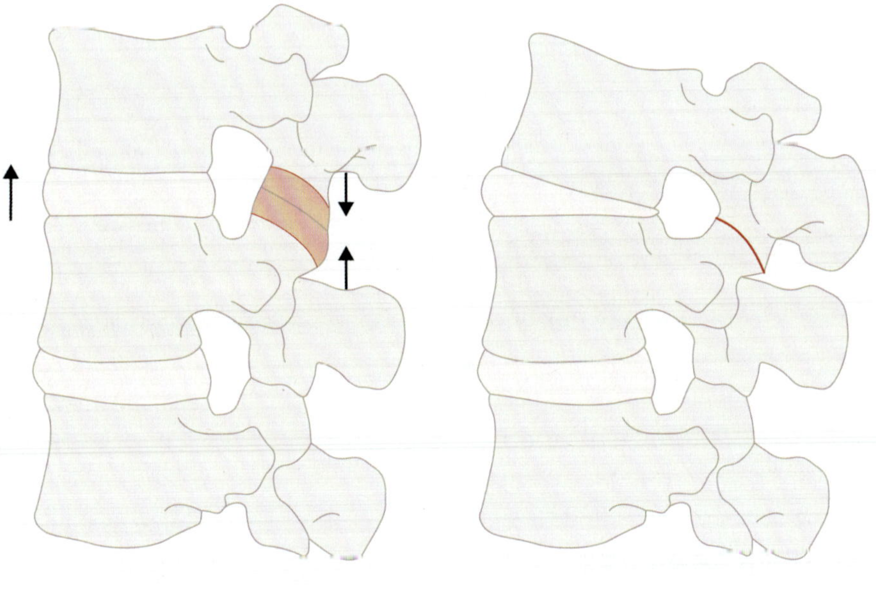

图 2-11-3　Smith-Petersen 截骨术

畸形残存的活动度。首先患者应弯曲髋部，后伸展以利于关闭截骨部位。一旦确定了Smith-Petersen截骨术的适当水平，就应当对称地去除椎板、黄韧带、上下关节突。截骨的标准宽度为7～10 mm。较为粗略的标准是：Smith-Petersen截骨术中每切除1 mm大约矫正1°的畸形，每一节段大约可矫正10°。Smith-Petersen截骨术有效的先决条件是维持椎间盘空间开放。如椎间隙塌陷，则矫正的角度多不理想。此外，Smith-Petersen截骨术不适用于已行椎体融合术的节段，因其椎间盘没有活动度。截骨完成后，借助连接棒与椎弓根钉逐渐加压闭合切口，术者应检查截骨部位神经根是否受到压迫。

相较胸椎节段而言，该手术通常更适用于腰椎，因为胸椎两侧的肋椎关节活动度普遍很小，矫正相对困难，因此手术部位的选择最好位于腰椎。同时，腰椎手术节段的选择取决于影像学检查，骨化部位越少，纠正的效果越好。

二、经椎弓根椎体截骨术

另一可行治疗方案为经椎弓根椎体截骨术。此方法可纠正约30°的后凸畸形（图2-11-4）。该方法相当于行2次Smith-Petersen截骨术，以及后侧入路双侧椎弓根及部分椎体切除术。这种术式可以矫正的角度相当于3个Smith-Petersen截骨术，但是对技术要求更高。经椎弓根椎体截骨术的优势是脊柱的三柱结构均可达到骨与骨连接。

手术操作

第一步：截骨术实施的最初工作就是确定融合的部位。接下来行椎板切除术并切除后面的结构（图2-11-5）。如果冠状面尚未出现畸形，则应两侧对称地切除。切除后侧组织时，应采用Leksell咬骨钳、骨刀和刮匙以尽可能多地保留骨移植物。高速气动磨钻打磨后部结构。最后用Kerrison咬骨钳咬除椎弓根部位。椎弓根处理的第一步是中心性切除骨组织，实质上为沿头-尾方向在两侧分别各做一Smith-Petersen截骨直至椎弓根，在椎弓根尾端暴露神经根。图示L_3神经根。由于椎弓根被周围软组织包绕，需将其从横突上进行横断分离。

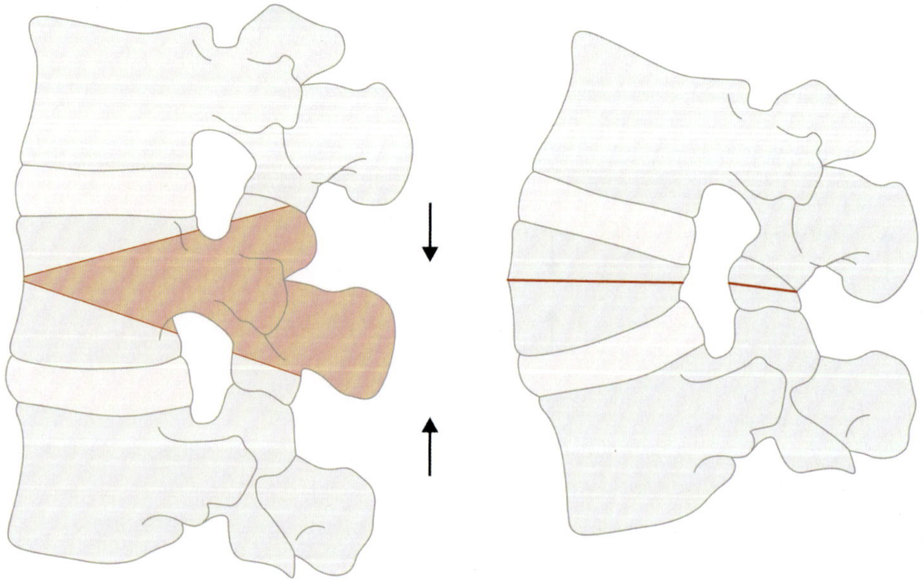

图 2-11-4 经椎弓根椎体截骨术

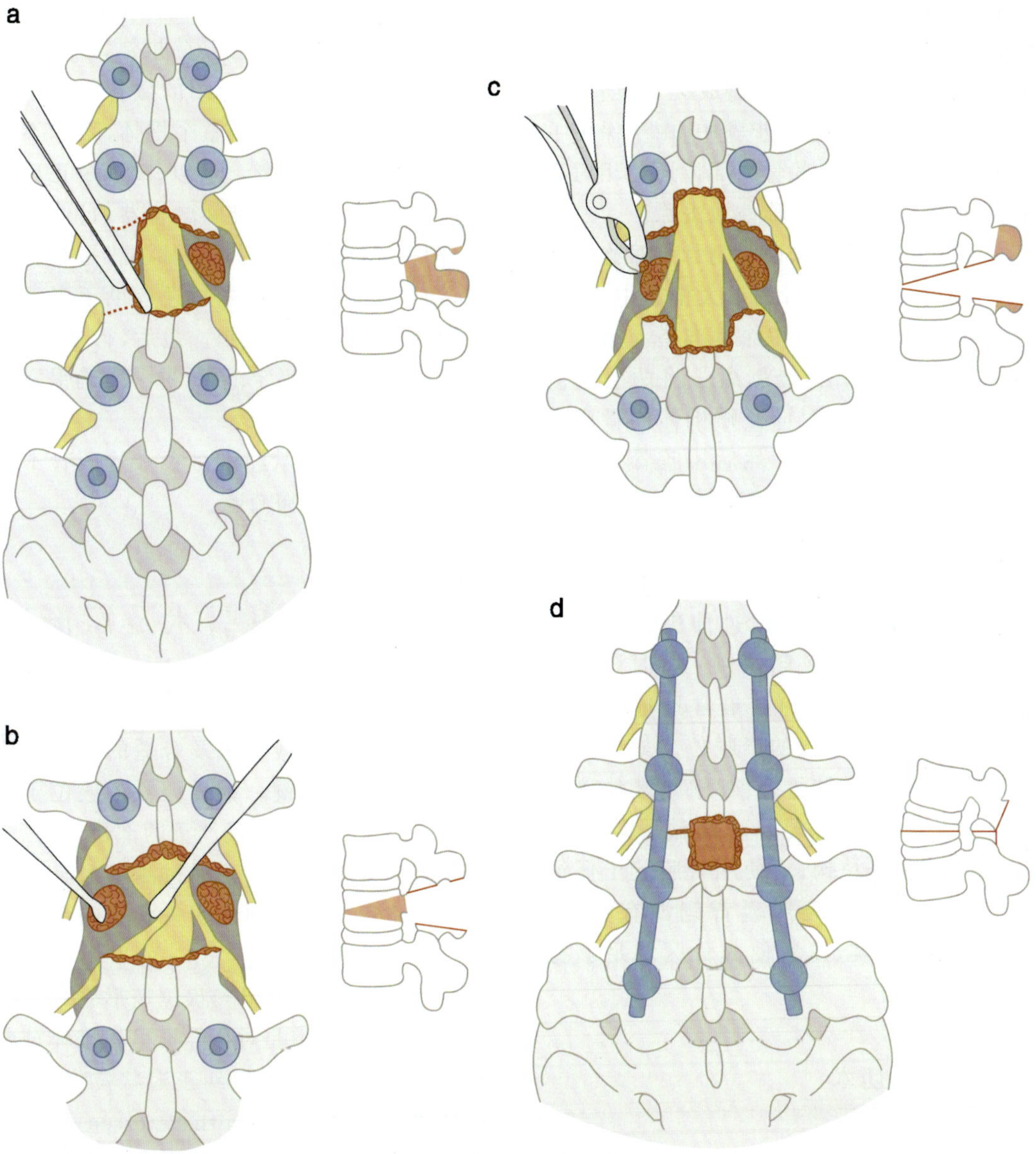

图 2-11-5　a. 首先切除后方结构与椎弓根周围的结构，像侧方的示意图样切除大量骨组织；b. 切除椎弓根和椎体；c. 切除外侧壁和扩大中央管；d. 关闭截骨处并进行内固定

第二步：去除椎弓根以及部分椎体（图 2-11-5）。确认椎弓根的内壁，用神经剥离子牵拉硬膜与神经根以探查椎体的后壁。用直头和弯头的刮匙，以及骨膜起子从头到尾，从一侧至另一侧刮除椎体，直至椎体两侧相通。如果术中硬膜外出血，最好先用表面止血剂止血，然后用明胶海绵加压。在此过程中注意保护椎弓根的内壁。

第三步：修整两侧切除椎弓根的残端与椎体齐平。这一步应该联合使用 Kerrison 咬骨钳（从椎弓根内部）和薄的 Leksell 咬骨钳（从外部）进行处理。在神经根牵拉剥离过程中一定要小心，防止该过程中损伤神经。

第四步：切除椎体的后壁，在椎体后壁下操作时，术者应当尽可能地用刮勺和骨膜起子将皮质磨薄。当椎体后壁足够薄时，在硬脑膜与椎体后壁之间放置骨膜起子或者反向刮匙，前推椎体后壁造成一青枝骨折，然后取出后壁。在这一步骤中，由于保留了椎体的内外壁，所以截骨的部位还是相对稳定的，椎体后壁应非对称性地去除。

第五步：术者在保证两侧骨量对称的前提下，用 Kerrison 咬骨钳扩大椎管中央，为接下来椎体两侧壁的切除做准备。然后用小 Cobb 起子或者神经剥离子将两壁同周围组织分离。分离时应紧贴椎体的骨皮质以减少节段血管出血。然后用咬骨钳咬取两侧壁至椎体前皮质的骨质，但不要穿透前壁。两侧都完成后，截骨术完成。

第六步：闭合截骨部位。加压与否取决于术中的情况。而且，过伸患者的胸部及放低下肢有助于关闭切口。有时该操作步骤可引起脊柱半脱位，最常见近端结构相对于远端背侧结构的半脱位。如果出现这种情况，则应在植骨之前，解剖复位该类半脱位。当构建完成且两侧截骨均闭合后，可先用神经拉钩，后使用骨膜起子仔细检查椎管，以确保硬膜囊背侧没有受压。椎体侧块应压实、压紧使截骨区域足够稳定以便于融合。

三、椎体全切术

过去全椎体切除术被用于治疗椎体肿瘤(图 2-11-6)、椎体滑脱、先天性后凸畸形及半椎体切除。其可以用来切除 1 个或多个椎体节段，包括后方组织(棘突与椎板)、椎弓根、椎体及其上下椎间盘。当畸形不能通过 Smith-Petersen 截骨术或者经椎弓根椎体截骨术矫正时，可采用全椎体切术。该技术可通过前后路联合实现，也可通过单纯后路实现。

手术操作

首先移除后方组织(棘突与椎板)，包括椎弓根等。为了方便切除椎体，两侧应剥离至横突。在 L_2 节段以上操作时，应避免刺激硬膜囊；当在 L_2 以下节段操作时，注意避免过度牵拉。为了方便切除椎体，还需将横突一并切除。与之前介绍的截骨手术不同的是，由于完全切除了整个椎体，手术不可能达到骨与骨的连接。所以，畸形矫正后需行前方支撑，如金属椎间融合器、自体骨移植、同种异体骨。然后连接棒与椎弓根钉固定，切除椎体后，上述器械还有助于患者达到预期的畸形矫正效果。最后，行融合术，其长度等同于内固定范围，进一步确保脊柱远端的稳定性。

图 2-11-7 显示经椎弓根椎体截骨术治疗严重创伤后颈胸畸形。

第 6 节　截骨术及矫形节段的选择

选择合适的截骨术及合适的手术节段是手术成功的关键。截骨位置一般位于相对后凸的区域和畸形最严重的部位，可位于颈椎胸椎或腰椎[15]。可通过测量术前 X 线估算需矫正的角度和证实矢状位的弯曲程度[6]。如果矫形角度＜30°，可采用 Smith-Petersen 截骨术，如果矢状位畸形合并冠状位失衡，最好应用非对称经椎弓根椎体截骨术或者椎体全切术，以纠正冠状位失衡，避免其进一步加重。Smith-Petersen 截骨术或者对称经椎弓根椎体截骨术可以矫正矢状面畸形，但不能纠正冠状位的畸形，可能使冠状位畸形失代偿。截骨的节段也很重要，手术部位越靠近尾部、椎体固定节段越少，内固定的承受力也就会越大，可能会产生骨性不愈合。

一旦选定了截骨的方式，就应该根据椎体数量准备充足的内固定器械。如果固定太短(包括 2～3 个椎体)可能会导致手术上下部位交接点出现后凸畸形。进一步来说，手术固定部位不应该止于后凸的顶点，因为固定部位太短会加重畸形或导致融合失败。

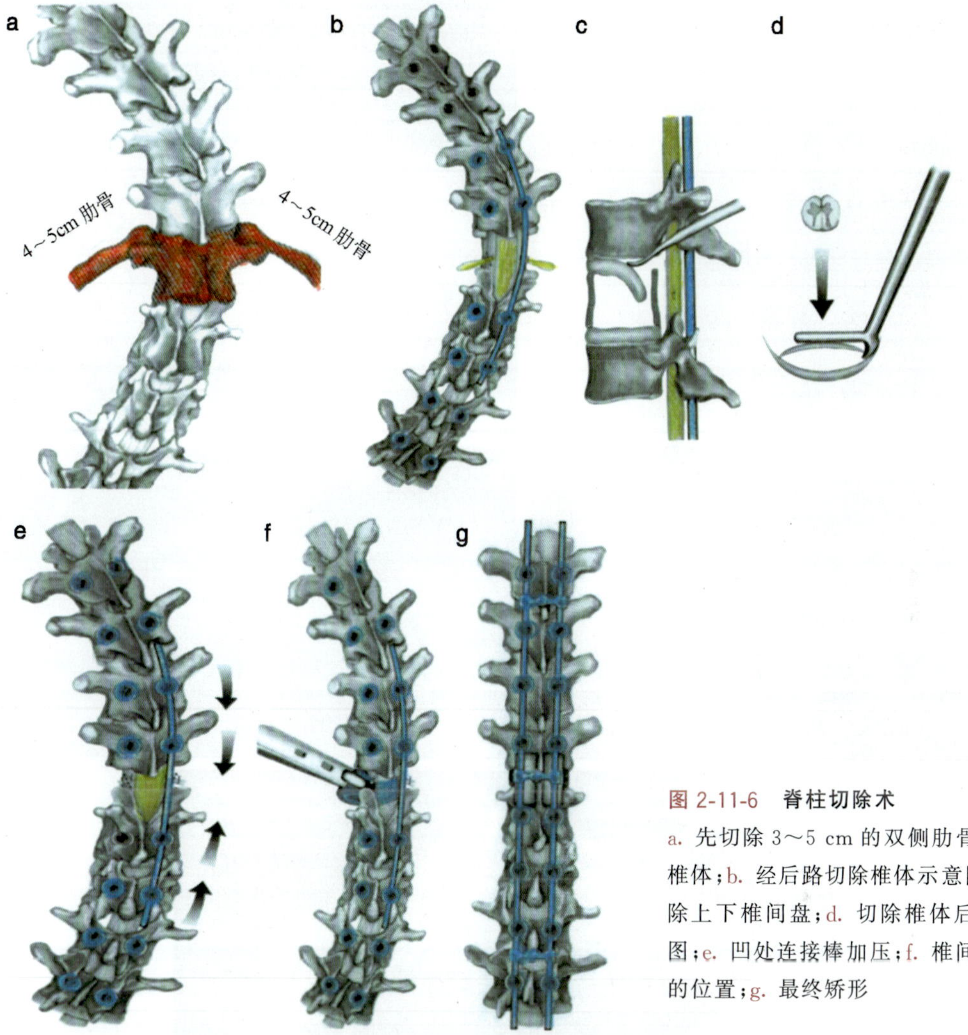

图 2-11-6　脊柱切除术

a. 先切除 3～5 cm 的双侧肋骨以达到椎体；b. 经后路切除椎体示意图；c. 切除上下椎间盘；d. 切除椎体后的示意图；e. 凹处连接棒加压；f. 椎间融合器的位置；g. 最终矫形

如果条件允许融合部位应尽量位于 L_5 之上，使 L_4～L_5、L_5～S_1 间盘保持一定的活动度。如果融合至 L_5 可能加速 L_5～S_1 椎间盘的退行性变。

第 7 节　截骨术的手术适应证

一、Smith-Petersen 截骨术

Smith-Petersen 截骨术的手术适应证取决于畸形的严重程度、机体功能受损的严重程度、年龄、患者身体状况及矫正的可行度。Smith-Petersen 截骨术一般适用于胸椎。另外，多节段 Smith-Petersen 截骨术可以应用于所有的胸椎节段(甚至可用于腰椎)来达到理想的矫形效果。

多节段 Smith-Petersen 截骨术治疗腰椎前凸丢失引起的混合型失平衡非常有效，尤其是伴有先天性侧弯的患者。这些患者通常采用后路撑开器械：Harrington 棒[25]。Smith-Petersen 截骨术也适用于伴有矢状面退行性失平衡的患者。这种情况常见于老年患者(＞50 岁)，往往伴有大量的椎间隙的塌陷、小关节病及终板骨赘引起的畸形。

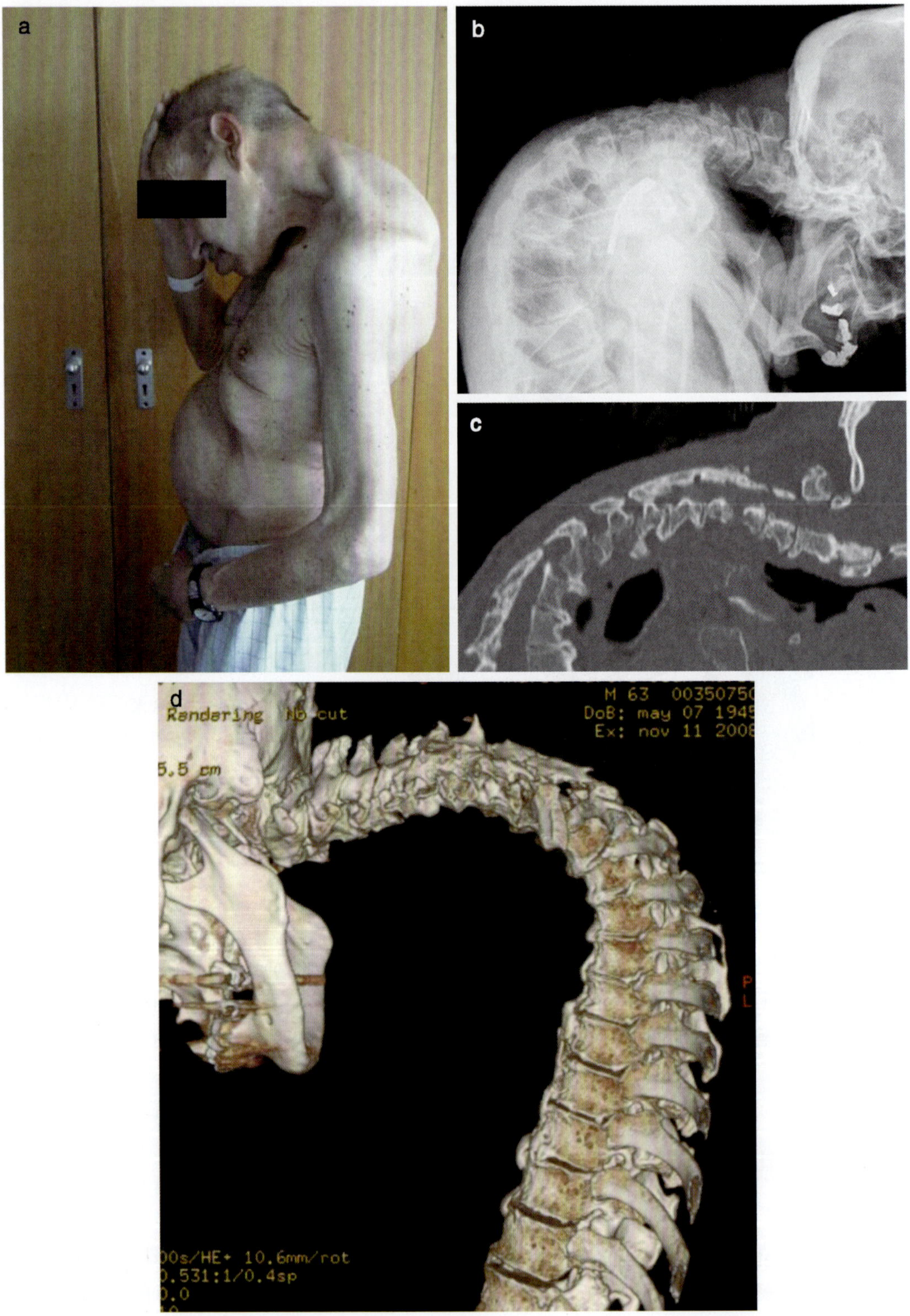
a
b
c
d
Rendering No cut
M 63
DoB: may 07
Ex: nov 11
5.5 cm
P
L
10.6mm/rot

图 2-11-7 （续）

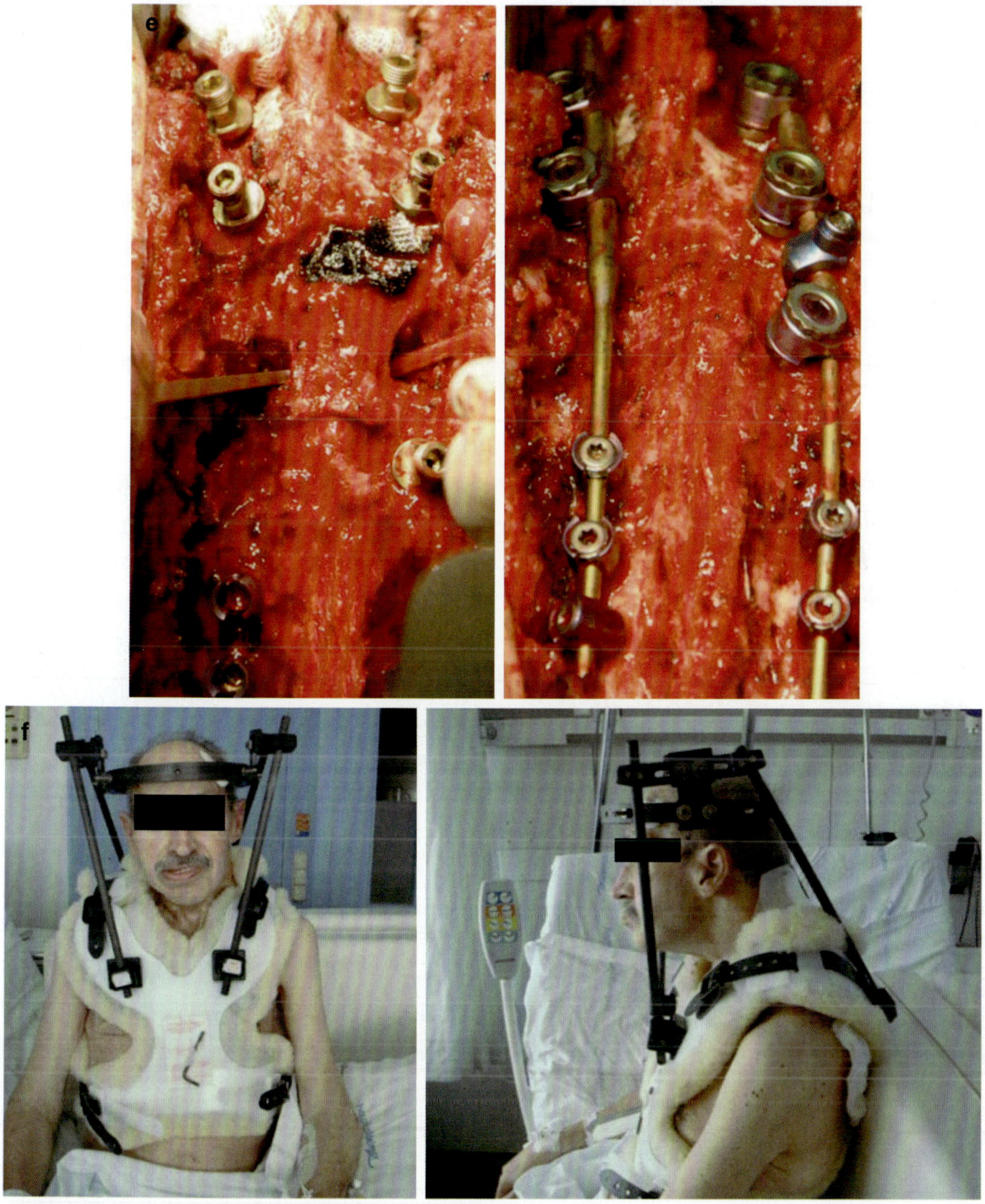

图 2-11-7　a. 1 例 72 岁的患者伴有严重颈胸椎冠状面和矢状畸形的多发伤损伤后的临床照片；b. 颈胸椎畸形的 X 线表现；c. 矢状位 CT 表现；d. 颈胸椎畸形的三维重建；e. T_2 节段的经椎弓根椎体截骨术中照片；f. 截骨术后的表现

二、经椎弓根椎体截骨术

经椎弓根椎体截骨术适用于治疗伴有强直性脊柱炎与矢状位失平衡的患者。与 Smith-Petersen 截骨术不同的是，经椎弓根椎体截骨术特别适用于后凸畸形位于腰椎的患者。过去经椎弓根椎体截骨术可用于 L_2 或 L_3 椎体，尤其适用于矢状位失平衡>12 cm 的患者。经椎弓根椎体截骨术还适用于多节段椎体环形融合的患者,因破骨细胞不能通过融合的椎间盘,因此无须行 Smith-Petersen 截骨术。

三、椎体切除术

Smith-Petersen 截骨术或者经椎弓根椎体截骨术不适用于有严重的矢状位失平衡的患者,以上患者可以考虑行全椎体切除术。由于不对称经椎弓根椎体截骨术不能完全纠正冠状面的畸形,所以伴有冠状面失平衡的Ⅱ型矢状位畸形患者需行全椎体切除术。此外,先天性脊柱后凸畸形、半椎体畸形、L_5 滑脱、椎体肿瘤切除都是椎体切除术的适应证。

第 8 节　截骨术的并发症

脊柱截骨术的范围较广且技术复杂。随其复杂性的增加,手术风险也随之增高。任何一种脊柱手术操作过程中,都可能出现重要神经的损伤,尤其是在椎间孔位置操作、分离硬膜囊及神经根,以及切除椎体时。因此适当的脊髓监测很重要,术中唤醒实验是评估脊髓与神经根功能最敏感的方法。

Smith-Petersen 截骨术可在延长前柱的同时缩短后柱,但这种操作可能损伤大量血管,尤其是腹主动脉,并引起一系列并发症:椎管内血肿、肠梗阻或者肠系膜上动脉综合征等,尽管目前尚无相关报道。Cho 等发现当行 3 个或以上节段 Smith-Petersen 截骨术时,术后最常见的并发症为软组织感染和>4 cm 的冠状位失平衡。

与 Smith-Petersen 截骨术相比,经椎弓根椎体截骨术的技术要求较高,对硬膜的刺激更大,出血量也较多。一项纳入 46 例≥60 岁患者的回顾性研究结果表明,与其他手术相比,经椎弓根椎体截骨术治疗的患者出现 1 个以上并发症的概率是其他手术的 7 倍(*OR*:6.96;95% *CI*:1.20~1.79)。这些并发症包括:神经损伤、深部感染、肺栓塞、肺炎、心肌梗死。高龄是并发症发生的危险因素之一($P<0.05$)。该研究结果表明,患者能耐受椎弓根椎体截骨术的年龄低于能耐受其他手术的患者。Buchowski 等[12]随访了 108 例行经椎弓根椎体截骨术的患者,术中及术后的神经损伤率为 11.1%,永久性损害为 2.8%。Bridwell 等[21]研究了 33 例因矢状位失平衡行经椎弓根椎体截骨术的患者,其中 5 例出现短暂的神经损害。在近期的一项回顾性研究中,Yang 等[49]发现采用经椎弓根椎体截骨术治疗矢状位失平衡行腰椎或胸椎截骨的患者中,术中、术后神经损伤率为 4%(1/28)。人们认为这一损害主要源于术中神经根受压。

颈椎截骨术极易引起神经相关并发症。闭合截骨部位时,如后方组织(棘突与椎板)去除量不足,脊髓和神经根就有可能受到卡压。如果截骨上下部位去除不足,C_8 神经根也可能在椎间孔处受到压迫。另外,截骨区不稳及半脱位都有可能引起脊髓神经受损。如出现半脱位,则很有可能导致截骨区不融合,此时需行前路脊柱融合术[1]。

Suk 等[30]回顾性评估了 16 例接受脊柱切除术的侧弯患者的术后并发症发生情况,包括 1 例完全瘫痪,1 例血肿,1 例血胸,1 例近端后凸。在另一项回顾性研究中,腰骶部畸形患者行椎体切除术后的并发症发生率为 20%(5/25)。

并发症包括 2 例放射痛,6 个月内得到缓解,2 例压缩骨折,1 例假关节形成。该研究报道平均失血量为 2810 ml(320~5460 ml),证实在术中出血量很大。

第9节　总　结

脊柱畸形可引起胸椎后凸畸形加重及腰椎前凸丢失，从而导致矢状位失平衡。这些畸形可对患者造成心理及生理上的损害。Smith-Petersen 截骨术在每一椎体节段均可矫正近 10°的矢状位失平衡。该术式适用于有退行性变所致的矢状位失平衡患者。而经椎弓根椎体截骨术可以纠正 30°～40°的角度，经椎弓根椎体截骨术还可应用于矢状位失衡的强直性脊柱炎患者。颈椎后凸畸形的患者因为颈椎活动受限，患者多不能直视，甚至不能吞咽，可在颈胸交界处行截骨术。全椎体切术用来治疗其他截骨手术不能治疗的严重畸形，尤其是伴有矢状位及冠状位双平面失平衡的患者。一过性或者长期神经损害仍然是手术最常见的并发症。近期的研究结果表明，截骨矫形术治疗各种畸形有较高的患者满意度及功能恢复度。

参考文献

[1] Booth KC, Bridwell KH, Lenke LG, et al. Complications and predictive factors forthe successful treatament of flatback deformity * fixed sagittal imbalance. Spine, 1999, 24: 1712-1720.

[2] Glassman SD, Berven S, Bridwell K, et al. Correlation of radiographic parameters and clinical symptoms in adult scoliosis. Spine, 2005, 30: 682-688.

[3] Duval-Beaupère G, Schimdt C, Cosson P. A barycentemetric study of sagittal shape of spine and pelvis: the conditions required for an economic standing position. Ann Biomed Eng, 1992, 20: 451-462.

[4] Mac-Thiong J, Berthonnaud E, Dimar Jr II, et al. Sagittal alignment of the spine and pelvis during growth. Spine, 2004, 29: 1642-1647.

[5] Legaye J, Duval-Beaupère G, Hecquet J, et al. Pelvic incidence: a fundamental pelvic parameter for three-dimensional regulation of sagittal curves. Eur Spine J, 1998, 7: 99-103.

[6] Wambolt A, Spencer DL. A segmental analysis of the distribution of lumbar lordosis in the normal spine. Orthop Trans, 1987, 11: 92-93.

[7] Hehne HJ, Zielke K, Bohm H. Polysegmental lumbar osteotomies and transpedicular fixation for correction of long-curved kyphotic defoprmities in ankylosing spondylitis: report of 177 cases. Clin Orthop, 1990, 258: 49-55.

[8] Bernhard M, Bridwell KH. Segmental analysis of the sagittal plane alignment of the normal thoracic and lumbar spines and thoracolumbar junction. Spine, 1989, 14: 717-721.

[9] Cho K, Bridwell KH, Reitenbach AK. Preoperative gait comparisons between adults underging long spinal deformity fusion surgery and controls. Spine, 2001, 26: 2020-2028.

[10] McMaster MJ. Osteotomy of the cervical spine in ankylosing spondylitis. J Bone Joint Surg Br, 1997, 79: 197-203.

[11] Booth KC, Bridwell KH, Lenke LG, et al. Complications and predictive factors for the successful treatment of flatback deformity (fixed sagital imbalance). Spine, 1999, 24: 1712-1720.

[12] Buchowski JM, Bridwell KH, Lenke LG, et al. Neurologic complications of lumbar pedicle subtraction osteotomy: a 10-year assessment. Spine, 2007, 32: 2245-2252.

[13] Smith-Petersen MN, Larson CB, Aufranc OE. Osteotomy of the spine for correction of flexion deformity in rheumatoid arthritis. J Bone Joint Surg Am, 1945, 27: 1-11.

[14] Thomasen E. Vertebral osteotomy for correction of kyphosis in ankylosing spondylitis. Clin Orthop Relat Res, 1985, 194: 142-152.

[15] Wang MY, Berven SH. Lumbar pedicle subtraction osteotomy. Neurosurgery, 2007, 60 (2 Suppl 1): ONS140-ONS146.

[16] Bridwell KH, Lewis SJ, Lenke LG, et al. Ped-

icle subtraction osteotomy for the treatment of fixed sagittal imbalance. J Bone Joint Surg Am,2003,85:454-463.

[17] Bridwell KH,Lewis SJ,Rinella A,et al. Pedicle subtraction osteotomy for the treatment of fixed sagittal imbalance. Surgical technique. J Bone Joint Surg Am, 2004, 86 (Suppl 1):44-50.

[18] Urist MR. Osteotomy of the cervical spine; report of a case of ankylosing rheumatoid spondylitis. J Bone Joint Surg Am,1958,40: 833-843.

[19] Van Royen BJ,Slot GH. Closing-wedge posterior osteotomy for ankylosingspondylitis. Partial corporectomy and transpedicular fixation in 22 cases. J Bone Joint Surg Br,1995, 77:117-121.

[20] Lazennec JY,Saillant G,Saidi K,et al. Surgery of the deformities in ankylosing spondylitis:our experience of lumbar osteotomies in 31 patients. Eur Spine J,1997,6:222-232.

[21] Bridwell KH. Decision making regarding SmithPetersen vs. pedicle subtraction osteotomy vs. vertebral column resection for spinal deformity. Spine, 2006, 31 (19 Suppl): S171-S178.

[22] Sansur CA,Fu KM,Oskouian Jr RJ,et al. Surgical management of global sagittal deformity in ankylosing spondylitis. Neurosurg Focus,2008,24:E8.

[23] Cho KJ,Bridwell KH,Lenke LG,et al. Comparison of Smith-Petersen versus pedicle subtraction osteotomy for the correction of fixed sagital imbalance. Spine, 2005, 30: 2030-2038.

[24] Kuklo TR,Bridwell KH,Lewis SJ,et al. Minimum 2-year analysis of sacropelvic fixation and L_5-S_1 fusion using S_1 and iliac screws. Spine,2001,26:1976-1983.

[25] Kornblatt MD,Casey MP,Jacobs RR. Internal fixation in lumbosacral spine fusion. A biomechanical and clinical study. Clin Orthop Relat Res,1986,203:141-150.

[26] Macagno AE,O'Brien MF. Thoracic and thoracolumbar kyphosis in adults. Spine,2006, 31(19 Suppl):S161-S170.

[27] Lebwohl NH,Cunningham BW,Dmitriev A, et al. Biomechanical comparison of lumbosacral fixation techniques in a calf spine model. Spine,2002,27:2312-2320.

[28] McCord DH,Cunningham BW,Shono Y,et al. Biomechanical analysis of lumbosacral fixation. Spine,1992,17(8 Suppl):S235-S243.

[29] Edwards CC,Bridwell KH,Patel A,et al. Thoracolumbar deformity arthrodesis to L_5 in adults: the fate of the L_5-S_1 disc. Spine, 2003,28:2122-2131.

[30] Polly Jr DW,Hamill CL,Bridwell KH. Debate:to fuse or not to fuse to the sacrum,the fate of the L_5-S_1 disc. Spine, 2006, 31 (19 Suppl):S179-S184.

[31] Kuhns CA,Bridwell KH,Lenke LG,et al. Thoracolumbar deformity arthrodesis stopping at L5: fate of the L_5-S_1 disc,minimum 5-year follow-up. Spine,2007,32:2771-2776.

[32] Lagrone MO,Bradford DS,Moe JH,et al. Treatment of symptomatic flatback after spinal fusion. J Bone Joint Surg Am,1988,70: 569-580.

[33] Bridwell KH,Lewis SJ,Edwards C,et al. Complications and outcomes of pedicle subtraction osteotomies for fixed sagittal imbalance. Spine,2003,28:2093-2101.

[34] Berven SH,Deviren V,Smith JA,et al. Management of fixed sagittal plane deformity:results of the transpedicular wedge resection osteotomy. Spine,2001,26:2036-2043.

[35] Hoh DJ,Khoueir P,Wang MY. Management of cervical deformity in ankylosing spondylitis. Neurosurg Focus,2008,24:E9.

[36] Bradford DS,Tribus CB. Vertebral column resection for the treatment of rigid coronal decompensation. Spine,1997,22:1590-1599.

[37] Suk SI,Chung ER,Kim JH,et al. Posterior vertebral column resection for severe rigid scoliosis. Spine,2005,30:1682-1687.

[38] Suk SI,Kim JH,Kim WJ,et al. Posterior vertebral column resection for severe spinal de-

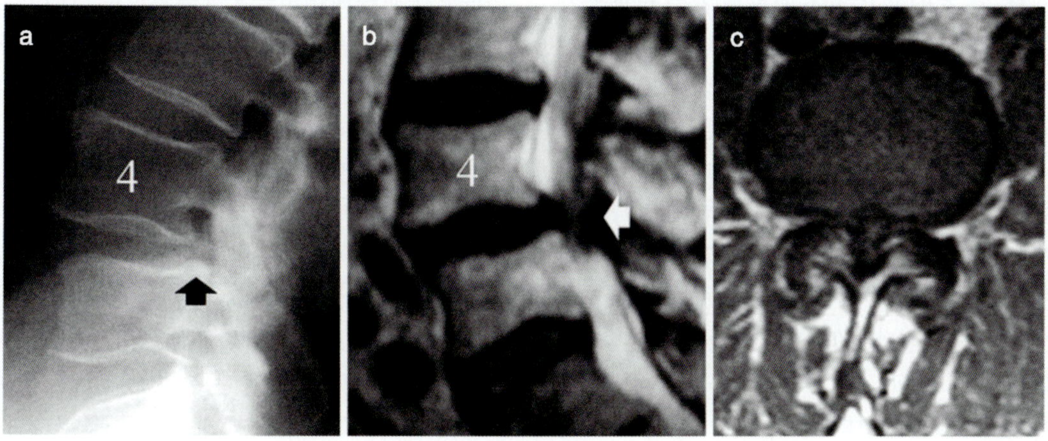

图 2-12-3　L_4 退行性滑脱

a. 腰椎侧位 X 线片显示 L_4 滑脱椎骨(箭)；b. 正中矢状位 MR 显示神经结构压迫(箭)；c. 轴向 MR 显示严重的中央椎管狭窄

因素影响，例如椎管内容积的大小、方向(或多或少偏向矢状位)、小关节退行性变的严重程度与椎体滑脱的程度相关，但影响往往较小甚至没有。狭窄属于中央型还是侧隐窝型，取决于关节突的方向和椎弓根的长度。狭窄最初通常是横向的，后期可能发展为中央型。无论何种类型，这种形式的狭窄都被称为与退行性椎体前移相关的退行性狭窄。

脊柱退行性滑脱的主要特点为：过屈过伸位影像学显示椎体不稳，将这种不稳定义为"实际"不稳，当滑脱的椎体没有明显的过度活动时，认为存在"潜在"椎体滑脱，手术切除部分小关节和椎间盘后可能产生不稳。在退行性椎体滑脱中，椎间盘经常突出至椎间孔，造成椎间孔神经受压。然而真正意义上的狭窄很少，因为头侧滑脱后椎间孔的矢状位维度会增大[5]。

退行性脊柱侧凸患者可出现一种特殊的椎管狭窄，侧凸会造成曲度改变合并小关节面退行性改变，多发生在凹侧。

其他类型的继发椎管狭窄可继发于骨折后遗症或脊柱感染性疾病、Paget 病。

2. 侧隐窝型狭窄　这种类型的狭窄通常为自然退变，初始阶段退化性狭窄通常涉及椎管的外侧部分，随着病情的进展逐渐发展至中央部分。小关节囊肿压迫椎管内神经根可引起一种特殊类型的椎管狭窄。

3. 椎间孔型狭窄　孤立的椎间孔狭窄较为罕见。在大多数情况下，椎间孔狭窄多伴有中央型或侧隐窝型狭窄。部分关节突退行性变患者椎间盘可侧方膨出或突出，进而压迫神经根。

(三)混合型狭窄

此种类型主要是发生在椎管、神经根管或椎间孔的原发型狭窄，由同一椎体节段出现椎体改变而引起继发型狭窄。

第 3 节　手术适应证

减压手术不适用于椎管狭窄未压迫任何神经结构的患者。在这种情况下，如患者合并椎间盘突出，应仅行椎间盘切除术。一般来说，如果患者未出现畸形如退行性脊椎滑脱或脊柱侧凸等病变，而仅表现为背部疼痛，则不宜实施减压手术。患者仅为背部疼痛，存在不稳定的运动节段，如狭窄较为轻微，通常融合术就足矣。融合后随着时间的推移，患者的症状多不加重或者引起神经压迫症状。如果狭窄严重，可行神经减压术，此时不宜采用融合术，因为融合术后几个月或几年后可能产生术后神经根症状。

有腿部症状的患者，经非手术治疗4～6个月后仍不能缓解者需行手术治疗。对于狭窄严重的、腿部感觉消失和马尾综合征的患者应立即行手术治疗。如果患者没有严重的神经症状，但已确诊为严重狭窄，且症状持续时间超过几个月，仍需手术治疗。严重瘫痪或者肢体麻痹超过6～8个月的患者，因术后肌肉功能几乎不可能恢复，多无须手术减压。

手术绝对适应证为：没有其他并发症、有严重狭窄、长期腿部症状或者严重间歇性跛行、机制明确、腰痛不明显。相对适应证为：狭窄不严重、腿部症状不明显、间歇性跛行、机制明确、腰部疼痛明显，这类患者的手术指征相对不足。

术前不存在脊柱退行性滑脱或者其他形式的"实际"或者"潜在"不稳的患者，通常不需行脊柱融合。但术前应充分考虑广泛减压可能造成术后椎体不稳的可能，因此必要时应行椎体融合术。脊柱融合或其他形式的融合多适用于伴有慢性背部疼痛，减压区椎间盘或小关节严重退化的患者。

一、年龄

椎管狭窄的发病人群往往集中在50～70岁，但即使患者年龄>70岁，且一般情况良好，减压手术也可以明显缓解相关症状[6-7]。稍年长老年人和80岁以上高龄患者的手术效果多无明显差异。

二、并发症

术后并发症发生率较高，与术后患者满意度呈负相关[8]。在一项纳入24例糖尿病患者和22例非糖尿病患者术后满意度的长期调查中，糖尿病患者术后满意度为41%，非糖尿病组为90%[9]。但是，另一类似调查的结果却与之相反，其中糖尿病组患者的满意度为72%，非糖尿病组患者的满意度为80%[10]。因此，术前糖尿病病程和类型对结果都没有影响。因糖尿病所致的神经症状和椎管狭窄神经症状相似，所以术前误诊成为造成糖尿病患者治疗效果不佳的主要原因。因此无论是糖尿病患者还是非糖尿病患者，只要下肢出现腰椎狭窄不典型症状时，都需要进行电生理学检查，以排除周围神经病变。

三、狭窄的类型和程度

中央型狭窄的手术效果没有显著差异。然而，最佳手术指征为单一节段的退行性改变或合并狭窄，相对于多节段狭窄的患者，往往可以获得更好的效果。在原发型狭窄患者中，椎间盘突出可能是造成神经结构压迫的主要因素。但是当椎间盘有明显的膨出而没有突出时，往往很难通过手术清除神经前方致压物，效果往往不如来自后方的压迫。因椎间盘是维持脊柱稳定性的重要结构，所以这种类型的患者往往不需要切除椎间盘，切除没有膨出的纤维环势必会增加再次突出的风险。

侧隐窝型狭窄患者术后效果比中央型好，尤其是狭窄严重和腿部神经症状呈明确的皮节区域分布的患者。

第4节　手术管理

一、定义

椎管减压可通过双侧椎板切除术实现，又称全椎板切除术（图2 12 4）。多节段减压可选择椎板切开术，又称孔道椎板切开

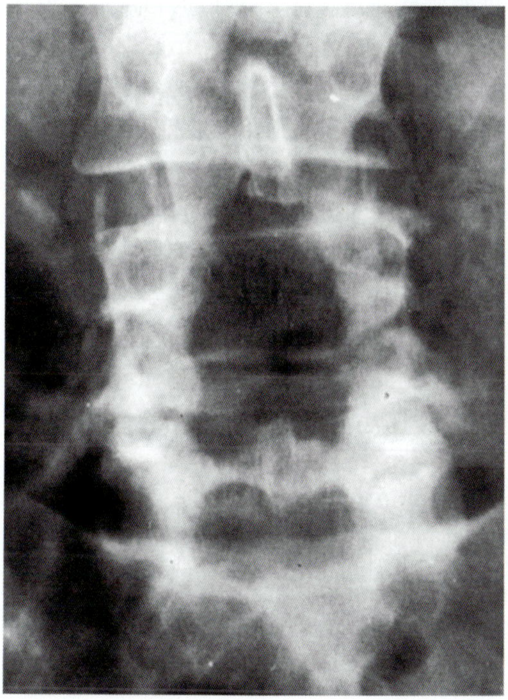

图 2-12-4 正位 X 线片显示 L_4～L_5 严重中央型狭窄，行 L_3 尾侧至 L_5 头侧全椎板切除术

术、半椎板切除术、部分半椎板切除术。椎板切开术用于切除近端椎体的尾端部分、椎板远端部分椎板的头部和不同部分的关节突。通常手术的边缘不应超过内侧 1/2 和外侧的黄韧带(图 2-12-5)。另一种手术方式为一侧入路双侧椎板切除术或双侧椎板切开双侧减压，操作应在显微镜下进行(图 2-12-10)。

椎间孔切开术是指切除椎间孔的部分后壁；椎间孔切除术则是指切除整个椎间孔壁。

二、手术规划

(一)一般概念

手术的目的是通过在一个或多个节段行双侧椎板切除术或椎板切开术，以达到神经减压的效果。减压术前应详细规划手术方案，因为手术操作过程中很难在病变节段上明确中央管或侧管的狭窄程度，特别是对于轻度狭窄的患者，如果手术方案不完善，很容易导致狭窄区域未得到完全减压或者

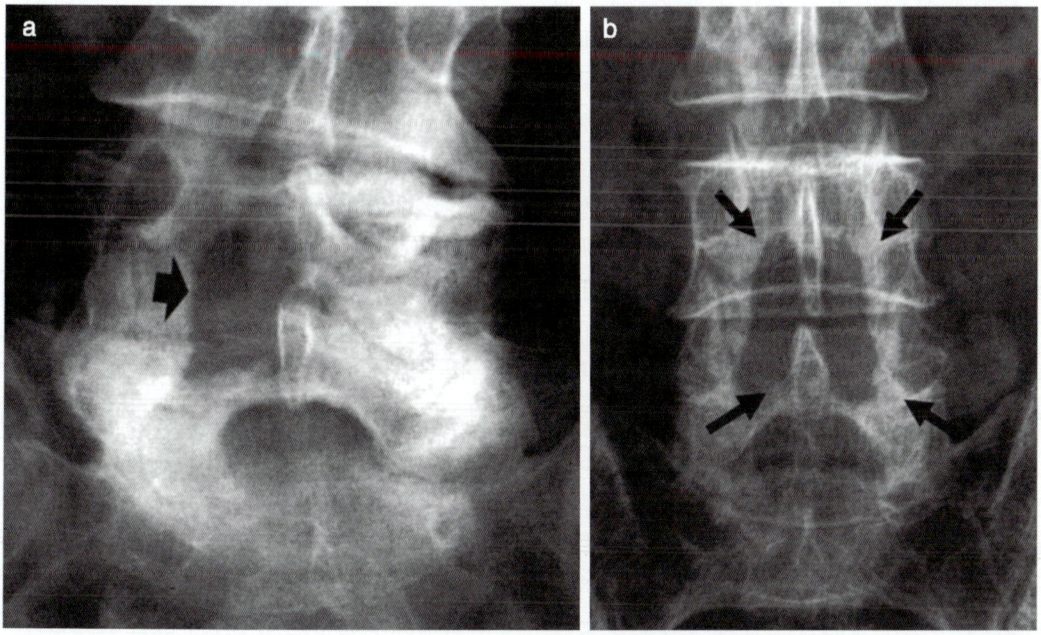

图 2-12-5 a. 正位 X 线片显示单侧狭窄患者行 L_4～L_5 单侧椎板切开术(箭)；b. 在同一节段行双侧椎板切开术治疗 L_4～L_5 中央型狭窄(箭)

减压范围过宽，造成医源性腰椎不稳。

（二）狭窄的类型

中央型狭窄为不伴有退行性滑脱与脊柱侧弯的椎管狭窄。

1. 减压节段的数量　需减压的节段数量有绝对需求和相对需求之分。绝对需求是指神经压迫明显，或者神经压迫不明显但是临床症状严重。相对需求是指神经压迫较轻或者无症状。很多情况下，为单一节段或 2 个节段引起的症状性狭窄。

预防性减压手术的效果受很多因素的影响，如患者的年龄、神经压迫程度、狭窄位置、是否存在畸形和椎体的稳定性等。

75 岁以上患者对预防性减压的需求小于中年人。由中央型狭窄造成的硬膜囊后方受压多不引起症状，而小关节附近椎管外侧的神经根受到压迫则不同。伴有椎间盘突出的狭窄可能会逐渐演变为症状性狭窄，这或许是预防性手术的征兆。术后患者可出现自发性椎间骨赘，有助于术后椎体稳定，但对于行高位腰椎减压的患者，需注意椎间骨赘会引发自发性椎体融合，因这类患者的关节突更趋于矢状位，多需要在减压节段大范围咬除横突以减压椎管外侧部分。

2. 单侧/双侧减压　当椎管狭窄必须行减压术，且双侧狭窄时，需行双侧减压；双侧或单侧腿部出现症状时，也应行双侧减压术。在特定节段患者腰椎狭窄严重，一侧出现症状但不严重，而另一侧无症状时，可以考虑行单侧减压术，特别是对于手术时间有限的患者，如年老和有并发症的患者，以及术中还需切除椎间盘的患者。

多节段相对狭窄的患者可选择单侧或是双侧减压，应充分考虑两侧狭窄的严重程度和需要减压的节段。

3. 减压范围　术后因后侧椎板切除后再生，手术效果可能会随着时间的推移变得越来越差[12]。减压范围较小时这种现象更容易发生，因此，椎管外侧的减压范围应尽可能地宽，同时应保持椎体的稳定性。最佳的关节面切除术是切除上下关节突的中内侧 2/3。应始终铭记腰椎狭窄神经根症状通常来自神经根管而不是囊壁。

囊壁和神经根受压通常发生在椎间水平。为达到充分减压的目的，减压范围应涉及朝向椎间盘水平上的全部区域。也就是说，减压应该扩展至狭窄区上方或下方椎体高度的 1/2。

三、减压方法

手术治疗腰椎管狭窄的目的在于充分减压神经结构，特别是椎管内的神经根，但不会显著影响椎体的稳定性，同时术后不会引起或者加重患者背部疼痛。

在过去的 20 年中，多椎板切开术已被广泛应用于中央型狭窄，较中央椎板切除术更加注重保留椎体的稳定性[11-12]。近来，单侧入路双侧减压的方法得到普及，相对于单侧减压，其能更好地保护关节面。但是，全椎板切除术仍然有其用武之地，该术式可以更有效地对神经进行减压，并且手术时间相比于其他方法更短。但是应当重视后侧椎板再生的问题，随着时间的推移，后侧椎板再生可能引发“再发不稳定”，尤其在部分不稳定的运动节段[13]（图 2-12-6）。

多椎板切开术可用于治疗原发型狭窄，因为患者多是中年人，狭窄程度往往不严重，且有可能需要切除椎间盘。多椎板切开术同样适用于狭窄不严重的退化性狭窄的患者，尤其适用于需同时行椎间盘切除术的患者。经单侧入路双侧减压术也适用于中度狭窄的单纯退行性狭窄患者，尤其是一侧下肢出现症状，或中度退行性狭窄患者，术前过伸过屈位 X 线片显示滑脱的椎体存在轻微过度运动，为减少融合的影响也可行单侧入路双侧减压术。全椎板切除术通常适用于双下肢症状异常严重且节段稳定的狭窄患者，或当椎体已经明显不稳并已明确计划行手术融合的患者。

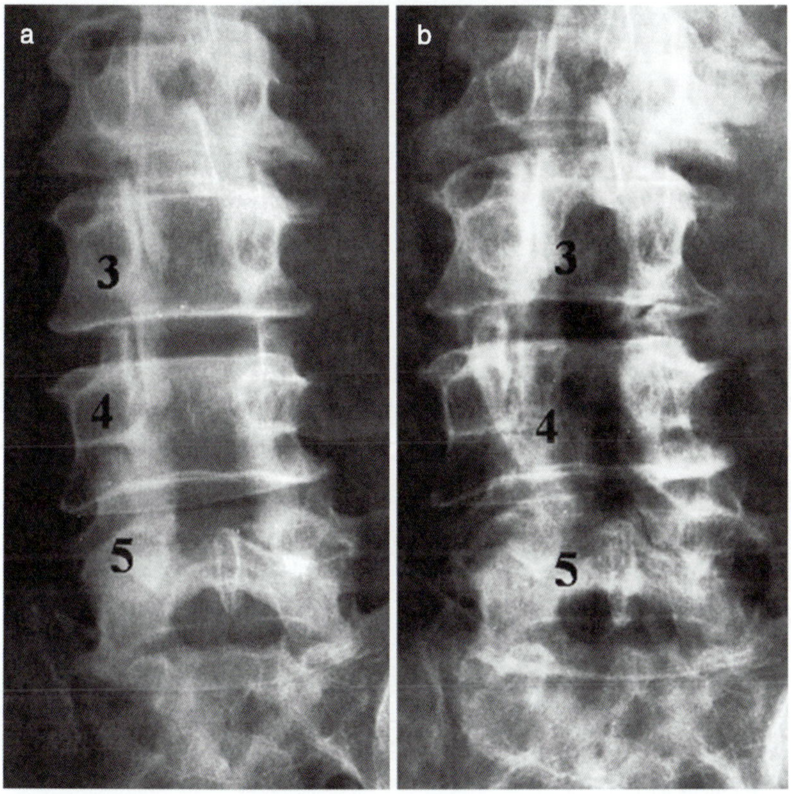

图 2-12-6 a. L_2～L_5 中央型狭窄行 L_2～L_3、L_3～L_4 和 L_4～L_5 全椎板切除、小关节突大面积切除术，数周后正位 X 线片；b. 术后 4 年 X 线片显示椎弓根后部部分再生，手术节段重新获得“稳定”

四、脊柱融合

一旦减压区域不稳定，或者需行全椎板切除术和双侧椎间盘切除术时，应考虑实施脊柱融合术，除外退化性脊椎滑脱伴有中度或重度不稳定的滑脱、退行性脊柱侧凸的患者。如把握较大可行双侧关节突全切或单侧全切伴双侧椎间盘切除术。由运动节段引起的慢性严重性下腰痛，行减压术的同时可行椎间融合术。除上述情况外，其他患者均无须进行融合椎体[2,14]。

(一)孤立的侧隐窝狭窄

通常位于单一椎体节段。患者有双侧神经根症状，即使一侧下肢症状较轻微，且无异常神经体征存在，亦需行双侧减压。

双侧狭窄的患者仅一侧出现神经症状，通常需行双侧减压，尤其是无临床症状但电生理学证据显示神经根受压的中年患者。老年尤其是合并并发症且对手术时间有较高要求的患者应行单侧减压术。

如果术前 MRI 显示狭窄的节段存在椎间盘突出，可能还需切除椎间盘。但是术中应根据突出的严重程度、钝性探头冲击下椎间盘的柔软程度来决定。

通常仅在患者术前不稳节段进行双侧减压，特别是需要同时切除椎间盘，或者患者因椎间盘退变引起难以忍受的慢性下腰痛时才行脊柱融合术，除此之外一般没有迹象表明需行脊柱融合。

(二)椎间孔狭窄

MRI 或 CT 通常显示椎间孔变窄。然而在多数病例中，椎间孔并不缩小，一般不需行减压手术。但如果患者存在椎间孔狭窄同时伴有严重的椎间盘突出或脱出时多需通过手术减压治疗。

1. 伴退行性椎体滑脱的椎管狭窄　在这类椎管狭窄中，如果患者没有出现退行性滑脱，则可行单侧或双侧椎板切开术，经单侧入路双侧减压或者全椎板切除术进行减压。此外，退行性椎体滑脱多不需融合椎体。

单开窗不融合的手术指征为：老年中央型狭窄程度较轻，伴单侧症状的患者；仅一侧横向狭窄；伴发症状，如滑膜囊肿，一侧神经根症状；无慢性下腰痛。双开窗指征为：脊柱轻微滑脱不伴融合；功能位 X 线片显示无椎间不稳；中度中央型狭窄或者孤立性侧隐窝型狭窄；伴或不伴轻微下腰痛。在这种情况下，单侧入路双开窗在维持脊柱稳定性方面优于单开窗。

严重中央型狭窄伴下肢症状的患者需行全椎板切除术。全椎板切除术可大范围解压神经结构。这种病例常常需行椎弓根植入术和脊柱融合术，尤其是功能位影像学表现为不稳或有慢性下腰痛病史的患者（图 2-12-7）。尽管如此，伴有并发症的老年患者可不行脊柱融合术，特别是功能位 X 线片显示滑脱椎体没有不稳表现的患者（图 2-12-8）。这类患者可选择另一种替代疗法，即单侧植入＋单侧横向融合术。

2. 伴退行性脊柱侧弯的狭窄　当腰椎退行性侧弯合并椎管狭窄时，如行神经减压术可能会加剧侧弯程度或一侧椎体滑移。行全椎板切除术可能引起这种情况，双侧甚至是单侧椎板切开术也可能引发。脊柱曲度的增加是引起下腰痛的主要原因，而下腰痛往往是患者的主要临床表现。

轻度脊柱侧凸、两侧出现临床症状是单侧入路双侧减压不融合的手术指征。另一方面，脊柱侧凸十分严重时，应在狭窄节段行全椎板切除术，并用椎弓根螺钉矫正曲度后再行脊柱融合。当脊柱侧凸涉及整个腰椎时，脊柱全椎板减压范围应该扩展至下胸椎。

第 5 节　手术技巧

一、全椎板切除术

1. 皮肤切口和表皮止血　从上方棘突的头侧缘至下方棘突的尾部做一皮肤切口。真皮及皮下的血管可同部分浅表皮下组织一起进行电凝或夹闭；将血管夹转向伤口外侧并用橡皮筋固定 15～20 min。这种方法可非常快速地对表浅血管进行止血。

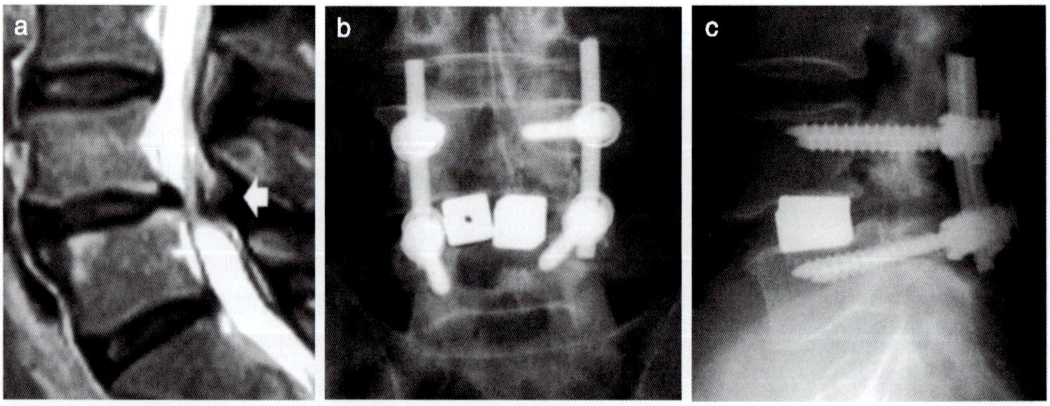

图 2-12-7　1 例腰椎退行性滑脱，中央型狭窄和慢性腰痛的患者采用椎弓根螺钉固定器、PLIF 和钛网进行 L_4～L_5 脊柱融合术

a. 术前 MR，箭指向压迫的神经结构；b、c. 术后 X 线片

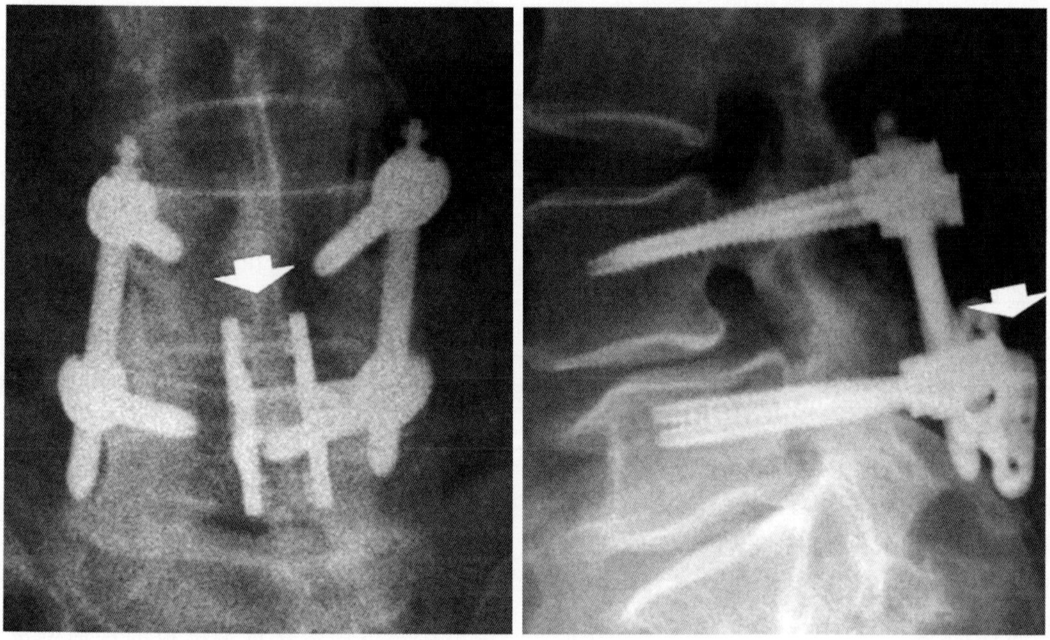

图 2-12-8　患者，男性，76 岁，腰椎管狭窄和 L_4 退变性腰椎滑脱，术后正位 X 线片，其动力位 X 线片显示滑脱椎体无过度活动。切除双侧椎板后，应用椎弓根螺钉器械，并用固定于 L_4 和 L_5 棘突（箭）的 2 个互连板（Aspen）系统稳定棘突

2. 椎旁肌骨膜下分离　医师从侧方切开胸腰椎筋膜，随即靠近并平行于棘突使用电凝刀进行剥离。

从已暴露脊椎的最尾端开始，剥离椎旁肌附着于椎板的部分[2]。将骨膜起子插入肌肉中，使其可沿棘突和椎板外缘滑动，从而将椎旁肌同骨表面分离开来，并一直分离至小关节外侧缘。肌肉下方放置干海绵止血。然后移除包裹在运动节段末端的海绵，在肌肉回缩的同时，切除棘突和肌腱韧带基部的肌腱残余附着物。去除全部海绵，完成止血。当 1 个以上节段需要减压时，一旦伤口渗出时需要再次填充干海绵，暴露椎体和椎间隙，然后在对侧重复上述操作。

使用 1 个或 2 个自动牵开器，椎板上残余附着部分肌肉和脂肪组织，用大刮匙或咬骨钳咬除小关节突及黄韧带。

3. 椎管减压　显露黄韧带和棘间韧带后，可通过定位腰骶椎间隙识别包括椎体在内需暴露的手术区域。在 1 个或者 2 个连续的棘突间空间后插入定位针，透视识别所需暴露的节段或减压节段。如减压单一椎间盘，应完整切除包括远端脊椎棘突头侧半、近端椎体尾端 1/2 或 2/3 及棘间韧带在内的全部组织。减压运动节段时，应采用一较小的刮匙将黄韧带同近端椎板的深面进行分离。椎板切除术应从椎板的中央开始，即椎管后角水平，而非通过硬膜囊。可用咬骨钳或 Kerrison 咬骨钳去除两侧的椎板。然后行进一步分离，从椎弓根腹侧分离黄韧带后，两侧交替切除椎板。随后将韧带从远侧椎体的椎弓根近侧缘开始进行分离。用镊子掀起韧带边缘，薄片手术刀行纵向分离，并尽可能广泛地切除。使用咬骨钳或 Kerrison 咬骨钳咬除椎板的外侧部分和下关节突。我们更倾向于另一种采用凿子行关节切除术的替代技术。去除棘突，将黄韧带同近端椎体的椎板分离，使用凿子去除两侧近侧椎体椎板的尾侧半及同一椎体下关节突的内侧半。可以凿子或 Kerrison 咬骨钳一点一点咬除远端椎板的近端部分。去除黄韧带和暴露硬膜囊后，用凿子或咬骨钳去除残余的外侧关节突。使用凿子时，可将其放置在内外和后前 45°的位置，以破坏关节突，仅去除腹侧部分以保持椎体的稳定性（图 2-12-9）[15]。

对多个连续节段行全椎板切除术时，应完整切除范围内全部棘突。由于狭窄位于椎间水平，需行多节段减压时，椎板切除术的范围应向狭窄头尾两端扩展。

4. 椎间盘和神经根的探查　从侧面暴露脊髓神经根，直至在硬膜囊中可直视神经根。向内侧牵拉神经根和硬膜囊，并暴露切除范围内每一节段的椎间盘。用钝头探针测试纤维环是否均质。如果纤维环很硬且均质，则不应切除。使用直角钝头探针评估椎间孔的宽度。如存在狭窄，则应继续切开椎间孔直至完全减压神经根。但一般不需行椎间孔切开术。如行双侧椎板切除术，则可能需要脊柱融合，特别是已经切除椎间盘的患者。

5. 闭合切口　间断缝合椎板切除部位两侧的椎旁肌。连续缝合胸腰筋膜。如未切除棘突，应将筋膜锚定至棘上韧带之上。皮下和胸腰段筋膜之间可形成术后血肿，应简单缝合皮肤深层和筋膜，以避免血肿的形成。

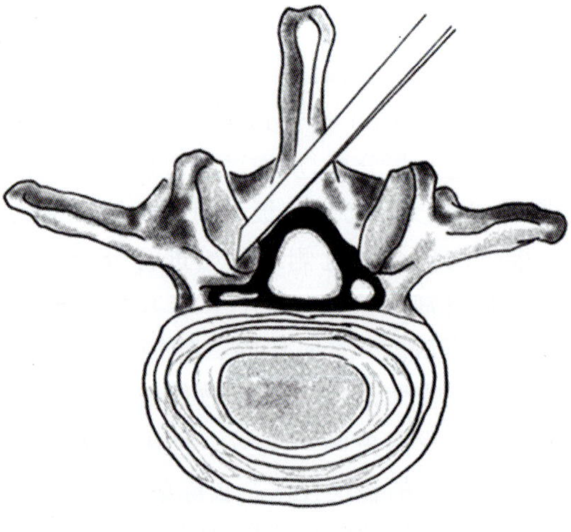

图 2-12-9　定位凿子以进行关节突切除术

二、椎板切开术

1. 单节段　从近端椎体棘突的头部至远侧椎体棘突的尾部做一皮肤切口。行单侧椎板切开术时，仅在有症状椎体棘突的侧面切开胸腰筋膜。将椎旁肌同棘突、椎板和关节突进行分离。用小块干海绵填充在骨骼间隙以控制出血。数秒钟后取出，注意每次仅取出一块海绵并配合双极电凝止血。

为防止椎旁肌回缩，需使用 Taylor 拉钩撑开适当的宽度，并将其安装在关节突的外侧，牵开重量维持在 2 kg 或更小。用一大刮匙清理近侧和远侧的椎板和黄韧带。用小刮匙将韧带从近端椎板的深面剥离，Kerrison 咬骨钳咬除 1/3～1/2 的远端椎板。从远端椎板的近侧缘剥离附着在椎间盘的部分黄韧带，随后即可使用 Kerrison 咬骨钳咬除椎板的近 1/3。

如该节段空间异常狭窄，可用凿子直接去除近端椎体的下关节突，直至暴露下方脊椎的上关节突。如不使用凿子，可用高速磨钻替代。将黄韧带从远侧椎的边界分离，使用较小的 Kerrison 咬骨钳深入椎板下，以去除近侧部分。随后使用 Kerrison 咬骨钳从头至尾咬除剩余残留韧带。还可在韧带的中央部分插入一较薄的解剖刀，逐层剖开组织直至显露硬膜囊，将 Kerrison 咬骨钳插入韧带和硬膜囊之间，小心咬除韧带。最后在小关节面的下方，用 Kerrison 咬骨钳去除两侧剩余的韧带及关节突的内侧部分。

关节突的切除应横向延伸直至暴露神经根，向内侧牵拉硬膜囊和神经根，充分暴露椎间盘，检查其突出程度和均质性。只有当椎间盘突出物为均质的柔软物质，且显著压迫周围神经组织时才能将其去除。头侧椎板切除术应该尽可能地向近侧延伸，直至椎间盘头侧几毫米。远端脊柱的椎板切开术应延伸至椎弓根尾部。此时可使用一钝性探子测量椎间孔的宽度。只有在极少的情况下可能出现狭窄,可行椎间孔切开术直至神经根得到完全减压。

对侧行单一节段双侧椎板切开术,操作步骤同上。

2. 多节段 单侧或双侧椎板切开术可在 2 个或多个相邻椎间盘水平实现。手术技术与介绍的单节椎板切开术相似。然而,当在 2 个相邻椎板行同侧椎板切开术时,应注意两层运动节段之间至少保留 5 mm 的完整椎板。对于任何类型的狭窄均可行多节段椎板切开术,特别是:①结构性椎管狭窄,常为中重度,有必要切除椎间盘;②多个节段的孤立性狭窄;③单纯退行性中央型狭窄,椎管狭窄不是特别严重的;④脊柱退行性腰椎滑脱不进行融合。

3. 显微外科手术 通常,椎板切开术中的主要困难是椎板的切除,特别是在单一节段仅通过一短的皮切口行深部手术时,光线多不足导致手术切除困难。显微镜下切除可以克服这些困难,无论术中暴露程度如何(1 个或 2 个节段分别行 2~3 cm 或 4~6 cm 切口),均可提供清晰明亮的手术视野。此外,可以适当倾斜患者,清晰显露全部手术区域。这样便可更精准地进行手术操作,轻松识别神经结构受压的原因,操作风险小,可避免暴露神经根和硬膜囊,造成不必要的损伤。不仅如此,还可在术者偶然过度切除大部分关节突或无意间完整切除关节突时应用。

可使用相同的仪器行镜下椎板切开术,手术过程同直视下手术相同。对于单节段椎板切开术来说,椎旁肌肉牵开器应尽可能地窄。许多外科医师使用 Caspar 拉钩,我们使用了约为标准宽度 1/3 的 Taylor 拉钩。尽管凿子或咬骨钳可用于去除近端椎体下关节突,但许多外科医师都选择使用高速磨钻行椎板-关节切除术。

单侧或双侧减压术的操作离不开显微镜(图 2-12-10)。手术台应先平行于地面,行一侧椎板切开术(通常在神经根严重的一侧)后,倾斜手术台并将显微镜朝向操作者一侧倾斜 10°,继续对侧减压。用 Kerrison 咬骨钳或高速钻去除棘突基底部和椎板最内侧的部分,以术者可直视硬膜囊的顶部为宜。相对地面进一步倾斜手术台 25°,并倾斜显微镜直至可以观察到关节的内侧部分,将其清除至对侧边界以完全显露神经根。用 Kerrison 咬骨钳或微型钻或小细钻咬除对侧关节突(图 2-12-9)。

第 6 节 棘突间撑开装置

在过去的几年里,人们研发了数种棘突间撑开装置,并可通过节段性撑开达到间接神经减压的目的。X-STOP 是最常使用的植入物,多以病变椎体为中心,在相应的椎间隙开放性植入。随后,其他设备也推出了经皮植入装置。即做一 8~10 cm 的皮肤切口,在棘突间植入一 2~3 cm 的该装置(图 2-12-11)。

最近,撑开装置被广泛应用于各种严重的中央型狭窄或侧腰椎管狭窄患者中。然而,一些研究采用苏黎世跛行研究评估问卷(Zurich claudication questionnaire,ZCQ)对这些装置的临床结果进行了评估,结果颇有争议性。一个多中心研究随访了 2 年,发现分别有 60%和 57%的患者的症状严重程度和身体功能 ZCQ 评分显著改善,同时患者满意度为 73%[16]。但另一项研究中对 ZCQ 的全部项目进行了评估,发现术后 1 年仅有 31%患者获得较好的结果[17]。

目前,仅一项研究比较了平均术后 2 年患者的手术效果。其中一组采用经皮植入撑开装置,另一组采用开放减压术(椎板或全椎板切除)[18]。在经皮植入撑开组中,60%中度狭窄患者结果良好,仅有 31%的患者发生严重狭窄;而在开放减压组中,69%中度狭窄患者的结果令人满意,89%的

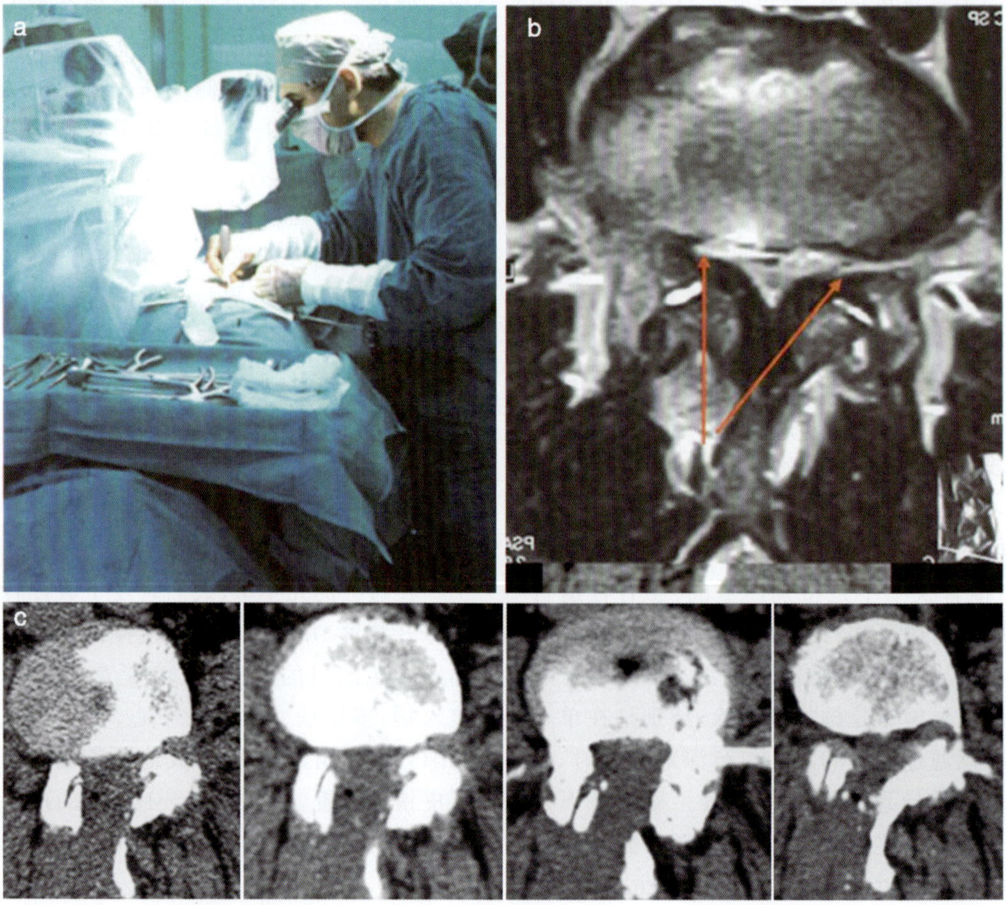

图 2-12-10 **单侧入路行双侧减压**

a. 术中使用显微镜操作；b. 右侧行椎板切开术，然后倾斜对侧行减压术；c. 术后 CT 显示对中央型狭窄进行减压，切除左侧部分的椎板和关节突，进而减压椎管和侧隐窝的中心区域

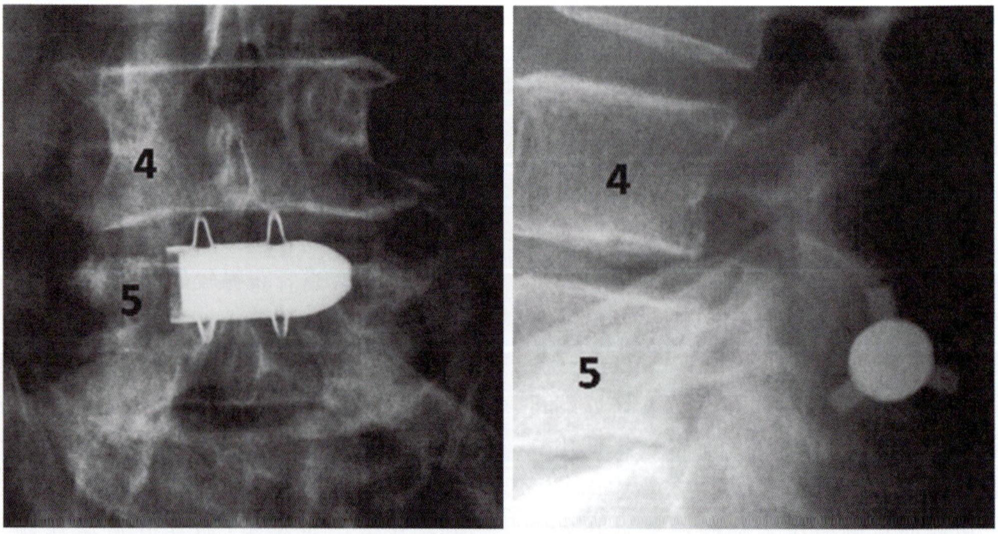

图 2-12-11 **在 L_4～L_5 节段中度中央型狭窄患者，节段撑开的同时经皮植入 Aperius 内植物**

患者发生严重狭窄。这些研究结果表明，棘突间撑开装置不适用于严重狭窄的患者。但其可以作为开放减压的一种补充治疗措施，应用于相对狭窄（轻度和症状性）的节段，其上方或下方椎体可采用椎板切除术或椎板切开术，以治疗症状性狭窄。

参考文献

[1] Postacchini F. Lumbar spinal stenosis and pseudostenosis. Definition and classification of of pathology. Ital J Orthop Traumatol, 1983,9:339-351.

[2] Postacchini F. Lumbar spinal stenosis. Wien/NewYork:Springer Verlag,1989.

[3] Verbiest H. A radicular syndrome from developmental narrowing of the lumbar vertebral canal. J Bone Joint Surg Br,1954,36-B: 230-237.

[4] Postacchini F. Management of lumbar spinal stenosis. J Bone Joint Surg Br, 1996, 75-B: 154-164.

[5] Cinotti G,De Santis P,Nofroni I,et al. Stenosis of the intervertebral foramen. Anatomic study on predisposing factors. Spine, 2002, 27:223-229.

[6] Herron LD, Mangelsdorf C. Lumbar spinal stenosis:results of surgical treatment. J Spinal Disord,1991,4:26-33.

[7] Sanderson PL, Wood PLR. Surgery for lumbar spinal stenosis in old people. J Bone Joint Surg Br,1993,75B:393-397.

[8] Katz IN, Lipson SJ, Larson MG, et al. The outcome of decompressive laminectomy for degenerativelumbar stenosis. J Bone Joint Surg Am,1991,73A:809-811.

[9] Simpson JM, Silveri CP, Balderstone RA, et al. The results of operations on the lumbar spine in patients who have diabetes mellitus. J Bone Joint Surg Am, 1993, 75A: 1823-1829.

[10] Cinotti G,Postacchini F,Weinstein JN. Lumbar spinal stenosis and diabetes. Outcome of surgical decompression. J Bone Joint Surg Br,1994,76B:215-219.

[11] Aryanpur J. Ducker T: multilevel lumbar laminotomies: an alternative to laminectomy in the treatment of lumbar stenosis. Neurosurgery,1990,26:429-433.

[12] Postacchini F,Cinotti G,Perugia D,et al. The surgical treatment of central lumbar stenosis. Multiple laminotomy compared with total laminectomy. J Bone Joint Surg Br,1993, 75B:386-392.

[13] Postacchini F,Cinotti G. Bone regrowth after surgical decompression for lumbar spinal stenosis. J Bone Joint Surg Br, 1992, 74-B: 862-869.

[14] Grob D, Humke T, Dvorak J. Degenerative lumbar spinal stenosis. decompression with and without arthrodesis. J Bone Joint Surg Am,1995,77A:1036-1041.

[15] Getty CJM. Lumbar spinal stenosis. The Clinical spectrum and the results of operation. J Bone Joint Surg Br, 1980, 62B: 481-485.

[16] Zucherman JF,Hsu KY,Hartjen CA,et al. A multicenter, prospective, randomized trial evaluting the X STOP Interspinous process decompression system for the treatment of neurogenic intermittent claudication: two-year follow-p results. Spine, 2005, 30: 351-358.

[17] Brussee P,Hauth J,Donk RD,et al. Self-rated evaluation of outcome of the implantation of interspinous process distraction(X-Stop) for neurogenic claudication. Eur Spine J, 2008, 17:200-203.

[18] Ostacchini F,Ferrari E,Faraglia S,et al. Aperius interspinous implant versus open surgical decompression in lumbar spinal stenosis. Spine J,2011, 11:933-939.

第 13 章　微创前路腰椎间融合术

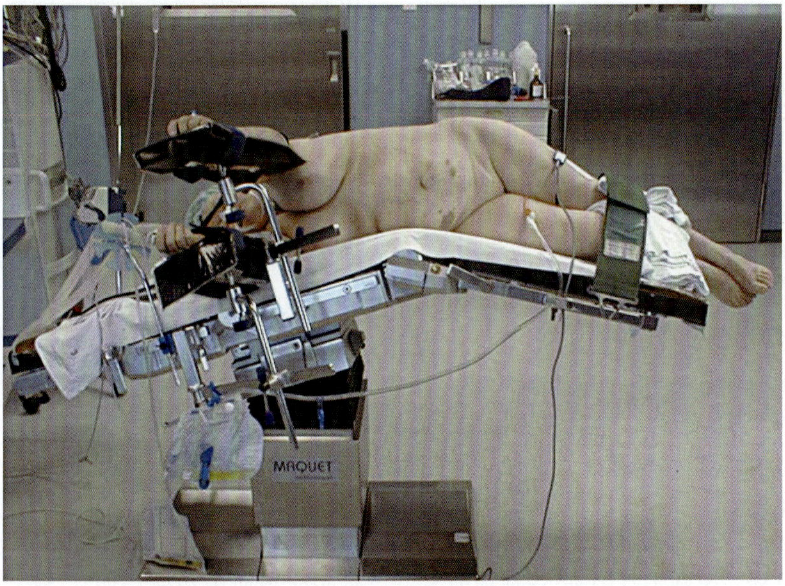

图 2-13-5　**患者体位，左侧入路应取右侧卧位**

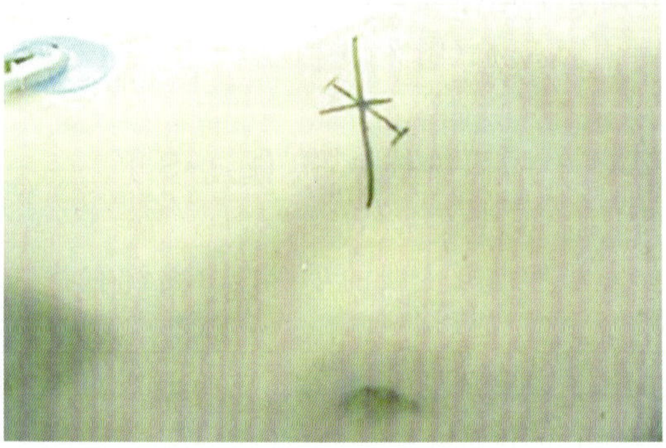

图 2-13-6　**定位**

分离时可能影响第 10～12 肋间神经及髂腹下神经/髂腹股沟神经的分支，其走行于腹内斜肌和腹横肌之间，显露 $L_4 \sim L_5$ 椎间盘时也可能会出现在术野，也是分离肌肉时唯一的危险结构。这些神经参与腹直肌的神经支配，必须保留。分离腹横肌时应尽量靠近外侧，避免损伤腹膜。即便是对于消瘦的患者，在腹横肌和腹膜外下方也有相当厚的脂肪层，更接近该肌肉内侧部分的内侧筋膜。

2. 显露腹膜后间隙　在腹膜间隙内继续

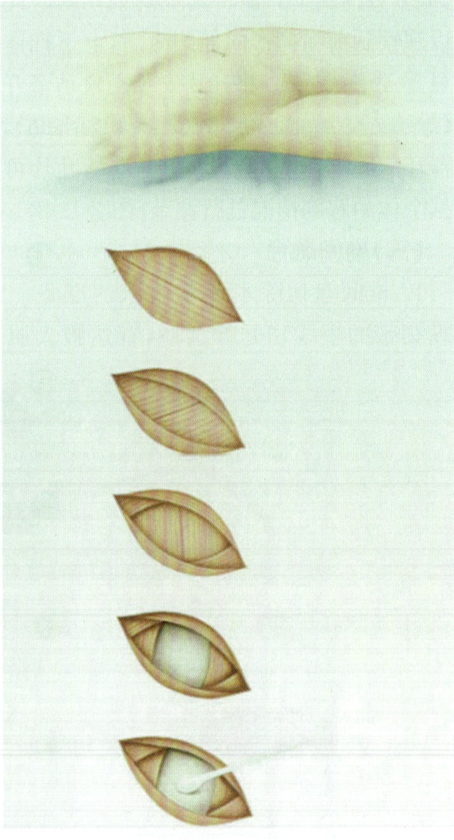

图 2-13-7　**钝性分离肌肉到达腹膜后隙**

使用花生拭子和改良的 Langenbeck 钩进行钝性分离，为后续工作做准备。双极电凝切断脂肪组织和一侧腹内壁之间的桥静脉并止血，确认腰大肌的前内侧边缘。用钝性牵开器将腹膜、输尿管、髂总动脉轻轻牵向中线。探查腰大肌前内侧在椎体的附着处，切断其同腰椎间盘前外侧缘和相邻椎体的连接并锐性分离，双极电凝止血。分离的范围向后不应超过椎弓根的根部，避免激惹腰神经根。偶尔需要结扎下位椎体的节段血管。

髂总静脉可能覆盖 L_4～L_5 椎间盘的前面，在多数病例中可以移动该血管并能轻柔牵开。但在脊椎椎间盘炎和脊椎炎的病例中，血管和脊柱前方的感染肉芽组织往往存在粘连，这时游离移动髂总静脉十分困难，这种情况下使用外科显微镜很有帮助。在椎体两侧还可以观察到交感神经链的主干，偶尔需牵开并保留，但多数情况下只能将其烧灼或切断。此时可以观察到前纵韧带的外侧缘后，上下椎体分别显露 5～10 mm。将叶片安装至自动牵开器上(synframe synthes oberdorf，Switzerland)，牵开器环需固定在手术床上，牵开器的叶片可以根据个体的解剖情况进行调节(图 2-13-8)。

(三)椎间融合

1. 椎间盘切除术及移植床的准备　从前纵韧带的中线切开纤维环，直达腰大肌的内侧缘。用咬骨钳和刮匙清除纤维环和髓核。对于骨质疏松患者，应小心操作避免损伤软骨下骨。用刮匙小心刮除软骨终板。然后用终板处理器械打磨骨性终板的表面。完成移植床的准备后，用测深器和卡钳测量椎间隙的高度和深度，以确定植骨块或钛网的大小。显露植骨区后，可采用前路融合，融合的方式有很多种，包括自体骨块、自体骨或钛网(PEEK，Titanium)结合异体骨、异体、股骨环移植或骨形成蛋白(bone morphogenetic protein，BMP)，“独立”ALIF 笼等(图 2-13-9，图 2-13-10)。

2. 闭合切口　融合完成后，用明胶海绵覆盖椎间隙前缘，不必放置引流管，用可吸收线将肌肉层缝回原处，随后用可吸收缝线进行皮下和皮内缝合，关闭切口。

可一期行前方或后路固定，术后 8～12 h 即可下地活动。建议患者在术后使用支具固定 12 周(图 2-13-11)。

二、小切口中线入路 (L_2～S_1)

虽然前方中线的小切口入路没有特殊的禁忌证，但一般只用于一些采用侧方入路操作难以完成的手术，如人工椎间盘置换术等(图 2-13-12)。

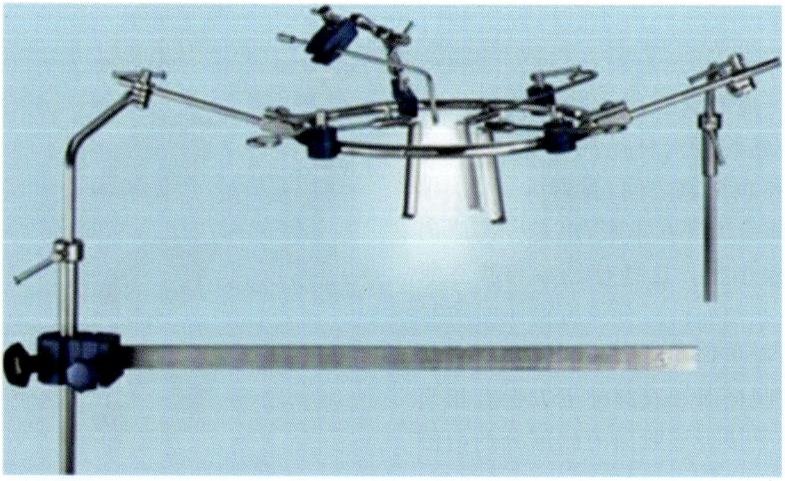

图 2-13-8　Synframe 环形牵开器(Synthes Oberdorf，Switzerland)

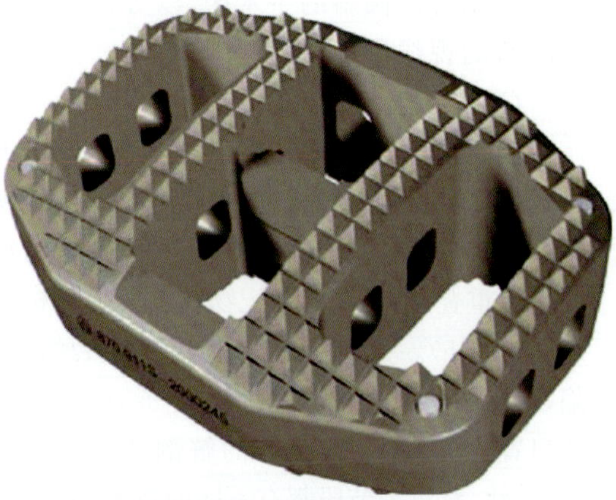

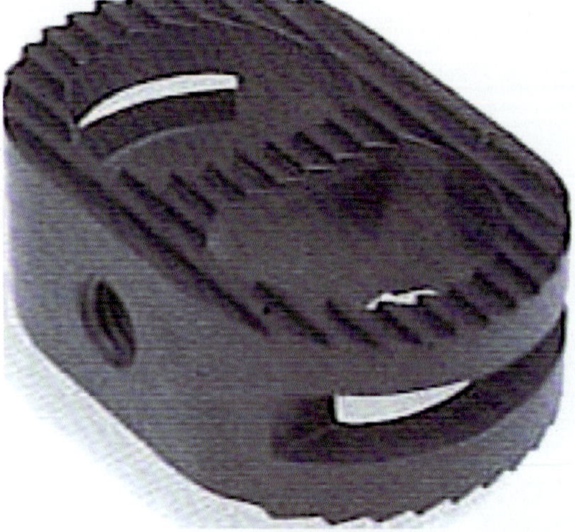

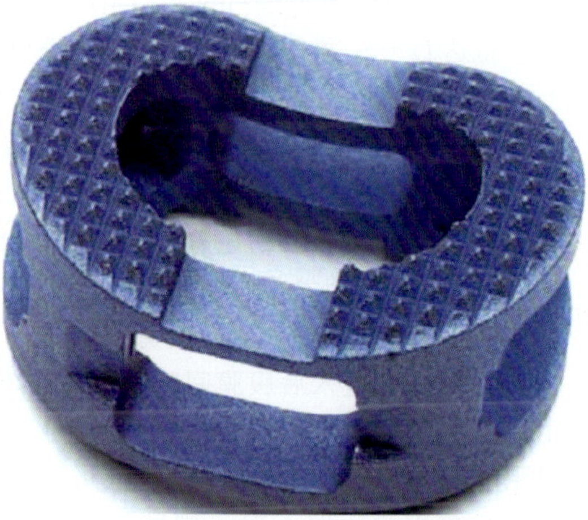

图 2-13-9 不同类型的椎间融合器

另外，这一入路还可用于一些特殊的病例，如腹腔内血管畸形、既往腹部手术史导致严重的瘢痕或粘连的患者等。

（一）术前准备

为了避免血管并发症，必须进行详细的术前计划。

（二）影像学

常规拍摄腰椎正侧位、过屈过伸位 X 线片，以了解腰椎曲度、椎间隙高度、目标椎间隙相邻椎体的骨赘情况等。另外还应行 MRI 检查，了解椎管周围结构的病理变化、椎间盘退变的程度及相邻椎体的退变程度等。

准确理解腹膜后血管的解剖结构对手术的帮助特别大，因此有必要进行个体化的评估。通常每例患者均需检查三维 CT 血管造影，以评估腹膜后血管的大小、形状和走行（图 2-13-13）。

在影像图像上可以清楚地观察到腹主动脉和下腔静脉的分叉、腰升静脉的分布形态、入口及节段动静脉等；还可以观察到这些结构和腰椎椎体的毗邻关系，上述解剖关系和手术操作密切相关。对于一些特殊的病例，如静脉分叉恰好完全覆盖目标椎间盘的前方，即为椎间盘置换的禁忌证。了解血管的解剖结构后，可决定是否请血管外科医师协助手术，避免发生并发症后出现法律纠纷。

（三）体位

采用达·芬奇体位——仰卧位，两侧上肢均外展 90°，两侧下肢均外展 25°（图 2-13-14），患者应保持中立，避免腰椎过伸，推荐

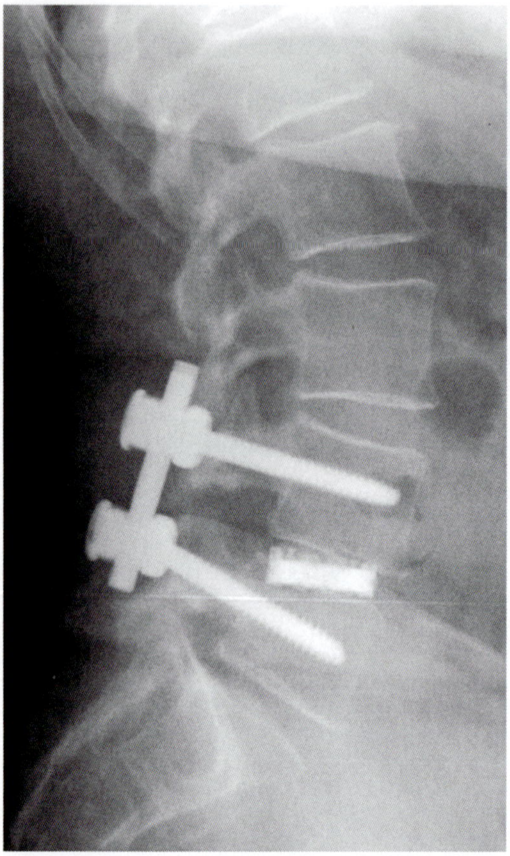

图 2-13-10 $L_4 \sim L_5$ ALIF 术后侧位 X 线片

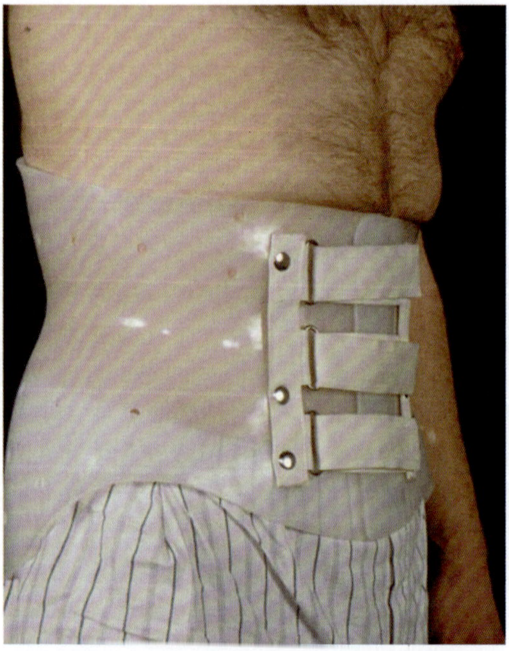

图 2-13-11 术后使用的支具

术中使用可以倾斜的手术床，以方便术中根据术者的视线做出调整。

(四)定位

消毒前应行正侧位 X 线透视，在皮肤上进行定位。将金属标记物放置在腹壁上，透视时调整其位置，使标记物的投影和目标椎间盘的前缘重叠，沿此金属标记物在皮肤上作标志(图 2-13-15)。如患者比较瘦弱，腹部会稍微凹陷，所有的植入物均通过一长 4～5 cm 的横行切口置入，因各节段椎体的解剖和形态均不同，因此，对每一节段都有不同的技术要求。

(五)$L_5 \sim S_1$ 椎间融合的手术操作

抵达 $L_5 \sim S_1$ 椎间隙有 3 种手术入路(图 2-13-16)。

1. $L_5 \sim S_1$ 椎间盘的暴露首选右侧腹膜后入路　右侧入路可以减少男性和女性患者下腹上神经丛的损伤风险。为将来可能的 $L_4 \sim L_5$ 前路手术预留空间(如果存在相邻椎间盘退行性病变则需行前侧入路)。

2. 从左侧进入后腹膜间隙　既往有右下腹部手术史的患者，如阑尾切除术、妇产科手术、腹疝手术，应该选择这一入路。

3. 经腹膜入路　对于肥胖的患者，建议选择这一入路；对于消瘦或弱小的患者，皮肤切口一般位于中线位置；而对于肥胖或高壮的患者，皮肤切口应位于中线稍偏向一侧(图 2-13-17)。

$L_5 \sim S_1$ 间隙是最容易到达的一个间隙。沿中线切开皮肤后，从中间切开白线。可见两侧腹直肌，有时可观察到脐韧带和腹膜外脂肪层延续，需锐性分离。插入带钝叶片的软组织牵开器，将两侧腹直肌从中间向两边牵开暴露腹膜。

(1)右侧腹膜后入路：将腹膜从右侧内腹壁上钝性分离。切开腹横筋膜，使腹腔内脏器可充分活动。确认腰大肌、髂总动脉、输尿管，从输尿管(向内侧移位)和动脉之间进入。在髂总动脉内侧可观察到 $L_5 \sim S_1$ 椎间盘的外侧部分。在这一区域，下腹上神经丛稀疏，分支少且细微，损伤的概率较小。

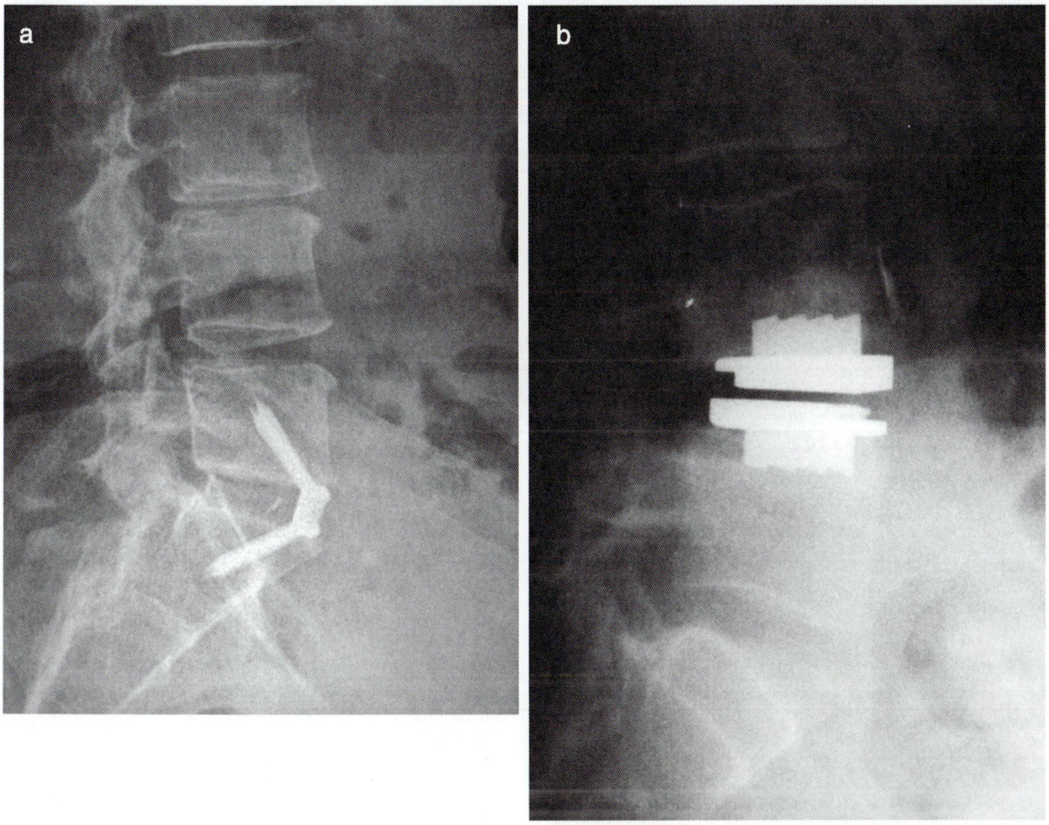

图 2-13-12　适于中线入路的植入物

a. L_5～S_1 cage(Synfix,Synthes,Switzerland);b. L_4～L_5 人工椎间盘(Prodisc L,Synthes,Switzerland)

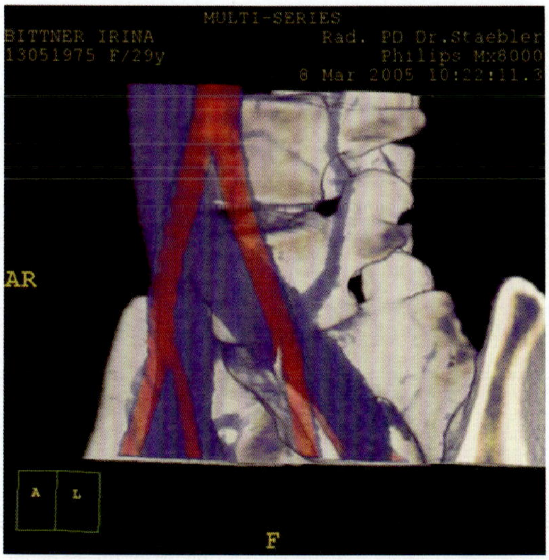

图 2-13-13　三维 CT 血管造影,注意腰升静脉

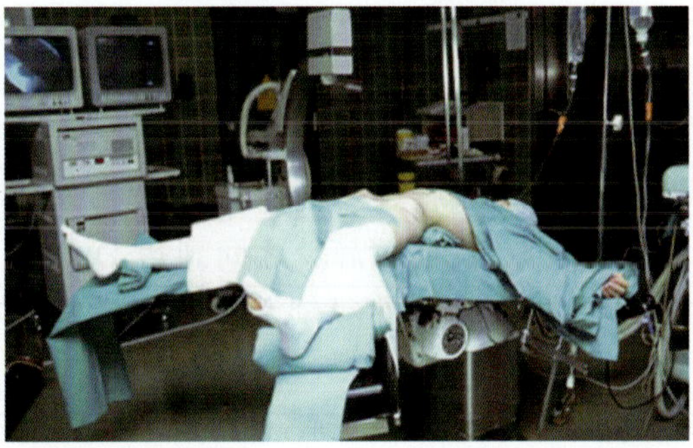

图 2-13-14　达·芬奇体位

将神经丛连同椎前脂肪组织一起钝性分离,即可显露骶正中动静脉,这些血管可电凝止血,结扎甚至切除。仔细地将左髂总静脉牵向左方,即可完全暴露 L_5～S_1 椎间盘。这是到达 L_5～S_1 椎间盘最安全最容易的入路。

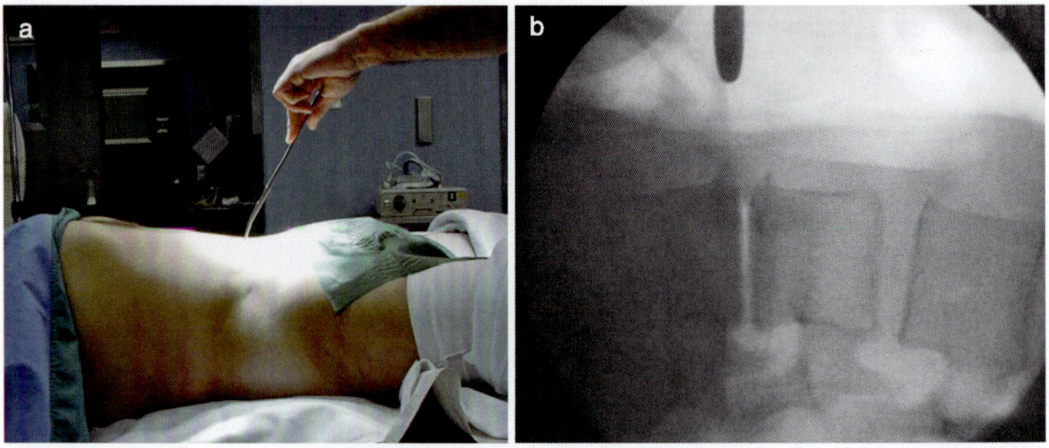

图 2-13-15 侧位 X 线透视定位椎间隙

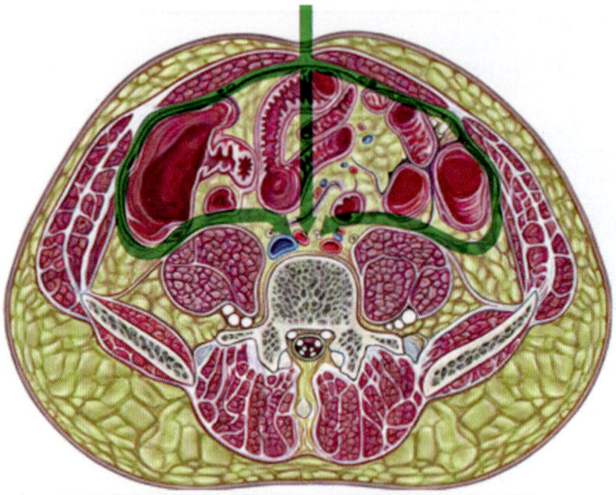

图 2-13-16 $L_5 \sim S_1$ 的 3 种入路

(2)左侧腹膜后入路：分离过程与右侧相同。经左、右髂总静脉之间到达 $L_5 \sim S_1$ 椎间盘。如果静脉直径较大，部分覆盖椎间盘，显露就较为困难。轻轻地将下腹上丛向内侧推开，避免出现任何凝结现象。由于存在以上缺点，左侧只能作为备选入路，但该入路也可正确显露 $L_5 \sim S_1$。

(3)经腹膜入路：推开腹膜外脂肪层，暴露腹膜。切开腹膜，在上下缘用 4 根丝线进行标记保护。用 Langenbeck 钩小心地将回肠连同肠系膜一起推向左上腹，并维持其位置。用同样的方法将乙状结肠推向左侧。确认髂总动脉和输尿管后，放置自动牵开器，将肠管牵向两侧，显露骶岬部。放置自动牵开器的另外 2 个叶片，1 个放置在 L_5 椎体前方下缘血管分叉处，1 个放置在骶前正中央。这样，通向 L_5/S_1 前侧缘的手术通道就建好了。

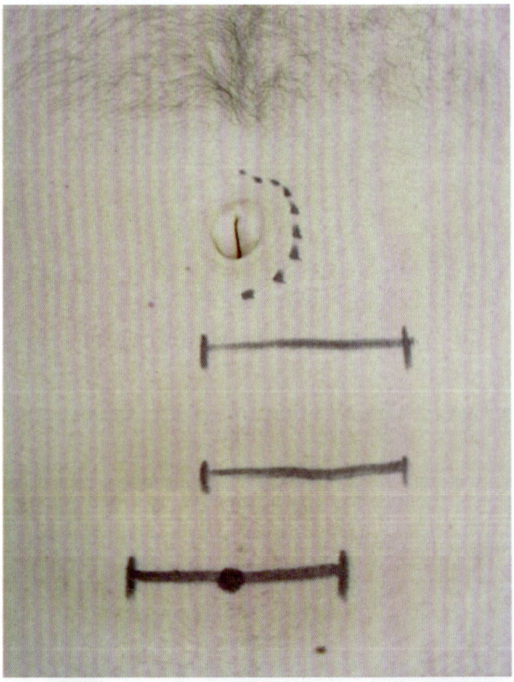

图 2-13-17 从 $L_2 \sim L_3$ 到 $L_5 \sim S_1$ 不同的皮肤切口

在中线右侧旁开 2 cm 处，用显微手术剪剪开骶岬部前方的腹膜。这是因为在

L_5/S_1 水平，下腹上丛的主要分支通常位于中线或左侧。显微镜下可以观察到右侧有细小的神经丛分支。将神经丛连同椎前脂肪钝性分离，用棉垫将其轻柔地从右向左推开，在此过程中只允许使用双极电凝。这样即可暴露 L_5/S_1 前半部分和骶正中血管。用止血钳钳夹血管，切断结扎后回缩至椎间盘表面。

调整腹膜下牵开器的叶片，牵开手术区域的腹膜和椎前组织。即便是对于肥胖，存在普通外科手术史、翻修史的患者，经腹膜小切口入路也足以解决问题，可以直达 $L_5\sim S_1$ 椎间盘位置。

(六) $L_4\sim L_5$ 椎间融合的手术操作

$L_4\sim L_5$ 前方入路通常从右侧进入，首选腹膜后入路。由于血管的阻挡，该间隙最难到达。在多数病例中，这一间隙被血管结构覆盖。因此，$L_4\sim L_5$ 的手术入路取决于血管的解剖。传统的前方入路倾向于从左侧经腹膜后进入。但采用小切口时，游离血管超过中线往往受到限制。通过一个 4～5 cm 的皮肤切口移动腹腔内脏器则更加困难。在这一部位如果出现血管损伤或动脉闭塞，可能危及患者的生命安全，因此应尽量避免这些并发症的发生。对于 $L_4\sim L_5$ 椎间盘，应该根据个体的解剖特点，设计个体化的手术入路。术前应行三维 CT 血管造影评估血管情况。术中应监测左脚踇趾的血氧饱和度，避免因牵拉压迫动脉造成腿部延迟缺血(图 2-13-18)。

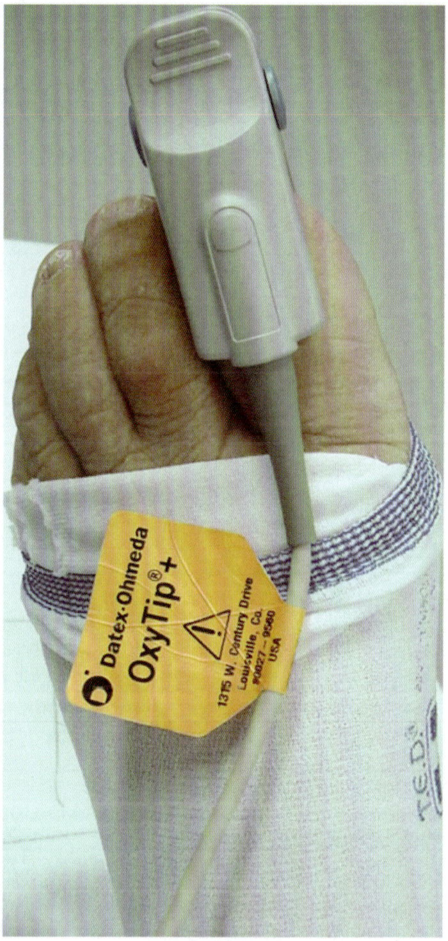

图 2-13-18　左脚踇趾持续血氧饱和度监测

定位皮肤切口水平，切口应稍靠左(图 2-13-17)，切开白线和腹直肌鞘前层，暴露腹直肌，横向切开腹直肌以便手术操作(图 2-13-19)。

牵开肌腹，显露腹直肌后鞘和弓状线，纵向切开后鞘，显露腹膜(图 2-13-20)。

注意不要打开腹膜，从腹直肌外侧进入腹膜后间隙，分离左下象限的腹膜，并轻轻牵开。将腹膜从外侧腹壁推开，确认腰大肌。显露腰大肌内侧的髂总动静脉。输尿管应随着腹膜一起向前内侧推开。确认 $L_4\sim L_5$ 椎间盘的外侧边缘。处理髂总静脉外侧边界和髂腰静脉、腰升静脉起始处。首先应确定这些静脉的分支，必须钳闭、离断或者结扎这些静脉，这一步骤至关重要，因为在多数情况下，游离移动髂总静脉都会造成髂腰静脉、腰升静脉撕裂。髂总动脉在这一区域没有分支，因此很容易游离。完成后即可暴露腹直肌外侧的腹膜后间隙，可再次进入肌腹内侧。

根据个体差异选择是否进一步游离血管结构。三维 CT 血管造影显示 $L_4\sim L_5$ 椎间盘前方的血管有较多变异，游离血管的方式一般有 3 种。

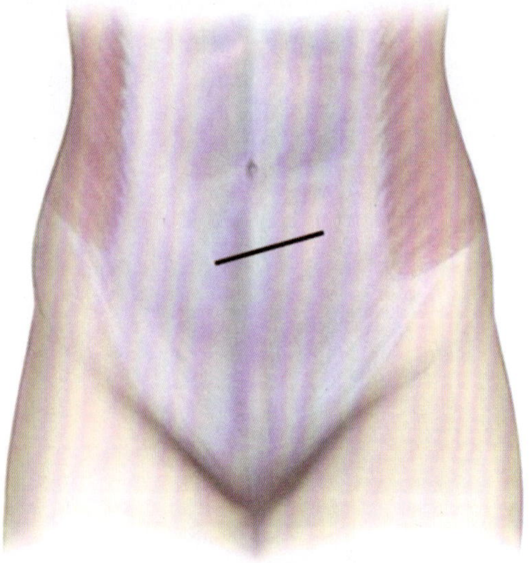

图 2-13-19　**腹直肌前鞘的切口**

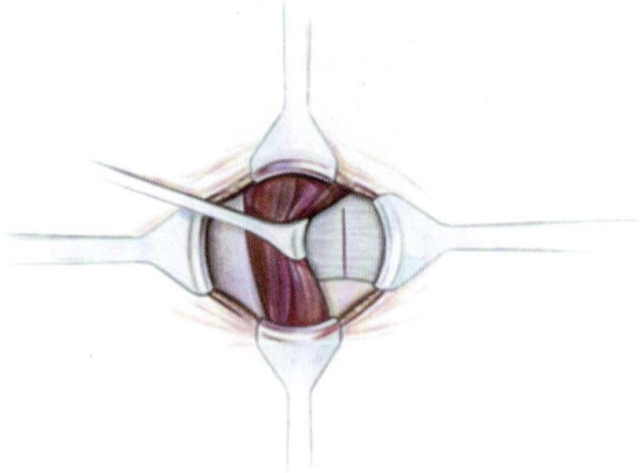

图 2-13-20　**白线的切口(后鞘)**

1. 如果动静脉分叉位于 L_4～L_5 椎间盘上缘的头侧，应在两分叉之间进入。在这种情况下，没有必要游离腰升静脉。但应该结扎切断骶正中血管。这种方式使用的比例较低(图 2-13-21a)。

2. 动脉分叉正好位于 L_4～L_5 椎间盘水平，应随静脉一起游离。推荐监测左脚踇的血氧饱和度，如有必要，每 30～40 min 松开牵拉动脉的牵开器叶片。在这种情况下，必须结扎 L_4 左侧的节段血管(图 2-13-21b)。

3. 动脉分叉位于 L_4～L_5 椎间盘头侧，在动脉分叉之间进行分离。中线上只需游离髂总静脉或下腔静脉，髂总动脉向两侧推开即可。必要时结扎 L_4 左侧节段血管(图 2-13-21c)。

经腹膜入路是次优选择。应仔细分离下腹上神经丛和血管周围组织。游离血管的方法同上。

(七)L_2～L_4 小切口前路椎间融合的手术操作

L_3～L_4 和 L_2～L_3 的手术入路不同于其他入路，皮肤切口一般位于脐水平及以上(图 2-13-17)。如果位于脐水平，应在其左侧做一纵行切口。这一水平的腹膜外显露非常困难，因为腹膜和腹直肌后鞘粘连。保留腹直肌的神经支配的同时，应考虑筋膜层的完整性。建议采用 2 个步骤显露腹膜后间隙：白线旁开 5 mm 纵行切开腹直肌前鞘，显露左侧腹直肌；分离肌肉和前鞘到达腹直肌鞘的外侧缘，进入腹膜外间隙。

将腹膜从腹直肌后缘分离开来，靠近中线位置切开腹直肌后鞘，从左向右分离腹膜后侧，并继续暴露。对于肥胖的患者，建议采用经腹膜入路。L_2～L_3 水平应特别注意肾动静脉，避免结扎或牵拉撕裂。

(八)椎间盘间隙的暴露

从脊柱前方牵开腹膜和血管后，即可见椎间隙(图 2-13-22)，用框架型牵开器保护手术通道。

第 4 节　风险与并发症

一、L_2～L_5 外侧入路

操作的每一个步骤都可能引起潜在的并发症、疏漏及危险。

1. 患者体位不当　常见于各种微创手术中，理想的体位对于显微外科手术的成功极其重要。体位摆放一定要按照以上描述进行摆放。特别要注意维持椎间隙上下缘

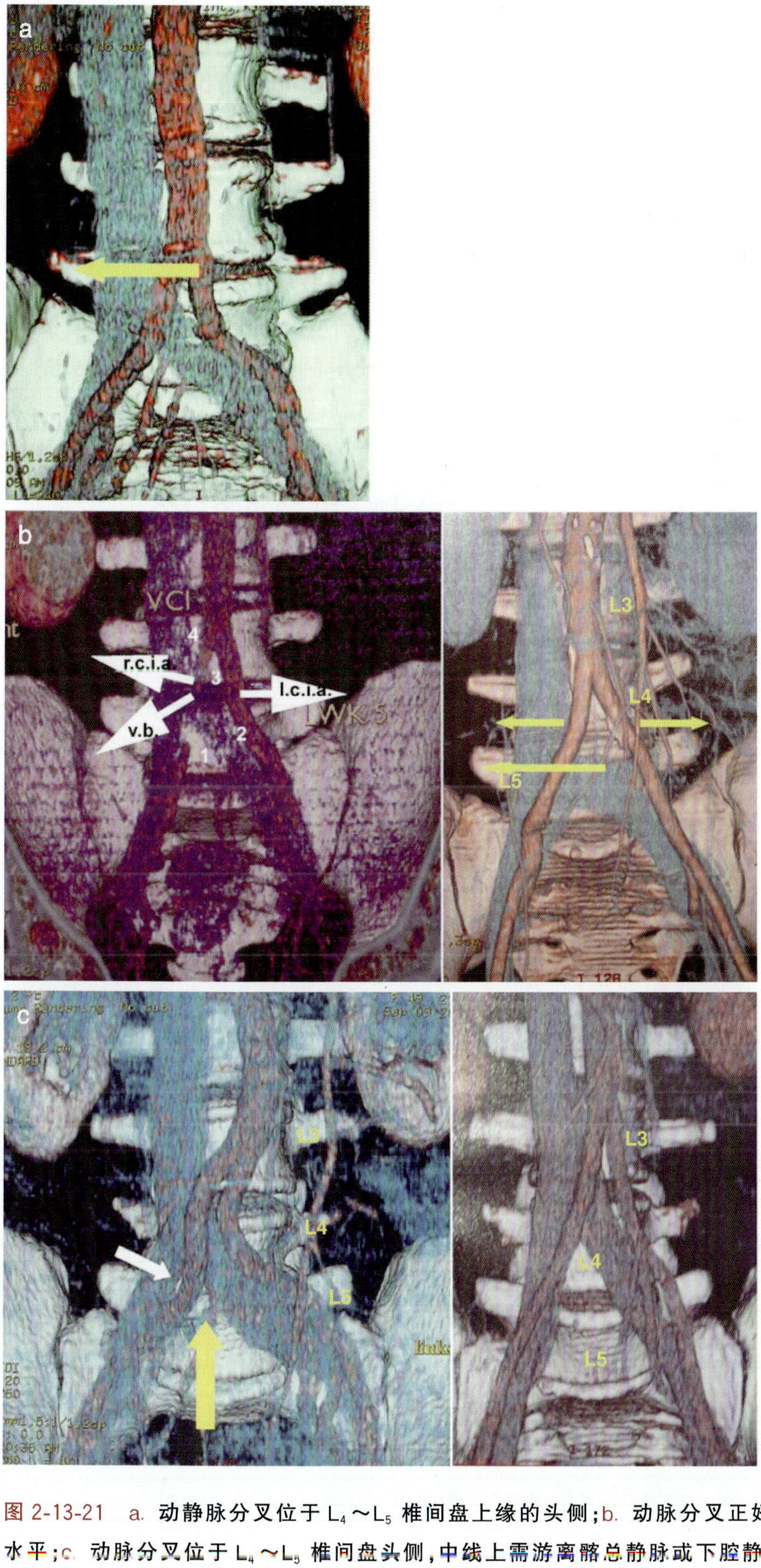

图 2-13-21　a. 动静脉分叉位于 $L_4 \sim L_5$ 椎间盘上缘的头侧；b. 动脉分叉正好位于 $L_4 \sim L_5$ 椎间盘水平；c. 动脉分叉位于 $L_4 \sim L_5$ 椎间盘头侧，中线上需游离髂总静脉或下腔静脉

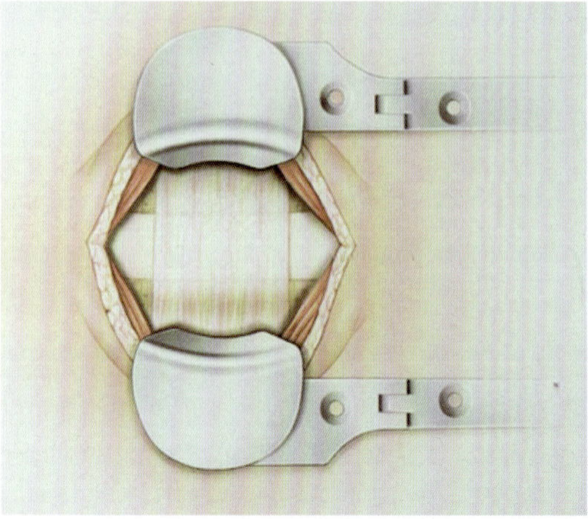

图 2-13-22 显露 L_4～L_5 椎间隙，安置 Synframe 牵开器

的方向及手术床的倾斜角度。因为只有当体位摆放正确时，各种解剖标记如髂棘、腰大肌、前纵韧带才有参考意义。注意终板为平行投影，如果出现无法矫正的倾斜，则需要调整插入的锚定螺钉，以避免锚定螺钉的尖端穿入椎间隙。

2. 皮肤切口靠髂嵴太近　髂嵴高的患者很容易出现这一并发症，导致尾侧锚钉的安放十分困难。如果皮肤切口定位时出现这种情况，建议将手术床向背侧稍倾斜，使切口移向前方。对于腰大肌肥大的患者，也可采用此方法。

3. 肌肉过于紧张　嘱患者完全放松，否则要用蛮力才能牵开腹部肌肉。

4. 输尿管　显露过程中很少能直接见到输尿管。输尿管通常位于腹膜后的脂肪内，随着腹膜向前方移动。

5. 髂总动脉　显露 L_4～L_5 时可看到左髂总动脉。如果患者存在动脉硬化，血管可能向外侧扭曲，进入暴露的通道中。血管的牵开比较容易，如果存在血管钙化情况，牵拉时应非常轻柔，避免损伤钙化的血管壁。

6. 生殖股神经　走行于腰大肌表面，有可能因牵开器压迫或电凝而受到损伤。如果受到刺激，可引起术后腹股沟区和大腿内侧的感觉异常、疼痛和不适感。

7. 取骨区并发症　髂嵴取骨区最常见的并发症是疼痛、股外侧皮神经激惹、血肿及髂棘骨折。如果取骨时距离髂前上棘 4 cm 以上，一般可以避免这些并发症。有助于保留股外侧皮神经，降低疲劳骨折风险，还能减轻术后疼痛。精细止血、骨蜡、充分的引流有利于避免局部血肿。

二、L_5～S_1 经腹膜入路

1. 入路方面　患者体位不当，定位不准。如果体位摆放不准确，非 Trendelenburg 位，导致 L_5～S_1 椎间隙的角度不能与术者视线重合，就有可能观察不到 L_5～S_1 椎间隙。体表的精确定位非常重要，因为皮肤的移动度有限，当切口太偏向头侧或尾侧时，会使操作变得十分困难。

2. 如果肠腔没有排空或不松弛，牵拉腹腔脏器就非常困难。因此术前的肠道准备也很重要。

3. 腹膜前的显微分离是安全的，但应该用小棉花拭子行钝性分离，尽量避免使用双极电凝。

4. 骶岬部前面分离腹膜时应从右侧开始，以减少对下腹上神经丛的损伤。

5. 在腹膜后打开牵开器时应非常轻柔，避免过度牵拉静脉分叉。如果左髂总静脉和 L_5～S_1 椎间隙发生重叠，应该由助手轻轻牵开静脉。

6. 切除终板后有可能出现骶骨的骨内静脉渗血，可用骨蜡止血，用高速磨钻将骨蜡涂在骨面上。围术期的并发症发生率一般少于 10%。

第 5 节 疗效评价

结果

关于小切口前路融合的效果已有相关报道[10-11,14]。小切口前路融合配合后路椎弓根固定的手术优良率为 75%～85%。假关节发生率为 3%，与前路有关的并发症发生率为 5.2%。该技术的优势是降低了围术期并发症的发生率，临床效果与传统融合手术相似[1]。

过去 10 年中，针对腰椎退变性疾病的融合和重建，微创入路已逐渐取代了标准前方入路。对于一个安全而成功的手术来说，周密的手术计划、正确的手术策略、合适的设备和器械等，都是保证手术成功的关键因素。脊柱外科医师在面对这样的技术性挑战时，可以考虑邀请血管外科或普通外科医师一起参与手术计划和手术操作。微创技术主要的优势在于可以减少手术并发症，早期下床活动。另外，通过本入路还可进行人工椎间盘置换手术，这为脊柱微创技术的应用开辟了新天地[12]。

参考文献

[1] Brau SA. Mini-open approach to the spine for anterior lumbar interbody fusion: description of the procedure, results and complications. Spine J, 2002, 2: 216-223.

[2] Faciszewski T, Winter RB, Lonstein JE. The surgical and medical perioperative complications of anterior spinal fusion surgery in the thoracic and lumbar spine in adults. Spine, 1995, 20: 1592-1599.

[3] Greenough CG, Taylor LJ, Fraser RD. Anterior lumbar fusion. A comparison of noncompensation patients with compensation patients. Clin Orthop, 1994, 300: 30-37.

[4] Greenough CG, Taylor LJ, Fraser RD. Anterior lumbar fusion: results, assessment techniques and prognostic factors. Eur Spine J, 1994, 3: 225-230.

[5] Grob D, Scheier HJG, Dvorak J, et al. Circumferential fusion of the lumbar and lumbosacral spine. Arch Orthop Trauma Surg, 1991, 111: 20-25.

[6] Herkovitz HN, Kurz LT. Degnerative lumbar spondylolisthesis with spinal stenosis: a prospective study comparing decompression with decompression and intertransverse process arthrodesis. J Bone Joint Surg Am, 1991, 73A: 802-808.

[7] Hodgson AR, Wong AK. A description of a technique and evaluation of results in anterior fusion forderanged intervetebral disk and spondylolisthesis. Clin Orthop, 1968, 56: 133-161.

[8] Kambin P. Arthroscopic lumbar interbody fusion. In: White AH, editor. Spine care. St. Louis: C. V. Mosby, 1996: 1055-1066.

[9] Mack MJ, Aronoff RJ, Acuff TE et al. Present role of thoracoscopy in the diagnosis and treatment of diseases of the chest. Ann Thorac Surg, 1992, 54: 403-409.

[10] Mayer HM. A new microsurgical technique for minimally invasive anterior lumbar interbody fusion. Spine, 1997, 22: 691-700.

[11] Mayer HM. Microsurgical approaches for anteriorinterbody fusion of the lumbar spine. In: McCulloch JA, Young PA. Essentials of spinal microsurgery. Philadelphia: Lippincott-raven, 1998. 633-649.

[12] Mayer HM. Minimally invasive spine surgery. Berlin/Heidelberg/New York: Springer, 2000.

[13] Mayer HM, Korge A. Non-fusion technology in degenerative lumbar spinal disorders: facts, questions, challenges. Eur Spine J, 2002, 11 (Suppl 2): 85-91.

[14] Mayer HM, Wiechert K, Korge A, et al. Minimally invasive total disc replacement: surgical technique and preliminary clinical results. Eur

Spine J,2002,11 (Suppl 2):124-130.

[15] McCulloch JA. Posterolateraluninstrumented lumbar fusion. In:Mcculloch JA,Young PA,editors. Essentials of spinal microsurgery. Philadelphia: Lippincott-Raven,1998. 531-552.

[16] Obenchain TG. Laparoscopic lumbar discectomy. J Laparoendoc Surg,1991,3:145-149.

[17] Pellissé F,Puig O,Rivas A,et al. Low fusion rate after L5-S1-laparoscopic anterior lumbar interbody fusion using twin stand-alone carbon fibre cages. Spine,2002,27:1665-1669.

[18] Reddick EJ, Olson DO. Laparoscopic laser cholecystectomy:a comparison with mini-lap cholecystectomy. Surg Endosc, 1989, 3: 131-133.

[19] Regan JJ. Endoscopic applications of the BAK system. In:Regan JJ,McAfee PC,Mack MJ, editors. Atlas of endoscopic spine surgery. St. Louis: Quality Medical Publishing, 1995. 321-331.

[20] Sachs B, Schweitzberg SD. Lumbosacral discectomy and interbody fusion technique. In: Regan JJ,McAfee PC,Mack MJ. Atlas of endoscopic spine surgery. St. Louis: Quality Medical Publishing,1995:275-291.

[21] Steptoe PC,editor. Laparoscopy in gynaecology. Edinburgh:E&S Livingstone,1967.

第 14 章　椎体次全切术与椎体全切术治疗脊柱肿瘤

第 14 章

椎体次全切术与椎体全切术治疗脊柱肿瘤

Stefano Boriani，Joseph Schwab，Stefano Bandiera，Simone Colangeli，Riccardo Ghermandi，Alessandro Gasbarrini

摘要 根据肿瘤的位置，脊柱切除术包括椎体次全切除术与椎体全切除术。手术的目的是为了获取无瘤切缘，根据 Enneking 提出的肿瘤适应证选择合适的手术方案，并在后续的原发肿瘤的治疗中进行验证。与四肢手术相比，脊柱肿瘤的切除存在明显的解剖学限制，很难获取较广泛的切缘。

临床上切除肿瘤可采用的技术有 3 种：

- 第 1 种技术为前后路联合切除整块椎体。如在部分病例中，肿瘤未蔓延至前端，可仅通过后路手术治疗。
- 第 2 种技术为前路和后路（或者在可行的情况下仅行后路手术）进行脊柱切除。
- 第 3 种技术是仅通过后路手术切除脊柱后侧。这 3 种技术均具有挑战性和复杂性，应考虑并发症的问题。

Weinstein、Boriani、Biagini 分期系统可用于帮助脊柱肿瘤的评估与手术方案的规划。若肿瘤侵及硬膜外，则可能难以获得无瘤切缘。可考虑选择创伤较大的方案（如包含瘤体在内的硬脑膜切除术）并行风险评估。

需权衡手术风险与非手术的风险。若不考虑肿瘤本身问题而进行治疗，大多数患者将会局部复发，需再次手术治疗，并可能因此死亡。

关键词 病因学及分类 · 解剖学与病理学 · 并发症 · 诊断 · 手术适应证 · 手术技术-椎骨切除术-后路，矢状切除，联合治疗 · 脊柱 · 椎骨次全切除术与全切除术 · WBB 分期

第 1 节 概 述

脊柱原发性肿瘤极为罕见。由于其罕见性，极少有外科医师能够获得丰富的经验并了解其临床治疗，直至 1970 年 Stener 才首次将肿瘤学标准应用于脊柱肿瘤切除术中。在这之前，通常采用病变内刮除术治疗脊柱肿瘤。众所周知，Stener 是首位根据既往应用于胃肠肿瘤治疗的肿瘤学原则进行脊柱整块切除术的医师。他的工作依然是“根据肿瘤大小与解剖学局限调整手术方案

S. Boriani (✉) · S. Bandiera · S. Colangeli · R. Ghermandi · A. Gasbarrini
Department of Oncologic and Degenerative Spine Surgery，Istituto Rizzoli，Bologna，Italy
e-mail：stefanoboriani@gmail. com

J. Schwab
Department of Orthopedic Surgery，Massachusetts General Hospital，Boston，MA，USA

G. Bentley (ed.)，*European Surgical Orthopaedics and Traumatology*，
DOI 10. 1007/978-3-642-34746-7_38，© EFORT 2014

以整块切除脊柱获取阴性切缘”无可超越的临床案例。

随后，R. Roy Camille 推广了整块脊柱切除的标准，胸椎采用后路切除术，或前后路联合术。数年后，K. Tomita 提出了一项类似技术：切除整块后弓后，用锯切除整块椎体，作者使用的锯比 Gigli 锯更精细。这些仅能代表其他外科医师技术上的卓越贡献，缺少对实际术中切缘的考虑，应以提供的切缘考虑肿瘤学价值。

从肿瘤学角度而言，脊柱原发性骨肿瘤患者理想的手术方案应根据肿瘤学及手术分期进行规划。临床医师可以参考指南标准，根据肿瘤的侵袭程度来获取肿瘤学良好的切缘[1]。在近期的文献资料中，有多例技术含量极高，涉及颈椎或颈胸椎肿瘤[2-6]或者包含硬膜囊及神经结构以获得理想肿瘤切缘[7-8]的手术操作案例。

因此，本章将详尽描述多种不同的技术，手术分期与规划的基本原则。临床医师可以根据这些原则，依据不同患者的情况，选择合适的手术方案。此外，本章还介绍了如何规避风险并降低发病率的临床应用技巧。

第 2 节　病因学与分类

在美国，每年 2500 例原发性恶性骨肿瘤患者中，有不到 5% 的肿瘤发生在脊柱[9-11]。由于其罕见性，几乎没有医疗中心在脊柱肿瘤的临床治疗经验方面达到较高水平。而各地区用于描述这些肿瘤的术语也存在较大差异。另外，当时并没有可参考的分期系统帮助医师选择适合的手术类型。上述原因促进了 Weinstein、Boriani、Biagini（WBB）手术分期系统的进展。该系统设计了统一的肿瘤描述术语，以方便医师之间的交流。此外，常规描述性术语有助于促进科研工作。该 WBB 系统就切除类型方面为外科医师提生了指导与依据。

WBB 系统将肿瘤的脊柱轴向平面分为与钟面类似的 12 个区域（图 2-14-1）。位置 1 开始于脊柱棘突的左半侧，位置 12 结束于棘突的右半侧。区域 4 与 9 尤为重要，因为它们分别代表了左、右椎弓根。椎体切除术是否能获得良好的切缘取决于这 2 个区域中必须有 1 个为无肿瘤细胞区域。脊柱被进一步划分为径向区域。径向区域界定了肿瘤侵入的深度。例如，A 区表示延伸至骨皮质范围之外的软组织块。B 区表示表椎体浅表骨质内的肿瘤，C 区表示深度骨质内的肿瘤，D 区表示累及硬膜外的肿瘤，E 区为累及硬膜内的肿瘤。肿瘤的纵向范围描述同样具有重要意义。

例如，涉及左椎弓根及椎体、延伸至腰大肌与硬膜外腔的腰椎肿瘤可根据 WBB 系统的分期标准，描述为涉及 4 区～8 区延伸至 A 与 D 区的肿瘤。

第 3 节　解剖学、病理学和（或）基础科学（如生物力学）的相关应用

在制定肿瘤切除计划时，应熟知脊柱各区域的相关解剖学基础知识。医师处理肿瘤时所涉及的脊柱区域，在常规的退行性脊柱手术中并不经常遇到。每节脊椎均由起源于 2 条血管的节段性动脉供应，最终汇入奇静脉或半奇静脉以及腹腔静脉。尽管在临床操作中存在损伤动脉的风险，但静脉撕裂的发生率更高且难以处理。椎动脉始于主动脉，沿脊柱的骨质部分朝向椎间孔走行，使得椎间隙没有较大的血管分布。脊髓的血液供应从椎间孔进入，进入神经根（根动脉）并通过 Adamkiewicz 动脉（radiculare magna a.）抵达终端部位。一些节段性血液供应比其他部位更充沛，而通常认为下胸/腰椎的主要供应血管源自 1 条节段性动

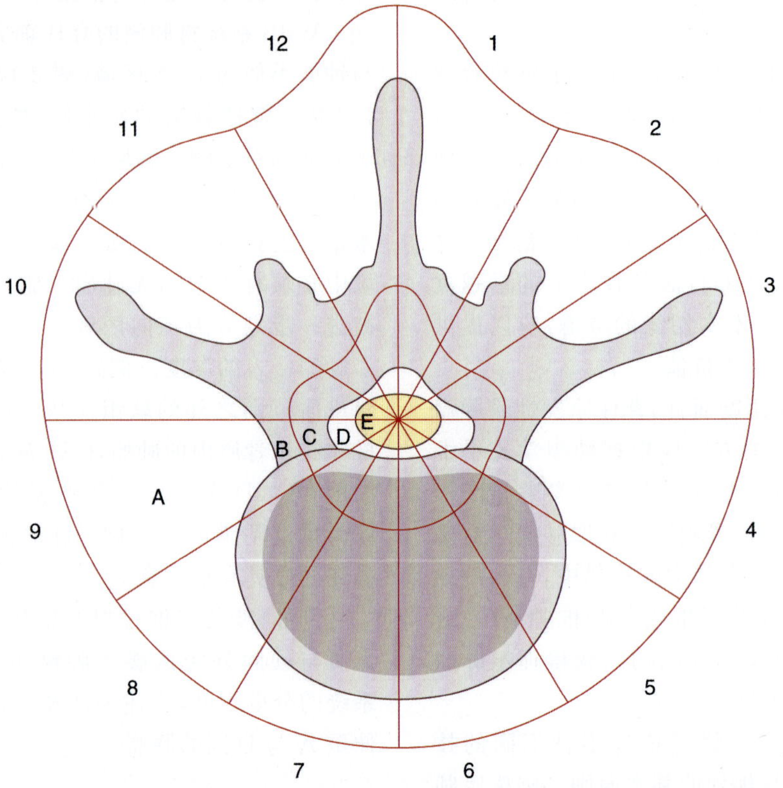

图 2-14-1 WBB 分期系统，肿瘤的横断面蔓延程度可根据 12 个辐射区域(编号 1～12，逆时针方向从脊柱棘突的左半侧开始)及 5 个同轴层(A～E)进行描述

脉。但动脉血管造影检查及 MRI 检查并不能证实这一观点。有动物研究数据表明，对 4 条以内的节段性血管(含根髓动脉)进行结扎时不会引起脊髓功能障碍[12-14]。另外，Kawahara 等[15]对 14 例患者的根髓动脉进行结扎并未导致神经功能损伤。但是，临床上普遍认为，根髓动脉受损或结扎后(血管造影检查发现)，脊髓损伤的风险会升高。术前必须告知患者这一情况。

特定的肿瘤类型还对手术类型存在影响。例如，Ewing 肉瘤与骨肉瘤通常使用新型辅助化学疗法治疗。这些患者通常营养不良且免疫功能不全，手术治愈与功能的恢复都无法达到最佳水平，必须考虑优化术前营养。除化学疗法外，患者是否有放射治疗史也很重要。已有研究结果显示，在四肢肉瘤病例中，术前放射治疗会增加伤口并发症的发生概率[16]。另外，远期放射既往史可能会产生较多的瘢痕组织，使手术切除肿瘤更加危险，并且存在损伤血管、硬膜及输尿管的风险，外科医师应对此提高警惕。

第 4 节　诊　断

可根据患者既往史及 X 线片对脊柱原发性恶性骨肿瘤进行鉴别诊断。对于手术分期与计划而言，必须进行轴向影像学检查，组织学检查也十分重要。CT 引导下的活检具有较高的准确性，并成为获取病理诊断的最佳临床操作[17]。但是，其漏诊率接近 10%，约 2% 的病例诊断不准确[17]。对诊断存有疑问的病例应行开放活检。一般来说，经椎弓根入路是最安全的，入口部位

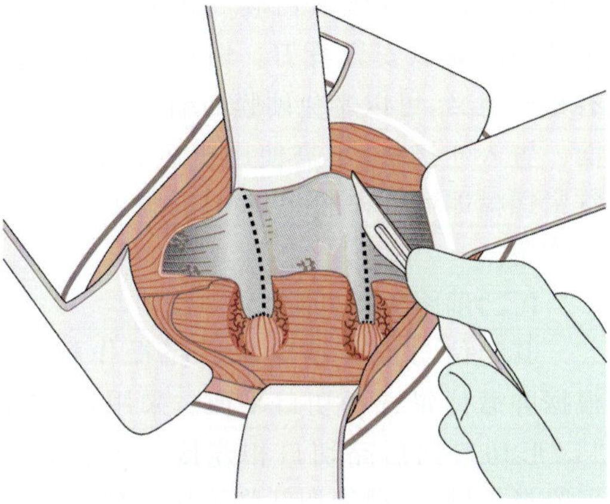

图 2-14-8 腰椎切除术（L_3），阶段 2，前腹膜后入路。缝合线间切开的节段性血管。可伸展牵引钩置于椎体周围。保留肿瘤上方的腰大肌，根据术前设计方案决定截骨的位置。若肿瘤位于椎体内部，切除肿瘤上方与下方的椎间盘

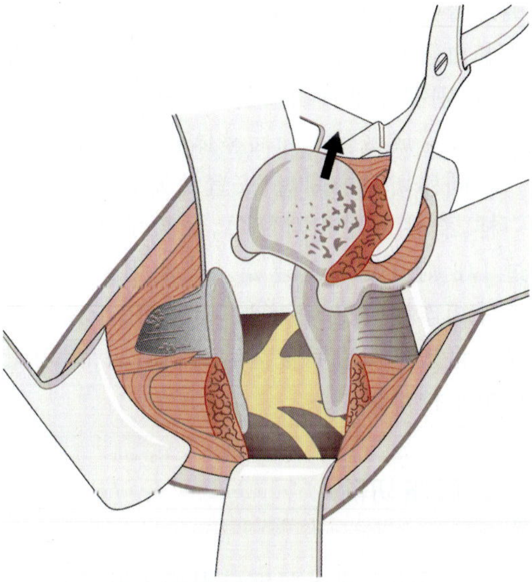

图 2-14-9 L_3 椎体整块移除

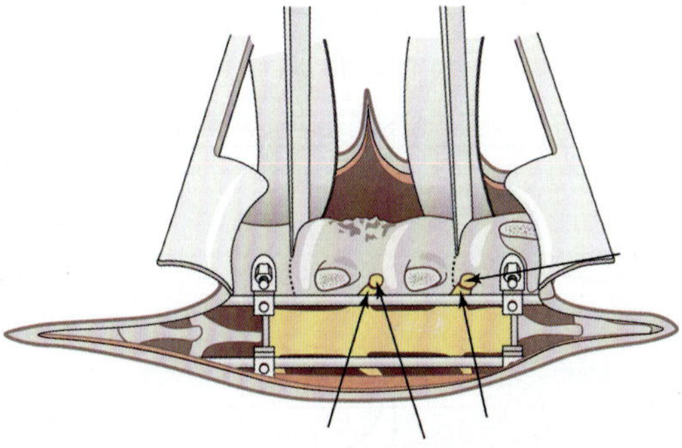

图 2-14-10 胸椎切除术，阶段 2，患者取侧卧位，经 T 型切口（中线上的垂直切口，第 9 肋骨上方横切口）的前端与后端结合通道。使用一对可伸展牵引器替换并保护纵隔膜结构与肺部，使用一对凿子完成切除

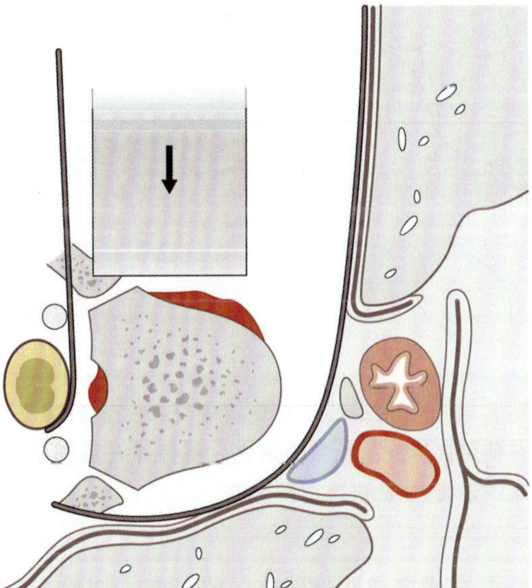

图 2-14-11 胸椎切除术，阶段 2，图 2-14-10 的横断面。图 2-14-10 并未标记的一个可伸展牵引器被用于后壁与硬膜之间，以保护其不受凿子（箭）损伤。注意展开牵引器以保护周围脏器（见图 2-14-10）

二、矢状切除

（一）后路矢状切除

矢状切除与椎骨切除术的一个主要区别是肿瘤通常蔓延至椎间孔，且需要牺牲相应的神经根以获取无瘤切缘。定位与椎骨切除术的后路操作相似。该后路切开也与椎骨切除术后路操作相似，唯一不同的是，肿瘤通常涉及一侧的后部结构，因此，后路切开应考虑这一区域，在不侵犯这一区域的前提下获取合适的切缘。若软组织肿瘤向后蔓延，可能

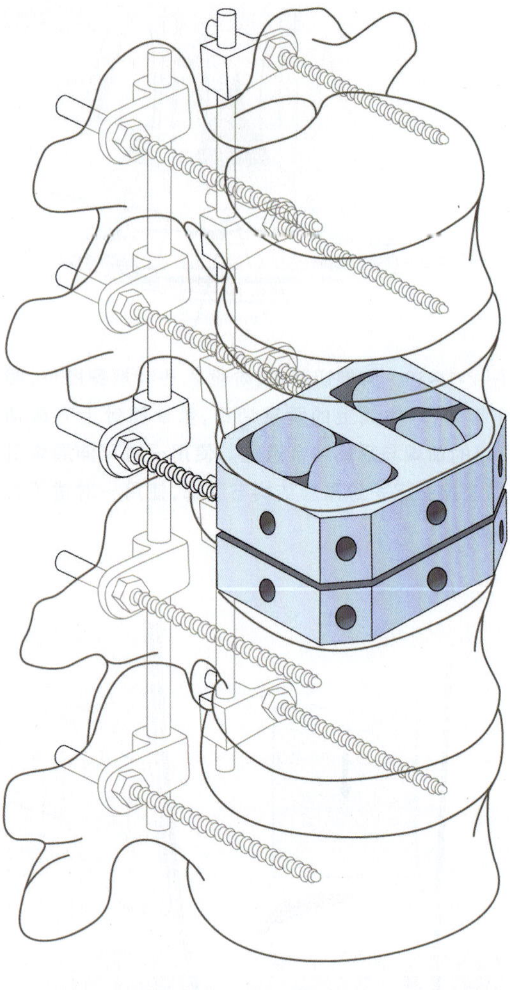

图 2-14-12 **根据所需长度将碳纤维笼进行堆叠，并使用自体皮质松质骨填充。将假体与后部稳定系统连接，以此进行周围重建**

需要在横突或肋骨部位保留肌肉。切除未受肿瘤影响的后部结构，需暴露肿瘤对侧硬膜及其上方和下方的全部硬膜。在脊柱肿瘤的一侧，肿瘤与肌肉之间形成一个平面。因切除组织应至少包含一个神经根，故需分离并识别神经根并进行结扎。在胸椎病例中，应做好切除上方与下方肋骨的准备。肿瘤侧应从肿瘤以远切除肋骨(图 2-14-13)。

在切除术部位上下椎体水平植入椎弓根螺钉。通常将骨刀置于肿瘤与病变椎体肿瘤侧的硬膜之间。术中应注意止血，通常采用双极电凝止血，还可选用明胶海绵混合凝血酶和(或)纤维蛋白胶。必要时可轻柔牵拉硬膜囊以安置骨刀。切除对侧椎弓根有重要意义，可以避免硬膜回缩至其硬质表面。置入连接杆，不需使用扭矩扳手，手动拧紧螺帽即可。松散缝合伤口，为再次手术做准备。

(二)前路矢状切除

其定位与椎骨切除术后路操作相似。根据肿瘤位置选择切口平面。采用相同的“T”形切口同后路切口相连接。对于肺部塌陷者，沿肿瘤周缘切开胸膜作为切缘。若在后路操作中未切断肋骨，此时应切断。在腰椎病例中，切除包含腰大肌或部分隔膜在内的肿瘤周围软组织。结扎节段性血管，以便将可扩张牵开器置于大血管与脊柱之间。

重新打开后路切口。将骨刀放置在硬膜与肿瘤之间。根据椎体肿瘤蔓延的程度确定骨刀的方向。可伸展牵开器应作为骨凿和血管间的屏障(图 2-14-14)。若行垂直切口，则需在垂直切口的两端再行 2 个水平切口以完成截骨。随后整体移除肿瘤。

同移切除椎间盘，安置钛笼并填充骨质一样，脊柱重建相对简单，如果椎体去除超过 1/3 则可使用重建笼。若使用未与后部组件相连接的笼，将增加一钢板用于额外支撑。将连接棒重回置至后部螺钉头部，用扭矩扳手拧紧螺帽。

三、后路切除

后路切除要求双椎弓根均无肿瘤，以便获得合适的切缘。如上所述，患者取俯卧位。在后部结构中，肿瘤外层应保留部分正常组织(图 2-14-15)。在该水平上方与下方暴露骨膜下脊柱。在腰椎病例中，脊柱侧边应暴露至横突末端；在胸椎病例中，应暴露至肋骨角。必须暴露肿瘤上方与下方的硬膜。在不污染手术视野的前提下暴露双侧椎弓根。必须横行切开椎弓根(图 2-14-16)，横行切开的方式有很多种：一种方式是使用“T”形

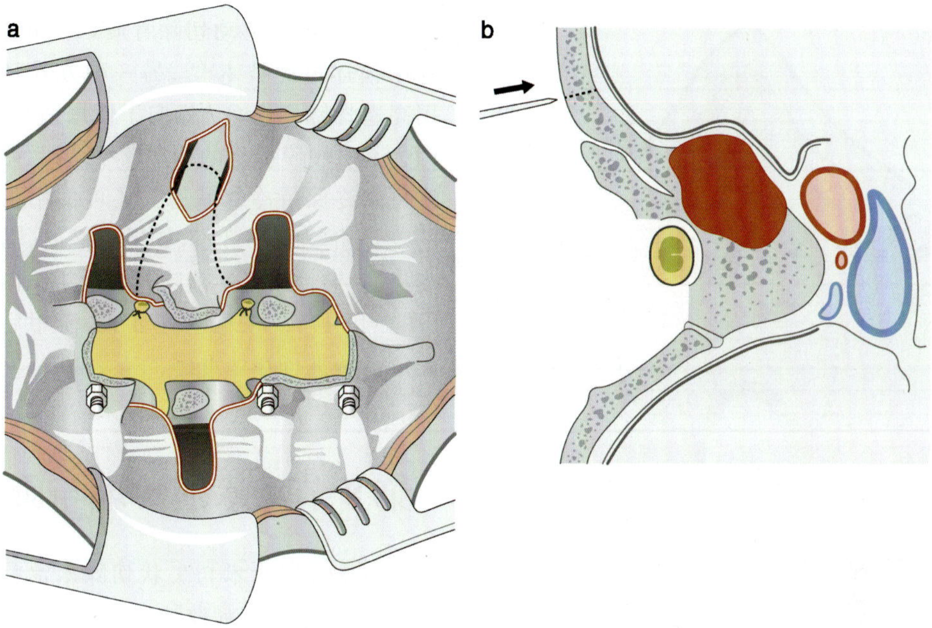

图 2-14-13　胸椎矢状切除，阶段 1，后路。若有必要，移除后弓的正常部分，以查看硬膜外腔并将硬膜切除分离肿瘤假包膜

a. 后视图；b. 横切面

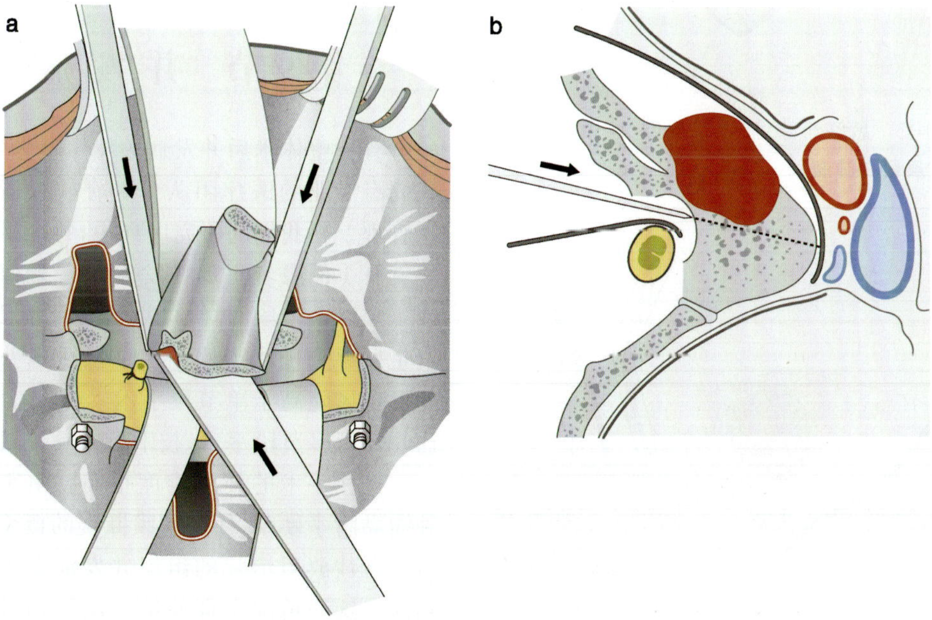

图 2-14-14　矢状切除，阶段 2，通过 T 型切口建立前后组合入路，临床上通常要求使用该切口以保留肿瘤周围正常的组织层

a. 后视图，仔细收缩硬膜囊，切除至少 2 条神经根可预防过度脊髓牵引，使用一对凿子切除肿瘤上下的脊柱，根据术前计划方案，凿子由后向前完成切除；b. 横截面，可伸展牵引器保护纵隔膜结构免受由后向前的凿子（箭）的损伤

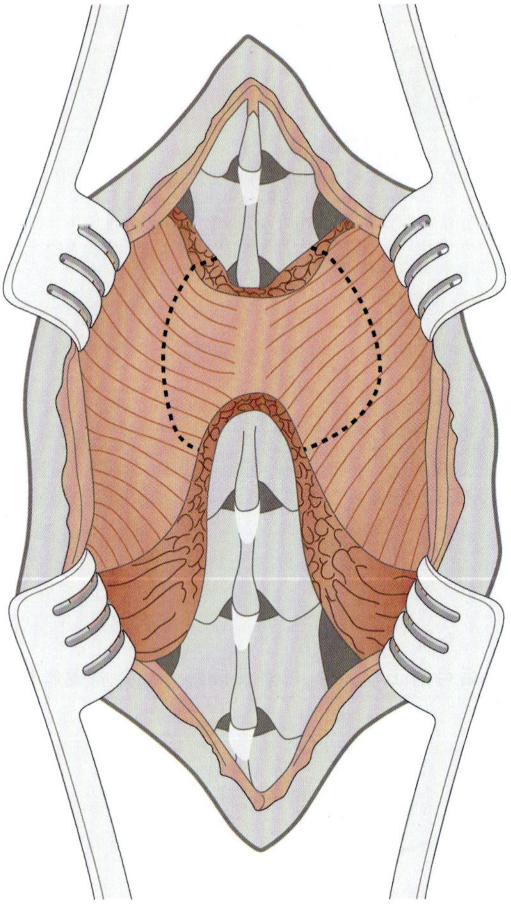

图 2-14-15 后路切除，患者取俯卧位，中线入路，使肌肉层留在肿瘤

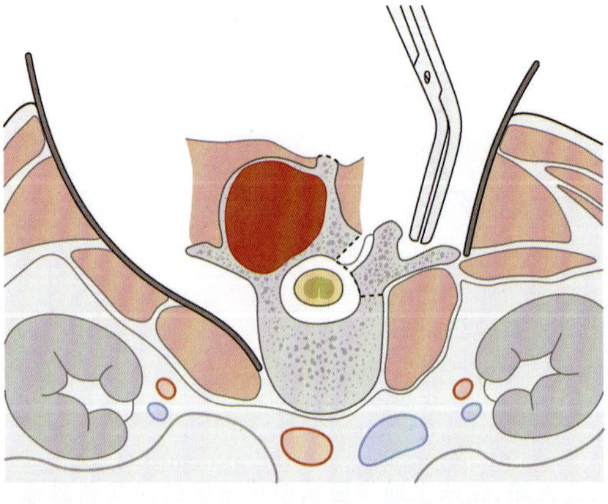

图 2-14-16 后路切除，围绕腰椎肿瘤的周围式切除（10～12 区）

锯，但必须使用导向装置绕过椎弓根，在合适的位置，前后移动切除骨质，Tomita 的研究中描述过此技术[20]；另一种方式是可使用高速骨钻。我们更倾向于使用钻石骨钻，因为其对硬膜损伤的概率较小，并且结合冲洗可始终保持冷却状态。还可使用嘴稍弯的咬骨钳咬除椎弓根，如果有必要，需将肿瘤提起，钝性或锐性清除其他软组织附着物（图 2-14-17）。根据上述方式，使用后路内固定器械进行脊柱重建。

第 8 节　术后护理与康复

行椎骨切除术与矢状切除术治疗的患者，术后需进入重症监护室。后路切除的患者通常不需要，患者离开重症监护室后即可负重。我们在许多病例中使用 3 点矫形器，使用时间一般约为 2 个月。

第 9 节　并发症

脊柱整体术后并发症的发生极为常见。我们有专业的医疗团队负责脊柱肿瘤的临床管理。在我们的研究序列中，每 3 例患者中就有 1 例患者出现并发症[21]。翻修手术或 1 个以上节段的脊柱手术，术后并发症的发生概率会随之升高。多节段手术并发症的发生风险高于单节段手术[21]。部分病例往往需行多节段手术，技术上极具挑战性。

这些手术的技术难度很高。由于部分肿瘤黏附于硬膜，使得硬膜撕裂的概率也很高。既往放射治疗的组织并发症发生概率较高。这一情况下即使结合硬膜切开术行一期缝合，也可能无法治愈硬膜撕裂。必要时需行腰大池引流以帮助缝合，还可使用补片。硬膜撕裂会导致脑脊液渗漏与损耗，并可能伴有硬膜下血肿，还可能发生感染性脑脊膜炎。

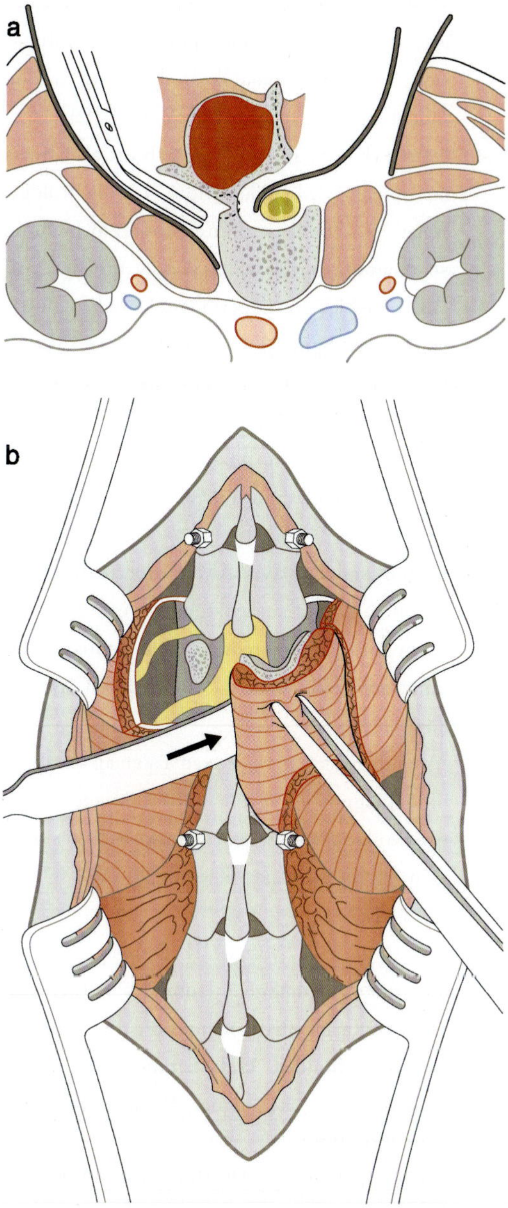

图 2-14-17　**后路切除，腰椎切除的最终阶段（10～12 区）**
a. 横截面；b. 后视图

腹部或胸腔的大血管损伤可引发快速失血甚至导致患者死亡。因此，术中应由 1 名血管外科医师协助大血管的管理。

感染产生的部分原因可能是源于手术时间过长，此外，切除组织后可产生一个潜在的无效腔也可能造成感染。对于已经接受化学治疗或营养不良的患者这一情况将更为严重。

骨不连及附属组织的缺损同样会引发问题。另外，去除大部分的骨使得融合更为困难，保持前后稳定固定可减少骨质丢失。

上述手术患者的术后死亡率为 2%[21]。但需谨记若不切除肿瘤，多数患者也会因肿瘤而死亡。局部复发、转移及死亡均对患者造成威胁。如试图切除整块脊柱肿瘤，则医师需要承担巨大的风险。手术强度高，患者还可能在术中死亡。患者与外科医师在治疗前就应知晓上述事实。

第 10 节　结　论

椎体次全切与椎体全切除术是具有挑战的手术，术前应进行详细的规划。现有的分期系统可以帮助手术方案的设计。通常需分期手术，特定类型的切除取决于肿瘤的位置。我们已经详细描述了胸椎与腰椎整块切除术的 3 种主要类型。就肿瘤学角度而言，整块肿瘤切除的目标是获取无瘤切缘。尽管这些切除术的并发症发生概率高，若不及时治疗，肿瘤本身也将引发一系列并发症。

鸣谢　我们深深地感谢 M. Campanacci 教授，感谢他花费大量时间教授我们如何理解骨肿瘤的生物行为，以及如何在对每个单独案例进行完整分析的基础上确定治疗方案。谨以本研究纪念 M. Campanacci 教授。

向 Carlo Piovani 致以特殊的感谢，感谢其在初步图纸准备方面、影像学检查说明及档案管理的每日工作方面提供援助。

参考文献

[1]　Talac R, Yaszemski MJ, Currier BL, et al. Relationship between surgical margins and local recurrence in sarcomas of the spine. Clin Orthop Relat Res, 2002, 397: 127-132.

[2] Fujita T, Kawahara N, Matsumoto T, et al. Chordoma in thecervical spine managed with en bloc excision. Spine, 1999, 24 (17): 1848-1851.

[3] Rhines LD, Fourney DR, Siadati A, et al. En bloc resection of multilevel cervical chordoma with C-2 involvement. Case report and description of operative technique. J Neurosurg Spine, 2005, 2(2): 199-205.

[4] Bailey CS, Fisher CG, Boyd MC, et al. En bloc marginal excision of a multilevel cervical chordoma. Case report. J Neurosurg Spine, 2006, 4(5): 409-414.

[5] Currier BL, Papagelopoulos PJ, Krauss WE, et al. Total en bloc spondylectomy of C_5 vertebra for chordoma. Spine, 2007, 32 (9): E294-E299.

[6] Leitner Y, Shabat S, Boriani L, et al. En bloc resection of a C_4 chordoma: surgical technique. Eur Spine J, 2007, 16(12): 2238-2242.

[7] Biagini R, Casadei R, Boriani S, et al. En bloc vertebrectomy and dural resection for chordoma: a case report. Spine, 2003, 28 (18): E368-E372.

[8] Keynan O, Fisher CG, Boyd MC, et al. Ligation and partial excision of the caudaequina as part of a wide resection of vertebral osteosarcoma: a case report and description of surgical technique. Spine, 2005, 30(4): E97-E102.

[9] American Cancer Society. Facts and figures 2008. [2019-10-18]. http://www.americancancersociety.org.

[10] Dahlin DC, Unni KK. In Bone tumors. General aspects and data on 8,542 cases. 4th ed. Springfield: Charles C Thomas, 1986.

[11] Campanacci M. Bone and soft tissue tumors. 2nd ed. New York: Springer, 1999.

[12] Woodard JS, Freeman LW. Ischemia of the spinal cord; an experimental study. J Neurosurg, 1956, 13(1): 63-72.

[13] Fujimaki Y, Kawahara N, Tomita K, et al. How many ligations of bilateral segmental arteries cause ischemic spinal cord dysfunction? An experimental study using a dog model. Spine, 2006, 31(21): E781-E789.

[14] Kato S, Kawahara N, Tomita K, et al. Effects on spinal cord blood flow and neurologic function secondary to interruption of bilateral segmental arteries which supply the artery of Adamkiewicz: an experimental study using a dog model. Spine, 2008, 33(14): 1533-1541.

[15] Kawahara N, Tomita K, Murakami H, et al. Total en bloc spondylectomy for spinal tumors: surgical techniques and related basic background. Orthopedic Clin N Am, 2009, 40 (1): 47-63.

[16] O'Sullivan B, Davis AM, Turcotte R, et al. Preoperative versus postoperative radiotherapy in soft-tissue sarcoma of the limbs: a randomised trial. Lancet, 2002, 359 (9325): 2235-2241.

[17] Yang J, Frassica FJ, Fayad L, et al. Analysis ofnondiagnostic results after image-guided needle biopsies of musculoskeletal lesions. Clin Orthop Relat Res, 2010, 468 (11): 3103-3111.

[18] Roy Camille R, Mazel CH, Saillant G, et al. Treatment of malignant tumours of the spine with posterior instrumentation. In: Sundaresan N, Schmidek HH, Schiller AL, et al. Tumours of the spine. Philadelphia: WB Saunders, 1990.

[19] Stener B, Johnsen OE. Complete removal of three vertebrae for giant-cell tumour. J Bone Joint Surg Br, 1971, 53(2): 278-287.

[20] Tomita K, Kawahara N, Baba H, et al. Total en bloc spondylectomy. A new surgical technique for primary malignant vertebral tumors. Spine, 1997, 22(3): 324-333.

[21] Boriani S, Bandiera S, Donthineni R, et al. Morbidity of en bloc resections in the spine. Eur Spine J, 19(2): 231-241.

第15章 计算机辅助脊柱外科手术

第 15 章 计算机辅助脊柱外科手术

Teija Lund, Timo Laine, Heikki Österman,
Timo Yrjönen, Dietrich Schlenzka

摘要 最近的研究发现,计算机辅助技术的应用提高了椎弓根螺钉植入的准确率。在过去的 10～15 年里,各种各样的导航系统被不断应用于临床实践中。每种计算机辅助技术均有其优势和劣势,但都建立在共同的理论基础之上。只有彻底地理解并遵守这些基本原理,才能帮助术者成功运用计算机辅助技术。本章主要概述计算机辅助脊柱外科手术的理论基础,以及在临床应用方面的基本原则,以避免术后可能出现的隐患。根据现有的证据,本章将分别阐述不同的导航技术的具体特点及计算机辅助脊柱外科手术的优势。

关键词 计算机辅助 · 导航 · 椎弓根螺钉 · 脊柱 · 手术适应证 · 技术与康复

第 1 节 概 述

计算机辅助手术(图像引导、导航)的理念可以追溯至 20 世纪初期。Clarke 和 Horsley[1] 首次在神经外科手术中引入了一种特殊装置,这种装置能够在手术过程中准确定位颅内病变。这种特殊装置类似于现代计算机辅助手术系统,包括 3 个组成部分:手术对象(此处是指颅内肿瘤)、虚拟对象(大脑图谱)及导航(外框连接到患者的头部)。神经外科至今仍在使用这些技术,但是直到无框技术的实现,计算机辅助手术才开始应用于骨科领域,尤其是脊柱外科领域。由于椎弓根螺钉植入技术要求较高,且存在损伤神经、血管、脏器的风险,因此,该领域首先应用计算机辅助技术。在 20 世纪中期,数个研究小组各自发表了他们的首篇应用计算机辅助技术植入椎弓根螺钉的实验室和临床研究结果的文献[2-5]。

如今,脊柱外科很多领域都已开展计算机辅助技术,尤其在椎弓根螺钉的植入方面应用最为广泛。因此,本章将根据现有文献,对计算机辅助椎弓根螺钉植入技术进行以下几方面的论述:①讨论计算机辅助手术的基本原理;②描述应用计算机辅助椎弓根螺钉植入,以及该技术可能存在的技术缺陷;③讨论应用计算机辅助脊柱手术的优势。

第 2 节 计算机辅助脊柱外科手术的基本原理

Clarke 和 Horsley 的导航设备基于立体定向的原理,即能够直接定位患者体内的

T. Lund · T. Laine · H. Österman · T. Yrjönen · D. Schlenzka (✉)
ORTON Orthopaedic Hospital, Helsinki, Finland
e-mail: dietrich.schlenzka@invalidisaatio.fi

G. Bentley (ed.), *European Surgical Orthopaedics and Traumatology*,
DOI 10.1007/978-3-642-34746-7_25, © EFORT 2014

术中三维透视为临床提供了另一种自动配准计算机辅助椎弓根螺钉植入的技术。DRB 同样应严格地固定至脊椎上，以提供手术目标所需的位置信息；同样，在 C 型臂中心需要配有校准环。C 型臂围绕患者连续旋转以采集图像和配准，同时以手术区域（目标脊椎水平）为中心保持旋转运动。根据设计，多个脊椎可同时进行配准，C 型臂每旋转 1 圈，可同时配准约 3 个腰椎和 6 个颈椎[9]。其中获取图像-自动配准并进行重建平均需要 8.5 min[9]。经 C 型臂连续同心旋转产生一组二维解剖投影，然后通过计算机软件重建三维图像数据集，包括轴位、冠状位和矢状位。接下来的实际手术操作步骤同 CT 导航手术相似。图 2-15-4a～b 为三维透视导航一些具体的功能。

不同的导航技术之间很难进行直接比较。最近的一项系统回顾和荟萃分析发现，虚拟透视和 CT 导航比三维透视导航需要的数据更多[10]。现有导航技术的准确性将在计算机辅助椎弓根螺钉植入理论的章节进行讨论。就 CT 导航而言，实验研究已经评估了不同配准（匹配）方法的准确性。Holly 等[11] 研究发现，虽然点对点匹配结合表面匹配与单独的点对点匹配相比，计算机精度有显著提高，但这 2 种技术的临床准确率却相差不大。另一个关于腰椎人工模型的对比研究发现，点对点匹配比改良后的表面匹配技术更精确[12]。而体外研究比较了这 3 种导航技术，发现 CT 导航比虚拟透视的精确度更高[13-14]，但 CT 导航同三维透视导航之间无显著性差异[15]。表 2-15-1 总结了上述不同的导航技术的优缺点。

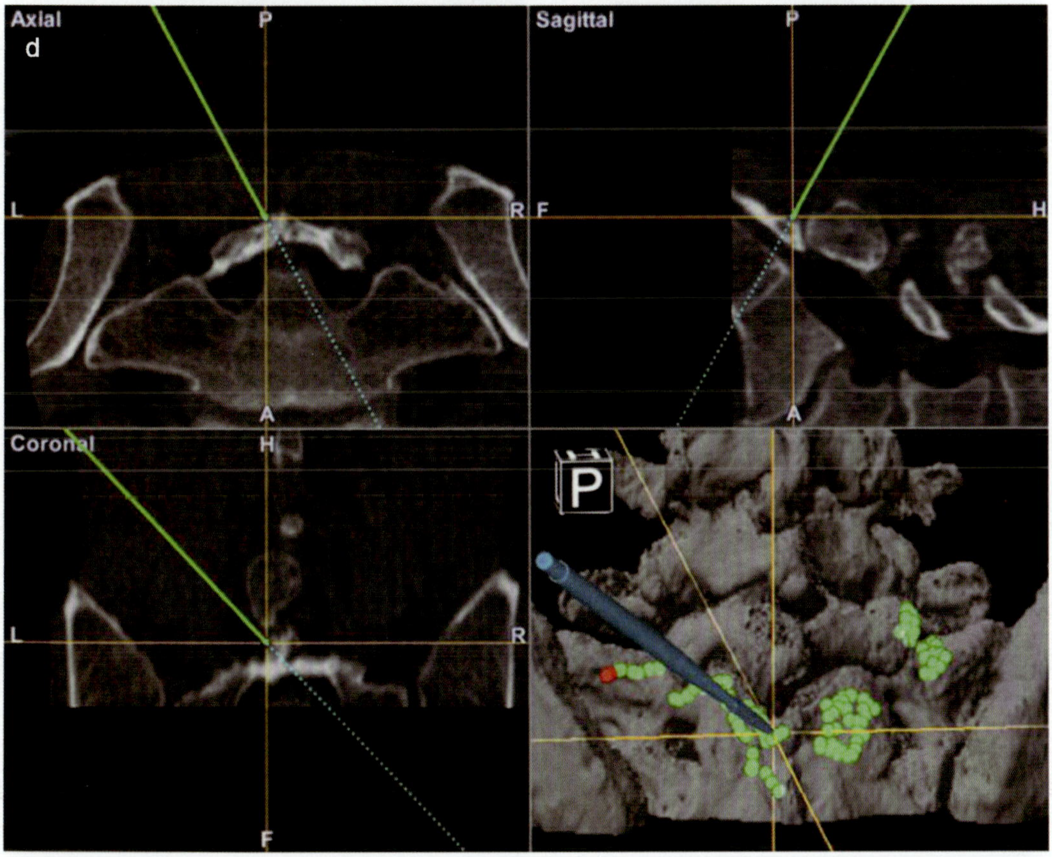

图 2-15-2　d　表面匹配是指在目标脊椎的骨表面选择 20～30 个数字化随机点，以创建一个云点集，然后匹配出如同一脊椎的虚拟图像，该案例展示了表面匹配验证后的 S_1 椎体，显示屏上的绿色点为外科医师随机选择（续）

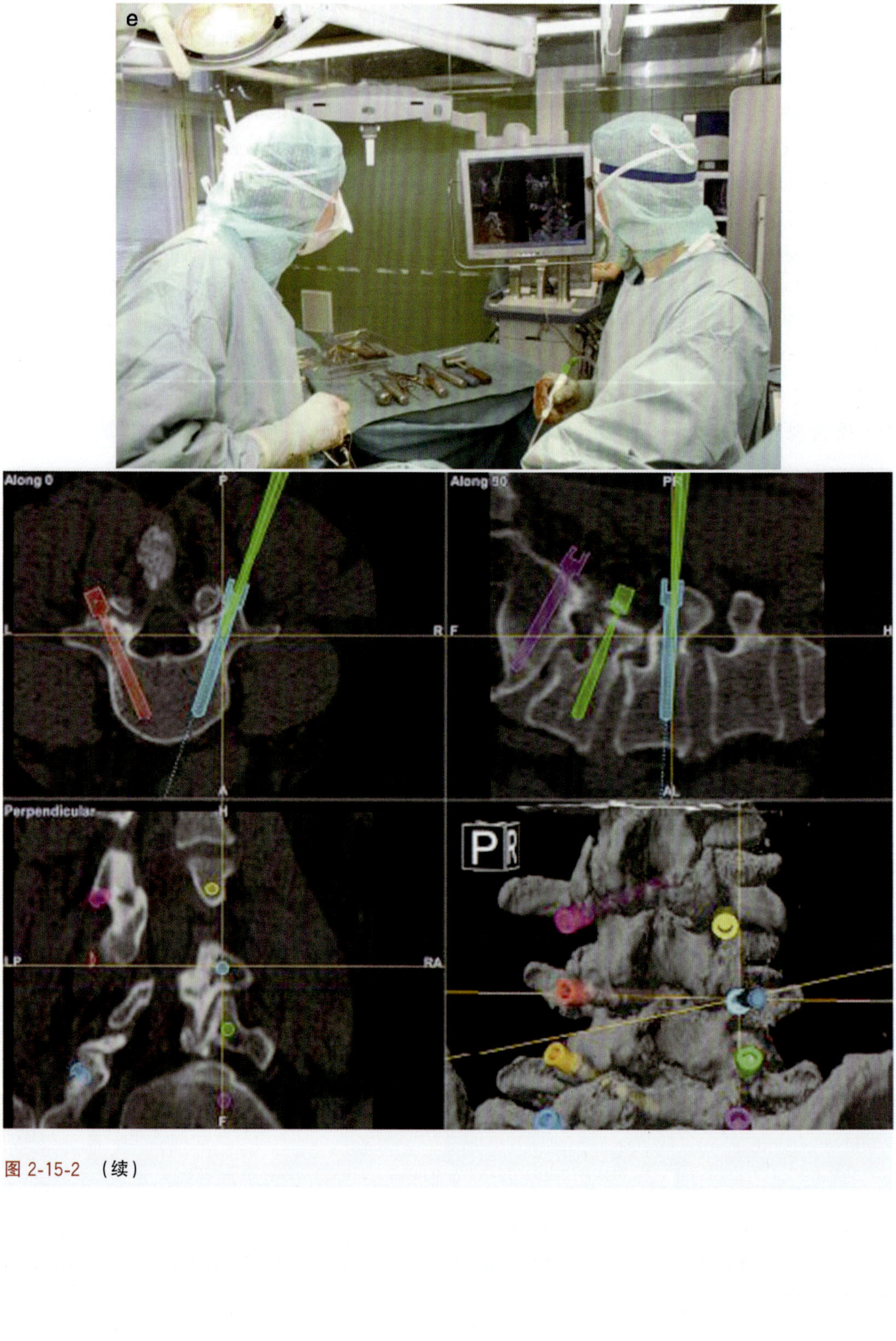

图 2-15-2 （续）

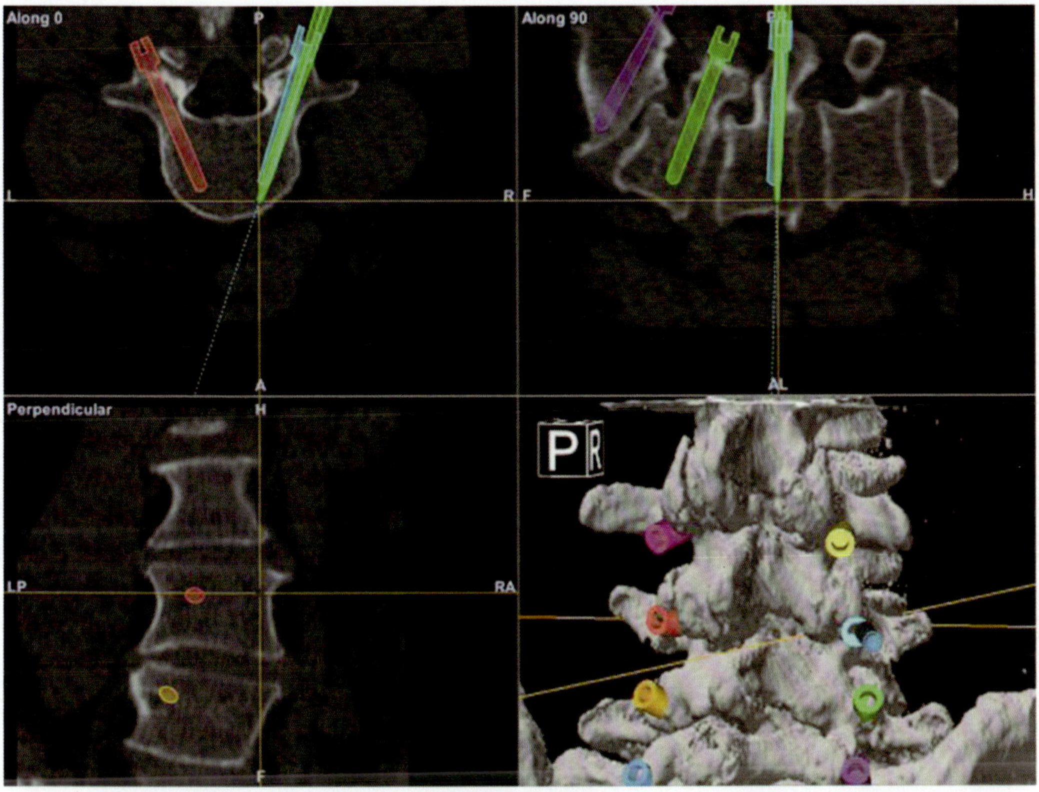

图 2-15-2 e. 经配准和验证后，导航系统能够辅助制定螺钉植入轨道，此处使用于 L_4 右侧椎弓根螺钉，浅蓝色的图形螺钉对应设计的螺钉轨迹，绿色栏代表叠加在虚拟图像上手术工具的方向和位置

表 2-15-1 3 种计算机辅助技术的优缺点

计算机辅助技术	优点	缺点
基于二维荧光检查（“虚拟荧光透视”）	不需要术前准备 患者取俯卧位，术中获得的虚拟图像 适用于微创手术 自动配准 降低辐射量	不精确 肥胖和骨质疏松症患者的图像质量较为劣质 仅胸椎和腰椎可获得足够的准确性 无可用的轴向图像
基于三维透视	无须术前准备 患者取俯卧位，术中获得的虚拟图像 自动配准 多个节段同时配准 适用于微创手术 闭合伤口前使术后成像成为可能 减少职业辐射暴露	不可能进行精确的术前准备 肥胖和骨质疏松症患者的图像质量较为劣质 设备昂贵

（续 表）

计算机辅助技术	优点	缺点
以 CT 为基础	有助于精确的术前准备 严格遵守导航原则 成像质量最佳	需要在特定协议下行术前 CT 成像 外科医师依赖注册 每一个节段通常需要单独配准 微创应用不理想

第 4 节　计算机辅助脊柱手术的缺陷

同任何新的手术技术一样，术中引入计算机辅助技术，即使是经验丰富的脊柱外科医师也需要克服一定的学习曲线[16]。系列临床研究发现，经过 6 个月的临床实践，术者应用三维透视导航辅助下手术的平均手术时间和椎弓根螺钉误置率大幅降低[17]。深入学习导航系统的基础理论，并在人工腰椎模型和动物模型等上进行体外训练是将计算机辅助脊柱外科手术成功引入临床的先决条件。以下内容将讨论计算机辅助脊柱外科手术的一些缺陷，主要是导航的临床应用方面。需注意的是，导航的任何误差都源于技术和术者（外科医师）的共同作用，而通常后者更为显著。

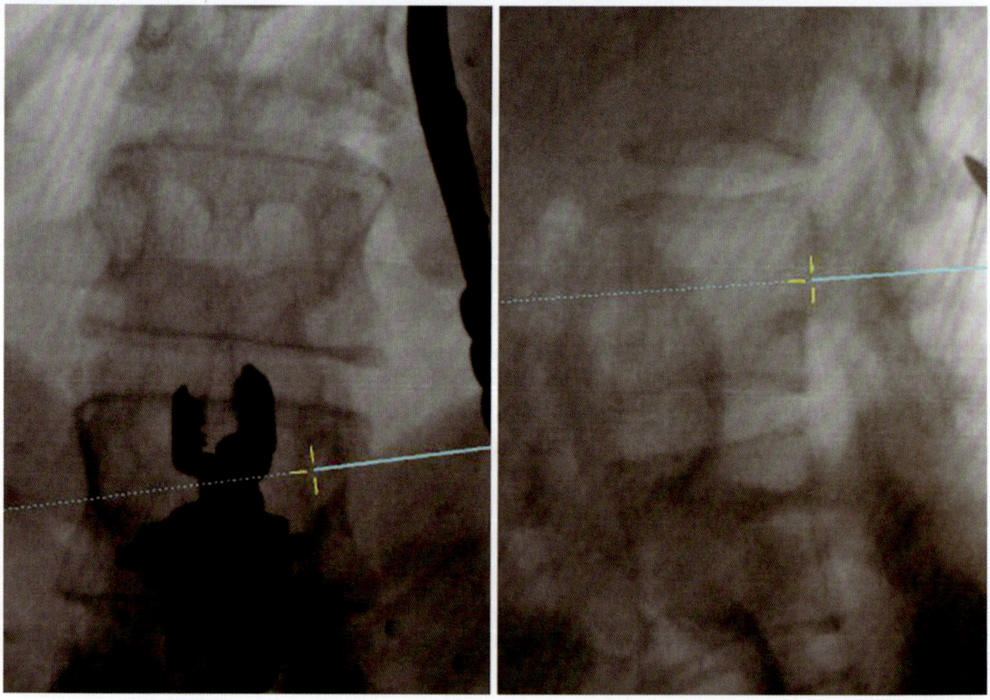

图 2-15-3　计算机屏幕显示在二维透视导航辅助下植入的上腰椎椎弓根螺钉，而标准的正位和侧位图像十分重要，淡蓝色线代表手术器械的位置和方向。根据定义，如没有可参照的轴向可视图，但在侧位视图上测量工具的尖端刚刚进入椎体，在前后位视图中测量工具的尖端尚未突破椎弓根内侧时，不可能穿破椎弓根内侧皮质

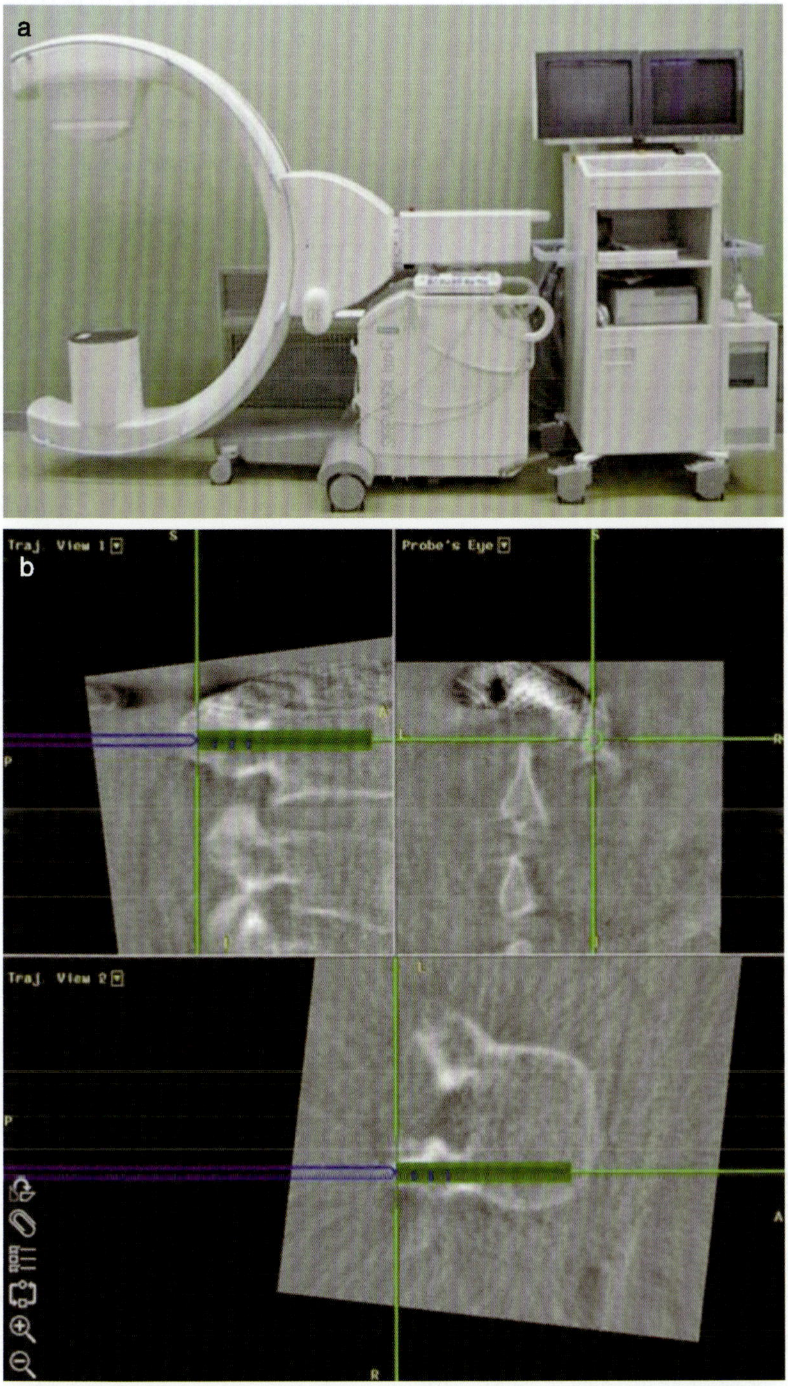

图 2-15-4　a. ISO 为中心的三维图像增强器，计算机辅助外科手术使用 C 型臂时，需要额外配备一个校准环；b. C 型臂围绕患者进行连续旋转以采集图像，并对图像进行重建和自动配准，从而可以在轴位、冠状位和矢状位分别查看计算机辅助椎弓根螺钉钉道的准备情况（图片由中国上海的马博士提供）

任何基于图像的导航技术都依赖于手术区的优质医学影像。没有高质量的医学影像，就无法进行手术。不同透视生成的二维成像的质量也有较大的区别。特别是对于肥胖或骨质疏松症患者而言，无法应用二维和三维透视导航来采集图像。

基于光电跟踪的导航技术，需要术者从DRB、外科手术器械到摄像机始终保持直视状态。这可能导致手术室传统布局发生改变，并且还需考虑摄像机的摆放位置。而基于反射球的被动导航系统，任何情况下反射球被血液或冲洗液污染时，都可能降低其反射特性，进而致使导航出现误差。

计算机辅助技术一般无法严格保证手术在合适节段进行。如果脊椎后方的解剖结构几乎完全相同，那么有可能依靠相邻脊椎的解剖学标志获得满意的准确度。因此，在导航开始前，外科医师需要使用其他方法验证导航的正确位置。

在CT导航辅助下进行手术，配准（匹配）的过程必须十分小心、谨慎，以避免实际导航过程中出现误差。同时，DRB需严格固定在脊椎上，并保持二者之间无相对运动。而配准完成后任何潜在的DRB相对位置的改变都会导致导航产生误差[18]。当然，前者适用于透视导航。因此，必须为DRB选择一个既不会妨碍术中操作，又能够在整个导航过程中得到很好保护的位置。我们建议，在手术过程中，应对导航做频繁的准确性检查，尤其是怀疑DRB有位移时，必须进行校准。

顾名思义，CT导航技术是指术前获取患者仰卧位的CT图像数据。术中脊椎发生相对位移，导航可能就会产生误差。因此，坚守刚性固定原则，分别配准每个椎体，并将DRB固定在手术区域，能够显著提高导航的精确度[19]。但有时无法做到完全遵守刚性固定的原则，例如既往手术导致脊椎后方结构缺失，在这种情况下，DRB需要尽可能地靠近脊椎固定，这显然偏离了基本原则。如果从术前到术中椎体间并没有发生相对位移，可以经匹配、验证后继续操作相邻椎体。然而，一项临床系列研究发现，在邻近椎体继续使用导航操作只有13%的准确性[7]。随着技术的不断发展，外科医师独立完成配准操作需要相当长的学习曲线[5]。

在二维或三维透视导航中，DRB通常依附于需要操作的脊椎上，而不是其他部位，如后髂嵴微创手术。二维透视导航已被证明是非常不精确的。一项对胸段脊柱尸体标本的研究发现，按照刚性固定原则，导航系统可以达到更高的精度，即将DRB固定在目标椎体上可以获得多组导航图像[20]。此外，将DRB固定在目标椎上，能够排除椎体之间相对位移所产生的导航误差。假设固定DRB于较远的脊椎上，由于骨质坚硬，过度地操作是不可避免的。即使术中已经使用二维或三维透视导航采集图像，但实际情况和计算机屏幕上显示的图像仍可能存在显著差异。

在立体定向的概念中，所有的导航手术工具均被视为刚体，即假定导航系统仪器不会弯曲。但是，牵开器特定的空间限制及椎旁肌的张力，都可能导致导航工具弯曲。在这些情况下，在计算机屏幕上显示的图像与事实不符，因此，应注意在导航操作之前，必须对这种情况进行评估。

术中不适当地使用导航会导致更大的风险，从而导致手术结果不理想。深入理解并严格遵守导航技术的基本原则是避免这些错误产生的根本方法。此外，手术团队的所有成员都要掌握导航系统技术，定期使用该技术，而不是仅在困难的手术才使用[21]。

第5节　计算机辅助椎弓根螺钉植入的合理性

虽然计算机辅助脊柱外科手术的临床应用已有15年之久，但并没有成为常规治疗手段得到脊柱外科医师的广泛接受[14,20,22]。在植入椎弓根螺钉时，脊柱外科医师仍习惯于依赖解剖标志，探测螺钉植入通道以获得触觉反馈信息，并行 X 线透视予以确认。尤其是对腰椎手术而言，由于该部位的解剖结构相对一致，多不必常规使用计算机辅助手术[14]。但是，由于脊柱的三维解剖结构差异性较大[23,25]，单纯依靠解剖标志植入椎弓根螺钉往往并不可靠。

术后 CT 检查显示，应用传统技术植入颈椎椎弓根螺钉的误置率为 5%～29%[26-32]，胸椎为 3%～58%[33-45]，腰骶部为 6%～41%[46-58]。尽管有研究显示椎弓根穿透率较高，但上述研究证实螺钉相关并发症的发生率也很低。有趣的是，既往研究报道腰骶椎手术的神经血管损伤率最可高达 17%[48]。

Gertzbein 和 Robbins[49] 进行了一项关于椎弓根螺钉植入准确性的临床研究，在胸腰段脊柱引入了一个假想的侵入椎管的 4 mm“安全区”，包括硬膜外 2 mm 和蛛网膜下腔 2 mm 的空间。后来，一些学者发现实际的安全界限要小得多[59-62]，这表明 Gertzbein 和 Robbins 提出的“安全区”阈值并不适用于胸椎，甚至腰椎[20]。在胸椎中段、颈椎中段以及胸腰段，椎弓根螺钉植入技术的准确性要求最高，例如在 T_5 要求必须无平移或旋转误差[63]。

尽管椎弓根螺钉植入的相关并发症发生率较低，但是每一个穿透椎弓根下方或内侧皮质的螺钉都会增加神经损伤的风险。此外，对于个别患者，小的皮质骨破裂就可能诱发灾难性的并发症。一项关于椎弓根螺钉误置的研究报告得出了令人震惊的结果：在颈、胸、腰椎的椎弓根螺钉植入术中，椎弓根螺钉误置 1 枚以上的发生率分别高达 72%、54%、80%[28,44,51,56]，因此，存在较高的神经血管并发症发生风险。

关于计算机辅助椎弓根螺钉植入准确性的临床研究指出，颈椎的椎弓根螺钉误置率为 0～34%[64-72]，胸椎为 2%～19%[73-79]，腰骶部为 0～23%[80-95]。然而，由于置钉准确性标准的不同及“可接受的”椎弓根螺钉位置的标准不同，很难对这些研究的结果进行比较。对于 CT 导航和三维透视导航而言，如为了保护上关节突，可能需要螺钉穿透椎弓根皮质。此外，在胸椎，临床上椎弓根螺钉植入“进-出-进”技术仍可接受，尽管部分研究提到有潜在穿透椎弓根内侧皮质的风险。椎弓根螺钉相关的神经血管损伤并发症相关研究报道较少，暂无关于颈椎和胸椎的研究报道，但腰骶部的发生率高达 1.4%[89,94]。即使采用二维虚拟透视技术腰骶部椎弓根螺钉植入的一系列临床报道结果均显示，椎弓根皮质穿透率约为 23%，螺钉相关性神经损伤发生率约为 10%[91]。2 组随机对照试验比较了计算机辅助椎弓根螺钉植入与传统手术技术的准确性[76,86]。Rajasekaran 等[76] 在脊柱矫形手术中，在 X 线透视下植入 236 枚胸椎椎弓根螺钉，在三维透视导航辅助下植入 242 枚螺钉，术后经 CT 扫描发现传统手术组的椎弓根螺钉误置率为 23%，而导航组仅为 2%。Laine 等[86] 对比分析了基于解剖标志的传统技术植入 277 枚椎弓根螺钉与 CT 导航引导下植入 219 枚螺钉的椎弓根螺钉误置率，术后 CT 扫描显示导航组为 4.6%，而传统手术组高达 13.4%，导航组的椎弓根螺钉误置率显著降低。这 2 项研究结果均表明，除椎弓根螺钉植入数量不同外，螺钉植入的准确性也有质的区别。Laine 等[86] 研究中传统手术组和导航组椎弓根螺钉穿透内侧或下缘皮质的椎弓根螺钉误置率分别为 10.1%和 0.4%，这相当于 40%的传统手术组和 2.4%的导航组患者存在 1 枚椎弓根螺钉穿透了内侧或外侧皮质。Rajasekaran 等[76] 也发现，导航组显著降低了椎弓根螺钉穿透内侧、下缘或上缘皮质的风险。最后，现有的文献荟萃分析显示，计算机辅助椎弓根螺钉植入技术相比传统手术方法的准确性更高[10,96-98]。

脊柱不同部位使用计算机辅助外科手术会存在一些特定的情况。无论使用何种技术，椎弓根螺钉植入必须要求最高的准确性，尤其是当螺钉的直径接近椎弓根的尺寸时。因此，迄今为止任何计算机辅助导航系统均可将颈椎椎弓根作为边缘尺寸[99]。一项人类尸体颈椎试验发现，当椎弓根直径＜4.5 mm时，无论是传统手术组还是CT导航组，椎弓根螺钉的植入均有更高的颈部损伤风险[100]。C_3～C_5椎弓根的直径最小，外展角最大，在此处应用计算机辅助技术时，脊柱外科医师应精确配准，并谨慎操作[23]。已证实在胸椎中段（T_3～T_7）植入椎弓根螺钉时存在极小的平移和旋转误差[63]。在这些部位对于椎弓根螺钉植入的准确度要求可能超出了当前计算机辅助系统的精度。因此，期待导航系统拥有绝对的准确性是不现实的，也是不可行的。

一些研究专门比较了不同的计算机辅助技术对椎弓根螺钉植入准确性的影响。对颈椎而言，虚拟透视（基于二维透视）下椎弓根螺钉的误置率明显高于三维透视或CT导航，但后两者之间却无显著差异[69]。但是在胸椎椎弓根螺钉植入术中，二维和三维透视导航之间的准确性无显著差异。最近的一项荟萃分析研究得出，在胸椎水平，CT导航与二维透视相比能够降低椎弓根螺钉的误置率[97]。在腰椎水平，不同的计算机辅助技术之间尚未发现显著差异。研究还发现，二维透视导航在矢状位比在轴位的准确性更好[82]。因此，这种导航技术的使用可能局限于解剖差异较小的下胸椎和腰椎。

手术时间的延长是计算机辅助椎弓根螺钉植入的相关问题之一。Laine等[86]的一项随机对照试验中，导航组植入1枚椎弓根螺钉所需的平均时间明显长于传统手术组，但其并未报道总的手术时间。另外，Rajasekaran等[76]的一项随机对照研究证实，脊柱矫形术组相比传统手术组，导航组椎弓根螺钉植入所需的时间明显缩短。临床经验进一步证实，在一些畸形明显或后方解剖结构改变的手术中（如融合术后），计算机辅助技术可减少手术时间。此外，对计算机辅助技术经验丰富的外科医师，植入椎弓根螺钉所需的时间将明显减少[17]。

在计算机辅助技术引入临床后，降低了患者和手术团队的辐射暴露。研究证实，以透视为基础的计算机辅助椎弓根螺钉植入技术与重复使用透视成像的传统手术相比，显著降低了辐射剂量与透视次数[101-104]。然而有研究报道，CT导航与基于透视的计算机辅助技术相比，器官暴露和有效剂量的辐射暴露更高[105]。尽管计算机辅助外科手术中的CT辐射剂量远低于诊断性检查的辐射剂量，但仍需密切关注成像方案并适当修改，以减少患者的辐射剂量[106]。

计算机辅助脊柱手术的设备非常昂贵。在一个医疗成本和资金问题不断增加的时代，可能很难获得如此昂贵的技术。目前尚没有证据表明，计算机辅助脊柱外科手术能够获得比传统手术更好的术后疗效[98]。但有证据表明，计算机辅助椎弓根螺钉植入比传统手术技术更为准确。传统手术临床并发症的发生率较低，可能会误导外科医师，即不需要付出额外的努力便能获得更好的临床结果。计算机辅助技术可使外科手术更加安全，具有较高的使用价值。

第6节　总　结

计算机辅助技术提高了椎弓根螺钉植入的准确性。虽然，既往报道传统手术中因椎弓根螺钉误置引发的严重并发症概率比较低，但是依赖“安全区”缺乏确凿的证据。因此，脊柱外科医师应该欢迎每一个能使手术更加安全的技术创新。图像引导的各种导航系统均可用于脊柱手术，但不同商业系统的导航没有显著差异。每个导航技术都有其优缺点，而选择何种导航技术取决于外科医师的个人喜好和临床需求。当使用这种技术时，必须透彻了解并严格遵守计算机辅助脊柱外科手术的基本原则。最后，计算机辅助技术永远不能代替术者对脊柱复杂的三维解剖结构的掌握。准确的临床判断及精细的手术技术也非常重要。熟练掌握传统椎弓根螺钉植入技术，是脊柱外科医师进行计算机辅助脊柱手术操作的基础。

参考文献

[1] Clarke RH, Horsley V. On a method of investigating the deep ganglia and tracts of the central nervous system (cerebellum). Br Med J, 1906, 2:1799-1800.

[2] Amiot LP, Labelle H, DeGuise JA, et al. Computerassisted pedicle screw fixation: a feasibility study. Spine, 1995, 20:1208-1212.

[3] Kalfas IH, Kormos DW, Murphy MA, et al. Application of frameless stereotaxy to pedicle fixation of the spine. J Neurosurg, 1995, 83:641-647.

[4] Nolte LP, Zamorano L, Jiang Z, et al. Image-guided insertion of transpedicular screws: a laboratory setup. Spine, 1995, 20:497-500.

[5] Nolte LP, Zamorano L, Visarius H, et al. Clinical evaluation of a system for precision enhancement in spine surgery. Clin Biomech, 1995, 10:293-303.

[6] Tamura Y, Sugano N, Sasama T, et al. Surface-based registration accuracy of CT-based image-guided spine surgery. Eur Spine J, 2005, 14:291-297.

[7] Nottmeier EW, Crosby TL. Timing of paired points and surface matching registration in threedimensional (3D) image-guided spinal surgery. J Spinal Disord Tech, 2007, 20:268-270.

[8] Nolte LP, Slomczykowski MA, Berlemann U, et al. A new approach to computer-aided spine surgery: fluoroscopy-based surgical navigation. Eur Spine J, 2000, 9 (Suppl 1): S78-88.

[9] Nottmeier EW, Crosby TL. Timing of vertebral registration in three-dimensional, fluoroscopy-based, image-guided spinal surgery. J Spinal Disord Tech, 2009, 22:358-360.

[10] Tian N-F, Huang Q-S, Zhou P, et al. Pedicle screw insertion accuracy with different assisted methods: a systematic review and meta-analysis of comparative studies. Eur Spine J, 2010, ePub ahead of print.

[11] Holly LT, Bloch O, Johnson JP. Evaluation of registration techniques for spinal image guidance. J Neurosurg Spine, 2006, 4:323-328.

[12] Schaffler A, König B, Haas NP, et al. Best matching. Experimental comparison of different matching procedures for use in computer navigation. Unfallchirurg, 2009, 112:809-814.

[13] Arand M, Schempf M, Fleiter T, et al. Qualitative and quantitative accuracy of CAOS in a standardized in vitro spine model. Clin Orthop Relat Res, 2006, 450:118-128.

[14] Austin MS, Vaccaro AR, Brislin B, et al. Imageguided spine surgery. A cadaver study comparing conventional open laminoforaminotomy and two image-guided techniques for pedicle screw placement in posterolateral fusion and nonfusion models. Spine, 2002, 27:2503-2508.

[15] Geerling J, Gosling T, Gosling A, et al. Navigated pedicle screw placement: experimental comparison between CT-and 3D-fluoroscopy based techniques. Comput Aided Surg, 2008, 13:157-166.

[16] Richards PJ, Kurta IC, Jasani V, et al. Assessment of CAOS as a training model in spinal surgery: a randomised study. Eur Spine J, 2007, 16:239-244.

[17] Bai Y, Zhang Y, Chen Z, et al. Learning curve of computer-assisted navigation system in spine surgery. Chin Med J, 2010, 123:2989-2995.

[18] Citak M, Board TN, Sun Y, et al. Reference

marker stability in computer aided orthopaedic surgery: a biomechanical study in artificial bone and cadavers. Technol Health Care, 2007, 15: 407-414.

[19] Lee TC, Yang LC, Liliang PC, et al. Single versus separate registration for computer-assisted lumbar pedicle screw placement. Spine, 2004, 29: 1585-1589.

[20] Mirza SK, Wiggins GC, Kuntz C, et al. Accuracy of thoracic vertebral body screw placement using standard fluoroscopy, fluoroscopic image guidance, and computed tomographic image guidance. A cadaver study. Spine, 2003, 28: 402-413.

[21] Tjardes T, Shafizadeh S, Rixen D, et al. Imageguided spine surgery: state of art and future directions. Eur Spine J, 2010, 19: 25-45.

[22] Assaker R, Reyns N, Vinchon M, et al. Transpedicular screw placement. Image-guided versus lateral-view fluoroscopy: in vitrosimulation. Spine, 2001, 26: 2160-2164.

[23] Ludwig SC, Kramer DL, Balderston RA, et al. Placement of pedicle screws in the human cadaveric cervical spine. Comparative accuracy of three techniques. Spine, 2000, 25: 1655-1667.

[24] Robertson PA, Novotny JE, Grobler L, et al. Reliability of axial landmarks for pedicle screw placement in the lower lumbar spine. Spine, 1998, 23: 60-66.

[25] Zindrick MR, Wiltse LL, Doornik A, et al. Analysis of the morphometric characteristics of the thoracic and lumbar pedicle. Spine, 1987, 12: 160-166.

[26] Abumi K, Shono Y, Ito M, et al. Complications of pedicle screw fixation in reconstructive surgery of the cervical spine. Spine, 2000, 25: 962-969.

[27] Kotil K, Bilge T. Accuracy of pedicle and mass screw placement in the spine using fluoroscopy: a prospective clinical study. Spine J, 2008, 8: 591-596.

[28] Neo M, Sakamoto T, Fujubayashi S, et al. The clinical risk of vertebral artery injury from cervical pedicle screws inserted in degenerative vertebrae. Spine, 2005, 30: 2800-2805.

[29] Yoshimoto H, Sato S, Hyakumachi T, et al. Spinal reconstruction using a cervical pedicle screw system. Clin Orthop Relat Res, 2005, 431: 111-119.

[30] Yoshimoto H, Sato S, Hyakumachi T, et al. Clinical accuracy of cervical pedicle screw insertion using lateral fluoroscopy: a radiographic analysis of the learning curve. Eur Spine J, 2009, 18: 1326-1334.

[31] Yukawa Y, Kato F, Yoshihara H, et al. Cervical pedicle screw fixation in 100 cases of unstable cervical injuries: pedicle axis views obtained using fluoroscopy. J Neurosurg Spine, 2006, 5: 488-493.

[32] Yukawa Y, Kato F, Ito K, et al. Placement and complications of cervical pedicle screws in 144 cervical trauma patients using pedicle axis view techniques by fluoroscope. Eur Spine J, 2009, 18: 1293-1299.

[33] Belmont PJ, Klemme WR, Dhawan A, et al. In vivo accuracy of thoracic pedicle screws. Spine, 2001, 26: 2340-2346.

[34] Belmont PJ, Klemme WR, Robinson M, et al. Accuracy of thoracic pedicle screws in patients with and without coronal plane spinal deformities. Spine, 2002, 27: 1558-1566.

[35] Boachie-Adjei O, Girardi FP, Bansal M, et al. Safety and efficacy of pedicle screw placement for adult spinal deformity with a pedicle-probing conventional anatomic technique. J Spinal Disord, 2000, 13: 496-500.

[36] Carbone JJ, Tortolani PJ, Quartararo LG. Fluoroscopically assisted pedicle screw fixation for thoracic and thoracolumbar injuries. Technique and shortterm complications. Spine, 2003, 28: 91-97.

[37] Guzey FK, Emel E, Seyithanoglu MH, et al. Accuracy of pedicle screw placement for upper and middle thoracic pathologies without coronal plane spinal deformity using conventional methods. J Spinal Disord Tech, 2006, 19: 436-441.

[38] Karapinar L, Erel N, Ozturk H, et al. Pedicle screw placement with a free hand technique in thoracolumbar spine: is it safe? J Spinal Disord Tech, 2008, 21: 63-67.

[39] Kim YJ, Lenke LG, Cheh G, et al. Evaluation of pedicle screw placement in the deformed spine using intraoperative plain radiographs: a comparison with computerized tomography. Spine, 2005, 30: 2084-2088.

[40] Lehman RA, Lenke LG, Keeler KA, et al. Computed tomography evaluation of pedicle screws placed in pediatric deformed spine over a 8-year period. Spine, 2007, 32: 2679-2684.

[41] Liljenqvist UR, Halm HFH, Link TM. Pedicle screw instrumentation of the thoracic spine in idiopathic scoliosis. Spine, 1997, 22: 2239-2245.

[42] Modi HN, Suh SW, Fernandez H, et al. Accuracy and safety of pedicle screw placement in neuromuscular scoliosis with free-hand technique. Eur Spine J, 2008, 17: 1686-1696.

[43] Samdani AF, Ranade A, Saldanha V, et al. Learning curve for placement of thoracic pedicle screws in the deformed spine. Neurosurgery, 2010, 66: 290-294.

[44] Schizas C, Theumann N, Kosmopoulos V. Inserting pedicle screws in the upper thoracic spine without the use of fluoroscopy orimage guidance. Is it safe? Eur Spine J, 2007, 16: 625-629.

[45] Wang VY, Chin CT, Lu DC, et al. Free-hand thoracic pedicle screws placed by neurosurgery residents: a CT analysis. Eur Spine J, 2010, 19: 821-827.

[46] Amato V, Giannachi L, Irace C, et al. Accuracy of pedicle screw placement in the lumbosacral spine using conventional technique: computed tomography postoperative assessment in 102 consecutive patients. J Neurosurg Spine, 2010, 12: 306-313.

[47] Brooks D, Eskander M, Balsis S, et al. Imaging assessment of lumbar pedicle screw placement. Sensitivity and specificity of plain radiographs and computer axial tomography. Spine, 2007, 32: 1450-1453.

[48] Castro WHM, Halm H, Jerosch J, et al. Accuracy of pedicle screw placement in lumbar vertebrae. Spine, 1996, 21: 1320-1324.

[49] Gertzbein SD, Robbins SE. Accuracy of pedicle screw placement in vivo. Spine, 1990, 15: 11-15.

[50] Haaker RG, Eickhoff U, Schopphoff E, et al. Verification of the position of pedicle screws in lumbar spinal fusion. Eur Spine J, 1997, 6: 125-128.

[51] Laine T, M akitalo K, Schlenzka D, et al. Accuracy of pedicle screw insertion: a prospective CT study in 30 low back patients. Eur Spine J, 1997, 6: 402-405.

[52] Mavrogenis AF, Papagelopoulos PJ, Korres DS, et al. Accuracy of pedicle screw placement using intraoperative neurophysiologic monitoring andcomputed tomography. J Long Term Eff Med Implants, 2009, 19: 41-48.

[53] Odjers CJ, Vaccaro AR, Pollack ME, et al. Accuracy of pedicle screw placement with the assistance of lateral plain radiography. J Spinal Disord, 2006, 9: 334-338.

[54] Ringel F, Stoffel M, Stuer C, et al. Minimally invasive transmuscular pedicle screw fixation of the thoracic and lumbar spine. Neurosurgery, 2006, 59(Suppl 2): 361-367.

[55] Sapkas GS, Papadakis SA, Stathakopoulos P, et al. Evaluation of pedicle screw position in thoracic and lumbar spine fixation using plain radiographs and computed tomography. A prospective study of 35 patients. Spine, 1999, 24: 1926-1929.

[56] Schizas C, Michel J, Kosmopoulos V, et al. Computer tomography assessment of pedicle screw insertion in percutaneous posterior transpedicular stabilization. Eur Spine J, 2007, 16: 613-617.

[57] Schulze CJ, Munzinger E, Weber U. Clinical relevance of accuracy of pedicle screw placement: a computed tomographic-supported analysis. Spine, 1998, 23: 2215-2220.

[58] Wiesner L, Kothe R, Schulitz K-P, et al. Clinical evaluation and computed tomography scan analysis of screw tracts after percutaneous insertion of pedicle screws in the lumbar spine. Spine, 2000, 25: 615-621.

[59] Ebraheim NA, Jabaly G, Xu R, et al. Anatomic relations of the thoracic pedicle to the adjacent neural structures. Spine, 1997, 22: 1553-1556.

[60] Ebraheim NA, Xu R, Darwich M, et al. Anatomic relations between the lumbar pedicles and the adjacent neural structures. Spine, 1997, 22: 2338-2341.

[61] Soyuncu Y, Yildirim FB, Sekban H, et al. Anatomic evaluation and relationship between the lumbar pedicle and adjacent neuralstructures: an anatomic study. J Spinal Disord, 2005, 18: 243-246.

[62] Lien SB, Liou NH, Wu SS. Analysis of anatomic morphometry of the pedicles and the safe zone for through-pedicle procedures in the thoracic and lumbar spine. Eur Spine J, 2007, 16: 1215-1222.

[63] Rampersaud YR, Simon DA, Foley KT. Accuracy requirements for image-guided spinal pedicle screw placement. Spine, 2001, 26: 352-359.

[64] Hott JS, Papadopoulos SM, Theodore N, et al. Intraoperative Iso-C C-arm navigation in cervical spinal surgery. Review of the first 52 cases. Spine, 2004, 29: 2856-2860.

[65] Ishikawa Y, Kanemura T, Yoshida G, et al. Clinical accuracy of three-dimensional fluoroscopy-based computer-assisted cervical pedicle screw placement: a retrospective comparative study of conventional versus computer-assisted cervical pedicle screw placement. J Neurosurg Spine, 2010, 13: 606-611.

[66] Ito Y, Sugimoto Y, Tomioka M, et al. Clinical accuracy of 3D fluoroscopy-assisted cervical pedicle screw insertion. J Neurosurg Spine, 2008, 9: 450-453.

[67] Kamimura M, Ebara S, Itoh H, et al. Cervical pedicle screw insertion: assessment of safety and accuracy with computer-assisted image guidance. J Spinal Disord, 2000, 13: 218-224.

[68] Kotani Y, Abumi K, Ito K, et al. Improved accuracy of computer-assisted cervical pedicle screw insertion. J Neurosurg, 2003, 99 (3 Suppl): 257-263.

[69] Liu Y, Tian W, Liu B, et al. Comparison of the clinical accuracy of cervical (C_2-C_7) pedicle screw insertion assisted by fluoroscopy, computed tomogarphy-based navigation, and intraoperative three-dimensional C-arm navigation. Chin Med J, 2010, 123: 2995-2998.

[70] Rajan VV, Kamath V, Shetty AP, et al. IsoC-3D navigation assisted pedicle screw placement in deformities of the cervical and thoracic spine. Indian J Orthop, 2010, 44: 163-168.

[71] Rajasekaran S, Kanna PRM, Shetty TAP. Intraoperative computer navigation guided cervical pedicle screw insertion in thirty-three complex cervical spine deformities. J Craniovertebr Junction Spine, 2010, 1: 38-43.

[72] Richter M, Mattes T, Cakir B. Computer-assisted posterior instrumentation of the cervical and cervico-thoracic spine. Eur Spine J, 2004, 13: 50-59.

[73] Bledsoe JM, Fenton D, Fogelson JL, et al. Accuracy of upper thoracic pedicle screw placement using three-dimensional image guidance. Spine J, 2009, 9: 817-821.

[74] Kotani Y, Abumi K, Ito M, et al. Accuracy analysis of pedicle screw placement in posterior scoliosis surgery. Comparison between conventional fluoroscopic and computer-assisted technique. Spine, 2007, 32: 1543-1550.

[75] Lekovic GP, Potts EA, Karahalios DG, et al. A comparison of two techniques in image-guided thoracic pedicle screw placement: a retrospective study of 37 patients and 277 pedicle screws. J Neurosurg Spine, 2007, 7: 393-398.

[76] Rajasekaran S, Vidyadhara S, Ramesh P, et al. Randomized clinical study to compare the accuracy of navigated and non-navigated tho-

动意外损伤[6-11]。既往已采用了很多措施以期减少驾驶员及乘客创伤。安全带和气囊的应用不仅降低了损伤程度,还改变了交通事故中胸腰椎损伤的类型[12-15]。

脊柱侧弯研究学会的一项包含 1019 例患者的多中心研究结果显示,16%的损伤位于 T_1 和 T_{10} 之间,52%位于 T_{11} 和 L_1 之间,32%位于 L_1 和 L_5 之间[16],25%的患者发生多节段骨折[17-18]。任何部位的脊柱骨折都可能伴有其他部位的骨折。因此,如果缺乏系统的体格检查,多发伤患者胸腰段骨折往往容易被忽略[14]。

第 3 节　临床评估

对于高能量创伤的患者,应该仔细检查以发现可能威胁患者生命的损伤,如腹部、胸部、头颅和血管损伤。对于严重的多发伤患者,先处理主要损伤,进行心肺复苏是首要的工作。术中应多学科协同治疗,脊柱科医师应在此团队中起主导作用。入院时,患者通常被安置于硬板床上,颈部放置硬质围领固定。应注意减少患者置于硬板床的时间以防出现皮肤压伤[21]。

实施"ABC"方案(确保气道、呼吸和循环支持)。清除任何造成机械性阻塞的异物(牙齿、舌、血块),必要时行气管插管。抢救团队成员应具有丰富的气管插管经验[22],对于无法搬动的患者行气管插管更具挑战性。

胸椎外伤可导致呼吸困难(肺挫伤、肺泡出血、血胸、张力性气胸和连枷胸)。血胸和张力性气胸导致通气障碍时应紧急引流,尤其是胸椎外伤和昏迷的患者,采用机械通气确保正常气体交换极为重要。在控制疼痛的同时可进行气管插管和应用镇静药物。以上治疗应在排除胸骨骨折和大血管损伤的情况下进行。

维持心率和动脉血压稳定是保证血液循环的必要因素。在 2003 年,法国学者[23]建议,收缩压低于 90 mmHg(1 mmHg＝0.133 kPa)时应及时纠正,平均血压不应低于 80 mmHg,当血压高于 110 mmHg 时应予以控制以预防脊髓水肿。

股静脉导管可用来监测血压和静脉给药。多发伤患者发生休克的原因通常是由于出血导致的低血容量性休克,也可能是心源性或神经源性休克。休克导致严重的低血压进而加重脊髓损伤。

出血性休克应先输注胶体溶液,必要时应尽快输血治疗以减少由缺氧造成的损害,这在伴有脊髓损伤的患者中尤为重要[21]。骨盆或脊柱创伤的患者易出现持续的动脉出血,此时应考虑动脉栓塞。胸椎创伤的患者应警惕心源性休克,应及早发现心包填塞并及时引流。心源性休克可由心肌损伤引发心功能受损。神经源性休克通常是由于灌注不足及应用升压药物所致。

一旦患者的血流动力学稳定,应进行下一步的评估。

在头面部创伤的患者中,高达 10%的患者伴有颈椎骨折[24-25]。

医师应检查患者的前腹壁和胸壁。脊柱外科医师应该检查有无腹壁挫伤,髂骨和安全带部位的瘀伤提示可能存在脊柱创伤。Chapman 等发现,安全带勒痕对腹腔内脏器损伤的阳性预告值为 0.59,阴性预告值为 0.93。出现上述勒痕的患者约 1/2 可能伴有脊柱屈曲牵张性损伤[26-27]。高达 55%的脊柱牵张性损伤患者伴有腹部损伤,包括实质脏器(肝、肾和脾)或空腔脏器(胃、肠和肠系膜)[26]。应注意检查胸壁是否存在畸形、挫伤和连枷胸。应格外注意胸椎骨折(水肿、畸形或疼痛)和前肩部的挫伤,因为这些可能提示患者伴有上胸椎骨折。对上述情况应高度重视以防止漏诊上述类型骨折[28-29]。

对神经系统功能检查正常的患者,应在佩戴硬质围领后小心地进行滚动式翻身[30-32]。为防止神经损伤，滚动式翻身应在拍摄 X 线确认脊柱稳定性之后进行。

检查后胸壁是否存在擦伤、伤口、脑脊液漏、血肿、挫伤和皮脱套伤（Morel Lavallée 综合征，即皮肤从筋膜上撕脱），这些情况常见于坠落伤患者。而这些表皮损伤可因位于切口范围内而影响手术。医师应对所有的棘突进行触诊以便发现是否存在异常空隙及可触及的阶梯征。如果后中线周围存在压痛应予以重视。Hsu 等[33]评估了临床检查对脊柱骨折的诊断价值。研究发现，疼痛是最敏感的症状（敏感度为 62%），触及中线阶梯征是最特异度的体征（特异度为 100%）。脊柱外科医师应警惕颈胸段损伤患者常出现的肩胛间区的疼痛症状。当患者发生昏迷、药物和酒精中毒及痛觉受损时，体格检查的可信度会降低。此时，医师应辅助影像学检查进一步明确脊柱创伤情况。

第 4 节　神经系统检查

根据患者的意识状态进行神经系统检查较为困难。

伴有颅脑损伤或多发伤及由于任何原因而使用镇静药的患者，无法可靠地评估患者的运动功能。有时在箭毒样作用逆转后可进行运动功能检查，但其结果缺乏可信度。对于意识混乱且反应迟钝的患者，脊柱外科医师应观察患者的自发运动，以明确无法配合的患者肢体运动情况。此方法可以提高神经损伤的诊断敏感度，但应注意鉴别由于肢体骨折所致的运动功能丧失。所有患者均应进行肛门括约肌检查，因为这是脊髓损伤的重要体征。

对于意识清醒的患者，应按照美国脊柱损伤协会（American Spinal Injury Association，ASIA）评分系统进行神经系统检查，包括感觉、运动、反射及骨盆检查（图 2-16-1）。

感觉功能检查包括后索（轻触觉）和脊髓丘脑束（痛觉）。感觉应按照皮节分布逐步进行（关键皮节包括 T_4：乳头水平；T_6：剑突水平；T_{10}：平脐；T_{12}：平腹股沟）。

运动功能检查包括上、下肢关键肌肉的功能检查[34]。应对照双侧肌肉进行抗阻力和重力功能检查。肌力按照医学研究委员会评分系统进行分级，具体如下。

0 级：完全瘫痪。

1 级：肌束可触及或可见收缩。

2 级：在无须抵抗重力方向上较弱的肢体运动。

3 级：可完成抵抗自身重力的运动。

4 级：能够抵抗一定的外部阻力。

5 级：正常力量。

所有患者均应通过直肠指诊来检查骶神经功能。对于意识清醒的患者，应检查肛门收缩的力度和协调性、会阴部感觉缺失和尿潴留情况。可通过“肛周反射”（S_2～S_4）和“球海绵体反射”（S_3～S_4）来检查骶神经反射功能。脊髓休克是脊髓损伤的早期表现，一般可持续 48 h，在此期间神经系统检查结果不可靠。过去认为，最远端的球海绵体反射在脊髓休克过后最先出现，然而，此观点近来遭到质疑[38]。同时应检查腹壁反射及四肢肌腱反射应。

Frankel[39]描述了 5 级神经功能评分系统，此系统目前已被广泛应用于神经功能恢复情况的评估[40-41]。早在 20 世纪 90 年代，ASIA 和国际截瘫学会（International Medical Society of Paraplegia，IMSOP）就发表了脊髓损伤神经功能国际评分标准，此评分系统通过进一步细化脊髓不全受损评分的内容，可靠性高[34,42]。在新的 ASIA/IMSOP 脊髓损伤神经功能国际分类标准（International Standards for Neurological and Functional Classification of Spinal Cord Injury，ISCSCI）中，A 级是损伤平面以下运动和感觉功能完全受损，包括骶尾节段。B、C、D 级是不全受损。B 级是运动功能受损，

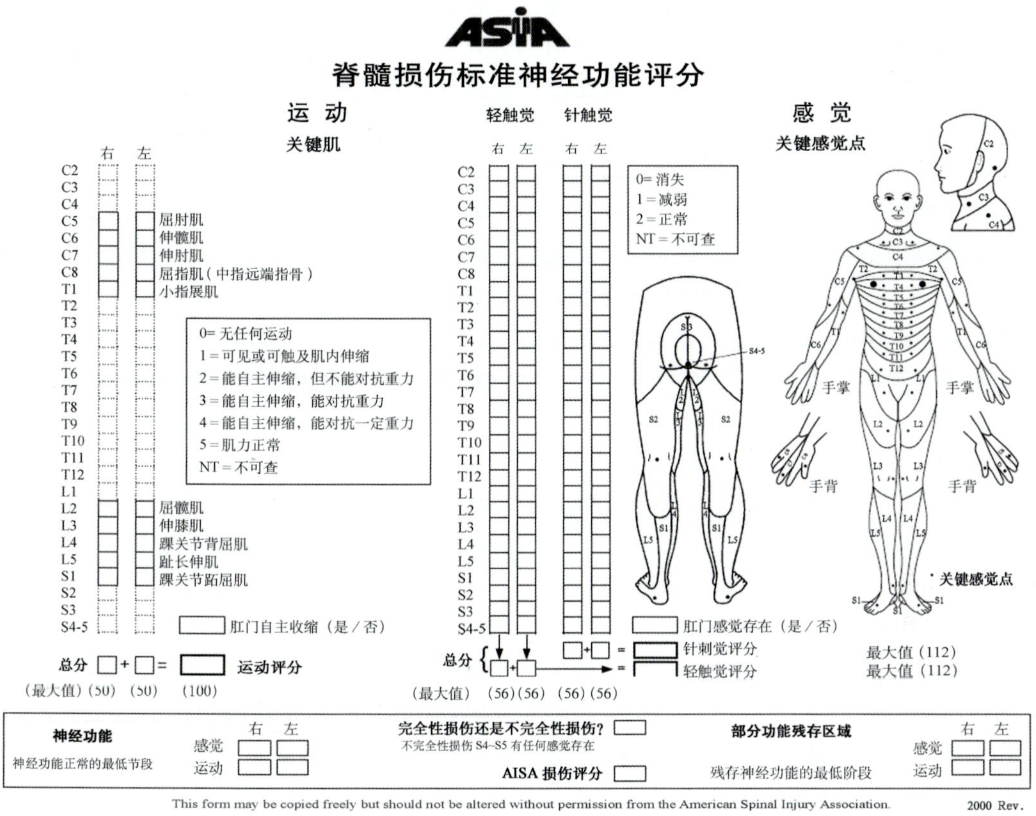

图 2-16-1　ASIA/ISCOS 分型

但损伤平面以下感觉功能保留；C 级是损伤平面以下，关键肌肉肌力＜3 级（此处代替了 Frankel 评分系统中的“无效运动”）；而 D 级肌力＞3 级（此处代替了 Frankel 评分系统中的“有效运动”）；E 级为神经系统检查正常。

依据脊髓受损的部位不同，可分为脊髓中央综合征（central cord syndrome，CCS）、前脊髓综合征（anterior cord syndrome，ACS）、后脊髓综合征及脊髓半切综合征。脊髓损伤中还包括 2 个常见的综合征（不仅包括脊髓）：圆锥综合征和马尾综合征[43]。

CCS 由 Schneider 于 1954 年首先提出[44]，常见于脊髓不全受损病例。其特点为严重的上肢运动功能、膀胱功能及多种感觉功能受损。该症状多发生于老年人的颈椎过伸损伤，也可见于伴有先天性或获得性颈椎管狭窄的未成年人（称作 SCIWORA 无影像学异常的脊髓损伤）。对于成年人群，胸椎外伤患者较少出现 CCS，并且应除外血管损伤[45]。

对于 ACS 患者前 2/3 脊髓部分受损，患者瘫痪并丧失温度觉和痛觉，背侧脊髓功能保留（轻触觉、两点辨别觉、震动觉）[43]。以上症状常见于胸椎的屈曲性损伤或血管损伤，预后往往不良。

脊髓半切综合征定义为脊髓半切损伤，通常为穿透伤（枪伤或刺伤）[46]或旋转损伤。其特点为同侧本体感觉和运动功能丧失，对侧损伤平面以下痛温觉丧失。脊髓半切综合征在脊髓损伤中的预后较好。

后脊髓损伤综合征是部分损伤了脊髓背侧（轻触觉、两点位置辨别觉、震动觉）区域，较为罕见[43]。

圆锥综合征是脊髓胸腰段的末端受损（T_{10}～L_1）。其特点为脊髓损伤伴神经根损伤。临床表现为鞍区麻木、大小便功能障碍、下肢瘫痪或不全瘫[40,43-47]。

马尾综合征不是脊髓受损症状，因为其损伤位于腰骶神经根（低位运动神经元）。其表现类似于圆锥综合征（鞍区麻木、二便功能障碍、不同的下肢症状），但不伴有上运动神经元受损体征。相较于脊髓损伤，马尾综合征预后较好[43,48,49]。

第5节　神经保护治疗

缺血和炎症反应常可导致神经继发性损伤，并可导致神经功能的恶化[50]。许多药物已经被用于控制神经继发性损伤，并促进神经功能恢复。

皮质类固醇已被广泛应用于急性脊髓损伤的治疗中。3 项前瞻性随机研究经过 1 年的随访证实了其有效性（国家急性脊髓损伤研究 NASCIS）。第 1 项 NASCIS 研究共纳入 330 例患者，每天 100 mg 连用 10 d，与每天 1000 mg 连用 10 d 比较，结果显示，2 组神经功能恢复无显著性差异[51]。

第 2 项 NASCIS 研究为随机双盲安慰剂对照研究，共纳入 487 例患者，分为 3 组：第 1 组应用甲泼尼龙治疗，第 1 小时 30 mg/kg 静脉注射，之后按 5.4 mg/(kg·h) 静脉滴注 23 h；第 2 组应用纳洛酮治疗，第 1 小时 5.4 mg/kg 静脉滴注，之后按 4 mg/(kg·h)静脉滴注 23 h；第 3 组应用安慰剂治疗。在受伤 8 h 内接受甲泼尼龙治疗的患者神经功能得到显著改善。3 组患者的死亡率相当，说明皮质类固醇治疗急性脊髓损伤是安全的[54]。他们建议仅在受伤后 8 h 内应用高剂量甲泼尼龙治疗。而此项研究唤起了内科和外科医师治疗脊髓损伤的热情。其研究方法也引发了广泛的争议[55-57]。感染这一并发症也引起了人们的普遍关注[58]。既往关于闭合损伤患者的研究表明，应用大剂量甲泼尼龙治疗并没有促进神经功能的恢复[59-60]，反而引起了神经功能的恶化或使穿透伤患者的感染率升高[61-63]。第 3 项 NASCIS Ⅲ研究中 3 组患者分别应用甲泼尼龙 24 h 和 48 h［第 1 小时 30 mg/kg 给药，之后按 5.4 mg/(kg·h) 静脉滴注］，以及甲磺酸替拉扎特治疗，比较 3 组的疗效[64-65]。结果发现，为取得良好的临床效果，在损伤后 3 h 开始使用甲泼尼松龙应持续应用 24 h，如果在损伤后 3～8 h 开始使用则应持续应用 48 h。此项研究的统计学方法曾遭质疑，其他学者对其随机方法和临床终点的选择提出质疑并拒绝以此研究的甲泼尼龙使用方法作为治疗标准[66-72]。在欧洲，甲泼尼龙的应用一直存在争论并且未作为标准的治疗方案[73]。在法国，在安全和有效性得到证实之前，专家们不建议使用甲泼尼龙[23]。

第6节　影像学

许多影像学检查可用于胸腰段创伤的诊断。X 线片、CT、MRI 及超声检查均可应用于急诊诊断。

一、X 线片

对于急诊创伤患者，X 线片仍是主要的影像学检查手段。在 2005 年的一篇综述中，France 等[74]指出“外科医师认为脊柱创伤的各类影像学检查中，X 线片仍是最基本的检查项目”。

在 1994 年，Frankel 等提出胸腰椎影像学检查的指征，包括背部疼痛、从高于 1m 的高处坠落、驾驶摩托车时被抛出或与驾驶时速超过 80km/h 的汽车发生相撞、昏迷评分≤8 分及存在神经损伤。他们声明，无背部疼痛症状不能排除胸腰椎骨折。对于脊柱外伤尤其是多发伤的患者，通常获得 X 线片比较困难且质量较差。X 线片诊断最困难的是颈胸交界处和 T_5 以上的上胸段损伤。这个区域由于受肩膀的遮挡使椎体轮廓变得模糊[28,76-77]。当出现胸骨骨折时，以上区域应该更加引起重视[76]。

在一篇综述中，参照一组有丰富临床经验的脊柱医师的观点，Keynan 等[78]罗列了用来评估椎体骨折的相关指标：

1. Cobb 角，用以评估矢状面序列。

根据 2. 椎体位移比例，用以评估创伤所致的椎体前移位。

3. 椎体前部压缩百分比，用以评估椎体压缩程度。

4. 椎管的矢状面径与轴径比值和椎管整体的横截面积。

5. 椎管占有率，用以评估椎管容积。

Daffner[79]对脊柱不稳定义如下：

1. 移位常意味着主要的韧带和关节受损。

2. 椎板间距增宽提示后方韧带结构和关节损伤。

3. 关节间隙变宽意味着后方韧带结构损伤。

4. 椎体后缘连续性中断常提示爆裂骨折，前方骨质和后方的韧带结构均遭到破坏。

5. 椎管增宽常意味着椎体矢状面的整体损伤。

许多创伤中心都有针对多发伤患者所需的影像学检查方案，包括骨盆正位 X 线片和颈椎侧位 X 线片。前者有助于发现可能导致大出血的骨盆骨折，后者能提示必要的颈部制动及在气管插管时注意保护颈椎。

二、CT 扫描

最近创伤治疗团队将螺旋 CT 扫描应用于高能量创伤患者的筛查。螺旋 CT 扫描能够减少包括头、胸、腹部和颈、胸、腰椎及骨盆在内的全身扫描所需要的时间。许多研究者报道了 CT 扫描的有效性，Sampson 等[80]总结了 7 年中 296 例多发伤患者的 CT 扫描数据，其中 86.2%的患者通过 CT 扫描结果阳性。而螺旋 CT 发现了平面 CT 未能发现的 19 例颈椎骨折和 26 例气胸。Antevil 等[81]通过比较发现，在脊柱创伤诊断中，螺旋 CT 较平面 CT 效率更快且更敏感，在胸腰椎诊断中放射量更小，但价格昂贵。基于以上发现，他们认为螺旋 CT 可能代替平面 CT 作为脊柱创伤中的标准检查项目。Campoginis 等[82]报道，在摩托车交通事故损伤患者的研究中，1/2 以上的患者未表现出异常体征，但通过 CT 检查却发现了明显异常，因此，他们提出降低 CT 在钝挫伤检查中的门槛。Brown 等[84]通过螺旋 CT 检查发现了 99.3%的脊柱损伤，因此，他们提出 X 线片不再是钝挫伤的必要检查。Brandt 等[85]发现，对胸腹部及骨盆进行 CT 扫描能够在评估内脏损伤的同时排除脊柱损伤。

仔细分析骨折线和判断是否出现椎管狭窄，对于治疗方案的选择有重要意义。X 线片鉴别爆裂骨折和压缩骨折的结果尚存在疑问。在 1992 年，Ballock 等[86]通过比较 X 线片与 CT 对爆裂骨折诊断的敏感度，发现如果仅依靠 X 线片，有 1/4 的爆裂骨折将被漏诊。McGrory 等[87]通过检测后椎体角的方法提高 X 线片对爆裂骨折的诊断率，发现其诊断敏感度为 75%。Bernstein 等[27]回顾分析了 53 例 Chance 骨折患者的病历资料，发现在 X 线片上椎体后方结构的骨折线非常细小，其中约 1/2 的病例伴有爆裂骨折。

Dai 等[88]对 CT 扫描在胸腰段骨折治疗方案制定中的作用进行了评估。结果发现完善 CT 扫描后，仅 56%的治疗方案与仅依靠 X 线片所选的方案一致。事实上，X 线片在评估椎体粉碎性骨折和椎体稳定性方面的可靠性较低。

Fontijne 等[89]研究了 CT 检查对于椎体爆裂骨折患者出现神经损伤的预测价值。他们发现，出现高位椎体骨折和椎管狭窄与神经功能受损相关，但与神经功能受损程度无相关性。

CT 扫描是测量椎管狭窄程度和发现骨折线的“金标准”。不同的倾斜面，CT 重建尤为有效。CT 扫描能够对整个脊柱进行筛查从而发现多节段损伤。

三、MRI 成像

MRI 对软组织检查有较高的敏感度。针对脊柱损伤，MRI 在评估椎间盘、韧带和神经系统方面具有优势，但是存在检查时间长，不易获得和费用高昂等问题，所以不作为常规使用。在一项关于脊柱创伤治疗的回顾综述中，Harris 等[21]提出“当 X 线片和 CT 检查结果与临床表现不符时，MRI 检查更有意义”。多数情况下，X 线片检查结果看似正常而患者却出现神经损伤症状。Schoenwaelder 等[90]对 MRI 检查在颈椎韧带损伤方面的补充诊断作用进行了评估，发现 CT 检查能够鉴别所有的不稳性损伤，与 MRI 检查相比，CT 检查易漏诊 18%的间盘和韧带损伤。其他学者建议，对于颈椎损伤应结合 CT 和 MRI 检查明确诊断[90]，但对于胸腰段创伤并未建议常规完成以上检查。

Dai 等[92]发现，MRI 检查能够可靠地发现爆裂骨折中后纵韧带的损伤情况，但这与骨折严重程度及神经功能状态无关。因此，对于治疗方案的制定，MRI 检查是非必需项目[94]。事实上，许多 MRI 检查得出韧带损伤的假阳性结果可能是由于韧带被拉长而非断裂所致。在一项对脊柱创伤组成员的调查中，外科医师认为与其他影像学检查和体征相比，X 线片是诊断脊柱后方韧带复合体损伤最有效的检查方法[95]。有研究也认可 MRI 检查在后方韧带复合体损伤的诊断较 CT 更有效[96]。最近，Vaccaro 等[97]发现 MRI 结果与术中所见一致性很差，说明不可单独应用 MRI 检查确诊后方韧带复合体损伤。这与之前 Haba 等[98]的观点相悖。

四、超声检查

超声常规被用于软组织检查，目前已被用于胸腰椎创伤患者后方韧带复合体损伤的鉴别诊断[99]。尽管超声检查的可靠性较 MRI 差，但其可用于对 MRI 检查有禁忌证的患者[100-101]。

第 7 节　生物力学和分类

为了更简便地了解复杂的胸腰椎骨折，许多学者提出了不同分型系统，其目的在于更易于描述骨折情况，从而更直接地指导治疗方案的选择。

在 20 世纪 30 年代，Böhler 根据解剖学特点和损伤机制将胸腰椎损伤分为 5 型：压缩骨折、屈曲-过伸性骨折、伸展性骨折、剪切力骨折及旋转骨折。

在 20 世纪 60 年代，Holdsworth[102-103]提出了脊柱力柱的概念，将脊柱分为 2 个力柱：前柱由椎体和椎间盘构成，承受压力；后柱由椎弓根、峡部、椎间关节、椎板、棘突和韧带构成，承受张力。按照 Holdsworth 的理论，后柱足以保持脊柱的稳定性，因此，他认为爆裂骨折属于稳定性骨折。

在 20 世纪 70 年代，Louis[104]提出了三柱理论：一个前柱由椎体和椎间盘构成；两个后柱由峡部和椎间关节构成。椎弓根和椎板作为连接前后两柱的结构（前柱和后柱相连，后柱结构彼此相连）。

随着影像学技术的进步，CT 扫描能够为医师提供脊柱骨折“全新的视角”以更便利地分析骨折分型。

在 1983 年，Denis[105]基于三柱理论提出了新的分型方法：前柱由前纵韧带和前半部分椎体和间盘构成；中柱由后半部分椎体和间盘以及后纵韧带构成；后柱包括后弓、后方韧带（黄韧带、关节复合体、后方韧带复合体）。该分型得到世界范围的广泛应用。这一概念强调了中柱生物力学稳定性的重要作用。骨折严重性与三柱受损程度相关。1958 年，Decoulx 和 Rieunau[106] 指出，被称作后壁的中柱在维持脊柱稳定性中有重要作用。Denis 定义了 4 种独特的骨折分型：Ⅰ型压缩骨折（前柱），Ⅱ型爆裂骨折（前柱和中柱），Ⅲ型安全带损伤，Ⅳ型骨折伴脱位（三柱），共 16 个亚组。

也有许多学者对此分型提出质疑。Lee 等指出，将单柱以上的损伤简单地称为不稳定损伤并不准确，这可能导致所有爆裂骨折均需采用手术治疗，而事实上诸多学者报道单纯应用支具治疗爆裂骨折可取得良好的效果。Guigui 等[107] 强调这种分类方法混淆了对损伤机制的考虑。他们认为，一个相同的骨折（如椎体爆裂骨折ⅡB 型）可能由于不同的受伤机制导致，按照损伤机制的不同，将出现不同的预后判断。

在 1984 年，Ferguson 等[108] 基于椎体力学受损模型，提出了脊柱骨折力学分型。

在 1994 年，Magerl 等[109] 提出了 AO 分型（骨科协会），该分型囊括了当时所有的已发表的 218 种损伤类型。AO 分型基于 3 组主要的损伤机制：A 型压缩骨折；B 型屈曲-牵张骨折；C 型平移/旋转骨折（图 2-16-2）。每组又分出亚组亚型（图 2-16-3）。AO 分型的分级系统与损伤严重程度相关，因此，该分型可用于指导临床治疗。损伤级别越高，神经损伤和脊柱不稳的危险就越大。AO 分型在欧洲被广泛接受[110]。

在日常工作中，应用 3 个主要分组和部分亚组（尤其是对于爆裂骨折）足以满足制定治疗方案的需要。

在 AO 骨折分型的应用中，医师应熟悉这种分型的指导方法。在分析影像学资料时，医师应首先检查是否存在旋转和移位（C 型骨折）：棘突出现台阶征，单侧椎间关节骨折伴有对侧关节脱位，多节段横突骨折（腰椎骨折）或是多处邻近骨折水平的肋骨骨折或移位（胸椎骨折），CT 轴位片上的椎体的旋转移位，不对称的椎体骨折（一侧骨质由椎体脱离），以及椎弓不对称性骨折[107]。如果缺乏上述影像学表现，则排除 C 型骨折的可能。其次需观察是否存在前方压缩和后方的牵张性改变，以上特点符合

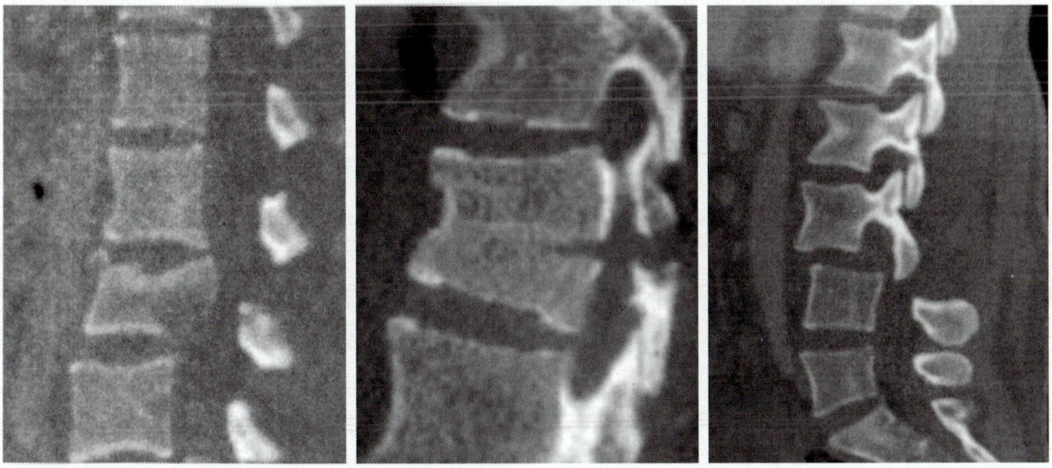

图 2-16-2　Magerl 分型（AO 分型）：A 型压缩骨折，B 型屈曲-牵张性骨折，C 型旋转骨折

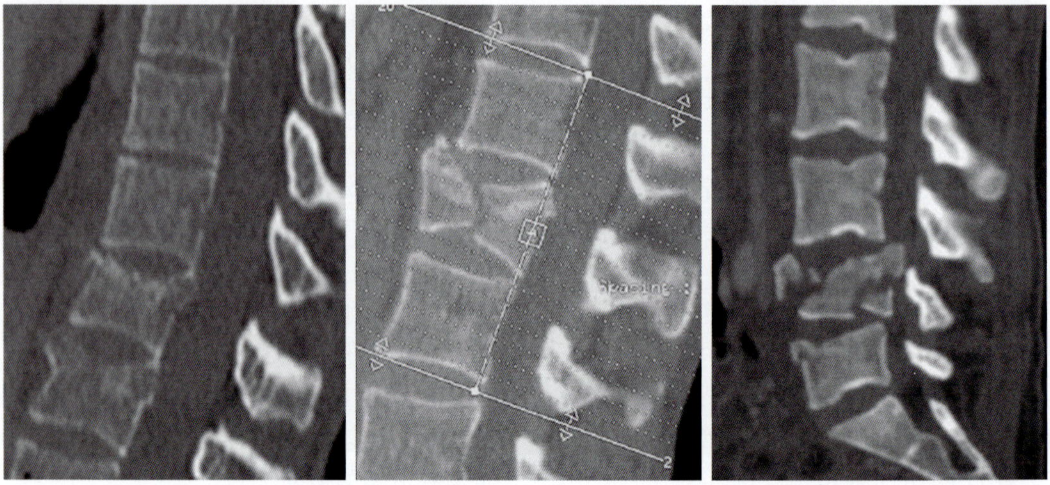

图 2-16-3 AO 分型，A 型亚组 A1、A2、A3

B 型骨折。CT 三维重建能够发现牵张性改变：棘突间距增宽，椎间关节不对称，椎板、峡部或关节水平的骨折线，椎体前方为压缩骨折。依据后方损伤的情况，骨折可进一步分为 B1 型和 B2 型。如果损伤主要涉及韧带则为 B1 型；如果主要位于骨质则为 B2 型（Chance 骨折为典型的 B2 型骨折）。相反，B3 型骨折表现为前方椎间隙增宽的牵张性改变而后方为压缩性改变。如果没有牵张性损伤改变，则为压缩骨折（A 型）。新型影像学检查技术的应用有利于发现更多的后方结构损伤。

与此同时，在 1994 年，McCormack 等[111]回顾分析了 28 例短节段固定失败的患者并提出了一种新的分型模式，此模式可用来评估前柱的完整性。这种分型基于术后 CT 检查，被称为“载荷分享分型评分”，基于以下几点：

1. 椎体损伤数目。
2. 损伤部位骨折碎片分布情况。
3. 骨折纠正程度。

该分型有良好的可重复性[112]，并可用于急性胸腰椎不稳定骨折的评估[113]，且有利于判定在后方固定后是否需要前方撑开或植骨。

最近，Vaccaro 等[114]提出了一种新型分型方法，即胸腰椎骨折分型系统（thoracolumbar injury classification system，TLICS）（表 2-16-1）。作者的目的在于提出一种易于指导临床治疗的评分系统。该系统基于 3 个决定因素：骨折形态、神经功能状态及后方韧带复合体的完整性。评分越高表明损伤越严重，越需要紧急对症处理。对于骨折形态的描述，牵张骨折为 4 分，旋转或移位为 3 分。对于神经功能状态，不完全脊髓损伤和马尾综合征评分更高。评分≤3 分可采用非手术治疗，评分≥5 分建议手术治疗，3～5 分之间可选择非手术或手术治疗[116]。该评分系统优于其他评分系统的主要原因是考虑了临床表现和神经功能。该评分系统包含了后方韧带复合体，并强调其在保持脊柱稳定性中的作用。旋转或牵张性损伤高度提示后方韧带复合体损伤，因此是否再将后方韧带复合体纳入评分系统有待商榷。对于爆裂骨折，后方韧带复合体的完整性极为重要，而且将影响手术方案的制定。在上述情况下，后方韧带复合体的评估将非常困难[93,95,97,98,101,117]。

management in trauma. Minerva Anestesiol, 2009,75(5):307-311.
[23] Groupe Experts. Prise en charge d'un blessé adulte présentant un traumatisme vertébro-médullaire. SFCR,2003.
[24] Mithani SK,et al. Predictable patterns of intracranial and cervical spine injury in craniomaxillofacial trauma: analysis of 4786 patients. Plast Reconstr Surg, 2009, 123 (4): 1293-1301.
[25] Mulligan R,Mahabir R. The prevalence of C-spine injury and/or head injury with isolated and multiple craniomaxillofacial fractures. Plast Reconstr Surg,2010,126:1647-1651.
[26] Chapman JR,et al. Thoracolumbar flexiondistraction injuries: associated morbidity and neurological outcomes. Spine (Phila Pa 1976),2008,33(6):648-657.
[27] Bernstein MP, Mirvis SE, Shanmuganathan K. Chance-type fractures of the thoracolumbar spine: imaging analysis in 53 patients. AJR Am J Roentgenol, 2006, 187 (4): 859-868.
[28] van Beek EJ,et al. Upper thoracic spinal fractures in trauma patients -a diagnostic pitfall. Injury,2000,31(4):219-223.
[29] Nork SE,et al. Percutaneous stabilization of U-shaped sacral fractures using iliosacral screws:technique and early results. J Orthop Trauma,2001,15(4):238-246.
[30] Del Rossi G,et al. Spine-board transfer technique and the unstable cervical spine. Spine (Phila Pa 1976),2004,29(7):E134-E138.
[31] Del Rossi G, et al. The 6-plus-person lift transfer technique compared with other methods of spine boarding. J Athl Train, 2008,43(1):6-13.
[32] Horodyski M,et al. Motion generated in the unstable lumbar spine during hospital bed transfers. J Spinal Disord Tech,2009,22(1): 45-48.
[33] Hsu JM,Joseph T,Ellis AM. Thoracolumbar fracture in blunt trauma patients: guidelines for diagnosis and imaging. Injury, 2003, 34 (6):426-433.
[34] Cohen ME,et al. A test of the 1992 international standards for neurological and functional classification of spinal cord injury. Spinal Cord,1998,36(8):554-560.
[35] Lucas JT,Ducker TB. Motor classification of spinal cord injuries with mobility, morbidity and recovery indices. Am Surg,1979,45(3): 151-158.
[36] Bondurant FJ,et al. Acute spinal cord injury. A study using physical examination and magnetic resonance imaging. Spine (Phila Pa 1976),1990,15(3):161-168.
[37] Bhardwaj P, Bhardwaj N. Motor grading of elbow flexion -is Medical Research Council grading good enough? J Brachial Plex Peripher Nerve Inj,2009,4:3.
[38] Ko HY,et al. The pattern of reflex recovery during spinal shock. Spinal Cord, 1999, 37 (6):402-409.
[39] Frankel HL,et al. The value of postural reduction in the initial management of closed injuries of the spine with paraplegia and tetraplegia I. Paraplegia,1969,7(3):179-192.
[40] Toh E,et al. Functional evaluation using motor scores after cervical spinal cord injuries. Spinal Cord,1998,36(7):491-496.
[41] Wells JD,Nicosia S. Scoring acute spinal cord injury:a study of the utility and limitations of five different grading systems. J Spinal Cord Med,1995,18(1):33-41.
[42] El Masry WS,et al. Validation of the American Spinal Injury Association (ASIA) motor score and the National Acute Spinal Cord Injury Study (NASCIS) motor score. Spine (Phila Pa 1976),1996,21(5):614-619.
[43] McKinley W,et al. Incidence and outcomes of spinal cord injury clinical syndromes. J Spinal Cord Med,2007,30(3):215-224.
[44] Schneider RC,Cherry G,Pantek H. The syndrome of acute central cervical spinal cord injury; with special reference to the mechanisms involved in hyperextension injuries of cervical spine. J Neurosurg, 1954, 11 (6):

546-577.

[45] Zipfel B, et al. Traumatic transection of the aorta and thoracic spinal cord injury without radiographic abnormality in an adult patient. J Endovasc Ther, 2010, 17(1): 131-136.

[46] Reinke M, et al. Brown-Sequard syndrome caused by a high velocity gunshot injury: a case report. Spinal Cord, 2007, 45 (8): 579-582.

[47] van der Linden E, Kroft LJ, Dijkstra PD. Treatment of vertebral tumor with posterior wall defect using image-guided radiofrequency ablation combined with vertebroplasty: preliminary results in 12 patients. J Vasc Interv Radiol, 2007, 18(6): 741-747.

[48] Harrop JS, Hunt Jr GE, Vaccaro AR. Conus medullaris and cauda equina syndrome as a result of traumatic injuries: management principles. Neurosurg Focus, 2004, 16(6): e4.

[49] Kingwell SP, Curt A, Dvorak MF. Factors affecting neurological outcome in traumatic conus medullaris and cauda equina injuries. Neurosurg Focus, 2008, 25(5): E7.

[50] Marshall LF, et al. Deterioration following spinal cord injury. A multicenter study. J Neurosurg, 1987, 66(3): 400-404.

[51] Bracken MB, et al. Methylprednisolone and neurological function 1 year after spinal cord injury. Results of the national acute spinal cord injury study. J Neurosurg, 1985, 63(5): 704-713.

[52] Bracken MB, et al. A randomized, controlled trial of methylprednisolone or naloxone in the treatment of acute spinal-cord injury. Results of the second national acute spinal cord injury study. N Engl J Med, 1990, 322 (20): 1405-1411.

[53] Bracken MB, et al. Methylprednisolone or naloxone treatment after acute spinal cord injury: 1-year follow-up data. Results of the second national acute spinal cord injury study. J Neurosurg, 1992, 76(1): 23-31.

[54] Shepard MJ, Bracken MB. The effect of methylprednisolone, naloxone, and spinal cord trauma on four liver enzymes: observations from NASCIS 2. National acute spinal cord injury study. Paraplegia, 1994, 32 (4): 236-245.

[55] Hanigan WC, Anderson RJ. Commentary on NASCIS-2. J Spinal Disord, 1992, 5 (1): 125-133.

[56] Young W, Bracken MB. The second national acute spinal cord injury study. J Neurotrauma, 1992, 9 (Suppl 1): S397-S405.

[57] Young W. Secondary injury mechanisms in acute spinal cord injury. J Emerg Med, 1993, 11 (Suppl 1): 13-22.

[58] Gerndt SJ, et al. Consequences of high-dose steroid therapy for acute spinal cord injury. J Trauma, 1997, 42(2): 279-284.

[59] Gerhart KA, et al. Utilization and effectiveness of methylprednisolone in a population-based sample of spinal cord injured persons. Paraplegia, 1995, 33(6): 316-321.

[60] Ito Y, et al. Does high dose methylprednisolone sodium succinate really improve neurological status in patient with acute cervical cord injury? A prospective study about neurological recovery and early complications. Spine (Phila Pa 1976), 2009, 34(20): 2121-2124.

[61] Prendergast MR, et al. Massive steroids do not reduce the zone of injury after penetrating spinal cord injury. J Trauma, 1994, 37 (4): 576-580.

[62] Levy ML, et al. Use of methylprednisolone as an adjunct in the management of patients with penetrating spinal cord injury: outcome analysis. Neurosurgery, 1996, 39 (6): 1141-1149.

[63] Heary RF, et al. Steroids and gunshot wounds to the spine. Neurosurgery, 1997, 41 (3): 576-584.

[64] Bracken MB, et al. Administration of methylprednisolone for 24 or 48 hours or tirilazad mesylate for 48 hours in the treatment of acute spinal cord injury. Results of the third national acute spinal cord injury randomized controlled trial. National acute spinal cord in-

jury study. JAMA, 1997, 277 (20): 1597-1604.

[65] Bracken MB, et al. Methylprednisolone or tirilazad mesylate administration after acute spinal cord injury: 1-year follow up. Results of the third national acute spinal cord injury randomized controlled trial. J Neurosurg, 1998,89(5):699-706.

[66] Molloy S, Middleton F, Casey AT. Failure to administer methylprednisolone for acute traumatic spinal cord injury-a prospective audit of 100 patients from a regional spinal injuries unit. Injury,2002,33(7):575-578.

[67] Coleman WP, et al. A critical appraisal of the reporting of the National Acute Spinal Cord Injury Studies (Ⅱ and Ⅲ) of methylprednisolone in acute spinal cord injury. J Spinal Disord,2000,13(3):185-199.

[68] Nesathurai S. Steroids and spinal cord injury: revisiting the NASCIS 2 and NASCIS 3 trials. J Trauma,1998,45(6):1088-1093.

[69] Bracken MB, et al. Clinical measurement, statistical analysis, and risk-benefit: controversies from trials of spinal injury. J Trauma, 2000,48(3):558-561.

[70] Short D. Is the role of steroids in acute spinal cord injury now resolved? Curr Opin Neurol, 2001,14(6):759-763.

[71] Sayer FT, Kronvall E, Nilsson OG. Methylprednisolone treatment in acute spinal cord injury: the myth challenged through a structured analysis of published literature. Spine J,2006,6(3):335-343.

[72] O'Connor PA, et al. Methylprednisolone in acute spinal cord injuries. Ir J Med Sci,2003, 172(1):24-26.

[73] Molloy S, Price M, Casey AT. Questionnaire survey of the views of the delegates at the European Cervical Spine Research Society meeting on the administration of methylprednisolone for acute traumatic spinal cord injury. Spine (Phila Pa 1976), 2001, 26 (24): E562-E564.

[74] France JC, Bono CM, Vaccaro AR. Initial radiographic evaluation of the spine after trauma: when, what, where, and how to image the acutely traumatized spine. J Orthop Trauma, 2005,19(9):640-649.

[75] Frankel HL, et al. Indications for obtaining surveillance thoracic and lumbar spine radiographs. J Trauma,1994,37(4):673-676.

[76] Hills MW, Delprado AM, Deane SA. Sternal fractures: associated injuries and management. J Trauma,1993,35(1):55-60.

[77] el-Khoury GY, Whitten CG. Trauma to the upper thoracic spine: anatomy, biomechanics, and unique imaging features. AJR Am J Roentgenol,1993,160(1):95-102.

[78] Keynan O, et al. Radiographic measurement parameters in thoracolumbar fractures: a systematic review and consensus statement of the spine trauma study group. Spine (Phila Pa 1976),2006,31(5):E156-E165.

[79] Daffner RH, et al. The radiologic assessment of posttraumatic vertebral stability. Skeletal Radiol,1990,19(2):103-108.

[80] Sampson MA, Colquhoun KB, Hennessy NL. Computed tomography whole body imaging in multitrauma: 7 years experience. Clin Radiol,2006,61(4):365-369.

[81] Antevil JL, et al. Spiral computed tomography for the initial evaluation of spine trauma: a new standard of care? J Trauma,2006, 61(2):382-387.

[82] Compoginis JM, Akopian G. CT imaging in motorcycle collision victims: routine or selective? Am Surg,2009,75(10):892-896.

[83] Griffey RT, Ledbetter S, Khorasani R. Changes in thoracolumbar computed tomography and radiography utilization among trauma patients after deployment of multidetector computed tomography in the emergency department. J Trauma,2007,62(5):1153-1156.

[84] Brown CV, et al. Spiral computed tomography for the diagnosis of cervical, thoracic, and lumbar spine fractures: its time has come. J Trauma, 2005, 58(5): 890-5; discussion 895-896.

[85] Brandt MM, et al. Computed tomographic scanning reduces cost and time of complete spine evaluation. J Trauma, 2004, 56(5): 1022-1026; discussion 1026-1028.

[86] Ballock RT, et al. Can burst fractures be predicted from plain radiographs? J Bone Joint Surg Br, 1992, 74(1): 147-150.

[87] McGrory BJ, et al. Diagnosis of subtle thoracolumbar burst fractures. A new radiographic sign. Spine (Phila Pa 1976), 1993, 18(15): 2282-2285.

[88] Dai LY, et al. Plain radiography versus computed tomography scans in the diagnosis and management of thoracolumbar burst fractures. Spine (Phila Pa 1976), 2008, 33(16): E548-E552.

[89] Fontijne WP, et al. CT scan prediction of neurological deficit in thoracolumbar burst fractures. J Bone Joint Surg Br, 1992, 74(5): 683-685.

[90] Schoenwaelder M, Maclaurin W, Varma D. Assessing potential spinal injury in the intubated multitrauma patient: does MRI add value? Emerg Radiol, 2009, 16(2): 129-132.

[91] Sekula Jr RF, et al. Exclusion of cervical spine instability in patients with blunt trauma with normal multidetector CT (MDCT) and radiography. Br J Neurosurg, 2008, 22(5): 669-674.

[92] Dai LY, et al. Assessment of ligamentous injury in patients with thoracolumbar burst fractures using MRI. J Trauma, 2009, 66(6): 1610-1615.

[93] Lee HM, et al. Reliability of magnetic resonance imaging in detecting posterior ligament complex injury in thoracolumbar spinal fractures. Spine (Phila Pa 1976), 2000, 25(16): 2079-2084.

[94] Rihn JA, et al. Using magnetic resonance imaging to accurately assess injury to the posterior ligamentous complex of the spine: a prospective comparison of the surgeon and radiologist. J Neurosurg Spine, 2010, 12(4): 391-396.

[95] Vaccaro AR, et al. Assessment of injury to the posterior ligamentous complex in thoracolumbar spine trauma. Spine J, 2006, 6(5): 524-528.

[96] Lee JY, et al. Assessment of injury to the thoracolumbar posterior ligamentous complex in the setting of normal-appearing plain radiography. Spine J, 2007, 7(4): 422-427.

[97] Vaccaro AR, et al. Injury of the posterior ligamentous complex of the thoracolumbar spine: a prospective evaluation of the diagnostic accuracy of magnetic resonance imaging. Spine (Phila Pa 1976), 2009, 34(23): E841-E847.

[98] Haba H, et al. Diagnostic accuracy of magnetic resonance imaging for detecting posterior ligamentous complex injury associated with thoracic and lumbar fractures. J Neurosurg, 2003, 99 (Suppl 1): 20-26.

[99] Gillis C. Spinal ligament pathology. Vet Clin North Am Equine Pract, 1999, 15(1): 97-101.

[100] Moon SH, et al. Feasibility of ultrasound examination in posterior ligament complex injury of thoracolumbar spine fracture. Spine (Phila Pa 1976), 2002, 27(19): 2154-2158.

[101] Vordemvenne T, et al. Is there a way to diagnose spinal instability in acute burst fractures by performing ultrasound? Eur Spine J, 2009, 18(7): 964-971.

[102] Holdsworth FW. Diagnosis and treatment of fractures of the spine. Manit Med Rev, 1968, 48(1): 13-15.

[103] Holdsworth FW. Fractures and dislocations of the lower thoracic and lumbar spines, with and without neurological involvement. Curr Pract Orthop Surg, 1964, 23: 61-83.

[104] Louis R. Unstable fractures of the spine. Ⅲ. Instability. A. Theories concerning instability. Rev Chir Orthop Reparatrice Appar Mot, 1977, 63(5): 423-425.

[105] Denis F. The three column spine and its significance in the classification of acute thoracolumbar spinal injuries. Spine (Phila Pa

1976),1983,8(8):817-831.

[106] Decoulx P,Rieunau G. Fractures of the dorsolumbar spine without neurological disorders. Rev Chir Orthop Reparatrice Appar Mot,1958,44(3-4):254-322.

[107] Guigui PLB,Deburge A. Fractures et luxations récentes du rachis thoracique et lombaire de l′ adulte. Encyclopédie Médico-Chirurgical,1998.

[108] Ferguson RL, Allen Jr BL. A mechanistic classification of thoracolumbar spine fractures. Clin Orthop Relat Res, 1984, 189: 77-88.

[109] Magerl F,et al. A comprehensive classification of thoracic and lumbar injuries. Eur Spine J,1994,3(4):184-201.

[110] Aebi M. Classification of thoracolumbar fractures and dislocations. Eur Spine J, 2010,19 (Suppl 1):S2-S7.

[111] McCormack T, Karaikovic E, Gaines RW. The load sharing classification of spine fractures. Spine (Phila Pa 1976),1994,19(15): 1741-1744.

[112] Dai LY,Jin WJ. Interobserver and intraobserver reliability in the load sharing classification of the assessment of thoracolumbar burst fractures. Spine (Phila Pa 1976), 2005,30(3):354-358.

[113] Wang XY,et al. The load-sharing classification of thoracolumbar fractures: an in vitro biomechanical validation. Spine (Phila Pa 1976),2007,32(11):1214-1219.

[114] Vaccaro AR, et al. A new classification of thoracolumbar injuries: the importance of injury morphology, the integrity of the posterior ligamentous complex, and neurologic status. Spine (Phila Pa 1976),2005,30(20): 2325-2333.

[115] Buchowski JM, et al. Surgical management of posttraumatic thoracolumbar kyphosis. Spine J,2008,8(4):666-677.

[116] Rihn JA,et al. A review of the TLICS system: a novel, user-friendly thoracolumbar trauma classification system. Acta Orthop, 2008,79(4):461-466.

[117] Terk MR,et al. Injury of the posterior ligament complex in patients with acute spinal trauma: evaluation by MR imaging. AJR Am J Roentgenol,1997,168(6):1481-1486.

[118] Ratliff J,et al. Regional variability in use of a novel assessment of thoracolumbar spine fractures: United States versus international surgeons. World J Emerg Surg,2007,2:24.

[119] Patel AA,et al. The adoption of a new classification system: time-dependent variation in interobserver reliability of the thoracolumbar injury severity score classification system. Spine (Phila Pa 1976),2007,32(3): E105-E110.

[120] Harrop JS,et al. Intrarater and interrater reliability and validity in the assessment of the mechanism of injury and integrity of the posterior ligamentous complex: a novel injury severity scoring system for thoracolumbar injuries. Invited submission from the Joint Section Meeting On Disorders of the Spine and Peripheral Nerves, March 2005. J Neurosurg Spine,2006,4(2):118-122.

[121] Joaquim AF, et al. Evaluation of the thoracolumbar injury classification system in thoracic and lumbar spinal trauma. Spine (Phila Pa 1976),2011,36(1):33-36.

[122] Lenarz CJ, Place HM. Evaluation of a new spine classification system, does it accurately predicttreatment? J Spinal Disord Tech, 2010,23(3):192-196.

[123] Oner FC,et al. Therapeutic decision making in thoracolumbar spine trauma. Spine (Phila Pa 1976),2010,35 (Suppl 21):S235-S244.

[124] Lenarz CJ,et al. Comparative reliability of 3 thoracolumbar fracture classification systems. J Spinal Disord Tech, 2009, 22 (6): 422-427.

[125] Bedbrook GM. Treatment of thoracolumbar dislocation and fractures with paraplegia. Clin Orthop Relat Res,1975,112:27-43.

[126] Zdeblick TA, et al. Surgical treatment of thoracolumbar fractures. Instr Course Lect,

2009,58:639-644.

[127] Giele BM, et al. No evidence for the effectiveness of bracing in patients with thoracolumbar fractures. Acta Orthop, 2009, 80(2): 226-232.

[128] Rohlmann A, et al. Braces do not reduce loads on internal spinal fixation devices. Clin Biomech, 1999, 14(2): 97-102.

[129] Bailey CS, et al. Comparison of thoracolumbosacral orthosis and no orthosis for the treatment of thoracolumbar burst fractures: interim analysis of a multicenter randomized clinical equivalence trial. J Neurosurg Spine, 2009, 11(3): 295-303.

[130] Cantor JB, et al. Nonoperative management of stable thoracolumbar burst fractures with early ambulation and bracing. Spine, 1993, 18(8): 971-976.

[131] Chow GH, et al. Functional outcome of thoracolumbar burst fractures managed with hyperextension casting or bracing and early mobilization. Spine (Phila Pa 1976), 1996, 21(18): 2170-2175.

[132] Mumford J, et al. Thoracolumbar burst fractures. The clinical efficacy and outcome of nonoperative management. Spine (Phila Pa 1976), 1993, 18(8): 955-970.

[133] McEvoy RD, Bradford DS. The management of burst fractures of the thoracic and lumbar spine. Experience in 53 patients. Spine (Phila Pa 1976), 1985, 10(7): 631-637.

[134] Tezer M, et al. Conservative treatment of fractures of the thoracolumbar spine. Int Orthop, 2005, 29(2): 78-82.

[135] Moller A, et al. Nonoperatively treated burst fractures of the thoracic and lumbar spine in adults: a 23-to 41-year follow-up. Spine J, 2007, 7(6): 701-707.

[136] Agus H, Kayali C, Arslantas M. Nonoperative treatment of burst-type thoracolumbar vertebra fractures: clinical and radiological results of 29 patients. Eur Spine J, 2005, 14(6): 536-540.

[137] Shen FH, Samartzis D. Successful nonoperative treatment of a three-column thoracic fracture in a patient with ankylosing spondylitis: existence and clinical significance of the fourth column of the spine. Spine (Phila Pa 1976), 2007, 32(15): E423-E427.

[138] Tropiano P, et al. Functional and radiographic outcome of thoracolumbar and lumbar burst fractures managed by closed orthopaedic reduction and casting. Spine (Phila Pa 1976), 2003, 28(21): 2459-2465.

[139] Findlay JM, et al. A survey of vertebral burst-fracture management in Canada. Can J Surg, 1992, 35(4): 407-413.

[140] Post RB, et al. Nonoperatively treated type A spinal fractures: mid-term versus long-term functional outcome. Int Orthop, 2009, 33(4): 1055-1060.

[141] Knight RQ, et al. Comparison of operative versus nonoperative treatment of lumbar burst fractures. Clin Orthop Relat Res, 1993, 293: 112-121.

[142] Butler JS, Walsh A, O'Byrne J. Functional outcome of burst fractures of the first lumbar vertebra managed surgically and conservatively. Int Orthop, 2005, 29(1): 51-54.

[143] Wood K, et al. Operative compared with nonoperative treatment of a thoracolumbar burst fracture without neurological deficit. A prospective, randomized study. J Bone Joint Surg Am, 2003, 85-A(5): 773-781.

[144] Thomas KC, et al. Comparison of operative and nonoperative treatment for thoracolumbar burst fractures in patients without neurological deficit: a systematic review. J Neurosurg Spine, 2006, 4(5): 351-358.

[145] Krengel WF, Anderson PA, Henley MB. Early stabilization and decompression for incomplete paraplegia due to a thoracic-level spinal cord injury. Spine (Phila Pa 1976), 1993, 18(14): 2080-2087.

[146] Fehlings MG, Tator CH. An evidence-based review of decompressive surgery in acute spinal cord injury: rationale, indications, and timing based on experimental and clinical

studies. J Neurosurg, 1999, 91 (Suppl 1): 1-11.

[147] Shuman WP, et al. Thoracolumbar burst fractures:CT dimensions of the spinal canal relative to postsurgical improvement. AJR Am J Roentgenol,1985,145(2):337-341.

[148] Dai LY. Remodeling of the spinal canal after thoracolumbar burst fractures. Clin Orthop Relat Res,2001,382:119-123.

[149] Duh MS,et al. The effectiveness of surgery on the treatment of acute spinal cord injury and its relation to pharmacological treatment. Neurosurgery,1994,35(2):240-249.

[150] Zelle BA,et al. Sacral fractures with neurological injury:is early decompression beneficial? Int Orthop,2004,28(4):244-251.

[151] Rath SA,et al. Neurological recovery and its influencing factors in thoracic and lumbar spine fractures after surgical decompression and stabilization. Neurosurg Rev, 2005, 28(1):44-52.

[152] Mouchaty H,et al. Assessment of three year experience of a strategy for patient selection and timing of operation in the management of acute thoracic and lumbar spine fractures:a prospective study. Acta Neurochir, 2006,148(11):1181-1187.

[153] Rutges JP,Oner FC,Leenen LP. Timing of thoracic and lumbar fracture fixation in spinal injuries:a systematic review of neurological and clinical outcome. Eur Spine J,2007, 16(5):579-587.

[154] Cengiz SL, et al. Timing of thoracolomber spine stabilization in trauma patients;impact on neurological outcome and clinical course. A real prospective (rct) randomized controlled study. Arch Orthop Trauma Surg, 2008,128(9):959-966.

[155] Fehlings MG,et al. Current practice in the timing of surgical intervention in spinal cord injury. Spine(Phila Pa 1976),2010,35(Suppl 21):S166-S173.

[156] Frangen TM,et al. The beneficial effects of early stabilization of thoracic spine fractures depend on trauma severity. J Trauma,2010, 68(5):1208-1212.

[157] McLain RF, Benson DR. Urgent surgical stabilization of spinal fractures in polytrauma patients. Spine(Phila Pa 1976),1999,24 (16):1646-1654.

[158] Cotton BA,et al. Respiratory complications and mortality risk associated with thoracic spine injury. J Trauma, 2005, 59 (6): 1400-1409.

[159] Kerwin AJ,et al. Best practice determination of timing of spinal fracture fixation as defined by analysis of the National Trauma Data Bank. J Trauma,2008,65(4):824-831.

[160] Schinkel C, et al. Timing of thoracic spine stabilization in trauma patients: impact on clinical course and outcome. J Trauma, 2006,61(1):156-160.

[161] Bellabarba C,et al. Does early fracture fixation of thoracolumbar spine fractures decrease morbidity or mortality? Spine (Phila Pa 1976),2010,35 (Suppl 9):S138-S145.

[162] Kerwin AJ,et al. The effect of early spine fixation on non-neurologic outcome. J Trauma,2005,58(1):15-21.

第 17 章　颈椎损伤

第 17 章 颈椎损伤

Spiros G. Pneumaticos, Georgios K. Triantafyllopoulos, Peter V. Giannoudis

摘要 颈椎损伤发病率占多发伤患者的2.0%～4.2%。由于颈脊髓受累，颈椎损伤可能伴有显著的神经损伤。高能量创伤是年轻人群颈椎损伤的主要原因，而跌倒是老年人群颈椎损伤的主要原因。颈椎可分为2个相对独立的功能性单位，即上颈椎和下颈椎。本章将对颈椎损伤进行讨论，通过临床表现、分类和一般治疗对上颈椎和下颈椎损伤进行阐述。

关键词 解剖学与流行病学・颈椎损伤・分类・非手术治疗・神经和影像学评估・11 种特殊损伤的手术技巧・手术治疗目的

第 1 节 流行病学

颈椎创伤仅占所有骨骼损伤的一小部分，在钝性创伤患者中其发生率为 2.0%～4.2%[1-2]。由于涉及脊髓损害的并发症和后遗症，颈椎创伤目前已成为一个重要的社会经济问题。颈椎创伤好发于男性，年龄分布曲线呈双峰模式，高峰分别为30岁和60 岁。高能量损伤是青年人群颈椎创伤最常见的原因，包括机动车交通事故、运动损伤、跳水伤、高处坠落伤和火器伤[1,3-5]。而另一方面，跌倒，甚至从站立或坐位时的跌倒，都被认为是造成老年患者颈椎创伤的主要原因[1,3-5]。年轻患者的颈椎创伤更容易合并其他损伤[4]。约 53%合并脊髓创伤的患者被确认为是创伤所致，且多数涉及 C_5 水平[6]。在这些患者中，肺部并发症是较为严重的并发症[5]。

第 2 节 解剖学

颈椎由 7 个椎体（C_1～C_7）组成，可分为 2 个相对独立的功能单位，即上颈椎或下颈椎（下轴颈椎）。上颈椎包括 C_1 椎体（寰椎）和 C_2 椎体（枢椎），以及枕颈关节（颅骨枕髁与颈椎通过此关节相连）。与下颈椎椎体相比，寰椎和枢椎具有独特的解剖学特点。寰椎没有椎体，呈环形围绕椎管，由前弓、后弓及双侧侧块构成。侧块有上下关节面，分别连接椭圆形的枕髁与枢椎上关节突。枢椎在颈椎中最厚最强硬，其主要特点是齿突或“窝点”，在身体前面圆柱形向头侧的投影，长达 12～16 mm。齿突的前表面与寰椎的前弓相连，后方为横韧带。寰椎有一个椎体，两个侧块上下形成关节，两侧有椎弓根和椎板。椎板在后方中线汇合成棘突，构成

S. G. Pneumaticos・G. K. Triantafyllopoulos
3rd Department of Orthopaedic Surgery, School of Medicine, University of Athens, Athens, Greece

P. V. Giannoudis (✉)
Academic Department of Trauma and Orthopaedics, School of Medicine, University of Leeds, Leeds, UK
e-mail: pgiannoudi@aol.com

G. Bentley (ed.), *European Surgical Orthopaedics and Traumatology*, DOI 10.1007/978-3-642-34746-7_39,

椎孔。

C_3～C_7 椎体有相似的解剖学特征，包括一个椎体、两个侧块和椎板两侧的椎弓根形成椎弓并环绕椎孔。全部椎孔共同串成椎管，颈脊髓走行于其中。侧块有上下关节面，关节面与水平面约成 45°角。椎弓根横行于两侧，而棘突由两侧椎板在后方中线融合而成。相邻两个椎骨的上、下切迹构成椎间孔，每侧椎间孔由椎管发出相应神经根通过。

上颈椎有 6 个关节，寰枕关节（左右各 1 个）和 4 个寰椎、枢椎之间的关节。每个寰枕关节由寰椎侧块的上关节凹和枕髁构成，有关节囊及膜覆盖。寰椎、枢椎之间的关节包括由寰椎下关节面和枢椎上关节面构成的 2 个侧方关节和中间的寰枢关节。其中 1 个寰枢关节是由寰椎前弓的后表面与枢椎前表面构成，另 1 个寰枢关节是由枢椎后表面与横韧带构成，附着于齿突尖端，通过尖端韧带和翼状韧带为寰枢椎之间提供进一步的稳定性。寰枢椎之间没有椎间盘。颈椎的旋转功能 50% 由寰枢关节负责。在下颈椎，椎体之间有椎间盘（位于椎体之间），并由椎体后外侧的钩椎关节（Luschka 关节）相连接。钩椎关节是由两侧的椎体之上的下关节面与椎体之下的上关节面构成。尽管这些关节使连续的 2 个椎骨之间的移动很少，但作为一个功能性整体颈椎是脊柱中活动性最大的部分。

前纵韧带（anterior longitudinal ligament，ALL）和后纵韧带（posterior longitudinal ligament，PLL）附着在椎体前、后表面，分别起限制椎体过伸和过屈的作用。PLL 向近端延伸为覆膜。小关节由关节囊和韧带包绕。黄韧带连接椎板，棘突间存在着棘间韧带。项韧带起于枕骨后，止于棘突，在 C_7 以下延续为棘上韧带。

脊髓由 H 形的灰质（包括前角和后角）和围绕它的白质组成。灰质主要由神经元组成，白质主要由轴突组成。白质由不同的传导束（上行和下行传导束）组成。传导束包括传导痛、温觉的腹侧和两侧的脊髓丘脑束，以及传导大脑发出的运动信号的皮质脊髓束。后索（薄束和楔束）负责深感觉，即振动觉和身体位置觉（本体感觉）。有 8 对脊神经通过相应的椎间孔自椎管发出。C_1 神经自 C_1 椎体上方发出，C_2 神经自 C_1 椎体下方发出，C_8 神经自 C_7 椎体下方发出。C_5～T_1 神经构成双侧的臂丛神经，支配上肢。

第 3 节　早期评估与治疗

正确及时地治疗对颈椎外伤患者非常重要，因为可以减少与这些伤害相关的并发症和后遗症的发生。每例外伤患者必须考虑颈椎损伤的可能，直至排除诊断。在事故现场必须应用刚性围领、脊柱板带和胶布、沙袋或卷曲的衣服等固定颈椎，经过严格的评估排除颈椎损伤后方可解除。屈曲、伸展或旋转不稳定的颈椎可导致颈脊髓继发性损伤、四肢瘫痪甚至死亡。美国急诊 X 线应用研究低风险标准（National Emergency X-ray Utilization Study，NEXUS）[7] 为颈椎外伤的诊断提供了低风险标准。如果患者没有后路中线颈椎压痛、无中毒的证据、意识清醒、无神经功能损害和疼痛，在没有影像学检查的参考时，可排除颈椎损伤。然而，如果患者不符合上述标准，这一工具并不能成为确诊的最佳方式。

在钝性挫伤患者中，需要对气道、呼吸系统和循环系统进行分级评价。特别是对于疑似脊髓损伤的患者，应避免缺氧和低血压，因为缺血和低血压进一步发展会损害脊髓功能[8]。由于肋间肌和膈肌麻痹，高位脊髓损伤（高于 C_5）可以导致呼吸衰竭。这类患者应密切监测，因为可能需要早期气管插管。同时合并头部和胸部创伤时，会进一步损害气道和呼吸功能，必须进行适当的评估和治疗。一般情况下,气管插管和机械通气能保证气道通畅和呼吸的安全。腹部或胸部创伤可引起低血容量性休克,所以必须尽早处理。然而,应该牢记在脊髓损伤时,即使患者血容量正常,也会出现低血压。这就是所谓的神经性休克,是由交感神经受损引起的。因伴随心动过缓,这一点有别于低血容量性休克。有研究表明,脊髓损伤患者的平均动脉压应保持>90 mmHg(1 mmHg=0.133 kPa)[8]。应用晶体液、胶体溶液及血液可以维持血压,应用血管收缩药可以预防神经源性休克。对有颈椎损伤的患者,应通过视诊和触诊对患者进行第 2 次脊柱检查。因为,约 11% 的多发伤患者发生颈椎损伤会合并胸腰椎损伤[9]。

严格的神经系统检查也十分必要。测试皮肤轻触觉、针刺觉,测试结果等级为 2 级即正常,1 级即障碍,0 级即损失。在两侧标记正常皮肤感觉的界限。不应忽视对骶节段和肛门周围感觉的检查。通过感觉检查可以快速地了解患者的神经系统状况和损伤程度,但另一方面其具有高度主观性,因为这在很大程度上取决于患者对刺激的感知。

肌肉由相应神经根支配,因此通过对关键肌肉力量的测定可以检查运动功能。肌肉的力量可以分为 6 级:5 级是为正常肌力;4 级是能对抗部分阻力的情况下进行主动运动与全方位的运动;3 级是能对抗重力的情况下进行主动运动与全方位的运动;2 级是在水平方向全方位的运动;1 级是可触及或可见肌肉收缩;0 级是完全瘫痪。肛门括约肌的自主收缩应始终包括在检查范围内。神经系统检查还应包括浅反射、深反射及病理反射(如 Babinski 征)。美国脊髓损伤协会(American Spinal Injury Association,ASIA)评估量表有助于对脊髓损伤获得快速全面的评估(图 2-17-1)。

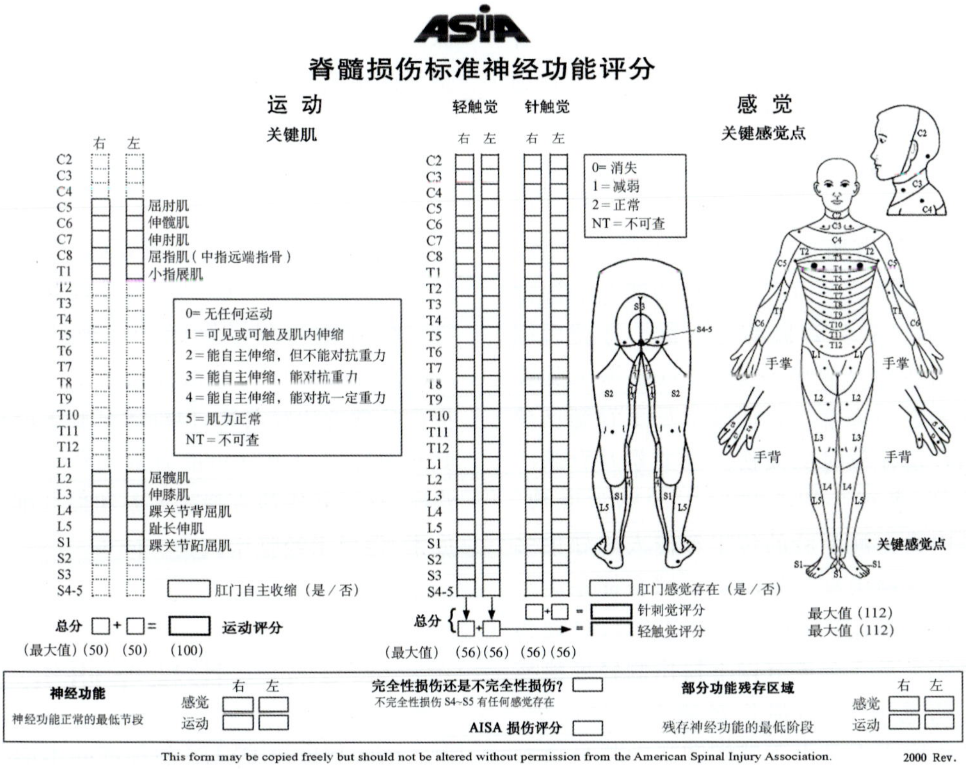

图 2-17-1 ASIA 评估量表

脊髓休克是一种神经功能完全丧失的暂时状态，表现为损伤平面以下弛缓性瘫痪和感觉丧失。脊髓休克可以持续数小时到数天不等。休克的结束以损伤平面以下的反射弧（通常包括球海绵体肌反射）重新出现为标志。脊髓休克恢复后，可以采用Frankel分级系统或ASIA损伤分级（表2-17-1）来判断患者的神经功能受损程度。为了记录患者神经功能的改善程度，需要进行一系列的神经系统的评估。

表2-17-1 脊髓损伤神经功能Frankel分级和ASIA损伤分级

分级	A	B	C	D	E
Frankel分级	损伤平面以下深浅感觉完全消失	损伤平面以下深浅感觉完全消失，仅存某些骶区感觉	损伤平面以下仅有某些肌肉运动功能，无有用功能存在	损伤平面以下肌肉功能不完全，可扶拐行走	深浅感觉、肌肉功能及二便功能良好，可有病理反射
ASIA分级	骶段 $S_4 \sim S_5$ 无任何运动及感觉功能保留	神经平面以下，包括骶段 $S_4 \sim S_5$ 存在感觉功能，但无任何运动功能	神经平面以下有运动功能保留，1/2以上的关键肌肌力<3级	神经平面以下有运动功能保留，1/2以上的关键肌肌力≥3级	感觉和运动功能正常

由于脊髓传导束受损，不同部位的脊髓损伤有不同的临床表现。若损伤在颈髓水平，可能会发生4个不同的综合征，包括脊髓前综合征、脊髓后综合征、脊髓中央管综合征以及脊髓半切综合征（Brown-Sequard综合征）。

脊髓前综合征是由脊髓前2/3损伤引起的，通常由屈曲力和压缩力联合导致。其特点是损伤平面以下运动功能及痛温觉丧失，而位置觉和振动觉保留。脊髓后综合征损伤的是脊髓后索，特点是深感觉丧失。脊髓中央管综合征最常见于脊髓型颈椎病在过伸位时的损伤。主要累及脊髓中央部分，表现为以上肢为主的感觉麻痹。这是因为支配上肢的传出和传入传导束多集中于脊髓中央。脊髓半切综合征是由单侧损伤所引起的（通常是穿透伤），表现为在损伤水平3个皮节以下损伤侧轻度瘫痪及深感觉消失，而损伤对侧痛温觉消失。这种临床表现是由于感觉和运动传导束有不同的交叉模式，脊髓丘脑束进入脊髓上升3个水平后进行交叉，而皮质脊髓束在延髓交叉（锥体交叉）。

美国急性脊髓损伤研究所Ⅱ和Ⅲ期临床试验表明，不完全脊髓损伤患者在使用高剂量的甲泼尼龙后能改善预后[10]。如果患者在损伤3 h内入院，开始以30 mg/kg甲泼尼龙给药15 min，然后暂停45 min，随后的23 h连续以5.4 mg/(kg·h)继续输入。如果在损伤后3～8 h入院，则持续输液时间由23 h改为48 h。然而，最近这种治疗方案的疗效受到了质疑[11]。神经节苷脂（gangliosides，GM-1）也被认为是一种可能提高疗效的治疗药物，但临床试验未能证明其有效性[12]。其他可能有效的药物包括纳洛酮、促甲状腺激素释放激素和促红细胞生成素，但尚未经临床试验所证实[8]。

第4节 影像学研究

已经指出，NEXUS的标准并不能为诊断颈椎创伤确定理想的影像学检查方法。在多数情况下，疑似颈椎损伤时，X线片是最基本的检查方法，也是闭合性损伤首先采用的方法。无论患者是站立或取仰卧(十字工作台)，侧位 X 线片可以发现大多数颈椎骨折和脱位。在上颈椎，其可用以评估颅骨、寰椎及枢椎的关系，寰枢椎可以完全可视化。在下颈椎，其可用以显示椎体、椎间盘间隙、关节突和棘突。此外，其还可用以评估颈椎的 4 个轮廓线(图 2-17-2)。颈椎侧位 X 线片应显示 C_7 椎体，因为这个水平的损伤常常被遗漏。颈椎正位 X 线片可以显示 C_3～C_7 椎体、钩椎关节、椎间隙和棘突。颈椎张口位 X 线片主要显示寰枢椎，能清晰显示齿突、枢椎椎体、寰枢椎侧块之间的关节(图 2-17-3)。疑似颈椎损伤的患者标准的 X 线检查应包括颈椎侧位、正位及张口位。如果上述影像未发现异常，仍怀疑存在骨折，需辅以其他检查，包括柱视图、斜视图和游泳位视图(图 2-17-4)。动力位 X 线片在颈椎过伸过屈时可以显示颈椎不稳，而标准位 X 线片不能显示。当椎体位移超过 3.5 mm 或角度位移超过 11°时，即可诊断为颈椎不稳。对于无意识的患者，一般应避免行被动屈伸位 X 线片检查，因为这可能导致继发性的神经系统损伤[13]。尽管 X 线片操作简单且应用广泛，但其比较费时且不足以明确所有颈椎损伤，可视性差，常需重复拍摄。

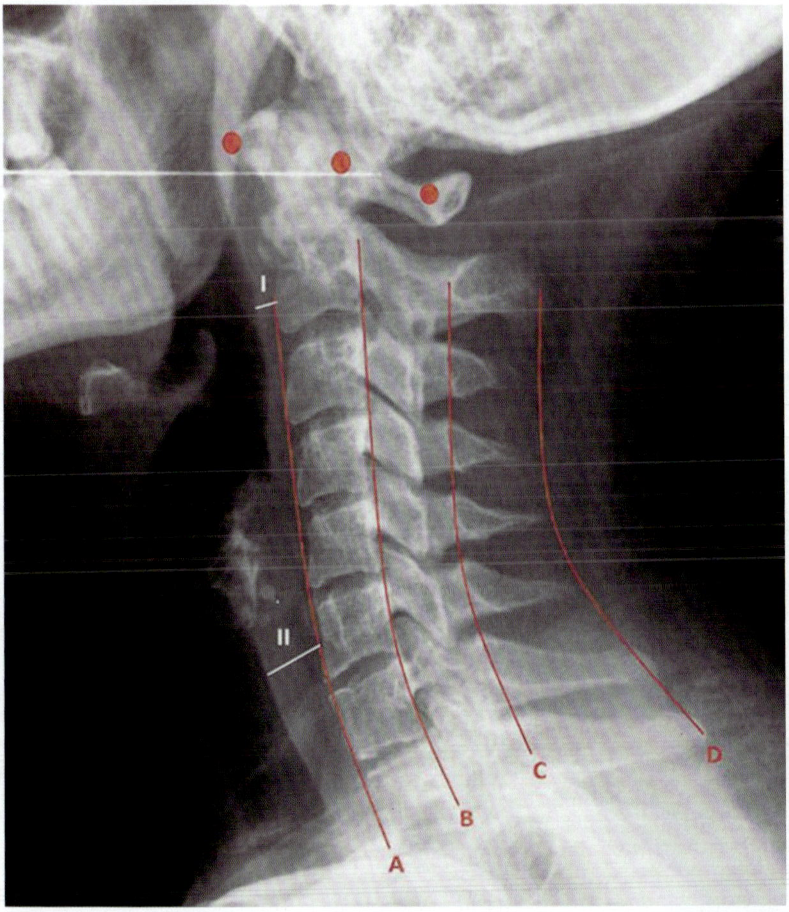

图 2-17-2　患者女，23 岁，颈齿突骨折侧位 X 线片。A 线：椎体前缘连线；B 线：椎体后缘连线；C 线：椎管后壁连线；D 线：C_2～C_7 棘突尖部连线。Ⅰ：咽后间隙<7 mm；Ⅱ：气管后间隙成人<22 mm，儿童<14 mm。A，B，C 线的破坏可清晰显示

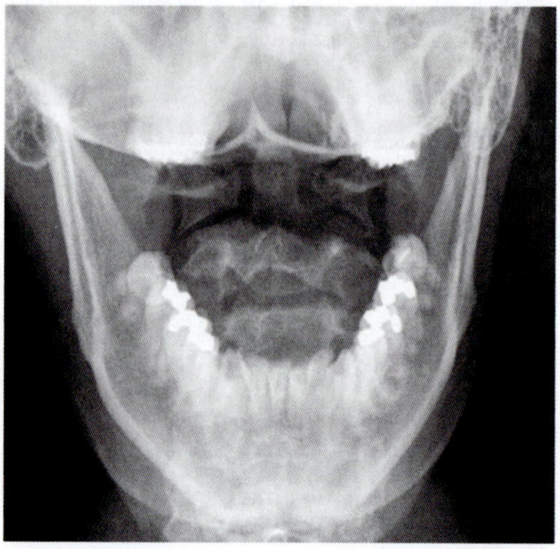

图 2-17-3 上颈椎张口位 X 线片

在评估颈椎损伤方面，CT 更为常用，因为其能更准确地检查 C_1 椎弓、齿突、枕髁骨折。此外，其还可以提供有价值的软组织损伤的信息，如轻微的软组织损伤或累及椎管的损伤，仅需要对症治疗。在检查颈椎骨折方面，CT 比 X 线片敏感度更高，可高达 98%，而普通 X 线片的敏感度为 52%[16]。然而，这并不能意味每例疑似颈椎骨折的患者都需常规行 CT 检查，因为涉及更高剂量的射线（尤其是考虑到对甲状腺的影响）及更高的费用。因此，专家已致力于建立行颈椎 CT 扫描的临床标准[17-18]。考虑到以上的局限性，许多学者正在开发新型和更快的多探测头扫描仪[16]。

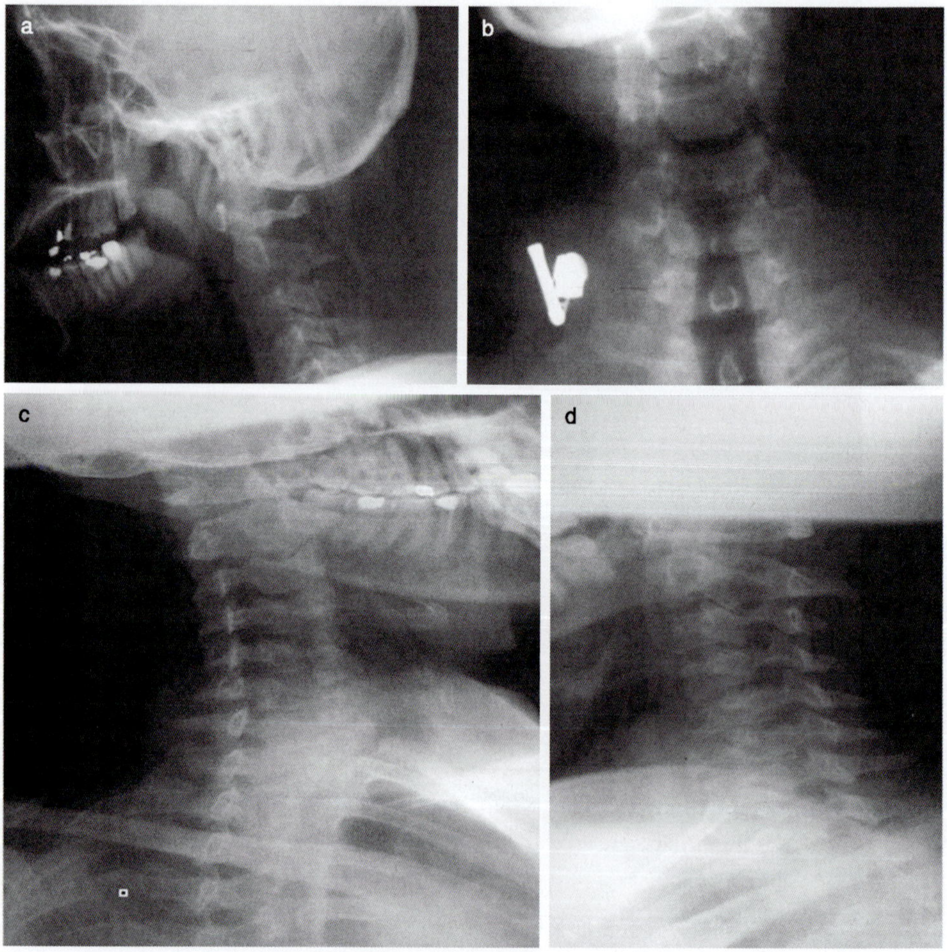

图 2-17-4 患者男，26 岁，车祸后颈椎正侧位 X 线片，C_5 以下四肢瘫痪。侧位 X 线片不能完全显示 C_5 椎体，但正位 X 线片示 C_6 椎体高度减低，怀疑骨折。左右斜位 X 线片证实 C_6 爆裂骨折，椎管受累

MRI 对于评估颈椎创伤非常有价值，因为其能准确显示软组织和脊髓损伤情况。MRI 能提供多层图像，甚至是脊髓和黄韧带很小的创伤(图 2-17-5)。MRI 对其他影像学检查未见异常的颈髓损伤有很大的应用价值[19]。有趣的是，神经损伤患者 MRI 检查结果与长期疗效相关[6,20]。另外，MRI 检查需要较长时间，不适用于不稳定损伤的患者。而且，患者在进行 MRI 检查会有强烈的不适感。最后，MRI 费用高昂，X 线片与 CT 能更好地显示骨骼结构，MRI 通常用于神经损伤的检查来明确脊髓损伤的程度。

在过去，肌电图是另一项应用广泛的检查方法。然而，随着新技术的发展(包括 CT 和 MRI)，肌电图很少被用于诊断急性颈椎损伤，在无法完成 MRI 检查时，可作为 CT 检查的辅助手段。

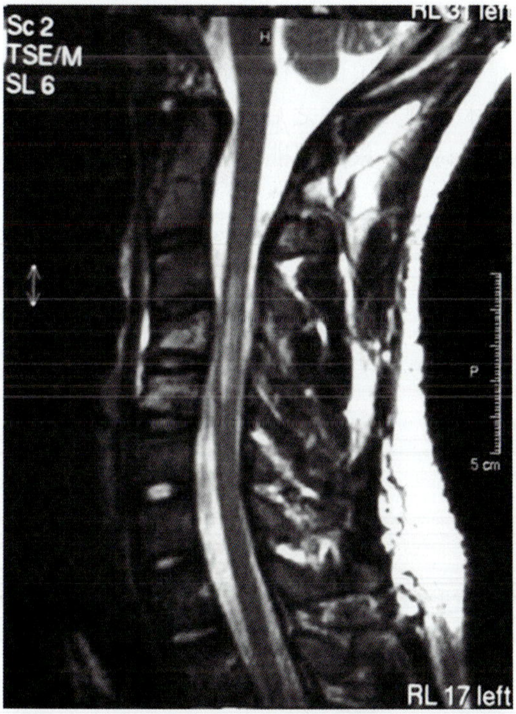

图 2-17-5　C_4～C_5 骨折四肢瘫痪患者 T_2 加权像矢状位 MRI，脊髓内异常信号，ALL 和前缘椎体之间血肿形成，后柱韧带结构也有明显血肿形成

第 5 节　治疗考虑因素

根据颈椎损伤的类型、不稳定程度及临床表现，颈椎骨折的治疗可以分为非手术治疗和手术治疗。

一、非手术治疗

非手术治疗措施包括颅骨牵引固定、半刚性和刚性固定、颈胸矫形器和 Halo 背心固定。

颅骨牵引是在耳郭上方 1 cm 通过牵引钳(Crutchfield 牵引钳或 Gardner-Wells 牵引弓)对颅骨进行重量牵引。

选择 Halo 背心固定作为最终治疗方案时，还可以使用 Halo 环。颅骨牵引用于急性脱位和半脱位的复位，以及危重患者的上颈椎和下颈椎的颈椎固定。颅骨骨折患者禁忌采用此治疗方案。患者需要采用头高位，且保证意识清楚，以确保在牵引过程中能及时发现患者神经状况的急剧恶化。开始牵引重量为 4.50kg，每间隔 20～30 min(以缓解肌肉痉挛)增加 2.27kg。每增加 1 次重量需要拍摄 1 次颈椎侧位 X 线片并进行 1 次完整的神经系统检查。通常，没有标准的总重量可供参考。但是，复位后的牵引重量维持在 4.54～9.07kg。此外，当椎间盘牵引增加 1 cm 时禁止再增加牵引重量。当患者出现意识不清时，如果未行颈椎 MRI 检查，则不能尝试进行闭合复位。因为需要排除损伤节段的椎间盘突出，否则可能导致复位后突出的椎间盘压迫脊髓或导致四肢瘫痪。复位后需要复查颈椎 CT 或 MRI。

半刚性固定和刚性固定通常是颈椎损伤后采用的第 1 个治疗措施。沙袋与胶布结合应用能为患者的转移提供最佳的固定方式。包括 Philadelphia 围领、Miami 围领、Aspen 围领等，并可用于治疗稳定的颈椎骨折。然而，独立的半刚性围领固定仍然在很大程度上允许颈椎运动，特别是侧屈和旋转。胸椎及颈胸矫形器（颅骨枕骨下颌骨固定术和 Minerva 支架）比围领固定更稳定，尤其是在低位颈椎和颈胸交界区，通常被用于低位颈椎的稳定性骨折。应用围领和颈胸矫形器主要的相关并发症是皮肤并发症，包括溃疡和过敏反应，但是这也与营养不良和疼痛有关。

Halo 架固定代表最严格的外固定方式，既可以用于单独治疗也可以用于颈椎手术的辅助治疗。Halo 架由一个环组成，固定在头骨上，用脚钉连接，并与上半身背心相连。此环需要选择合适的尺码，由前边 2 个和后边 2 个脚钉（共 4 个脚钉）连接。患者取仰卧位，由围领临时固定。在局部麻醉下将脚钉置入位于颅骨提前设定好的置钉点上，并先用扭矩螺钉在颅骨外皮质打孔。前 2 个脚钉放置在安全区。安全区[内有额窦、眶上和滑车神经，颞浅动脉（图 2-17-6）]位于眶上缘外 2/3，且高于 1 cm 以上。置入前方脚钉时，嘱患者闭上眼睛，以免眼部皮肤不能下垂。后脚钉放置在与前脚钉相反的位置。选用适当大小的背心通过杆与环对称连接（图 2-17-7）。在连接杆与背心前，检查头、颈、胸是否在一条直线上，以确保骨折能适当复位。此外，如果不成直线可能会导致吞咽困难，并且失去平衡（因为患者不能看到自己的脚）。佩戴 Halo 架 24 h 和 1 周后（之后每周 1 次）需再次上紧螺钉和脚钉，螺钉和脚钉每天需消毒 2 次并观察是否有感染迹象。对于儿童患者，最多需要 10 个脚钉将环固定到头骨上。针孔部位感染、针松动、环移位和针的不适是这种方法最常见的并发症[21]。

二、手术治疗

手术治疗的目标是恢复脊柱的对位、坚强固定和神经减压，分别有前路和后路 2 种方式。当脊髓前方受压（如爆裂骨折）或前方缺血时选择前路手术。当伴有脱位或明显的后方压迫的创伤时则应选择后路手术。手术关键点将在之后不同类型的颈椎损伤部分讨论。根据颈椎损伤的类型、神经损伤

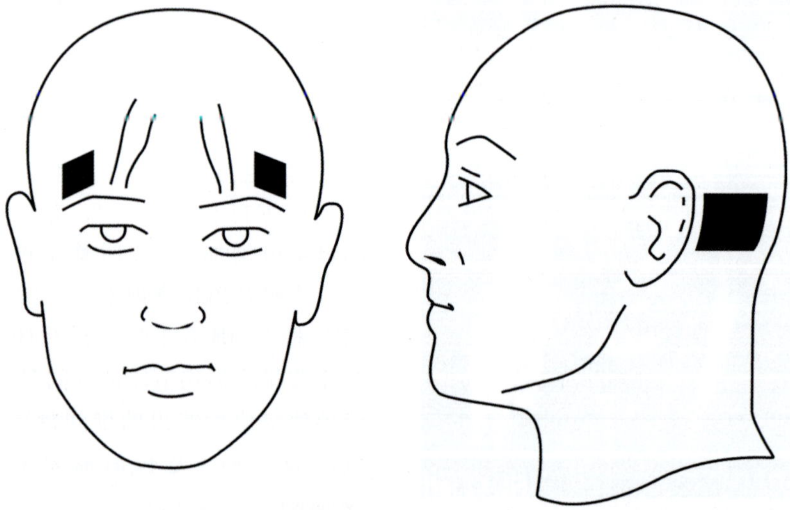

图 2-17-6 应用 Halo 架。阴影表示进针点安全区域。眉弓内侧 1/3 上 10 cm 可以避开皮神经及额窦，并超过额颞交界区较厚皮质骨。后部安全区域在枕骨外侧较厚部分，可以避开后方枕部神经及前方耳部神经分支

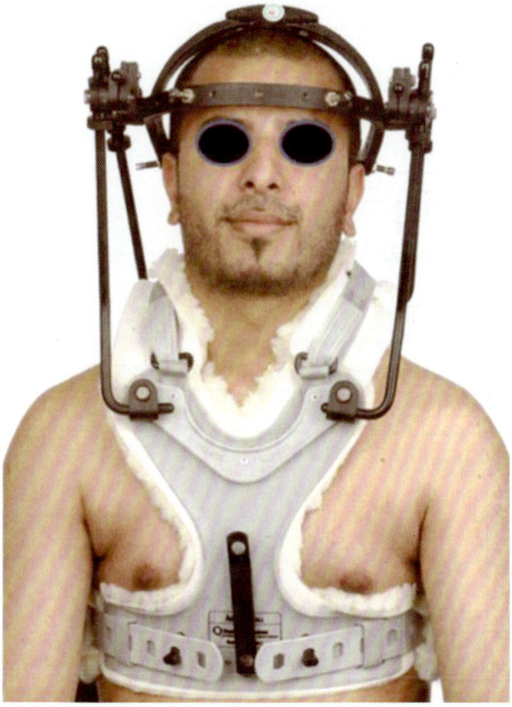

图 2-17-7 合适大小的 Halo 架固定

的程度和病程来选择择期手术。例如，当患者因骨折导致脊髓压迫而引起神经损伤时，需通过手术干预。相反，没有神经损伤的患者可以延期手术。早期手术可以使患者早期活动，并减少因卧床时间过长所导致的相关并发症。

颈椎损伤的治疗策略如图 2-17-8 所示。

第 6 节 不同类型的颈椎损伤

一、上颈椎损伤

(一)枕髁骨折

枕髁骨折通常和其他颈椎损伤一同描述。通常由头部的轴向压缩或横向弯曲力所致。可能合并头部损伤、上颈椎及下颈椎骨折，这些并发症将加大临床诊断的难度。临床表现没有特异性，可能包括颈枕区域的疼痛、无力和斜颈[23]。神经损伤的表现复杂，多数情况下涉及低位脑神经Ⅸ、Ⅹ、Ⅺ和Ⅻ(颅底综合征)[23]。由于骨折片移位、纤维化及神经缺血，患者可能发生迟发性神经损伤。对于枕髁骨折的患者，单纯 X 线片不能确诊，应选择 CT 平扫。基于 CT 平扫的结果，Anderson 和 Montesano 将枕髁骨折分为 3 种不同的类型：Ⅰ型包括粉碎性骨折，很少或没有移位到枕骨大孔，侧鼻翼韧带和覆膜完好，因此这些骨折被认为是稳定的；Ⅱ型骨折一般为基底骨折，以髁突为基底，由完整韧带保持稳定性；Ⅲ型骨折是枕髁撕脱骨折，被认为是潜在的不稳定型骨折。多数情况下采用非手术治疗，包括半刚性或刚性的围领固定。如果是不稳定骨折，选用 Halo 架外固定可以提供更牢固的固定(表 2-17-2)。

(二)寰枕关节脱位

在机动车事故患者中，由于寰枕关节脱位引起的死亡率为 6%～8%，而在颈椎损伤中占 20%～30%[24-25]。在过去，寰枕关节脱位鲜有报道。但是随着门诊医疗、诊断仪器和管理水平的进步，这种损伤被及时诊断，幸存的患者也越来越多。在临床上，寰枕关节脱位是由高能量损伤所引起的，因此通常合并其他器官的损伤。椎动脉、颅神经、脑干、脊髓也受到威胁，神经损伤也可能出现[26]。寰枕关节脱位根据 Trayneils 分型分成 3 种类型：Ⅰ型是枕骨相对于寰椎向前移位；Ⅱ型是椎体的垂直牵张力引起的；Ⅲ型是枕骨相对于寰椎向后移位。然而，枕骨相对于寰椎的位置高度依赖于患者的体位。这限制了 Trayneils 的准确分型，因为颈椎改变很小的位置便可以导致完全不同的分型。

通过 X 线画线测量片，有学者提出了一些关于诊断寰椎脱位的方法。颅底到寰椎后弓的距离与颅后点到寰椎前弓的距离之比称为 Power 比，其正常值≤1.0(图 2-17-9a)。也可以测量颅底到齿突之间的距离，其正常值成人>10mm，儿童>12mm

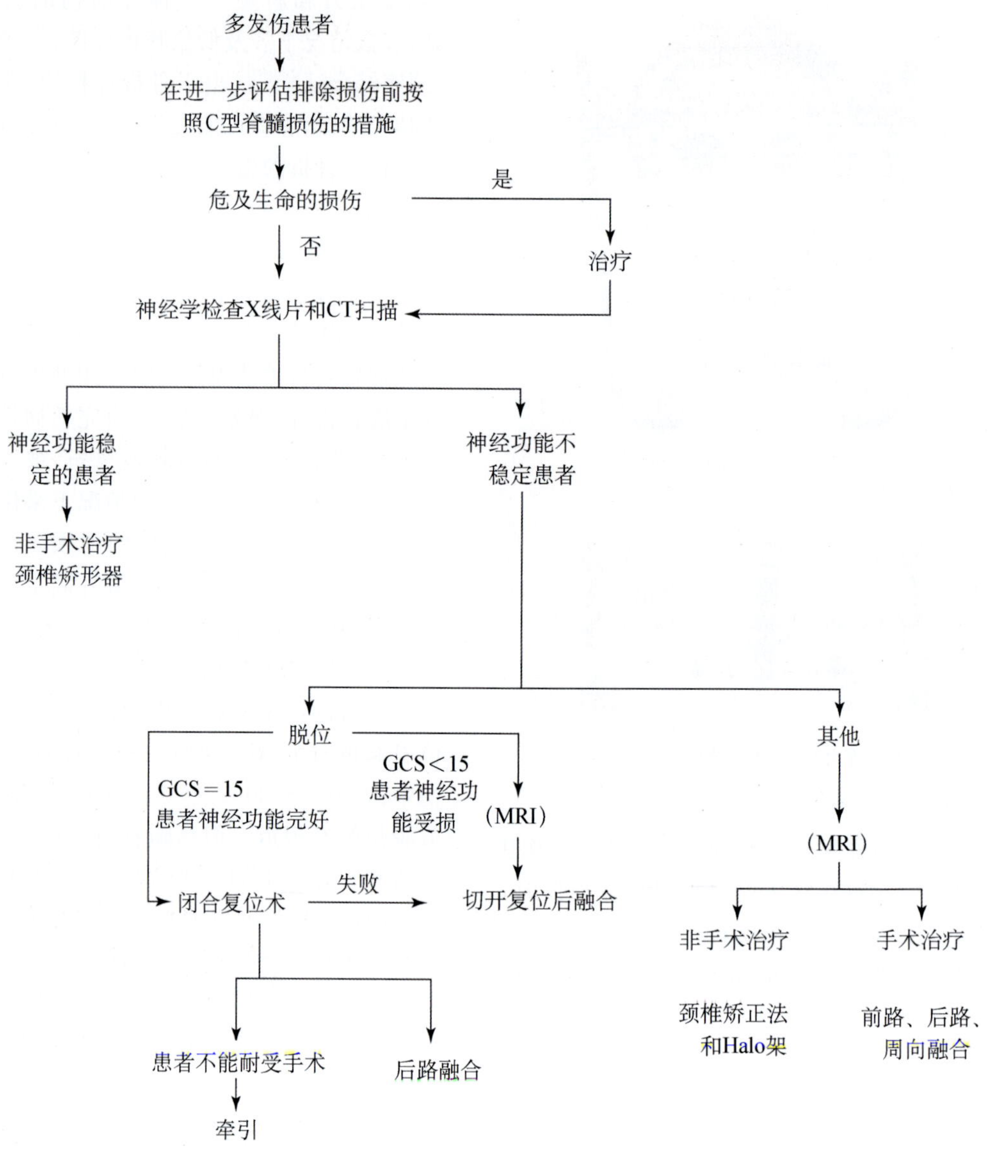

图 2-17-8 颈椎损伤治疗策略

表 2-17-2 不同颈椎损伤的治疗选择

损伤类型	手术治疗	非手术治疗
枕髁骨折	半刚性或刚性颈托固定 Ⅲ型骨折可考虑 Halo 架固定	
寰枕脱位		早期颅骨牵引,后路枕颈固定融合术
寰椎骨折横韧带完整	半刚性或刚性颈托固定	
寰椎骨折横韧带断裂骨质撕脱	Halo 架固定	
寰椎骨折横韧带断裂骨质撕脱		后路枕颈固定融合术

（续 表）

损伤类型	手术治疗	非手术治疗
寰枢椎旋转半脱位	颅骨牵引闭合复位，Halo 架固定	开放手术复位，后路 $C_1 \sim C_2$ 固定融合
枢椎骨折齿突骨折Ⅰ型	半刚性或刚性颈托固定	
枢椎骨折齿突骨折Ⅱ型	Halo 架固定	经口齿突螺钉固定或 $C_1 \sim C_2$ 后路固定
枢椎骨折齿突骨折Ⅲ型	Halo 架固定	
枢椎外伤性滑移Ⅰ型	刚性颈托固定	
枢椎外伤性滑移Ⅱ型	Halo 架固定	
枢椎外伤性滑移Ⅲ型		后路 $C_2 \sim C_3$ 复位融合
下颈椎爆裂骨折		前路减压融合和（或）后路减压融合
屈曲骨折		前路减压融合和（或）后路减压融合
下颈椎单侧关节突关节骨折不伴脱位	半刚性或刚性颈托固定	
下颈椎双侧关节突关节骨折	半刚性或刚性颈托固定	水平移位超过 3.5 mm 可前路或后路融合
下颈椎侧块骨折分离		前路或后路融合
下颈椎单侧关节突关节脱位	骨折稳定无神经损伤时可考虑颈部固定	开放手术复位融合
下颈椎双侧关节突关节脱位		闭合复位或开放手术复位融合

（图 2-17-9b）。当成年人枕髁至 C_1 之间的距离＞2 mm 或儿童＞5 mm 时提示寰枕脱位（图 2-17-9c）。X 线片画线法是画 2 条线，1 条是从颅底至 C_2 棘突与椎板的交界处，1 条是从枕骨至 C_2 椎体的后下角。正常情况下，第 1 条线与 C_2 相交，第 2 条线与 C_1 相交（图 2-17-9d）。可采用 CT 对寰椎关节脱位进一步评估。MRI 对评估韧带和神经损伤非常有用，并且即使在 X 线片或 CT 显示正常时，MRI 也能显示出异常的结构。

这些损伤的治疗包括颅骨牵引或 Halo 架的初始固定。然而颅骨牵引是Ⅱ型损伤的禁忌。当患者 CT 显示正常，MRI 显示不清时，用 Halo 架固定是一个明确的治疗方案[27]。然而，多数情况下仍需要枕颈融合（表 2-17-2）。这可以通过不同的技术实现，包括钢丝、棒线材料和钉棒固定。钢丝技术需要通过后路手术，且需要辅以 Halo 架固定。枕骨螺钉放置在中线，首选双皮质固定，而经关节螺钉用于 $C_1 \sim C_2$ 椎体的固定，如果融合节段需延伸至 C_2 椎体以下，则可以采用侧块螺钉固定。

（三）寰椎骨折

寰椎骨折占成人颈椎骨折的 3%～13%，占儿童颈椎骨折的 3.5%[27]。交通事故、跌倒（伴随着轴向压力、屈曲、牵拉和侧屈产生的对枕骨和枢椎之间寰椎的压力）是寰椎骨折的主要原因。因此，寰椎骨折常常合并头部损伤和其他颈椎骨折。侧块和前后弓的移行处是寰椎最薄弱之处，这些结构就是寰椎受压时骨折的发生处。寰椎压缩合并侧屈时，常常发生侧块骨折。临床上，寰椎骨折常表现为疼痛、压痛和肌肉痉挛，有时也包括 C_2 神经根和椎动脉损伤的表现。由于寰椎骨折通常导致椎管扩大，单纯寰椎骨折时很少出现神经受损症状。Jefferson 分类包括 5 种骨折类型：Ⅰ型和Ⅱ型骨折分别是单纯的前后弓骨折；Ⅲ型骨折是

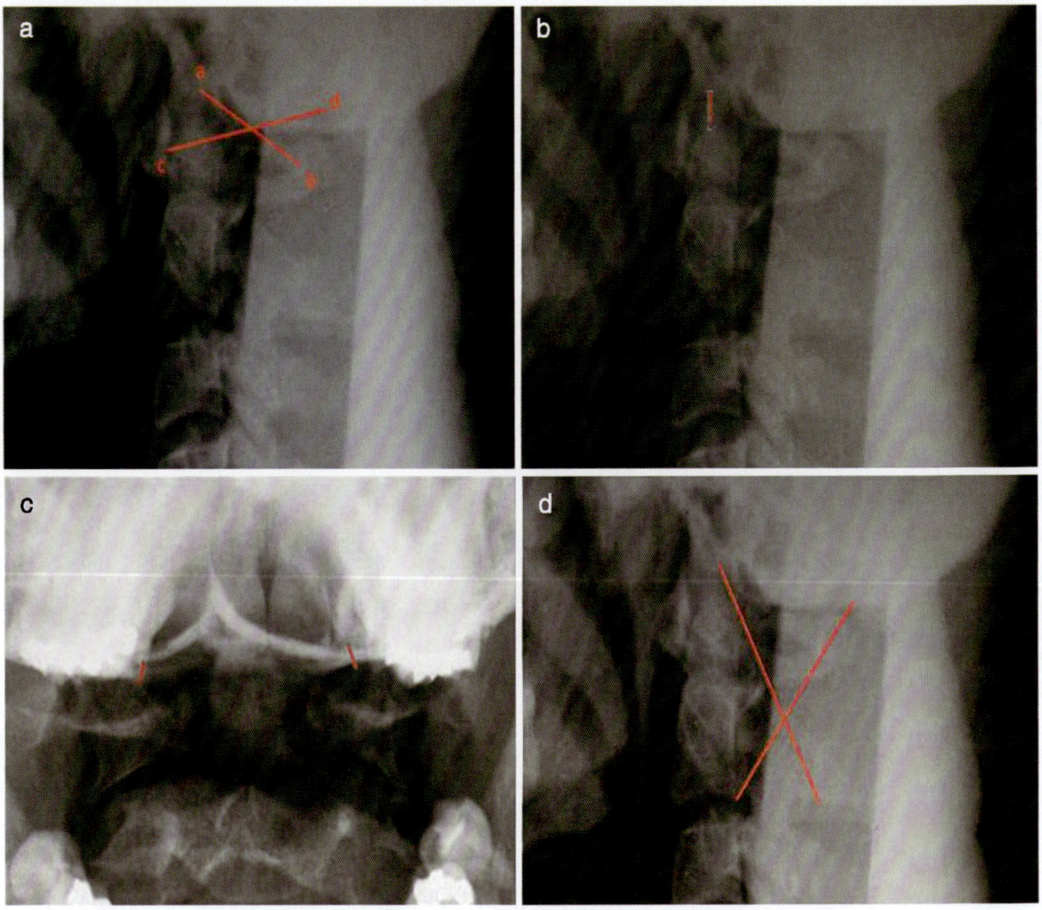

图 2-17-9 a. Power 比率＝ab/dc，正常值<1.0；b. 颅底齿突间距，正常成人<10 mm，儿童<12 mm；c. 枕髁寰椎间距，正常成人<2 mm，儿童<5 mm；d. X 线片画线法

典型的 Jefferson 爆裂骨折，累及双侧后弓及单纯或双侧前弓；Ⅳ型骨折累及侧块；Ⅴ型骨折包括前弓横行骨折。

X 线片可以证实前弓和后弓骨折，张口位 X 线片可以发现侧块骨折和移位。侧块分离超过 6.9 mm 提示横韧带功能不全[29]。过屈和过伸位 X 线片能排除不稳。CT 平扫能为骨折提供更详细的评估（图 2-17-10），而 MRI 可以用于评估横韧带的情况。

寰椎骨折的治疗包括 Halo 架外固定 12 周（表 2-17-2）。单纯的后弓骨折可以用围领固定。Halo架去除后需拍过屈和过伸

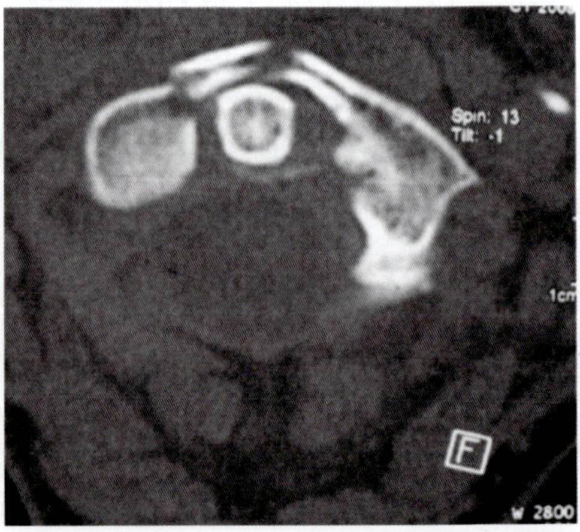

图 2-17-10 患者，女性，74 岁，高空坠落 C_1 椎体轴位 CT 显示 C_1 椎体前弓骨折

位 X 线片来确定稳定性。手术治疗的适应证包括横韧带止点的撕脱骨折。

(四)寰枢椎旋转脱位

创伤性的寰枢椎旋转脱位常见于儿童，也偶尔见于成年人，主要原因是机动车交通事故。主要临床症状是疼痛和颈部活动受限。在此水平的脊髓损伤常常是致命的，也可出现神经受损的表现。寰枢椎旋转脱位也可伴横韧带断裂。Dickman 等[30]将横韧带断裂可以分为 2 型：Ⅰ型是横韧带在中间或交叉处断裂；Ⅱ型是横韧带撕脱。Fielding 分型描述了寰枢椎旋转脱位的 4 种形式：Ⅰ型是旋转移位，无移动，横韧带完整；Ⅱ型是前弓相对于齿突向前移位 3～5 mm，以一侧侧块为中心旋转；Ⅲ型损伤是移位＞5 mm；Ⅳ型是相对于枢椎，寰椎向后移位。Ⅱ型和Ⅲ型损伤为横韧带和翼状韧带损伤，而Ⅳ型与齿突骨折有关。

在 X 线片上寰齿间距是能够测量的，＞5 mm 时认为不稳。CT 平扫是首选的诊断方法，因为轴位像能准确地显示 C_1～C_2 之间的旋转移位。MRI 能评估韧带损伤。

非手术治疗为颅骨牵引 3 周(以达到复位目的)，然后以 Halo 架固定 12 周。如不能行闭合复位，则应用钢缆技术或 C_1～C_2 经关节螺钉行开放复位和 C_1～C_2 融合。

(五)枢椎骨折

1. 齿突骨折　齿突骨折是枢椎骨折最常见的骨折，是由摔倒或机动车交通事故时屈曲位或牵拉力引起。临床表现仅仅是疼痛，这使得诊断比较困难。在急诊科齿突骨折常易漏诊。Anderson 和 D'Alonzo 提出了应用最广泛的齿突骨折分型，包括以下 3 型：Ⅰ型是齿突尖端(为翼状韧带附着点)撕脱骨折；Ⅱ型是发生在齿突与椎体交界区的骨折(图 2-17-11)；Ⅲ型是骨折线延伸至椎体上的骨折(表 2-17-2 和图 2-17-12)。

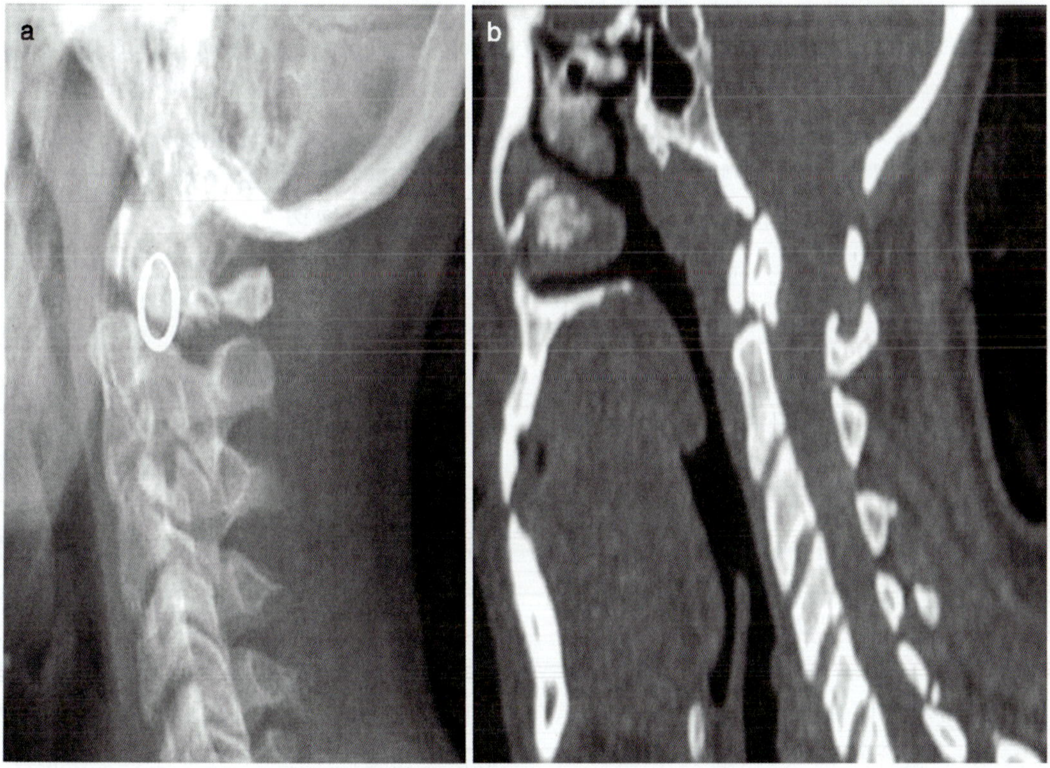

图 2-17-11　患者，男性，19 岁，车祸伤致Ⅱ型齿突骨折

a. 侧位 X 线片；b. 矢状位 CT 重建

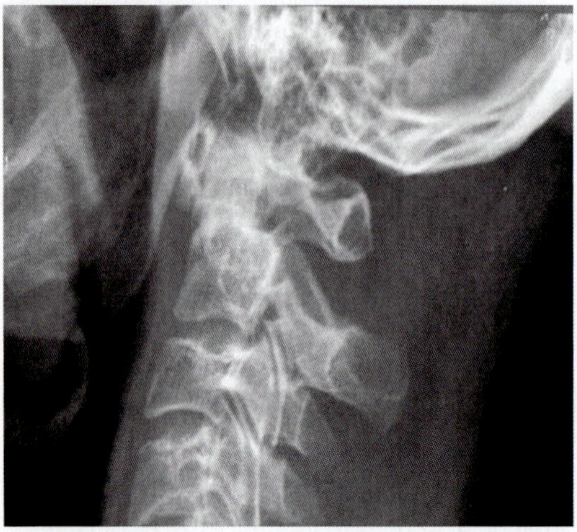

图 2-17-12 患者，男性，34 岁，车祸伤致Ⅲ型齿突骨折，神经功能完好，经 Halo 架固定非手术治疗

X 线片能确诊齿突骨折，但是 CT 能提供更多层面的图像和更完善的评估。

根据骨折类型进行治疗(表 2-17-2)。

Ⅰ型骨折可以采用围领外固定非手术治疗，但是在部分患者中，Ⅰ型骨折会导致寰枕关节不稳。Ⅱ型骨折的非手术治疗不融合率很高[31]，这是因为齿突基底部血液供应相对较差。其他因素包括齿突骨膜血液供应不足和翼状韧带的牵拉。应用 Halo 架外固定是合理的选择，其不融合率为 26.0%～29.7%[32-35]。

移位超过 6 mm 及年龄≥50 岁是 Halo 架外固定不融合率较高的相关因素[35-36]。这些患者首选手术治疗。手术治疗包括齿突内固定术和 C_1～C_2 融合术。理论上，齿突螺钉固定有保留寰枢椎之间旋转活动度的优势。据报道，融合率高达 88%[37]。其手术禁忌证包括横韧带断裂(绝对禁忌)、骨质缺损、骨折时间＞6 个月、斜行骨折和全身状况不佳。此外，经口咽入路有很高的并发症发生率。C_1～C_2 融合可以通过多种技术实现，包括使用钢缆(Gallie 融合、Brooks 和 Jenkins 融合)、椎板夹、经关节螺钉固定、穿过 C_2 椎板内螺钉[38]及 C_1 侧块螺钉和 C_2 椎弓根螺钉和连接棒固定(Harms 和 Melcher 固定[39])。有报道显示，融合率达 100%[39]，然而 C_1～C_2 的融合牺牲了颈椎 50%的旋转活动度。

Ⅲ型损伤通常用 Halo 架固定，融合率为 84%～100%[32-33]。非手术治疗失败为畸形愈合或不愈合，需要手术干预。

2. 创伤性的枢椎前移(Hangman 骨折) Hangman 骨折发生率不定，有报道达到 38%[40]。最早见于死刑犯(被执行绞刑)。今天，机动车交通事故和高空坠落是主要原因(图 2-17-13)。Levine 和 Edwards[41]改良 Effendi[42]分类后将骨折分为 3 种类型：Ⅰ型骨折是由一系列的轴向载荷和过伸过屈的载荷引起的，位移＜3 mm，无角度位移；ⅡA 型骨折是Ⅱ型骨折的亚型，由屈曲和牵拉力引起，特征为 C_2 和 C_3 后方的椎间隙增宽；Ⅲ型骨折伴随单侧或双侧关节突关节脱位。

Ⅰ型骨折的治疗方法为围领固定 12 周。Halo 架固定是治疗Ⅱ型骨折的首选方法。另一方面，ⅡA 型和Ⅲ型骨折建议选择手术治疗，采用开放复位(Ⅲ型)和 C_2～C_3 后路融合(见表 2-17-2)。

二、下颈椎损伤

根据损伤机制，Allen-Ferguson 分类法将下颈椎损伤分为 6 大类：牵张-分离型、牵张-压缩型、压缩型、屈曲-压缩型、屈曲-分离型和侧方屈曲型损伤。每一种类型又进一步分为亚型，更加细化。最近，已经提出颈椎损伤严重度评分(cervical spine injury severity score，CSISS)[44]和下颈椎损伤分类系统(sub-axial cervical injury classification system，SLIC)[45]，以指导选择治疗决策。CSISS 来源于模拟量表分数的总和，代表颈椎四柱(前、后、左、右)，每一柱为骨和韧带的损伤程度。评分＞7 分即建议手术治疗。SLIC 还将损伤形态学、椎间韧带复合体损伤程度及患者的神经系统状态考虑在内。

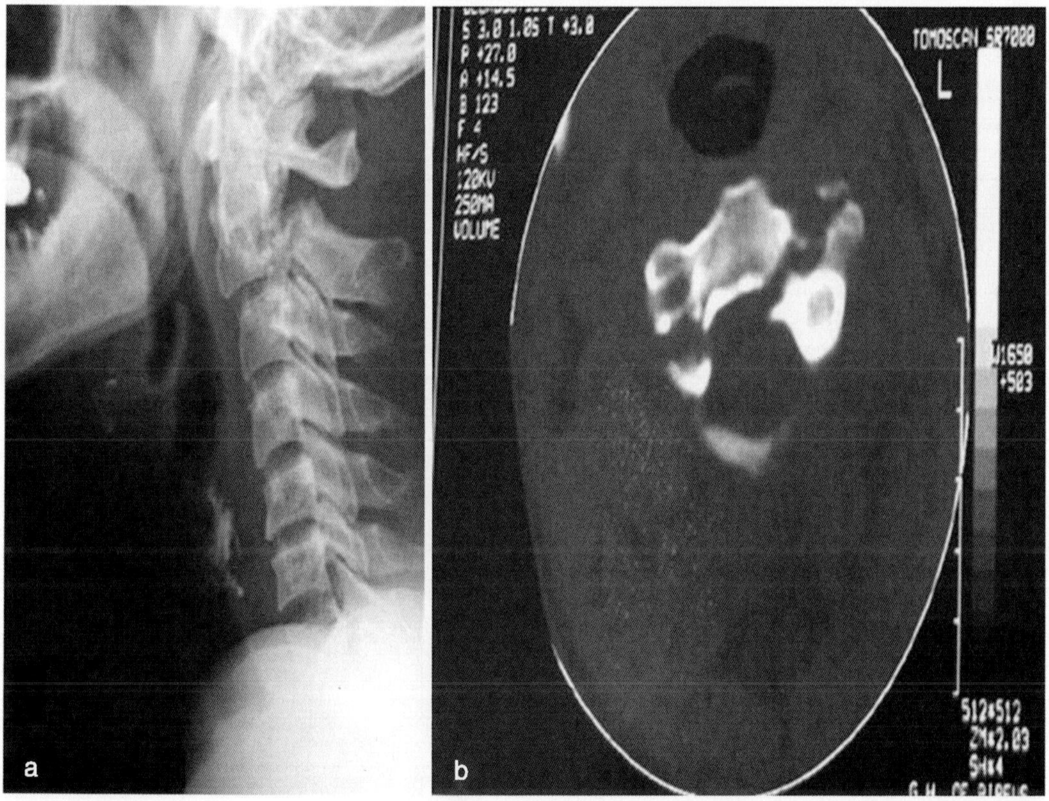

图 2-17-13 **患者，男性，28 岁，Ⅰ型创伤性枢椎骨折**

a. 侧位 X 线片；b. 轴位 CT 图像

评分>5 分则建议手术治疗。

(一)爆裂骨折

颈椎爆裂骨折的原因是垂直压缩载荷作用于头部，颈椎处于中立位置，导致椎体粉碎和高度丢失。骨折碎块后突入椎管可以导致脊髓损伤，并伴有不同程度的神经受损症状，通常表现为脊髓前综合征。X 线片和 CT 扫描是初步检查方式，在神经功能受损(图 2-17-14)的情况下，MRI 具有重要意义。

颈椎爆裂骨折均需手术治疗，以前路减压植骨融合术为首选。然而，在某些特定情况下，爆裂骨折有时可伴后方结构损伤，此时应选择环形减压融合(表 2-17-2)。

(二)屈曲"泪滴样"骨折

屈曲"泪滴样"骨折是屈曲和压缩力作用于颈椎的结果，特征为不稳定。通常累及 C_5、C_6、C_7 椎体。通常，椎体呈冠状面骨折线，形成一个较小的前方骨折片和一个较大的后方骨折片。典型的"泪滴样"骨折在侧位 X 线片上表现为前方骨折片。分裂后的后方骨折片经常在矢状位上突入椎管而损伤脊髓[46]。除了椎体骨折外，还有可能破坏后方结构，导致棘突分离甚至小关节脱位。X 线片可以显示屈曲"泪滴样"骨折的典型特征，包括前方三角形骨折块、颈椎头侧(相对骨折处)向后移位、关节突关节和棘突间隙增宽。CT 轴位像可以准确显示椎体骨折类型的特征及椎管狭窄。MRI 可显示脊髓损伤的程度和韧带损伤(图 2-17-15)。明显不稳的损伤主要选择手术治疗，尤其是伴有完全性或不完全性神经受损时(表 2-17-2)。尽管如此，应用 Halo 架固定的非手术治疗也可考虑，但预后多不明确。手术治疗包括前路减压融合术、后路融合术及前后联合手术。

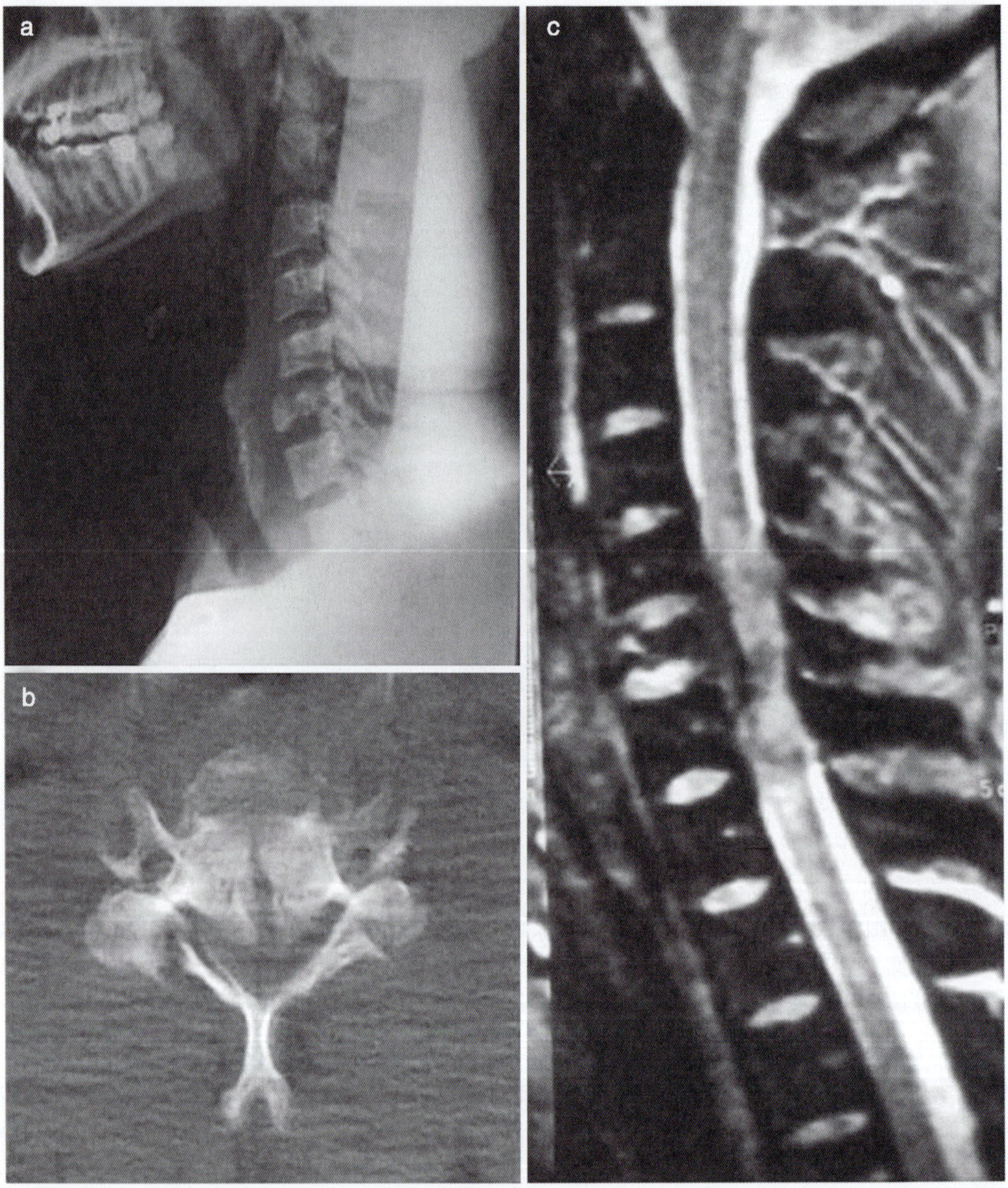

图 2-17-14 a. 患者，男性，27 岁，车祸伤致 C_6 爆裂骨折，完全瘫痪；b. CT 显示 C_6 椎体粉碎骨折，椎管受累；c. T_2 加权像矢状位 MRI 显示 C_5～C_7 严重脊髓损伤

(三)关节突骨折和脱位

小关节损伤的范围从单侧非移位的骨折到完全双侧脱位的骨折。单侧关节突损伤约占颈椎损伤的 6%[48]。关节突骨折通常累及上关节突，但下关节突也可能受到影响。虽然单侧小关节突骨折一般认为是稳定的损伤，但是也可能伴有对侧小关节囊韧带损伤及纤维环后部损伤。其损伤机制涉及颈椎的侧屈、牵拉和旋转。双侧关节突骨折更不稳定并且多伴有椎间盘损伤。侧块分离骨折(漂浮的侧块)通常是由于旋转和牵拉同侧椎板及椎弓根同时骨折所致。通过X线片可能无法确诊。CT可清晰显示骨

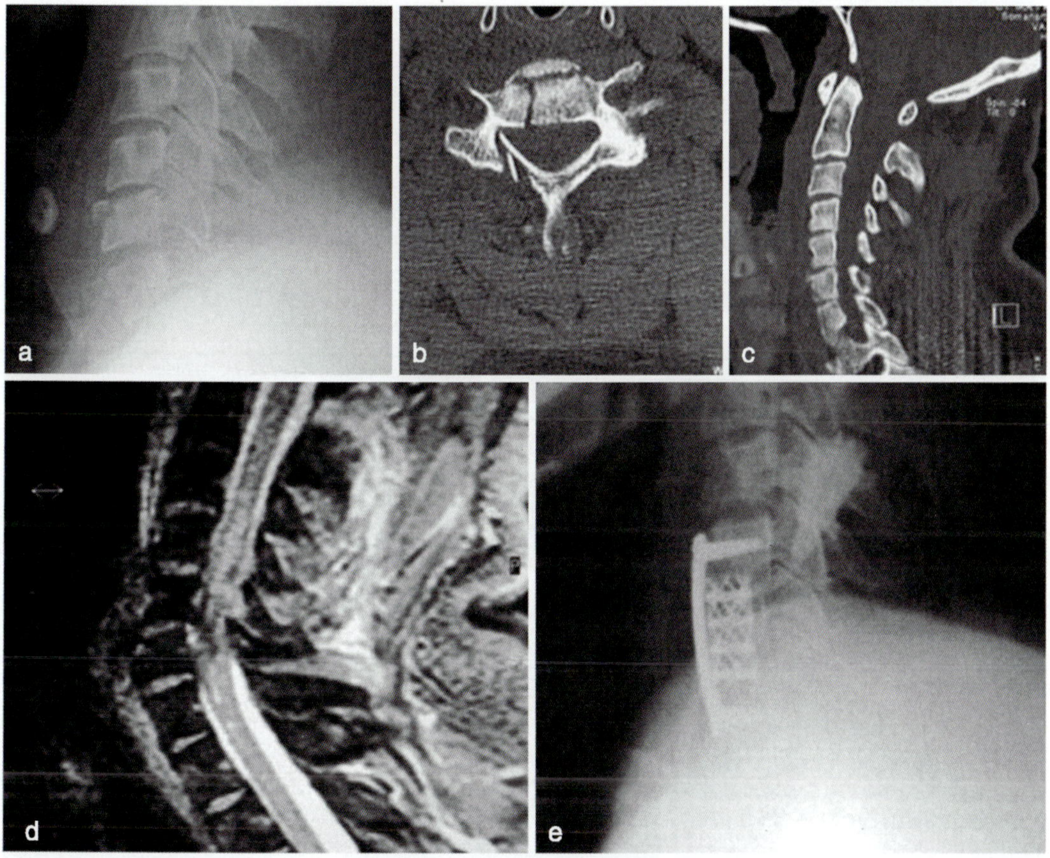

图 2-17-15　**患者，男性，36 岁，车祸伤致完全瘫痪**

a. 侧位 X 线片显示 C_6 椎体骨折；b. CT 轴位像；c. 矢状位 CT 影像证实典型屈曲骨折，可见冠状面及矢状面骨折线；d. MRI 显示脊髓损伤并水肿；e. 行前路 C_6 椎体次全切除

折类型。无移位的单侧小关节骨折通常用半刚性或刚性围领非手术治疗。然而，明显的旋转不稳定是前路或后路融合术的适应证。除移位超过 3.5 mm 的情况，双侧关节突骨折也可通过非手术治疗。侧块的分离骨折超过 2 个椎体水平会导致椎体不稳，最好通过前或后路融合术治疗(表 2-17-2)。

单侧小关节半脱位、脱位是由于颈椎屈曲-牵张和旋转导致。旋转轴集中在小关节，从而引起半脱位或脱位的对侧小关节的囊和韧带损伤。ALL、PLL 保持完整。双侧小关节突脱位是由屈曲牵张损伤导致，而非旋转引起；以最先破坏后方韧带结构为特征，随后在更严重的情况下损伤中部和前部韧带。上位椎体向前滑脱可达到甚至超过该下位椎体上终板的 50%。关节突关节半脱位或全脱位患者的神经功能状态波动于正常和完全瘫痪之间。根性症状通常与单侧脱位相关。影像学评估包括侧位、正位和斜位 X 线片，以评估关节突、椎体前移或后突畸形。影像检查还包括 CT(对检查关节突关节脱位和半脱位高度敏感)和 MRI(尤其是合并神经受损时)(图 2-17-16，图 2-17-17)。双侧关节突脱位的治疗原则是复位并通过手术方式达到稳定(表 2-17-2)。无神经功能障碍且稳定的单侧损伤可采用外固定治疗。然而，非手术治疗也有不太令人满意的结果[50-51]。本章前面介绍了骨骼牵

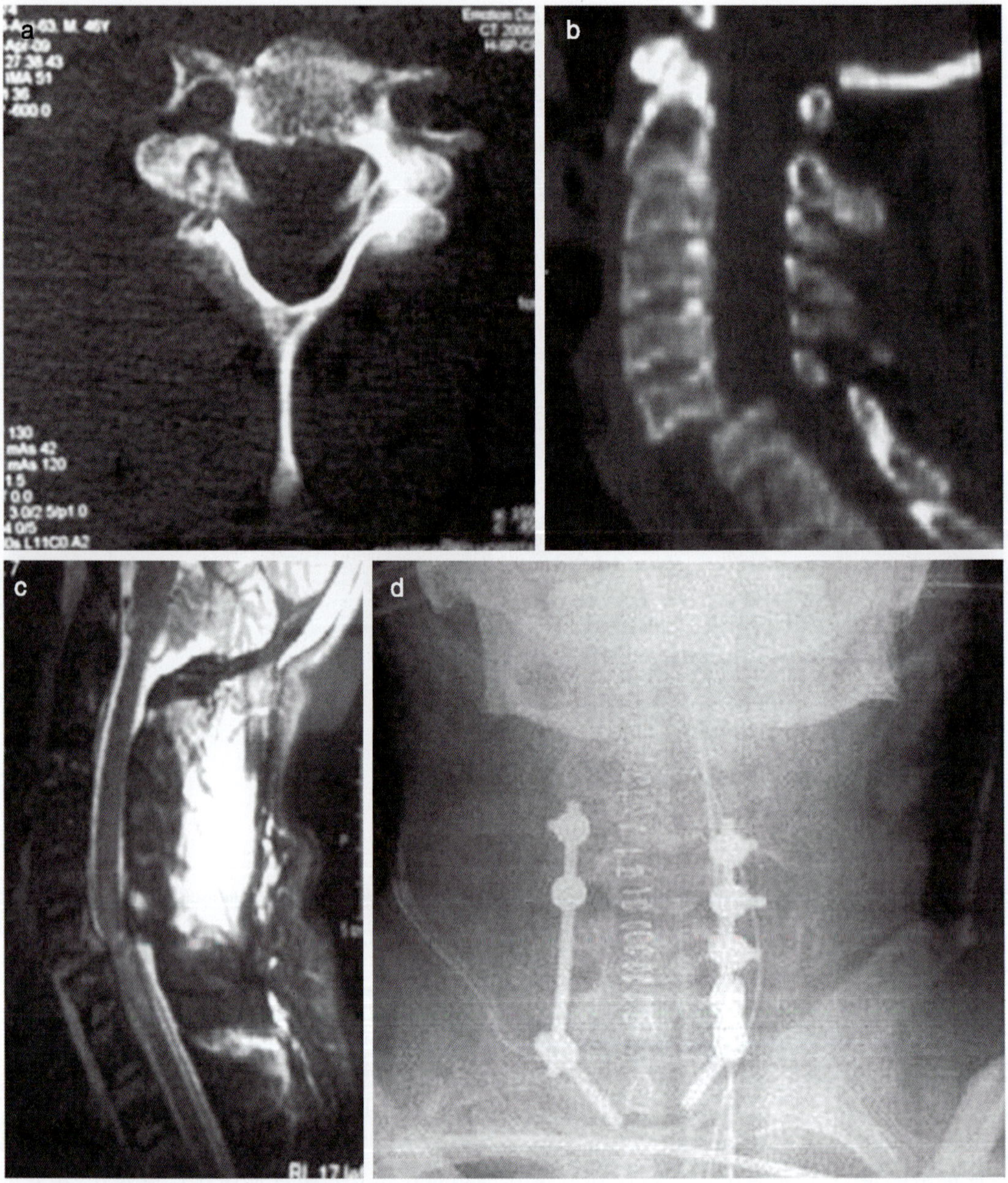

图 2-17-16 **患者，男性，36 岁，车祸致完全瘫痪**

a. 轴位；b. 矢状位 CT 影像证实 $C_6 \sim C_7$ 双侧小关节脱位；c. MRI 显示脊髓损伤与临床表现一致；d. 行后路开放手术复位 $C_4 \sim T_1$ 固定

引的闭合复位技术。为了观察脱位水平的椎间盘脱出情况，复位前检查 MRI 是否有必要，这仍然是一个存在争议的话题。一般情况下，对于有意识的、合作的患者，无须先做 MRI（每增加一次评分就提供准确和详细的神经系统评估），闭合复位也可以安全地进行。对于意识不清及尝试闭合复位失败的患者，可予以切开复位[52]。稳定性重建是通过后路手术完成的，同时完成结构融合伴或不伴减压。然而也有通过前路手术治疗无神经损伤的单侧关节突关节脱位的报道。

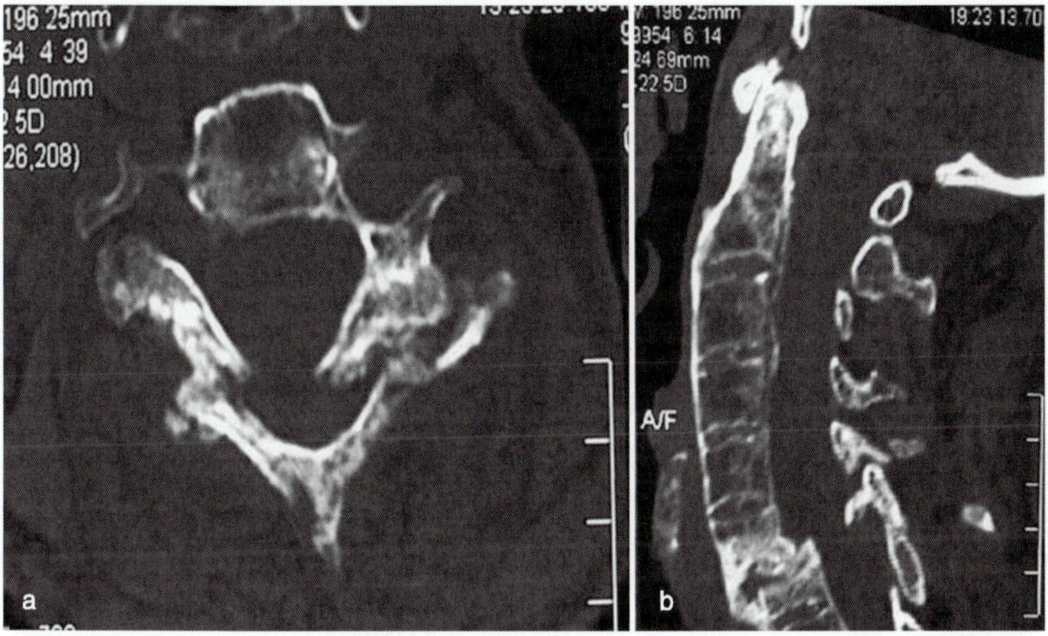

图 2-17-17　患者，男性，71 岁，强直性脊柱炎，高处坠落致 C_6～C_7 骨折脱位不伴神经损伤。Halo 架固定 12 周

a. 轴位；b. 矢状位 CT 影像证实 12 周后 C_6～C_7 自发融合

第 7 节　儿童颈椎损伤：影像无异常的脊髓损伤

正常儿童颈椎表现出不同的解剖特点。对于颈椎损伤的患儿，软骨结合和骨化中心的存在可能会混淆其影像学的评价。此外，脊柱韧带弹性的增加和颈椎的整体活动性的增加，导致独特的损伤模式[56]。无影像学异常表现的脊髓损伤占小儿颈椎损伤的 38%。在临床上，无影像学异常表现的脊髓损伤的患儿可以出现不同程度的神经功能受损，但 X 线片不能证明任何病理状态。脊髓损伤的程度及软组织损伤可以通过 MRI 评价。颈髓损伤的治疗包括支撑和外固定，患儿的预后取决于损伤后的神经系统功能。

参考文献

[1] Richards PJ. Cervical spine clearance: a review. Injury, 2005, 36(2): 248-270.

[2] Milby AH, Halpern CH, Guo W, et al. Prevalence of cervical spinal injury in trauma. Neurosurg Focus, 2008, 25(5): E10.

[3] Watanabe M, Sakai D, Yamamoto Y, et al. Upper cervical spine injuries: age-specific clinical features. J Orthop Sci, 2010, 15(4): 485-492.

[4] Leucht P, Fischer K, Muhr G, et al. Epidemiology of traumatic spine fractures. Injury, 2009, 40(2): 166-172.

[5] Martin ND, Marks JA, Donohue J, et al. The mortality inflection point for age and acute cervical spinal cord injury. J Trauma, 2011, 71(2): 380-386.

[6] National Spinal Cord Injury Statistical Center. Annual report for the spinal cord injury

model systems,2010.

[7] Hoffman JR,Mower WR,Wolfson AB,et al. Validity of a set of clinical criteria to rule out injury to the cervical spine in patients with blunt trauma. National Emergency X-Radiography Utilization Study Group. N Engl J Med,2000,343(2):94-99.

[8] Gupta R, Bathen ME, Smith JS, et al. Advances in the management of spinal cord injury. J Am Acad Orthop Surg,2010,18(4):210-222.

[9] Terregino CA,Ross SE,Lipinski MF,et al. Selective indications for thoracic and lumbar radiography in blunt trauma. Ann Emerg Med,1995,26(2):126-129.

[10] Bracken MB. Steroids for acute spinal cord injury. Cochrane Database Syst Rev, 2002, (3):CD001046.

[11] Ito Y, Sugimoto Y, Tomioka M, et al. Does high dose methylprednisolone sodium succinate really improve neurological status in patient with acute cervical cord injury?:a prospective study about neurological recovery and early complications. Spine (Phila Pa 1976),2009,34(20):2121-2124.

[12] Chinnock P,Roberts I. Gangliosides for acute spinal cord injury. Cochrane Database Syst Rev,2005,(2):CD004444.

[13] Davis JW,Parks SN,Detlefs CL,et al. Clearing the cervical spine in obtunded patients: the use of dynamic fluoroscopy. J Trauma, 1995,39(3):435-438.

[14] Daffner RH. Cervical radiography for trauma patients:a time-effective technique? AJR Am J Roentgenol,2000,175(5):1309-1311.

[15] Tins BJ,Cassar-Pullicino VN. Imaging of acute cervical spine injuries: review and outlook. Clin Radiol,2004,59(10):865-880.

[16] Holmes JF,Akkinepalli R. Computed tomography versus plain radiography to screen for cervical spine injury:a meta-analysis. J Trauma,2005,58(5):902-905.

[17] Hanson JA,Blackmore CC,Mann FA,et al. Cervical spine injury: a clinical decision rule to identify high-risk patients for helical CT screening. AJR Am J Roentgenol,2000,174(3):713-717.

[18] Goergen SK,Fong C,Dalziel K,et al. Can an evidence-based guideline reduce unnecessary imaging of road trauma patients with cervical spine injury in the emergency department? Australas Radiol,2006,50(6):563-569.

[19] Kothari P,Freeman B,Grevitt M,et al. Injury to the spinal cord without radiological abnormality(SCIWORA) in adults. J Bone Joint Surg Br,2000,82(7):1034-1037.

[20] Machino M,Yukawa Y,Ito K,et al. Can magnetic resonance imaging reflect the prognosis in patients of cervical spinal cord injury without radiographic abnormality? Spine (Phila Pa 1976), 2011, 36 (24): E1568-E1572.

[21] Botte MJ,Byrne TP,Abrams RA,et al. Halo skeletal fixation: techniques of application and prevention of complications. J Am Acad Orthop Surg,1996,4(1):44-53.

[22] Karam YR, Traynelis VC. Occipital condyle fractures. Neurosurgery,2010,66(Suppl 3):56-59.

[23] Sharma BS,Mahajan RK,Bhatia S,et al. Collet-Sicard syndrome after closed head injury. Clin Neurol Neurosurg, 1994, 96 (2): 197-198.

[24] Alker Jr GJ,Oh YS,Leslie EV. High cervical spine and craniocervical junction injuries in fatal traffic accidents: a radiological study. Orthop Clin North Am, 1978, 9 (4): 1003-1010.

[25] Adams VI. Neck injuries: Ⅲ. Ligamentous injuries of the craniocervical articulation without occipitoatlantal or atlanto-axial facet dislocation. A pathologic study of 21 traffic fatalities. J Forensic Sci, 1993, 38 (5): 1097-1104.

[26] Horn EM, Feiz-Erfan I, Lekovic GP, et al. Survivors of occipitoatlantal dislocation injuries:imaging and clinical correlates. J Neurosurg Spine,2007,6(2):113-120.

[27] Bellabarba C, Mirza SK, West GA, et al. Diagnosis and treatment of craniocervical dislocation in a series of 17 consecutive survivors during an 8-year period. J Neurosurg Spine, 2006, 4(6): 429-440.

[28] Kakarla UK, Chang SW, Theodore N, et al. Atlas fractures. Neurosurgery, 2010, 66 (Suppl 3): 60-67.

[29] Spence Jr KF, Decker S, Sell KW. Bursting atlantal fracture associated with rupture of the transverse ligament. J Bone Joint Surg Am, 1970, 52(3): 543-549.

[30] Dickman CA, Greene KA, Sonntag VK. Injuries involving the transverse atlantal ligament: classification and treatment guidelines based upon experience with 39 injuries. Neurosurgery, 1996, 38(1): 44-50.

[31] Wang GJ, Mabie KN, Whitehill R, et al. The nonsurgical management of odontoid fractures in adults. Spine (Phila Pa 1976), 1984, 9(3): 229-230.

[32] Greene KA, Dickman CA, Marciano FF, et al. Acute axis fractures. Analysis of management and outcome in 340 consecutive cases. Spine (Phila Pa 1976), 1997, 22 (16): 1843-1852.

[33] Julien TD, Frankel B, Traynelis VC, et al. Evidence-based analysis of odontoid fracture management. Neurosurg Focus, 2000, 8 (6): e1.

[34] Polin RS, Szabo T, Bogaev CA, et al. Nonoperative management of Types Ⅱ and Ⅲ odontoid fractures: the Philadelphia collar versus the halo vest. Neurosurgery, 1996, 38 (3): 450-457.

[35] Hadley MN, Browner C, Sonntag VK. Axis fractures: a comprehensive review of management and treatment in 107 cases. Neurosurgery, 1985, 17(2): 281-290.

[36] Lennarson PJ, Mostafavi H, Traynelis VC, et al. Management of type Ⅱ dens fractures: a case-control study. Spine (Phila Pa 1976), 2000, 25(10): 1234-1237.

[37] Apfelbaum RI, Lonser RR, Veres R, et al. Direct anterior screw fixation for recent and remote odontoid fractures. J Neurosurg, 2000, 93 (Suppl 2): 227-236.

[38] Wright NM. Posterior C_2 fixation using bilateral, crossing C_2 laminar screws: case series and technical note. J Spinal Disord Tech, 2004, 17(2): 158-162.

[39] Harms J, Melcher RP. Posterior C1-C2 fusion with polyaxial screw and rod fixation. Spine (Phila Pa 1976), 2001, 26(22): 2467-2471.

[40] Burke JT, Harris Jr JH. Acute injuries of the axis vertebra. Skeletal Radiol, 1989, 18(5): 335-346.

[41] Levine AM, Edwards CC. The management of traumatic spondylolisthesis of the axis. J Bone Joint Surg Am, 1985, 67(2): 217-226.

[42] Effendi B, Roy D, Cornish B, et al. Fractures of the ring of the axis. A classification based on the analysis of 131 cases. J Bone Joint Surg Br, 1981, 63-B(3): 319-327.

[43] Allen Jr BL, Ferguson RL, Lehmann TR, et al. A mechanistic classification of closed, indirect fractures and dislocations of the lower cervical spine. Spine (Phila Pa 1976), 1982, 7 (1): 1-27.

[44] Anderson PA, Moore TA, Davis KW, et al. Cervical spine injury severity score. Assessment of reliability. J Bone Joint Surg Am, 2007, 89(5): 1057-1065.

[45] Patel AA, Hurlbert RJ, Bono CM, et al. Classification and surgical decision making in acute subaxial cervical spine trauma. Spine (Phila Pa 1976), 2010, 35 (Suppl 21): S228-S234.

[46] Kim KS, Chen HH, Russell EJ, et al. Flexion teardrop fracture of the cervical spine: radiographic characteristics. AJR Am J Roentgenol, 1989, 152(2): 319-326.

[47] Rockswold GL, Bergman TA, Ford SE. Halo immobilization and surgical fusion: relative indications and effectiveness in the treatment of 140 cervical spine injuries. J Trauma, 1990, 30(7): 893-898.

[48] Dvorak MF, Fisher CG, Aarabi B, et al. Clini-

cal outcomes of 90 isolated unilateral facet fractures, subluxations, and dislocations treated surgically and nonoperatively. Spine (Phila Pa 1976), 2007, 32(26): 3007-3013.
[49] Spector LR, Kim DH, Affonso J, et al. Use of computed tomography to predict failure of nonoperative treatment of unilateral facet fractures of the cervical spine. Spine (Phila Pa 1976), 2006, 31(24): 2827-2835.
[50] Lee SH, Sung JK. Unilateral lateral mass-facet fractures with rotational instability: new classification and a review of 39 cases treated conservatively and with single segment anterior fusion. J Trauma, 2009, 66(3): 758-767.
[51] Rorabeck CH, Rock MG, Hawkins RJ, et al. Unilateral facet dislocation of the cervical spine. An analysis of the results of treatment in 26 patients. Spine (Phila Pa 1976), 1987, 12(1): 23-27.
[52] Lee JY, Nassr A, Eck JC, et al. Controversies in the treatment of cervical spine dislocations. Spine J, 2009, 9(5): 418-423.
[53] Vaccaro AR, Falatyn SP, Flanders AE, et al. Magnetic resonance evaluation of the intervertebral disc, spinal ligaments, and spinal cord before and after closed traction reduction of cervical spine dislocations. Spine (Phila Pa 1976), 1999, 24(12): 1210-1217.
[54] Cotler JM, Herbison GJ, Nasuti JF, et al. Closed reduction of traumatic cervical spine dislocation using traction weights up to 140 pounds. Spine (Phila Pa 1976), 1993, 18(3): 386-390.
[55] Nassr A, Lee JY, Dvorak MF, et al. Variations in surgical treatment of cervical facet dislocations. Spine (Phila Pa 1976), 2008, 33(7): E188-E193.
[56] Jones TM, Anderson PA, Noonan KJ. Pediatric cervical spine trauma. J Am Acad Orthop Surg, 2011, 19(10): 600-611.
[57] Pang D, Wilberger Jr JE. Spinal cord injury without radiographic abnormalities in children. J Neurosurg, 1982, 57(1): 114-129.

第 18 章 胸腰段脊柱损伤的治疗

第 18 章
胸腰段脊柱损伤的治疗

Antonio A. Faundez

摘要 非骨质疏松胸腰椎骨折由高能量损伤引起，以年轻人为主。而治疗伴有神经功能损伤的骨折通常不存在争议，更多的争议则围绕无神经功能损伤的骨折。一方面，非手术治疗可应用于大多数胸腰椎骨折病例。另一方面，微创外科技术突飞猛进的发展为活跃的青年患者提供更好的选择，使他们能够尽可能地恢复正常活动。此外，还存在一种趋势，鉴于矢状位的脊柱-骨盆平衡参数，从经济角度制定无神经损伤骨折的最佳治疗方案。本章主要对当前治疗方法进行概述。

关键词 分型・流行病学・骨折・影像学・微创技术・研究进展・手术治疗・胸腰段脊髓损伤・脊柱・初期管理・分类・非手术治疗・手术治疗・新技术

第 1 节 概 述

胸腰段脊柱骨折(T_{10}～L_2)常见于青壮年，经常会给患者带来较大的经济负担[1]。大多数患者为男性，主要由高能量的机动车交通事故和高处坠落损伤导致。多数患者为多发伤，伴有胸部和(或)腹部损伤。医疗中心的初始救治以高级创伤生命支持(advanced trauma life support，ATLS)为指导，重点稳定生命功能，进而治疗神经功能损伤。使用标准的放射学成像和 CT 扫描进行评估。MRI 可提供关于神经组织和椎间盘-韧带损伤的有价值的信息。具体治疗方法取决于骨折本身(骨折形态、神经功能状态、机械不稳定)和外在因素(年龄、职业、身体活动水平)。手术治疗的主要目的是通过机械稳定脊柱以保护神经组织，必要时行椎管减压。本章主要阐述当前可供选择的胸腰椎骨折的外科技术。

第 2 节 脊柱损伤的流行病学

胸腰椎骨折常见于 20～30 岁的男性，多由高能量损伤引起，主要为机动车交通事故(占 40%～50%)和高空坠落损伤(约占 20%)[2]。由于众多创伤中心数据收集的不一致，因此很难给出脊柱骨折的具体发病率。最近的流行病学回顾分析中，英国成人胸腰椎骨折的发生率约为 117/1 000 000[3]。脊髓损伤发病率最高的记录是北美洲，发病率为 27/1 000 000～47/1 000 000，在过去 30 年，急性病死率从 38.0%下降至 15.8%[1]。随

A. A. Faundez
Department of Surgery, Service de Chirurgie Orthopédique et Traumatologie de l'Appareil Moteur, University of Geneva Hospitals and Faculty of Medicine, Geneva, Switzerland
e-mail: antonio.faundez@hcuge.ch

G. Bentley (ed.), *European Surgical Orthopaedics and Traumatology*,
DOI 10.1007/978-3-642-34746-7_9, © EFORT 2014

着院前和院内脊髓损伤管理水平的大幅提高，以及外科植入物材料和技术的改进，如今可以提供更好的创伤治疗。

第 3 节 伴有脊柱损伤的多发伤患者的初步处理

脊柱损伤的患者往往存在多发伤。抵达创伤中心之前和当时都要严格遵守 ATLS 准则[4]。事故现场的照片对确定创伤机制非常重要，这也是当前很多医护团队正在实行的。应充分通风，给予患者氧气，同时立即使用坚固的颈托固定颈椎。在急诊室，待患者生命体征平稳后，对有意识的患者进行详细的体格检查和彻底的神经系统临床评估。如果多发伤患者主诉有意识感觉的变化，通常应立即行全身 CT 扫描，可以发现隐匿的脊柱骨折。在此类患者中，这点经常被忽视[5]。如果脊髓损伤诊断明确，神经功能损伤情况应该根据美国脊髓损伤协会（American Spinal Injury Association，ASIA）的分类标准进行评估（图 2-18-1）。维持平均血压在 90 mmHg（1 mmHg＝0.133 kPa）以上，以免脊髓继发性缺血损伤[2]。直到当前，系统性给予皮质类固醇仍被认为是标准的治疗方法[6]。然而，由美国国立急性脊髓损伤研究会（National Acute Spinal Cord Injury Study，NASCIS）组织进行的试验研究存在着许多方法学上的缺陷，其结论的有效性已经被严重质疑。由于可能存在严重的不良反应，不再对皮质类固醇进行进一步的临床研究[7-8]。Bernhard 和其同事于 2005 年发表的文章中提供了更详细的脊髓损伤的药物治疗方案[2]。急救一旦开始，应该尽快确定脊髓损伤的治疗决策，同时还应包括可能存在的四肢骨折的处理方案。

第 4 节 胸腰段骨折的影像学

多发伤患者的生命体征平稳后，应立即转移至影像科进行全身的 CT 扫描。标准的放射影像也是初始评估的一部分，因为其能直观地显示脊柱损伤的整体情况，这是 CT 扫描所不具备的。基本的病理组织形态的改变可以在 X 线片中加以辨别，如椎体高度的丢失、前后位上椎弓根的间距、椎间距、侧位 X 线片上后壁的中断情况，以及后凸畸形的程度。利用 CT 扫描图像可以精准地分析椎管的骨性轮廓，而且可以观察到椎体的破坏、粉碎及骨块的移位情况。

MRI 是另外一个分析脊髓及韧带损伤的重要工具。MRI 可以发现 X 线片及 CT 不容易发现的损伤，通过骨髓信号强度的改变更为真实地显示脊椎的损伤程度。自 1989 年，MRI 就已被用于评估脊柱损伤的特征[9]，且早在 1995 年就已被建议用于脊柱损伤的分型[10]。近年来，越来越多的学者探讨了 MRI 在胸腰段骨折管理中的临床有效性[11-13]。然而，Dai 和其同事于 2009 年发表的 1 篇文章中提到，MRI 在临床决策制定过程中的作用受到质疑，尤其是对爆裂骨折[11]。文中指出，尽管 MRI 是评价韧带损伤可信赖的检查，但其不能显示神经状况及骨折的严重程度，因此，不宜作为常规检查。还有待进一步的研究来更好地定义 MRI 在非骨质疏松性脊柱骨折中的适应证。

第 5 节 分型系统

文献中描述了多种胸腰椎骨折分型，但是没有 1 种分型能兼顾脊柱外科和创伤外科。被引用最多的就是 Denis 分型（即三柱理论）、载荷分享分型及 AO 分型。

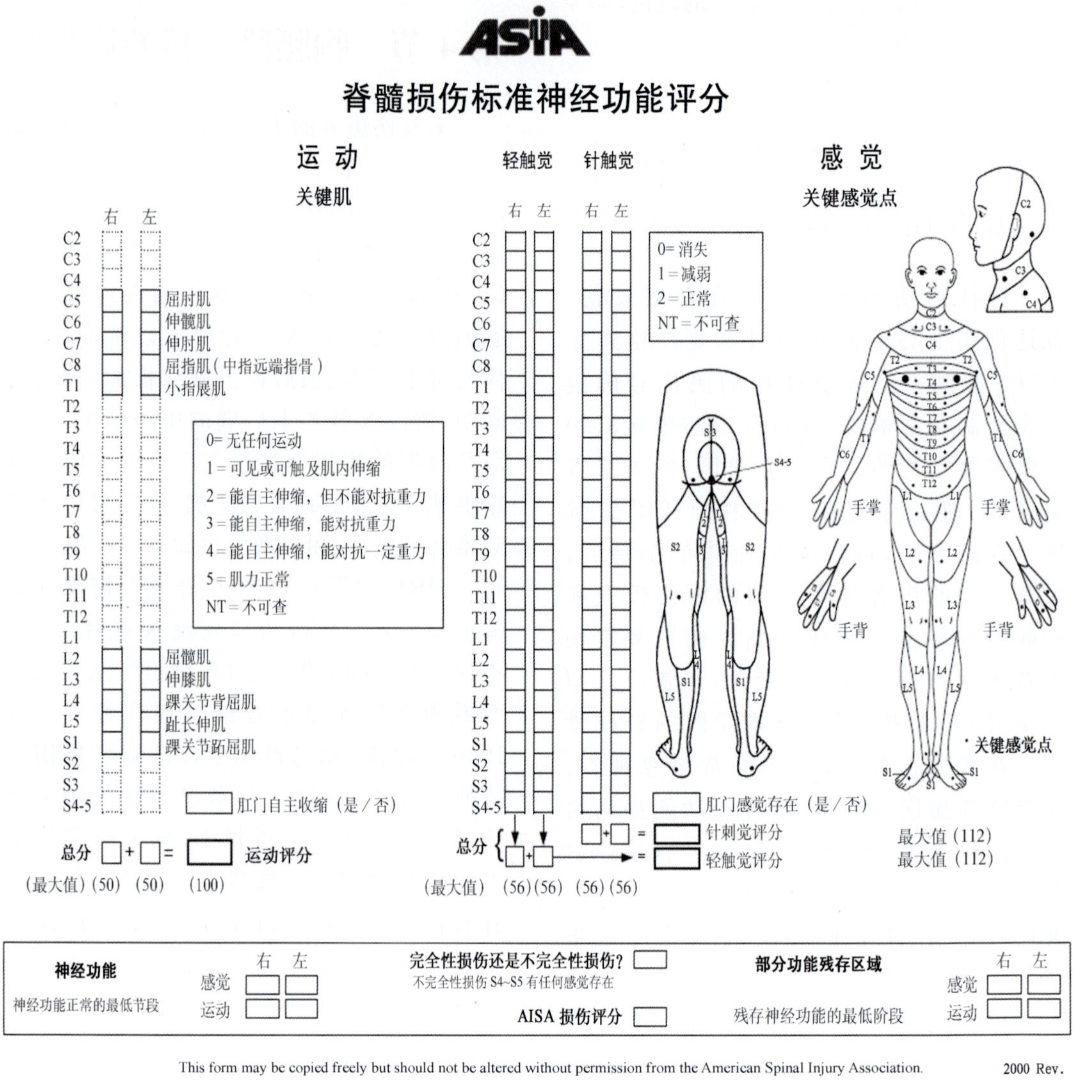

图 2-18-1 **神经功能损伤 ASIA 量表。运动和感觉功能障碍被记录在左边的数据表上，右侧详细列出了损伤的范围（A、B、C、D、E）**

A＝完全性损伤，骶部（S_4～S_5）无感觉和运动功能保留；B＝不完全性损伤，损伤平面以下，包括骶段（S_4～S_5）有感觉功能保留，但无运动功能；C＝不完全性损伤，神经损伤平面以下有运动功能保留，且超过半数的关键肌肌力＜3 级；D＝不完全性损伤，神经损伤平面以下运动功能保留，至少 1/2 的关键肌肌力≥3 级；E＝正常，运动和感觉功能正常

一、分型系统的演变

Lorenz Boehler（1885—1973）是欧洲最早的创伤外科医师之一，也是维也纳劳动者第一医院的院长。他关于治疗骨折的开创性研究于 1929 年第 1 次出版[14]。尽管完成出版困难重重，但是这本书非常受欢迎，并且不久就被翻译成英文及其他语言。Boehler 的书中有非常丰富的图片和各种胸腰椎骨折

类型的照片，以及未能合理治疗而导致远期脊柱畸形的案例。他描述了 5 种类型胸腰椎损伤，这也为后来 1938 年提出的 Watson-Jones 分型提供了基础[15]。Holdsworth 是第 1 个使用“爆裂骨折”这一术语的学者[16]。同时，他还引入了“柱”的概念，把脊柱分为前柱（椎体和椎间盘）和后柱（后关节面和后方韧带复合体）。Holdsworth 分型中的一些内容后来被 Kelly 和 Whitesides[17]重新定义，并且为 1994 年 Magerl 和他的同事提出的 AO 分型提供了基础。

二、Denis 分型

20 世纪 80 年代，CT 扫描技术的出现使得脊柱创伤的治疗进入了一个重要阶段。使用这种新的放射学工具，Denis 回顾了 412 例胸腰椎骨折患者，并于 1983 年发表了胸腰椎骨折分型系统。此分型系统成为至今仍然是被引用最多的分型系统之一[19]。此项研究结果及“中柱”概念的提出，是源自于对脊柱侧凸手术的观察，他对前柱和后柱都进行了单独划分，但是并未观察到 Holdsworth 分型中所定义的任何主要的机械不稳定。Denis 认为，中柱的破坏会导致临床上脊柱显著的不稳定。他定义了 4 种类型的损伤：压缩骨折、爆裂骨折、安全带骨折及骨折脱位。这种分型是不全面的，并未描述其他病理骨折类型，如“樵夫”骨折，他本人于 1992 年描述了这一点[20-21]。

三、载荷分享分型

1994 年，McCormack 和 Gaines 描述了载荷分享分型以帮助使用 AO 内固定器材的医师来预测后路短节段内固定物失败的风险[22]（图 2-18-2）。他们制定了一个准则来判断爆裂骨折是否需要进行额外的前柱重建手术。这项分型基于 3 个条件：椎体的粉碎程度、椎体骨折块的位置和矢状位骨折的复位情况。尽管部分研究报道了载荷分享分型在制定治疗方案方面的有效性，但这个准则的缺点是没有考虑到患者的神经功能状态[24-26]。

四、AO 分型

1994 年，Magerl 和他的同事通过随访 1445 例患者提出了胸腰椎骨折 AO 分型[18]，该分型根据骨折的病理组织形态分为 3 型：A 型（压缩骨折）、B 型（牵张骨折）、C 型（旋转剪力骨折）（图 2-18-3）。为了设计一种尽可能包括每一种骨折的分型，作者深入地把每种类型的骨折分为亚型和亚组，共计 53 种。

五、胸腰椎损伤分类及损伤程度评分系统

目前，这些分类都没有被普遍参考，主要是因为缺乏组内和组间信度[28]。文献中描述的最新分类系统是胸腰椎损伤分类及损伤程度评分系统（thoracolumbar injury classification and severity score，TLICS）[29-30]，这种分类系统源于胸腰椎损伤严重程度评分（thoracolumbar injury severity score，TLISS）。TLICS 是一种脊柱创伤评分，需考虑以下 3 方面因素。

（1）骨折形态，基于 AO 分型描述的主要机制。

（2）神经损伤情况。

（3）通过临床及影像学（MRI）检查来推断后纵韧带的完整性（图 2-18-4）。

根据损伤程度，为每个损伤亚型分配一个数值，每个亚型的数值之和用以指导治疗策略。5 分及以上建议采用手术治疗，3 分及以下建议采用非手术治疗。评分为 4 分时，既可以采用手术也可以采用非手术治

骨碎裂 （A1－3）

1＜30%碎裂（CT 矢状面）

2＝30%～60%碎裂
3≥60%碎裂

碎片移位 （B1－3）

1＝在轴向 CT 位小的移位
2＝至少 2mm 移位，并＜椎体横截面 50%
3＝至少 2mm 移位，并＞椎体横截面 50%

畸形的矫治

1＝在侧位平片上椎体后凸矫治≤3°
2＝椎体后凸矫治 4°～9°
3＝椎体后凸矫治≥10°

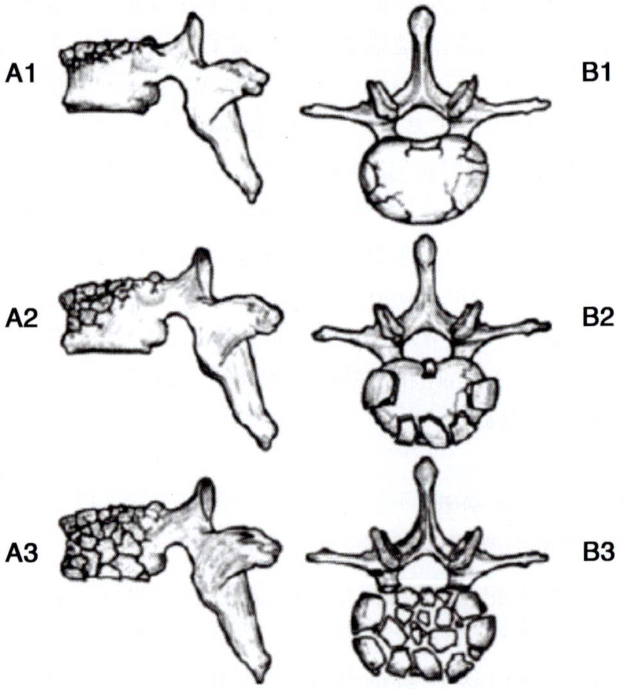

图 2-18-2 爆裂骨折的载荷分享分型(出自文献[22]和[23])。该分型是为预测后路短节段内固定物植入失败的风险。这项分型包括 3 个项目:碎裂程度、碎片的位置及畸形的矫治。每项都对应 1 个数值。作者最初的结论是,分数≥7 分表示短节段固定存在高风险

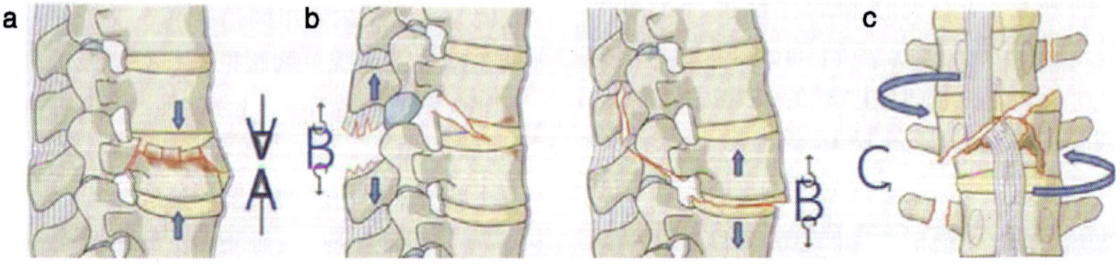

图 2-18-3 骨折的 AO 分型(经 Aebi 等许可[27])描述了 3 种主要的创伤机制:A 型,屈曲压缩骨折;B 型,牵张骨折,过屈或过伸;C 型,旋转剪力骨折。A 型到 C 型的严重程度递增。据报道,神经损伤的发生率 A 型为 14%,B 型为 32%,C 型为 55%

疗,这时要综合考虑其他因素,如患者的年龄、后凸畸形的程度、骨质量等[29]。

近期研究显示了 TLICS 组内和组间信度的提高,但这仅仅体现在开发此系统的医疗组[30-31],期待更深入更广泛的研究来证实这一有前景的分类系统。

第 6 节 胸腰椎骨折的非手术治疗

一、AO 分型 A1 和 A2 型

随着微创外科技术的出现,原先考虑非

手术治疗的脊柱损伤，将来可能会考虑手术治疗，尽管胸腰椎骨折的非手术治疗在目前仍然发挥着重要的作用。非手术治疗分为功能性治疗和支具背带（带或不带有外部复位功能）治疗。在我们的医疗中心，功能性治疗（肌肉的等长收缩锻炼）被应用于 AO 分型中的 A1 型骨折（压缩和楔形骨折，5°的脊柱后凸成角）。对于大多数 A2 型骨折（劈裂骨折），推荐采用支具背带治疗，通常是一个三点式的胸腰部矫正带，佩戴时间取决于影像学随访情况，一般为 6～12 周。正如 Böehler 在 20 世纪初所指出的，佩戴支具进行强化和及时的物理治疗是治疗计划中不可分割的一部分[14]。对于 AO 分型 A2 型和 A3 型特殊类型骨折的病例，推荐采用外科手术治疗，因为其具有较高的骨折不愈合风险[18]。

二、爆裂骨折

文献中关于爆裂骨折的治疗原则一直争论不已[23,32]。在我们的医疗中心，完全爆裂骨折（AO 分型 A3 型）需要接受手术治疗。伴有可接受的矢状位畸形（胸腰段可达 15°）的不完全爆裂骨折可以佩戴定制的支具。然而，尽管对于胸腰段后凸畸形角度的争议不曾间断，但值得注意的是，只有最近的研究才开始关注整体的矢状位平衡与胸腰椎骨折的关系。Koller 和他的同事发表了 1 篇回顾性研究，他们通过测量每例患者的整体脊柱-骨盆力线，分析非手术治疗胸腰段或腰椎爆裂骨折创伤后局部后凸畸形远期的影像学和临床效果，结果发现整个脊柱在骨盆几何结构的限制下对其创伤后的后凸畸形进行补偿，尤其在骨盆的影响范围内[33]。所究还发现，临床效果与局部的后凸畸形是有关联的。最后，他们建议载荷分享分型中得分在 6 分以上的骨折应接受积极的手术重建治疗。

分类	分值
骨折形态	
压缩	1
爆裂	+1
平移/旋转	3
分散	4
神经损伤情况	
完整	0
神经根	2
脊髓，脊髓圆锥	
不完全性	3
完全性	2
马尾神经	3
后纵韧带的完整性	
完整	0
疑似损伤/不确定	2
受损	3

图 2-18-4　胸腰椎损伤分类及损伤程度的评分系统（TLICS）[29]。该分类基于 3 方面的因素：骨折形态、神经损伤情况、后纵韧带的完整性。每个项目都对应一个数值：分值≤3 分，建议采用非手术治疗；≥5 分，建议采用手术治疗；4 分，采用非手术还是手术治疗可以根据其他混杂因素来决定

三、AO 型骨折 B 型和 C 型

除了众所周知的 AO 分型中 B2.1 型的“Chance 骨折”可以使用支具获得有效的治疗外，绝大多数 B 型及 C 型骨折应该建议接受外科手术治疗。B 型和 C 型骨折多由高能量损伤导致，常伴有韧带的损伤和断裂，存在难以愈合的潜在风险。这些骨折患者中分别有 32% 和 55% 伴有神经损害[18]。对于稳定和重建的策略，原则与后凸畸形及椎体破坏遵循的原则相同（详见骨折伴动脉损伤章节）。然而，并非所有出现神经症状的患者都需要外科手术治疗。在一个精心设计的教学课程中 Rechtine 列

出了其他类似关于胸腰椎骨折治疗适应证的见解[35,36]。

第7节 手术治疗

一、伴有神经损伤的骨折外科手术治疗

正如上文提到的，B型和C型损伤通常需通过手术治疗，并且以严重的生物力学不稳定和畸形为特点，通常伴有神经损伤。对于急性和完全脊髓损伤患者，手术治疗的策略很容易确定。任何干预计划必须在患者生命体征和功能稳定的前提下实施。须牢记，手术的主要目的是为了提高护理和康复[37-38]。对于不完全和进展性的脊髓损伤，手术减压和固定应该在伤后6 h，最晚不超过24 h来完成[39]。后路减压固定为急诊处理的首要措施。急诊手术不要求解除任何的前方压迫。即使椎管狭窄的程度与神经损伤的严重程度紧密相关，但这并不意味着与功能康复的预后息息相关[40-41]。换言之，椎管内大的骨折块的移除未必能提高神经康复的概率。

二、不伴神经损伤的A型和B型骨折的外科手术治疗

胸腰椎不伴有神经损伤的A型和B型骨折（主要是骨损伤）的治疗策略仍然存有争议，必须意识到手术可能会带来的风险，最终可导致不可逆转的医源性神经组织损伤。然而，正如Böehler和其他学者所描述[14,23,33]，有一个基本原则：如果这些患者存在中远期迟发畸形、进行性加重的脊髓损伤和（或）慢性伤残性疼痛的风险，就应该予以手术治疗。不伴有神经损伤的骨折手术适应证往往通过影像学资料分析，包括MRI（骨折分型），并且综合骨折的畸形程度、权衡骨折的解剖位置及生物力学的不稳定程度来确定。例如，对于胸腰段的爆裂骨折（A3型），接受非手术治疗的后凸角度（伤椎上位椎体的上终板与伤椎下位椎体的下终板所形成的角度）最大可为15°。这同时也取决于椎体的损伤程度。在我们的医疗中心，伴有10°～15°后凸畸形角的不完全爆裂骨折（AO分型3.1型）需通过外部复位和支具来治疗。但如果是完全爆裂骨折（AO分型3.3型），并且压缩达到高度不稳定，需采用外科手术治疗[23,33]。

即使有诸多的争议，对于完全爆裂骨折也应进一步讨论，例如，根据载荷分享分型[22]，后路短节段融合是否足够、是否需要进行前路椎体重建。继续用AO“内固定器械”作为稳定后方的植入物。该技术基于的原理是后路短节段的固定和韧带整复术：间接复位矢状位畸形和通过后纵韧带再张复位后壁椎管内骨块[42-43]。技术的成功与否依赖于后纵韧带的完整性。“反向皮质征”是后上壁骨块和后纵韧带损伤破裂180°翻转的一种影像学标志[44]。如果存在该标志，通常不建议单纯使用韧带整复术，应该考虑额外的前路手术直接减压。值得注意的是，尽管此前的建议是去除椎管碎骨[45]，但缺乏神经症状本身不是外科手术的治疗指征[35]。在至少5年的随访研究中，Wessberg和他的同事已经证实了来自后壁的椎管内骨块易于重塑，非手术治疗其横断面可以恢复到正常值的87%[46]。如果认为确实有必要行前路椎体重建，可以采用经典的开放手术，如胸腰段的胸膜外入路，或借助导航微创入路治疗[47]。最近，磷酸钙骨水泥椎体成形术已得到普及，而且可能是无神经损伤骨折的更积极的替代疗法，但是必须评估椎管内水泥溢出的风险。此外，在被推荐为常规术式之前，需要改进水泥特性。

一些AO分型的B型骨折既可以采用手术治疗，也可以采用非手术治疗。图2-18-5为

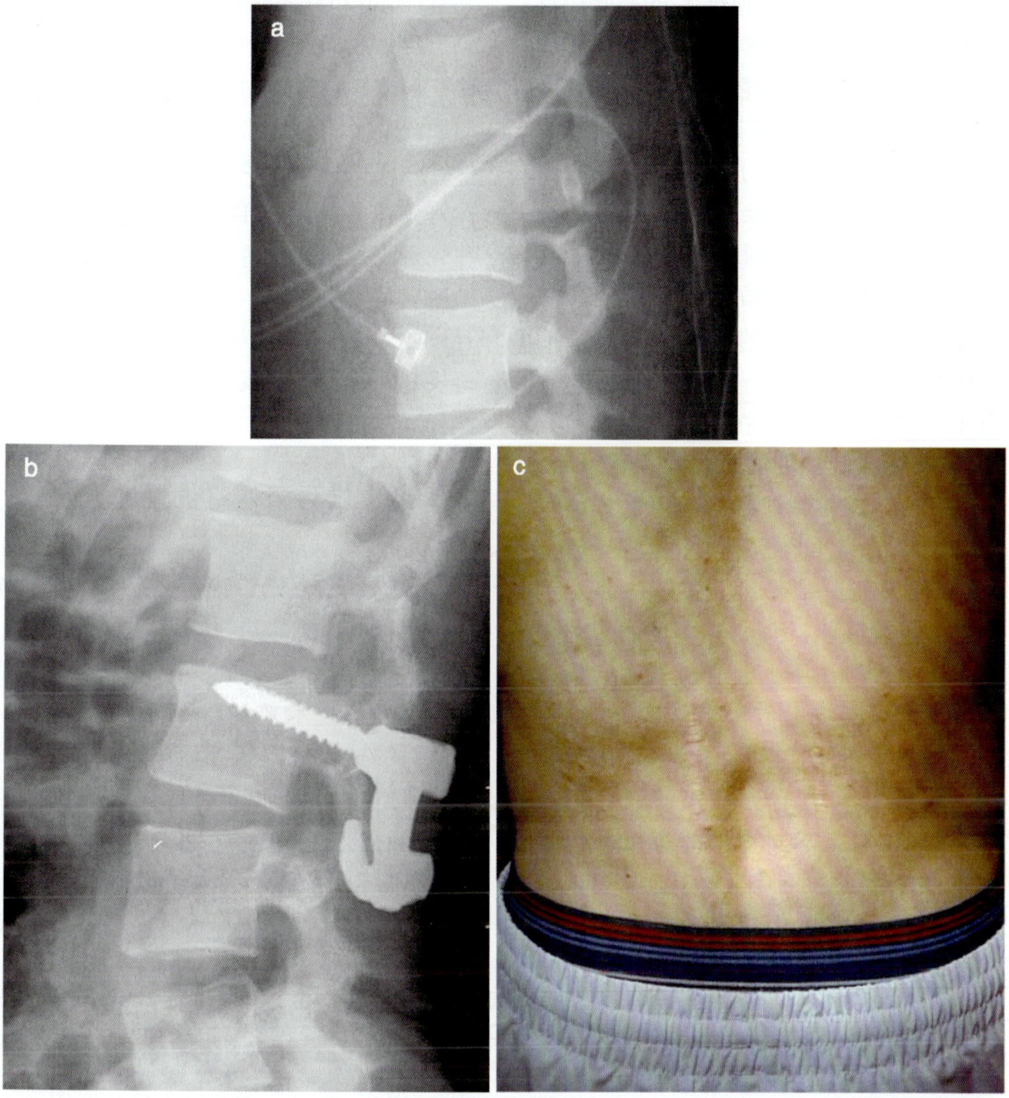

图 2-18-5　1 例年轻男性患者交通事故伤导致 L_2（AO 分型 B2.1 型）的 Chance 型骨折，无神经系统损伤。为避免外部复位和支撑，采用微创技术对骨折进行手术治疗。随访 2 年，患者无症状，骨折愈合
a. 术前 X 线片；b. 术后 X 线片；c. 随访 2 年的皮肤切口

1 例青年男性双柱骨折（AO 分型 B2.1 型或 Chance 型）典型案例。这起事故发生在只有双点式安全带的旧汽车上，患者遭受了脾和肝挫伤和一个过度屈曲的骨折。众所周知，有显著骨质的不稳定类型骨折可以接受外部复位和支具支撑[18]。由于种种原因，支具支撑非常不切实际（天气炎热、活跃的患者、体重超重的患者等），此时可以合理计划手术治疗。然而，需要医师和患者共同决定治疗方案。至于其他的治疗方法，必须讨论并权衡风险和收益。

第 8 节　微创和最新的手术技巧

在过去 10 年，脊柱外科技术已经明显提高，并且已经发明了通过小切口植入植

入物的新工具。外科医师已不再需要广泛暴露术野而是通过内镜技术治疗椎体骨折，用自体骨移植或钛笼重建椎体和截骨术[47]。椎弓根螺钉也可以经皮植入，减少失血量的同时大大缩短了手术时间。图2-18-6展示了经皮植入椎弓根螺钉治疗骨折的典型病例。近来，椎体成形术这项技术很受欢迎，很长时间被用于治疗骨质疏松性骨折，但更多关注的是其应用于高能量脊柱骨折的效果[48]。部分前瞻性非随机和非对照研究建议，在AO型A1型～A3.1型非骨质疏松性骨折治疗中，单纯使用磷酸钙骨水泥椎体成形术有可能成为替代支具支撑的另一种选择[49-50]。据报道，在A3.2型和A3.3型骨折中磷酸钙水泥周围出现了骨吸收，因此，其不可能作为一项独立的技术应用于上述骨折类型的治疗中。如果辅以经皮后路短节段固定，即可增加节段的稳定性且避免因骨水泥吸收带来的并发症[51]。当前骨水泥的其他组分已被测试，如加入不同剂量的聚甲基丙烯酸甲酯及陶瓷水泥的磷酸钙盐水泥。然而，目前发表的文献中没有充足的证据推荐骨水泥强化作为常规手术用于治疗非骨质疏松性胸腰段骨折。

第9节　计算机辅助手术的新进展

胸腰椎骨折微创手术的发展，对于多发伤的患者是大有裨益的，可以进一步减少其组织损伤和出血。微创技术的适用范围也扩展到了无神经功能损伤、通常行非手术治疗的骨折中。狭窄的手术野和间接技术的应用使得安全性成为关注的焦点。

因此，额外的术中影像技术辅助成为必要。术中影像技术在保证准确可靠的同时，还不能将患者暴露于更高的辐射剂量中。

最近几年的会议上，改良的计算机辅助外科(computer aided surgery，CAS)工具已经出现。我们医疗中心购置的O型ARM，使我们能够获得术中CT扫描和传统图像，彻底改变了脊柱创伤的手术方法。使用现代红外线摄像头的手术导航，使植入椎弓根螺钉变得更加轻松，能够即刻检验螺钉位置和骨折碎片的复位情况，这代表了医学领域的一项重大突破。

此外，这些新的导航工具允许我们更好地规划和进行初期或后期的肿瘤切除，如骨样骨瘤或转移瘤。

一、经皮椎弓根螺钉位置的导航

经皮椎弓根螺钉固定胸腰椎骨折遵循内部夹板的原则。这意味着，融合通常不是目标，否则要么做一个较大的经典切口，要么通过微创技术来融合后面的关节。椎弓根螺钉的植入应限于无后纵韧带复合体损伤的骨折，因为这样不可能完成经皮融合。因此，经皮椎弓根螺钉固定术的适应证必须通过MRI排除韧带完全断裂的情况，尤其是棘上韧带。如果图像不清晰，建议进行融合固定。

经典的经皮椎弓根螺钉固定术的适应证是胸腰段骨折AO分型中的A3.2型和A3.3型，一般与椎体成形术联合应用[51]。

二、胸腰椎骨折联合入路的导航

手术导航和术中成像技术是保证手术安全极为重要的工具。很长时间以来，我们已经使用手术导航技术，前后路同步进行胸腰段AO分型A3.3型骨折椎体次全切术。将动态参考架连接于患者的棘突上，尽可能地靠近骨折部位，导航首先被用于植入椎弓根螺钉，经皮植入或是切开。与此同时，计划好位置后，另外一名外科医师通过术中CT扫描图像精准导航进行前路手术并确定切口长度(图2-18-7)。降低后凸畸形最有

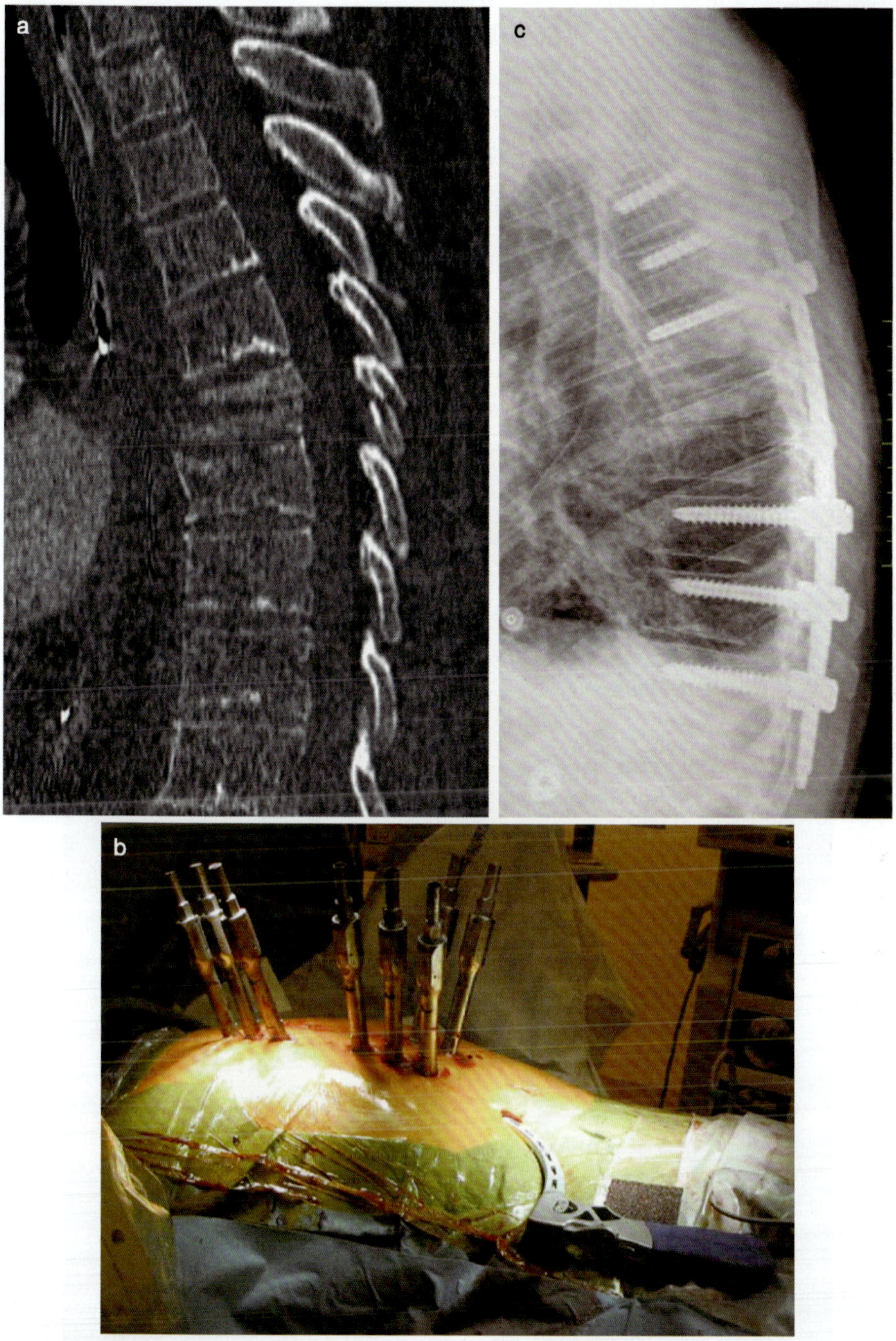

图 2-18-6　**患者，男性，57 岁，摩托车事故导致 2 个节段骨折（T_7 的 Chance 型骨折同时有高度丢失和 T_7 的压缩骨折）。同时伴有多处肋骨骨折和血气胸，无法进行任何支撑。为稳定骨折、方便护理，行多水平经皮椎弓根螺钉固定。患者失血量少，术后恢复正常。起初，我们还计划使用骨水泥来增强椎体的稳定性，但由于技术原因，不能同时进行。患者从重症监护病房转出后，拒绝接受骨水泥成形术。随访 3 个月，X 线片未观察到椎体进一步的塌陷，患者也未主诉其他症状**

a. 术前 CT 重建示骨折的损伤分型；b. 经皮椎弓根螺钉和棒植入的术中图像，骨折原位固定，由于病变主要为骨，未行额外的融合；c. 术后 3 个月侧位 X 线片，患者无其他症状

效的方法是阻止椎弓根螺钉在棒上的滑动和矢状位上分散，这又被称为“韧带整复术”。外科医师可通过不同的工具使钉棒系统达到这个目的。如果达到了有效复位，在行前路手术和椎体次全切除术之前，推荐术中再次进行CT扫描，因为导航的精准性存在一定误差。

三、胸腰椎骨折的前后联合入路的手术技术

首先植入椎弓根螺钉，患者取右侧卧位于Jackson治疗床。用耻骨垫和骶骨垫固定患者，患者右腋下置入一可充气的垫子。

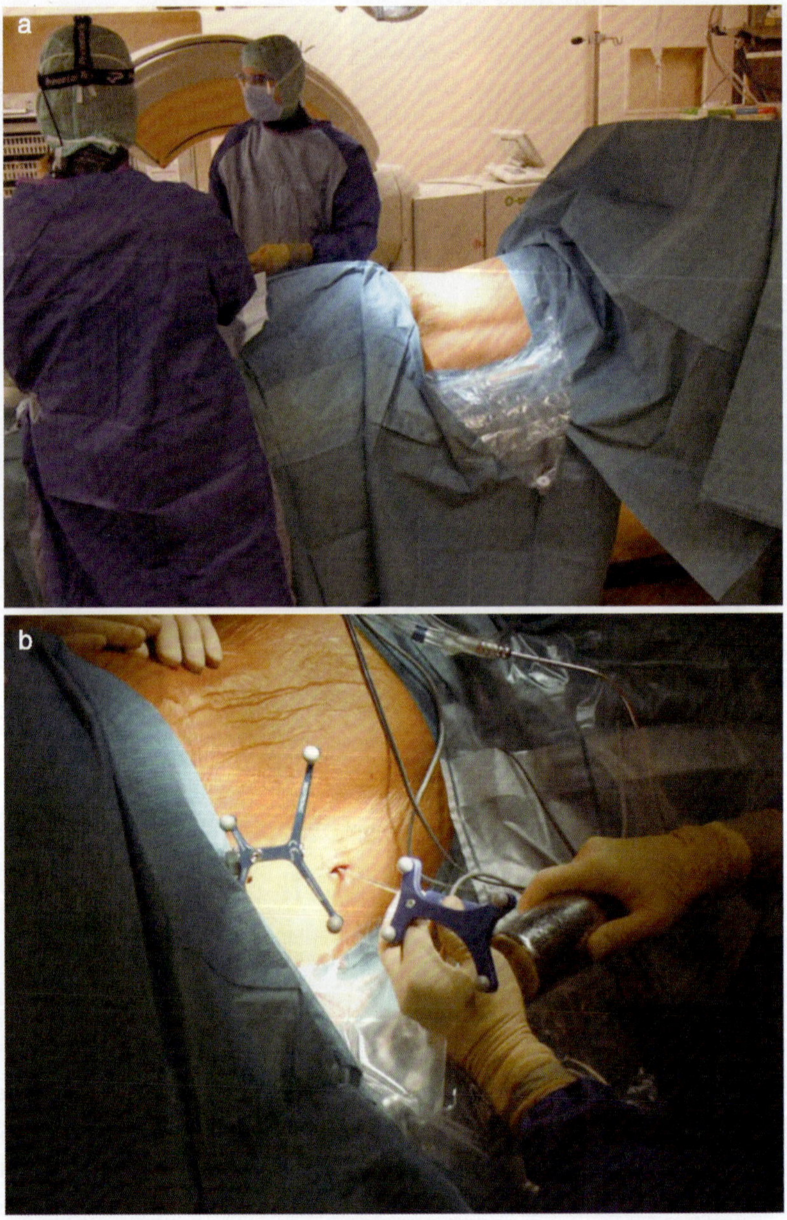

图 2-18-7 （续）

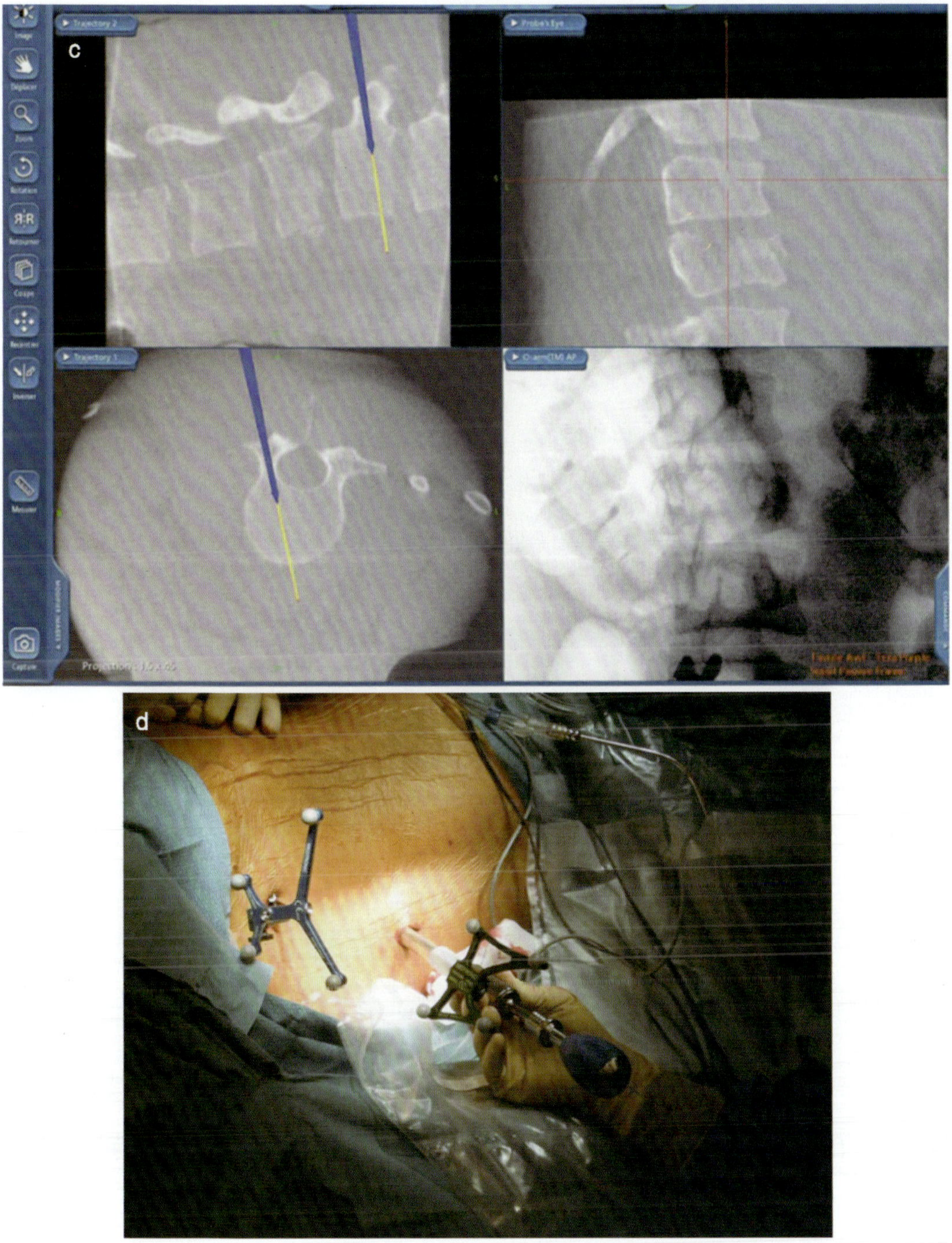

图 2-18-7　（续）

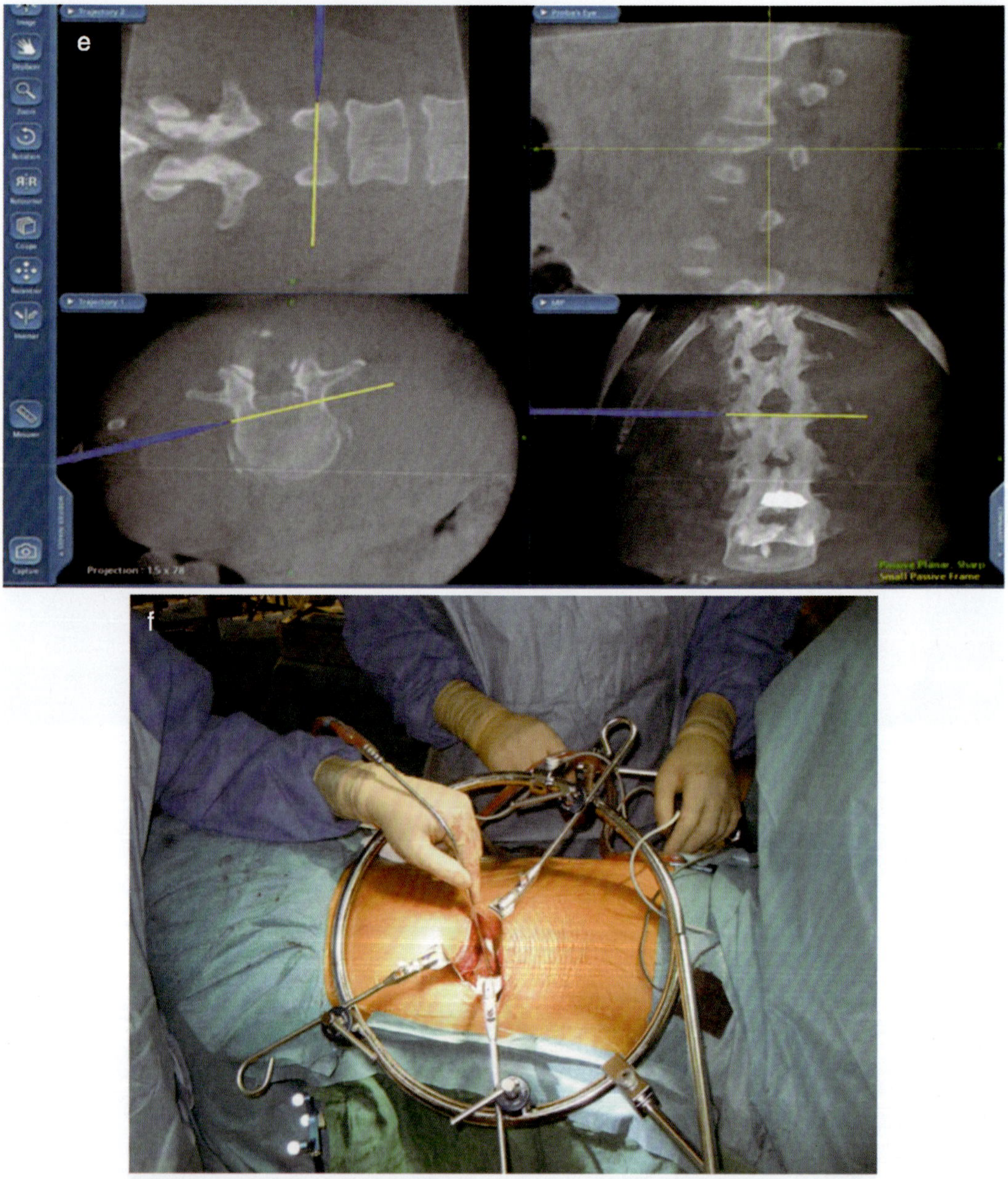

图 2-18-7 （续）

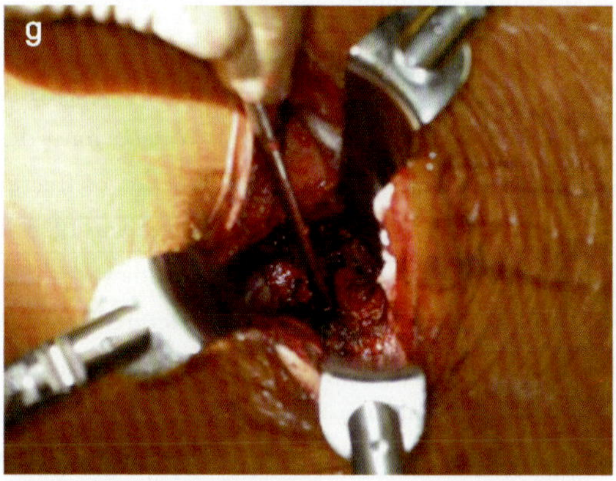

图 2-18-7 a～d. 患者取右侧卧位，参考框架连接于 L_3 的棘突，骨折在 L_2 水平（爆裂骨折，患者左腿感觉异常），椎弓根螺钉固定植入；e～g. 在导航的帮助下，计划前路手术，术中导航被用于定位零星的碎片并移除

立即将动态参考架连接于伤椎远端的棘突上。对于 L_4 以下的骨折，骶骨垫和腰椎前凸会阻挡动态参考架的红外摄像机，阻碍精准导航。框架可置于后方的髂嵴上，但是与骨折之间的距离会降低其精准性。导航设备的校准通过 CT 扫描完成，术中 O 型臂被拉出。椎弓根螺钉经皮植入，尽可能通过棒的充分塑形和韧带整复术减少后凸畸形。参考框架保留在原处，通过导航指针确定伤椎，计划前方手术入路切口，达到充分的显露。如图 2-18-7 所示，一例腰大肌很发达的 L_2 骨折的男性患者，置入牵开器后，导航非常有利于在处理腰椎神经丛时解剖分离肌肉。导航可帮助医师在狭窄的手术野中完成椎体次全切术。对于 L_1 或 T_{12} 的骨折，通过胸膜外膈肌切开术来到达伤椎位置。这样就不需要置入胸腔引流管。联合入路手术技术可以治疗 T_5～L_3 的骨折。

第 10 节 总 结

多发伤患者伴有的脊髓损伤通常不会对其治疗策略产生决定性影响。首先应该进行充足供氧的心肺复苏和颈椎保护，以免进一步加重损伤。当患者的生命体征平稳后，再制定治疗方案，决定非手术还是手术治疗。对于最佳手术时间，仍然有很多争议，但是总体上来讲，急诊手术减压固定应该在伤后 6～24 h 完成。额外特殊的治疗，尤其是皮质类固醇，依照最新的科学证据已不作为推荐。非手术治疗仍然是大多数不伴神经损伤的胸腰椎骨折的治疗选择，甚至可以应用于一些不完全或完全神经损伤的病例。不伴有神经损伤的胸腰椎骨折的外科手术治疗仍然是一个有争议的话题，应注意不要造成过度医疗。目前，精准的微创手术是发展趋势。虽然文献中缺乏精确的数据，但是必须谨记，与非手术治疗相比，手术治疗仍会给患者带来更多的痛苦和高昂的医疗费用[32,52]。在非骨质疏松性脊柱骨折中，骨水泥填充技术似乎是一种有前景的替代疗法，替代支具抑或作为后路固定的附加技术，但还需要进一步的研究。

参考文献

[1] Fisher CG，Noonan VK，et al. Changing face of spine trauma care in North America. Spine (Phila Pa 1976)，2006，31(11 Suppl)：S2-8；discussion S36.

[2] Bernhard M, Gries A, et al. Spinal cord injury (SCI) -prehospital management. Resuscitation, 2005, 66(2): 127-139.

[3] Court-Brown CM, Caesar B. Epidemiology of adult fractures: a review. Injury, 2006, 37(8): 691-697.

[4] Driscoll P, Wardrope J. ATLS: past, present, and future. Emerg Med J, 2005, 22(1): 2-3.

[5] Anderson S, Biros MH, et al. Delayed diagnosis of thoracolumbar fractures in multiple-trauma patients. Acad Emerg Med, 1996, 3 (9): 832-839.

[6] Bracken MB, Shepard MJ, et al. Methylprednisolone or tirilazad mesylate administration after acute spinal cord injury: 1-year follow up. Results of the third National Acute Spinal Cord Injury randomized controlled trial. J Neurosurg, 1998, 89(5): 699-706.

[7] Fehlings MG. Summary statement: the use of methylprednisolone in acute spinal cord injury. Spine, 2001, 26(24 Suppl): S55.

[8] Miller SM. Methylprednisolone in acute spinal cord injury: a tarnished standard. J Neurosurg Anesthesiol, 2008, 20(2): 140-142.

[9] Emery SE, Pathria MN, et al. Magnetic resonance imaging of posttraumatic spinal ligament injury. J Spinal Disord, 1989, 2 (4): 229-233.

[10] Petersilge CA, Pathria MN, et al. Thoracolumbar burst fractures: evaluation with MR imaging. Radiology, 1995, 194(1): 49-54.

[11] Dai LY, Ding WG, et al. Assessment of ligamentous injury in patients with thoracolumbar burst fractures using MRI. J Trauma, 2009, 66(6): 1610-1615.

[12] Lee HM, Kim HS, et al. Reliability of magnetic resonance imaging in detecting posterior ligament complex injury in thoracolumbar spinal fractures. Spine, 2000, 25 (16): 2079-2084.

[13] Lee JY, Vaccaro AR, et al. Assessment of injury to the thoracolumbar posterior ligamentous complex in the setting of normal-appearing plain radiography. Spine J, 2007, 7 (4): 422-427.

[14] Böhler L. Die Technik der Knochenbruchbehandlung. Wien: Maudrich, 1929.

[15] Watson-Jones R. The results of postural reduction of fractures of the spine. J Bone Joint Surg Am, 1938, 20(3): 567-586.

[16] Holdsworth F. Fractures, dislocations, and fracturedislocations of the spine. J Bone Joint Surg Am, 1970, 52(8): 1534-1551.

[17] Kelly RP, Whitesides Jr TE. Treatment of lumbodorsal fracture-dislocations. Ann Surg, 1968, 167(5): 705-717.

[18] Magerl F, Aebi M, et al. A comprehensive classification of thoracic and lumbar injuries. Eur Spine J, 1994, 3(4): 184-201.

[19] Denis F. The three column spine and its significance in the classification of acute thoracolumbar spinal injuries. Spine (Phila Pa 1976), 1983, 8(8): 817-831.

[20] Burkus JK, Denis F. Hyperextension injuries of the thoracic spine in diffuse idiopathic skeletal hyperostosis. Report of four cases. J Bone Joint Surg Am, 1994, 76(2): 237-243.

[21] Denis F, Burkus JK. Shear fracture-dislocations of the thoracic and lumbar spine associated with forceful hyperextension (lumberjack paraplegia). Spine (Phila Pa 1976), 1992, 17(2): 156-161.

[22] McCormack T, Karaikovic E, et al. The load sharing classification of spine fractures. Spine, 1994, 19(15): 1741-1744.

[23] Siebenga J, Leferink VJ, et al. Treatment of traumatic thoracolumbar spine fractures: a multicenter prospective randomized study of operative versus nonsurgical treatment. Spine (Phila Pa 1976), 2006, 31(25): 2881-2890.

[24] Dai LY, Jiang LS, et al. Conservative treatment of thoracolumbar burst fractures: a long-term follow-up results with special reference to the load sharing classification. Spine (Phila Pa 1976), 2008, 33(23): 2536-2544.

[25] Liu S, Li H, et al. Monosegmental transpedicular fixation for selected patients with thoracolumbar burst fractures. J Spinal Disord

Tech,2009,22(1):38-44.

[26] Parker JW,Lane JR,et al. Successful short-segment instrumentation and fusion for thoracolumbar spine fractures: a consecutive 41/2-year series. Spine(Phila Pa 1976),2000,25(9):1157-1170.

[27] Aebi M, Arlet V et al. (2007). AO Spine Manual,Thieme.

[28] Wood KB,Khanna G,et al. Assessment of two thoracolumbar fracture classification systems as used by multiple surgeons. J Bone Joint Surg Am,2005,87(7):1423-1429.

[29] Patel AA, Dailey A, et al. Thoracolumbar spine trauma classification:the thoracolumbar injury classification and severity score system and case examples. J Neurosurg Spine,2009,10(3):201-206.

[30] Vaccaro AR,Lehman Jr RA,et al. A new classification of thoracolumbar injuries: the importance of injury morphology,the integrity of the posterior ligamentous complex,and neurologic status. Spine, 2005, 30 (20): 2325-2333.

[31] Patel AA,Vaccaro AR,et al. The adoption of a new classification system: time-dependent variation in interobserver reliability of the thoracolumbar injury severity score classification system. Spine (Phila Pa 1976),2007,32(3):E105-115.

[32] Wood K,Buttermann G,et al. Operative compared with nonoperative treatment of a thoracolumbar burst fracture without neurological deficit. A prospective, randomized study. J Bone Joint Surg Am, 2003, 85-A (5): 773-781.

[33] Koller H,Acosta F,et al. Long-term investigation of nonsurgical treatment for thoracolumbar and lumbar burst fractures: an outcome analysis in sight of spinopelvic balance. Eur Spine J,2008,17(8):1073-1095.

[34] Chance GQ. Note on a type of flexion fracture of the spine. Br J Radiol,1948,21(249):452.

[35] Rechtine GR. Nonsurgical treatment of thoracic and lumbar fractures. Instr Course Lect,1999,48:413-416.

[36] Rechtine 2nd GR. Nonoperative management and treatment of spinal injuries. Spine (Phila Pa 1976), 2006, 31 (11 Suppl), S22-27; discussion S36.

[37] Capen DA. Classification of thoracolumbar fractures and posteriorinstrumentation for treatment ofthoracolumbar fractures. Instr Course Lect,1999,48:437-441.

[38] Harris MB,Sethi RK. The initial assessment and management of the multiple-trauma patient with an associated spine injury. Spine (Phila Pa 1976),2006,31(11 Suppl):S9-15; discussion S36.

[39] Fehlings MG,Perrin RG. The timing of surgical intervention in the treatment of spinal cord injury: a systematic review of recent clinical evidence. Spine (Phila Pa 1976), 2006,31(11 Suppl):S28-35;discussion S36.

[40] Meves R,Avanzi O. Correlation among canal compromise,neurologic deficit,and injury severity in thoracolumbar burst fractures. Spine (Phila Pa 1976),2006,31(18):2137-2141.

[41] Mohanty SP,Venkatram N. Does neurological recovery in thoracolumbar and lumbar burst fractures depend on the extent of canal compromise? Spinal Cord,2002,40(6):295-299.

[42] Dick W,Kluger P,et al. A new device for internal fixation of thoracolumbar and lumbar spine fractures: the 'fixateur interne'. Paraplegia,1985,23(4):225-232.

[43] Lindsey RW,Dick W. The fixateur interne in the reduction and stabilization of thoracolumbar spine fractures in patients with neurologic deficit. Spine (Phila Pa 1976), 1991, 16 (3 Suppl):S140-145.

[44] Arlet V, Orndorff DG, et al. Reverse and pseudoreverse cortical sign in thoracolumbar burst fracture: radiologic description and distinction -a propos of three cases. Eur Spine J, 2009,18(2):282-287.

[45] Wannamaker GT. Spinal cord injuries: a review of the early treatment in 300 consecutive cases during the Korean Conflict. J Neuro-

surg,1954,11(6):517-524.

[46] Wessberg P,Wang Y,et al. The effect of surgery and remodelling on spinal canal measurements after thoracolumbar burst fractures. Eur Spine J,2001,10(1):55-63.

[47] Verheyden AP, Hoelzl A, et al. The endoscopically assisted simultaneous posteroanterior reconstruction of the thoracolumbar spine in prone position. Spine J,2004,4(5):540-549.

[48] Voormolen MH,Mali WP,et al. Percutaneous vertebroplasty compared with optimal pain medication treatment:short-term clinical outcome of patients with subacute or chronic painful osteoporotic vertebral compression fractures. The VERTOS study. AJNR Am J Neuroradiol,2007,28(3):555-560.

[49] Maestretti G, Cremer C, et al. Prospective study of standalone balloon kyphoplasty with calcium phosphate cement augmentation in traumatic fractures. Eur Spine J, 2007, 16(5):601-611.

[50] Schmelzer-Schmied N,Cartens C,et al. Comparison of kyphoplasty with use of a calcium phosphate cement and non-operative therapy in patients with traumatic non-osteoporotic vertebral fractures. Eur Spine J,2009,18(5):624-629.

[51] Verlaan JJ,Dhert WJ,et al. Balloon vertebroplasty in combination with pedicle screw instrumentation:a novel technique to treat thoracic and lumbar burst fractures. Spine (Phila Pa 1976),2005,30(3):E73-79.

[52] van der Roer N,de Bruyne MC,et al. Direct medical costs of traumatic thoracolumbar spine fractures. Acta Orthop,2005,76(5):662-666.

硬膜外血肿的出现是后壁受损的次要指征之一。这表明骨折线直接与硬膜外腔相通，可能成为骨水泥渗漏的通道。此时经皮椎体后凸成形术应慎用。椎体高度的恢复在很大程度上依赖于骨密度和骨折的严重程度[18]。术后 1～3 周内骨折很少获得牢固的愈合，此期手术有望明显恢复椎体高度。椎体压缩骨折可以是病理性骨折，除非骨质疏松性骨折已明确诊断，否则推荐行活组织检查。通过双能 X 线吸收测定法(dual energy X-ray absorptiometry，DEXA)诊断存在骨质疏松且无恶性肿瘤病史，以及先前已知的骨质疏松性椎体压缩骨折患者，可不必行活组织检查。

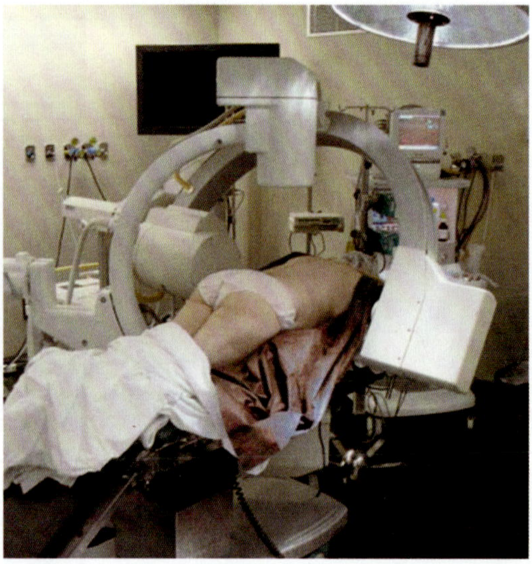

图 2-19-2　透视引导下经皮椎体后凸成形术患者体位和 2 个 C 型臂的位置

第 4 节　手术技术

患者俯卧于可透射线的手术治疗台上。采用局部麻醉，患者取俯卧位，手术时间约 1 h 甚至更短，体位摆放要求避免患者严重疼痛和呼吸困难[44]。在骨膜处注入麻醉药物可降低置入套针时的疼痛，有学者建议采用全身麻醉，以更好地控制术中及术后疼痛。静脉镇静有助于降低患者的疼痛。如果采用全身麻醉，须轻柔操作。肋骨骨折可能发生在患者摆放体位及置入套管针到胸椎椎体过程中，应避免粗暴操作[45]。在多个椎体注射骨水泥时，骨水泥负荷量会很大。有毒的单体成分有潜在的不良反应，可导致心肺功能衰竭。麻醉师在注射过程中要有所准备。需提前准备好治疗急性低血压的血管活性药物[14,44-46]。

双平面透视法的使用有助于套管针的准确置入和骨水泥注入[44,47-48]。双平面透视法通过使用 2 个独立的 C 型臂来获得(图 2-19-2)。侧位像是在顶部和圆弧上获得，向患者的头部倾斜。前后位像在对角线上用图像增强器直接对准靶目标获得。首先需获得一个标准的正位影像，因为在对角线进入会使这个过程更有挑战性。获得靶椎体的正侧位像时应该严格规范。椎弓根的形状在前后位平面上是对称的。椎体的侧边缘到椎弓根等距，棘突位于椎弓根之间的中央(图 2-19-3)。在使用棘突定位获得正确的前后位像时，应考虑到棘突的形状可能存在明显的解剖变异[49]。在严重的骨质疏松症患者中，获得术中胸椎中段的 X 线影像通常较为困难。通过嘱患者屏住呼吸及 X 线球管靠近患者来提高图像质量，这样会放大 X 线图像并降低电子束的散射。

椎弓根进针点通过高质量的双平面影像确定。为避免周围神经结构的损伤，需获得椭圆形椎弓根标准的前后位像(图 2-19-4)。用经椎弓根或经椎弓根旁入路的方法将套管针置入椎体(图 2-19-5)。经椎弓根入路适用于大的椎弓根，如腰椎和低位胸椎的椎弓根。椎弓根的定位方法是类似的，从后侧入路向外侧轻微倾斜 10°～25°[49-51]。椎弓根中间的部位必须清晰显示。椎弓根外侧入路对胸椎中段骨折手术是较好的选择。椎弓根外侧入路的进针点在椎弓根的外侧缘和肋椎关节之间[44-45,48]，直接经肋骨

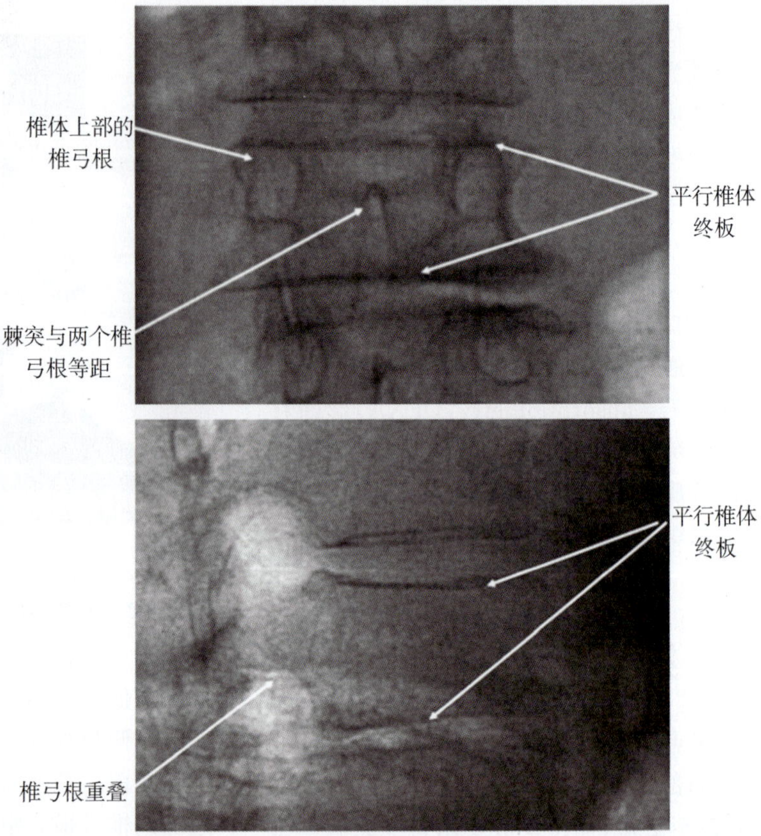

图 2-19-3 术中透视。调整正位片至棘突位于正中，上、下终板平行，椎弓根对称地位于椎体外上象限，侧位片显示椎弓根重叠，上下终板平行，椎体后壁轮廓为一条线

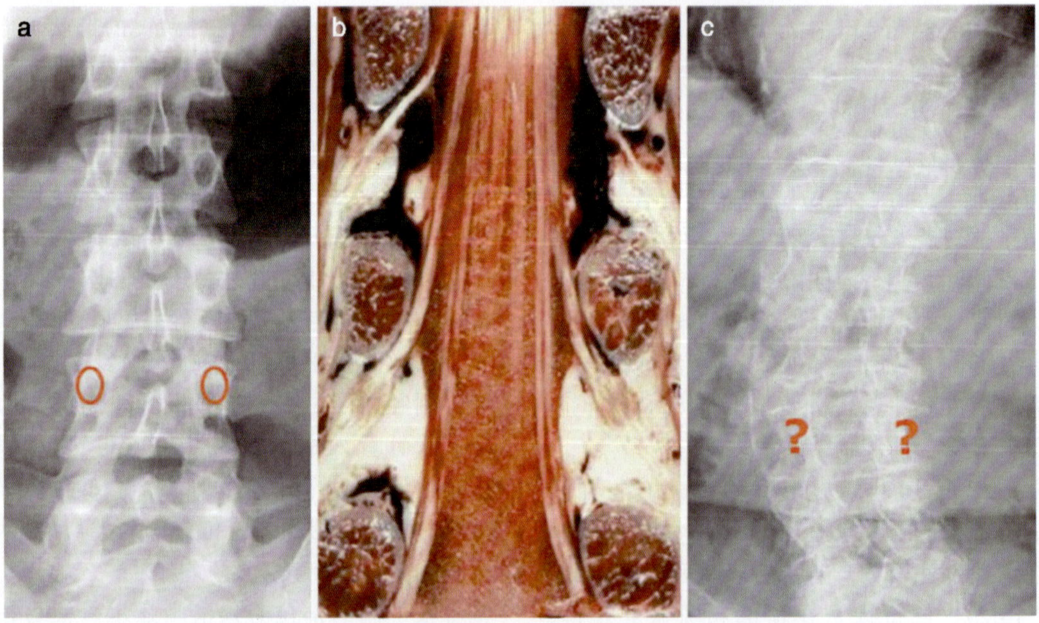

图 2-19-4 a. 正位 X 线片显示椎弓根横截面良好；b. 椎弓根冠状面显示椎弓根周围神经，术中需避免损伤；c. 正位 X 线片显示椎弓根显示不清，这种情况下手术不安全建议暂停手术，以免损伤神经

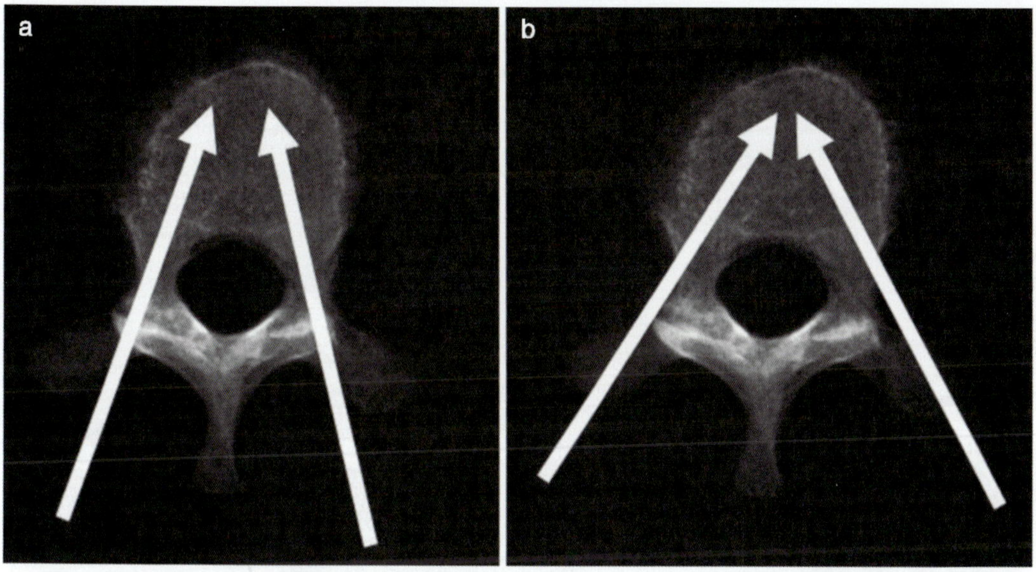

图 2-19-5　a. 经椎弓根入路穿刺针轨迹；b. 经椎弓根旁入路穿刺针轨迹，经椎弓根旁入路穿刺针经过肋椎关节沿椎弓根外侧进入椎体

头穿刺进入椎体。椎弓根外侧入路允许进针轨迹偏离中线，由此进入椎体，此入路通常是双侧的。然而，采用该技术通过单侧即可使整个椎体内分布足够的骨水泥。

经皮椎体后凸成形术需要 11～13 号标准的穿刺针、外科手术刀、经皮椎体后凸成形术成套工具、可膨胀扩张的球囊、无菌硫酸钡或其他造影剂，以及骨水泥。图 2-19-6 显示手术步骤包括经椎弓根放置球囊。

首先，将穿刺针(通常是 11G Jamshidi 穿刺针)穿刺至椎弓根进针点即上关节突和横突之间的交角处[44]。进针的起始点在椎弓根投影的上面和侧面。避免损伤神经根，皮肤的进针点不应过于靠外，以免刺伤肠道或肾脏[45]。侧位 X 线片用来确定合适的方位。进针应该穿过椎弓根中间而不穿破椎弓内壁皮质，经此路径进入椎体。从后面观，只有当针的尖端穿过椎弓根中间皮质投影时，即进入椎体。最佳的进针止点是椎体的前 1/3[47]。

进针成功后，拔出套管针针芯。沿套管置入导丝，通过导丝插入椎体。穿刺过程中应避免尖端穿透软骨和破坏椎体前皮质[44]。皮肤切口应该能容纳套管，通过软组织和椎弓根达到椎体的前面部分。塑料手柄应该放置在套管的中心手动插入椎体，或者用锤子敲击塑料手柄以使套管进入椎体[47]。套管置入椎体后壁 2～3 mm。套管针置入过程中如遇阻力，可顺时针旋转手柄来帮助穿破皮质并促使套管针进入[46,49]。穿刺成功后撤出导丝，钻出通道可置入球囊。如果需行活组织检查，在钻孔前使用活组织检查套管针进行取样。以直径为 3 mm 的钻通过套管针，再次透视下重新检查工作套管的方向和位置。钻头直接沿后外侧向前内侧的轨道进入椎骨直至钻头的尖端达到椎体前缘后面 3 mm[47]。防止钻头穿破椎体的前面皮质。对于双侧经皮椎弓根或椎弓根外侧入路的方法，需在对侧重复以上操作[47]。

在骨折区域钻好的孔道上置入椎体后凸成形术的球囊。如果插入球囊有阻力，可能因为小的骨碎片阻挡，插入钻头或者骨填充装置，以保证球囊可以顺利地插入。扩张

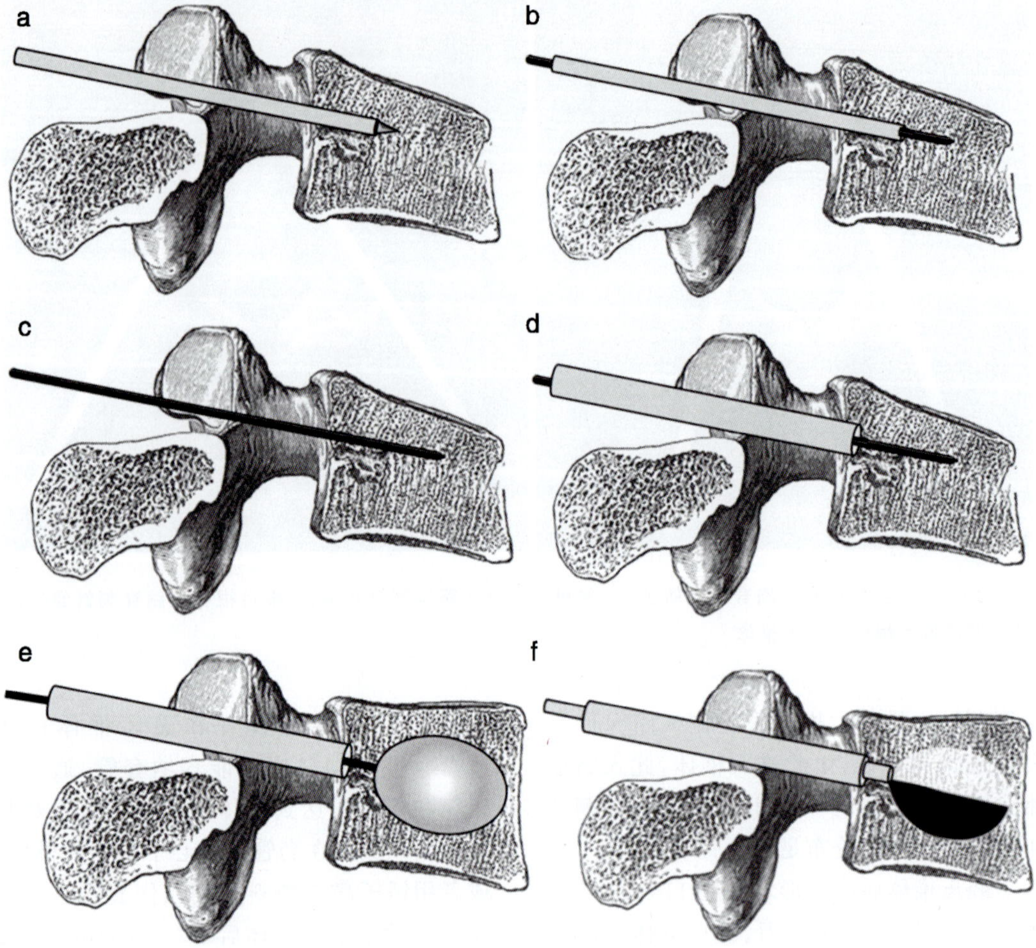

图 2-19-6 腰椎经椎弓根椎体后凸成形术的手术步骤

a. 穿刺针置于上关节突和横突之间进入椎弓根；b. 在穿刺针的导向下置入克氏针；c. 移出穿刺针；d. 置入空心套管；e. 沿通道置入后凸成形球囊至骨折部位，后凸成形球囊压力膨胀撑开椎体高度；f. 球囊撤出后形成的空洞经套管填充高黏度和强度的材料

球囊有不同大小的尺寸可用。每个球囊近端和远端都有标记。一旦 2 个球囊都在椎体内，通过压力控制，它们在双平面透视屏幕上同时可视，以此来观察增加椎体的高度。可扩张的骨填充物压紧了网状骨质并重新扩张了椎体。在膨胀扩张前，球囊抽净气体，储存液体的腔器装置(包含压力检测)装有 10 ml 稀释碘对比剂。在持续透视下通过注射装置注射液体使球囊膨胀，球囊压力增加到约 345 kPa，以此来保证球囊在合适的位置。球囊应该以 0.5 ml 为单位缓慢注射逐渐扩张。此过程中常规停顿数秒来观察压力是否减小，这在邻近松质骨被压缩时可能会发生[49-50]。如果存在骨质疏松，压力可能立刻衰减。如果骨质较好，压力可能会有一点稍有衰减或者无衰减，甚至在压力达到 1241 kPa 时也不衰减。球囊装置压力升高到 1241 kPa 时，实际最大值为 1517 kPa。膨胀的终点见表 2-19-2。手术医师在整个球囊扩张过程中必须维持透视下的手动操作，并在到达膨胀终点时记录所注射的液体量[47]。腔的大

小可以用来评估骨水泥的注入量剂量。在某些情况下，椎体可以完全撑开。如果椎体高度恢复不理想，那么重新定位骨填充物和再次充气可能有效[45]。当透视显示球囊接近终板，椎体呈现扁平外观时，椎体复原扩张即完成。当定位合适时，这项技术既提升了终板且不使骨折的椎体向两侧或后面扩大。2 个球囊通常可提供更大的椎体恢复。除了暴露于少量的放射性射线外，球囊破裂（很少发生）不会有危险。如果球囊发生破裂，可以从通道撤出并重新放置。在椎体皮质破裂前，应停止球囊扩张。若球囊挤出小泡预示椎体皮质可能出现破裂[44]。

表 2-19-2　椎体后凸成形术球囊扩张的终点

1. 椎体高度恢复到正常位置
2. 椎体高度未完全恢复，但扩张的球囊抵达椎体终板
3. 球囊出现小泡
4. 接触到侧皮质边缘
5. 球囊扩张至压力无衰减
6. 到达球囊体积的最大值
7. 到达球囊压力的最大值

移除球囊后残留的空腔通过套管被高黏性的材料填充。球囊充分膨胀时，可以调配骨水泥，骨水泥混合物被转移到骨填充装置[14]。当骨水泥一旦从液体变成有黏着力的糊状时（大约混合后 5 min），骨填充物装置就可以经过工作通道进入椎体空腔。少量的水泥（约 0.5 cm）在透视下缓慢注入[3]。骨水泥注入的体积大约为 1 ml。超过了膨胀球囊产生的空腔的体积[52]。除了将球囊腔填充，还需要额外的骨水泥来连接周围的骨小梁，以“锁定”水泥。如果骨水泥的量等于或者小于腔的体积，由于骨与水泥交界面过多的运动，固定可能不牢固，从而导致周围骨的再塌陷。骨水泥应该注入椎体的前 2/3，骨水泥从椎体的前方到后方填充空腔。尽量填充后方的 1/3，骨水泥渗漏至椎管的风险就会减小[46]。通过持续的透视监测骨水泥是否渗漏到至椎管、脊柱旁静脉、下腔静脉或者椎间隙[49]。当骨水泥发生渗漏时，应立刻停止注射。重新定位通道，在留出第 1 次注射物聚合的时间后，再次尝试注入。在多数情况下，骨水泥渗漏不会引起临床症状。如果怀疑有明显的渗漏，需在离开手术室前进行“唤醒”测试。如果发生临床症状或者神经压迫的症状，应考虑紧急减压。

多节段注射可采用治疗用同一批次配制的骨水泥。骨水泥宜储藏于无菌的冰水里以减慢其聚合过程。将导丝预先置入所有目标椎体。在第一个手术节段，钻一个通道，球囊扩张后，立即注入骨水泥。接着准备第二个通道，球囊扩张后注入骨水泥。第三个位置再以相同的步骤处理。这种操作步骤可以使用一套球囊扩张器治疗多节段骨折。治疗节段的数量取决于骨水泥负荷量。骨水泥毒性的风险随着技术水平的增加而增加。在一般情况下，不建议一次手术超过 3 个椎体[44]。

在某些特殊的骨折中，椎体塑形后较难维持椎间隙，尤其是伴有椎体空洞现象时。一旦球囊压力下降，骨折会有再次塌陷的可能。椎体重建的维持可通过“蛋壳技术”实现[44]。先向空腔内注入少量骨水泥（0.5～1.0 cm^3），然后重新放入球囊装置，轻轻扩张球囊。骨水泥会形成一个薄薄的水泥蛋壳。当移出球囊的时候，这个水泥蛋壳会保持椎体重建后的形状，直至剩余的骨水泥被注入。这项技术也被用来控制骨水泥的渗漏[44]。

当在正侧位透视下骨水泥已经充满空腔时，撤出骨填充装置使空腔被完全填满。在骨填充装置被完全撤出前，夯实骨水泥。患者俯卧于手术治疗床上直至剩余的骨水泥完全变硬，才能移动患者[15]。

第5节 术后护理和康复

术后嘱患者佩戴支具下床活动。当使用磷酸钙时，可卧床休息 12 h，因为硬化过程需要更长的时间[44]。

多数患者疼痛在术后 1～2 d 内缓解，这与骨折复位有关。患者一般不需要服用止痛药物，便可回归日常活动。患者的出院医嘱应该包括：当出现背痛、胸痛、下肢无力或发热时随诊；术后 1 周、1 个月、3 个月门诊复查，直至术后 6 个月后，患者可不复查[47]。

因为椎体成形术不能降低椎体骨折的发病率，所以患者需要进一步应用药物及物理疗法治疗骨质疏松[49]。

第6节 并发症

整个手术过程风险较低，但也可能出现严重的并发症(包括神经压迫)。选择合适的病例和仔细的手术操作可以避免并发症，并使手术得到的效益高于手术承担的风险[53-54]。

椎体后凸成形术后的早期并发症分为 3 类：①全身并发症；②与手术技术或手术工具使用不当相关的局部并发症；③骨水泥渗漏到椎体外带来的相关并发症。

晚期并发症包括再次骨折、注入骨水泥的椎体再次塌陷骨折及骨水泥的延后移位[14,55-57]。

早期的全身并发症包括心血管的改变、脂肪栓塞和发热(通常在 2～4 d 内退热)。发热可能是由于穿刺部位的炎症反应或者骨水泥的发热效应所致[58-59]。骨水泥单体的毒性作用可导致心肺功能障碍，导致组织缺氧和栓塞。

感染尽管很少见，但是也有相关报道。也有严重椎体感染病变需要行椎体次全切除术[53]。术中需要术者保持谨慎的态度保证无菌操作，术前预防性使用抗生素。

与操作技术有关的并发症包括术后硬膜外血肿、神经损伤、一过性根性疼痛、血管损害、硬膜破裂，以及肋骨、椎弓根和胸骨骨折。肋骨骨折通常发生在穿刺进针时在背部和胸部的压力过大的俯卧位患者[58]。新的骨质疏松性肋骨骨折易发生在患者俯卧在手术治疗床时或手术过程中。然而，医师们可能会误认为这种临床后果可能与疼痛缓解不良有关。椎弓根骨折可能是椎体压缩的主要表现，或者可能发生在建立套管通道的过程中。不合适的进针位置、骨水泥分布不均等并发症取决于对术者的培训和术者的经验。

次要并发症是由于骨水泥渗漏而引起的，包括肺栓塞、神经或脊髓受压。最常见的并发症是由于骨水泥渗漏至邻近椎间孔的根静脉中引起的短暂根性疼痛。骨水泥渗漏至硬膜外静脉，严重时可导致四肢麻痹，主要原因是脊髓受压。Lieberman 等[33]报道，应用椎体后凸成形术治疗的 30 例患者中，骨水泥渗漏至硬膜外间隙 1 例，渗漏至椎间隙 2 例，渗漏至椎旁组织 3 例。骨水泥渗漏在椎体后凸成形术后的发生率低于椎体成形术。在椎体后凸成形术中骨水泥渗漏至椎骨外的发生率为 8.6%～33.0%，而在椎体成形术中骨水泥渗漏的发生率为 3%～70%[59]。

骨水泥渗漏至椎旁软组织或静脉时通常无临床症状。对于骨水泥渗漏至椎间隙的观点尚存有争议。部分研究表明这是邻近椎体骨折的一项危险因素[60-62]。然而其他学者认为，骨水泥渗漏至椎间隙无临床意义[54,57]。两种手术方法骨水泥渗漏的发生率均高于 X 线片所得结论。Yeom 等[63]发现，计算机断层扫描结果显示骨水泥渗漏的能力要比 X 线片高 1.5 倍。Garfin 等[17]报道了 2 例椎体后凸成形术出现脊髓损伤的

患者。Phillips 等[36]通过椎体后凸成形术创造的椎体空腔是否减少了骨水泥渗漏的风险进行了评估。在透视下，他们在椎体内创造空腔，前后分别注射造影剂。结果显示，在椎体创造空腔之后，造影剂渗漏至硬膜外血管和下腔静脉的量减少。这表明骨水泥渗漏在椎体后凸成形术后的发生率降低[64]。因为无论是椎体后凸成形术还是椎体成形术，骨水泥渗漏至椎体外通常无症状，这使得人们把更多注意力放在有症状的并发症，而不是骨水泥渗漏的发生率。

据报道，骨水泥可通过椎旁静脉进入至下腔静脉造成肺栓塞，可能导致高血压、心律失常和低碳酸血症[65-66]。在一些回顾性分析中，肺部骨水泥栓塞在椎体成形术中的发生率为 4.6%～8.1%，其中 1.1%的患者有症状[67]。有研究数据已经证明高黏度骨水泥可能降低骨水泥渗漏带来的并发症。由于空腔的形成和水泥的高黏度会使注射压力减小，故椎体后凸成形术能减少水泥的渗漏[67]。严重的血管损伤和骨水泥黏度不高，可能会导致甲基丙烯酸甲酯渗漏至椎骨周围静脉。一旦发生渗漏，应立刻停止注射，以免肺栓塞。

椎体后凸成形术除了近期的围术期风险外，治疗发展过程中还可能有新发骨折的风险。多数患者在椎体后凸成形术后新发生了椎体骨折。新发骨折通常在治疗后的 1 年内发生[68]。有学者认为，椎体强化后自身硬度增加导致相邻非强化椎体骨折风险增加。因为新鲜椎体骨折也发生在骨质疏松的患者中，而非椎体成形术或者椎体后凸成形术的后果之上[69-70]，目前尚难确定手术是否增加了骨折风险。

对于经验丰富的术者来说，椎体后凸成形术是一个相对安全的手术方式。椎体后凸成形术治疗骨质疏松性椎体压缩骨折，有症状的并发症并不多见，低于 1%～6%。多数为次要并发症，如肋骨骨折和一过性的根性痛[19,43,47]。主要的并发症如永久性的神经损伤或严重的肺栓塞是很少见的，发生率<1%[45]。

进行前瞻性的随机试验比较椎体后凸成形术和椎体成形术的研究很有必要，用于客观、准确地比较 2 种手术过程的相对安全性。

第 7 节　总　结

综上所述，椎体后凸成形术是一项很好的技术，治疗骨质疏松性椎体压缩骨折可缓解患者的疼痛和恢复椎体高度。另外，这项手术存在潜在的并发症，可能导致不可逆的严重后果甚至死亡。遵循以上原则并进行适当的训练可降低并发症的发生率，取得良好的治疗效果。

参考文献

[1] Lin JT, Lane JM. Osteoporosis: a review. Clin Orthop Relat Res, 2004, 425: 126-134.

[2] Rao RJ, Manoj MD. Current concepts review. Painful osteoporotic vertebral fracture pathogenesis, evaluation and roles of vertebroplasty and kiphoplasty in its management. J Bone Joint Surg Am, 2003, 85-A: 10.

[3] Hiwatashi A, Moritani T, Numaguchi Y, et al. Increase in vertebral body height after vertebroplasty. AJNR Am J Neuroradiol, 2003, 24: 185-189.

[4] Teng MM, Wei CJ, Wei LC, et al. Kyphosis correction and height restoration effects of percutaneous vertebroplasty. AJNR Am J Neuroradiol, 2003, 24: 1893-1900.

[5] Carlier RY, Gordji H, Mompoint DM, et al. Osteoporotic vertebral collapse: percutaneous vertebroplasty and local kyphosis correction. Radiology, 2004, 233: 891-898.

[6] Dublin AB, Hartman J, Latchaw RE, et al, The vertebral body fracture in osteoporosis, restoration of height using percutaneous ver-

tebroplasty. AJNR Am J Neuroradiol, 2005, 26:489-492.

[7] Rhyne A, Banit D, Laxer E, et al. Kyphoplasty: report of eighty-two thoracolumbar osteoporotic vertebral fractures. J Orthop Trauma, 2004, 18:294-299.

[8] Majd ME, Farley S, Holt RT. Preliminary outcomes and efficacy of the first 360 consecutive kyphoplasties for the treatment of painful osteoporotic vertebral compression fractures. Spine J, 2005, 5:244-255.

[9] Voggenreiter G. Balloon kyphoplasty is effective in deformity correction of osteoporotic vertebral compression fractures. Spine, 2005, 30:2806-2812.

[10] Pradhan BB, Bae HW, Kropf MA, et al. Kyphoplasty reduction of osteoporotic vertebral compression fractures: correction of local kyphosis versus overall sagittal alignment. Spine, 2006, 31:435-441.

[11] Shindle MK, Gardner MJ, Koob J, et al. Vertebral height restoration in osteoporotic compression fractures: kyphoplasty balloon tamp is superior to postural correction alone. Osteoporos Int, 2006, 17:1815-1819.

[12] Grohs JG, Matzner M, Trieb K, et al. Minimal invasive stabilization of osteoporotic vertebral fractures: a prospective nonrandomized comparison of vertebroplasty and balloon kyphoplasty. J Spinal Disord Tech, 2005, 18:238-242.

[13] Belkoff SM, Maroney M, Fenton DC, et al. An in vitro biomechanical evaluation of bone cements used in percutaneous vertebroplasty. Bone, 1999, 25(2 Suppl):23S-26S.

[14] Jensen ME, Evans AJ, Mathis JM, et al. Percutaneous polymethylmethacrylate vertebroplasty in the treatment of osteoporotic vertebral body compression fractures: technical aspects. AJNR Am J Neuroradiol, 1997, 18:1897-1904.

[15] Armsen N, Boszczyk B. Vertebro-/kyphoplasty: history, development, results. Eur J Trauma, 2005, 31:433-441.

[16] Berlemann U, Franz T, Orler R, et al. Kyphoplasty for treatment of osteoporotic vertebral fractures: a prospective non-randomized study. Eur Spine J, 2004, 13:496-501.

[17] Garfin SR, Yuan HA, Reiley MA. New technologies in spine: kyphoplasty and vertebroplasty for the treatment of painful osteoporotic compression fractures. Spine, 2001, 26:1511-1515.

[18] Cortet B, Cotten A, Boutry N, et al. Percutaneous vertebroplasty in the treatment of osteoporotic vertebral compression fractures: an open prospective study. J Rheumatol, 1999, 26:2222-2228.

[19] Heini PF, Walchli B, Berlemann U. Percutaneous transpedicular vertebroplasty with PMMA -a prospective study for the treatment of osteoporotic compression fractures. Eur Spine J, 2000, 9:445-450.

[20] Heini PF, Orler R. Kyphoplasty for treatment of osteoporotic vertebral fractures. Eur Spine J, 2004, 13:184-192.

[21] Lieberman I, Reinhardt MK. Vertebroplasty and kyphoplasty for osteolytic vertebral collapse. Clin Orthop Relat Res, 2003, 415S:S176-186.

[22] Lane JM, Hong R, Koob J, et al. Kyphoplasty enhances function and structural alignment in multiple myeloma. Clin Orthop, 2004, 426:49-53.

[23] Pflugmacher R, Taylor R, Agarwal A, et al. Balloon kyphoplasty in the treatment of metastatic disease of the spine: a 2-year prospective evaluation. Eur Spine J, 2008, 17:1042-1048.

[24] Hadjipavlou A, Tosounidis T, Gaitanis I, et al. Balloon kyphoplasty as a single or as an adjunct procedure for the management of symptomatic vertebral haemangiomas. J Bone Joint Surg Br, 2007, 89(4):495-502.

[25] Jang JS, Kim DY, Lee SO. Efficacy of percutaneous vertebroplasty in the treatment of intravertebral pseudarthrosis associated with noninfected avascular necrosis of the vertebral

body. Spine,2003,28(14):1588-1592.

[26] McGraw JK,Cardella J,Barr JD,et al. Society of interventional radiology quality improvement guidelines for percutaneous vertebroplasty. J Vasc Interv Radiol, 2003, 14: S311-315.

[27] Hauck S,Beisse R,Buhren V. Vertebroplasty and kyphoplasty in spinal trauma. Eur J Trauma,2005,31:453-463.

[28] Oner FC, Verlaan JJ, Verbout AJ, et al. Cement augmentation techniques in traumatic thoracolumbar spine fractures. Spine, 2006, 31(11):S89-95.

[29] Verlaan JJ,Dhert WJ,Verbout AJ,et al. Balloon vertebroplasty in combination with pedicle screw instrumentation: a novel technique to treat thoracic and lumbar burst fractures. Spine,2005,30:E73-79.

[30] Verlaan JJ,van de Kraats EB,Oner FC,et al. The reduction of endplate fractures during balloon vertebroplasty. A detailed radiological analysis of the treatment of burst fractures using pedicle screws, balloon vertebroplasty, and calcium phosphate cement. Spine, 2005, 30(16):1840-1845.

[31] Pflugmacher R, Agarwal A, Kandziora F, et al. Balloon kyphoplasty combined with posterior instrumentation for the treatment of burst fractures of the spine -1-year results. J Orthop Trauma,2009,23(2):126-131.

[32] Korovessis P, Repantis T, Petsinis G, et al. Direct reduction of thoracolumbar burst fractures by means of balloon kyphoplasty with calcium phosphate and stabilization with pedicle-screw instrumentation and fusion. Spine, 2008,33(4):E100-108.

[33] Lieberman IH,Dudeney S,Reinhardt MK,et al. Initial outcome and efficacy of "kyphoplasty" in the treatment of painful osteoporotic vertebral compression fractures. Spine,2001, 26:1631-1638.

[34] Mathis JM. Percutaneous vertebroplasty or kyphoplasty: which one do I choose? Skeletal Radiol,2006,35:629-31.

[35] Boszczyk BM,Bierschneider M,Schmid K,et al. Microsurgical interlaminary vertebroplasty and kyphoplasty for severe osteoporotic fractures. J Neurosurg Spine, 2004, 100(1 Suppl):32-37.

[36] Phillips FM, Wetzel FT, Lieberman I, et al. An in vivo comparison of the potential extravertebral cement leak after vertebroplasty and kyphoplasty. Spine,2002,27:2173-2179.

[37] Lee YL, Yip KM. The osteoporotic spine. Clin Orthop,1996,323:91-97.

[38] Peh WC, Gilula LA, Peck DD. Percutaneous vertebroplasty for severe osteoporotic vertebral body compression fractures. Radiology, 2002,223:121-126.

[39] McKiernan F,Jensen R,Faciszewski T,et al. The dynamic mobility of vertebral compression fractures. J Bone Miner Res, 2003, 18: 24-29.

[40] Yamato M,Nishimura G,Kuramochi E,et al. MR appearance at different ages of osteoporotic compression fractures of the vertebrae. Radiat Med,1998,16:329-334.

[41] Oner FC. MRI findings of thoracolumbar spine fractures: a categorization based on MRI examinations of 100 fractures. Skeletal Radiol,1999,28:433-443.

[42] Maynard AS,Jensen ME,Schweickert PA,et al. Value of bone scan imaging in predicting pain relief from percutaneous vertebroplasty in osteoporotic vertebral fractures. AJNR Am J Neuroradiol,2000,21:1807-1812.

[43] Spivak JM,Johnson MG. Percutaneous treatment of vertebral body pathology. J Am Acad Orthop Surg,2005,13:6-17.

[44] Kim CW, Garfin SR. Percutaneous cement augmentation techniques (vertebroplasty, kyphoplasty). Spine surgery. Tricks of the trade (Chap. 66). 2nd ed. New York: Thieme,2009.

[45] Bierschneider M,Boszczyk BM,Schmid K,et al. Minimally invasive vertebral augmentation techniques in osteoporotic fractures. Eur J Trauma,2005,31:442-452.

[46] Hillmeier J, Meeder PJ, Nöldge G, et al. Minimally invasive reduction and internal stabilization of osteoporotic vertebral body fractures (balloon kyphoplasty). Eur J Trauma, 2005, 31:280-290.

[47] Mathis JM, Deramond H, Belkoff S. Percutaneous vertebroplasty and kyphoplasty. 2nd ed. New York: Springer, 2006.

[48] Cloft HJ, Jensen ME. Kyphoplasty: an assessment of a new technology. AJNR Am J Neuroradiol, 2007, 28:200-203.

[49] Franck H, Boszczyk BM, Bierschneider M, et al. Interdisciplinary approach to balloon kyphoplasty in the treatment of osteoporotic vertebral compression fractures. Eur Spine J, 2003, 12 Suppl 2:S163-167.

[50] Manson NA, Phillips FM. Minimally invasive techniques for the treatment of osteoporotic vertebral fractures. J Bone Joint Surg Am, 2006, 88-A(8):1862-1872.

[51] Phillips FM. Minimally invasive treatments of osteoporotic vertebral compression fractures. Spine, 2003, 28(15S):S45-53.

[52] Belkoff SM, Mathis JM, Deramond H, et al. An ex vivo biomechanical evaluation of a hydroxyapatite cement for use with kyphoplasty. AJNR Am J Neuroradiol, 2001, 22:1212-1216.

[53] Layton KF, Thielen KR, Koch CA, et al. Vertebroplasty, first 1000 levels of a single center: evaluation of the outcomes and complications. AJNR Am J Neuroradiol, 2007, 28: 683-689.

[54] Mathis JM. Percutaneous vertebroplasty: complication avoidance and technique optimization. AJNR Am J Neuroradiol, 2003, 24: 1697-1706.

[55] Laredo JD, Hamze B. Complications of percutaneous vertebroplasty and their prevention. Skeletal Radiol, 2004, 33:493-505.

[56] Hulme PA, Krebs J, Ferguson SJ, et al. Vertebroplasty and kyphoplasty: a systematic review of 69 clinical studies. Spine, 2006, 31: 1983-2001.

[57] Wong W, Mathis JM. Vertebroplasty and kyphoplasty: techniques for avoiding complications and pitfalls. Neurosurg Focus, 2005, 18:e2.

[58] Taylor RS, Taylor RJ, Fritzell P. Balloon kyphoplasty and vertebroplasty for vertebral compression fractures: a comparative systematic review of efficacy and safety. Spine, 2006, 31:2747-2755.

[59] Eck JC, Nachtigall D, Humphreys SC, et al. Comparison of vertebroplasty and balloon kyphoplasty for treatment of vertebral compression fractures: a meta-analysis of the literature. Spine J, 2008, 8:488-497.

[60] Syed MI, Patel NA, Jan S, et al. Intradiskal extravasation with low-volume cement filling in percutaneous vertebroplasty. AJNR Am J Neuroradiol, 2005, 26:2397-2401.

[61] Lin EP, Ekholm S, Hiwatashi A, et al. Vertebroplasty: cement leakage into the disc increases the risk of new fracture of adjacent vertebral body. AJNR Am J Neuroradiol, 2004, 25:175-180.

[62] Komemushi A, Tanigawa N, Kariya S, et al. Percutaneous vertebroplasty for osteoporotic compression fracture: multivariate study of predictors of new vertebral body fracture. Cardiovasc Intervent Radiol, 2006, 29: 580-585.

[63] Yeom JS, Kim WJ, Choy WS, et al. Leakage of cement in percutaneous transpedicular vertebroplasty for painful osteoporotic compression fractures. J Bone Joint Surg Br, 2003, 85: 83-89.

[64] Ryu KS, Park CK, Kim MC, et al. Dose-dependent epidural leakage of polymethylmethacrylate after percutaneous vertebroplasty in patients with osteoporotic vertebral compression fractures. J Neurosurg, 2002, 96:S56-61.

[65] Padovani B, Kasriel O, Brunner P, et al. Pulmonary embolism caused by acrylic cement: a rare complication of percutaneous vertebroplasty. AJNR Am J Neuroradiol, 1999, 20:

375-377.

[66] Choe DH, Marom EM, Ahrar K, et al. Pulmonary embolism of polymethylmethacrylate during percutaneous vertebroplasty and kyphoplasty. AJR Am J Roentgenol, 2004, 183: 1097-1102.

[67] Pitton MB, Herber S, Koch U, et al. CT-guided vertebroplasty: analysis of technical results, extraosseous cement leakages, and complications in 500 procedures. Eur Radiol, 2008, 18: 2568-2578.

[68] Bouza C, Lopez T, Magro A, et al. Efficacy and safety of balloon kyphoplasty in the treatment of vertebral compression fractures: a systemic review. Eur Spine J, 2006, 21: 1-18.

[69] Syed MI, Patel NA, Jan S, et al. New symptomatic vertebral compression fractures within fractures within a year following vertebroplasty in osteoporotic women. AJNR Am J Neuroradiol, 2005, 26: 1601-1604.

[70] Grafe IA, Da Fonseca K, Hillmeier J, et al. Reduction of pain and fracture incidence after kyphoplasty: 1-year outcomes of a prospective controlled trial of patients with primary osteoporosis. Osteoporos Int, 2005, 16: 2005-2012.

第 20 章　下腰痛诊疗策略

第 20 章

下腰痛诊疗策略

Richard Eyb, G. Grabmeier

关键词 临床评价·诊断方法·影像学·下腰痛·自然病史·危险因素·治疗方法和物理疗法,手术

第 1 节 概 况

非特异性下腰痛是骨科门诊最常见的骨科疾病,就诊率在所有疾病中仅次于内科的上呼吸道疾病。流行病学调查表明,骨科下腰痛就诊率达 73%[1]。未经诊治的下腰痛患者(视觉疼痛模拟评分为 4 分,满分 10 分)发生运动功能障碍者占 10%~15%[2]。且不包括坐骨神经痛、椎管狭窄、椎体不稳、脊柱畸形的患者。常见的下腰痛急性发作(3~6 周病史)通常会在之后几周内缓解[3]。临床应主要关注持续不缓解及致残性的腰痛。

第 2 节 诊断方法

病史

与明确诊断相关的 3 个问题:

1. 疼痛是否由系统性疾病引起?
2. 患者是否有社会心理疾病?
3. 是否有神经损伤?

通过以下问题仔细地采集病史:系统性疾病常伴有肿瘤、慢性感染及多发性关节炎病史;神经系统疾病相关腰痛有坐骨神经痛症状、单侧或双侧下肢麻木和伴皮肤感觉异常的跛行;椎间盘突出造成的神经压迫症状常因喷嚏、咳嗽、腹压增高而加重;大块的中央型突出可导致马尾综合征、鞍区感觉缺失及双下肢步态异常;心因性腰痛患者多有抑郁症、神经官能症,或有工作家庭烦恼、法律纠纷、伤残赔偿纠纷等因素存在。

诊断青少年下腰痛时需考虑以下因素[5]:

1. 生长速度快。
2. 吸烟。
3. 剧烈的腿部肌肉复合锻炼。
4. 剧烈的腿部韧带拉伸。
5. 学校课业劳动。
6. 心理健康状况差(但与 Schober 试验无相关性)。

诊断老年下腰痛时,常需考虑的原因有:肿瘤、压缩骨折、椎管狭窄、动脉血管瘤等,骨质疏松性骨折未发生创伤时也可发生。下腰痛的鉴别诊断见表 2-20-1。

R. Eyb (✉) · G. Grabmeier
Orthopadische Abteilung, Sozialmedizinisches Zentrum
Ost Donauspital, Wien, Austria
e-mail: richard. eyb@wienkav. at

G. Bentley (ed.), *European Surgical Orthopaedics and Traumatology*,
DOI 10.1007/978-3-642-34746-7_35, © EFORT 2014

表 2-20-1 下腰痛的鉴别诊断[4]

机械(97%)	非机械(1%)	内脏疾病(2%)
非特异性下腰痛 80%	肿瘤 0.2%	盆腔器官疾病
椎间盘退行性变 10%	多发性骨髓瘤	前列腺炎
腰椎间盘突出症 4%	远端转移	子宫内膜异位症
前滑脱 2%	腹膜后肿瘤	肾病
创伤性骨折<1%	原发性脊柱肿瘤	肾结石
先天性畸形<1%	感染 0.01%	肾盂肾炎
脊柱侧凸、后凸	骨髓炎	主动脉瘤
	椎间盘炎	胃肠疾病
	硬膜外脓肿	胰腺炎
	类风湿关节炎 0.3%	胆囊炎
	强直性脊柱炎	胃溃疡
	银屑病性关节炎	
	赖特综合征	
	脊椎骨骺骨软骨病	
	Paget 病	

第 3 节 临床体格检查

1. 所有患者均应检查肌肉压痛情况，但并无特异性和重复规律。

2. 腰背部僵硬与下腰痛的诊断关系不大，但对指导物理治疗可能有所帮助[6]。

3. Lasegue 试验反映神经根受刺激程度(直腿抬高<60°时出现坐骨神经痛)[7]。

4. 为排除 L_3 横突综合征，应进一步检查髋关节和骶髂关节活动(4 字试验)。

5. L_5～S_1 神经根支配的肌肉活动差(踇背伸和足背屈)。

6. 躯体感觉障碍提示 L_5 或 S_1 神经根受损，95%由腰椎间盘突出症引起[4]。

7. 膝腱反射(L_4)和跟腱反射(S_1)反映神经系统概况以排除严重神经病理状态(表 2-20-2)。

表 2-20-2 "危险信号"预示潜在的脊髓病变[8]

1. 发病年龄<20 岁或>55 岁
2. 非机械性疼痛
3. 有肿瘤、应用激素、HIV 感染史
4. 胸痛
5. 患者症状重
6. 体重减轻
7. 有神经症状
8. 畸形

第 4 节 影像学

患者行 X 线片检查应具备的条件：

1. 有系统性疾病。
2. 有外伤史。
3. 体重减轻。
4. 高热。
5. 肿瘤病史。

6. 年龄>50 岁。

7. 酗酒、吸毒、HIV 感染。

8. 神经损伤。

9. 疼痛时间>6 周[9]。

CT 和 MRI 检查适用于高度怀疑有感染、肿瘤、神经病理状态的患者。CT 和 MRI 检查在诊断腰椎间盘突出症和椎管狭窄症时的作用相同，但是在诊断感染、肿瘤、神经系统肿瘤、骨折(因骨髓瘤)时，MRI 比 CT 更敏感[10]。

另外，这些检查往往会得到假阳性结果，尤其是对于症状不严重的老年患者，影像学检查中常发现存在椎间盘突出[11]。这在诊断患者下腰痛时常导致过度诊断和过度医疗甚至手术。

第 5 节　自然病史

下腰痛患者的预后：1/3 患者 1 周内症状得到缓解，其余 2/3 患者 7 周内恢复[12]。40%患者在 6 个月内病情有反复，这种反复的腰痛多数情况下不会导致残疾，但是会有慢性病程急性期反复发作。下腰痛极少导致永久性功能障碍[13]。

然而，下腰痛有进展为慢性顽固性腰痛的风险，目前的研究热点主要是明确具有哪些特质的患者在患有急性下腰痛后易进展为慢性病程。下腰痛的危险因素可以被预先评估(表 2-20-3)。

表 2-20-3　下腰痛的危险因素(van Tulder,1997)

危险因素	事件	慢性
个体	年龄，身体状态	肥胖 低教育水平 严重的疼痛和残疾
心理	消极情绪 认知功能低 疼痛	痛苦 抑郁 躯体化
职业	手工操作 弯曲和扭转 全身振动 缺乏工作满足感 单调的工作 糟糕的工作关系	缺乏工作满足感 重返工作岗位时不能获得轻负荷的工作 繁重的工作

第 6 节　治　疗

非甾体抗炎药可有效缓解疼痛症状(安慰剂对照试验已得出有力的证据)。具有同样效果的还有肌肉松弛药，但其有嗜睡的不良反应。药物治疗应建立在规律用药的基础上，而不是“想用就用”[14]。

物理治疗有其局限性[15]。有研究表明，卧床休息和腰背肌肉锻炼(加强、灵活性、拉伸、弯曲和延伸练习)在腰痛急性期不适用。对于多数患者，建议其尽快恢复日常活动，避免负重、弯腰、晃动的劳动。急性期后腰背肌肉锻炼有助于避免慢性腰痛反复发作(表 2-20-4)[16]。

如果下腰痛转为慢性，功能锻炼和规范化的疼痛治疗就非常必要。一些证据也支持了此观点，类似的治疗方法还包括行为疗法、物理治疗、抗抑郁药、非甾体抗炎药、腰背锻炼及按摩治疗等。

表 2-20-4 急性下腰痛的建议

急性下腰痛的临床指南
1. 安抚患者
2. 建议患者保持积极心态
3. 在固定的时间间隔开药(最好)：
对乙酰氨基酚
非甾体抗炎药
肌肉松弛药或弱阿片类药
4. 不鼓励卧床休息
5. 考虑脊柱推拿
6. 不建议特定的背部训练

目前，尚未有证据支持激素注射、牵引及腰部支撑治疗有效。但是，许多常用治疗方法的有效性都缺乏长期临床研究证据[17]。

推拿、针灸、按摩是现今的治疗热点。经系统性回顾发现，针灸治疗没有任何积极作用[18]，推拿、按摩部分有效[15]。诊疗建议使用药物及物理的复合疗法，可能要比单一方法治疗有效。对于大多数慢性下腰痛患者来说，进行腰背肌锻炼可以缓解疼痛，但很难长期坚持锻炼[19-20]。

抗抑郁药物治疗对 1/3 同时患有下腰痛和抑郁症的患者有效[21]。推荐药物还有阿片类药物，镇痛、镇静效果更佳，但似乎对患者的活动能力改善不显著，同时易引起诸如头痛、恶心、便秘等不良反应。

医疗中心治疗下腰痛的规范化治疗措施多类似，包括行为认知教育、监督锻炼、选择性神经阻滞及其他缓解疼痛和提高运动功能的方法。疼痛获得完全缓解很难实现，主要治疗目标应以提高功能为主[4]。

即使是有效的治疗方法，其效果也是短期的，很多常用疗法缺乏长期临床观察结果[17]。慢性下腰痛的建议见表 2-20-5。

表 2-20-5 慢性下腰痛的建议

慢性下腰痛的欧洲临床指南
推荐：
认知行为疗法
监督运动疗法
短暂的教育干预
多学科治疗(生物-心理-社会)
短期使用非甾体抗炎药和弱阿片类药物
考虑：
短期推拿
抗抑郁药
肌肉松弛药
不推荐：
被动治疗(超声波、短波)
加巴喷丁
侵入性治疗

有创性的下腰痛治疗方法有很多，如小关节治疗、硬膜外治疗、扳机点疗法、硬化剂注射等。随机跟踪调查结果表明，上述疗法并不能显著改善患者的预后，对于未发生神经根病变的患者，小关节神经射频消融具有较稳定的疗效，但也仅能维持 4 周[22]，对镇痛药物依赖的患者有一定意义[23]。

其他推荐的疗法还包括经皮射频或高温直达间盘，改变其内部结构或神经分布。该疗法缺乏跟踪随访证明有效的证据[24]，或仅在少数特定患者中有效[25]。

下腰痛的手术治疗备受争议，对于退行性改变引起的持续性背痛，常选用椎体融合术。随机对照研究术后患者与接受康复治疗计划的患者，第 1 年腰痛情况、运动功能、工作状态、用药、总体满意度无显著差异[26]。其他的随机研究表明，2 年后，接受椎间融合手术治疗的患者预后较好[27]。术后 5 年，无证据表明椎体融合术相对其他疗法有显著优势。

鉴别诊断排除心因性腰痛后，单纯 1～2 个椎间盘退行性改变，采取椎间融合术效果较好[27]。

选择手术方法时，应优先考虑患者对术后的预期。一项对行椎间融合术患者的研究表明，90%患者希望术后恢复至可随意劳动，活动如常，且不用服用镇痛药的状态[28]。但这些预期是不现实的，医师应提前告知患者，腰部疼痛术后可减轻 50%，反复的腰痛症状可能会再次出现，同时需要进一步运动以保证活动能力的恢复。

第 7 节　结论和展望

急性与慢性下腰痛的治疗应区别对待，就两者而言，其自然病史是类似的，但治疗目标应有所区别。患者应对此有所了解。

发生急性下腰痛时，推荐采用药物治疗，需告知患者这种神经痛没有生命危险，卧床休息对病情帮助不大，应尽早恢复日常活动。发生慢性下腰痛时，药物治疗结合行为疗法及规范化锻炼为最佳治疗方案，患者需要明确治疗的基本目标是改善运动功能，腰痛很可能反复出现但并无生命危险。

X 线片只有在高度怀疑有系统性疾病的情况下才建议使用，影像学检查仅应用于需要进行手术治疗的患者。由于影像学结果常与临床体格检查的结果不符，诊断价值不大。在鉴别诊断排除严重脊柱和神经根病理状态后，应尽量避免手术治疗。

进一步的研究将关注如何有效治疗下腰痛、特殊疗法与特殊人群的关联性，目前有多项随访调查和系统回顾研究评估治疗下腰痛的特定疗法，但至今未得出令人信服的结论。

参考文献

[1] Cassidy JD, Carroll LJ, Côté P. The Saskatchewan health and back pain survey. The prevalence of low back pain and related disability in Saskatchewan adults. Spine, 1998, 23(17): 1860-1866.

[2] Carragee E, Cohen S. Reliability of LBP history in asymptomatic subjects? The prevalence and incidence of reported back pain correlates with surveillance frequency[abstract]. Proceedings of the 14th Annual Meeting of the North American Spine Society, 2004 Oct 26-30: 216.

[3] Pengel LH, Herbert RD, Maher CG, et al. Acute low back pain: systematic review of its prognosis. BMJ, 2003, 327(7410): 323.

[4] Deyo RA, Weinstein JN. Low back pain. N Engl J Med, 2001, 344(5): 363-370.

[5] Feldman DE, Shrier I, Rossignol M, et al. Risk factors for the development of low back pain in adolescence. Am J Epidemiol, 2001, 154(1): 30-36.

[6] Deyo RA, Rainville J, Kent DL. What can the history and physical examination tell us about low back pain? JAMA, 1992, 268 (6): 760-765.

[7] Vroomen PC, de Krom MC, Knottnerus JA. Diagnostic value of history and physical examination in patients suspected of sciatica due to disc herniation: a systematic review. J Neurol, 1999, 246(10): 899-906.

[8] Koes BW, van Tulder MW, Thomas S. Diagnosis and treatment of low back pain. BMJ, 2006, 332(7555): 1430-1434.

[9] Bigos S, bowyer O, Braen G et al. Acute low back pain problems in adults. Clinical practice guidelines no. 14 Rockville, MD. Adency for Health Care Policy and Research. December 19CPR publication no. 95-642.

[10] Thornbury JR, Fryback DG, Turski PA, et al. Disk-caused nerve compression in patients with acute low-back pain: diagnosis with MR, CT myelography, and plain CT. Radiology, 1993, 186(3): 731-738.

[11] Bochen SD, Davos DO, Dina TS, et al. Abnormal magnetic resonance scans of the lumbar spine in asymptomatic subjects: a prospective investigation. J Bone Joint Surg Am, 1990,

72:403-408.

[12] Cherkin DC, Deyo RA, Street JH, et al. Predicting poor outcomes for back pain seen in primary care using patients' own criteria. Spine, 1996, 21(24):2900-2907.

[13] Carey TS, Garrett JM, Jackman A, et al. Recurrence and care seeking after acute back pain: results of a long-term follow-up study. North Carolina Back Pain Project. Med Care, 1999, 37(2):157-164.

[14] Fordyce WE, Brockway JA, Bergman JA, et al. Acute back pain: a control-group comparison of behavioral vs traditional management methods. J Behav Med, 1986, 9(2):127-140.

[15] Andersson GB, Lucente T, Davis AM, et al. A comparison of osteopathic spinal manipulation with standard care for patients with low back pain. N Engl J Med, 1999, 341(19): 1426-1431.

[16] Lahad A, Malter AD, Berg AO, et al. The effectiveness of four interventions for the prevention of low back pain. JAMA, 1994, 272(16):1286-1291.

[17] Van Tulder MW, Koes BW. Low back pain: chronic, clinical evidence. London: BMJ, 2006.

[18] Van Tulder MW, Ostelo R, Vlaeyen JW, et al. Behavioral treatment for chronic low back pain: a systematic review within the framework of the Cochrane Back Review Group. Spine, 2001, 26:270-281.

[19] Manniche C, et al. Clinical trial of intensive muscle training for chronic low back pain. Lancet, 1988, 2(8626-8627):1473-1476.

[20] Frost H, Lamb SE, Klaber Moffett JA, et al. A fitness programme for patients with chronic low back pain: 2-year follow-up of a randomised controlled trial. Pain, 1998, 75(2-3): 273-279.

[21] Turner JA, Denny MC. Do antidepressant medication relieve chronic low back pain? J Fam Pract, 1993, 37:545-550.

[22] Van Kleef M, Barendse GA, Kessels A, et al. Randomized trial of radiofrequency lumbar facet denervation for chronic low back pain. Spine, 1999, 24:1937-1942.

[23] Dreyfuss P, Halbrook B, Pauza K, et al. Efficacy and validity of radiofrequency neurotomy for chronic lumbar zygapophysial joint pain. Spine, 2000, 25:1270-1277.

[24] Barendse GA, van Den Berg SG, Kessels AH, et al. Randomized controlled trial of percutaneous intradiscal radiofrequency thermocoagulation for chronic discogenic back pain: lack of effect from a 90 s 70 lesion. Spine, 2001, 26:287-292.

[25] Pauza KJ, Howell S, Dreyfuss P, et al. A randomized, placebo-controlled trial of intradiscal electrothermal therapy for the treatment of discogenic low back pain. Spine J, 2004, 4(1): 27-35.

[26] Ivar Brok J, Sorenson R, Friis A, et al. Randomized clinical trial for lumbar instrumented fusion and cognitive intervention and exercises in patients with chronic low back pain and discs degeneration. Spine, 2003, 28: 1913-1921.

[27] Fritzell P, Hagg O, Wessberg P, et al. 2001 Volvo Award Winner in Clinical Studies: lumbar fusion versus nonsurgical treatment for chronic low back pain: a multicenter randomized controlled trial from the Swedish lumbar spine study group. Spine, 2001, 26: 2521-2532.

[28] Carragee E, Alamin T. A prospective assessment of patient expectations and statisfaction in spinal fusion surgery [abstract]. Proceedings of the 30th Annual meeting of the International Society for the study of the lumbar spine, 2003 May 13-17, Vancouverr.

第 21 章　老年脊柱疾病

第 21 章
老年脊柱疾病

Max Aebi

关键词 老龄化 · 骨质疏松 · 脊椎 · 脊柱和椎间盘退变

第 1 节 概 述

在工业化国家，人口的老龄化趋势越来越明显。由于医疗保健的改善及出生率大幅度下降，人类预期寿命逐渐延长[41]，世界人口模式已由高出生率和高死亡率逐渐转变为低出生率和死亡延迟[23,41]。在欧洲，65 岁以上人口所占的比例分别是：1950 年为 10.8%，1970 年为 14%，1995 年为 19.1%，预计 2025 年达到 30.1%，2050 年达到 42.2%[20]。75 岁以上人口所占比例由 1950 年的 2.7% 增长至 1995 年的 5.2%，预计到 2025 年达到 9.1%，2050 年达到 14.6%[20]。然而，这一趋势并不仅局限于工业化国家，在发展中国家，预计 65 岁以上人口所占比例将从 59%增加至 71%。由于全球范围内出现的年龄金字塔倒置现象，使得医疗保健方面的投入及花费显著增高[29]。例如，约 59%的 65 岁以上的美国居民受骨关节炎的影响，这是导致残疾的主要原因。背部和颈部疼痛是患者最常见的主诉，由于脊柱疾患本身的复杂性，使这些问题的研究和治疗变得更加复杂。

一、骨质疏松

随着世界范围内的老龄化趋势日益明显，患有严重骨质疏松症的患者越来越多，尤其是女性人群的发病率更高，骨质疏松椎体压缩骨折（vertebral compression fractures，VCF）已成为一个日益突出的问题。最近的研究表明，骨质疏松性骨折与死亡率升高及生活质量下降有关。65 岁以上人群中此类骨折的患病率约为 39%（国家慢性病预防中心[31]）。

二、脊柱和椎间盘退变

脊柱整体结构的退化是多种结构相互作用改变导致的最终结果：如骨、椎间盘、关节突、韧带之间。在椎间盘突出症和椎管狭窄症患者中，部分结构的退行性改变导致神经组织受压甚至损伤。

当基质的合成和退化之间的平衡被打破时，椎间盘便开始退变。从微观层面上看，由于短链蛋白多糖的分解，水分子无法

Previously published in G. Bentley (ed.), European Instructional Lectures, European Instructional Lectures 13,
DOI 10.1007/978-3-642-36149-4_11, © EFORT 2013

M. Aebi
MEM Research Center, University of Bern and Orthopaedic Department, Hirslanden-Salem Hospital, Bern, Switzerland
e-mail: max.aebi@MEMcenter.unibe.ch

G. Bentley (ed.), *European Surgical Orthopaedics and Traumatology*,
DOI 10.1007/978-3-642-34746-7_203

与之结合，导致水分的净损失，从而引起椎间盘退变[30,35]。此外，由于胶原纤维组织的破坏，尤其是纤维环，导致蛋白水解酶水平的增高。在 20 岁的人群中，发生椎间盘退变的人数约占总人数的 16%，而这一现象在 70 岁及以上人群中可达到 98%[8-9]（图 2-21-1）。

若达到相同的退化程度，女性约比男性晚 10 年（图 2-21-1）。对于老化的脊椎，由于受反复机械应力的影响[2,35]，使得细胞活性的特定性（内源性的＝基因性的）和（或）细胞活性下降，导致细胞外基质的流失并引起蛋白聚糖降解及亲和水能力的下降。胶原蛋白组织分解导致椎间盘高度丧失，同时伴有小关节、韧带和肌肉的继发性退变。此过程使得纤维环与髓核之间的界限变得模糊，胶原蛋白在髓核中的含量逐渐增加最终取代蛋白聚糖。在 30～40 岁的椎间盘退变患者中，可以观察到纤维环呈放射状的同心圆裂痕，此裂痕削弱了椎间盘强度。这些改变对椎体运动节段的生物力学有着重要的影响[2]。

对于脊柱的退变过程而言，血管的作用非常重要：相邻椎体终板渗透率的下降，使得椎间盘细胞营养供应减少，从而导致血液供应减少，同时伴有继发性组织分解。此过程最先开始于髓核。此外，由于机械应力对细胞（对机械应力敏感）的冲击导致基质蛋白的性质和数量发生改变[10,10,47]。蛋白多糖及水的含量变化与年龄相关并成正比：蛋白聚糖的降解越多，水的含量越少，椎间盘退变的可能性越大（图 2-21-2）。

脊柱退变有 2 个特征性过程，然而（至少在起始阶段）不同的过程会导致不同的临床结局：

1. 骨密度的减少，即骨量减少。

2. 椎间盘韧带复合体（椎间盘、小关节、关节囊和韧带）的退行性改变导致脊柱不稳、畸形、狭窄、神经根发出部位狭窄（椎管和椎间孔狭窄）及继发性神经损伤等，如脊髓病变、马尾综合征及神经根功能障碍。因此，单纯的退变，或伴有由骨质疏松症和（或）转移肿瘤导致的骨量减少，在不同程度上加速了病变的发展，给患者带来巨大的痛苦和难以治疗的疾病。

由此可见，在治疗典型的老年骨骼肌肉系统疾病时，骨科领域医师、肌肉骨骼领域专家及脊柱领域专家面临着巨大的挑战。

第 2 节　老年退行性脊柱疾病的典型症状

老年退行性脊柱疾病的典型症状是：

- 椎间盘退行性疾病，软骨病和椎间盘突出症。
- 小关节退行性病变导致关节紊乱、关节炎、继发性不稳和畸形。
- 退行性脊椎前移伴或不伴椎管狭窄和不稳。
- 由于椎管的狭窄和继发性黄韧带、椎小关节以及关节囊的增生，导致椎管狭窄和椎间孔狭窄。
- 脊柱畸形：脊柱侧凸和（或）脊柱后凸并伴有继发性不稳。
- 单纯骨质疏松性 VCF 或伴有退行性改变。
- 由于肿瘤转移导致的椎体病理性骨折。
- 老年脊柱感染、椎间盘炎及强直性脊柱炎。

一、椎间盘退行性病变、骨软骨病、椎间盘突出症

有症状的单节段或多节段椎间盘退变性疾病常见于腰椎和颈椎[13]。临床上与椎间盘退行性变最相关的改变为软骨下水肿、继发性脊椎前移和（或）平移、椎小关节脱位及连续脊柱畸形，常见的受累节段依次为

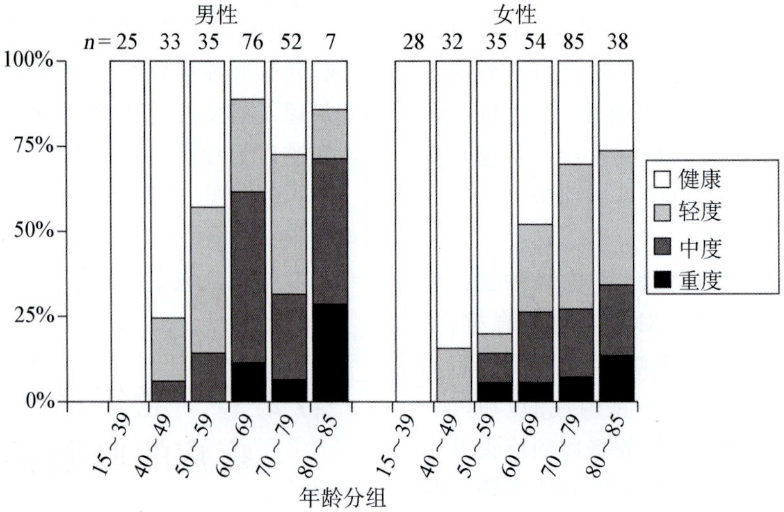

图 2-21-1 根据尸检分析不同年龄组之间男性和女性椎间盘退变的患病率。若达到相同的退化程度，女性约比男性晚 10 年(数据来源于 Heine 的研究，被 Battié MC 等引用，2004 年发表于 *Spine* 的 23 卷第 8 期)

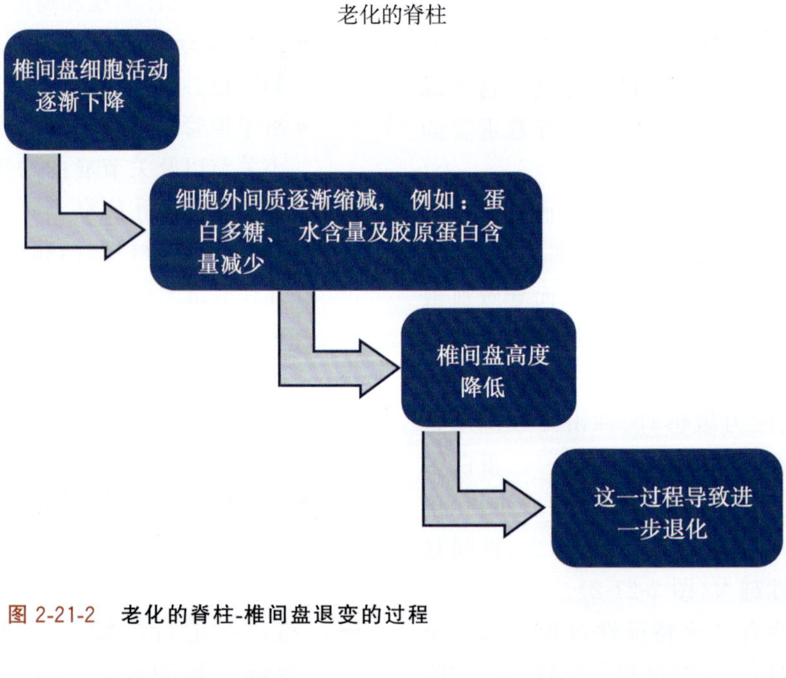

图 2-21-2 老化的脊柱-椎间盘退变的过程

L_3～L_4、L_2～L_3、L_4～L_5、L_1～L_2。不对称的退变可能导致椎间盘突出症并伴有全部或大部分椎间盘(纤维环和髓核)脱位，通常导致至少一个主要的神经系统并发症，如神经根或马尾神经受压时，出现典型的神经根性疼痛和(或)运动感觉障碍。

上述情况也可发生于下腰椎手术，导致椎体融合或活动度变差。由于邻近上下节段负荷和应力过大，使得椎间盘加速退变，并伴有潜在的腰椎不稳、椎管狭窄、椎间盘碎片挤压。这些情况在行节段减压术时均可发生，因此术中保持节段的稳定性是非常必要的[7,16,26]。

不对称的椎间盘退行性病变可能导致相邻运动节段的进一步退化，最终导致退行性脊柱侧凸[4]，严重时需要通过手术治疗（如下述）。

有时很难区分软骨下骨损伤和骨质疏松性压缩骨折。同 MRI 的 STIR 序列方法、CT 和（或）骨显像方法一样，仔细询问既往病史和临床检查有助于明确诊断。

有症状的单节段或多节段椎间盘退变常见于腰椎和颈椎。椎间盘退变伴骨软骨炎或明显软骨下水肿，这些都是炎症的表现形式，偶尔合并明显的椎间盘突出症且不伴畸形或不稳，主要发生于老年人。这种退变可能从年轻时就已存在，仅是无症状或出现间歇性腰背部疼痛，可持续数年甚至数十年之久[13]。

当由于某种原因，主要是机械性原因使椎间盘退行性变逐渐加重时，可导致非常明显的症状，尤其是当合并节段不稳和骨软骨炎（图 2-21-3）。随着时间的推移，椎间盘严重退变和脱水，突出物通常由一个较大的包含纤维环和纤维化的髓核坏死物质组成。椎间盘退变可能导致继发性畸形、单节段或多节段的腰椎滑脱、旋转移位及脊柱侧凸和（或）脊柱后凸[4,13]。椎间盘退行性变和椎小关节炎可能导致退变性脊柱滑脱[27,32,38]。如果椎间盘退变是孤立的 1 个、2 个或 3 个节段且不伴有明显畸形，可能出现典型的轴向“不稳定”疼痛，症状可发生于站立时做旋转运动或举重物及睡觉翻身时。如果采用非手术治疗如腹部或椎旁肌肉的等距强化训练仍不能治愈，则可考虑采用手术治疗[32-33,37,39,42]。

可供选择的手术方案包括：

- 微创，腹膜后前侧入路。
- 腹膜后后侧入路。
- 极外侧入路以及联合入路。

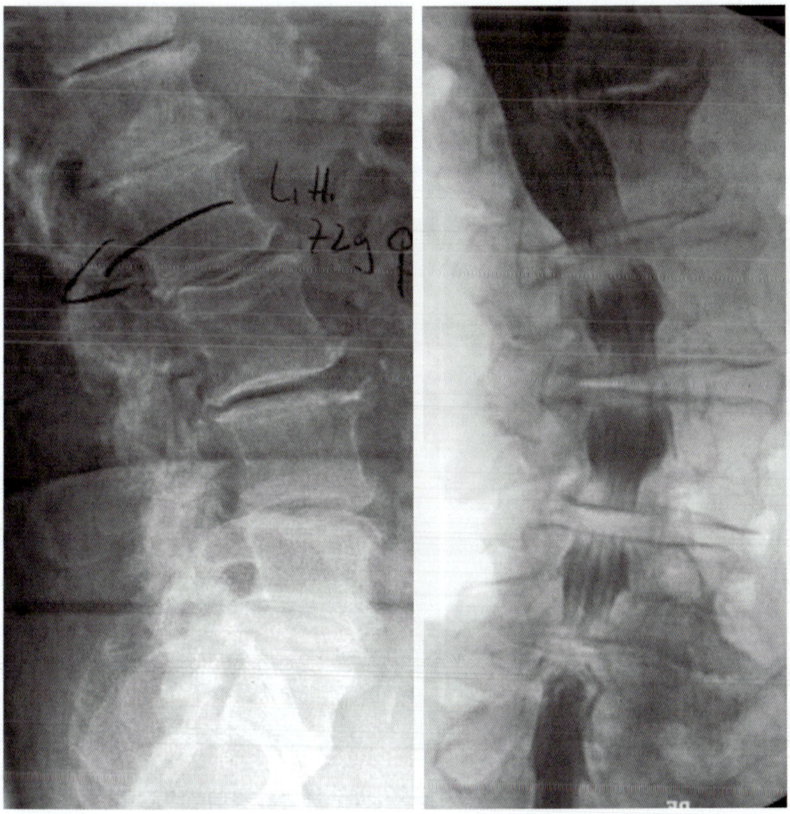

图 2-21-3　多层次退行性椎间盘合并方肩，退行性脊柱侧凸，椎管狭窄及 L_2～L_3 椎体机械不稳

前路腰椎椎间融合(anterior lumbar interbody fusion, ALIF)放置 cage 椎体融合器，并用螺钉固定，适用于较瘦的患者，在 $L_3 \sim L_4$、$L_4 \sim L_5$ 或 $L_5 \sim S_1$，及下腰椎是完全可行的。如果患者由腹部手术史或过于肥胖，不建议行前路手术，而行后路椎弓根螺钉内固定和椎间植骨融合(posterior lumbar interbody fusion, PLIF)或椎间孔腰椎椎间融合(transforaminal lumbar interbody fusion, TLIF)手术。

近年来，特别是对于身体虚弱的老年人，如果其他方法治疗无效，手术则是唯一选择。手术应尽量做到失血量少、创伤小、麻醉时间短。极外侧椎间融合术(extreme lateral interbody fusion, XLIF)可以满足上述要求[6,21,25,34]。然而，为了避免行后路手术，需要单独使用 cage 椎间融合器，并用钢板固定或者钢板与 cage 椎间融合器联合使用(图 2-21-4)。

然而，由于 cage 椎间融合器陷入椎体的可能性较大，ALIF 和 XLIF 手术并不适用于骨质疏松患者[24-25]。在这种情况下，有时需要行后路椎弓根螺钉内固定术，并且用骨水泥加固。在某些情况下，如椎间盘高度显著降低并伴有疼痛性的小关节炎，如果患者年龄较大，预期寿命降低且对活动需求较少，可行显微外科减压术联合经椎板关节突螺钉固定(图 2-21-5)切除黄韧带、关节囊和部分关节。这是一种微创手术，适用于发病率高、预期寿命短以及对活动需求较少的老年患者。该手术出血量少，此外，最重要的是通过放置螺钉使小关节制动从而有效减缓疼痛。

二、老年椎管狭窄症

老年椎管狭窄症是一种常见的疾病，必须区分是中枢性椎管狭窄、周围性椎管狭窄和神经根管狭窄，还是混合型椎管狭窄，以及是否合并退行性腰椎滑脱。当然其他情况如 Paget 病或退行性疾病，都可能导致椎管狭窄症伴或不伴神经系统并发症。由于骨折(大部分以骨质疏松性骨折为主)或肿瘤压迫椎管(主要以转移性肿瘤为主)可能出现继发性椎管狭窄症。最后，还可能引发医源性椎管狭窄症，可见于任何年龄、任何脊柱手术后期。在这些情况下，椎管狭窄症可能导致融合术后邻近节段退变，或发生退行性脊柱畸形(脊柱侧凸、脊柱后凸)[40]。

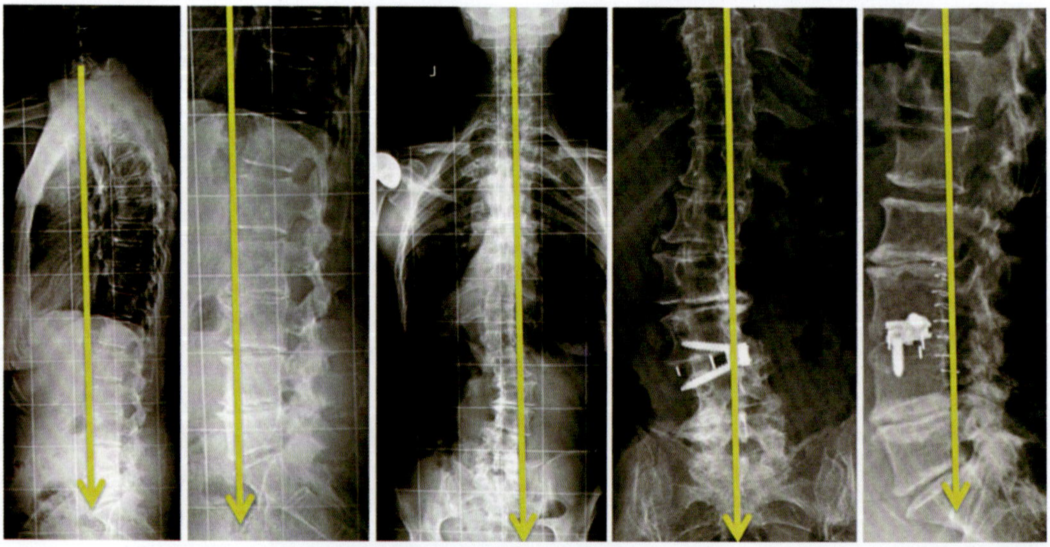

图 2-21-4 患者，女性，68 岁，退行性脊柱侧凸，运动功能严重受限，由于快速进展的骨软骨炎伴 $L_3 \sim L_4$ 及相邻上下节段的继发不稳性全椎间盘破坏，导致左腿及背部疼痛。经极外侧入路重建节段的稳定性

在大多数情况下，椎管狭窄症是由于退行性变和（或）先天性椎管狭窄造成的。这些病变可能会引起一些症状，然而，必须强调的是，有时狭窄出现在许多无症状患者中。因此，退行性变、异常影像意义与患者主诉之间的关系尚不清楚。腰椎管狭窄症伴间歇性跛行是行减压术和（或）融合术的常见原因。椎管狭窄症的体格检查应仔细和彻底，应对血管性疾病进行详细检查。特别是考虑手术治疗时，这些检查对于选择治疗方案至关重要[28]。

手术治疗椎管狭窄症包括传统的椎板切除术、椎板切开术、部分椎板切除术、黄韧带和瘢痕组织切除、简单的钻孔减压术等不同的手术技术。近年来，在某些情况下建议使用椎板间撑开术，此手术能使椎间孔打开，椎管扩张，从而实现间接解压的目的[28,33]。椎板间撑开术使椎间盘和椎小关节应力减少，其适应人群为做腰椎伸展运动时症状加重的患者。是否联合使用内固定器械进行减压，仍然是一个值得深思的问题[28,33]。根据前柱骨赘及椎小关节炎情况，如果不存在任何“不稳定”，如退行性滑脱，行无器械辅助的单纯减压术已足够。如果需要切除多余的肥厚的椎小关节来解除硬膜及附近发出的神经根的压力，可能需要通过简单的经椎板/椎小关节螺钉内固定术来稳定节段（图 2-21-5）。对于不存在脊柱畸形，或明显不稳定的 2 个或多个椎体植入椎弓根螺钉，由于固定了这些椎体造成运动丧失，容易导致邻近节段（包括椎体及椎间盘）退变。由于韧带和肌肉的老化，使得椎体发生疲劳骨折及韧带复合体的损伤的风险增加（图 2-21-6a）。

显然，当颈椎严重退变并伴有椎管狭窄时，需要解除连续的脊髓和神经根压迫。颈椎椎管狭窄症往往伴有后凸畸形，甚至伴有冠状面侧凸畸形。颈椎畸形伴椎管狭窄时，术前牵引可以用来评估畸形矫正的效果和颈椎曲度重塑的程度。如有必要，可在牵引复位后行手术治疗。如果只能通过减压来完成复位，则需稳定减压节段。

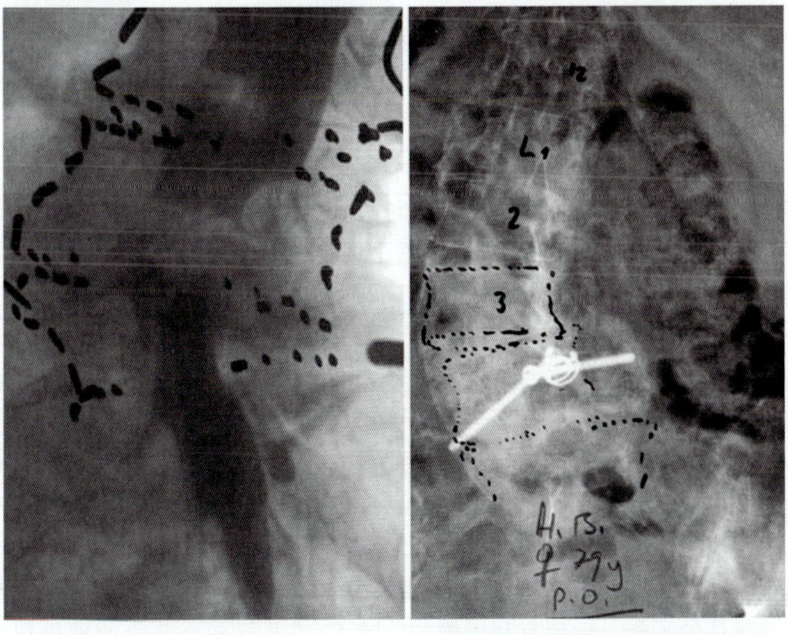

图 2-21-5　患者，女性，79 岁，多病，肥胖，患者退行性脊柱侧凸和椎管狭窄。由于医疗风险，我们做了有限的显微外科减压术，并在曲线的顶点进行局部固定

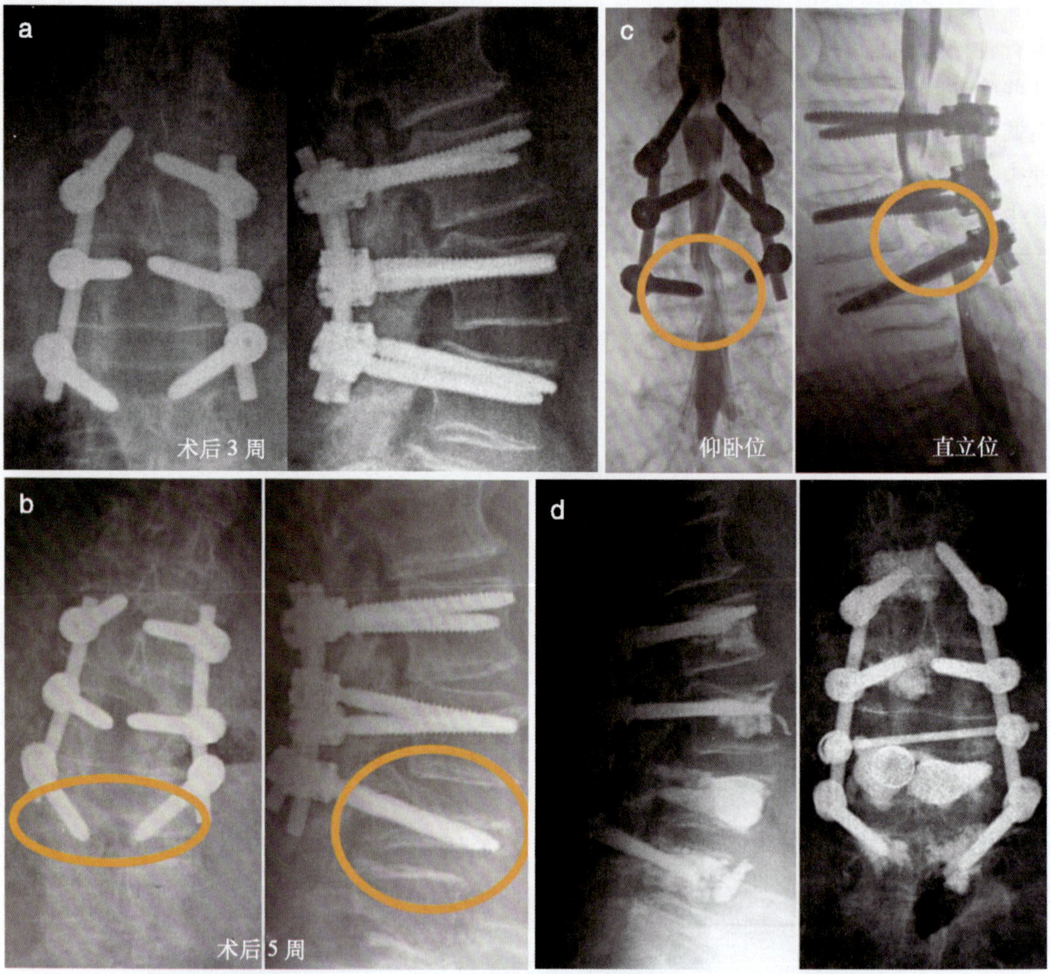

图 2-21-6 患者，女性，72 岁，体重 101 kg，L_2～L_3 及 L_3～L_4 椎管狭窄，伴有退行性脊柱前移、骨质疏松，症状为严重的间歇性跛行及背部疼痛

a. 行减压术并用椎弓根螺钉固定；b. 患者治疗效果良好，术后 5 周突发背部疼痛，并向腿部放射；c. 脊髓造影（仰卧位及直立位）示 L_4 压缩骨折并伴有继发性不稳；d. L_2～L_5 行骨水泥加强螺钉固定的二次手术，L_4 椎体骨折行支架固定的椎体后凸成形术

对于颈椎退行性疾病而言，可以采用不同的手术方法来处理椎管狭窄问题。通过前路、多节段的椎间盘切除术切除相应节段椎间盘及神经结构邻近椎体的后下和后上缘，来完成相应节段前路减压。如果受压的部位主要是椎间盘后方神经，可将此技术应用于每个节段来维持椎体的平衡。后者有利于椎间融合器的放置和恢复颈椎曲度。由于巨大骨赘及严重椎间盘突出的存在，使脊髓受压更严重，或者伴有后纵韧带骨化，有必要行 1 个或 2 个节段的椎体切除术并用钛笼及人工椎体（可扩展或强度大的）、自体骨支撑（腓骨或髂骨）及钢板内固定的前路重建术。如果这种术式稳定性不足，特别是不能恢复颈椎生理曲度，则需联合后路内固定术，重新恢复颈椎生理前凸。当然也可以采用后路椎板切除术，或者行多个节段的椎板切开术及椎板成形术。如果生理前凸不足（事实上是后凸畸形），需对减压后的颈椎行减压内固定术。在这种情况下，如今侧块螺钉联合钉棒系统

技术是比较常规的做法。此手术通过人工骨或从髂骨取松质骨方法联合后外侧融合术。由于颈椎前路手术比腰椎手术创伤小，若老年患者合并有其他并发症时，可在神经监测下手术。虽然行颈椎前路手术时患者取俯卧位的时间相对较长，但由于手术创伤范围局限，术中失血量比预期相对较少，基本不影响整个身体的稳态。

三、退行性脊椎滑脱

退行性脊柱滑脱通常发生在 $L_4 \sim L_5$，其次是 $L_3 \sim L_4$ 和 $L_5 \sim S_1$。通常，退变性脊椎滑脱易合并椎管狭窄症。由于椎间盘退行性变和椎小关节功能紊乱，导致脊柱节段不稳，从而导致椎体滑脱。在这种情况下，关节腔常常伴有积液，以及椎间盘内有真空样改变。脊椎滑脱合并关节滑膜囊肿时，可增加继发性椎管狭窄的风险。在这种情况下是否联合使用减压和内固定术，还是仅行单纯减压术，仍需进一步讨论[1,27,32]。当患者取仰卧位，脊柱过伸或过屈时，X 线片显示其不稳定，如果伴有下腰痛及下肢放射性疼痛，则需要重建腰椎稳定性。单独使用椎弓根固定还是联合椎间融合术，如 PLIF 或 TLIF，仍无明确结论[9,27,32,37,42]。

根据北美脊柱外科学会（NASS）指南，目前并无相关证据表明脊柱滑脱是仅需行减压术，还是需要联合使用或不使用植入物（螺钉或椎体融合器）的融合术[27]。此外，是否需要完全复位意见并不完全一致。

四、脊柱退行性畸形［脊柱侧凸和（或）脊柱后凸］

腰椎和胸腰段的退行性畸形是老年患者特有的疾病。基本属于椎间盘退变合并一系列的后续改变：起初为椎间盘退变，通常不对称，伴有小关节紊乱、半脱位和旋转畸形，导致前后位平移错位，主要发生在 $L_2 \sim L_3$ 和 $L_3 \sim L_4$[4]。在冠状面上，脊柱畸形（脊柱侧凸）往往合并脊柱后凸，这种畸形常常伴有侧隐窝或椎间孔狭窄，偶尔出现动态狭窄，仅在患者处于直立位或特定姿态（如平躺或坐位）时才会表现出临床症状（退变性成人脊柱侧凸）[4]。退行性畸形的主要症状为疼痛，绝大多数为背部疼痛及下肢放射痛，有时伴有所谓“拟径向放射性疼痛”或根性放射痛及间歇性跛行症状。因此，治疗需要解决的主要问题是：畸形、1 个或多个节段的不稳、椎管神经受压的问题（中央型或外周型，往往合并骨质疏松）。严重退变性脊柱畸形患有的脊柱通常是失衡的，不仅存在冠状面失衡，更重要的是存在矢状面失衡。对于这类患者而言，非手术治疗不能改善根本问题。患者常借助助步器或拐杖来保持平衡。

由于浮力的原因，这些患者通常在水里行走更好。尽管受到并发症和相关风险的限制，手术仍然是唯一有效的治疗手段。

当畸形达到一定程度时，则需要采用手术治疗，以免发生侧隐窝或椎间孔狭窄及中央型狭窄造成的神经根性疼痛症状和（或）神经损伤。畸形不仅可见于节段性不稳定，脊柱整体也可能发生不稳定。这意味着，当站立时，脊柱沿矢状轴压缩使畸形加重，俯卧位时畸形减轻[4]。

随着手术技术的日趋成熟，越来越多的患者选择手术治疗。由于大多数患者超过 65 岁，危险因素较多，术前需进行充分的准备，并与患者和家属充分沟通，告知手术风险以及对未来生活的影响。患者和家属必须明白，这样的手术可能有致命的风险。出于这个原因，过去的几年采取了许多措施来减少此类手术对于老年患者的风险。术中出血是关键性问题之一，可以采用不同的技术减少出血量，促进血红蛋白的恢复及尽可能地降低血压。后路分期手术可减少失血量[37]。分期进行切开减压，然后检测，最后纠正和稳定脊柱。这有助于减少伤口的暴露，从而进一步减少潜在的失血量。在大多数退行性脊柱侧凸或畸形中，如果需要手术治疗，椎弓根固定可以提供足够的三维矫正力量，对矢状面失衡的矫正尤为关键。

是否需要在伴有骨质疏松的老年患者的椎间隙放置融合器，仍然是一个存有争议的问题。通过矫正脊柱前凸，于 C_7 和髋关节之间建立铅垂线，使得力线经过后柱传输，因此通过椎间融合器来支撑前柱并非绝对必要。对于老年患者而言，术中避免使用椎间融合器有助于减少出血量和降低手术风险。因此，应根据患者的身体情况、患者的要求及合并症选择不同的手术方案。近年来，对于畸形的颈椎区域，极外侧腰大肌入路椎间融合可能是一种解决方法，对于虚弱的患者而言，有利于减少手术创伤(图 2-21-4)[6,14,15,36]。

五、椎体压缩骨折

近年来，针对老年人椎体压缩骨折已提出了不同的治疗方法，但仍存有广泛争议。从本质上看，一些技术通过增加骨折椎骨的强度来治疗骨质疏松性骨折，如椎体成形术是经椎弓根于骨折椎体中注入骨水泥来稳定椎体。然而，这种技术并没有减少潜在的骨折风险。由于治疗存在一定的风险，在随机临床试验中，手术增加稳定性是否比非手术治疗效果更好，仍存有争议[11,22]。这种治疗的主要风险是骨水泥渗漏，最常见的渗漏是骨水泥经后壁进入椎管，向侧面或前面渗漏较少见。第 2 个相关风险是骨水泥进入椎体的静脉窦，继而进入静脉系统，造成骨水泥栓塞，甚至发生肺栓塞[19]。骨水泥技术的进展已将手术风险降到最低。椎体成形术的其他风险是神经血管损伤，通过椎弓根将通道放置于椎体的过程中，可能存在将管道置入椎管内或椎弓根外，进而进入脊椎旁外侧区损伤血管。在 X 线技术的辅助下，经皮放置套管进入椎弓根已成为一个标准治疗程序。如果按照规范的手术程序进行操作，一般并无任何障碍。椎弓根投影必须在前后位透视下操作，克氏针须准确放置在椎弓根正面投影的椭圆轮廓内。克氏针略向中线处聚集，可以穿过椎弓根投影至轮廓的内壁，此时，侧后影像显示克氏针已在椎体内。因此，从前后位观察克氏针在椎弓根投影的位置非常重要，通过检查侧位影像确定克氏针进入椎体的深度。一旦确认克氏针位置满意，即引入 Jamshidi 针或类似器械穿过克氏针进入椎体。当移除 Jamshidi 针后，经过椎弓根放置工作套管。当工作套管正好放置于椎体后 1/3 处时，可在椎体内放置球囊导管或骨水泥装置(在简单椎体成形术的情况下)。也可通过本路径进行活检。如果采用的是椎体后凸成形术，将球囊导管经套管置于椎体中。球囊导管用于支撑球囊，球囊膨胀后使压缩骨折得以矫正(图 2-21-6d)。很显然，简单的椎体成形术使用骨水泥并不能让椎体高度完全恢复。在骨折早期，应用椎体后凸成形术球囊及附加支架的椎体后凸成形术球囊，可使压缩椎体的高度一定程度上得以恢复。椎体后凸成形术中球囊的引入及扩张椎体后凸成形术的应用，使骨水泥固定更加安全。据荟萃数据分析，应用椎体后凸成形术时，发病率、死亡率及骨水泥并发症发生率显著低于单纯椎体成形术[19]。然而，在随机临床试验中，骨水泥增强技术的效果也未被证明优于非手术治疗[11,22]。某些前瞻性试验存在与常规临床经验矛盾的缺陷[5]。从前瞻性病例研究得知，骨水泥增强固定术对剧痛并伴有椎体压缩骨折的患者而言是有益的。骨水泥增强固定术的手术指征主要是活动性骨折所造成的疼痛，如不愈合的骨折在 MRI 的 STIR 序列显示椎骨为高信号。通常，骨折后应用非手术治疗无效时，建议在 6 周以后行骨水泥增强术。

椎体成形术的第二大优势是可在矫正椎体楔形变的同时间接矫正继发性后凸畸形，但并未得到很好的验证。然而，如果有多个骨折椎体楔形畸形时，会导致明显的后凸畸形，并伴有明显的矢状面失衡，对老年人危害极大。在这种情况下，骨水泥增强固定手术可以避免后凸畸形的发生，这对患者而言非常有益且至关重要（图 2-21-7）。

第 3 节 老年脊柱退变的其他典型疾病

随着患者对预期寿命的要求越来越高，肿瘤的治疗方法越来越多样。此外，老年患者脊柱转移瘤的发生率也在增加[3]。由于化疗和局部放疗的引入，许多脊柱转移瘤可以采取非手术治疗。然而，由于转移性的病理性骨折或肿瘤膨胀压迫椎管，导致患者出现明显疼痛。最常见的肿瘤是女性乳腺癌转移瘤、男性前列腺癌转移瘤及脊柱多发性骨髓瘤[3]。

如今，除了应用微创技术外，还可结合上述微创增强固定术治疗老年脊柱转移瘤患者。

脊髓感染在老年人中也越来越常见。椎间盘炎和脊柱炎会对前柱产生相当大的破坏，并造成继发性脊柱后凸畸形。椎间盘炎早期可以使用抗生素及局部制动治疗。其手术适应证是服用镇痛药物后疼痛仍未缓解、血液中感染参数指标水平（C 反应蛋白、红细胞沉降率、白细胞）较高及不断发展的继发性畸形和神经损伤。手术方法与肿瘤的治疗相似。对于体质虚弱的老年患者，脊柱感染是其他部位（膀胱、肺、下肢、皮肤）的继发性感染，术后发生败血症的风险较高，所以在上述提到的标准都满足时才宜考虑手术治疗。

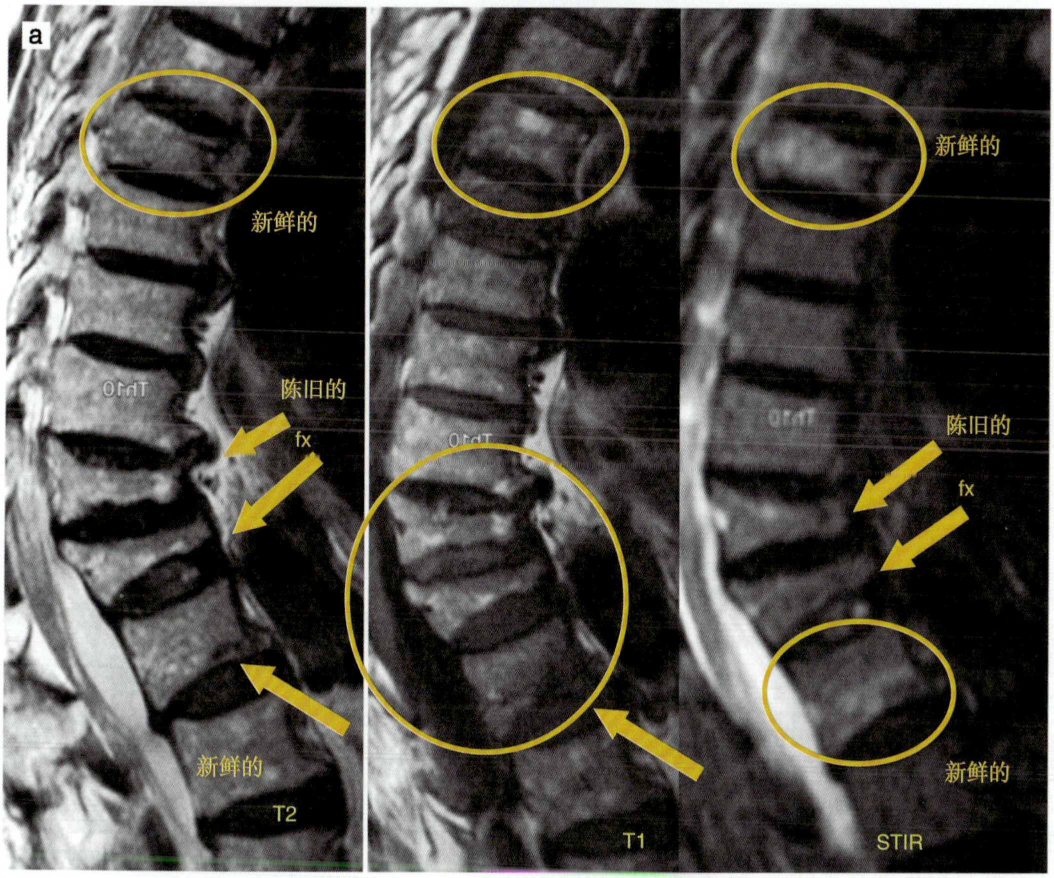

图 2-21-7 （续）

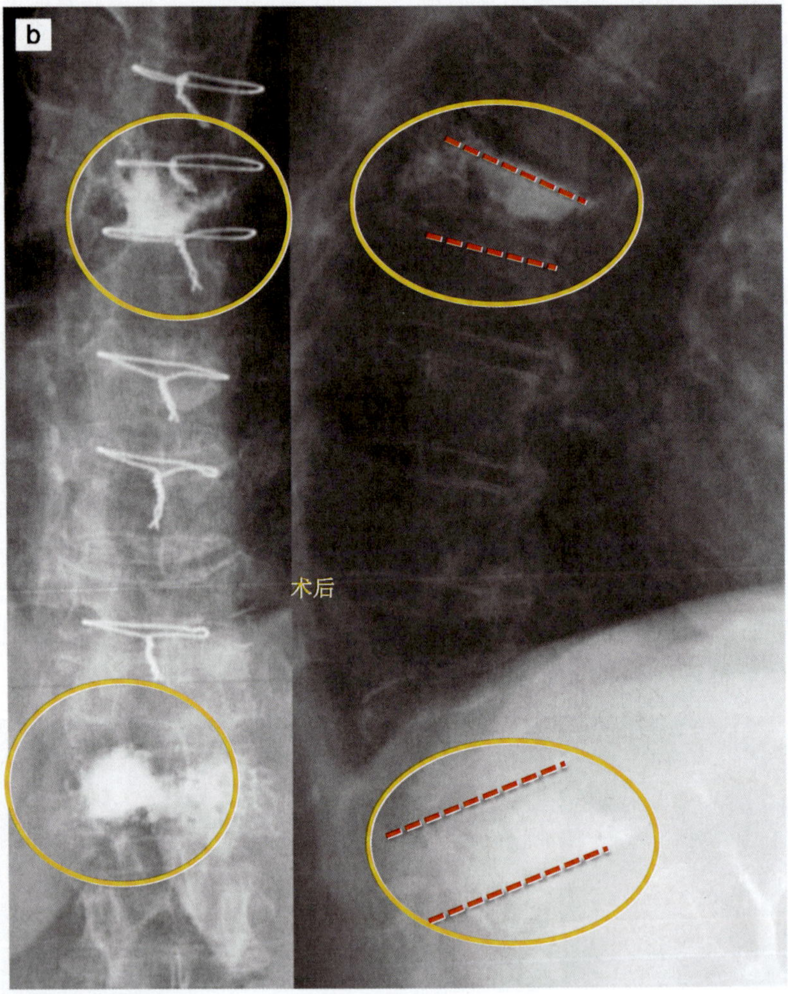

图 2-21-7 患者，女性，82 岁，T_{11} 和 T_{10} 陈旧性骨质疏松性骨折，由于压缩和轻微楔形塌陷导致 T_5 和 T_{12} (a) 新鲜骨折；由于进一步塌陷导致明显的后凸畸形，在 T_5 和 T_{12} 需行椎体后凸成形术以免进一步塌陷(b)

第4节 总 结

患有脊柱疾病的老年人，通常合并多种并发症且基础状况较差，此类患者成为脊柱外科治疗的重大挑战。不仅是对技术和外科手术的挑战，还在于患者数量的增加及患者对手术的预期效果的要求。医疗基础设施的负荷越来越重，需要多学科合作综合治疗。针对特定的脊椎问题，越来越多的外科医师在整个医疗团队中充当专业化顾问的角色。因此，医疗中心针对复杂的老年脊柱疾病患者，应由多学科团队综合治疗。

参考文献

[1] Abdu WA, Lurie JD, Spratt KF, et al. Degenerative spondylolisthesis: does fusion method influence outcome? Four-year results of the spine patient outcomes research. Spine, 2009, 34(21): 2351-2360.

[2] Adams MA, Roughley PJ. What is intervertebral disc degeneration, and what causes It? Spine, 2006, 31(18): 2151-2161.

[3] Aebi M. Spinal metastasis in the elderly. Eur Spine J,2003,12 Suppl 2:202-213.

[4] Aebi M. The adult scoliosis. Eur Spine J, 2005,14(10):925-948.

[5] Aebi M. Vertebroplasty:about sense and nonsense of uncontrolled "controlled randomized prospective trials". Eur Spine J,2009,18(9):1247-1248.

[6] Anand N, Baron EM. Minimally invasive approaches for the correction of adult spinal deformity. Eur Spine J, 2013, 22 Suppl 2: S232-241.

[7] Anandjiwala J, Seo JY, Ha KY, et al. Adjacent segment degeneration after instrumented posterolateral lumbar fusion: a prospective cohort study with a minimum five-year follow-up. Eur Spine J, 2011, 20 (11): 1951-1960.

[8] Battié MC, Videman T, Parent E. Lumbar disc degeneration: epidemiology and genetic influences. Spine, 2004, 29 (23): 2679-2690. (8a. Heine J. Ueber die arthritis deformans. Virch Arch Pathol Anat,1926,260:521-663. Cited 8).

[9] Battié MC,Videman T,Levalahti E,et al. Genetic and environmental effects on disc degeneration by phenotype and spinal level:a multivariate twin study. Spine, 2008, 33 (25): 2801-2808.

[10] Bibby SR,Jones DA,Ripley RM,et al. Metabolism of the intervertebral disc: effects of low levels of oxygen, glucose, and pH on rates of energy metabolism of bovine nucleus pulposus cells. Spine,2005,30(5):487-496.

[11] Buchbinder R, et al. A randomized trial of vertebroplasty for painful osteoporotic vertebral fractures. N Engl J Med,2009,361(6): 557-568.

[12] Chen BL,Wei FX,Ueyama K,et al. Adjacent segment degeneration after singlesegment PLIF:the risk factor for degeneration and its impact on clinical outcomes. Eur Spine J, 2011,20(11):1946-1950.

[13] Cheung KM,Samartzis D,Karppinen J,et al. Are "patterns" of lumbar disc degeneration associated with low back pain?:new insights based on skipped level disc pathology (SLDD). Spine,2012,37(7):E430-438.

[14] Cho KJ,Suk SI,Park SR,et al. Arthrodesis to L5 versus S1 in long instrumentation and fusion for degenerative lumbar scoliosis. Eur Spine J,2009,18(4):531-537.

[15] Crawford CH, Carreon LY, Bridwell KH, et al. Long fusions to the sacrum in elderly patients with spinal deformity. Eur Spine J, 2012,21(11):2165-2169.

[16] Ekman P, Möller H, Shalabi A, et al. A prospective randomised study on the long-term effect of lumbar fusion on adjacent disc degeneration. Eur Spine J, 2009, 18 (8): 1175-1186.

[17] Harding IJ, Charosky S, Vialle R, et al. Lumbar disc degeneration below a long arthrodesis (performed for scoliosis in adults) to L4 or L5. Eur Spine J,2008,17(2):250-254.

[18] Horner HA,Urban JP. Volvo Award Winner in Basic Science Studies: effect of nutrient supply on the viability of cells from the nucleus pulposus of the intervertebral disc. Spine,2001,26(23):2543-2549.

[19] Hulme PA,Krebs J,Ferguson SJ,et al. Vertebroplasty and Kyphoplasty:a systematic review of 69 clinical studies. Spine, 2006, 36 (17):1983-2001.

[20] IIASA/ERD database 2002, International Institute for Applied Systems Analysis, Laxenburg, Austria. www. IIASA. ac. at/research/ERD/. Cited 27th Apr 2003.

[21] Isaacs RE,Hyde I,Goodrich JA,et al. A prospective, nonrandomized, multicenter evaluation of extreme lateral interbody fusion for the treatment of adult degenerative scoliosis: perioperative outcomes and complications. Spine,2010,35(26 Suppl):S322-333.

[22] Kallmes DF, et al. A randomized controlled trial of vertebroplasty for osteoporotic spine fractures. N Engl J Med,2009,361(6):569-579.

[23] Kinsella K, Velkoff V. An aging world. U. S. Census Bureau. Washington, DC: U. S. Government

Printing Office, series p95/01-1; 2001.

[24] Labrom RD, Tan JS, Reilly CW, et al. The effect of interbody cage positioning on lumbosacral vertebral endplate failure in compression. Spine, 2005, 30(19): E556-561.

[25] Le TV, Baaj AA, Dakwar E, et al. Subsidence of polyetheretherketone intervertebral cages in minimally invasive lateral retroperitoneal transpsoas lumbar interbody fusion. Spine, 2012, 37(14): 1268-1273.

[26] Lee CS, Hwang CJ, Lee SW, et al. Risk factors for adjacent segment disease after lumbar fusion. Eur Spine J, 2009, 18(11): 1637-1643.

[27] NASS edvidence-based clinical guidelines on diagnosis and treatment of degenerative lumbar spondylolisthesis 2008.

[28] NASS edvidence-based clinical guidelines on diagnosis and treatment of spinal stenosis 2009.

[29] National Center for Chronic Disease Prevention and Health Promotion, CDC. Chronic disease notes and reports, special focus healthy aging 1999.

[30] Ohshima H, Urban JP. The effect of lactate and pH on proteoglycan and protein synthesis rates in the Intervertebral disc. Spine, 1992, 17(9): 1079-1082.

[31] Pluijm SM, Tromp AM, Smit JH, et al. Consequences of vertebral deformities in older men and women. J Bone Miner Res, 2000, 15(8): 1564-1572.

[32] Resnick DK, et al. Guidelines for the performance of fusion procedures for degenerative disease of the lumbar spine. Part 9: Fusion in patients with stenosis and spondylolisthesis. J Neurosurg Spine, 2005, 2: 679-691.

[33] Resnick DK, et al. Guidelines for the performance of fusion procedures for degenerative disease of the lumbar spine. Part 10: fusion following decompression in patients with stenosis without spondylolisthesis. J Neurosurg Spine, 2005, 2: 679-691.

[34] Rodgers WB, Gerber EJ, Patterson J. Intraoperative and early postoperative complications in extreme lateral interbody Fusion. An analysis of 600 cases. Spine, 2011, 36(1): 26-32.

[35] Roughley PJ. Biology of intervertebral disc aging and degeneration: involvement of the extracellular matrix. Spine, 2004, 29(23): 2691-2699.

[36] Schulte TL, Leistra F, Bullmann V, et al. Disc height reduction in adjacent segments and clinical outcome 10 years after lumbar 360 fusion. Eur Spine J, 2007, 16(12): 2152-2158.

[37] Schwarzenbach O, Rohrbach N, Berlemann U. Segment-by-segment stabilization for degenerative disc disease: a hybrid technique. Eur Spine J, 2010, 19(6): 1010-1020.

[38] Sengupta DK, Herkowitz HN. Degenerative spondylolisthesis: review of current trends and controversies. Spine, 2005, 30(6 Suppl): S71-81.

[39] Suratwala SJ, Pinto MR, Gilbert TJ, et al. Functional and radiological outcomes of 300 fusions of three or more motion levels in the lumbar spine for degenerative disc disease. Spine, 2009, 34(10): E351-358.

[40] Szpalski M, Gunzburg R. Lumbar spinal stenosis in the elderly: an overview. Eur Spine J, 2003, 12 Suppl 2: S170-175.

[41] Szpalski M, Gunzburg R, Mélot C, et al. The aging of the population: a growing concern for spine care in the twenty-first century. Eur Spine J, 2003, 12 Suppl 2: S81-83.

[42] Tsahtsarlis A, Wood M. Minimally invasive transforaminal lumbar interbody fusion and degenerative lumbar spine disease. Eur Spine J, 2012, 21(11): 2300-2305.

[43] Urban JP, Smith S, Fairbank JC. Nutrition of the intervertebral disc. Spine, 2004, 29(23): 2700-2709.

第22章 脊柱感染

第 22 章 脊柱感染

José Guimarães Consciência, Rui Pinto, Tiago Saldanha

摘要 椎间盘炎、脊柱结核和围术期感染是同类问题的不同表现形式，需予以特殊处理。虽然关于脊柱感染患者存在的特定风险因素已被广泛报道且意义重大，但仍未被公众认知。疾病相关的病理学、病因学、流行病学、诊断方法和治疗策略被广泛研究，以此阐释它们的差异。应仔细评估治疗及治疗失败后的花费。必须强调的是脊柱感染通常是可以治愈的，其取决于患者的免疫力、感染原的侵袭性、确诊时间以及治疗方案的疗效。

关键词 诊断 · 影像 · 非手术治疗 · 椎间盘炎 · 感染 · 术后感染 · 脊柱 · 手术适应证 · 手术技术 · 结核

第 1 节 概 述

随着个体的成长发育，脊柱的形态发生改变以便更好地适应生活需求，使我们具备站立、行走的功能，支撑肌肉和韧带的功能，保护神经结构，便于日常活动[1-3]。脊柱感染会打破这种平衡，使患者产生不适感、疼痛甚至畸形。而且，脊柱感染还会损害患者的局部或系统功能，进一步发展为更严重的疾病。一般而言，血源性脊柱感染通常起始于椎体终板，可蔓延至椎间盘或相邻椎体[4-5]。某些病原菌的感染需要被隔离，包括葡萄球菌、结核杆菌，甚至仍未证明的真菌等。据报道，高龄是诱发疾病发生的重要因素，但无性别差异。尽管脊柱感染是可治愈的疾病，但如果治疗不当可危及患者的生命[6-7]。如果患者的症状和体征不明显，诊断常常会被延误，这使脊柱感染的诊断成为一个挑战。因此，早期诊断对于减少发病率和死亡率至关重要。详尽的临床体格检查和恰当的影像学评估方法非常重要。就影像学而言，PET 扫描的特异度为 86%，敏感度为 100%，而 MRI 的敏感度是 X 线片的 2 倍，能够早期发现骨与软组织的特征性变化，是有效的诊断工具[4,7-9]。放射性同位素标记的抗微生物肽、抗菌肽、趋药性肽的研究比较广泛，比传统的影像学方法更具优势，未来研究价值较大[10]。

J. Guimarães Consciência (✉)
Orthopaedic Department, FCM-Lisbon New University, Lisbon, Portugal
e-mail: josegconsciencia@yahoo. com

R. Pinto
Orthopaedic Department, S. JoÃo Hospital, Porto, Portugal
e-mail: ruialexpinto@yahoo. com

T. Saldanha
Giology Department, EGAS Moniz Hospital -CHLO, Lisboa, Portugal
e-mail: tffaqs@gmail. com

G. Bentley (ed.), *European Surgical Orthopaedics and Traumatology*,
DOI 10. 1007/978-3-642-34746-7_205, © EFORT 2014

第 2 节　椎间盘炎

一、病因学和流行病学

椎间盘炎是同时发生于椎间盘和椎体骨的脊柱感染，因此应用“椎间盘炎”这一术语更为恰当。经皮传染或血源性传播是常见的感染方式。金黄色葡萄球菌是常见的致病菌，但是其他致病菌如毛霉菌和链球菌较为少见[11-12]，据报道一般占 2%～7%。化脓性脊柱骨髓炎患者每年发病率仅为 1/250 000～1/100 000[6]，是临床不常见的疾病，骨感染约为 1%[13]。1 岁以内的婴儿感染非常少见(图 2-22-1)，但在儿童时期达到顶峰，对于老年人而言，腰椎部位比颈椎胸椎部位的感染更常见。值得注意的是，约 95%的脊柱感染会累及椎体，而仅 5%累及脊柱后柱[14-15]。90%颈椎感染，33.3%胸椎感染和 23.1%腰椎感染可能会发生硬膜外脓肿并发症，此并发症可作为原发性损害出现[5,16]。

二、诊断

脊柱感染早期症状和体征的不确定性使得诊断较为困难(图 2-22-2)。尽管临床症状通常开始于入院前 4～10 周，但有时疾病病程可达 3 周～6 个月。因此，当患者主诉持续性疼痛并伴有全身症状，如发热、不明原因的体质量下降及 C 反应蛋白升高、红细胞沉降率加快、白细胞计数升高等实验室检查阳性时，脊柱外科医师应高度怀疑脊柱感染[5,7,14]。虽然许多学者认为上述炎症指标非常有价值，但也有部分学者认为这些指标缺少敏感度和特异度[8]。因此，对于 60%患者而言，经皮活检术是有效的诊断方法。经皮活检失败时，开放手术活检是另一

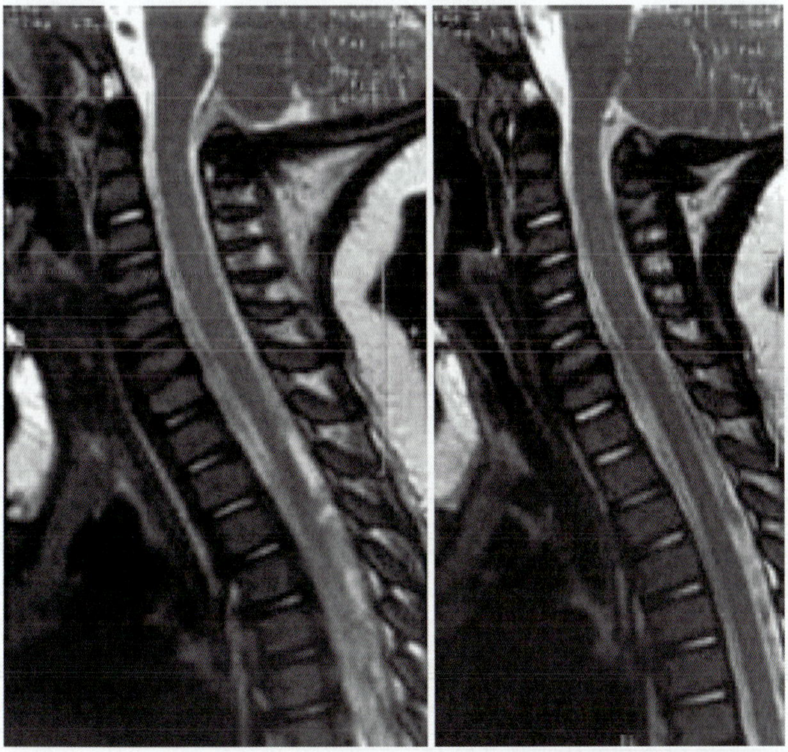

图 2-22-1　9 个月大的患儿 C_6～C_7 椎间盘炎，非手术治疗后的 MRI

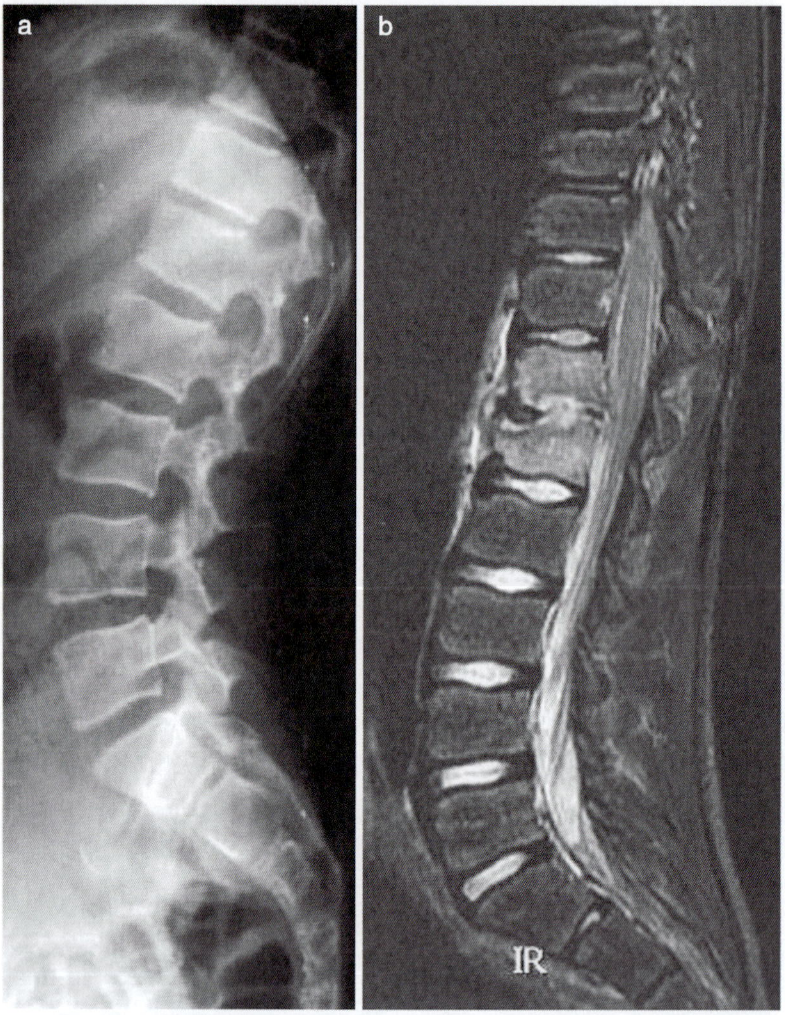

图 2-22-2 a. 青春期患者早期感染阶段 $T_{12}\sim L_1$ 的 X 线片；b. 3 个月后 MRI 显示同一节段变化显著

种选择。当感染部位不能经皮检查时，开放活检术也不失为一种方法[14]。在未培养出致病菌时，组织活检有助于明确诊断[17]。经皮活检术对诊断细菌感染比真菌感染更有效[18]。

三、影像学

即使致病菌尚未明确，详尽的临床体格检查和恰当的影像学检查使诊断更为准确，临床医师根据实验室检查和临床表现并结合不同类型的影像学检查也能明确诊断。感染早期由于解剖学改变不明显，X 线片、超声、CT、甚至 MRI 检查无意义，而在感染中晚期这些检查则非常有用。在感染早期，核医学评估不仅能清晰显示炎症进程，还能定位量化炎症部位，是感染早期有价值的检查方法（图 2-22-3）。放射性同位素检查方法有助于检测生理生化指标变化，并可帮助鉴别不同细菌感染的鉴别诊断[10]。由于此项检查费用非常昂贵，选择普通 X 线检查也能提供一些有价值的信息。此外，应明确 MRI 或同位素影像学对诊断脊柱感染的作用。

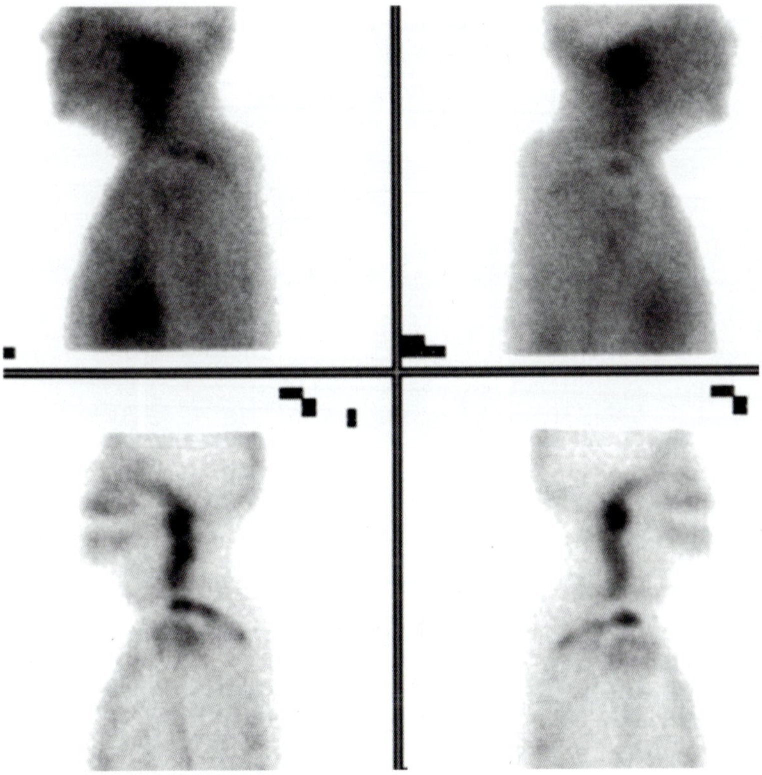

图 2-22-3 骨扫描图示上颈椎 C_2 感染伴巨大脓肿。对未实施手术的患者，MRI 是非常重要的检查方法，但在术后或金属干扰的情况下，区别水肿或急性感染的意义较小。即使是核医学技术，在术后感染时的特异度也会降低，这仍是一个重要的问题。有学者认为通过扫描标记的白细胞可以解决此问题。但是，由于造血的骨髓高度摄取了标记的白细胞，因此对于评估脊柱感染的价值较小[8]

另一方面，PET 扫描具有较高的准确性，能快速获得结果。一些患者认为这是最好的检查手段，尤其对于复杂病例[8-9]。没有一项检查适用于所有患者，所以不同类型的影像学检查非常重要，前提是必须根据疾病的分期及特定的临床表现来选择应用，否则很可能造成误诊。

四、治疗

目前对于椎间盘炎的治疗仍有很大争议。然而，延误或不恰当的治疗将会导致脓毒症及器官衰竭，从而导致较高的发病率和死亡率。正确评估和早期诊断，对于彻底治疗椎间盘炎是非常重要且有效的。有学者认为，椎间盘炎属于一种自愈性疾病，即便如此，残余骨破坏仍可能产生明显的脊柱不稳，需进一步治疗[19]。如果没有神经损害或症状持续加重，椎间盘炎只需通过非手术治疗即可，否则需采取手术治疗。脊柱感染的治疗方法有许多，如非手术的抗生素治疗，前路手术、后路手术、前后路联合手术治疗等（图 2-22-4）。但目前任何一种治疗方案均无明确的指征，只有在患者存在特定体征时，治疗方案才会明确。即便如此，考虑到脊柱感染可能导致全身感染，通常选择治疗方案时应考虑到患者的全身情况。

非手术治疗

当非手术治疗指征明确时，静脉应用抗生素至少 10 周，建议联合应用引流术。然而 43%～57%非手术治疗的患者最终还需接受手术治疗，据了解即使治疗方法得当，

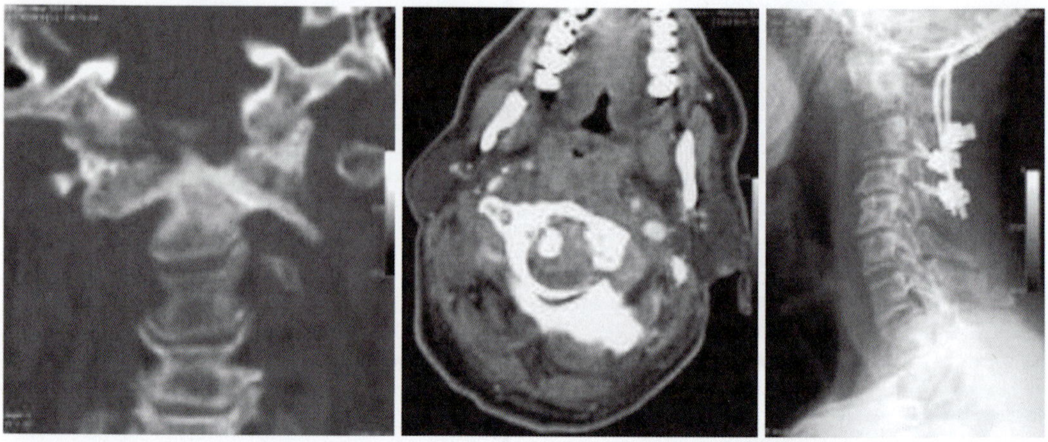

图 2-22-4 C_2 感染伴明显脓肿，经口齿突切除，后方枕颈融合固定

14%的患者在晚期也可能复发[7]。另外，特殊患者需延长治疗时间，长达 30 周[7]。如果未发生神经损害、不稳和畸形或其他症状的情况下，非手术治疗仍是首选，否则需通过手术治疗[4-5,7,16]。与手术治疗患者相比，非手术治疗患者背部疼痛发生率较高，术后脊柱功能和影像学结果较差。手术治疗是最好的选择，有学者认为清创术是较好的手术方法[15]，而其他学者则认为直接行椎间盘切除术或经椎弓根椎间盘切除术是最好的手术方式。当需要矫正畸形或稳定脊柱时，手术治疗是必然的选择[20]，通常术中需应用内固定物，但在治疗急性脊柱感染时是否选择内固定物却备受争议。固定融合无疑是矫正矢状位畸形的完美方案[15]。这使得许多医师推崇固定融合，但内固定物和植骨材料的作用仍存有争议[4,19,21]。有学者支持清创、经前路骨移植术及经后路固定术（图 2-22-5）。如果没有明显的椎体骨破坏，有学者建议经前路填充钛网并联合钢板治疗[15,20,22]。据报道，细菌毒力较低的患者应用 PEEK 融合器而非内固定物治疗颈椎化脓性椎间盘炎是可行的[22-23]。尽管手术清创和固定脊柱是最好的治疗方法，但无论实施哪种手术，均应使用抗生素 6 周以上[16]。

第 3 节 脊椎结核

结核病的发病率在全球逐年增长，但是在发展中国家此问题更为显著。据报道，全球每年有近 380 万新发病例，可能还有大部分未报道或被误诊的病例。结核病的复发不仅与免疫抑制有关，还与多重耐药菌株及社会经济因素有关[24]。

一、病因学和流行病学

Koch 杆菌为结核病的致病菌，可传播至身体不同部位。随着血流和淋巴播散，结核杆菌可达到椎体前部，最终导致脊柱结核。然而，脊柱结核的发生率不到 1%，脊柱结核控制不佳的患者可造成神经损害和畸形（如脊柱后凸），需通过手术治疗。必须认识到，即使应用组织学培养技术，有时也很难区分结核病与化脓性感染。事实上，只能区分 62.2%的病例[24]。

二、诊断

尽管仅有 2/3 的病例能够确诊，组织培

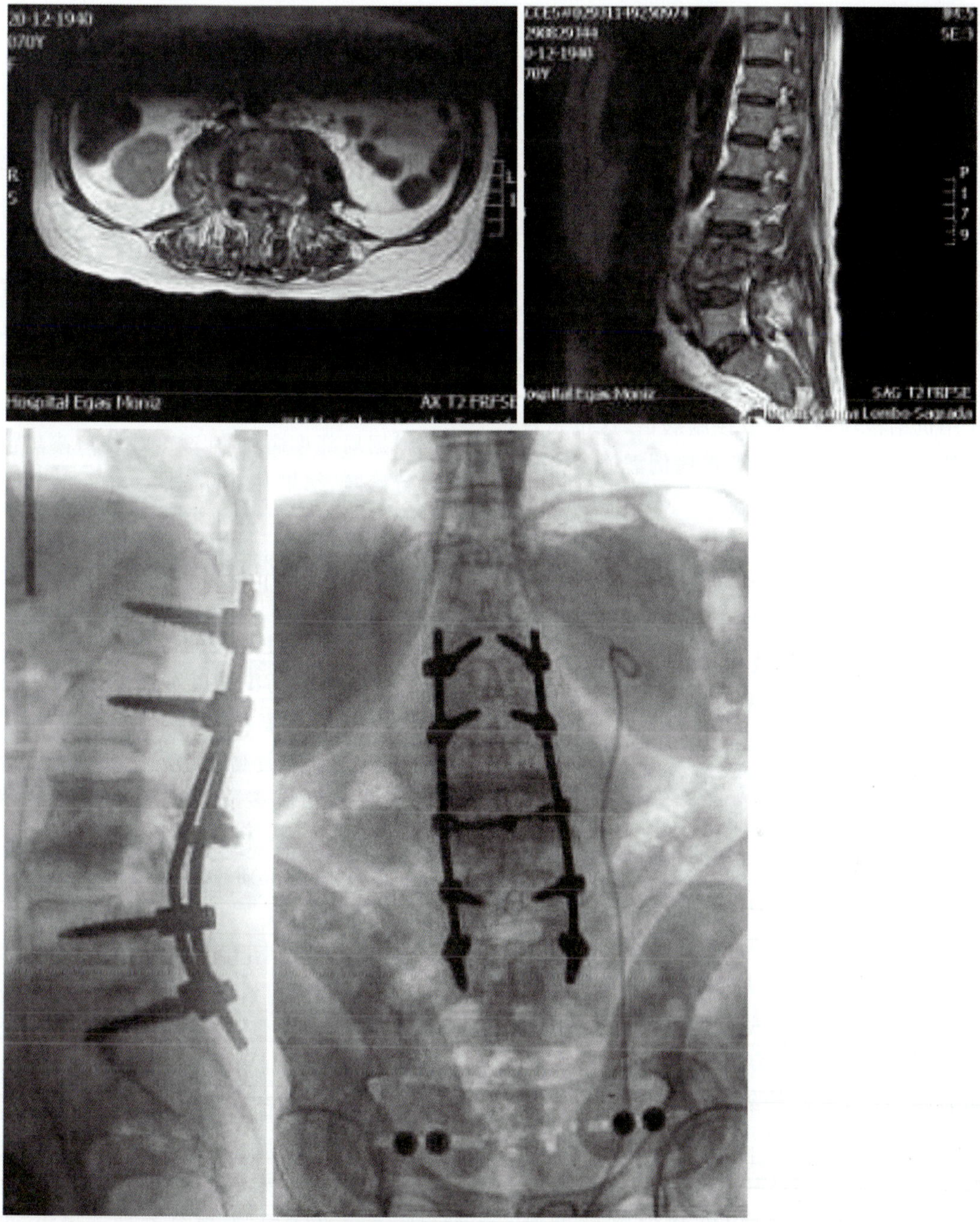

图 2-22-5 **腰椎感染椎体破坏，行前路减压融合联合后路长节段固定术**

养检查仍必不可少，其诊断通常不太容易。为了缩短诊断与治疗之间的时间，延迟诊断为一项重要的措施。医师必须清楚了解患者的症状和临床特点，如果患者已在其他医院确诊，医师需要了解更多的信息。如果患者对普通抗生素不敏感，存在免疫功能抑制或腰大肌钙化，即使是低毒性的化脓性感染，也要考虑合并结核病的可能。

三、治疗

根据患者的症状和疾病累及的部位，综合评估是否合并神经损害、畸形或不稳，以指导选择脊柱结核的治疗方案。解决以上每一个问题需要纵观全局，考虑整个疾病的控制。目前，早期诊断能够提高治疗效率。新药和更有效的内固定术可使治疗达到更好的效果。对节段、脓肿及骨破坏的定位进行评估后，选择恰当的治疗方法。少数患者应用抗结核药物可有效控制病情，这也是首选的治疗方法，而有些严重病例需通过手术治疗，彻底清创感染部位。

手术指征

当存在严重畸形、明显不稳、神经损害、较大脓肿，且经非手术治疗无效导致症状、体征加重，累及节段增加时，需要采取手术治疗。但尚无标准的治疗方案。建议使用彻底的前路清创和融合术联合后路融合，以达到手术治疗的目的。通过减压、彻底清创、脊柱重建、固定和融合术等技术来控制疾病的发展。单纯后路减压及固定融合术能有效解决早期小的骨破坏和较轻的后凸畸形[25]。与前路手术相比，两者均能解决后凸，同时在一定程度上矫正角度的丢失。Bezer 等[26]认为，通过后方入路行前方减压和融合术可预防腰椎后凸，并保持矢状位平衡。其他学者报道，尤其是在 $L_5 \sim S_1$ 行经椎间孔腰椎椎体间融合术（transforaminal lumbar interbody fusion，TLIF）可获得较好的临床疗效，适用于非手术治疗失败、局部后凸、神经受压和局限性椎间盘及邻近椎体破坏的患者[27]。总之，手术的选择要依据疾病特点、患者特征和手术的可行性来综合考量。对于脊柱结核患者，应采取较少的创伤及更加有效和持久的固定技术，但有时手术效果并不十分理想。

第 4 节　术后感染

术后脊柱感染是非常严重且棘手的并发症。可在术后短时间内发生，也可发生于数年之后（图 2-22-6）。必须时刻警惕术后感染的发生，应采取一切措施避免其发生。用稀释的碘伏溶液冲洗伤口可在一定程度上减少术后感染的发生风险。同时，仔细评估感染的风险因素，哪些患者更易发生感染，预防和相应的安全治疗非常必要。如果仅仅根据局部疼痛、炎症改变或伤口渗出情况进行诊断，结果并不可靠[28]。

一、病因学和流行病学

术后发生脊柱感染的原因主要是由于在手术室或病房污染伤口所致，感染原常常是患者自身定植菌群。评估手术室或病房时，患者皮肤是漂浮微生物的主要来源。因此，手术室人员越多，形成的漂浮微生物越多。手术的可行性和消毒技术同样影响感染率。有些报道也质疑术后感染是否与手术团队的经验有关[29]。虽然金黄色葡萄球菌和表皮葡萄球菌是主要的感染菌，但许多病例仍不能分离出致病菌，这导致治疗十分困难[30]。脊柱感染的风险因素是多方面的，可能与患者自身因素相关。如肥胖患者更易发生感染，可能与伤口引流作用较小有关。尽管术前预防性使用抗生素的有效剂量尚不清楚，但应用不当可能也会增加感染的风险[31]。手术时间、既往脊柱手术史、失血量、软组织损伤、糖尿病、吸烟、高龄、类风湿关节炎、激素使用、感染史均被认为是感染的危险因素[29,31-33]。植入物的应用也可能会增加伤口感染的风险，可发生在手术节段，也可发生在手术邻近节段[35]。

脊柱手术的感染率高于其他手术，如全髋置换术。然而，脊柱术后的感染率为0.3%～

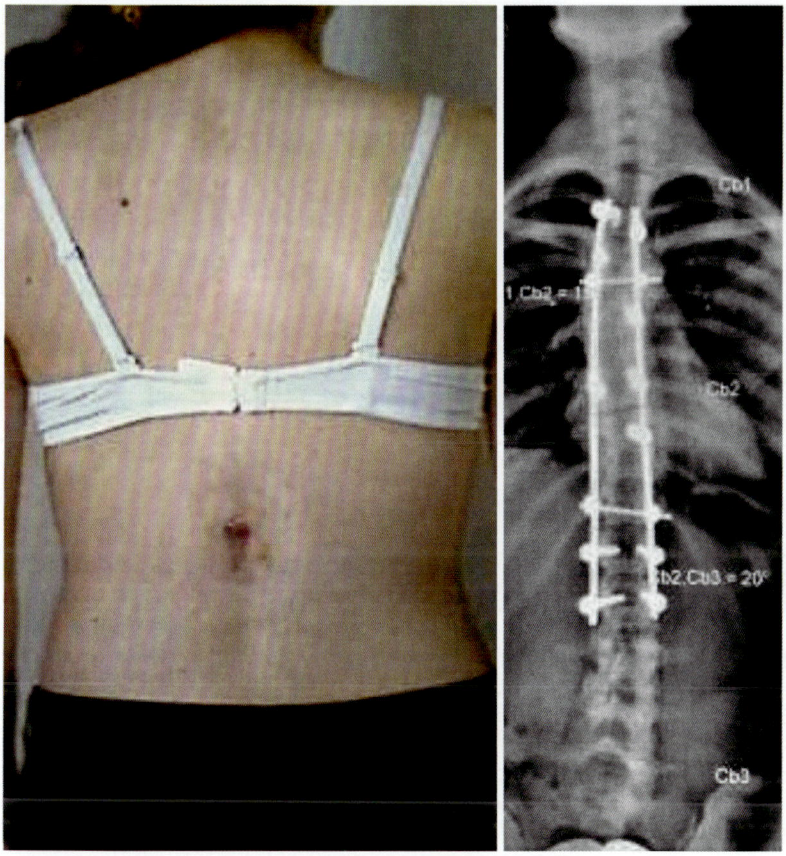

图 2-22-6　脊柱侧弯术后 3 年迟发性伤口感染

20.0%[30,34]，延迟感染发生率为 0.2%～6.7%[28]。因此，手术的创伤及其复杂性与较高的感染率具有一定的相关性。翻修术比初次手术更易于感染。另外，微创手术虽然手术时间长但感染的风险较低[30]。由于脊柱手术的治疗费用不断增高，因此应严格筛查风险因素，并采取相应的措施。教学医疗机构与非教学医疗机构脊柱手术感染率也存在差异[36]。脊柱感染可能导致患者住院时间延长，费用增高，死亡率加倍，再入院风险提高 5 倍，进入重症监护室治疗的风险增加 60%[29]。

二、治疗

通常术后脊柱感染需要多次彻底清创或延迟伤口闭合，应用抗生素不低于 6 周。封闭式负压引流术能改善血液供应，刺激肉芽组织生长，联合清创手术可以获得良好的疗效[37]。感染早期植入物移除多无必要（图 2-22-7），因为内固定物可以促进融合，早期去除可导致脊柱不稳和假关节形成[32,38]。Collins 等[28]指出，尽管长期应用抗生素及伤口清创，仍有 60%深部感染患者需要移除内固定物，所以他们主张取出内固定物，而且这一技术可使 46%的患者免除疼痛且维持脊柱的稳定性。Kim 等[34]发现，在处理不可控制的感染时，取出内固定物联合彻底清创术是不错的选择。然而，椎间盘塌陷、曲度丢失、假关节形成仍是目前面临的主要问题。移除内固定物时应谨慎，可能造成不良后果。

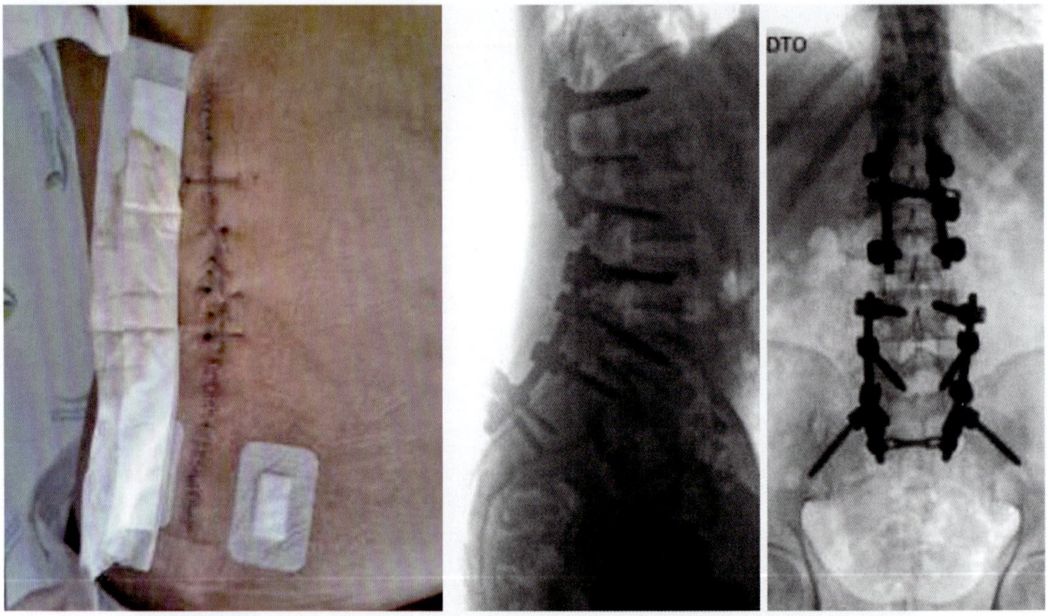

图 2-22-7 脊柱创伤患者行广泛清创及内固定术后，脊柱稳定后伤口感染早期渗出情况

第5节 总 结

脊柱感染是一种严重的疾病，可威胁局部或系统功能。尽管脊柱感染可治愈，如果治疗不当，仍威胁患者的生命安全。不同脊柱感染类型包含多种治疗策略，非手术治疗包括应用抗生素，手术治疗包括前路手术、后路手术、前后路联合手术。对于椎间盘炎、脊柱结核、术后感染等病例应进行仔细评估，分析每例患者的临床特点，以确定最佳的治疗方案。治疗效果不仅取决于术者的能力，还取决于早期诊断及可靠的诊断方法。

参考文献

[1] Begun DR. African and Eurasian Miocene hominoids and the origins of the hominoid. In:Bonis L,Koufos GD,Andew P. Phylogeny of the neogene hominoid primates of Eurasia. Cambridge: Cambridge University Press, 2001. 231-253.

[2] Benefit BR, McCrossin ML. Miocene hominoids and hominid origins. Ann Rev Anthropol,1995,24:237-256.

[3] Richmond BG,Strait DR. Origin of human bipedalism:the knuckle-walking hypothesis revisited. Am J Phys Anthropol, 2001, 44: 70-105.

[4] Hempelmann RG, Mater E, Schön R. Septic hematogenous lumbar spondylodiscitis in elderly patients with multiple risk factors:efficacy of posterior stabilization and interbody fusion with iliac crest bone graft. Eur Spine J, 2010,19:1720-1727.

[5] Heyde CE,Boehm H,Saghir HE,et al. Surgical treatment of spondylodiscitis in the cervical spine: a minimum 2-year follow-up. Eur Spine J,2006,15:1380-1387.

[6] D'Agostino C, Scorzolini L, Massetti AP, et al. A seven-year prospective study on spondylodiscitis:epidemiological and microbiological features. Infection,2010,38:102-107.

[7] Shafafy M,Singh P,Fairbank JCT,et al. Pri-

mary nontuberculous spinal infection; management and outcome. J Bone Joint Surg Br, 2009,91-B(Supp Ⅲ):478.

[8] De Winter F,Gemmel F,De Wiele C,et al. 18-fluorine fluorodeoxyglucose positron emission tomography for the diagnosis of infection in the postoperative spine. Spine, 2003, 28: 1314-1319.

[9] Schmitz A,Risse JH,Grunwald F,et al. Fluorine-18 fluorodeoxyglucose positron emission tomography findings in spondylodiscitis: preliminary results. Eur Spine J, 2001, 10: 534-539.

[10] Lambrecht FY. Evaluation of 99mTc-labeled antibiotics for infection detection. Ann Nucl Med,2011,25:1-6.

[11] Chan JFW,Woo PCY,Teng JLL. Primary infective spondylodiscitis caused by Lactococcus garvieae and a review of human L. garvieae infections. Infection,2011,39(3):259-264, Published on line.

[12] Chen F,Lu G,Kang Y,et al. Mucormycosis spondylodiscitis after lumbar disc puncture. Eur Spine J,2006,15:370-376.

[13] Schimmer RC,Jeanneret C,Nunley PD,et al. Osteomyelitis of the cervical spine -a potentially dramatic disease. J Spinal Disord Tech, 2002,15(2):110-117.

[14] Bettini N,Girardo M,Dema E,et al. Evaluation of conservative treatment of non specific spondylodiscitis. Eur Spine J. 2009,18 Suppl 1:S143-150.

[15] Kuklo TR,Potter BK,Bell RS,et al. Single-stage treatment of pyogenic spinal infection with titanium mesh cages. J Spinal Disord Tech,2006,19:376-382.

[16] Hadjipavlou AG,Mader JT,Necessary JT,et al. Hematogenous pyogenic spinal infections and their surgical management. Spine,2000, 25(13):1668-1679.

[17] Michel S, Pfirmann C, Boos N, et al. CT-guided core biopsy of subchondral bone and intervertebral space in suspected spondylodiskitis. AJR Am J Roentgenol, 2006, 186: 977-980.

[18] Chew F, Kline M. Diagnostic yield of CT-guided percutaneous aspiration procedures in suspected spontaneous infectious diskitis. Radiology,2001,218:211-214.

[19] Hadjipavlou AG,Katonis PK,Gaitanis IN,et al. Percutaneous transpedicular discectomy and drainage in pyogenic spondylodiscitis. Eur Spine J,2004,13:707-713.

[20] Hee HT, Majd ME, Holt RT, et al. Better treatment of vertebral osteomyelitis using posterior stabilization and titanium mesh cages. J Spinal Disord Tech, 2002, 15 (2): 149-156.

[21] Spock CR,Miki RA,Shah RV,et al. Necrotizing infection of the spine. Spine, 2006, 31: E342-344.

[22] Nakase H,Tamaki R,Matsuda R,et al. Delayed reconstruction by titanium mesh-bone graft composite in pyogenic spinal infection -a long-term follow-up study. J Spinal Disord Tech,2006,19:48-54.

[23] Walter J,Kuhn SA,Reichart R,et al. PEEK cages as a potential alternative in the treatment of cervical spondylodiscitis:a preliminary report on a patient series. Eur Spine J, 2010,19:1004-1009.

[24] Mousa HAL. Concomitant spine infection with Mycobacterium tuberculosis and pyogenic bacteria. Spine,2003,28(8):E152-154.

[25] Lee SH, Sung JK, Park YM. Single-stage transpedicular decompression and posterior instrumentation in treatment of thoracic and thoracolumbar spinal tuberculosis -a retrospective case series. J Spinal Disord Tech, 2006,19:595-602.

[26] Bezer M,Kucukdurmaz F,Aydin N,et al. Tuberculous spondylitis of the lumbosacral region long-term follow-up of patients treated by chemotherapy, transpedicular drainage, posterior instrumentation,and fusion. J Spinal Disord Tech,2005,18:425-429.

[27] Zaveri GR,Mehta SS. Surgical treatment of lumbar tuberculous spondylodiscitis by

Transforaminal Lumbar Interbody Fusion (TLIF) and posterior instrumentation. J Spinal Disord Tech,2009,22:257-262.

[28] Collins I, Wilson-MacDonald J, Chami G, et al. The diagnosis and management of infection following instrumented spinal fusion. Eur Spine J,2008,17:445-450.

[29] Banco SP, Vaccaro AR, Blam O, et al. Spine infections. Spine,2002,27(9):962-965.

[30] Smith JS, Shaffrey CI, Sansur CA, et al. Rates of infection after spine surgery based on 108,419 procedures. Spine,2011,36:556-563.

[31] Schuster JM, Rechtine G, Norvell DC, et al. The influence of perioperative risk factors and therapeutic interventions on infection rates after spine surgery -a systematic review. Spine,2010,35:S125-137.

[32] Ha KY, Kim YH. Postoperative spondylitis after posterior lumbar interbody fusion using cages. Eur Spine J,2004,13:419-424.

[33] Schimmel JP, Horsting PP, De Kleuver M, et al. Risk factors for deep surgical site infections after spinal fusion. Eur Spine J,2010,19:1711-1719.

[34] Kim J, Suh KT, Kim SJ, et al. Implant removal for the management of infection after instrumented spinal fusion. J Spinal Disord Tech,2010,23(4):258-265.

[35] Kulkarni AG, Hee HT. Adjacent level discitis after anterior cervical discectomy and fusion (ACDF): a case report. Eur Spine J,2006,15 Suppl 5:S559-563.

[36] Goode AP, Cook C, Gill JB. The risk of risk-adjustment measures for perioperative spine infection after spinal surgery. Spine,2011,36:752-758.

[37] Mehbod AA, Ogilvie JW, Pinto MR, et al. Postoperative deep wound infections in adults after spinal fusion -management with vacuum-assisted wound closure. J Spinal Disord Tech,2005,18:14-17.

[38] Mirovsky Y, Floman Y, Smorgick Y, et al. Management of deep wound infection after posterior lumbar interbody fusion with cages. J Spinal Disord Tech,2007,20:127-131.

第23章　椎间盘炎的外科治疗

第 23 章
椎间盘炎的外科治疗

Maite Ubierna, Enric Cáceres Palou

摘要 脊柱化脓性骨髓炎及椎间盘炎是血行性感染性疾病。随着脊柱外科手术量、院内菌血症感染率、人口老龄化比例和药物成瘾事件的增加，近年来其发病率呈逐步稳定上升趋势。金黄色葡萄球菌是引起化脓性感染最常见的致病菌，结核性脊柱炎也较为常见。由于无特异性临床表现，常常导致诊断延误。MRI 是最敏感的影像学检查。血常规培养可以协助诊断，CT 引导下穿刺活检更利于微生物学诊断。对于多数患者而言，长期使用抗生素和及时进行外科手术治疗至关重要，这两点有助于降低疾病的发病率和死亡率。

关键词 前路 · 分类 · 临床特点 · 诊断 · 流行病学 · 适应证 · 药物治疗 · 微生物学 · 后路 · 脊柱化脓性骨髓炎 · 影像学 · 结果 · 脊柱 · 椎间盘炎 · 前、后路手术 · 技术 · 结核病

第 1 节 概 述

在成人中，血源性骨感染类疾病最常发生于脊柱。目前，影像学检查技术的敏感度和特异度、脊柱内固定的多功能性及发病率的降低，均有利于促进患者的康复。尽管如此，对于骨科医师而言，疾病的诊断和治疗仍是巨大挑战。有研究表明，选择应用抗生素治疗、早期及必要的脊柱内固定可使患者死亡率降低 5%～15%[1]。

第 2 节 流行病学

脊柱感染占骨和关节感染的 2%～5%，其危险因素包括年龄、肥胖、营养不良、糖尿病、免疫缺陷、既往感染史及手术史等。通过比较骨髓炎中脊柱感染与关节感染的流行病学数据，结果发现存在显著差异。脊柱感染患者的平均年龄为 66 岁，相比较而言，四肢骨感染患者的平均年龄仅为 16 岁。另外，脊柱和四肢骨感染患者的男女比例分别为 1∶1和 2∶1。

第 3 节 分 类

此类疾病的分类主要取决于感染部位及病原微生物的种类。

一、发病部位

椎间盘炎是由于椎体感染，进而侵袭邻

M. Ubierna (✉)
Spine Unit, Hospital Germas Trias i Pujol Badalona, Barcelona, Spain
e-mail: Maiteubi8587@gmail.com

E. C. Palou
Department Hospital Vall d'Hebron, Autonomous University of Barcelona, Barcelona, Spain
e-mail: ecaceres@vhebron.net

G. Bentley (ed.), *European Surgical Orthopaedics and Traumatology*,
DOI 10.1007/978-3-642-34746-7_219, © EFORT 2014

近椎间盘造成的。椎间隙感染是继发于椎间盘手术、椎间盘造影或经皮髓核摘除术的孤立感染。最近，由于儿童中发现孤立的血源性椎间盘炎，部分学者建议所有腰椎椎体病变的患儿均例行腰椎 MRI 检查[2-5]。但是，单纯附件骨质受累的病例较少见，文献中的个案报道仅 16 例[6]。

二、微生物学研究

根据临床表现和组织病理学表现，脊柱感染可以分为细菌性、肉芽肿性及真菌性感染。脊柱感染的传播途径包括血行感染、接触感染（手术后感染）及持续性感染（通过泌尿系统或胃肠手术区的血管）。根据发病年龄可将脊柱感染分为儿童型和成人型，其临床表现和潜在风险有差异。在下面的章节中将分为化脓性骨髓炎和继发性脊柱结核两部分进行介绍。

第 4 节　化脓性骨髓炎

一、细菌感染的病理生理学

血行传播是脊柱感染常见的感染途径，尤其是通过皮肤、软组织、泌尿系统、呼吸道感染的传播最为常见。目前有 2 种理论可解释血行传播：一是通过 Batson 静脉丛传播（图 2-23-1），二是通过盆腔静脉回流传播（假设腹部压力可以引起静脉血液反流，从而导致来源于肠道的细菌播散于腹盆腔区域内的脊柱）。当前，更多的学者倾向于动脉系统为传播感染的主要途径。Wiley 和 Trueta[7] 建立的动脉理论认为，细菌最终到达小动脉与椎体软骨终板交接处，并形成脓毒性血栓，并触发快速炎症反应，引发溶酶体反应，造成软骨终板的缺损破坏，进而侵袭椎间盘和邻近椎体（图 2-23-2）。椎间盘的快速破坏造成椎体间高度的明显丢失。

在颈椎感染的病例中，椎前筋膜的感染可下行至纵隔或锁骨上窝，导致感染范围扩大。腰椎感染灶可能经腰大肌鞘至梨状窝或髋部。在某些情况下，感染波及椎管可能导致硬膜外脓肿。侵袭性强的溶骨性感染引起骨质破坏，导致压缩骨折或机械不稳定骨折。

儿童患者的临床表现不同。血液透过终板滋养髓核组织，经血源性传播至椎间盘，使部分患儿迅速出现神经损害症状。其原因可能包括：透过后纵韧带间隙形成的硬膜外脓肿压迫、游离碎骨块刺激脊髓或者骨

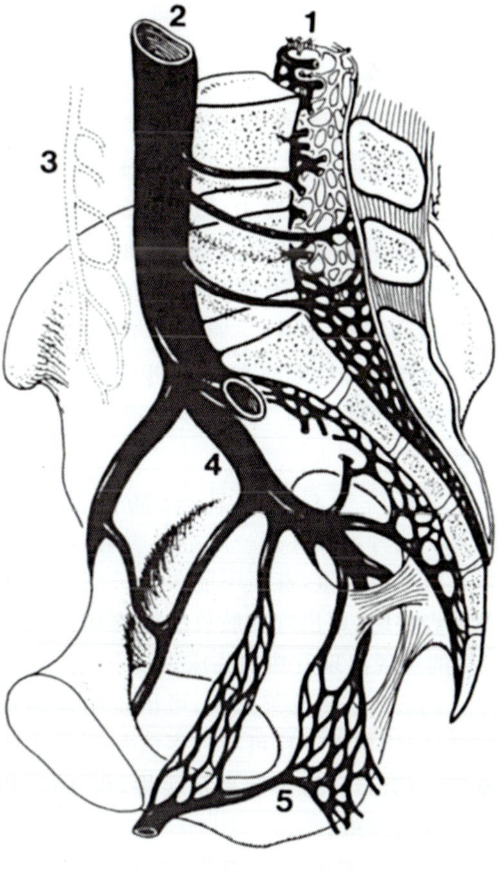

图 2-23-1　Batson 椎旁静脉丛，使腹内、腹外血管汇通吻合。1 为椎旁静脉丛，2 为下腔静脉，3 为肠系膜下血管，4 为髂静脉，5 为盆丛（引自 Vider 等[31]）

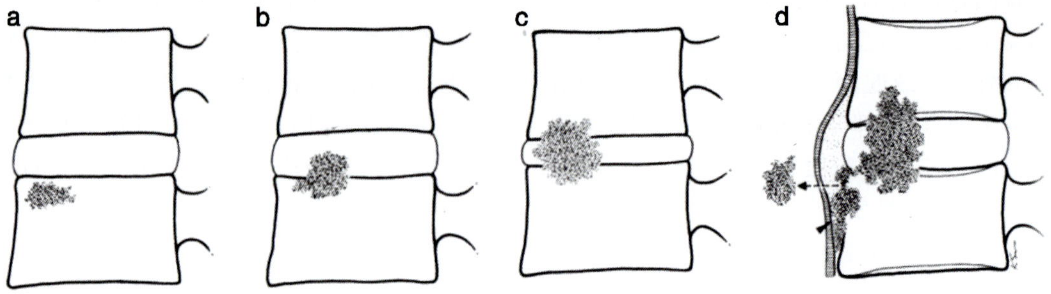

图 2-23-2 常见的脊柱感染病理过程，图示败血症软骨下终板，之后蔓延至椎间盘和邻近椎体

质破坏引发的严重脊柱畸形。

神经损害的危险因素包括糖尿病、类风湿关节炎、类固醇激素的使用、高龄及病变部位（如颈椎或高位胸椎）等[8]。

二、临床特点

脊柱感染的临床表现形式多样。症状主要取决于宿主免疫力、微生物的侵袭性及病程。临床表现可分为急性、亚急性和慢性。总之，从起病至临床诊断的间隔不等（变化为 1～15 个月）。对于老年患者而言，确诊主要与脊柱疼痛有关（如退行性改变和关节炎）。早期的 MRI 影像可尽早明确诊断。

脊柱疼痛最为多见，占病例总数的 90%。这种炎性疼痛一般不易缓解，即使在休息时也可加重，甚至不能久坐。当炎症累及神经根时，可出现四肢放射性疼痛。仅有 1/2 的患者出现发热的临床表现[9]。

当病情进展为终末期，可出现明显的骨质破坏，机械性不稳可导致疼痛加剧及功能障碍。约 50% 的病例累及腰椎，仅 10% 的病例累及颈椎。

神经受累的发病率为 10%～20%，多表现为感觉异常、痉挛、神经性跛行、运动障碍甚至早发性截瘫[10]。其最主要原因是软组织感染（占 6.1%）后继发硬膜外脓肿（占 27.5%）。

三、微生物学研究

金黄色葡萄球菌是最常见的病原菌（在成人中占 42%～55%，未成年人中占 80%～90%）[11-15]。链球菌感染的比例占 19.6%，在过去十余年中革兰阴性菌感染的发病率呈上升趋势，如大肠埃希菌、假单胞菌、变形杆菌等，它们来源于泌尿系统、呼吸系统、软组织的感染或免疫低下患者的机体组织。吸毒者更容易感染假单胞菌，而糖尿病患者更容易感染厌氧菌。据报道，凝固酶阴性葡萄球菌引发了 14.7% 的术后感染[16-18]。

四、诊断方法

即使能够在短时间内确定病理结果，诊断延迟对于脊柱感染类疾病而言，仍然是一个共性问题。临床上需要与以下疾病进行鉴别诊断：肉芽肿性感染、细菌感染、转移瘤、骨髓瘤、骨质疏松性骨折、退行性疾病及原发性关节炎。

制定合适的诊断方法及实验室检查非常有必要。

1. 病史　由于临床症状的多样性，就诊的患者可能来源于内分泌科、骨科、内科、普通外科等科室。很多患者甚至就诊于急诊科，被误诊为“机械性疼痛”或“退变因素所致”。通过有针对性地询问患者或观察患者是否存在间歇性跛行，能够鉴别慢性退变性疼痛与亚急性脊柱疼痛，但不能指导治疗。

其他相关部位感染的病史也很重要，脊柱感染可能为继发败血症的一个环节。有时免疫功能低下的患者如果有外伤或皮肤破损也可能导致败血症。

2. 影像学诊断　在发病的前 2～4 周，影像学诊断多不确定。最早可见的改变是椎间盘高度丢失。邻近终板的椎体出现溶骨性改变，进而发展为椎体的破坏（图 2-23-3）。在终末期极有可能出现驼背畸形，甚至有时对全脊柱产生严重影响。由于腰大肌椎体前水肿和炎症导致软组织肿胀，最终可能引起腰大肌肿胀和出现分隔。纵隔扩张和咽后壁软组织阴影的增大，表明感染可能出现在胸椎和颈椎。

3. 实验室检查　实验室检查往往是非特异性的。文献报道 13%～60% 的病例白细胞增多，但慢性感染合并营养不良的老年患者血常规指标反而处于正常水平。

90% 的病例存在红细胞沉降率增快，介于 50～55 mm/h。Hadjipavlou 等[16]对 101 例细菌感染病例分析发现，白细胞增高对于诊断硬膜外脓肿具有重要统计学意义。而且红细胞沉降率增快也与硬膜外脓肿发生有较强的相关性。这 2 个指标均提示感染的存在。C 反应蛋白是一种更为敏感和特异的指标，多数病例在急性期或亚急性期会显著增高，并在感染得到有效控制后迅速恢复至正常水平。

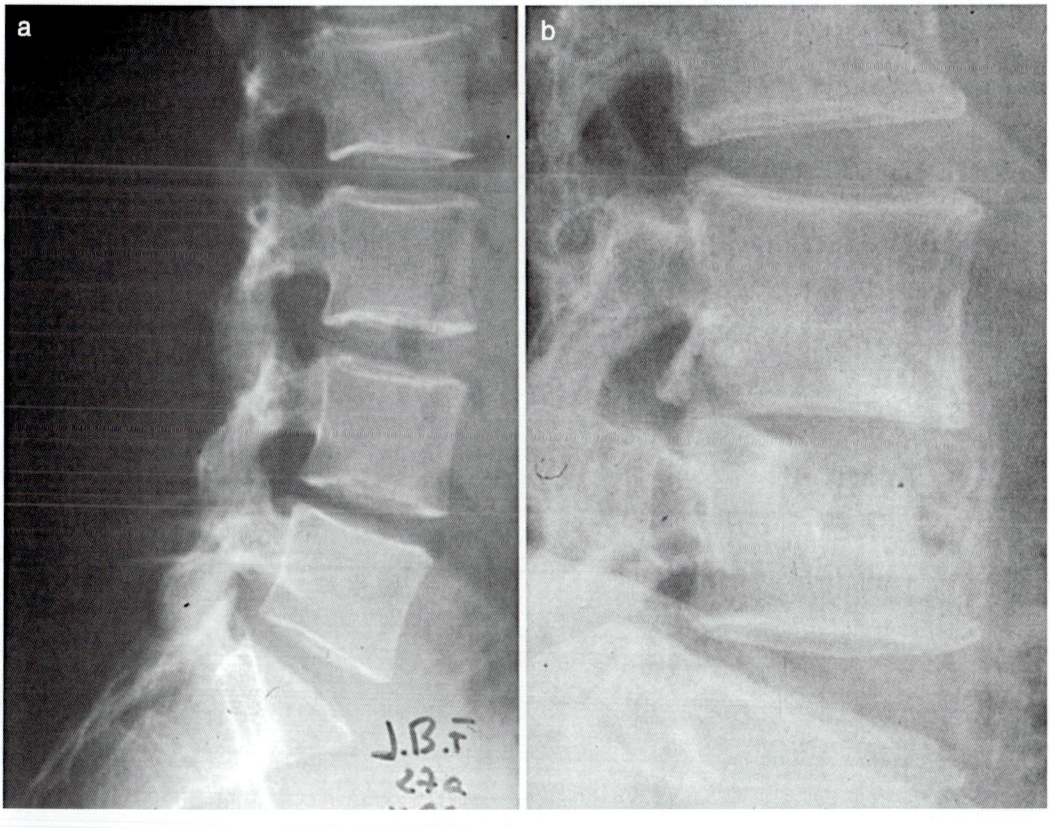

图 2-23-3　脊柱结核与脊柱细菌感染的不同影像表现

a. X 线片显示椎间盘高度损失较少，无明显的骨损伤；b. X 线片显示化脓性感染，可见侵入性椎体融骨及椎间盘脊柱后凸塌陷

4. 骨扫描 骨扫描比X线更为敏感，但对骨感染并无特异性。3%～5%的病例均显示，骨扫描可用于鉴定不同层面的败血症的感染情况。有研究发现，联合应用$^{99m}T_c$和^{67}Ga对感染进行诊断，敏感度达90%，准确性达85%。^{67}Ga的特异度为85%，稍高于^{99m}Tc的78%。另外，当感染得到有效控制后，^{67}Ga可在几周内代谢至正常水平，而^{99m}Tc在1年后仍可在人体内被检测出阳性结果。

5. MRI扫描 MRI成像是目前诊断脊柱感染的首选技术，能够清晰显示骨、椎间盘、神经及相邻的软组织，具有极高的敏感度和特异度。有文献报道，其对骨感染的诊断准确率高达93%～96%[3]。

炎症水肿的椎体和椎间盘在T_2加权像上表现为高信号，而由于取代了骨髓中的脂肪组织T_1加权像上则表现为低信号。另外，T_1影像的典型表现为椎间盘与终板之间的边界消失。而增强MRI扫描有助于区分术后产生的骨感染[19]。MRI成像可以鉴别诊断骨感染和肿瘤，因为后者不累及椎间盘。

6. CT扫描 就诊断的特异度和敏感度而言，CT已被MRI检查所取代。但CT仍然是评估骨质破坏程度的最好检查方法，可以为制定手术方案提供帮助。

7. 病原菌分离培养 在脊柱感染性疾病中，确定致病菌对明确诊断至关重要。依照常规，所有病例均应进行血常规和尿常规检查。如果出现发热，尤其是高热，血常规培养将更具诊断价值。

如果不能成功培养出致病菌，建议行穿刺活检。在CT引导下进行穿刺活检的有效性更高。如果将病例的活检样本均进行微生物和病理检测，可将感染诊断成功率提高到70%～88%[20]。病理检查可以区分急、慢性化脓性感染与肉芽肿性感染。

Hadjipavlou等[21-22]的系列研究发现，造成培养阴性率为24.4%的原因可能包括3方面的因素：活检前的抗生素治疗，活检标本量不足，以及Fraser曾描述过的椎间盘自愈[21]。

开放活检仅限于针刺活检失败、闭合活检技术无法达到感染部位，以及当感染需借助手术方法治疗时。

第5节 脊柱结核

脊柱结核感染也称为“肉芽肿性感染”，是指这种感染在宿主体内产生以肉芽肿形成为特征的免疫反应。在组织学上，慢性炎症反应造成肉芽肿性结节，坏死组织位于中心，周围由朗格汉斯细胞包围。1779年由Percival Pott发现的结核分枝杆菌是导致肉芽肿性感染最常见的致病菌。

一、流行病学

脊柱结核感染是最常见的肺外结核感染。其发生率在发达国家中为1%，而在地方流行区域达10%。在过去的10年里，由于免疫抑制人群、细菌变异所致的细菌致毒力增加及耐药性等原因，脊柱结核在发达国家发病率显著上升。

全球约有17亿人(约占全球人口的1/3)感染结核杆菌。其中10%累及骨骼肌肉系统，50%位于脊柱。

二、病理生理学

脊柱感染继发于肺部结核的血行传播。在某些情况下，也继发于肾结核的直接播散或淋巴系统传播。目前，大多数成人脊柱结核是由肺结核杆菌再次激活引起的。脊柱受累分3种形式：椎间盘周围型、椎体前方型和椎体中央型(图2-23-4)。Dobson[23]回顾分析了914例患者的病历资料，其中33%为椎间盘周围型，12%为椎体中央型，2%为椎体前方型。椎体后方结构受累少于10%。

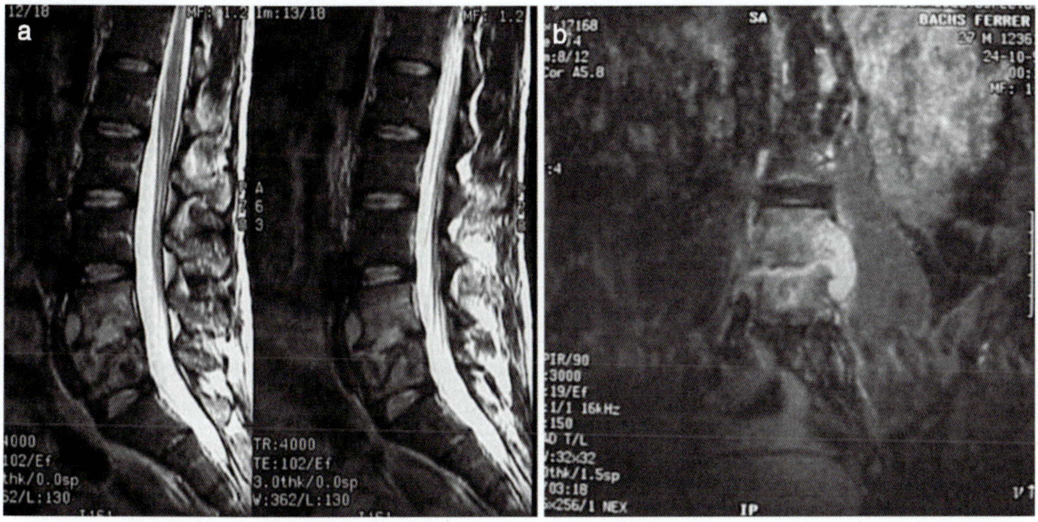

图 2-23-4　**椎间隙结核感染的形成**

a. 矢状面示椎体和邻近椎骨通过脓肿连接；b. 冠状面示椎体和邻近椎骨通过脓肿连接

最常见的椎间盘周围型显示结核杆菌通过血行播散种植于终板。大多数病例通过前纵韧带、部分病例通过后纵韧带扩散至邻近椎体。与化脓性感染不同的是，大多数脊柱结核患者发病初期椎间盘并不受累，椎体受损是缓慢进行的，且不断进展，后期发展为脊柱后凸畸形。中央型脊柱结核，仅破坏椎体，不侵犯椎间盘及邻近椎体。骨组织的破坏导致椎体发生楔形变，X 线片表现与压缩骨折和脊柱肿瘤相似。鉴别诊断十分困难。

三、临床特征

临床上胸椎结核最为常见，其次为腰椎结核，颈椎结核较少见。由于患者营养状况和免疫抑制的不同，多节段的脊椎结核发病率为 1%～24%。

与细菌性脊柱感染相比，脊柱结核临床表现较隐匿，常造成临床诊断的延迟。据文献报道，脊柱结核从开始出现症状到临床确诊需 3～18 个月的时间。

最早出现的症状是缓慢进行性的背部钝痛。由于病程较长，诊断时还应注意其他问题，如硬膜外脓肿、脊柱后凸畸形、神经功能障碍。约 40% 的患者出现感觉运动障碍，这在胸椎结核和颈椎结核中尤其常见。据文献报道，约 80% 的颈椎结核患者会出现神经功能障碍。高龄和糖尿病是出现神经系统并发症的高危因素。

在肺结核感染的患者中，椎旁脓肿较为常见。在颈椎结核患者儿中，咽后脓肿较为常见，其可扩散压迫气管和食管。胸椎脓肿可引起胸膜粘连。腰椎椎旁脓肿最为常见，大的脓肿可通过腰大肌鞘向下至内收肌处。

由于严重的椎体破坏而出现的脊柱后凸畸形也是结核感染的特征性表现之一。在胸腰段连接处伴有严重的机械不稳，从而进一步加重神经功能障碍。

四、诊断方法

脊柱结核感染的诊断方法与其他细菌感染疾病的诊断标准相同，但其临床表现和特征不同，发病缓慢，诊断延迟。

实验室检查包括胃液、痰液和尿液，通

过检查寻找抗酸杆菌。结核菌素试验有助于检测结核活动性或既往结核接触史。由于脊柱结核的病程缓慢，急性期反应物的检测往往不敏感。聚合酶链反应(polymerase chain reactio，PCR)技术使快速检测结核感染成为可能。

放射影像学检查对初诊患者有价值。累及 2 个相邻椎体的脊柱结核，放射影像上可见椎体骨质破坏。如果确诊的话，早期影像仅表现为椎间高度的丢失，因为从椎间盘破坏至出现椎体骨质破坏需要一段时间(图 2-23-3)。对胸腰段、腰骶段及颈胸段等交界区域的详细检查很有必要，因为在常规的急诊 X 线片上，这些区域显影欠清晰，容易导致破坏性感染病灶的漏诊。胸部 X 线片应该成为常规检查。

与脊柱细菌感染相比，脊柱结核骨扫描敏感性低。^{99m}Tc 骨扫描有 40% 的假阴性，^{67}Ga 骨扫描有 70% 的假阴性。

MRI 是诊断脊柱结核最有效的检查方法。通过检查区域信号的改变，能获得骨破坏、软组织及神经损害程度的详细信息。脊柱结核 MRI 信号的改变与脊柱细菌感染相似，不同之处在于，脊柱细菌感染很少累及椎间盘。通过 MRI 可以确定不同的解剖分型(图 2-23-2)。应用强化 MRI 能更好地观察脓肿，标出脓肿的边界，增强后如果出现强化，表明其可能是肉芽组织。

CT 引导下行穿刺活检可以给出定性诊断。应用 Lowenstein 培养基培养，病理检查检出肉芽肿组织即可支持诊断，并依据细菌培养结果给予特异性治疗。

第 6 节　脊柱感染性疾病的治疗

脊柱感染的治疗目标为治愈疾病、减轻疼痛、保护或改善神经功能、维持脊柱稳定性(矢状面和冠状面)及防止疾病复发。

脊柱感染的基础治疗是药物治疗。出现神经功能障碍、硬膜外脓肿、脊柱骨质破坏等并发症时需行手术治疗，因为在这些病例中，药物治疗往往无法控制感染。

药物治疗

1. 化脓性感染　一旦确定病原微生物种类，需依据抗菌谱进行治疗。首选足量的静脉药物治疗。如果药物在临床表现及生物学反应上有效，静脉药物治疗应维持 3～6 周，之后改为口服给药。在治疗过程中，重复 CPR 检测能有效反映治疗效果。口服抗生素的治疗周期需参考致病菌种类、患者免疫情况以及体内植入物等因素。

矫正器可用于腰椎病变患者的外部固定，而颈椎的固定可能需要刚性的颈胸 Halo 支架。外固定的目的在于减轻疼痛和防止畸形。

预防和复发在某些特殊营养不良的住院患者中尤为重要，如老年人和患有慢性病的患者，随着其新陈代谢的增加，进而继发发热、严重感染或严重者需行外科手术治疗。对于这类患者，治疗目标在于恢复患者良好的营养状态。治疗标准为血清白蛋白＞3 g/dl，淋巴细胞计数＞800/ml，转铁蛋白＞1.5 g/L，24 h 肌酐清除率：男性＞10.5 mg，女性＞5.8 mg[24]。

2. 结核感染　由于分离病原菌十分困难，药物治疗应该长期并对患者密切随访以根除疾病，避免产生耐药性。

化学药物治疗是根除骨结核最基础的治疗方式。从 1963 年开始，英国医学委员会成员组组织进行了大量的工作，致力于骨结核对不同药物的治疗反应和机制的研究。结果显示，使用 6 个月特定药物的规范治疗能够有效治愈骨结核[25]。前 2 个月使用的 3 种药物为：异烟肼、利福平及吡嗪酰胺，后 4 个月使用的 2 种药物为异烟肼和利福平。一名结核传染病专家指出，监测患者服药的依从性是非常重要的。当出现耐药性或患者对治疗不耐受时可以考虑更改治疗方案。然而，公布的结果显示，接受长期化学药物治疗的患者约 40%残留脊柱后凸畸形或腰椎不融合[25-26]。在此情况下，可使用先进的手术设备、麻醉药及专业的外科技术进行治疗。

第 7 节　手术治疗

目前，外科手术治疗有利于促进骨愈合和防止继发性骨破坏。手术治疗的绝对适应证为巨大脓肿不能经皮引流、继发于压迫或骨破坏的神经功能障碍、严重失衡的脊柱后凸畸形[27]。相对适应证为无法确定病原微生物、药物不能控制症状、不融合、假关节形成及长期严重疼痛。

手术存在相当大的风险，尤其是对于 60 岁以上、糖尿病、免疫抑制、营养不良的患者，但上述因素不应该被认为是手术禁忌证。患者一旦符合手术治疗的标准，应及早采取手术治疗。

依照病变节段和每个患者手术治疗的目标不同制定个性化的手术方案。根据不同的临床症状，主要有以下 3 种手术方式可供选择。

一、前后路联合手术

此术式非常安全有效。手术适应证为脊髓压迫、严重的脊柱后凸畸形及腰大肌脓肿。通常用于严重的前柱破坏合并或不合并神经系统损害疾病。先经前路清除坏死的椎间盘及椎体，继而行脊髓神经减压，通过骨移植重建脊柱前柱骨结构。香港大学 1964 年报道了这一术式[2]。

在植骨方面，建议取髂骨自体骨或在行胸椎手术时使用带血管蒂的肋骨，既可为脊柱提供骨性支撑又可直接供应血液，缩短骨性融合时间。异体骨在感染类手术中极少使用，因为其可引起较高的骨折率及延迟融合[29]。目前，填装碎骨的钛笼也被用于前柱的重建。但是，除非必要，一般不建议使用金属植入物。第二阶段行后方入路手术，矫正畸形，通过椎弓根植入物和后外侧关节融合维持后柱稳定。通过促进植骨的融合，提高融合率，获得脊柱稳定后，可允许患者早期康复锻炼（图 2-23-5，图 2-23-6）。第二阶段的后路手术可一次性完成，或间隔 2 周分期完成。

对于不宜行前路手术的患者，可行肋骨横突切除术，经后外侧抵达前柱，彻底清除病灶，排脓引流。

前后联合入路最为常用，尤其针对胸腰交界区病变的患者，因为胸腰交界区是位于胸椎后凸与腰椎前凸之间的极不稳定的区域。尽管这种手术方法尚不完善，但相关文献报道手术疗效确切，而且临床经验总结也印证了这一点。

二、后路手术

后路手术是一种常用的手术技术，通过使用椎弓根螺钉或椎板钩系统矫正脊柱矢状位的畸形，减轻脊柱后外侧负荷，最重要的是直接稳定脊柱感染节段。此术式适用于处于疾病进程中期或不存在严重并发症的患者，疗效往往令人满意。后路手术的核心在于内固定系统，强调固定融合，降低骨不连的发生风险（图 2-23-7，图 2-23-8）。后路手术的适应证为药物治疗后仍然出现持续性疼痛、有节段椎体间融合倾向、无法分离病原菌的患者。

三、前路手术

1964 年，Hodson 首先报道了应用单纯前路手术治疗结核感染的术式。目前，应用单纯前路手术治疗胸椎和腰椎感染的报道

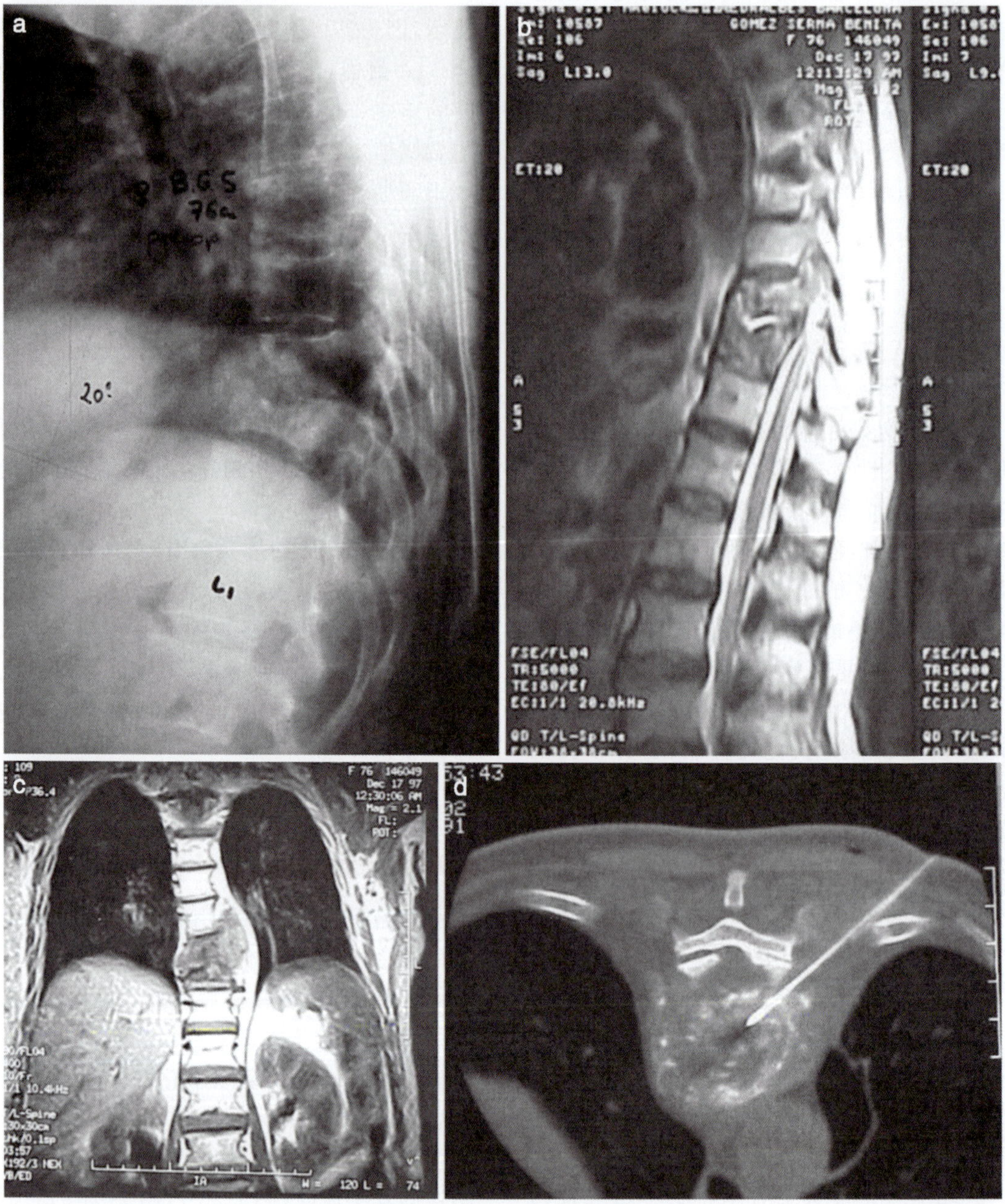

图 2-23-5　患者，76 岁，肺结核感染，表现为长期背部疼痛和截瘫的症状

a. X 线片显示 T_{10} 和 T_{11} 的影像学检查及脊柱后凸角为 20°；b. 矢状面 MRI 显示椎间盘 T_2 像高信号和相应节段脊髓受压；c. 冠状面 MRI 显示椎旁脓肿；d. 在 CT 引导下行组织活检

很少，但对于一些少见的颈椎感染患者较为适用。其也适用于单纯腰椎前路脓肿引流和前路骨移植术。

Yılmaz 等[30]研究展示了如何应用前路手术脊柱固定器械治疗脊柱感染，以避免再行二次手术。实施此种手术保留完整的脊柱后柱非常重要。

总之，与细菌感染相比，脊柱结核感染

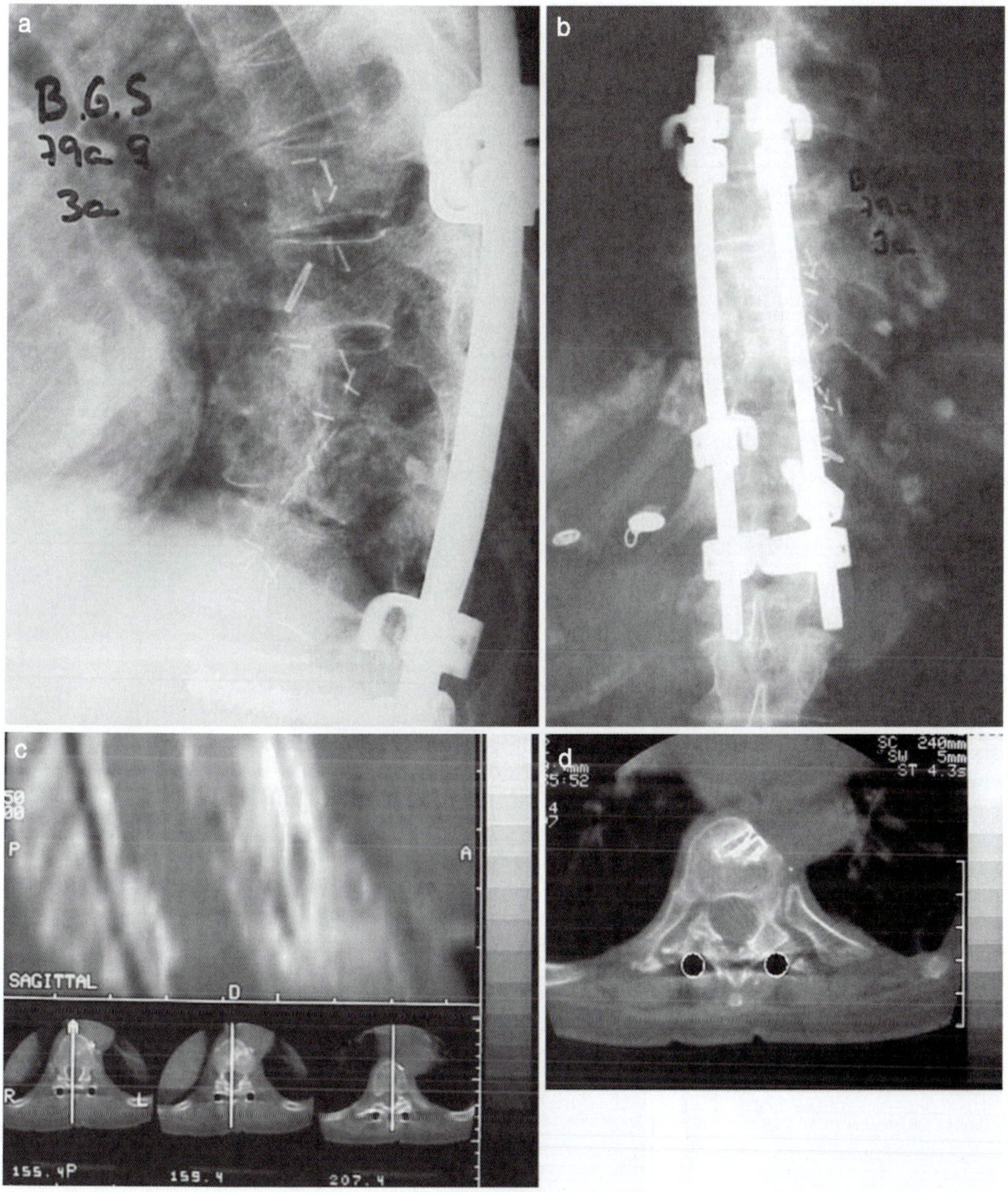

图 2-23-6　同一患者采用后路内固定和带蒂肋骨移植相结合的手术治疗
a,b. X 线片显示感染性椎体融合；c,d. 在 CT 引导下行骨移植

实施手术治疗更为普遍。脊柱结核临床上呈慢性和亚急性发展，这意味着，当出现严重的脊柱不稳、畸形或神经损害时，需要采用积极的治疗手段。根据以往经验，超过50%的脊柱结核患者进行了手术治疗。

第 8 节　总　结

脊柱感染最常见的是脊柱血源性细菌感染和结核感染。早期诊断及特效药物治疗

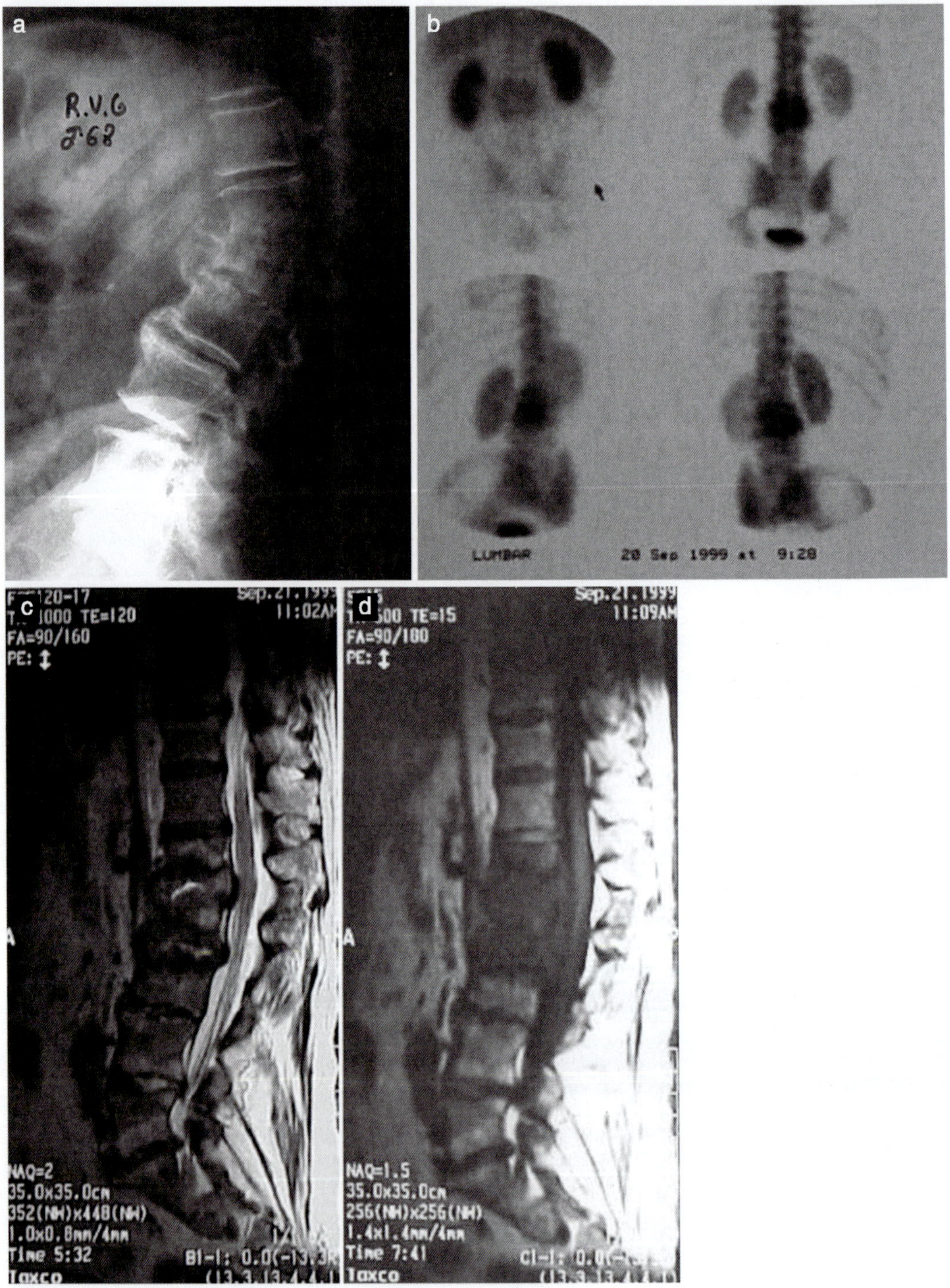

图 2-23-7　患者，68 岁，腰椎革兰阴性菌感染

a. 包含 T_{12}～L_2 水平的骨破坏及椎间盘高度丢失，脊柱后凸畸形；b. 放射性核素浓聚；c. T_2 加权序列显示高信号改变；d. T_1 加权序列显示椎体和椎间盘低信号改变

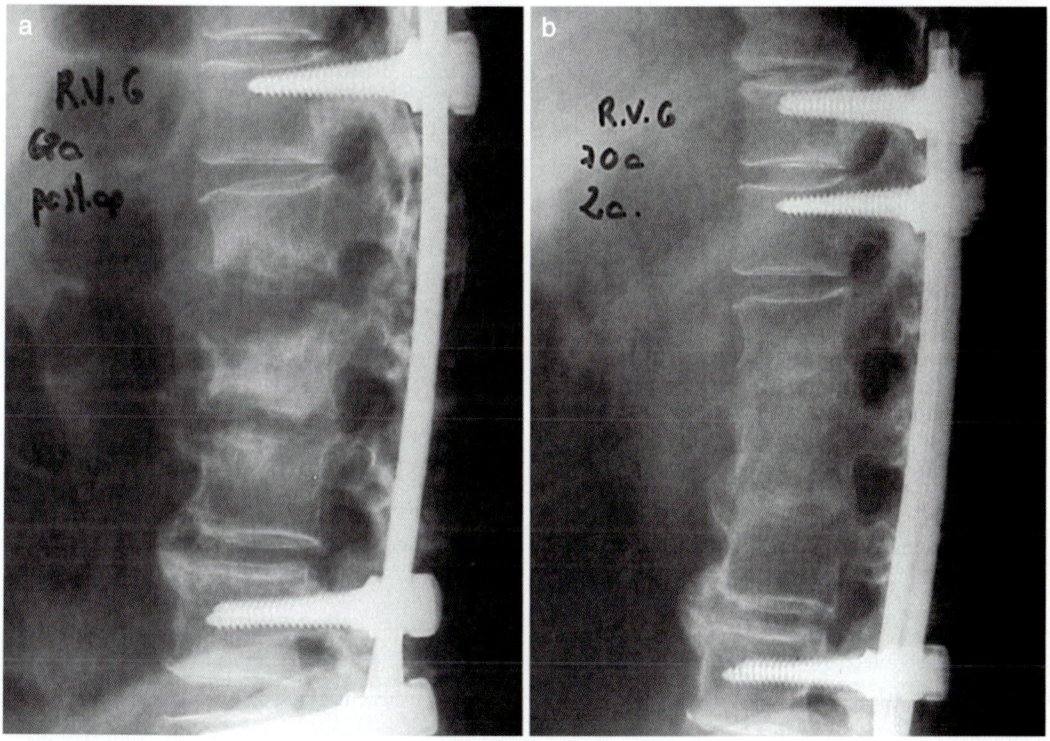

图 2-23-8　同一患者在无并发症的情况下行脊柱后外侧融合术
a. 术后即刻 X 线片；b. 术后 2 年 X 线片显示完全融合

可治愈此类疾病。当有明确外科治疗指征时，手术可明显提高临床治愈率。如果药物治疗效果较差或者出现相关并发症时，建议行手术治疗。手术为侵入性操作，存在风险，但其治疗效果良好，高龄也不是绝对手术禁忌证。此外，维持良好的营养状态对治疗的成功也至关重要。

参考文献

[1] Carregee EJ. Pyogenic vertebral osteomielitis. J Bone Joint Surg Am，1997，79：874-880.

[2] Ring D，Wenger DR. Pyogenic infectious spondylitis in children：the evolution to current Thought. Am J Orthop，1996，25：342-348.

[3] Modic MT，Feiglin DH，Piranio DW，et al. Vertebral osteomyelitis：assessement using MR. Radiology，1985，157：157-166.

[4] Post MJD，Quencer RM，Montalve BM，et al. Spinal infection：evaluation with MR imaging and intraoperative US. Radiology，1988，169：765 771.

[5] Gorse GJ，Pais MJ，Kusske JA，et al. Tuberculous spondylitis：a report of six cases and review of the literature. Medicine，1983，62：178-193.

[6] Ergan M，Macro M，Benhamou CL. Septic arthritis of lumbar facet joints：a review of six cases. Rev Rhum Engl Ed，1997，64：386-395.

[7] Wiley AM，Trueta J. The vascular anatomy of the spine and its relationship to pyogenic vertebral osteomyekitis. J Bone Joint Surg Br，1959，41：796-809.

[8] Eismont FJ, Bohlman HH, Soni PL, et al. Pyogenic and fungal vertebral osteomyelitis with paralysis. J Bone JointSurg Am, 1983, 65:19-29.

[9] Torda AJ, Gottlieb T, Bradbury R. Pyogenic vertebral osteomyelitis: analysis of 20 cases and review. Clin Infect Dis, 1995, 20: 320-328.

[10] Emery SE, Chan DP, Woodward HR. Tratment of hematogenous pyogenic vertebral osteomyelitis with anterior debridement and primary bone grafting. Spine, 1989, 14: 284-291.

[11] Hadjipavlou AG, Crow WN, Borowski A, et al. Percutaneous transpedicular discectomy and drainag in pyogenic spondylodiscitis. Am J Orthop, 1998, 27:188-197.

[12] Kemp HBS, Jackson JW, Jeremiah JD, et al. Pyogenic infections occurring primarily in intervertebral discs. J Bone Joint Surg Br, 1973, 55:698-714.

[13] Rath SA, Neff U, Schneider O, et al. Neurosurgical management of thoracic and lumbar vertebral osteomyelitis and discitis in adults: a review of 43 consecutive surgically treated patients. Neurosurgery, 1996, 38:926-933.

[14] Sapico F, Montgomerie JZ. Vertebral osteomyelitis. Infect Dis Clin North Am, 1990, 4: 539-550.

[15] Waldvogel FA, Papageorgiou PS. Osteomyelitis: the past decace. N Engl J Med, 1980, 303:360-370.

[16] Hadjipavlou AG, Mader JT, Necessary JT, et al. Spine, 2000, 25:1668-1679.

[17] De Witt D, Mulla R, Cowie MR, et al. Vertebralosteomyelitis due to Staphylococcus epidermidis. Br J Rheumatol, 1993, 32:239-241.

[18] Darouchi RO, Hamill RJ, Greenberg SB, et al. Bacterial spinal epidural abscess: review of 43 cases and literature survey. Medicine, 1992, 71:369-385.

[19] Lang IM, Hughes DG, Jenkins JP, et al. Mr imaging appearances of cervical epidural abscess. Clin Radiol, 1995, 50:466-471.

[20] Kornblum MB, Wesolowski DP, Fischgrund JS, et al. Computed tomography-guided biopsy of the spine: a review of 103 patients. Spine, 1998, 23:81-85.

[21] Fraser RD, Osti OL, Vernon-Roberts B. Iatrogenic discitis: the role of intravenous antibiotics in prevention and treatment: an experimental study. Spine, 1989, 14: 1025-1032.

[22] Stoker DJ, Kissin CM. Percutaneous vertebral biopsy: a review of 135 cases. Clin Radiol, 1985, 36:569-577.

[23] Dobson J. Tuberculosis of the spine. Ananalysis of the results of the conservative treatment and of the factors influencing the prognosis. J Bone Joint Surg Br, 1951, 33:517.

[24] Tay BKB, Deckey J, Hu SS. Infections of the spine. J Am Acad Orthop Surg, 2002, 10: 188-197.

[25] Medical Research Council Working Party on tuberculosis of thespine. A comparison of 6 or 9 months course regime of chemotherapy in patients receiving ambulatory treatment or undergoing radical surgery for tuberculosisof the spine. Indian J Tuberc, 1989, 36 (suppl):1.

[26] A controlled trial of anterior spinal fusion anddebridement in thesurgical management of tuberculosis ofthe spine in patients on standard chemotherapy: a study in Hong-Kong. Br J Surg, 1974, 61:853-866.

[27] Moon MS. Tuberculosis of the spine: controversies and a new challenge. Spine, 1997, 22: 1791-1797.

[28] Upadhyay SS, Sell P, Saji MJ, et al. Seventeen year prospective study of surgical management of spinal tuberculosis in children: Hong-Kong operation compared with debridement surgery for short and long term outcome of deformity. Spine, 1993, 18: 1704-1711.

[29] Govender S, Parbhoo AH. Support for the anterior column with allografts in tuberculosis of the spine. J Bone Joint Surg Br, 1999, 81:

106-109.

[30] Yilmaz C, Selek HY, Gurkan I, et al. Anterior instrumentation for the treatment of spinal tuberculosis. J Bone Joint Surg Am, 1999, 81:1261-1267.

[31] Vider M, Maruyama Y, Narvaez R. Significance of the vertebral venous (Batson's) plexus in metastatic spread in colorectal carcinoma. Cancer, 1977, 40:67-71.

第 24 章 脊柱结核的外科治疗方案

第 24 章

脊柱结核的外科治疗方案

Ahmet Alanay, Deniz Olgun

摘要 脊柱结核作为一种古老的疾病，仍是影响发展中国家乃至发达国家的公共卫生问题之一。随着免疫抑制药的出现，脊柱结核的治疗变得越来越困难。通常肺外结核最常见的并发灶是脊柱，而且脊柱结核会导致骨质破坏或畸形，进而引起脊柱后凸甚至下肢瘫痪。在抗结核药物及有效手术治疗方法出现之前，脊柱结核的定义多是根据发病频率而得出。如今，脊柱结核的诊断仍很困难，需进行详细的病史询问及查体、X线片及MRI（最为重要）确诊。活检也是非常必要的常规检查，虽然确诊较慢，但是可信度高。具体手术方案可以经活检确诊后进行，去除受侵部位的坏死组织及畸形和不稳定的部分。有研究表明，骨移植应用于脊柱结核是安全且必要的，尤其是对接受单一非手术治疗后仍表现为驼背的畸形患者。如今，优先选择的治疗方法是清创、融合、内固定术及术后制动。最后，50年以来治疗脊柱结核的核心仍然是合理应用抗结核药物。

关键词 并发症 · 诊断 · 晚期畸形 · 手术方法 · 病理生理学 · 脊椎 · 手术适应证 · 结核

第 1 节　概　述

脊柱结核是人类最古老的疾病之一，早在5000年前就有记载[1]。尽管在20世纪已开始脊柱结核领域的研究，但其治疗仍然是一个重要公共卫生问题，仅2008年即增加近1000万新发病例[2]。18世纪末，脊柱结核首次被Pott医师描述为Pott病，至今仍占脊柱感染类型的1/3。随着有效抗结核治疗方法的临床应用，如抗结核药物和接种卡介苗，虽然治疗效果有争议，但在20世纪后半叶，脊柱结核发病人数显著下降。然而，随着AIDS和糖尿病的高发，结核病在发达国家的发病率又有回升趋势。对伴有其他并发症的患者而言，抗结核疗法仍是治疗的首选。虽然脊柱结核不是常见疾病，但要留意患者的主诉及特殊的临床表现，以防误诊。

第 2 节　病 因 学

结核病由结核分枝杆菌感染引起，主要通过呼吸道和消化道传播。10%的结核患者患有肌肉骨骼系统性结核，其中50%骨

A. Alanay (✉)
Department of Orthopaedics and Traumatology, Comprehensive Spine Center, Acibadem Maslak Hospital, Istanbul, Turkey
e-mail: aalanay@hacettepe.edu.tr

D. Olgun
Department of Orthopaedics and Traumatology, Hacettepe University, Ankara, Turkey
e-mail: aalanay@hacettepe.edu.tr

G. Bentley (ed.), *European Surgical Orthopaedics and Traumatology*,
DOI 10.1007/978-3-642-34746-7_36, © EFORT 2014

关节结核发生在脊柱[3-6]。神经系统结核也较为常见，占 10%～60%[7]。肺外结核病在全球的发病率也在逐年增加。由于AIDS、自身免疫系统疾病、肿瘤化疗及器官移植的出现，越来越多的患者出现免疫抑制，最终导致非结核性分枝杆菌感染的病例也逐渐增多。虽然非结核性分枝杆菌及真菌感染并不是造成脊柱感染的常见原因，但是它们的临床症状和影像学检查结果都与脊柱结核类似，最常见的非结核性分枝杆菌是从椎体骨髓炎患者的巨噬细胞内分离出来的[10]。

虽然抗结核药是治疗脊柱结核的有效手段，但是多种拮抗药物的出现导致了疗效下降。结核药物治疗主要包含 4 类一线药物：异烟肼、利福平、吡嗪酰胺片、乙胺丁醇。多重耐药结核病对异烟肼和利福平具有抗药性。世界卫生组织（WHO）及美国疾控中心（CDC）规定，将对异烟肼、利福平及多类二线药物具有耐受性的结核病称为广泛耐药结核病[14-15]。已有相关文献报道多重耐药性脊髓炎[16-17]。上述治疗手段（强调规范用药的必要性及患者依从性）的失败导致了多重及广泛耐药结核，这两类疾病的发生率也在逐渐增加[18]。

在发明抗结核药物之前，卧床休息和制动是治疗脊柱结核的主要方法。这使得人们获得了相当多的关于此类疾病的资料[19-20]。未经治疗的脊柱结核分三期：一期为侵袭期，持续时间为 1 个月～1 年；二期为破坏期，迁延可至 3 年；三期为关节僵硬期。脓肿形成和骨质破坏主要发生在二期，只有 1/3 的患者存活。当疾病进展至三期时，关节和脊柱常伴有骨质增生、关节僵硬和融合。骨不连与反复的化脓性感染有关，并产生不利的影响。对脊柱结核的传统治疗为卧床休息、石膏外固定、光照疗法，目的是为了预防脊柱畸形。尽管使用这些方法，但脊柱后凸仍难以避免，严重则导致下肢瘫痪[20-21]。

脊柱结核多侵犯胸椎及胸腰段，也有关于颈椎、腰椎侵犯的相关报道[22]。Mehta 等[23]按是否侵犯前柱和后柱将其分为 4 组：仅包含前柱、前后柱均包含、前柱或整个胸椎切除术后存在严重风险、仅包含后柱。最常见的是前柱侵犯椎间盘导致前柱不稳，这使得后柱椎板切除后不稳定因素更多，故该类手术是否值得推荐仍待商榷。

第 3 节　病理生理学

肺结核通常通过呼吸系统的直接播散或血行传播转移到脊柱。血行传播转移较常见，而直接传播较少见。感染分为 3 种形式：间盘周围型、中央型、前柱型[24]，最常见的是间盘周围型。感染首先侵犯邻近椎间盘的终板，再向前向下侵犯前纵韧带，最终形成多节段多层次的椎间盘感染。当椎间盘受累时，与脊柱化脓性骨髓炎形成对比。中央型感染可导致脊柱畸形。前柱型感染可导致脓肿形成，单纯的后柱型感染非常少见。在脊柱发生创伤时，如果 2 柱及以上节段受到破坏，脊柱稳定性丧失，但是此定义不如急性骨折明确[25-26]。炎症和脊柱结核破坏并存时，愈合与纤维化相继出现。另外，病理性骨折和全身性疾病侵及后柱时，同样也会导致节段不稳[27]。前柱稳定性丧失时，脊柱后凸症状迅速发展。一旦发展至愈合期，后凸也将稳定于关节增生硬化期。

分枝杆菌一旦在组织内存活，将会激活免疫系统发生炎症反应，从而产生脓肿及坏死碎片。化脓性感染主要是蛋白水解酶引起的组织损伤，相比而言，肺结核由迟发性超敏反应引起[28]。随着骨质破坏和重新愈合，炎症反应会波及前柱及前纵韧带，向深部延伸至腰大肌包鞘，形成典型的 Pott 腰大肌周围脓肿。最终对脊髓造成压迫，同时神经系统结构本身也会受到感染的影响，造成神经受压甚至瘫痪。引起神经症状的原因包括:神经结构本身的病变、脓肿的压迫、血管变性及破坏增生的骨质压迫等。

第4节 诊 断

脊柱结核的症状表现多样,主要取决于受累部位、神经系统功能状态及病程。背部疼痛是最常见的症状,与化脓性感染相比,这种疼痛较轻,晨轻暮重,随着不稳定的加重,疼痛逐渐加剧[24]。Pott 截瘫为脊柱结核最严重的并发症,占所有患者的10%[29-30]。全身症状如疲劳、不适、低热、体重减轻及慢性贫血较为常见。急性期炎症反应标志物如白细胞计数、红细胞沉降率、C 反应蛋白均可能升高,但即使是正常值也不能排除此病的可能,此外,患者还可能伴或不伴有肺结核。免疫抑制是结核性脊髓炎发展的主要危险因素,在一些经济不发达的国家,患者多伴有明显的脊柱畸形及静脉血栓,甚至存在神经功能缺失及下肢瘫痪。老年患者则多以下肢神经症状多见。

迟发型瘫痪症状多为愈合后期的神经损伤所致,可发生于软组织及骨质中。其发生原因有很多,如旧病再燃性复发、前柱骨质增生造成的慢性节段不稳、脊柱后凸畸形程度的增加、严重畸形的邻近部位退行性改变[31]。

早期影像学表现大多正常,X 线片多以骨质疏松为首发症状,尤其是终板部位及椎间隙变窄[32]。随着病情的进展,椎体高度变低,椎间隙变窄。可见胸椎区软组织肿胀和腰大肌阴影。前柱多节段的骨质破坏及后柱薄弱会导致明显的脊柱后凸畸形[28]。当疾病发展至晚期若仍未治愈,脊柱后凸畸形将会更加严重。在此过程中,可能形成静脉窦,导致反复的化脓性感染,进一步增加骨质的破坏及畸形。由于 X 线片不能明确病变范围,故 MRI 检查是必要的。

CT 扫描可显示骨质破坏程度及评估复杂畸形,以便设计合适的手术方案,或者引导活检穿刺以明确组织诊断。骨扫描可显示结核征象,但不能与其他疾病进行鉴别诊断,使用范围较窄。MRI 为脊柱结核诊断的最重要的影像学检查,可同时显示骨质破坏及脊髓、硬膜侵犯程度及脓肿的形成情况。

MRI 在任何椎体骨髓炎的诊断中均有很高的敏感度和特异性[33],而且 MRI 检查的无创性使之成为观察软组织尤其是神经组织无可替代的辅助检查方法,也是唯一可以区分脊柱炎病因的检查[7,34-37]。脊柱结核早期的表现为终板水肿,表现为 T_1 低信号和 T_2 高信号。短时间反转恢复序列成像优于其他形式,其原因在于抑制骨髓脂肪发出的高信号。一旦发现椎间隙变窄,结核的诊断就变得明确。椎间隙相对变窄可区分脊柱结核与化脓性感染。化脓性感染多起自咽后软组织或副韧带,进而达到各节段椎体及椎旁区。与 MRI 对比,脓肿边缘增强,故在怀疑脊柱发生感染时,除少数特殊情况外,都应常规行 MRI 检查[32]。结核脓肿壁较厚,存在钙化,是脊柱结核的病变特点之一。

结核分枝杆菌能较好地适应脊柱环境,导致转移性疾病,在椎旁软组织及脓肿内可分离出结核分枝杆菌。由非结核性分枝杆菌引起的真菌性脊椎炎和脊柱炎,从影像学表现很难区分,还需辅以组织活检。影像学改变在发病初期具有一定的指导诊治作用,不应该因为治疗失败而否认其作用[39]。

在疾病的晚期或非手术治疗的患者中,由于前柱破坏,常常导致驼背畸形形成(多节段侧弯脊柱后凸)。虽然骨骼相对成熟,但随着畸形的进展最终可能导致截瘫。然而,畸形并不是造成截瘫的唯一原因,骨小梁增生、黄韧带钙化及纤维化、病变破坏重塑等原因也可导致脊髓受压,从而造成截瘫[28]。

单纯通过实验室检查确诊较为困难。过去,结核菌素试验又称 PPD 试验,但如今此试验逐渐失去其诊断作用,尤其在肺结核感染高发的地区没有特异度。对于常规接种卡介苗或是频繁暴露于亚临床疾病的人群[28]，在体外激活T细胞后，肺结核抗原也被相应的激活。目前，临床上应用一种新型的对多种细胞有广泛效应的检测方法代替这种特异度较低的结核菌素皮肤试验，并可进一步检测潜伏期结核杆菌的感染情况。一些相关研究也尝试增加结核菌素皮肤试验的特异度[40]。对抗酸杆菌行痰涂片检查是实验室诊断的主要方法之一，结果显示未患肺结核的患者表现为阴性，但对大部分肺结核患者而言结果也是阴性。结核杆菌对培养条件十分敏感，即便产生结果比较缓慢，但在诊断脊柱结核时仍需取组织活检。新型的液体培养基如BACTEC可以把培养时间从几周缩短为几天，且更加敏感[41]。应用DNA扩增和聚合酶链反应的实验室诊断方法也日趋成熟，特异度高，但由于技术难度大，设备成本高，未被临床广泛推广应用[40]。结核肉芽肿和镜下发现抗酸杆菌为结核实验室诊断的金标准。

第5节　手术适应证

现今，脊柱结核的治疗方法大大缩短了病程发展的时间，一般在未发展到复杂的脊柱畸形时就已明确了诊断。然而，仅用单一的药物治疗将会增加脊柱侧弯的风险和畸形的康复时间。据英国脊柱结核研究医学会报道卧床休息和外固定制动对于治疗脊柱后凸的畸形疗效较差[42-45]。

连续6个月的联合用药（2～3种抗结核药）可取得良好的治疗效果，随着微创手术的发展，使得巨大脓肿的引流成为现实，也重新定义了脊柱结核的手术指征：

1. 抗结核治疗6个月后未治愈。
2. 抗结核治疗6个月后仍发展。
3. 脊柱不稳。
4. 抗结核药物治疗期间出现神经及脊髓压迫症状。
5. 不能耐受治疗药物或出现畸形。

第6节　术前准备

脊柱结核一经确诊，应立即进行抗结核药物治疗，最好在感染科专家的指导下治疗。异烟肼和利福平联合使用6个月效果甚佳[46]。根据美国CDC的研究，应用4种药物联合使用治疗Pott病，前2个月联合使用异烟肼、利福平及选择另一种一线药，2个月后联合使用二线药物治疗，持续时间至少6个月。但有研究表明，对于特殊病例（如神经受损和椎体多节段破坏）需延长治疗周期至9～12个月。当患者感染广泛耐药时需要及时进行病例讨论。

第7节　手术方法

脊柱结核的手术治疗取得了长足进展。在有效的抗结核药物出现以前，手术治疗发生静脉窦的风险较大，从而导致患者出现化脓性感染甚至死亡。间接手术如腰后路椎体融合术有利于增加脊柱稳定性和降低术后复发率。

经有效的抗结核药物治疗后，若窦道和溃疡得以控制，则需立即行手术治疗。手术方法有很多，包括清除坏死组织及通过骨移植和椎间盘融合器重塑脊柱结构。

第8节　无植入物的腰后路椎体融合术

在未发现前路脊柱手术前，多采用后路椎体融合术。后路融合术的基本原理是稳定脊柱结构，加速愈合，减少侧弯畸形。然而，这项手术的效果并不是很令人很满意。部分患者虽然行后路融合术及延长制动时间，但是脊柱后凸畸形仍有所进展，此外，相关研究报道假性关节形成发生率偏高，治愈时间并未有效缩短。因此该项技术已经被淘汰。

第 9 节　前路植骨根治切除术和骨移植

Hong Kong 术首次被英国医学研究委员会脊柱结核工作组描述。该术式清除了所有的感染组织，直到可见骨面有鲜血流出，然后应用或不应用内固定进行植骨重建，此项技术是 Hodgson 的改良版。从远期随访效果来看，未应用内固定的 Hong Kong 术效果更好，畸形矫正后不易发生退变。但至少需要外固定支撑 3～6 个月，直至发生骨性愈合。另一方面，多节段切除手术难以维持脊柱矢状面的平衡，所以必须附加前路和后路内固定。彻底清除坏死组织和病灶仍然是外科治疗脊柱结核的关键。现今外科医师也更倾向于使用内固定来增加脊柱稳定性，维持矢状面的平衡，以避免使用外固定物(图 2-24-1)。

第 10 节　清创(前路和后路)及内固定术

Oga 等[52]研究表明，结核杆菌中蛋白多糖复合物的缺乏，使得脊柱结核外科治疗发生了革命性的转变。近年来的研究表明，对坏死组织行清创手术后，在前路或后路成功植入内固定物，未造成疾病复发和感染加重[50-53]。

应用前路或后路的内固定手术治疗脊柱结核均取得了很好的疗效。目前临床上存在几种方案，应根据患者疾病的特点、可供利用的条件及医师的经验来选择。阶段性手术方案：包括一期前路病灶清除、二期后路内固定术、单纯前路病灶清除术、后路内固定联合前路病灶清除术，以及前路病灶清除、内固定术联合后路病灶清除、内固定术。以上方案都可行且已被成功应用于临床[52,54]。

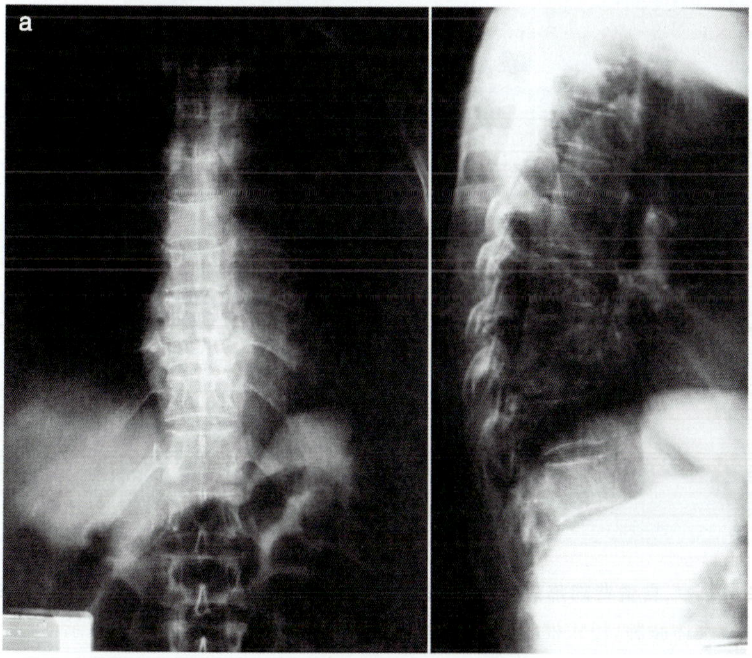

图 2-24-1　患者，男性，42 岁，自觉背部疼痛，行前路清创术，同种异体骨植骨，前路内固定术(续)
a. 术前胸椎正、侧位 X 线片显示神经受压，T_9 椎体因结核破坏致病理性压缩骨折

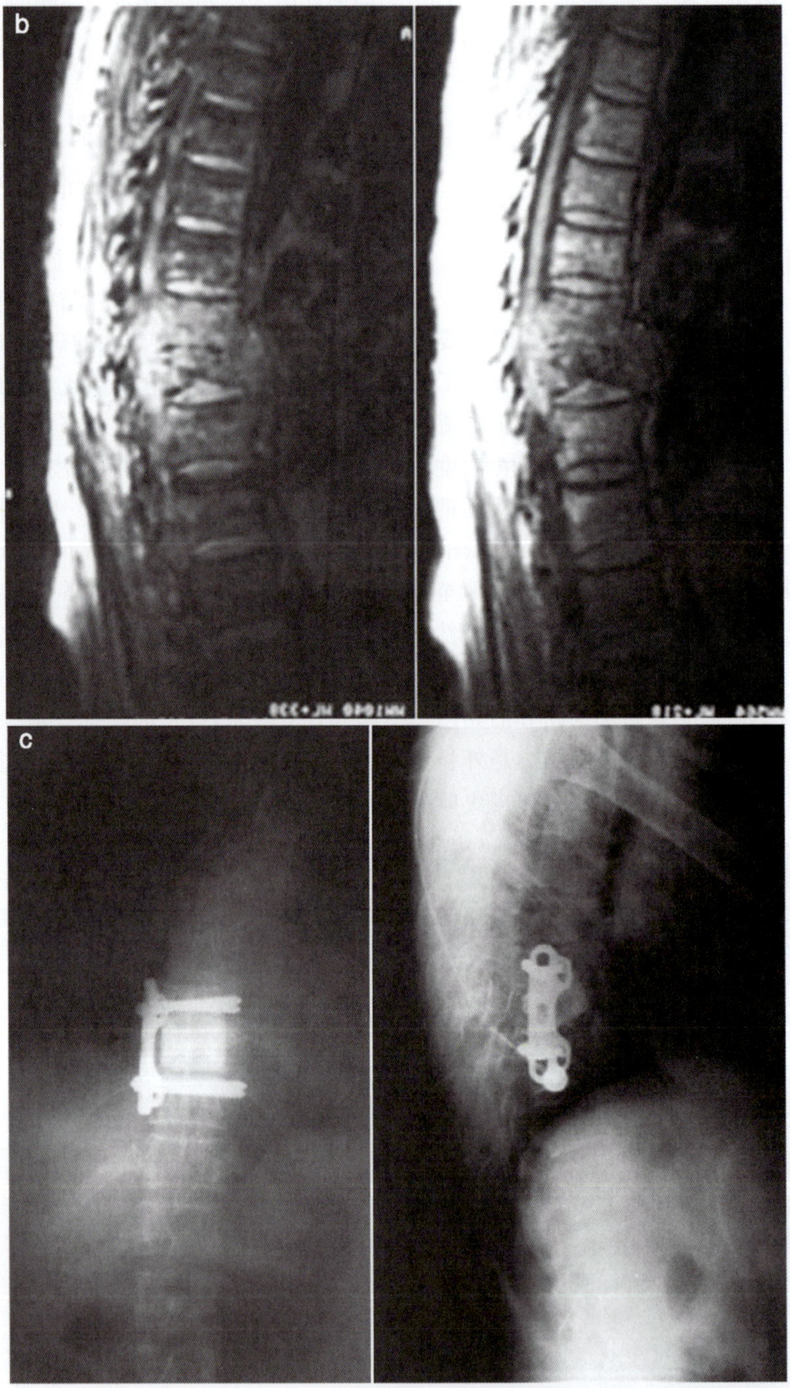

图 2-24-1　患者，男性，42 岁，自觉背部疼痛，行前路清创术，同种异体骨植骨，前路内固定术
b. 矢状位 MRI 显示 T_9 椎体脓肿，侵入椎管压迫脊髓；c. 随访时胸椎正、侧位 X 线片显示植骨融合

治疗胸椎结核可以选择经胸腔的前入路或经胸膜外后入路手术。虽然经胸腔前入路手术比较简单，但术后可能发生肺部并发症。因此，术前应仔细评估患者的肺功能，权衡风险。经胸膜外后入路需要术者具备丰富的手术经验，对于合并肺部疾病的患者可防止肺部疾病进一步恶化。对于严重骨质疏松症患者而言，前入路内固定术固定强度欠佳，前入路病灶清除术联合后路内固定术是更好的选择。

后外侧入路用于后路全脊椎切除术，为植入融合器或其他前路支架提供足够的空间。采用后入路的手术方式，于病灶上、下端水平使用椎弓根螺钉固定，并在一侧使用连接棒，临时固定。在多个节段实施肋骨横突切除术，充分显露神经根和肋间静脉后，予以结扎、切断。使用骨膜剥离器显露整个椎体，直至前柱暴露充分，即可以行病灶清除术。清除所有坏死组织、脓液及坏死骨碎片，但避免切除过多的正常骨组织。术中切取病理标本，进行分枝杆菌培养和病理学检查。行清创术及前入路截骨减压术后植入合适大小骨块，于肋横突关节切除侧放置连接棒，适当加压以增加前入路植骨的稳定性。既往研究报道，使用这种手术方式治疗脊柱结核取得了很好的疗效[55]。采用单纯后入路手术的方法也取得了很好的疗效[53]（图 2-24-2）。

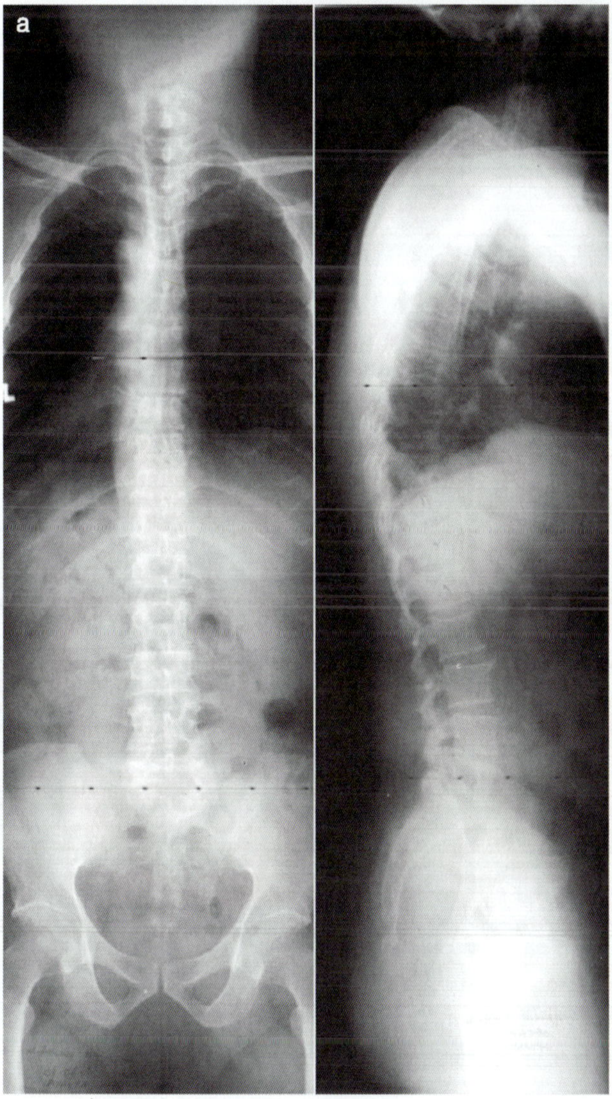

图 2-24-2 患者，男性，60 岁，T_9～T_{10} 椎体结核（续）

a. 术前脊柱正、侧位 X 线片

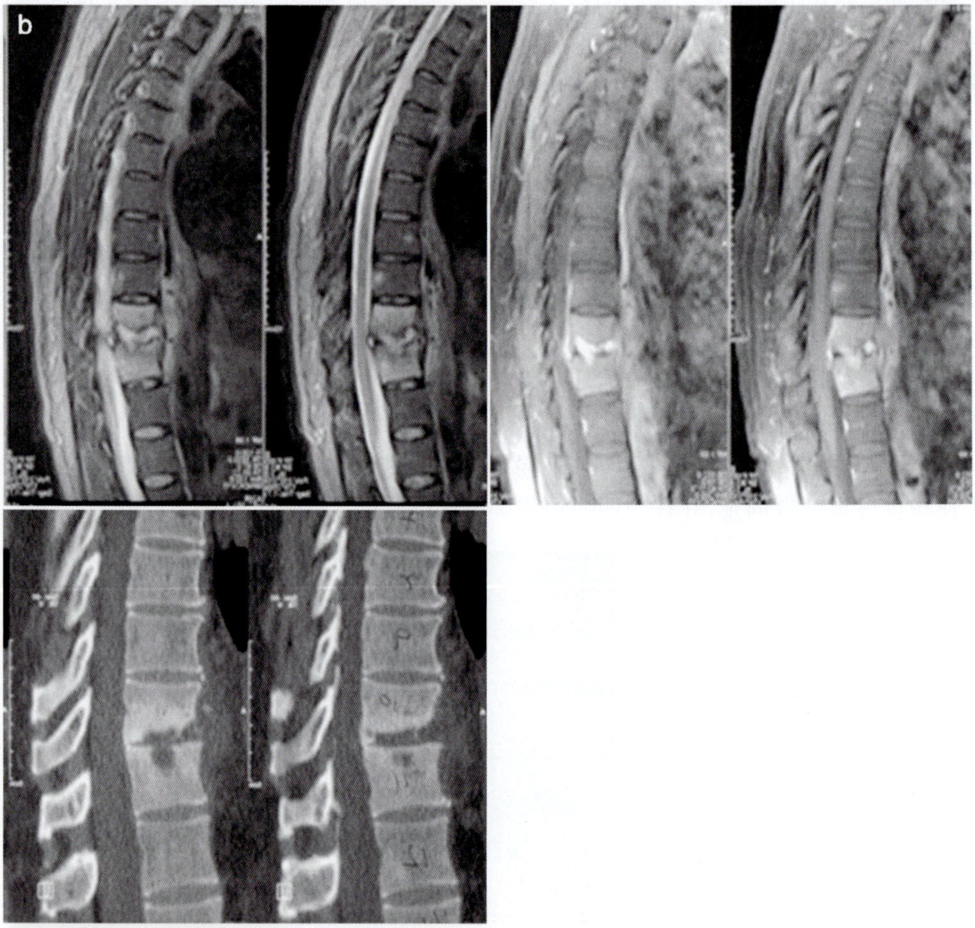

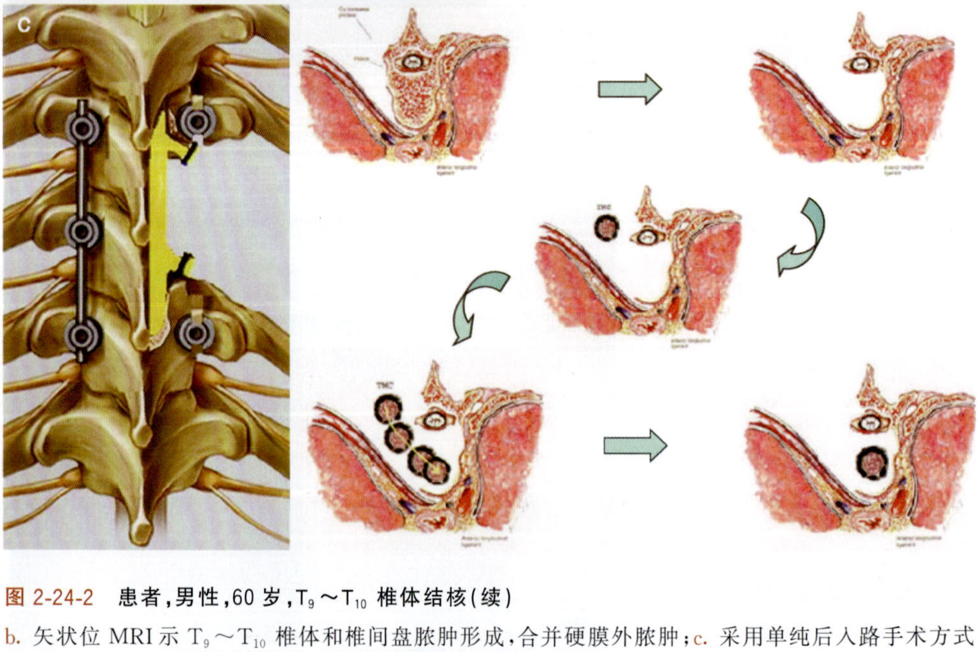

图 2-24-2 患者，男性，60 岁，$T_9 \sim T_{10}$ 椎体结核（续）

b. 矢状位 MRI 示 $T_9 \sim T_{10}$ 椎体和椎间盘脓肿形成，合并硬膜外脓肿；c. 采用单纯后入路手术方式进行减压、融合和内固定

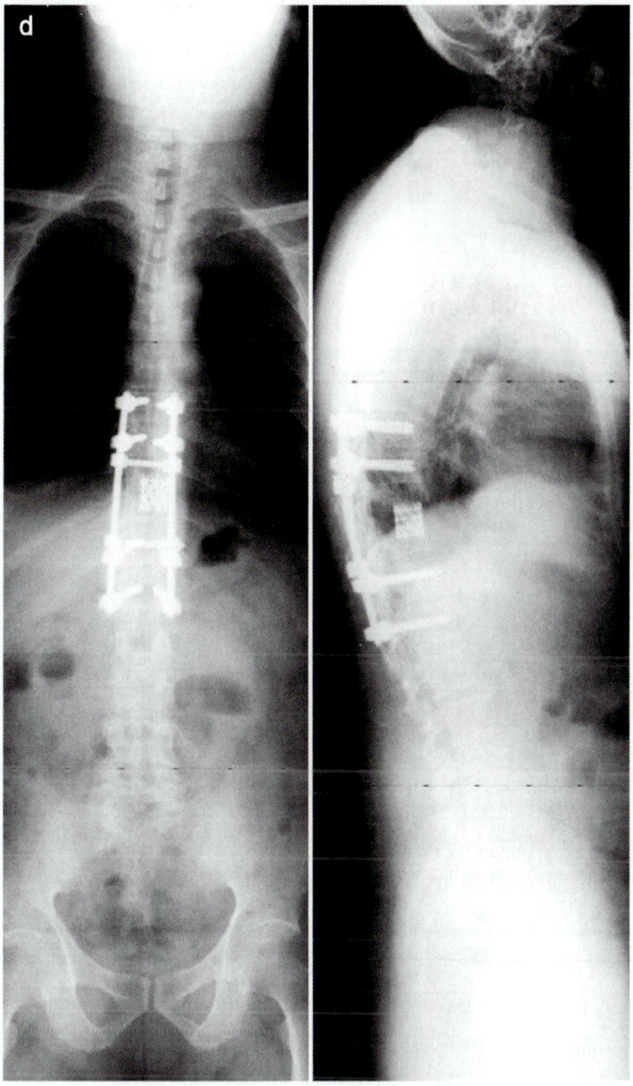

图 2-24-2　患者，男性，60 岁，T_0～T_{10} 椎体结核

d. 随访时脊柱正、侧位 X 线片（图像和图表由 Azmi Hamzoglu 博士提供）

由于脊柱结核往往导致畸形，术前应仔细设计内固定方案。

第 11 节　晚期畸形

随着外科植入物和手术技术的不断发展，内固定和脊柱截骨术成为当前治疗严重脊柱后凸畸形的主要方法，手术可以通过前-后-前的方式进行，同时行前路或后路全脊椎切除术（posterior vertebral column resection，PVCR）。虽然这些手术方式具有挑战性且容易出现严重的并发症，但已被成功地应用于治疗脊柱结核晚期畸形[56-59]。在全脊椎切除术过程中，缺损的骨质使用自体骨或钛笼融合器填充。椎弓根螺钉内固定术和脊柱截骨术是治疗脊柱后凸畸形的有效方式，尤其是结核所致的脊柱成角后凸畸形[59]。研究发现，脊柱结核手术中使用内固定器械是安全的[52]，且钛网融合器也可以安全用于化脓性感染，任何手术方式均可以达到良好的融合率，而全脊椎切除联合椎弓根螺钉固定术可以达到最好的畸形矫正效果。

第12节 微创技术

胸腔镜技术已被应用于脊柱结核的手术治疗，尤其适用于病变组织活检和细菌培养以及与肺结核无关的胸廓疾病[60-61]。

对脊柱结核的并发症，如离散和集聚脓肿，可以在超声或CT引导下行经皮穿刺引流术进行治疗[62]。

第13节 术后护理和康复

除了需要长期的抗结核治疗外，结核患者的术后护理与其他脊柱疾病患者的护理并无明显区别。经胸腔前入路病灶清除术的患者术后肺不张的发生率较高，可能需要重症监护和长期气管插管治疗。如果患者的一般情况允许，可以在坚强的固定物的辅助下进行康复锻炼。而后入路椎弓根螺钉固定通常不需要常规的外固定辅助。但对行全脊椎切除术的患者则需应用矫形支具6～12个月。物理治疗方案应遵循脊柱患者的康复标准。

第14节 并发症

术后并发症取决于疾病的严重程度、术前的神经损伤程度、手术入路的选择、选用的植骨物类型及是否使用内固定物。

对于未接受积极治疗的脊柱结核患者，畸形较为常见。脊柱常常在后凸的部位融合。即使是已经治愈的脊柱结核患者，也有可能发生脊柱后凸畸形且超过60°，这与迟发性截瘫有关。疼痛和外观畸形也较多见。即使发生脊柱融合，后凸畸形也可能随着年龄的增长逐渐加重。如果未正确应用抗结核药物，脊柱结核也可能复发。在脊柱结核处于非稳定状态下，可以通过窦道引发化脓性感染。

手术并发症包括肺部并发症，尤其是前入路术后。由于病变组织发生骨化和纤维化，在病灶清除过程中，也会遇到血管损伤和硬膜外出血。

椎弓根螺钉内固定是治疗脊柱疾病的安全有效的方法之一。椎弓根螺钉相关的并发症可能与定位不良和技术欠缺有关。据报道，骨质疏松症患者可出现螺钉拔出，如果术前仔细规划，大多数病例可以避免此现象的发生。椎弓根螺钉植入后的神经损伤较为罕见，一旦发生即非常严重。在脊柱矫形手术中，应用运动和体感诱发电位监测具有革命性的意义，确保了手术的安全性。对术前伴有神经功能损伤的患者，通过减压和药物治疗，可获得良好的临床疗效。

如今较好的护理支持、重症监护设施及充分的营养支持，使得脊柱结核患者术后死亡率明显降低。在手术期间，应用抗结核药物治疗的基础上，患者发生粟粒型肺结核非常罕见。

发生骨不连和骨连接不正的情况也较为罕见。既往研究报道，即使不使用内固定物，脊柱结核术后的融合率也令人非常满意。脊柱畸形矫正的丢失问题也是可以忽略的。

第15节 总 结

脊柱结核是一种古老的疾病，作为一个重大的公共卫生问题，激发了更多的科学研究、手术技术的发展，以及新药物的研发。当发展中国家因恶劣的生活环境致使疾病肆虐时，发达国家已经率先应用有效的抗结核药物，使结核病的发病率明显下降。结核菌始于肺部，通过血液途径传播至脊椎，造成脊柱严重失稳和畸形，并可能导致神经功能损伤。脊柱结核有几项特征性的影像学改变，最显著的是早期椎间隙变窄。MRI 是诊断脊柱结核最佳的影像学检查方法；明确诊断往往需要通过 CT 引导下微创活检技术或术中组织活检。脊柱结核依赖于抗结核药物治疗，但其耐药性成为一个重要问题。根据英国医学研究委员会工作组对脊柱结核的一系列研究结果显示，多种药物联合外科手术干预可实现最好的疗效。随着手术技术，麻醉管理及植入物技术的不断发展，目前首选的治疗方式是清创、内固定和脊柱融合术。虽然脊柱结核患者获得了良好的治疗效果，但仍需进一步采取公共卫生措施彻底根除结核菌。

参考文献

[1] Nerlich AG, et al. Molecular evidence for tuberculosis in an ancient Egyptian mummy. Lancet, 1997, 350(9088): 1404.

[2] World Health Organization. Global tuberculosis control: a short update to the 2009 report (2011), Geneva: World Health Organization.

[3] Davidson PT, Horowitz I. Skeletal tuberculosis. A review with patient presentations and discussion. Am J Med, 1970, 48(1): 77-84.

[4] Gropper GR, Acker JD, Robertson JH. Computed tomography in Pott's disease. Neurosurgery, 1982, 10(4): 506-508.

[5] Martini M, Ouahes M. Bone and joint tuberculosis: a review of 652 cases. Orthopedics, 1988, 11(6): 861-866.

[6] Tuli SM. Tuberculosis of the spine. New Delhi/Spring-field: Published for the National Library of Medicine, U. S. Dept. of Health, Education, and Welfare available from the U. S. Dept. of Commerce, National Technical Information Service, 1975.

[7] Boachie-Adjei O, Squillante RG. Tuberculosis of the spine. Orthop Clin North Am, 1996, 27(1): 95-103.

[8] Kruijshaar ME, Abubakar I. Increase in extrapulmonary tuberculosis in England and Wales 1999-2006. Thorax, 2009, 64(12): 1090-1095.

[9] Peto HM, et al. Epidemiology of extrapulmonary tuberculosis in the United States, 1993-2006. Clin Infect Dis, 2009, 49(9): 1350-1357.

[10] Petitjean G, et al. Vertebral osteomyelitis caused by non-tuberculous mycobacteria. Clin Microbiol Infect, 2004, 10(11): 951-953.

[11] Pablos-Mendez A, et al. Global surveillance for Antituberculosis-drug resistance, 1994-1997. World health organization-international union against tuberculosis and lung disease working group on antituberculosis drug resistance surveillance. N Engl J Med, 1998, 338(23): 1641-1649.

[12] Espinal MA, et al. Global trends in resistance to Antituberculosis drugs. World health organizationinternational union against tuberculosis and lung disease working group on anti-tuberculosis drug resistance surveillance. N Engl J Med, 2001, 344(17): 1294-1303.

[13] Aziz MA, et al. Epidemiology of Antituberculosis drug resistance (the global project on anti-tuberculosis drug resistance surveillance): an updated analysis. Lancet, 2006, 368(9553): 2142-2154.

[14] Holtz TH, Cegielski JP. Origin of the term XDR-TB. Eur Respir J, 2007, 30(2): 396.

[15] Holtz TH. XDR-TB in South Africa: revised definition. PLoS Med, 2007, 4(4): e161.

[16] Cherifi S, Guillaume MP, Peretz A. Multidrugresistant tuberculosis spondylitis. Acta Clin Belg, 2000, 55(1): 34-36.

[17] Pawar UM, et al. Multidrug-resistant tuberculosis of the spine-is it the beginning of the

end? A study of twenty-five culture proven multidrug-resistant tuberculosis spine patients. Spine,2009,34(22):E806-810.

[18] Migliori GB, et al. Multidrug-resistant and extensively drug-resistant tuberculosis in the west. Europe and united states: epidemiology,surveillance,and control. Clin Chest Med, 2009,30(4):637-665.

[19] Bailey HL,et al. Tuberculosis of the spine in children. Operative findings and results in one hundred consecutive patients treated by removal of the lesion and anterior grafting. J Bone Joint Surg Am, 1972, 54 (8): 1633-1657.

[20] Tuli SM. Tuberculosis of the spine:a historical review. Clin Orthop Relat Res,2007,460: 29-38.

[21] Bick EM. Classics of orthopaedics, Series from Clinical orthopaedics and related research 1. Philadelphia:Lippincott,1976.

[22] Hoffman EB,Crosier JH,Cremin BJ. Imaging in children with spinal tuberculosis. A comparison of radiography, computed tomography and magnetic resonance imaging. J Bone Joint Surg Br,1993,75(2):233-239.

[23] Mehta JS, Bhojraj SY. Tuberculosis of the thoracic spine. A classification based on the selection of surgical strategies. J Bone Joint Surg Br,2001,83(6):859-863.

[24] Tay BK,Deckey J,Hu SS. Spinal infections. J Am Acad Orthop Surg, 2002, 10 (3): 188-197.

[25] Denis F. Spinal instability as defined by the threecolumn spine concept in acute spinal trauma. Clin Orthop Relat Res,1984,189:65-76.

[26] Jain AK, Sinha S. Evaluation of systems of grading of neurological deficit in tuberculosis of spine. Spinal Cord,2005,43(6):375-380.

[27] Jain AK, Dhammi IK. Tuberculosis of the spine:a review. Clin Orthop Relat Res,2007, 460:39-49.

[28] Luk KD. Tuberculosis of the spine in the new millennium. Eur Spine J, 1999, 8 (5): 338-345.

[29] Hodgson AR, Skinsnes OK, Leong CY. The pathogenesis of Pott's paraplegia. J Bone Joint Surg Am,1967,49(6):1147-1156.

[30] Hodgson AR, Yau A. Pott's Paraplegia: a classification based upon the living pathology. Paraplegia,1967,5(1):1-16.

[31] Luk KD,Krishna M. Spinal stenosis above a healed Tuberculous Kyphosis. A case report. Spine,1996,21(9):1098-1101.

[32] Joseffer SS, Cooper PR. Modern imaging of spinal tuberculosis. J Neurosurg Spine,2005, 2(2):145-150.

[33] Modic MT,et al. Vertebral osteomyelitis: assessment using MR. Radiology, 1985, 157 (1):157-166.

[34] Jain R,Sawhney S,Berry M. Computed tomography of vertebral tuberculosis: patterns of bone destruction. Clin Radiol, 1993, 47 (3): 196-199.

[35] Kim NH, Lee HM, Suh JS. Magnetic resonance imaging for the diagnosis of Tuberculous spondylitis. Spine, 1994, 19 (21): 2451-2455.

[36] Naim Ur R, et al. Neural arch tuberculosis: radiological features and their correlation with surgical findings. Br J Neurosurg,1997, 11(1):32-38.

[37] Nussbaum ES,et al. Spinal tuberculosis: a diagnostic and management challenge. J Neurosurg,1995,83(2):243-247.

[38] Stabler A, Reiser MF. Imaging of spinal infection. Radiol Clin North Am,2001,39(1): 115-135.

[39] Boxer DI, et al. Radiological features during and following treatment of spinal tuberculosis. Br J Radiol,1992,65(774):476-479.

[40] Pai M,O'Brien R. New diagnostics for latent and active tuberculosis: state of the art and future prospects. Semin Respir Crit Care Med,2008,29(5):560-568.

[41] Cruciani M,et al. Meta-analysis of BACTEC MGIT 960 and BACTEC 460 TB, with or without solid media, for detection of myco-

bacteria. J Clin Microbiol, 2004, 42 (5): 2321-2325.

[42] A controlled trial of ambulant out-patient treatment and in-patient rest in bed in the management of tuberculosis of the spine in young Korean patients on standard chemotherapy a study in Masan, Korea. First report of the Medical Research Council Working Party on Tuberculosis of the Spine. J Bone Joint Surg Br, 1973, 55(4): 678-697.

[43] A controlled trial of plaster-of-paris jackets in the management of ambulant outpatient treatment of tuberculosis of the spine in children on standard chemotherapy. A study in Pusan, Korea. Second report of the Medical Research Council Working Party on Tuberculosis of the Spine. Tubercle, 1973, 54(4): 261-282.

[44] A five-year assessment of controlled trials of inpatient and out-patient treatment and of plaster-ofParis jackets for tuberculosis of the spine in children on standard chemotherapy. Studies in Masan and Pusan, Korea. Fifth report of the Medical Research Council Working Party on tuberculosis of the spine. J Bone Joint Surg Br, 1976, 58-B(4): 399-411.

[45] A 10-year assessment of controlled trials of inpatient and outpatient treatment and of plaster-ofParis jackets for tuberculosis of the spine in children on standard chemotherapy. Studies in Masan and Pusan, Korea. Ninth report of the Medical Research Council Working Party on Tuberculosis of the Spine. J Bone Joint Surg Br, 1985, 67(1): 103-110.

[46] A 15-year assessment of controlled trials of the management of tuberculosis of the spine in Korea and Hong Kong. Thirteenth Report of the Medical Research Council Working Party on Tuberculosis of the Spine. J Bone Joint Surg Br, 1998, 80(3): 456-462.

[47] Aksoy M, et al. Retrospective evaluation of treatment methods in Tuberculous spondylitis. Hacettepe J Orthop Surg, 1995, 5: 207-209.

[48] Upadhyay SS, et al. The effect of age on the change in deformity after radical resection and anterior arthrodesis for tuberculosis of the spine. J Bone Joint Surg Am, 1994, 76 (5): 701-708.

[49] Cavusoglu H, et al. A long-term follow-up study of anterior tibial allografting and instrumentation in the management of thoracolumbar Tuberculous spondylitis. J Neurosurg Spine, 2008, 8(1): 30-38.

[50] Benli IT, et al. The results of anterior radical debridement and anterior instrumentation in Pott's disease and comparison with other surgical techniques. Kobe J Med Sci, 2000, 46 (1-2): 39-68.

[51] Benli IT, et al. Anterior radical debridement and anterior instrumentation in tuberculosis spondylitis. Eur Spine J, 2003, 12 (2): 224-234.

[52] Oga M, et al. Evaluation of the risk of instrumentation as a foreign body in spinal tuberculosis. Clinical and biologic study. Spine, 1993, 18(13): 1890-1894.

[53] Guzey FK, et al. Thoracic and lumbar Tuberculous spondylitis treated by posterior debridement, graft placement, and instrumentation: a retrospective analysis in 19 cases. J Neurosurg Spine, 2005, 3(6): 450-458.

[54] Moon MS, et al. Posterior instrumentation and anterior interbody fusion for Tuberculous Kyphosis of dorsal and lumbar spines. Spine, 1995, 20(17): 1910-1916.

[55] Sundararaj GD, et al. Extended posterior circumferential approach to thoracic and thoracolumbar spine. Oper Orthop Traumatol, 2009, 21(3): 323-334.

[56] Thomasen E. Vertebral osteotomy for correction of Kyphosis in ankylosing spondylitis. Clin Orthop Relat Res, 1985, 194: 142-152.

[57] Berven SH, et al. Management of fixed sagittal plane deformity: results of the transpedicular wedge resection osteotomy. Spine, 2001, 26(18): 2036-2043.

[58] Wang Y, et al. Posterior-only multilevel mod-

ified vertebral column resection for extremely severe Pott's kyphotic deformity. Eur Spine J, 2009, 18(10): 1436-1441.

[59] Macagno AE, O'Brien MF. Thoracic and thoracolumbar Kyphosis in adults. Spine, 2006, 31: 161-170.

[60] Huang TJ, et al. Video-assisted thoracoscopic surgery in managing Tuberculous spondylitis. Clin Orthop Relat Res, 2000, 379: 143-153.

[61] Kapoor SK, et al. Video-assisted thoracoscopic decompression of tubercular spondylitis: clinical evaluationn. Spine, 2005, 30 (20): E605-610.

[62] Pieri S, et al. Percutaneous management of complications of Tuberculous spondylodiscitis: short-to medium-term results. Radiol Med, 2009, 114(6): 984-995.

第3部分

肩

第25章　肩关节的生物力学

第 25 章
肩关节的生物力学

David Limb

摘要 肩关节的活动度很大，与肘关节一起组成绞锁关节，增加身体的伸展长度，使手的活动范围接近球面。盂肱关节是肩关节中可大范围活动的主要关节，主要依靠其固有稳定性实现。盂肱关节由肩胸关节连接和固定在躯干上，而肩胸关节由肩胛骨和一系列肌肉组成，是肩胛骨与胸壁之间的连接。连接肩胛骨和轴向骨骼的滑膜关节是锁骨两端的肩锁关节和胸锁关节，那里有一个精细的神经肌肉控制机制来确保肩胸关节和盂肱关节协同工作，避免暴力伤害。然而，与其他关节相比，盂肱关节更容易脱臼，并且随着年龄的增长，肩袖肌腱会不可避免地退化进而撕裂。这些病理变化可通过自然关节解剖和关节生物力学而预知。因此，要正确评估和治疗肩部疾病，生物力学知识必不可少。

关键词 解剖 · 生物力学 · 临床应用 · 力量 · 运动学 · 肩 · 稳定性

第 1 节 解 剖

上肢和躯干之间的关节称为肩关节。这是一个复杂的联动关节，而盂肱关节只是其中的一部分。盂肱关节是躯干和手臂之间联动关节中的最后一个环节，是一个球窝关节，在肱骨和肩胛骨之间的活动范围很大，具有 6 个自由维度。然而，为了使关节有效工作，肩胛骨上的关节窝必须移动到一个互补性的位置上，以接受肱骨传来的合力矢量。此外，关节窝必须在这个位置上保持足够的稳定性，以支撑可能是数倍体重的力量，并有足够的动力可以迅速移动来对抗合力方向的变化。因此，在讨论肩关节时，我们不仅要考虑盂肱关节，还要考虑肩胛胸关节和肩胛骨通过锁骨、肩锁关节、胸锁关节与躯干的骨骼联动。然而，锁骨及与其相关联的关节的功能阐述起来非常困难，甚至有些锁骨、颅骨发育不全的患者在日常生活中并不知道他们是没有锁骨的。

一、胸锁关节

胸锁关节是连接上肢与躯干之间的唯一滑膜关节，但是从解剖角度上可以清楚地看到其并不适合承受巨大的力量——胸锁关节 2 个相对的关节面为鞍状(胸骨关节面是凹形的，面向侧上方)，由 1 个关节盘相隔，是骨骼中最小的适配关节面。其中起到稳定关节的结构包括上、前、后方的韧带和下方的肌肉(图3-25-1)。胸锁关节的上方

D. Limb
Chapel Allerton Hospital, Leeds, UK
e-mail: d. limb@leeds. ac. uk

G. Bentley (ed.), *European Surgical Orthopaedics and Traumatology*,
DOI 10. 1007/978-3-642-34746-7_58, © EFORT 2014

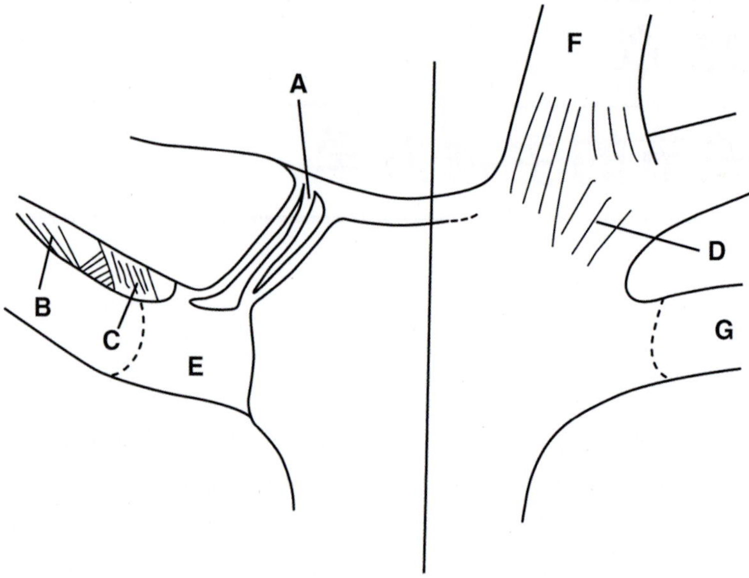

图 3-25-1 胸锁关节示意图，左侧横断面

A. 关节盘；B. 锁骨下肌；C. 肋锁韧带；D. 前胸锁韧带；E. 第1肋软骨；F. 胸锁乳突肌；G. 第1肋骨

是锁骨间韧带，连接两侧锁骨头的内侧上面，当按压肩背时，锁骨间韧带紧张。胸锁关节在不同个体之间有很大差异。下方是短而强壮的肋锁韧带，从第1肋骨内侧端到锁骨内侧端，并附着于肋结节。肋锁韧带的前面部分限制锁骨向上活动度，同时，后部与胸锁韧带融合，防止胸锁关节向后下方脱位。关节的前后各一胸锁韧带。胸锁关节可进行上提、下降和前后运动，以及向上和向下的旋转运动[5]。关节盘周边附着于由上述韧带加强的关节囊，在关节盘的辅助下，轴向运动可达50°。

二、肩锁关节

肩锁关节是一个平面关节，关节面不全相同，幼年时期通常有一个关节内软骨盘，成年后仅存留关节囊上方延伸下来的半月板样残留[6]。肩锁关节为垂直方向，但常有倾斜，导致肩峰关节面朝向前上方，也有少数朝向下方。关节内注射时，X线片上的关节的斜度有助于确定正确的进针角度。

肩锁关节的关节囊增厚形成肩锁韧带，在关节镜下切除锁骨远端时能够保留，开放式手术时则必须分离。关节前上方的关节囊融合了三角肌斜方肌的肌腱。喙锁韧带包括圆锥韧带和斜方韧带，将锁骨远端固定于喙突（图3-25-2）。这些韧带限制肩锁关节的运动范围，使肩胛骨在矢状面、冠状面和锁骨的轴线围绕肩锁关节旋转[5]。在臂上举运动中，围绕锁骨轴线旋转非常重要，如果没有此旋转，臂上举运动会被限制在110°内[13]。圆锥韧带和斜方韧带在解剖上有很大差异，在两者之间常有一个黏液囊。黏液囊可插入喙突的水平部分和锁骨下肌的侧棱，形成一个关节——喙锁关节[20]。

三、肩胸关节

肩胛骨构成了盂肱关节窝，由周围的肌肉悬吊固定并做相应的运动。它与锁骨共同组成滑膜肩锁关节，如果保护好韧带，切

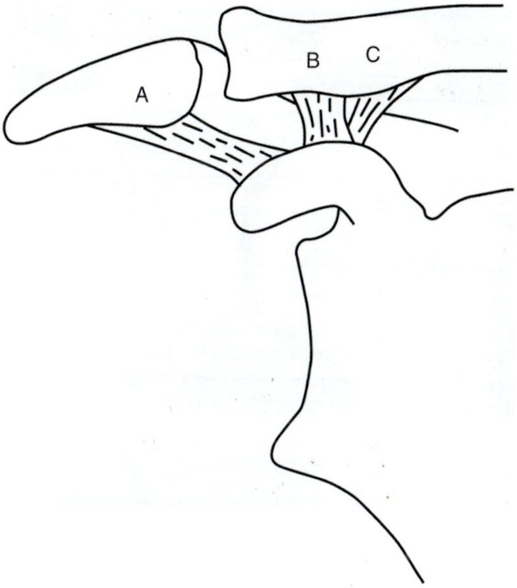

图 3-25-2 附着于喙突的韧带

A. 肩峰；B. 斜方韧带；C. 圆锥韧带

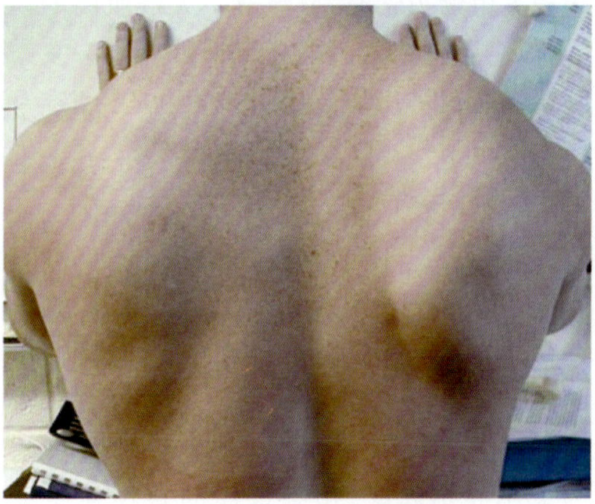

图 3-25-3 1 例继发于盂肱关节内病变的翼状肩胛患者

除后肩部可无生物力学的改变。如前所述，肩胛骨的喙突通过喙锁韧带的锥状韧带和斜方韧带附着于锁骨，当肩锁关节脱位时，此韧带会严重撕脱，导致肩胛骨低垂，可被误诊为锁骨上提。然而，如果保留控制肩胛骨的神经肌肉功能，那么肩的功能可以很大程度地保留。

肩胛周围肌群将肩胛骨悬挂在中轴骨上并控制肩胛骨，使肩胛骨可以进行上举、下降、外展、内收和旋转运动。肩胛骨合适的定位是在多肌肉共同协作下完成的，有的肌肉舒张，有的肌肉收缩，达成一个恒定量。所以，几乎任何肩部疼痛都会引起这些肌肉活动障碍，导致肩胛骨在胸壁上轻微倾斜（翼状肩胛）（图 3-25-3）。这种单纯肌肉问题导致的翼状肩胛并不常见，通常存在神经损伤，比如发生胸长神经或副神经麻痹，但临床检查时不应该除外肌肉的原因。

肩胛骨的静息位是相对于躯干的冠状面向前旋转约 30°[18]，以此适应肱骨头在肘关节轴上的 30°后倾角，当肱骨头直接对着关节窝时，此轴平行于冠状面（图 3-25-4）。

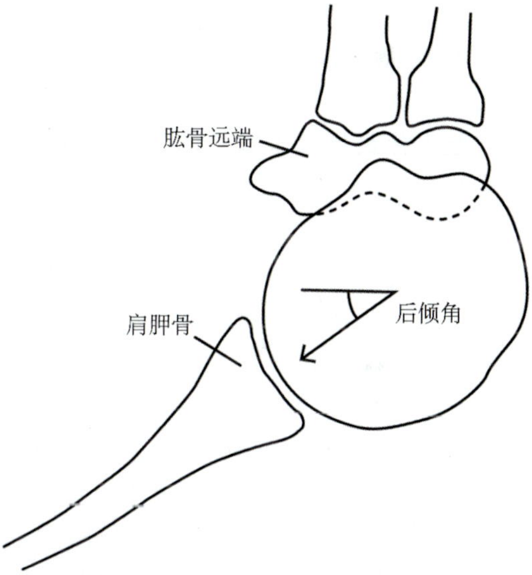

图 3-25-4 上面观盂肱关节，与远端的肘关节中线对齐。在胸廓旁边，肱骨头的后倾角与肩胛骨的前倾角相对应

起始于肩胛骨的为臂和前臂运动提供动力的肌肉群（横跨盂肱关节、肘关节的肩胛肌群及肱二头肌、肱三头肌），以及肱骨周围肌肉群，都通过肩胸关节和盂肱关节。令人惊讶的是，神经肌肉控制的运动偶尔会发生功能失调。

肩胛带功能的生物力学分析很多，但目前我们并不完全清楚。因此，当我们研究临床相关生物力学时，要涉及一大群肌肉的功能，如肩胛骨稳定肌群和肩袖。在这一复杂领域仍有很多工作要做。

四、盂肱关节

盂肱关节（图 3-25-5）是肩关节中研究最多的部分，因为它最常引起相关临床问题，且最容易受到创伤。众所周知，盂肱关节是一个球窝关节，肱骨头和关节窝的大小并不匹配，但是这样的解构便于大范围活动。关节窝典型结构面积只有不到 10 cm^2，而肱骨头关节软骨覆盖的面积多于 50 cm^2——就如同一个高尔夫球放在球座上不稳定。少数球窝关节就是这样不匹配的，常见的自然关节是球窝包绕大部分头，所以很少发生脱位。而盂肱关节是人体最易发生脱位的关节。然而，这个比喻忽略了一个事实，即肩关节的“球座”被软组织结构明显加深了，盂肱关节的关节窝确切地说是一个骨韧带结构，以关节盂的骨质部分为基础。

关节盂本身相对于肩胛骨的内侧缘有轻微的向上倾斜[1]。从关节盂中点到肩胛骨内侧缘肩胛冈的基底画线，大多数人的关节盂有一个轻微的后倾角，但个体间差异较大，在前倾 12°到后倾 14°之间。另外，这个角度在关节盂的不同部位之间有所不同[23]。

加深盂肱关节的软组织结构是盂唇与其附属结构——肩关节囊、增厚的韧带和肱二头肌的长头腱（图 3-25-6）。在这层的外面是与关节囊交织的肩袖肌腱。应将关节窝看成动态结构，其生物力学受包裹部分肱骨头的韧带和肌腱的张力及其他因素所影响。通过肩关节镜可以观察到，不同个体间肩关节囊和韧带的解剖有很大差异，因此，关于肩关节生物力学的研究可能无法涵盖反映每个肩关节环境。

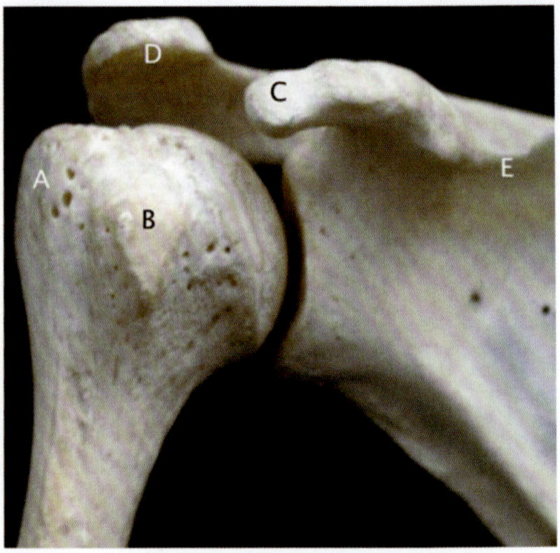

图 3-25-5 盂肱关节前面观

A. 大结节；B. 小结节；C. 喙突；D. 肩峰；E. 肩胛上切迹

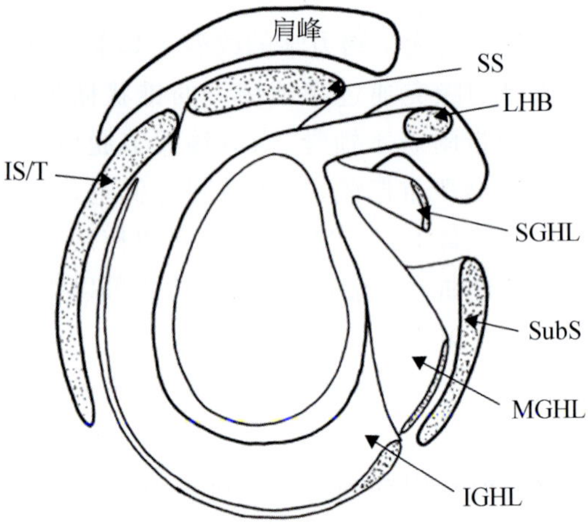

图 3-25-6 肩关节盂（肱骨头已移除）

IS/T. 冈下肌和小圆肌；SS. 冈上肌；LHB. 肱二头肌长头腱；SGHL. 盂肱上韧带；SubS. 肩胛下肌；MGHL. 盂肱中韧带；IGHL. 盂肱下韧带（箭所示前面较厚部分）

五、肩袖

上文所述的肩袖肌腱在生物力学和临床上都很重要。这些肌腱形成了一个袖套，当相关肌肉的肌腹收缩时，准确对位于肩关节，以将肱骨头紧压在肩胛盂中（图 3-25-7）[19]。肩袖肌腱可以使肱骨近端内旋（肩胛下肌）、外展（冈上肌）、外旋（冈下肌和小圆肌），这些动作是检测肩袖完整的基础。所有肩袖肌肉均由 C_5 神经根支配，肩袖肌肉及三角肌功能失调都发生于涉及 C_5 神经根的臂丛神经损伤。然而，神经纤维走向在肩袖肌肉之间不同，这有利于判断部分肩袖功能障碍的神经病理（图 3-25-8）。

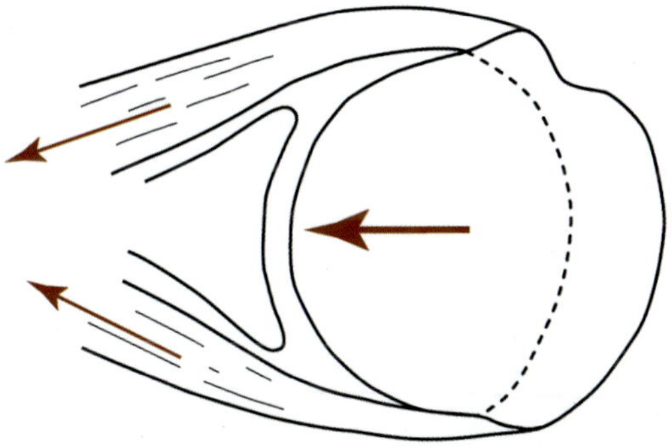

图 3-25-7　肩袖将肱骨头紧紧压在关节盂窝中，使其很难发生半脱位或全脱位。收缩的肌肉群抵抗肱骨头从关节盂中移位

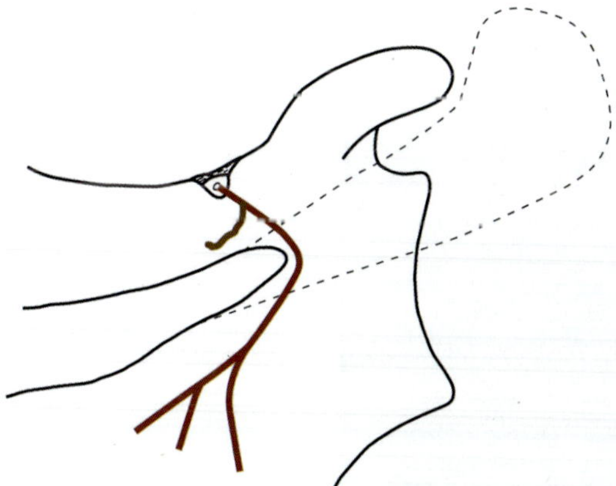

图 3-25-8　肩胛上神经在肩胛韧带下方横行穿过，易受压迫，可影响冈上肌和冈下肌功能；肩胛上神经绕过肩胛冈基底处，在冈盂切迹处易受压，影响冈下肌功能

支配冈上肌和冈下肌的肩胛上神经极易受压迫。在肩胛上切迹，由于横向通过肩胛韧带下方而易受压迫，导致冈上肌和冈下肌疼痛无力。还可在冈盂切迹处受压（如连接到后唇的退行性囊肿）影响冈下肌功能。小圆肌由腋神经支配，当腋神经损伤时（如肩关节脱位），其功能受到影响。支配肩胛下肌的神经一般很少出现这样的病理损伤。

第 2 节　运　动

肩关节通过其各部分连接结构允许肱骨有很大的活动范围，并由肘关节调整桡骨远端和躯干之间的距离，使手能到达围绕盂肱关节将近一个球面的各个位置。我们注意测量和记录的任何活动都是主观描述，而没有一个全面的评估肩关节活动范围及限制的客观描述。为了方便起见，我们将躯干视为垂直面来讨论肩关节活动——在矢状面前屈/后伸、在冠状面外展/内收、在横断面内旋/外旋。在基础科学研究中，也可以将肩胛骨孤立出来，用肩胛面（冠状面前倾 30°～40°）作为参照面来描述前屈和外展。另外，这些平面没有包含肱骨上举至头顶上方所相对的平面。上举的平面与矢状面成 30°，在前屈和外展基础上完成。值得注意的是，手臂的骨骼、肌肉、肌腱、韧带的情况均受手臂的运动方式所影响。科德曼悖论观察到，如果肩完全放松，两臂贴于身体两侧，则手掌掌心面向头部；如果两臂充分外展回到相同位置，则手掌掌心背离头部。本质上，在运动过程中肱骨围绕其长轴旋转了 180°，强调旋转时与盂肱关节的相互依存。

运动的测量

运动范围的测量以角度表示，0°位置是手臂放于躯体两侧且掌心面向大腿，可以做屈、伸、展、外旋。由于在起始位受躯体的阻碍，无法测量内旋和内收。测量内旋的常用方法是记录同侧拇指所能达到的最高的脊椎水平（明显的功能障碍是拇指只能触及同侧臀部粗隆或骶髂区，多数个体可以触及 $T_8 \sim T_6$）（图 3-25-9）。另一种方法的起始位为手臂外展 90°。外旋也可以在这个姿势测量，但记录测量结果时必须详细说明。同一个体手臂外展 90°时，重复测量外旋角度可能有不同结果。内收也可用此方法测量，首先盂肱关节屈曲 90°然后内收，测量与胸壁间的角度（这种姿势受限于后关节囊的张力）。

这些肩部运动不仅仅是盂肱关节的运动——如果肩胛骨与胸壁融合，则这些肩部活动将受到很大限制。肩部运动是盂肱关节和肩胸关节的复合运动，在外展和前屈时肩胛骨的优势是可以旋转肩胛盂。这 2 个关节的相互作用和联动关系在“肩胸节律”部分详述。一般情况下，肩胸关节和盂肱关节同时发生运动，盂肱关节的贡献是肩胸关节的近 2 倍[13, 18, 27]。在上举运动的开始 30°，2 个关节发挥作用的相对大小在个体和

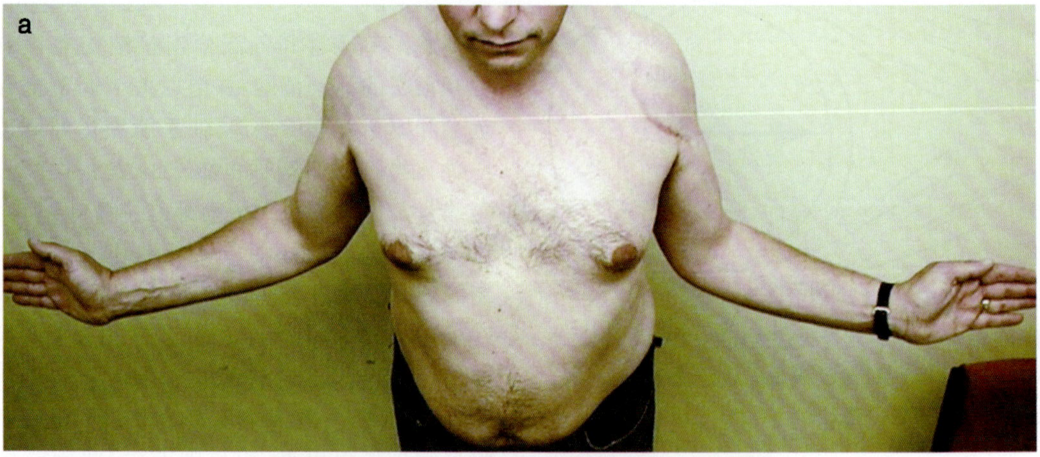

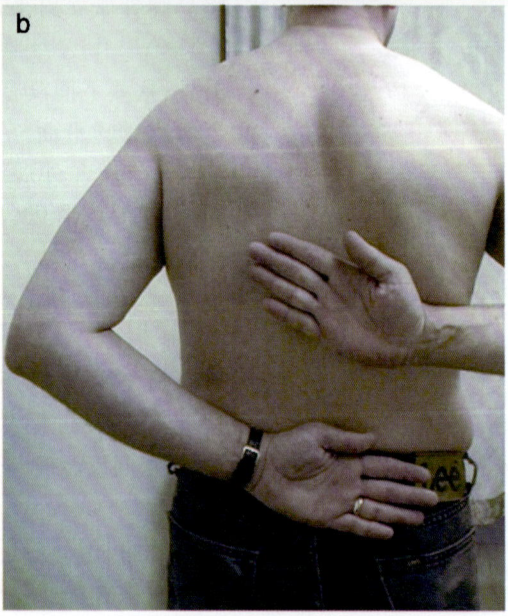

图 3-25-9 a. 测量外旋，可在体侧屈肘，用测角器测量角度；b. 测量内旋，常用的方法是记录拇指所能达到的最高脊椎水平

性别之间有差异[7]。事实上可能同一个体在健康或患病状态下也不相同。如果盂肱关节变得十分僵硬,如患骨关节炎时,肩胸关节的活动范围仍不受影响。这样的患者,外展时由于肩胛骨的上提,可以伴有肩部隆起,肩胸关节和盂肱关节发挥作用的相对大小就会颠倒过来,称作肩肱节律异常。这种复合运动是在冠状面和肩胛面进行研究。然而,无论在哪一平面都不能完整描述肩胛骨围绕胸壁运动的路径,因为在臂上举时肩胛骨同时转和旋。

锁骨及其相关关节在肩部运动时的作用尚未完全明确。在无完整锁骨或锁骨相关关节时,肩部运动也可以正常甚至很好。表面看来,锁骨似乎是肩胛骨和躯干之间的一个支柱,但并非重要的承重支柱,否则当肩锁关节脱位或锁骨骨折时,肩胛骨会塌向躯干。锁骨可能只是参与肩胛骨的悬吊机制,在这一系统中提供本体感受的回馈。在臂上举时,尤其在上举的高度较高时,锁骨围绕其长轴旋转。锁骨骨折内固定时,钢板和螺钉处于同一个平面上,抗扭转能力差,因此,锁骨内固定术后要协助患者恢复完全上举过头的活动。

那么,肩关节可做多大幅度的动作呢?和大多数其他关节一样,它并没有"正常"范围。一个研究小组观察了双臂紧贴躯干时肩关节的外旋角度范围,很快得出结果,上臂的最大外旋很容易达到 40°~100°。其他运动可能差别不大,因为不像外旋一样止点由软组织决定。肩关节外展角度的测量容易有偏差,由于肩峰的作用,肩关节外展角度常常被限制在 160°内,然而多数人在外展肩关节时,前突胸部并伸展腰椎导致肩胛骨倾斜,从而使上臂可以直指正上方。由于大结节及冈上肌撞击肩胛窝,盂肱关节最大的外展角度为 80°[16]。当肩胛外旋约 120°,可以避免大结节和关节盂的撞击,盂肱关节外展可以达到 180°(图 3-25-10)。肩关节运动的三维实验研究要求记录三条线和三角坐标以清楚全面地记录六度自由活动的位置。2 个常用方法是欧拉角法和螺旋位移法,本章将不再进行详细描述[24,30]。

盂肱关节运动时,肌肉力量的平衡将肱骨头维持在关节窝中(在最大位置时囊韧带的约束作用)。研究表明,即使肱骨头在关节窝内可以旋、转、滑动,但在肩部的常规活动中,旋转中心的位置变化很小,肱骨头在肩胛盂中移动的范围被限制在几毫米内。

第 3 节 稳定性

如上所述,盂肱关节是人体中最易脱臼的关节。作为一个球窝关节,其特征是骨性窝较浅,依靠软组织加强其稳定性。在静止和麻醉状态下,肩部不会脱臼,所以即使患者瘫痪,也存在静力性稳定机制来预防脱臼。肌肉收缩时,肱骨头压入关节窝的压力增加,而这些动态因素也增强了静力性稳定机制。

一、静力因素

1. 肩胛盂和盂唇 肩胛盂形成盂肱关节骨韧带窝的浅凹。曾经认为肱骨头和关节窝不匹配,关节窝的曲率半径更小,不同人的这一比例相同或更大[31]。然而,这一观察结果似乎是试验错误。关节盂的关节软骨中心薄,四周厚,而肱骨头则相反。近期研究表明,肱骨头和关节盂是匹配的[34],这样的比例可以促进两者之间的液膜附着,当有分离关节面的外力时可产生负压增加稳定性[14,17]。如果用针插入肩关节将液膜破坏,空气进入,常能听到微小的爆破音。虽然对于麻醉患者,肱骨头和关节盂不易分离,一旦空气或液体进入关节面间,就会非常容易分离。

肩胛盂本身包绕肱骨头关节面的 1/3——冠状平面的弧度约为75°。横断面约

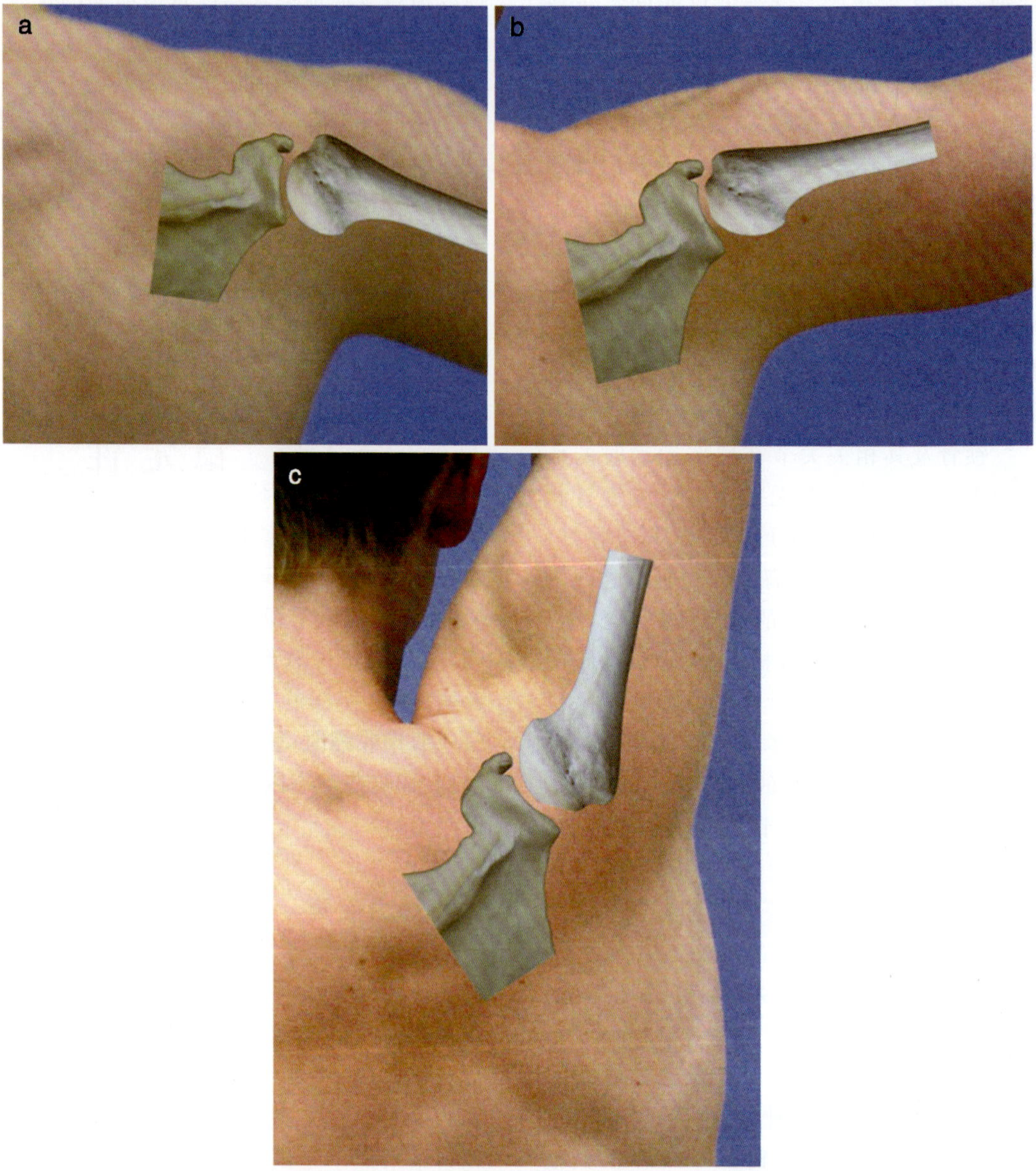

图 3-25-10 a. 不伴有肱骨旋转的盂肱关节外展由于大结节撞击而限制在 80°内;b. 肩胛旋转可以增大到 120°;c. 肱骨外旋可以使大结节通过肩峰下方从而完全外展

为 60°。Saha 指出,如果肩胛盂相对小——垂直包绕少于 75%肱骨头或横断面尺寸小于肱骨头直径的 57%,肩关节则更加不稳定。此外有证据表明肩胛盂的前倾或后倾角度过大可以增加脱位的风险,相对前倾者容易前脱位,反之亦然。肩胛盂不是一个特别等圆的窝,前倾和后倾的角度具体取决于测量位置[23]。

盂唇加深了盂窝,增加了关节的稳定性,并且盂唇连接了肩关节囊和盂肱韧带,如果盂唇从肩胛盂上分离,肩胛盂窝将会变浅,并且盂肱韧带会松弛。肩胛盂在横断面的深度只有 2.5 mm,盂唇增加了一倍的深度。总之,骨性结构所带来的静力稳定性对于关节总稳定的贡献很小。当肩胛盂骨质的缺失合并囊韧带畸形时,肱骨头会从窝中脱出[35]。有人认为异常肱骨头前倾是前脱位的一个原因，虽然很少见[29]。

2. 关节囊和韧带 盂肱关节的关节囊薄而有弹性，富含 1 型胶原蛋白。关节囊体积是肱骨头的 3 倍，这有利于关节大范围的活动。关节囊体积减小，如外伤或病理改变后瘢痕挛缩，就会形成“冰冻肩”，限制盂肱关节活动。

盂肱关节的韧带十分松弛。关节囊的体积比肱骨头的体积大得多，并且韧带松弛，因此稳定性很差，除非肱骨旋转到一个极度的位置，使部分关节囊紧张。在放松和小范围活动时，盂肱韧带对于肩关节稳定性不发挥任何作用。如有悬吊上肢治疗仍残留脱位或半脱位的患者，进行单纯前侧修补则不能解决问题，除非明显缩短松弛的关节囊和韧带，而这样做可能影响肩关节外旋功能。在活动范围终末段，韧带确实紧张并提供被动约束，防止肱骨头的过度移位[3]。

直立位时关节囊唯一紧张的部分是上关节囊。盂肱上韧带和喙肱韧带的作用是防止肱骨头向下半脱位[26]。0°位外旋时盂肱上韧带紧张。在臂外旋时，表示向下半脱位的凹槽征消失，表明盂肱上韧带功能存在。如果外旋时凹槽征仍存在，提示盂肱上韧带及其邻近的关节囊（关节囊旋转间隙和喙肱韧带在同一位置）功能不全。肩关节囊旋转间隙可以防止向下和向后移位[10]。

盂肱中韧带在外旋特别是外展小于 45°时紧张[26]。很多研究阐明，外展角度大时，特别是同时有外旋，主要是盂肱下韧带起作用[3,9]。盂肱下韧带在下肩胛盂和肱骨头间形成吊床样结构。“吊床”的后部，尤其是前缘均增厚。盂肱下韧带的前面部分在完全外展和外旋时紧张，防止肱骨头向前下脱位。如果发生脱位则结构也发生变化——常常是盂唇前下部撕裂，也可能是韧带拉伸和（或）从肱骨止点撕裂（盂肱下韧带肱骨撕脱伤——HAGL 损伤），这并不常见。

3. 肌肉 盂肱关节被厚厚的韧带包绕，和周围关节囊密切贴连。事实上，工程学上称盂肱关节为力密合关节，依赖肌肉活动的平衡将肱骨头固定在关节窝里[21]。肩袖韧带非常厚，包绕在肱骨头周围，将肱骨头稳定于肩胛盂上，防止肱骨头从关节窝中脱出。研究表明，将尸体的肩袖分离会显著减小肱骨头从关节窝中脱出的阻力，甚至是在肌肉无收缩的状态下。肩袖的肌肉收缩，同时肌腱适度紧张，更有力地阻止肱骨移位。研究表明，肩袖肌肉力量减少 50%，肱骨头脱位风险可增加 50%[36]。

二、动态因素

正如上文所述，盂唇加深了盂肱关节窝，同时增加肱骨头在肩胛盂表面移动到关节边缘的阻力。任何将肱骨头压入关节窝的力量都能增加其横向移动的阻力[21]，肱骨头须克服这个压力才能移出肩胛盂的边缘。因此肩部运动合力的方向始终指向骨性肩胛盂，以防止脱位。另外，肱骨头脱位还要求较大的力量来克服凹陷压迫作用（图 3-25-11）。实际上只要合力的方向不是指向肩胛盂窝就能发生脱位[11]。

这个解释较为简单，但实际情况非常复杂。合力是由 18～26 块（依据不同的计数方法）肌肉的力量合成，过程也不断变化，根据外负荷的变化及想要完成的动作，来应对变化莫测的阻力。人体需要一套非常好的神经肌肉控制系统来调整腿部和躯干的核心肌肉，将肩胛骨稳定于躯干上，并且微调肩胛带肌肉张力以将通过肱骨头传递的力直接引导到关节窝。我们已经开始明白神经肌肉控制对于稳定性的作用了，但这仅仅只是开始。虽然肩关节稳定性的概念刚开始形成，但必须认识到 3 个相互影响的因素——导致稳定性差的肩部解剖结构（非创伤性结构松弛或变异等）、创伤性结构损伤和神经肌肉控制[15]。

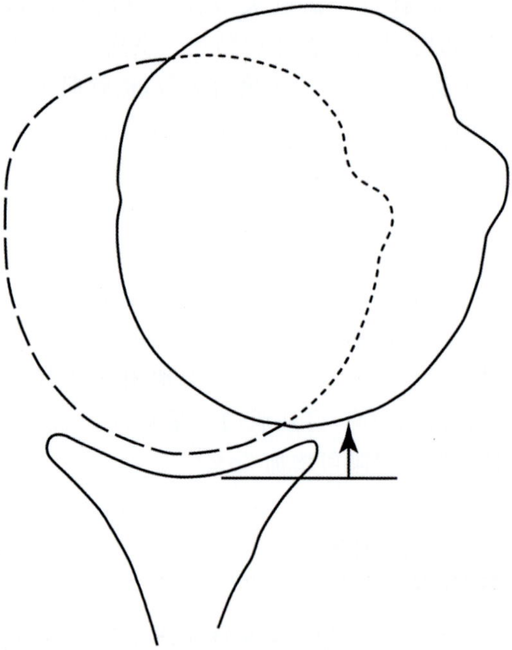

图 3-25-11 在肩胛盂和骨性边缘均完整的情况下，除了将肱骨头平移出肩胛盂外，还必须将其移出肩袖（如箭方向）才能造成脱位。盂唇和（或）骨性肩胛盂边缘缺失意味着只需要平移，而不要对抗肌肉力量

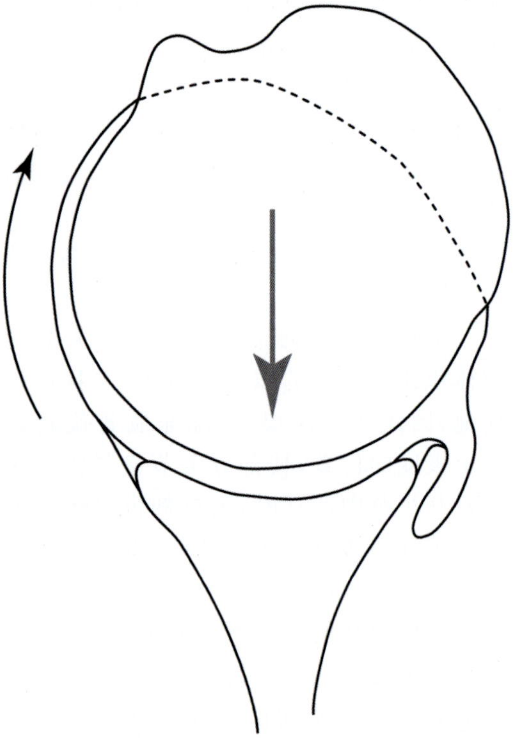

图 3-25-12 当肱骨头旋转到最大位置时，相关的韧带紧张，对抗肱骨头压入肩胛盂中的凹陷压迫。当肱骨头强行进一步旋转时，韧带的张力增加，有效增加了关节的稳定性，直到韧带发生损伤

当盂肱关节达到最大运动位置时，凹陷压迫也增加。当肱骨头旋转到运动最大位置，与之相联的关节囊和韧带变得紧张，当肱骨头试图进一步旋转，韧带的张力增加，将肱骨头压向肩胛盂（图 3-25-12），因此关节的稳定性增加。直到关节囊和韧带的张力达到极限，软组织将发生撕裂——关节囊延伸或撕裂，从其附着的肩胛盂或肱骨头上撕脱下来，通过观察肩脱位后的情况可以诊断其病变的范围。

第 4 节 力 学

我们可以估计肩胛带上发生的力，肩上传递的力相当于体重的 1～2 倍。然而，我们依赖的是假设和替代测量，仍然有很多东西要学习。在上肢的任何位置都可估计肌肉产生力量的能力、作用力线和肌肉活动，通过这些可以计算关节的净力。盂肱关节的运动涉及多达 26 块肌肉。

肌肉能够产生的力与肌肉中所有肌肉纤维的横截面积（不一定是肌肉的横截面积）及纤维的总长度有关，针对盂肱关节具体肌肉进行了计算。例如，在外展和外旋时，整个盂肱关节中出力最大的依次是三角肌（18%）、肩胛下肌、冈下肌/小圆肌、胸大肌和背阔肌（12%）[2]。这仅是某个位置的静态分析，盂肱关节的大部分位置，肌肉参与都不重复。肌肉的力线方向可能难以确定，并且在运动过程中，力线可能穿过旋转轴线，与肌肉的动作完全相反[13]。肌肉的活动可以通过肌电图来观察[32-33]，但易受误差的影响。我们可以推断出肩部的力量级，预测在运动时力矢量怎样变化，并应用于关节置换和重建器械的开发。但是，我们还缺乏更具体的知识。

盂肱关节的力学

许多研究都致力于分析通过盂肱关节传导的力，并且取得了很多发现。例如，当肩胛骨旋转时，这些力如何稳定肩胛骨，调节肩胛骨位置，以及在盂肱关节旋转时平衡各肌肉的作用。由于盂肱关节常常发生病变，而这些病变也常常需要手术处理。盂肱关节的力学知识不仅是关节置换术的基础，也是骨折及软组织损伤重建的基础。

可以构建简单的自由体受力图来帮助计算盂肱关节上的合力。外展 90°的手臂落回体侧是手臂重力作用的结果，手臂的重心在距离盂肱关节 30～35 cm 处。通过外展肌(三角肌和冈上肌)作用达到平衡，力线在距肱骨头旋转轴 2～3 cm 处(图 3-25-13)。由此可以估计，即使手部没有重物，通过肱骨头作用于肩胛窝处的力也相当于体重的 50%。当手部负重时此力要远远大于体重，包括意外负荷(如摔倒)时伸手支撑身体，常造成肩袖撕裂伤。

自由体受力图可以说明静态下的基本信息，而动态分析还告诉我们置换的关节长时间运动后的重要信息，虽然上文已经指出，稳定旋转肩胛骨来接受肱骨作用于骨性肩胛盂上的合力，但这个合力并非始终在中央窝。即使是一个简单的动作，如外展，开始时也会有明显的直接作用力上下摩擦肩胛盂。关节置换术后短期内对于肩胛盂是否固定好的任何检查都可能引起以后的松动。如果外展肌只收缩而未发生臂外展，肩胛骨会因手臂的重量而向下旋转，而外展肌力就会浪费。因此，外展需要大脑先发出指令将肩胛骨固定于躯干。此外，躯干必须是稳定的。所以事实上，腿部、躯干和稳定肩胛骨的肌肉先于肩部外展肌收缩几毫秒。在外展肌上旋肱骨的前一瞬间，肩袖下部肌肉收缩将肱骨头向下拉[28]。其结果是，关节反作用力立刻摆向下肩胛盂，然后再到上肩胛盂、三角肌和冈上肌上旋肱骨，最后移至肩胛盂中心，肱骨外展，肩胛骨向上旋转，肩胸关节移动。如果上肩袖出现缺失，如冈上肌撕裂伤，合力从下肩胛盂到上肩胛盂会被放大。如进行肩胛盂置换，还会导致组件的早期松动，即所谓的“摇马盂”。

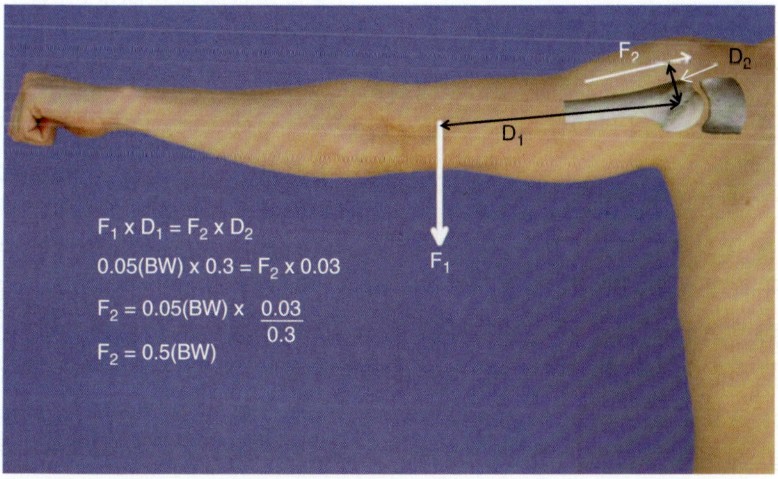

图 3-25-13 力的数量级的简单自由体受力计算法：臂外展，无重力以外的其他抵抗力，于臂关节的反作用力可以是体重的数倍

如果三角肌单独作用或占主导地位，那么只考虑其起止点，三角肌收缩会产生跨关节盂的剪切力。冈上肌和其他肩袖肌的作用几乎平行肩胛骨平面，产生指向肩胛盂的小部分剪切力。肌肉-肌腱单位正常时，肩部的剪切力是平衡的，合力指向肩胛盂凹。任何部位的缺失（最常见的是上肩袖的缺失）都会破坏正常控制机制，产生偏心关节反作用力，导致神经肌肉控制的难度加大。某些患者代偿良好，尽管病变明显，但能产生适当的力偶，保持关节反作用力在中心位置。为什么有些肩袖损伤患者通过辅助理疗就可恢复功能，而有些患者比较小的肩袖损伤就引起明显的功能障碍，其中原因尚不清楚。

肩部的解剖使植入物设计师了解了肩部运动和力的机制。我们注意到，盂肱关节的旋转中心就在几毫米的小区域内。肱骨头围绕球形投影的中心旋转。假体安置在肱骨头的干骺端，作用在假体上的力将其稳定在关节窝，与肱骨干连接处的应力则很小。因此肱骨干上的假体松动很少见（甚至是没有任何生物活性材料涂层的非骨水泥干），肱骨假体内固定的并发症很少，重建假体经久耐用。

第5节　临床意义

了解肩关节生物力学环境对于诊治肩部疾病至关重要。肌肉力量和神经肌肉控制间的微妙平衡帮助我们理解，为什么肩关节解剖形态异常或控制机制异常容易导致不稳定。解剖形态问题可以通过韧带、盂唇甚至骨重建来修复，但异常的神经肌肉控制系统更难治疗。阐明不稳定的潜在生物力学原因是成功处理复发性脱位或半脱位患者的关键。通过分析正常的生物力学而进行技术改进的例子包括，将盂唇固定在肩胛盂面而不是肩胛盂颈、重建前缓冲区，以及用 Latarjet 法或类似方法修复骨缺损（“倒梨形”盂）。

对于维持正常肩关节功能，神经肌肉控制和平衡力偶的建立必不可少。而如何解决肩部解剖结构无明显异常的功能障碍，还需要进一步研究。然而，我们对诸如肩袖撕裂这样明显的解剖病变所引起神经肌肉控制障碍的了解也远远不够。生物力学分析可以帮助我们解释肩袖撕脱修复术如何改善临床症状、活动范围和力量的强度。但是并不能很好地解释，为什么有些患者撕脱严重但是功能很好且没有疼痛[22]，有些患者经非手术治疗症状改善[9]，有些患者不需要治疗，却功能较差，症状较明显[8]。还有部分患者由于肩袖撕裂严重，肱骨头裸露，发展成为肩袖撕裂关节病。

肩关节是负重关节，盂肱关节经常承受超过体重的活动负荷，即使只是对抗重力也会在肩袖肌腱产生很大的力。当肩部骨折波及大小结节时，应将恢复正常功能作为康复的目标之一，即促使肩袖肌肉产生的力和施加于肱骨结节的力恢复正常。即使是现代锁定钢板系统，也不能仅通过螺钉固定钢板来稳定固定结节骨块，一般需要用缝合材料穿过钢板来加强固定，并且必须注意固定将受到的潜在破坏性力。

当应用半关节置换治疗肩关节复杂骨折和骨折脱位时，上述方法同样适用于固定结节碎片。大结节移位是半关节置换术失败的最常见原因，而恢复能够承受生理力量的、符合肩袖肌肉运动的解剖学力线是半关节置换术的关键步骤。此外，恢复生物力学环境只能通过准确置位假体来恢复正常长度和肱骨后倾。研究已经证实，全肩关节置换术中肱骨和（或）肩胛部件的错位会对动力学、运动范围和肩关节稳定性产生不利影响[12]。

然而，针对不能重建正常肩关节解剖环境的情况，Knights 设计了一种特殊的假体。反式肩关节假体的“球形”关节面放置于肩胛骨关节盂侧，而“盂杯”放置于肱骨近端，通常由一个柄将假体固定在肱骨干上。旋转中心是盂球的投影中心，而非骨折远端肱骨头的投影中心。旋转中心位于内侧 3 cm 左右，超过三角肌的活动力线和旋转中心间的距离一倍多。因此，三角肌的力臂会增长，三角肌的前部和后部都会外展。通过与关节盂关节连接来防止肱骨向上移动，事实上，肱骨相对于肩峰降低，三角肌会重新紧张或张力增加[4]。当肩袖损伤或不能重建时，假体则不能完全依靠肩袖功能来使其适用。没有正常的肩袖，内旋和外旋都受到明显限制，而肩部的外旋功能十分重要。外展可以由背阔肌收缩来代偿，但长期结果尚未明确。

第 6 节　总　结

胸部和手臂之间的关节包括肩胸关节和盂肱关节，锁骨通过滑膜肩锁关节和胸锁关节成为肩胛骨和胸部间的一个支柱。肩胛骨通过肌肉连接于中轴骨，并由肌肉控制肩胛骨位置，调节肩胛盂窝，接受来自肱骨头的关节反作用力。通过肩胛骨在胸廓的上升、下降、伸长、收缩、旋转增加肩部活动范围。这是一个复杂且尚未充分了解的神经肌肉控制系统，辅助躯干稳定，实现肩部功能。

盂肱关节大范围的活动是以稳定为基础的。先天解剖结构缺陷或骨、韧带、肌腱及其他软组织结构病变都可以导致不稳定。因此，需要详细询问病史并检查来确定病变部位。手术治疗成功的关键是恢复正常的解剖结构和生物力学。

盂肱关节置换同样需要恢复正常解剖结构，才能提供关节功能所需的肌肉长度和张力。此外，关节假体和固定技术必须能承受超过体重的力，以及肩胛盂表面的剪切力，这个力可能活动置换假体，长期可能会导致其松动，特别是在固定不充分或软组织处理不当时，可导致作用在肩胛盂的偏心力。反式肩关节置换为肩袖功能无法重建的患者提供了一个新的解决方案。

肩关节在关节面或肌肉、肌腱、韧带疾患时非常敏感，可导致功能异常。因此，手术患者如果没有得到最好的结构重建就会导致功能恢复差。

参考文献

[1] Basmajian JV, Bazant FJ. Factors preventing downward dislocation of the adducted shoulder joint. J Bone Joint Surg, 1959, 41A: 1182-1186.

[2] Bassett RW, Browne AO, Morrey BF, et al. Glenohumeral muscle force and moment mechanics in a position of shoulder instability. J Biomech, 1990, 23(5): 405-415.

[3] Blasier RB, Goldberg RE, Rothman ED. Anterior shoulder instability: contribution of rotator cuff forces and capsular ligaments in a cadaveric model. J Shoulder Elbow Surg, 1992, 1: 140-150.

[4] Boileau P, Watkinson DJ, Hatzidakis AM, et al. Grammont reverse prosthesis: design, rationale and biomechanics. J Shoulder Elbow Surg, 2005, 14(1S): 147S-161S.

[5] Dempster WT. Mechanisms of shoulder movement. Arch Phys Med Rehabil, 1965, 46A: 49-70.

[6] De Palma AF. Degenerative changes in the sternoclavicular and acromioclavicular joints in various decades, vol. Ⅲ. Springfield: Thomas, 1957.

[7] Doddy SG, Waterland JC, Freedman L. Scapulohumeral goniometer. Arch Phys Med Rehabil, 1970, 51: 711-713.

[8] Fehringer EV, Sun J, VanOeveren LS, et al. Full thickness rotator cuff tear prevalence and correlation with function and co-morbidities in patients sixty-five years of age and older. J Shoulder Elbow Surg, 2008, 17(6): 881-885.

[9] Goldberg BA, Nowinski RJ, Matsen Ⅲ FA. Outcome of nonoperative treatment of full thickness rotator cuff tears. Clin Orthop, 2001, 382: 99-107.

[10] Harryman Ⅲ BT, Sidles JA, Clark JM, et al. Translation of the humeral head on the glenoid with passive glenohumeral motion. J Bone Joint Surg, 1990, 72A(9): 1334-1343.

[11] Hsu HC, Boardman Ⅲ ND, Luo ZP, et al. Tendondefect and muscle-unloaded models for relating rotator cuff tear to glenohumeral instability. J Orthop Res, 2000, 18: 952-958.

[12] Ianotti JP, Spencer EE, Wnter U, et al. Prosthetic positioning in total shoulder arthroplasty. J Shoulder Elbow Surg, 2005, 14(1S): 111S-121S.

[13] Inman VT, Saunders JR, Abbott LC. Observations on the function of the shoulder joint. J Bone Joint Surg, 1944, 26: 1-30.

[14] Inokuchi W, Sanderhoff Olsen B, Sojbjerg JO, et al. The relation between the position of the glenohumeral joint and the intra-articular pressure: an experimental study. J Shoulder Elbow Surg, 1997, 6: 144-149.

[15] Jaggi A, Lambert S. Rehabilitation for shoulder injuries. Br J Sports Med, 2010, 44: 333-340.

[16] Johnston TB. The movements of the shoulder joint. A plea for the use of the 'plane of the scapula' as the plane of reference for movements occurring at the humero-scapular joint. Br J Surg, 1937, 25: 252-260.

[17] Kumar VP, Balasubramaniam P. The role of atmospheric pressure in stabilising the shoulder; an experimental study. J Bone Joint Surg, 1985, 67B: 719-721.

[18] Laumann U. Kinesiology of the shoulder joint. In: Kölbel R et al., editors. Shoulder replacement. Berlin: Springer, 1987.

[19] Lee SB, Kim KJ, O'Driscoll SW, et al. Dynamic glenohumeral stability provided by the rotator cuff muscles in the mid-range and end-range of motion. A study in cadavers. J Bone Joint Surg, 2000, 82A(6): 849-857.

[20] Lewis OJ. The coracoclavicular joint. J Anat, 1959, 93: 296-303.

[21] Lippitt SB, Vanderhooft JE, Harris SL, et al. Glenohumeral stability from concavity compression: a quantitative analysis. J Shoulder Elbow Surg, 1993, 2: 27-35.

[22] Matsen Ⅲ FA. Rotator cuff. In: Rockwood CA, Matsen Ⅲ FA. The shoulder. Philadelphia: WB Saunders, 1998. 755-839.

[23] Monk AP, Berry E, Limb D, et al. Laser morphometric analysis of the glenoid fossa of the scapula. Clin Anat, 2001, 14(5): 320-323.

[24] Morrey BF. The elbow and its disorders. 4th ed. Philadelphia: Saunders, 2009.

[25] O'Brien SJ, Schwartz RS, Warren RF, et al. Capsular restraints to anterior-posterior motion of the abducted shoulder: a biomechanical study. J Shoulder Elbow Surg. 1995; 4: 298-308.

[26] O'Connell PW, Nuber GW, Mileski RA, et al. The contribution of the glenohumeral ligaments to anterior stability of the shoulder joint. Am J Sports Med, 1990, 18: 579-584.

[27] Poppen NK, Walker PS. Normal and abnormal motion of the shoulder. J Bone Joint Surg, 1976, 58A: 195-201.

[28] Poppen NK, Walker PS. Forces at the glenohumeral joint in abduction. Clin Orthop, 1978, 58: 165.

[29] Randelli M, Gambrioli PL. Glenohumeral osteometry by computed tomography in normal and unstable shoulders. Clin Orthop, 1986, 208: 151-156.

[30] Rockwood Jr CA, Matsen Ⅲ FA, Lippitt SB, et al. The shoulder. 4th ed. Philadelphia: Saunders, 2009.

[31] Saha AK. Dynamic stability of the glenohumeral joint. Acta Orthop Scand, 1971, 42: 491-505.

[32] Shevlin MG, Lehmann JF, Lucci JA. Electromyographic study of the function of some muscles crossing the glenohumeral joint. Arch Phys Med Rehabil, 1969, 50: 264-270.

[33] Sigholm G, Herberts P, Almstrom C, et al.

Electromyographic analysis of shoulder muscle load. J Orthop Res,1984,1:379-386.

[34] Soslowsky LJ,Flatow EL,Bigliani LU,et al. Articular geometry of the glenohumeral joint. Clin Orthop,1992,285:181-190.

[35] Stevens KJ,Preston BJ,Wallace WA,et al. CT imaging and three dimensional recosntructions of shoulders with anterior glenohumeral instability. Clin Anat, 1999, 12: 326-336.

[36] Wuelker N, Korrell M, Thren K. Dynamic glenohumeral joint stability. J Shoulder Elbow Surg,1998,7:43-52.

第 26 章　肩关节影像学检查原理

第 26 章

肩关节影像学检查原理

S. Shetty,Paul O'Donnell

关键词 解剖 · 关节造影 · CT 和 CT 造影 · MR 和 MR 造影 · X 线片 · 超声检查

第 1 节 概 述

X 线片、荧光透视法、超声(ultrasound,US)、计算机断层扫描(computed tomography,CT)和磁共振成像(magnetic resonance imaging,MRI)都是肩部检查最常用的影像学方法。评价肩袖最常用超声和磁共振。

近年来,肩部尤其是肩袖的影像学检查需求逐渐增多,这也许与人口老龄化及运动相关损伤的增加有关。Seltzer 等于 1979 年发表了第 1 篇应用超声评价肩袖的文章;Kneeland 等于 1986 年发表了第 1 篇应用 MRI 评价肩袖的文章。随后,影像技术的发展和大量的研究提高了人们对肩袖病理的认识。目前,这 2 种影像学技术仍存在局限性,肩袖的影像学检查仍然缺乏金标准。CT 和 MRI 关节造影显著改善了盂肱关节的盂唇和韧带结构显像,目前传统的关节造影已不再单独用于诊断肩部疾病。本章重点综述肩部疾病检查的影像学方法。

S. Shetty (✉) · P. O'Donnell
Department of Radiology, Royal National Orthopaedic Hospital, Stanmore, Middlesex, UK
e-mail: paul.o'donnell@rnohnhs.uk

G. Bentley (ed.), *European Surgical Orthopaedics and Traumatology*,
DOI 10.1007/978-3-642-34746-7_40, © EFORT 2014

第 2 节 解 剖

深入了解肩部解剖是理解肩部影像学检查的基础。

一、肱二头肌

肱二头肌有两个头:肱二头肌短头起自喙突,肱二头肌长头起自盂上结节和上盂唇。肱二头肌长头沿着关节内、滑膜内向下走行至大、小结节之间的结节间沟,与喙肱韧带及盂肱上韧带共同构成肩袖前间隙的结构。肩袖前间隙位于肩胛下肌和冈上肌腱之间。肱二头肌肌腱附着于桡骨粗隆,并有腱膜附着于二头肌腱膜。

二、三角肌

三角肌起自外侧锁骨、肩峰及外侧肩胛冈,止于肱骨三角肌粗隆。

三、肩袖韧带

1. 肩胛下肌 肩胛下肌起自肩胛骨前面,止于肱骨小结节。

2. 冈上肌 冈上肌起自肩胛骨的肩胛上窝,止于肱骨大结节的上表面。

3. 冈下肌　冈下肌起自肩胛骨冈下窝内侧面，止于肱骨大结节中间表面。

4. 小圆肌　小圆肌起自肩胛骨外侧缘，止于肱骨大结节下表面(表 3-26-1)。

表 3-26-1　肩袖肌肉解剖

肌肉	起源	止点	作用	神经支配
肩胛下肌	肩胛骨体部前面	小结节	内收，内旋	肩胛下神经上，下支
冈上肌	肩胛骨肩胛上窝	大结节上表面	内旋，外展	肩胛上神经
冈下肌	肩胛骨肩胛下窝	大结节中表面	外旋	肩胛上神经
小圆肌	肩胛骨外侧缘	大结节下表面	外旋	腋神经
肱二头肌	短头：喙突 长头：盂上结节及上盂唇	桡骨粗隆及二头肌腱膜	旋后，屈曲	肌皮神经
三角肌	外侧锁骨，肩峰及肩胛冈	肱骨干的三角肌粗隆	外展	腋神经

四、盂肱关节

盂肱关节是体内活动最多、最不稳定的关节。盂肱关节的 2 个关节面形态大小不对称，关节盂面小而浅，肱骨头面大而圆，关节囊松弛。松弛的关节囊使肩关节有更大的活动范围，但同时也必然导致肩关节不稳定，易于脱位和半脱位。关节盂周边的纤维软骨盂唇加深加宽了关节盂。

肱骨头和关节盂的关节面均覆有透明软骨。肱骨关节软骨延至解剖颈，此处也是关节囊外侧附着处。关节囊内侧向后、向下附着于关节盂边缘，紧邻盂唇内侧。关节囊下方松弛，是其最薄弱的部分。依据关节囊前方附着处与关节盂唇的关系，分 3 种类型：1 型，关节囊附着于盂唇；2 型，关节囊附着于肩胛颈，距盂唇不超过 1 cm；3 型，关节囊附着于肩胛颈，距盂唇超过 1 cm。

关节囊向上延至喙突根部，容纳肱二头肌长头在盂上结节的起始部。关节囊有 2 个孔，一个在肱骨大小结节之间，肱二头肌肌腱在此通过；另一个是肩胛下隐窝，连接肩胛下滑囊和滑膜间隙。

滑膜构成纤维关节囊，在肱二头肌肌腱通过结节间沟处围绕肱二头肌肌腱形成一个管状结构，远端延至肱骨解剖颈。关节囊有多条韧带(喙肱韧带及上、中、下盂肱韧带)加强，盂肱韧带从关节盂前缘延至小结节。这些韧带，尤其是盂肱下韧带前束限制了肱骨头外旋及向前移位。喙肱韧带起自喙突，止于小结节和大结节，在肱二头肌表面加强关节囊。

五、肩锁关节

肩锁关节由肩峰内侧面和锁骨外侧面构成，是滑膜关节，因此，可能发生骨性关节炎，其向下突出的骨赘可引起肩袖病变。肩锁关节由强有力的肩锁韧带加强，限制关节运动，内有纤维软骨关节盘。喙锁韧带也发挥加强肩锁关节稳定性的作用，该韧带由外侧的斜方韧带和内侧的锥状韧带构成。

六、胸锁关节

胸锁关节由锁骨的内下面和胸骨柄的外上面构成，关节面覆有纤维软骨，也有纤维软骨盘。胸锁关节很难用 X 线片进行评估，用 CT 薄层和 MRI 成像效果较好，检查时患者采取俯卧位以稳定胸骨。

七、喙肩弓

喙肩弓由肩峰前部、喙肩韧带和喙突构成。喙肩韧带自肩峰前部延至喙突，厚 2～5 mm。肩峰下间隙位于喙肩弓和肱骨头之间，内含肩峰下滑囊、冈上肌及冈下肌肌腱，以及关节囊。因此，肩峰下间隙的各种狭窄都可能导致肩袖和肩峰下间隙其他内容物的撞击。Bigliani 将肩峰下表面分为 3 型：1 型（扁平）；2 型（凹面）；3 型（前面向下倾斜或呈钩状，可导致肩峰下间隙狭窄）。

第 3 节　X 线检查

无论影像学技术如何发展，X 线片仍然是肩部检查的主要影像学方法，通常也是第一项检查。

适应证

任何急性或慢性肩部疾病：创伤，包括骨折、脱位（急性或慢性及由此导致的骨损伤）；慢性肩部疼痛的骨骼解剖（引起功能不良的解剖变异、关节病的程度）；肩袖疾病的影像学特征；钙化性肌腱炎。由于肩胛骨解剖结构复杂，其骨折难以显示。

X 线检查最常用的检查体位表（3-26-2）包括：

- 前后位（AP）（图 3-26-1）
- 盂肱位（GH）（图 3-26-2）
- 侧位（经肩胛骨或“Y”位）（图 3-26-3）；头侧成角以显示“出口”
- 轴位［包括腋窝（图 3-26-4）和变异：Stripp[1]，Bloom Obata[2]］（图 3-26-5，图 3-26-6）
- 肩锁关节
- Stryker notch 位（图 3-26-7）

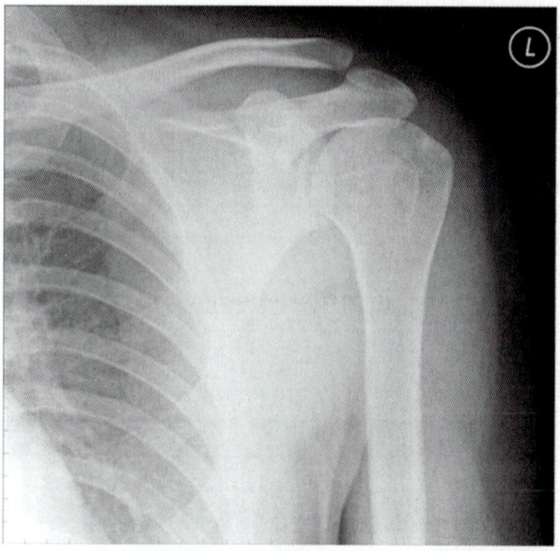

图 3-26-1　肩部 AP 位 X 线片

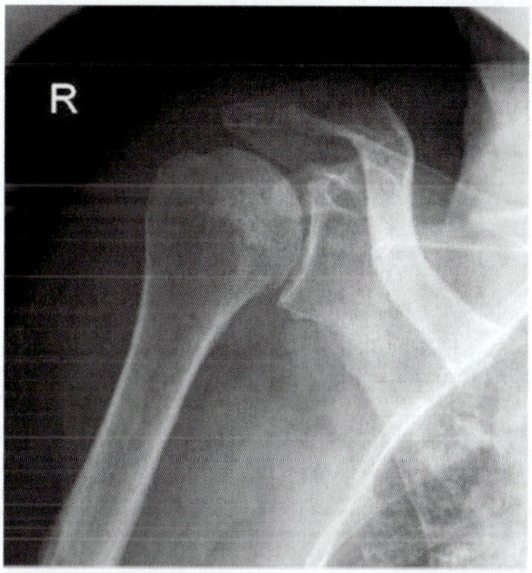

图 3-26-2　盂肱关节 AP 位 X 线片

第 4 节　关节造影

一、适应证

1. 治疗性注射［长效局部麻醉药（long-acting local anaesthetic agent，LA）结合皮质类固醇激素］或诊断性注射（仅使用长效

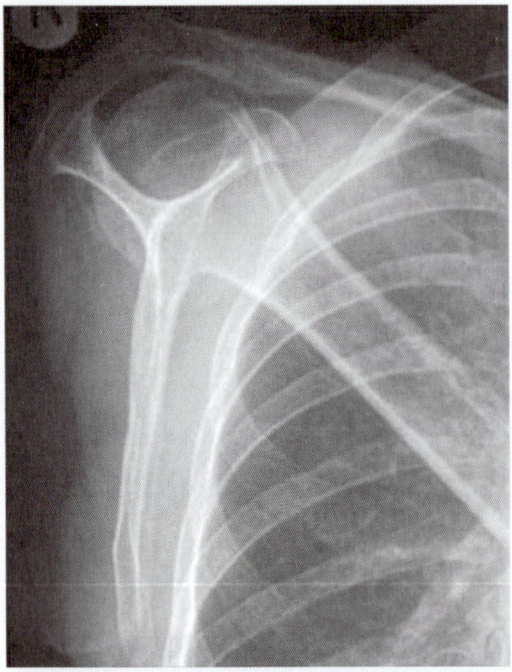

图 3-26-3 侧位肩胛骨"Y 位"X 线片

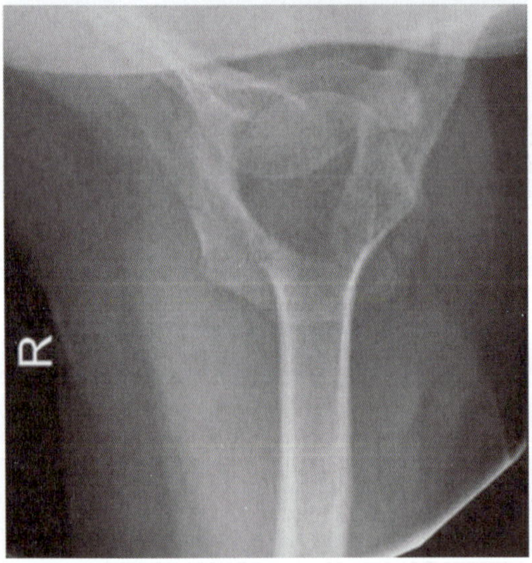

图 3-26-4 轴位 X 线片

LA)。诊断性关节内注射可特异性评价注射效果，如注射后疼痛缓解即可确定是肩关节疾病引起的疼痛。

2. 作为肩关节 CT 造影或 MR 造影的一部分，分别应用碘造影剂(CT)或钆造影剂(MRI)进行关节腔注射。

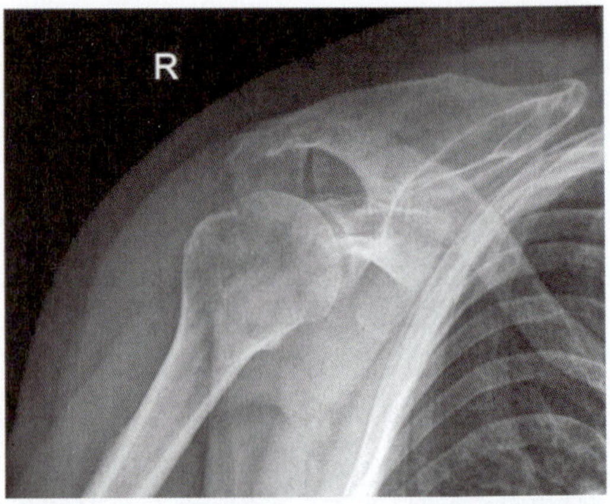

图 3-26-5 Stripp(由下向上)轴位 X 线片

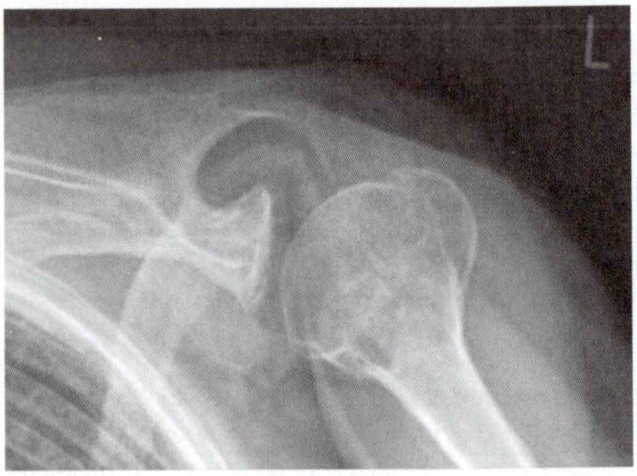

图 3-26-6 Bloom Obata(由上向下)轴位 X 线片

3. 治疗性扩张关节囊，治疗粘连性关节囊炎。在 X 线监测下进行关节腔大量注射(传统应用碘造影剂、皮质类固醇激素、局部麻醉药及生理盐水)，以分离关节粘连。

二、前入路

患者仰卧位，上肢外旋(该体位使肱二头肌肌腱移至穿刺部位外侧，同时也最大程度暴露肱骨软骨面以进行穿刺)。X 射线与台面垂直角度照射。这是放射医师拍摄肌肉骨骼最常用的入路。没有固定的穿刺部位[3]，但是通常直接垂直于肱骨头内侧骨皮质进

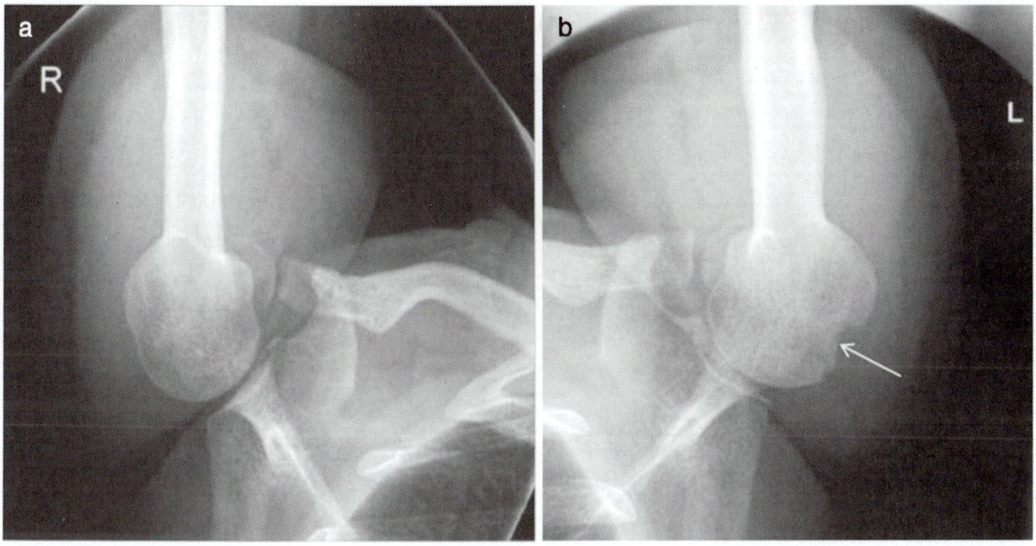

图 3-26-7 a. Stryker 位（正常）；b. Stryker 位 Hill-Sachs 缺损（箭）

表 3-26-2 肩部 X 线评估

X 线检查位置	患者体位	技术/中心	适应证
前后位（AP）	患者站立、坐位或者仰卧位，背靠摄影暗盒	喙突	肩部及肱骨近端的急性创伤（少数患者不耐受）；肩锁关节。提供盂肱关节的倾斜影像
盂肱位	患者站立、坐位或者仰卧位，背靠摄影暗盒，然后转向患侧以获得盂肱关节的影像	喙突	慢性（偶有急性）盂肱关节病理改变（陈旧性脱位、关节病），显示盂肱关节的影像
侧位（"Y"位）	患者直立位（站立或坐位）面朝摄影暗盒，肩部前斜位旋转 45°	肱骨头	肱骨头半脱位；急性创伤选择性影像
出口位（后前位）	患者直立位（站立或坐位）面朝摄影暗盒，肩部前斜位旋转 45°，向足侧倾斜 15°	关节盂	观察喙肩弓轮廓，肩峰下空间
轴位（由上向下的，SI；由下向上的，IS）	患者站立（通常 IS）、坐位（SI）或者仰卧位（IS），盂肱关节上面朝向摄影暗盒（IS）或者暗盒在腋下弯曲（SI），同时手臂外展。成角远离（SI）或朝向躯干（IS）	盂肱关节通过腋窝的中间	急性创伤（受限于患者的活动能力）；慢性肩部疼痛（肩峰骨） 在严重疼痛/急性创伤时，可在有限外展的情况下进行拍摄
Stripp 轴位（由下向上）	患者坐在凳子上，背朝 X 线射线管，X 线射线管倒转，中心射线方向垂直向上，暗盒置于受损肩部上方，由患者健侧手臂固定患侧手臂在适当位置，患者稍微向后倾斜	中心射线垂直通过腋窝	疼痛或不稳定的肩关节不需外展手臂即可获得的轴位像

（续 表）

X线检查位置	患者体位	技术/中心	适应证
Bloom-Obata 轴位（由上向下）	患者坐在凳子上，背靠桌子，肩部垂直于桌面上方的暗盒，中心射线垂直向下	中心射线垂直指向锁骨外侧缘	提供盂肱关节轴位像。外展受限时仍然有用
肩锁关节	患者背向摄影暗盒	水平射线中心在肱骨头水平	显示关节的半脱位。双侧在同一成像板进行比较
Stryker notch 位	患者仰卧位，手置于头部后面，肩部外展外旋	中心射线指向喙突，头侧倾斜 10°	显示肱骨头轮廓（可显示慢性前脱位导致的 Hill-Sachs 缺损）

行穿刺，在皮肤上标记穿刺点，清洁，局部麻醉。应用 21G 或 22G 穿刺针，垂直进针，进入关节内后，注射造影剂以确定穿刺针的位置（图 3-26-8）。如果是治疗性或诊断性穿刺，分别在关节腔内混合注射类固醇激素和局部麻醉药或仅注射局部麻醉药。如果作为肩关节 CT 造影或 MR 造影的一部分，则注射造影剂。总共可注射 10～15 ml，如关节松弛则可注射更大剂量，如为粘连性关节囊炎，关节腔容量则大大减小。

三、后入路

该入路的优势在于避免了前方结构不小心被造影剂污染。

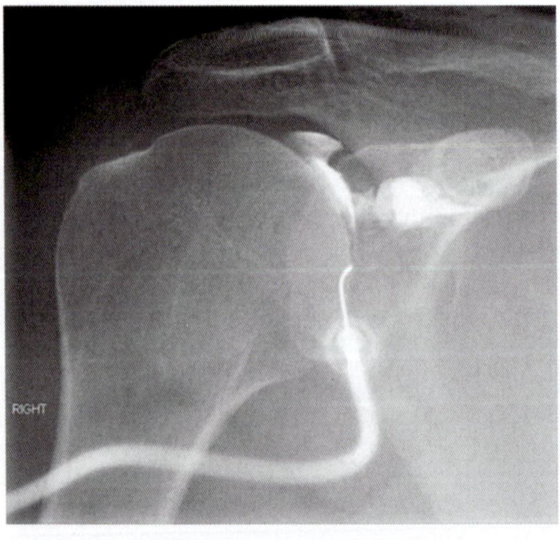

图 3-26-8 关节造影 X 线引导穿刺针放置

患者斜俯卧位，应用 21G 穿刺针，向肱骨头内下象限穿刺。

第 5 节 超声检查

一、适应证

识别肩袖的肌腱病和撕裂（可鉴别部分撕裂和完全撕裂）；肱二头肌肌腱的肌腱病、断裂及脱位；关节积液及滑囊积液；不同程度显示肌肉、骨骼和关节软骨的病变；盂唇旁囊肿（提示可能存在盂唇撕裂）；肩胛上神经和腋神经病变；肩锁和胸锁关节。也可动态观察撞击及超声引导介入治疗。

超声检查具有可动态观察、空间分辨率和对比度良好、无创、价格低廉的优势。配以良好的设备和娴熟的检查者，超声检查在评价肩袖的部分及完全撕裂方面具有高度敏感度和特异度。相对于 MRI，超声检查更快速，更易于接受，许多患者更倾向于选择超声检查。

线阵探头或换能器应用一系列高频率超声，能形成高分辨率的图像。宽频探头应用连续的频率，如 12-5 MHz，而非单一频率。高频率具有更高的空间分辨率，但穿透性差，低频率则具有更好的穿透性[4]。肌肉骨骼超声检查应用的其他超声功能包括多普勒、复合成像、宽景成像和声束旋转等。

检查者可站在患者前面或后面，取决于个人习惯。从后方进行检查易于键盘操作和肩部检查。

所有肌腱的长轴和短轴检查顺序如下：肱二头肌、肩胛下肌、冈上肌、冈下肌和小圆肌。进行系统检查可避免漏掉一些不太明显的病变，即使是对于有经验的检查者亦如此。

超声检查中应注意使探头垂直于肌腱以避免回声失落，从而造成肌腱撕裂的假象。这种情况下肌腱内出现的回声减低称为各向异性，轻微旋转探头可避免这种假象。如果真正存在肌腱病变，那么旋转探头后低回声不会消失，相反，如果是由于探头方向造成的假象，经过调整使探头垂直于肌腱以后，便可显示肌腱纤维的高回声[5]。

二、肩部超声检查

(一)肱二头肌长头肌腱

正常肱二头肌肌腱呈纤维状外观。异常的肌腱呈非纤维状，提示退行性改变(仍可显示肌腱组织)或撕裂(肌腱组织不显示)。看不到肌腱组织的另一个原因是肌腱脱位，肱二头肌肌腱从二头肌沟向内侧脱出。应评估肌腱病变(肌腱炎、部分撕裂和完全撕裂、肌腱不稳定)和腱鞘病变(滑膜炎、滑膜游离体)。

患者体位：患者坐于舒适的椅子上，受检上肢处于中立位(手臂紧靠躯干，肘弯曲90°，掌心向上)或轻度内旋(图 3-26-9)。

肱二头肌沟位于肱骨小结节和大结节之间，其内可见弓形动脉走行于肌腱的外侧。在短轴断面(图 3-26-10)和长轴断面(图 3-26-11)观察肱二头肌肌腱，2 个断面通常都需要微调探头角度，以避免各向异性的干扰。肱二头肌腱肌结合部处于胸大肌结节间沟外侧缘附着点水平。上肢处于中立位，从内向外旋转以检查肌腱是否脱位。

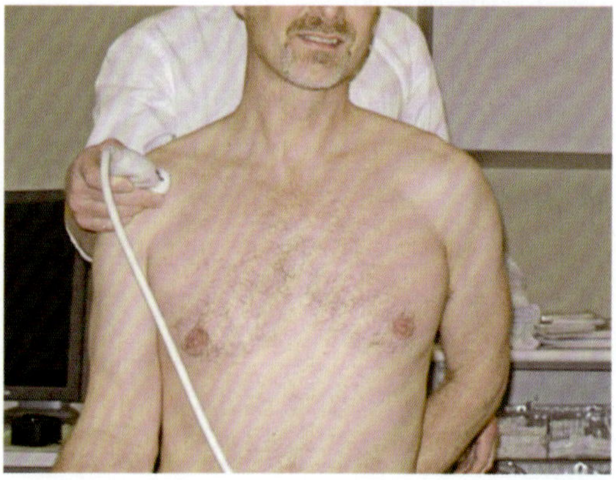

图 3-26-9　在短轴断面检查肱二头肌长头肌腱的体位(肘弯曲 90°)；将探头旋转 90°，可在长轴断面检查肱二头肌

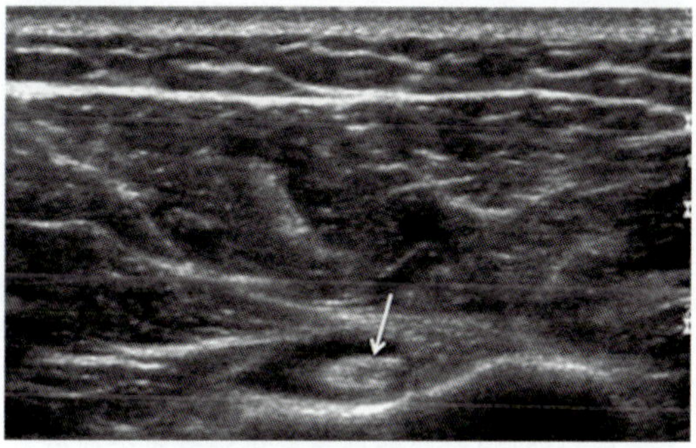

图 3-26-10　短轴断面观察到的肱二头肌长头肌肌腱(箭)，周围有小的腱鞘囊肿

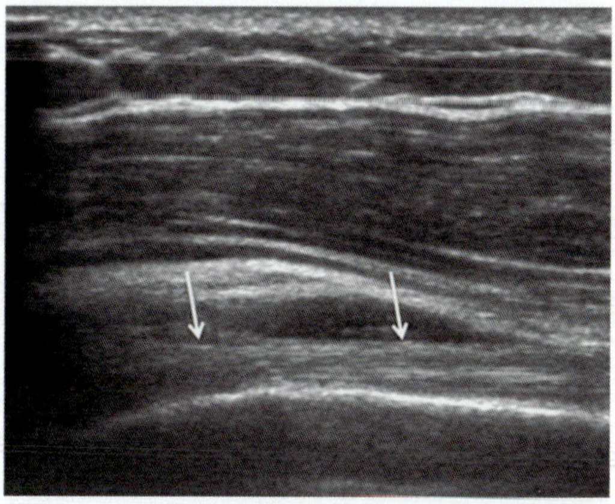

图 3-26-11　长轴断面观察到的肱二头肌长头肌肌腱(箭)，可以看到正常的纤维结构

(二)肩胛下肌

嘱患者上肢外旋(从检查肱二头肌肌腱时的中立位),该体位可以更完整地检查肩胛下肌(图 3-26-12)。改变外旋角度以观察整个肌腱。

肩胛下肌短轴断面显示肌腱正常的多羽状结构(图 3-26-13),检查经验不足时会误以为肌腱撕裂。长轴断面显示肌腱附着在小结节(图 3-26-14)。在上肢内旋/外旋时进行动态观察以评价喙突下撞击综合征。

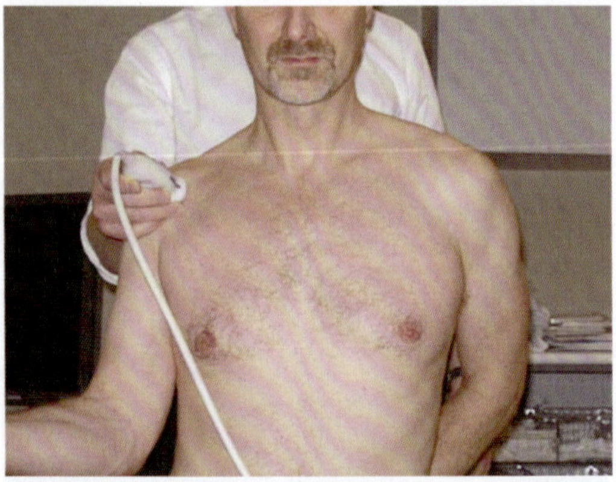

图 3-26-12 在长轴断面检查肩胛下肌的体位。患者肩部外旋(改变外旋角度以观察整个肌腱),肘部朝向躯干,将探头旋转 90°,可在短轴断面检查韧带

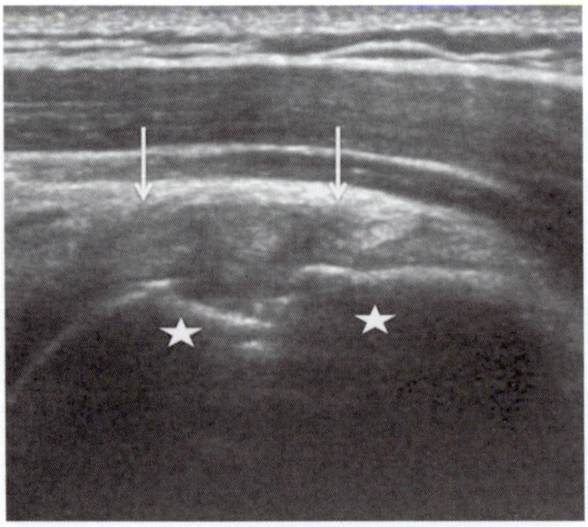

图 3-26-13 肩胛下肌短轴断面显示肌腱正常的多羽状结构(箭);小结节(星号)

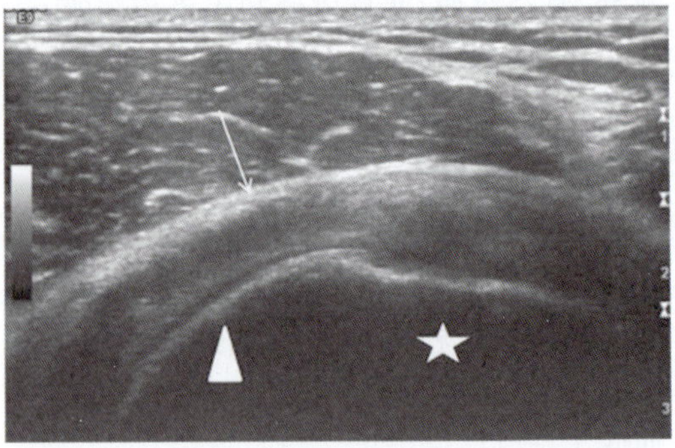

图 3-26-14 肩胛下肌长轴断面显示韧带(箭);小结节(星号)。韧带由肱骨头的内侧(左侧)到外侧(右侧)(箭头)

(三)冈上肌

嘱患者将受检的上肢置于后背或将手放置于后口袋中(图 3-26-15),使冈上肌从肩峰下露出。短轴断面检查时,肩袖间隙内的肱二头肌肌腱标记着冈上肌腱的前面(图 3-26-16);保持横断面扫查,向头侧移动探头,显示整个肌腱的横断面,注意同时显示肱二头肌肌腱。长轴断面显示肌腱在大结节的附着点(图 3-26-17)。正常冈上肌腱滑膜面呈光滑的凸面,如有肌腱滑膜面部分撕裂,则肌腱轮廓不规则,较易识别。超声检测肌腱内的早期钙化较 X 线片更为敏感,还可以同时评价肩峰下-三角肌下滑囊(可增厚或有积液,提示滑囊炎)。

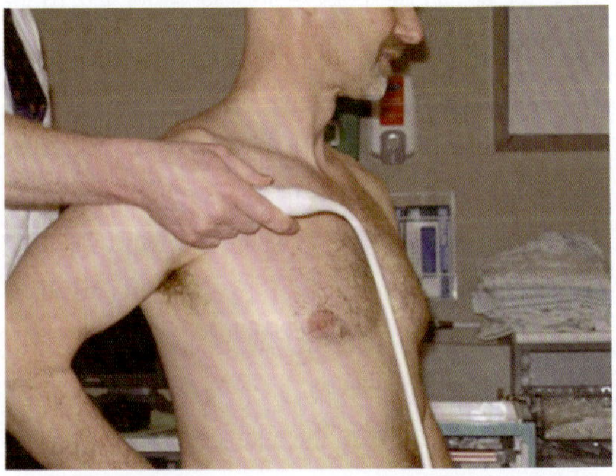

图 3-26-15 短轴断面检查冈上肌腱的探头位置。患者手放在后口袋内

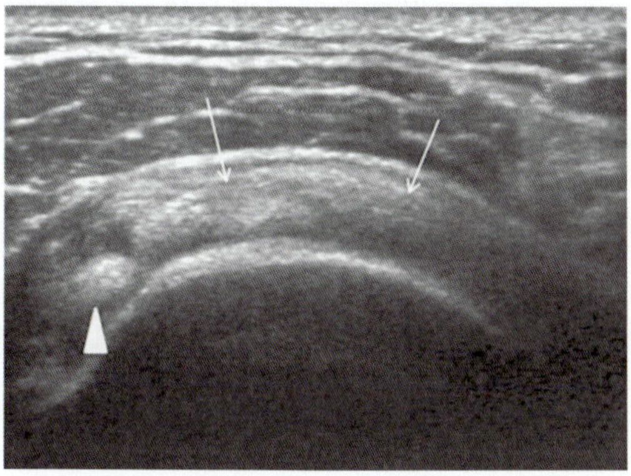

图 3-26-16　短轴断面观察到的冈上肌腱（箭）；肱二头肌长头（箭头）

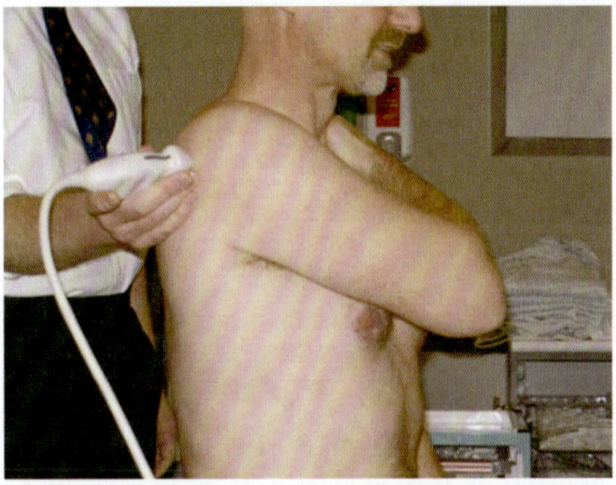

图 3-26-18　长轴断面检查冈下肌的探头位置。患侧手放于对侧肩部

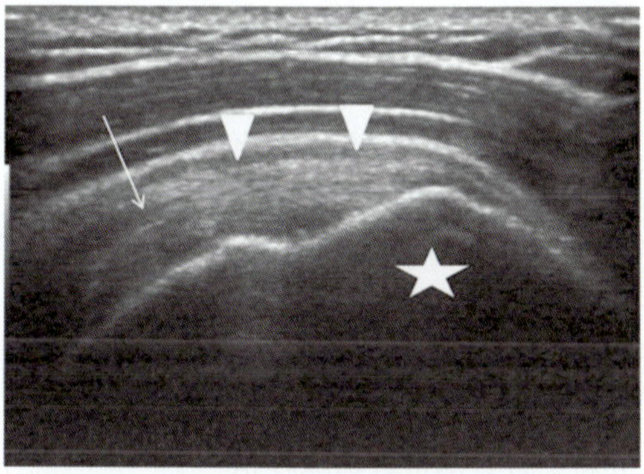

图 3-26-17　长轴断面观察到的冈上肌腱（箭）；肩峰下关节囊（箭头），大结节（星号）

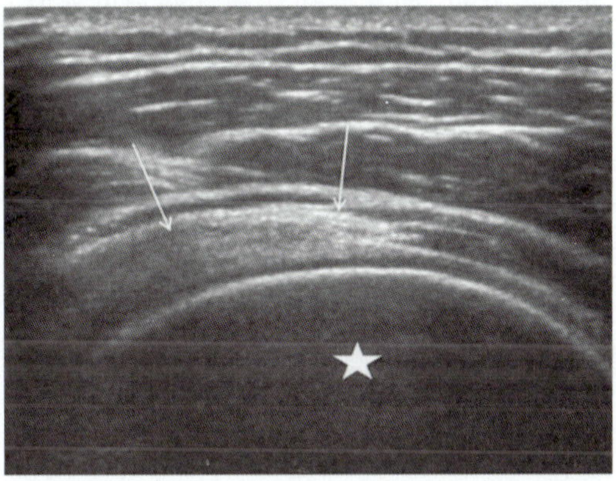

图 3-26-19　短轴断面观察到的冈下肌腱（箭）；肱骨头（星号）

（四）冈下肌

嘱患者将患侧手置于对侧肩部（图 3-26-18），以便在短轴和长轴上更好地显示肌腱（图 3-26-19，图 3-26-20）。检查冈下肌，可清楚观察到脂肪萎缩。冈下肌肌腱向后与小圆肌肌腱融合，两者远端没有明显的分界，但是由肌腹的形态及近端分开的肌腱还是可以将两肌腱分开来评价。

（五）肩锁关节

检查肩锁关节时，将探头放置于肩锁关节的前上表面，可以在 2 个断面进行检查，可显示骨赘、软骨下囊肿、滑膜炎、关节囊增厚和腱鞘囊肿。在关节短轴断面可很好地显示关节盘（探头矢状位）。

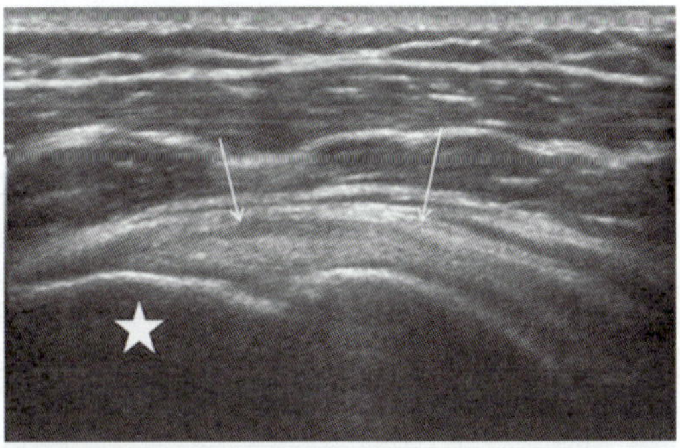

图 3-26-20　长轴断面观察到的冈下肌腱（箭）；大结节（星号）

（六）盂肱关节

超声检查盂肱关节具有局限性。探头放置于关节后方可增加显示范围，超声可显

示大量盂肱关节积液/滑膜炎。

第6节 CT和CT造影

适应证

可对骨骼进行高分辨率评价(定性、定量及形态学)(图 3-26-21),可用于明确骨折;评价关节窝和肱骨头的形态,如肱骨扭转和关节窝变形;对于其他影像学检查(放射线片、MRI)所提示的局限性骨病变进行进一步分析,如骨瘤病灶和骨髓炎的死骨;肩关节成形术前及术后评价。

CT造影分为关节造影和CT两部分。适应证同MR造影,但对于MRI绝对禁忌(如安装起搏器)和相对禁忌(关节成形术后)的患者亦可进行CT检查。CT造影评价盂唇、关节软骨、关节囊、肩袖撕裂和关节内游离体。

- 造影:是指操作的造影部分。一旦确定穿刺针在关节内的位置,即可注入10～15 ml碘造影剂(单造影剂造影),或注入空气后接着注入2～3 ml造影剂(双造影剂)。被动运动肩关节以帮助造影剂在关节内均匀扩散。嘱患者保持手臂靠近身体,尽量减少运动,以避免造影剂漏出关节腔。
- CT扫描:多平面重建能够在多个平面全面评价盂唇和关节(图 3-26-22)。

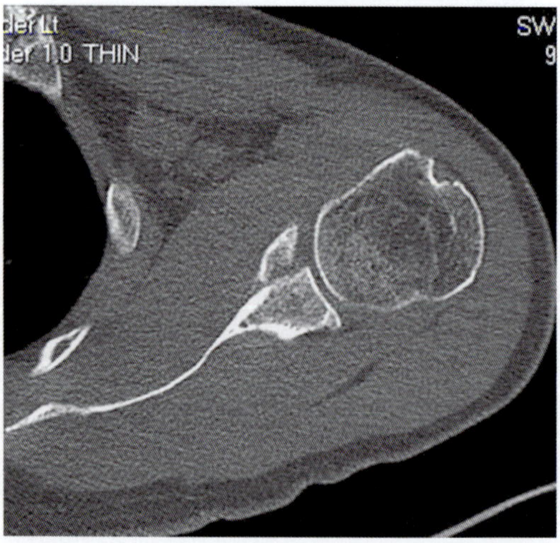

图 3-26-21 肩部CT,轴向重建,可见前盂骨折

第7节 MR和MR造影

一、适应证

肩关节MR用于评价肩袖肌腱和肩袖肌肉的完整性,关节造影特别有助于评估肌腱关节面部分撕裂、关节面、关节内游离体和盂肱韧带复合体/关节囊。传统的肩关节MR能够准确诊断肩袖全层撕裂,但诊断部分撕裂的敏感度较差。超声检查和MRI均可准确评价肩袖肌腱,但是在评价全层撕裂、肩袖肌肉萎缩(最初由CT研究报道[6]),尤其是手术修补术后长期功能恢复的预后方面,MRI可进行病变分级,而且更为简便(对操作者的依赖性更低)[7]。MRI更利于对肩部进行整体评估。

二、正常解剖变异

关节盂唇有一些正常变异,不应误认为

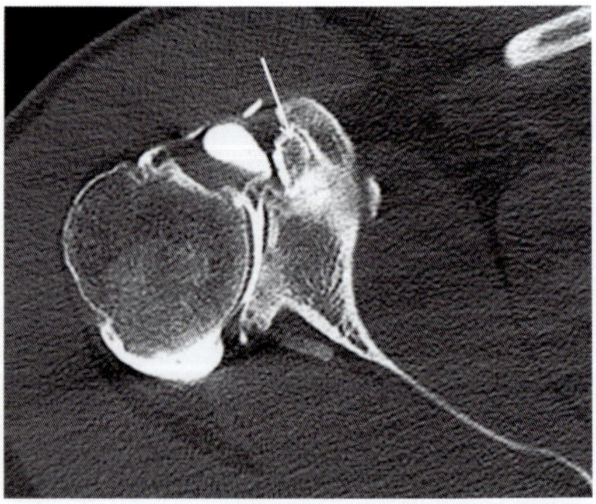

图 3-26-22 CT造影,轴向重建,骨关节炎、肱骨头后脱位、喙突附件关节内游离体(箭),喙突后屈

盂唇撕裂。如果将关节窝关节面以钟表划分，绝大多数变异发生在 11 点至 3 点位置（前上象限）[8]。

（一）盂唇下通道

指前上盂唇在 2 点位置与关节窝局限性分离，向前延至肱二头肌附着处[9]，难以与前上盂唇撕裂相鉴别。

（二）盂唇下隐窝

指关节窝韧带和上盂唇之间的滑膜反折，位于 12 点肱二头肌肌腱附着处，可与盂唇下通道相交通。盂唇下隐窝可被误认为上盂唇前后撕裂（superior labral anteroposterior，SLAP）[9]。

（三）Buford 复合体

前上盂唇先天性缺失，增厚的条索状盂肱中韧带与前上盂唇相连，类似撕脱的前盂唇碎片[10]。

三、MR 检查序列

（一）斜冠状位成像

在斜冠状平面平行于冈上肌腱获取，包括多个检查序列：笔者倾向于应用质子密度（proton density，PD）和 PD 脂肪饱和（fat saturation，FS）或反转恢复序列（inversion recovery sequences，STIR）。高分辨率、对液体敏感的序列（通常应用脂肪饱和）可准确评价肩袖的全层撕裂（图 3-26-23）。脂肪抑制技术增强了肩袖全层和部分撕裂的诊断[11]。

（二）矢状位成像

矢状位成像扫描层面垂直于冈上肌长轴。这个断面有助于在短轴断面上评价肩袖肌腱，评价肌肉体积和信号，评价肩峰下和三角肌下滑囊及肩锁关节。有用的序列包括质子密度（有或无 FS）和 T_2 加权快速自旋回波（图 3-26-24）。

（三）轴位成像

轴位成像用于关节造影评价肩锁关节和盂肱关节；有助于显示肩胛下肌腱长轴、肱二头肌沟处的肱二头肌长头肌腱，偶尔也可见到盂唇病变（最好应用关节内造影进行评价）。常用序列包括 T_2 加权梯度回波（T_2 *）和脂肪饱和质子密度（图 3-26-25）。

肩关节 MR 造影比传统 MR 对盂唇撕裂更为敏感，是诊断盂唇病变的影像学金标

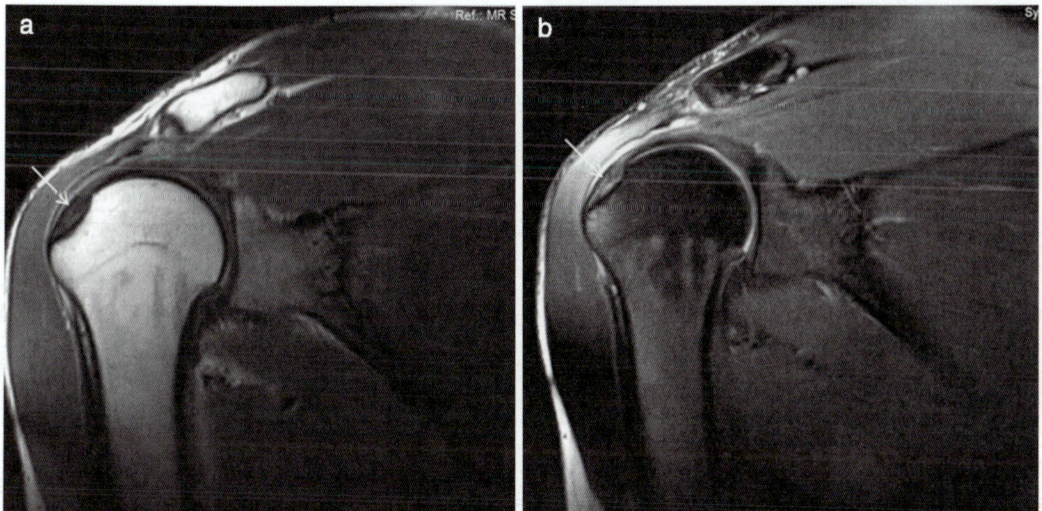

图 3-26-23　a. 肩部 MRI，冠状位质子密度，显示冈上肌腱（箭）；b. 肩部 MRI，冠状位质子密度脂肪饱和，显示冈上肌腱（箭）

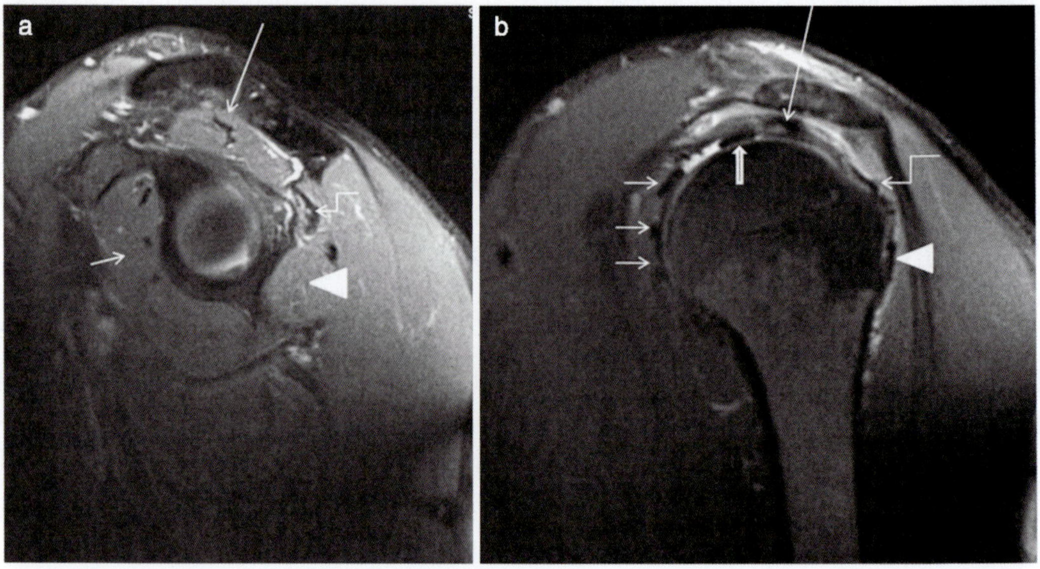

图 3-26-24 a. 肩部 MRI。矢状位关节窝水平质子密度脂肪饱和成像，显示肩袖肌肉和形成肌腱处。短箭为肩胛下肌，长箭为冈上肌，弯箭为冈下肌，箭头为小圆肌。b. 肩部 MRI。矢状位质子密度脂肪饱和成像，在更外侧获取，显示肌腱近附着处。短箭为肩胛下肌，长箭为冈上肌，弯箭为冈下肌，箭头为小圆肌，宽箭为肱二头肌长头

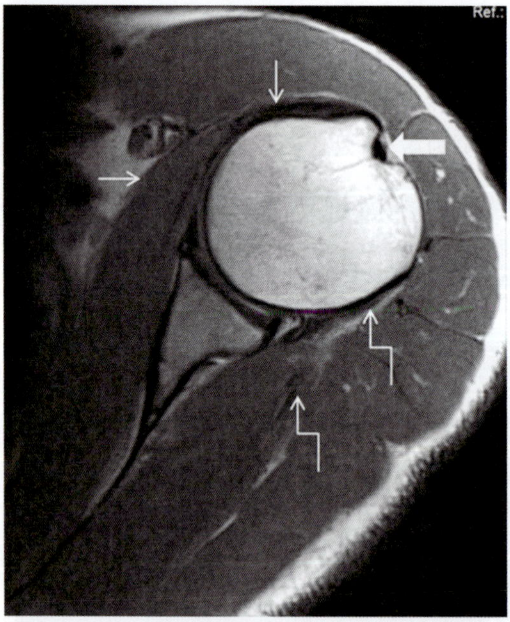

图 3-26-25 轴位 MR（质子密度）成像。短箭为肩胛下肌，弯箭为冈下肌，宽箭为肱二头肌长头

准，在探查冈上肌部分撕裂（关节面）、盂肱关节软骨缺失及关节内游离体方面亦优于传统 MR。最近研究显示，3T MRI 可在不注射造影剂的情况下提高以上某些病变的显示。当然，并非所有患者都需要进行肩关节 MR 造影，有禁忌证的患者禁止进行此项检查。MR 造影检查结果常常不稳定，由于造影需要更多的时间，有并发症的低危险，对于部分病例 MR 造影所能提供的信息有限。

与肩关节 CT 造影类似，肩关节 MR 造影由造影和 MR 2 部分组成。

（1）造影：指操作的造影部分。一旦应用碘造影剂证实穿刺针在关节腔的位置，即可在肩关节内注射稀释的钆或生理盐水。肩关节被动运动有助于造影剂在关节内均匀扩散。嘱患者保持手臂靠近身体，尽量减少运动，以避免造影剂漏出关节腔。操作应小心仔细，即使是很小量的空气也不允许注射进关节腔。

（2）MRI：患者接着进行肩关节 MRI。根据注射的是钆还是生理盐水，应用脂肪饱和 T_1 加权（钆）成像或质子密度/T_2 加权成像。注射造影剂后，关节腔最大程度扩张，应立即进行 MRI 检查[12]（图 3-26-26）。

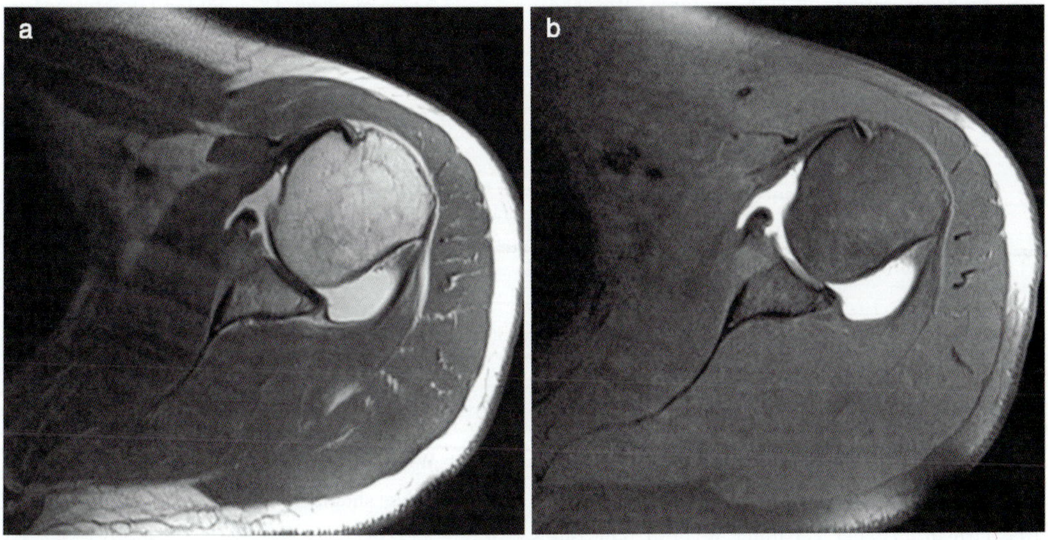

图 3-26-26 a. 肩关节 MR 造影，轴位质子密度成像（与图 3-26-21 为同一患者，前盂骨折）；b. 肩关节 MR 造影，轴位 T_1 加权脂肪饱和成像（与图 3-26-21 为同一患者，前盂骨折）

与直接 MR 造影相比，肩关节间接 MR 造影减少了侵入性，其技术包括经静脉注射钆，继而略运动，延迟成像（15～20 min）。造影剂通过滑膜扩散，进入关节腔[13]。经静脉注射造影剂关节无显著扩张，显示欠清，可用于不能进行关节腔造影的患者。

四、肩部术后

肩部术后影像学检查应用前述的各种影像学检查方法［X 线片、超声、CT（±造影）及 MRI］，每种影像学方法都有其优势和局限性。

肩部术后检查的困难来自于其解剖结构的改变和术后瘢痕形成，在 CT 和 MRI 检查中，还有由磁性螺钉、订书钉及金属屑导致的伪像干扰。应用特殊的检查序列，如快速自旋回波（TSE、FSE）替代传统自旋回波和梯度回波，有助于减少伪像。脂肪抑制序列容易产生干扰，这种情况下可应用快速自旋回波反转恢复序列（STIR）[14]。肩关节 MR 造影因扩张了关节腔，可增强肩袖边缘、关节囊-盂唇结构及肌腱的显示，有利于肩部术后检查[15]，而肩关节 CT 造影更常用于肩关节置换术后肩袖的评价。

参考文献

［1］ Stripp W. Special techniques in orthopaedic radiography. In：Murray O，Jacobson HG，editors. The radiology of skeletal disorders. 3rd ed. Edinburgh：Churchill Livingstone，1990.

［2］ Bloom M，Obata W. Diagnosis of posterior dislocation of the shoulder with use of Velpeau and angle-up roetgenographic view. J Bone and Joint Surg Am，1967，49A：943-949.

［3］ Shortt C，Morrison W，Roberts C，et al. Shoulder，hip and knee arthrography needle placement using fluoroscopic guidance：practice patterns of musculoskeletal radiologists in North America. Skeletal Radiol，2009，38：377-385.

［4］ Whittingham T. Broadband transducers. Eur Radiol，1999，9（Suppl 3）：S298-303.

［5］ ESSR Ultrasound Group Protocols. Available at www.essr.org（educational material）.

［6］ Goutallier D，Postel J，Bernageau J，et al. Fatty degeneration in cuff ruptures. Pre and postoperative evaluation by CT scan. Clin Orthop, 1994, 304:78-83.

[7] Zanetti M, Gerber C, Hodler J. Qualitative assessment of the muscles of the rotator cuff with magnetic resonance imaging. Invest Radiol, 1998, 33:163-170.

[8] McCarthy CL. Glenohumeral instability. Imaging, 2007, 19:201-207.

[9] De Maeseneer M, Van Roy F, Lenchik L, et al. CT and MR arthrography of the normal and pathological anterosuperior labrum and labral-bicipital complex. Radiographics, 2000, 20:S67-81.

[10] Tirman P, Feller J, Palmer W, et al. The Buford complex-a variation of normal shoulder anatomy: MR arthrographic imaging features. AJR Am J Roentgenol, 1996, 166: 869-873.

[11] Reinus W, Sady K, Mirowitz S, et al. MR diagnosis of rotator cuff tears of the shoulder: value of using T2-weighted fat saturated images. AJR Am J Roentgenol. 1995; 164:1451-1455.

[12] Andreisek G, Duc S, Froehlich J, et al. MR athrography of the shoulder, hip and wrist. Evaluation of contrast dynamics and image quality with increasing injection to imaging time. AJR Am J Roentgenol, 2007, 188: 1081-1088.

[13] Bergin D, Schweitzer M. Indirect magnetic resonance arthrography. Skeletal Radiol, 2003, 32:551-558.

[14] Wu J, Covey A, Katz L. MRI of the postoperative shoulder. Clin Sports Med, 2006, 25: 445-464.

[15] Mohana-Borges AV, Chung CB, Resnick D. MR imaging and MR arthrography of the postoperative shoulder: spectrum of normal and abnormal findings. Radiographics, 2004, 24:69-85.

第 27 章　肩关节功能障碍结果评分

第 27 章

肩关节功能障碍结果评分

Simon M. Lambert

关键词 Constant-Murley 肩关节评分系统 ·最终结果·EQ-5D 牛津大学肩关节评分 ·肩关节评价·肩关节结局·肩关节评分 ·肩关节疼痛和功能障碍指数(SPADI)· 肩关节主观评价

第 1 节 概 述

2006 年发表的肩关节功能分类与评分纲要[8]介绍了肩关节评估的 105 种分类(基于解剖位置、病理进程和外科手术)和 22 种功能评分(位置相关和非位置相关),但并未被完全承认。最近发表的一个类似纲要叙述得也不太详尽,仅介绍了评估肩部状况和干预措施常用工具的价值,并且侧重于评价方法学和临床效用的工具[17]。英国牛津大学发表的 44 分评分法已用于肩关节手术的精确评估[9]。该评分方法满分为 44 分:22 分以临床医师为基础,21 分以患者为基础,1 分以医师与患者两者为基础。这一评分方法说明患者相关性结果评分(patient-related outcome scores,PROMs)是有效、可靠、可重复的,可以远程控制且随着时间的推移持续进行,还有可能成为供资机构为医疗干预结果提供资金所选择的评估方法。最近,该机构告诫不要用 PROMs 定义伤残等级来获取医保赔偿[10]。PROMs 的目的不是为了确定一套基于人群的残疾水平标准,来决定医疗干预是否该被实施:PROMs 是疾病或特定医疗干预的主观评估,可以根据这些主观评估来确定在特定人群中一段时间内的干预价值。PROMs 本身并不能帮助医师了解到底是什么影响了一种疾病的转归。医师面临的挑战是能够让实施干预前和干预后的客观数据与患者主观数据相匹配,而当前没有肩关节的系统评分可以在这方面提供帮助。肩关节功能评分系统的多样性说明准确评估的困难在于,从患者、医师、健康医疗体系三方面来得到干预措施的结果。

过去的评分系统一般都由临床医师所创,直到近年来才有流行病学家和生物统计学家帮助设计评估肩关节功能的工具。大多数简单的生物学现象在群体水平上几乎都符合正态分布(如肱骨头大小),因此在处理大样本和小样本时都可用参数检验。复合(多因素)或复杂(相互依赖)的现象不一定为正态分布,样本之间的差异更复杂,存在重叠(混杂)因素的概率更大,因此必须用非参数检验来分析。在评分系统中一些明显的独立变量可能是因变量或代理变量,这导致评分的敏感性变得不准确或有分歧。AO 发表了对方法评估的比较,包括有效性(内容、概念和标准有效性)、可靠性(内部相

S. M. Lambert
The Shoulder and Elbow Service, Royal National Orthopaedic Hospital, Stanmore, Middlesex, UK
e-mail: slambert@nhs.net

G. Bentley (ed.), *European Surgical Orthopaedics and Traumatology*,
DOI 10.1007/978-3-642-34746-7_57, © EFORT 2014

容性、重复性和反应性)、临床效用(患者满意度和医师满意度,这两者的评价包括不满意、满意和非常满意)。

第 2 节 怎样选择评分量表?

Schulthess K 于 2008 年发表了一项有关且有用的研究[2],该研究应用 6 种结果评估工具对 153 例由于不同原因(多数为骨关节炎)进行全肩关节置换术的患者进行评估,以比较 6 种工具的敏感度。于全肩关节置换术前及术后 6 个月应用健康调查简表-36(SF-36)、上肢肩手功能障碍问卷(DASH 问卷)、肩关节疼痛与功能障碍指数(shoulder pain and disability index,SPADI)、美国肩肘外科医师问卷(American shoulder and elbow surgeons questionnaire,ASES),以及 Constant 评分(CS)来进行评估。这一研究得出的结论为,CS 和 SPADI 最适用于做短期的、敏感的肩部特异性评估,而 SPADI 对疼痛反应相对敏感。ASES 问卷的主观部分(基于患者)被认为最能反映肩关节功能。作者认为 DASH 和 SF-36 可对患者健康状况和生活质量进行综合评价。总之,对疼痛、功能及整体健康状况的评分最好分开进行。生物物理学方法(如关节活动度)与患者的感知相关性很小,但可作为某些功能的评分方法。综合评分(综合评价疼痛、功能和生物物理学参量)的敏感度最低。大多数评分可以对“稍好”和“稍差”的结果进行区分。

评分有几个用途。肩关节治疗效果可从患者、医师及卫生保健系统进行评估。患者看重的是医疗干预所带来的生活质量的提高;医师看重治疗效果,以及怎样通过医疗干预措施来提高患者生活质量;卫生保健系统希望物有所值,患者确实得到了正确的治疗。为此,卫生保健系统需要类似系统或用户组的对比工具。因此,有关于特异性诊断和干预的病理生物力学评分(以医师为基础的客观评分)和基于患者的主观评分,均旨在区分肩关节功能减退与正常情况,以及治疗后肩关节功能的恢复程度,生活质量评分用来评估肩部问题造成的残疾负担,以更好地分配资源来预防和治疗肩关节问题,常用 SF-36 和欧洲五维健康量表(EQ-5D),EQ-5D 可能是其中最有用的方法。

第 3 节 健康状况评估:欧洲五维健康量表(EQ-5D)

很少有肩关节评分注重如何让患者更好地理解治疗效果[14]。方法工具的标准,如可靠性、重复性和有效性都相关,但评分也应操作简单、容易被患者理解,因为并非所有的评分工具都能精确地翻译成不同语言。EQ-5D 在这方面几乎是独一无二的,已经从英语翻译成德语、波罗的语、中欧(斯拉夫语)及南欧语言,并且保留了相应的效用值。目前,EQ-5D 方法越来越多地用于各种健康相关活动(包括手术)的效果评价。EQ-5D 是由患者评估自我健康状况的评分方法,它包括 5 个维度(行动能力、自理能力、日常活动能力、疼痛或不适、焦虑或抑郁),每个维度又包含 3 个水平(没有任何困难、有些困难、非常困难)。该评分通过基于加权回归的算法来计算,具有良好的信效度。此外,整体功能能力是根据线性评定量表进行自我评估的,易于操作,而且是一个有效的普通健康 PROM。EQ-5D 的用户需要向 Euroqol 团队注册他们的项目,Euroqol 团队为该项目提供支持。

第 4 节 肩关节一般功能评分:Constant 评分

Constant 和 Murley 于 1987 年提出了

Constant 评分(CS 评分)[6],该评分是对英国东安格利亚剑桥附近一个镇的正常人群的肩功能调查结果。该人群偏向于老年人,并表现出功能下降与年龄增长的相关性。该方法非常简单,满分为 100 分,由疼痛(15 分)、肌力(25 分)、包括睡眠和娱乐在内的日常活动能力(20 分)、肩关节活动度(40 分)4 部分组成。由于疼痛并非正常肩关节的常见症状,因此只能占整体中的一小部分(15%),程度分为:无疼痛(15 分)、轻度疼痛(10 分)、中度疼痛(5 分)、重度疼痛(0 分)。CS 中的疼痛评分往往采用均数及标准差的表示方法,并保留到小数点后 2 位。这在统计上并不一致。这种疼痛分类评分与其他更易被接受的评分方法(如线性范围或数字模拟分数)不兼容。因此,CS 评分不能很好地评估疼痛。评估肌力的方法遵循严格的定义,要求患者手臂必须能够抬到肩胛骨平面的肩部水平上(90°外展),如果不能抬到这个水平,那么根据定义的分数,肌力是零。这大大低估了医疗措施可使患者在肩关节水平以下无痛使用的治疗效果,例如许多行肩关节置换术的类风湿关节炎患者,他们可能会对自己肩关节的功能评估过高。为了克服这点,许多研究者使用"修正的 CS",剔除了对肌力的评估。如果一个评分被修改了则应视为无效,修改不应被接受。过去一直用手持"渔夫式"天平测量肌力,该天平只是将观察者与受试者的肌力或电子测力的结果进行比较,这 2 种方法都具有可比性[3]。肩关节在腰部水平的活动度包括"功能性内旋",拇指贴于背部尽可能向上,使肩关节在脊柱水平达到最大活动范围。在某些情况下(如类风湿关节炎),其他上肢关节(尤其是肘)受到影响,肩关节在脊柱水平的大活动范围可能受到肩关节以外的关节的影响。肩关节评分也可能因为其他关节的影响而降低。日常生活的功能性活动主观成分只给予 20 分,包括睡眠方面评分(无干扰、一些干扰、夜间干扰)、娱乐活动方面评分(包括运动)。因此,功能评分是评定"能力",而非减退(障碍),这导致了更多的主观误差问题。由于 CS 的主观部分最多只占总分的 35%,因此这个评分作为 PROM 的价值有限。随着时间的推移,CS 与其他评分(即评分是一致的)密切相关,并且对于各种病变行肩部手术后肩功能改善的评估是可靠且敏感的[16]。

欧洲肩肘外科协会(the European Society for Surgery of the Shoulder and Elbow, ESSSE/SECEC)一直首选 Constant 评分来评价肩关节的治疗效果,但不包括不稳定肩关节的评估。目前已经尝试以 CS 作为远程随访的工具来评价预后,以便于在节省当前财政支出不支持的临床复查费用的情况下,确保长期回访。但是这很难实现。这些评分对年龄和性别匹配后的等效标准评分进行了加权(即所谓的"测量 CS"),与对侧的正常肩("相对 CS")进行比较

CS 的本质是测量肩袖功能随时间而逐渐下降。例如,通过 CS 评估全肩关节置换后肩袖的活动,可以发现肩袖在关节内活动时摩擦减小、疼痛减轻(因此肌肉力量更强且活动更好)、关节活动度更大。这并不是关节置换术本身的特征,所以,除非两种关节置换术的生物力学特性大不相同,否则两者进行比较的话,肩袖功能的 CS 评分不会有实质性差异。肩胛活动不会独立于盂肱关节的活动。肩关节置换(取决于肩胛骨运动)后,CS 评分只能达到中等程度,虽然 CS 评分不高,但通过减轻疼痛可以改善患者的日常生活质量。

第 5 节　肩关节病理学:特殊评分

肩关节病理学特殊评分有很多种,如不稳定评分[Walch- Duplay 评分、Rowe 评

分、西安大略肩关节不稳定指数（Western Ontario shoulder instability index，WOSI）]，骨关节炎相关评分[如西安大略肩关节炎评分指数（Western Ontario osteoarthritis of the shoulder index，WOOS）]，肩袖疾病相关评分[如西安大略肩袖疾病评分指数（Western Ontario rotator cuff index，WORC）]。这些特殊病理学的评分设计是有价值的，但不能用于其他病理状态，即不可通用。WOSI、WOOS 和 WORC 有其相应的适用疾病，是很有价值的评估工具。如需详细了解这些评分工具如何应用，读者可相应参考文献[8,17]。

第 6 节　肩关节疼痛评分：SPADI、OSS

肩关节疼痛和功能障碍指数（shoulder pain and disability index，SPADI）[15]最初应用于极少数因各种原因引起疼痛的肩关节疾病患者，并以迭代方式发展。它包括 2 个维度：疼痛（5 项）和功能障碍（8 项），从统计角度看，2 个维度是平等的。SPADI 信效度较高，可用于评估接受非手术治疗及手术治疗的患者，并与关节活动度呈正相关[4]。在欧洲，SPADI 已翻译成英语、德语[1] 和挪威语。

牛津大学肩关节评分（the Oxford shoulder score，OSS）[7]最初是一个较繁忙的大学诊所用来评估肩关节治疗后患者的疼痛感的评分方法，该方法采用迭代方法，是当时用在肩关节评分中最具统计学精确性的方法。在这一进程中，统计学家和流行病学家的参与发挥了关键作用。该评分包括 12 个问题，每个问题有 5 个选项，从 1（最好的结果或效果）到 5（最坏的结果或效果），每个选项的分数从 12（正常）到 60（完全异常）。重要的是，该分数不是百分比。最近，为了使 OSS 与牛津髋关节评分和牛津膝关节评分（目前在英联邦国家首选 PROM 评分）一致，其得分调整为从 0（完全异常）到 48（正常）。OSS 评分可以由患者独立完成，因此可以作为远程随访的方法之一，它具有快速、不需要特殊仪器且对任何肩关节疾病都可进行评估的特点。但是这一评分工具的反应性并不十分敏感，不能确定肩关节何时从功能良好变为功能障碍，因此，不可用来判断患者是否接受治疗及何时接受治疗。OSS 对由于关节盂唇病理改变引起的盂肱关节不稳定患者没有评估价值。

第 7 节　简单的肩关节功能测试：主观肩关节评分

直接询问患者肩部感觉如何已经越来越受重视，因为主观评分与 CS 和 OSS 评分系统关联密切[13]。斯坦莫尔肩关节评分（the Stanmore percentage of normal shoulder assessment，SPONSA[13]）对病理改变具有较高敏感度、有效性、可靠性、重复性和准确性，比 CS 更易掌握，且与 OSS 敏感度相同。SPONSA 要求患者考虑以下问题："正常的肩部，平时无痛，活动范围正常，肌力正常并且稳定，并能做到你想做的任何肩部动作。正常的肩关节得分为 100%，而完全无功能的肩关节得分为 0。总体而言，你认为你的肩关节处于 0 到 100%中的哪个分数？"这个问题假定患者对比率、百分比或比例的概念有一定认知，排除了一些不理解此抽象概念的患者。患者的个人期望值及价值观念被并入这个问题：任何治疗的结果只与患者关注点相关，因此作为一种 PROM，这种评估方式的结果比其他评分更为有用。SPONSA 可以远程操作，因此可用于长期且距离较远的患者随访。

第 8 节　肩关节功能评分

目前，所有试图结合生物物理、主观和健康相关问题的肩关节评分工具都有方法学问题(图 3-27-1，图 3-27-2)。评分工具有其自身测量的特点，不同治疗需要不同的测量或评分工具。因此，每项治疗应被视为患者特异度、临床医师特异度和治疗效果的综合。患者的特异度和健康状况可结合在主观肩关节功能评估中。肩关节以外的因素(如心脏状况、代谢性疾病、神经功能缺损、精神障碍)也影响患者特异度及健康状况结果。虽然很难将客观数据与主观感受相关联，但尝试了解它们之间的关系也很重要，因为一个评分的价值可能被主观评估所低估[11]。

将来可能会将肩关节评分与其他评估结合分析，信息合并进而得出对治疗结果的评价。贝叶斯统计可以说明加入一组或多组信息对结果的准确性和可预测性的影响[12]。基本原理显示如图 3-27-1 和图 3-27-2 所示。图 3-27-1 总结了一些个体信息的分层结构，帮助理解功能下降及干预反应。为了评估这些，可能会组合使用一些评分工具(图 3-27-2)。通过这种方式，每个个体都可以用坐标系来描述。图 3-27-3 可以清楚说明。

第 9 节　总　结

评分系统是有用的，我们不应该忘记 Ernest Amory Codman 的忠告，他于 1913 年提出了“最终结果(end-result)”的模式，并认为对结果的评估是提高治疗效果的最佳途径。但是评分系统也可能被误用和误解。评分系统可能只是评估了表面的结果，而没有准确评价干预措施的价值。但我们必须评价干预效果，因此，我们需要知道“ingo”，即干预前的状态，以了解改善了多少及如何实现的。改善结果受多种因素影响，因此，单一评分未必能评价干预措施的真实价值。多种评分组合使用可提供有关疾病负担、干预措施和干预措施改善(价值)的有用信息(图 3-27-3)。

肩关节功能障碍和肩关节治疗效果评价应体现以下几点：

1. 日常基本活动

评分系统的这方面应反映患者个体内部的独立行动能力。即能够完成“功能三角区”——(脸)嘴 - 对侧腋窝 - 会阴连线所成区域动作的能力。这个活动范围定义为“内锥”运动，其中以内旋 / 内收 / 低水平屈伸运动为主。疼痛会影响这些运动

2. 并非必不可少，但可提高日常活动能力

反映与外部空间互动的能力，并且可以维持被动活动。这个活动范围定义为“外锥”运动，其中更多涉及外旋，以及比外展更有价值的高水平屈曲运动。疼痛和肌无力将影响这一功能

3. 对日常活动并非必须，但可提高生活质量

反映患者文娱活动的能力(如体育运动)，并评估肩部状况对日常生活互动质量的影响。由于涉及情绪、心理和生理因素，因此评估总体健康的评分最为合适。在欧洲，EQ-5D 是最常用的方法。这也间接表明功能下降是整个人群的经济负担，也就是说可能需要额外的资源来让肩膀残疾的患者在其文化背景下尽其所能

图 3-27-1　个人信息的层次结构有助于了解功能下降和对治疗的反应

1. 疼痛评估：SPADI 或 VAS（两者等价）
2. 特定的肩关节功能评估：OSS、SPADI（两者等价）
3. 生物物理学评估（图 2-27-1）：ROM
4. 一般健康状态评估：如 EQ-5D
5. 主观肩功能评估：如 SPONSA

关键词

SPADI：肩关节疼痛和功能障碍指数
VAS：视觉模拟评分
OSS：牛津大学肩关节评分
ROM：关节活动度
EQ-5D：见下文
SPONSA：正常肩关节 Stanmore 百分比评估

图 3-27-2　**肩关节评分系统建议的项目**

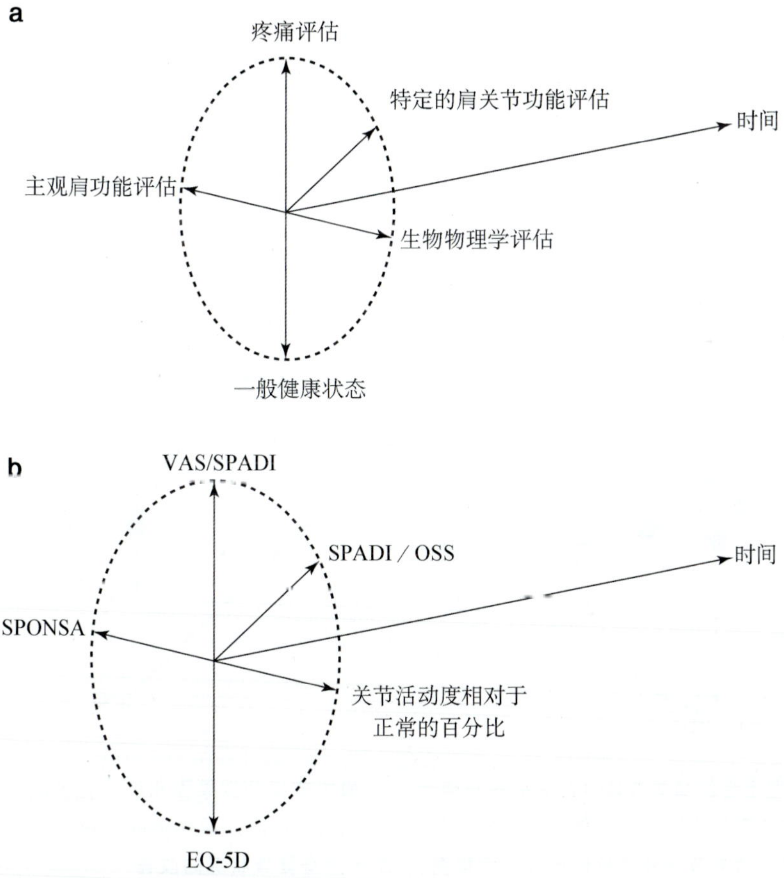

图 3-27-3　a. **肩关节评分结果建议用图形表示，每一个半径代表一种评估工具，得分越高越接近评分结果所在区域的周长。如果需要，可以添加其他评分（更多半径），可能更精确。**b. **图形表示肩关节评分工具，见图 3-27-2。（续）**

c

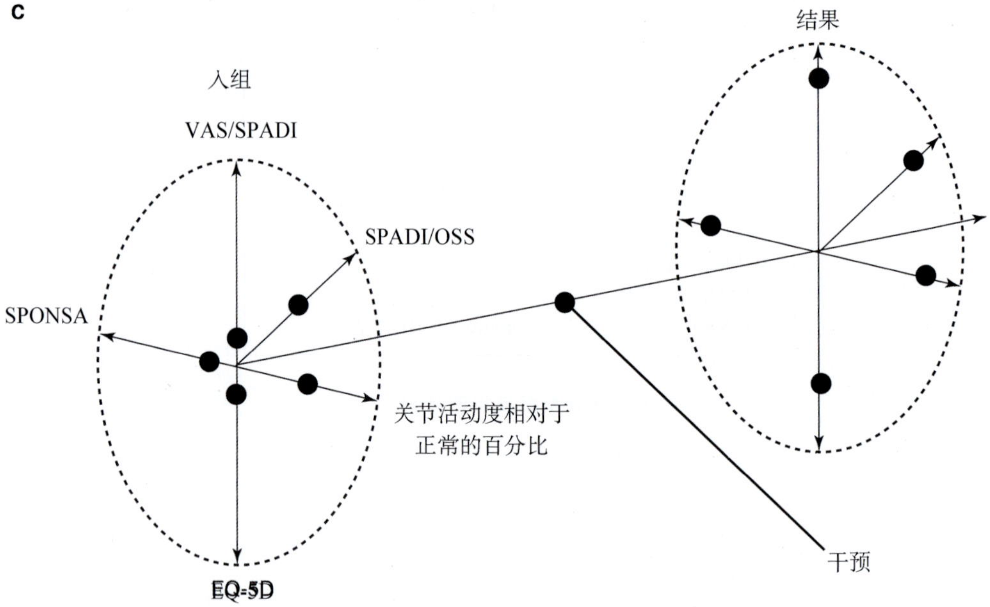

d

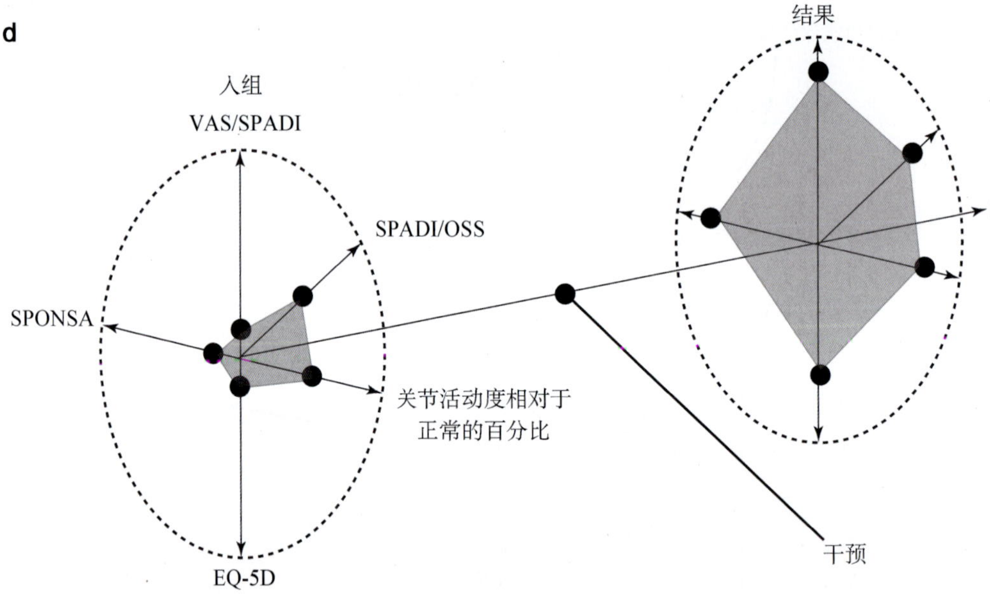

图 3-27-3 c. 典型患者的肩关节评分结果的图形表示。d. 肩关节评分结果面积的变化说明了治疗的效果(价值),该区域的形状描述了每个部分对结果的作用。在本例中,治疗后疼痛的缓解比关节活动范围的增加更明显,主观肩关节评分的价值已经大大提高,有助于全身健康状况的改善

参考文献

[1] Angst F, et al. Cross-cultural adaptation, reliability and validity of the German Shoulder Pain and Disability Index (SPADI). Rheumatology (Oxford), 2007, 46(1): 87-92.

[2] Angst F, et al. Responsiveness of six outcome assessment instruments in total shoulder arthroplasty. Arthritis Care Res, 2008, 59(3): 391-398.

[3] Bankes MJ, et al. A standard method of shoulder strength measurement for the constant score with a spring balance. J Shoulder Elbow Surg. 1998; 7(2): 116-121.

[4] Beaton D, Richards RR. Assessing the reliability and responsiveness of 5 shoulder questionnaires. J Shoulder Elbow Surg, 1998, 7(6): 565-572.

[5] Codman EA, et al. Standardisation of hospitals: report of the committee appointed by the Clinical Congress of Surgeons of North America. Trans Clin Cong Surg North Am, 1913, 4: 2-8.

[6] Constant CR, Murley AHG. A clinical method of functional assessment of the shoulder. Clin Orthop Relat Res, 1987, 214: 160-164.

[7] Dawson J, et al. Questionnaire on the perceptions of patients about shoulder surgery. J Bone Joint Surg Br, 1996, 78-B(4): 593-600.

[8] Habermeyer P, et al. Classifications and scores of the shoulder. Berlin/New York: Springer, 2006.

[9] Harvie P, et al. The use of outcome scores in surgery of the shoulder. J Bone Joint Surg Br, 2005, 87-B: 151-154.

[10] Judge A, et al. Assessing patients for joint replacement. Can pre-operative Oxford hip and knee scores be used to predict patient satisfaction following joint replacement surgery and to guide patient selection? J Bone Joint Surg Br, 2011, 93-B: 1660-1664.

[11] Kay P. Patient reported outcomes measurement data(PROMs). BON, 2011, 49: 1-2.

[12] Keogh B, Kinsman R. Fifth national adult cardiac surgical database report 2003. The Society of Cardiothoracic Surgeons of Great Britain and Ireland.

[13] Noorani A, et al. Validation of the Stanmore percentage of normal shoulder assessment. Accepted for publication, Int J Orth. 2011.

[14] Rabin R, de Charro F. EQ-5D: a measure of health status from the EuroQol Group. Ann Med, 2001, 33(5): 337-343.

[15] Roach KE, et al. Development of a shoulder pain and disability index. Arthritis Care Res, 1991, 4(4): 143-149.

[16] Roy JS, et al. A systematic review of the psychometric properties of the Constant-Murley score. J Shoulder Elbow Surg, 2010, 19(1): 157-164.

[17] Suk M, et al. Musculoskeletal outcomes measures and instruments, Selection and assessment. Upper extremity, vol. 1. New York: Thieme, 2009.

第 28 章　创伤性臂丛神经损伤

第 28 章 创伤性臂丛神经损伤

Rolfe Birch

摘要 创伤性臂丛神经损伤可引起疼痛、麻痹和感觉障碍。刀、弹所致的开放伤中，1/3会伤及锁骨下-腋动脉。闭合性牵拉伤中，40%伤及头部、脊柱、胸部或内脏。如有可能，在急诊手术时应该同时修复神经和动脉。通过移植进行早期修复效果良好。只有在早期手术中，才有可能重新与脊髓建立连接，或通过转位修复撕脱的前根（腹侧根）。一般来说，疼痛会随着神经再生和有效的功能恢复而逐步改善。功能的恢复是治疗的核心。

在英国，分娩性臂丛神经损伤的发生率是0.42‰。常导致严重的继发畸形。肩关节的后脱位或半脱位发生率约为5%。严重的C_5断裂和其他神经的节前损伤需要进行修复。

关键词 解剖・合并伤・产伤-病因和发生率・预后和治疗・手术指征・晚期畸形・盂肱关节后脱位・锁骨下闭合性损伤・牵引・查体・发生率・手术适应证・开放损伤・结果-疼痛的缓解，功能的恢复・不同损伤的手术方案・治疗原则

第 1 节 概 述

臂丛神经的断裂会导致脊髓前角细胞发生改变，甚至导致其死亡。在脊神经根断裂时，此种变化更加强烈。Carlstedt [19]认为80%脊髓前角的运动神经元会在前根撕脱后14天消失。脊髓和背根神经节细胞的死亡在未成熟的神经系统表现更严重[33]。如果能够迅速地重新连接细胞体和外周神经组织，尤其是远端的施万细胞管（Schwann细胞管），这种变化可减弱甚或被阻止。本章的书写是基于45年来对约2300例成年臂丛神经损伤（包括约1500例锁骨上臂丛的闭合性损伤）和约1800例臂丛神经的分娩性损伤患者的研究。

第 2 节 解 剖

脊神经主要通过运动神经的前根和背侧的感觉根离开或进入脊髓。连接部是中枢神经系统和周围神经系统之间强度最薄弱的部位（图 3-28-1）。$C_5 \sim C_8$的前支和T_1前支的大部分进入前、中斜角肌之间的颈后三角，在下颈部锁骨后组成臂丛神经（图 3-28-2）。T_1神经走行在第1肋骨颈上方，位于胸膜后方和椎动脉、锁骨下动脉第一段后

R. Birch
War Nerve Injury Clinic at Defence Medical Rehabilitation Centre, Epsom, Surrey, UK
e-mail: m.taggart@hotmail.co.uk

G. Bentley (ed.), *European Surgical Orthopaedics and Traumatology*,
DOI 10.1007/978-3-642-34746-7_44, © EFORT 2014

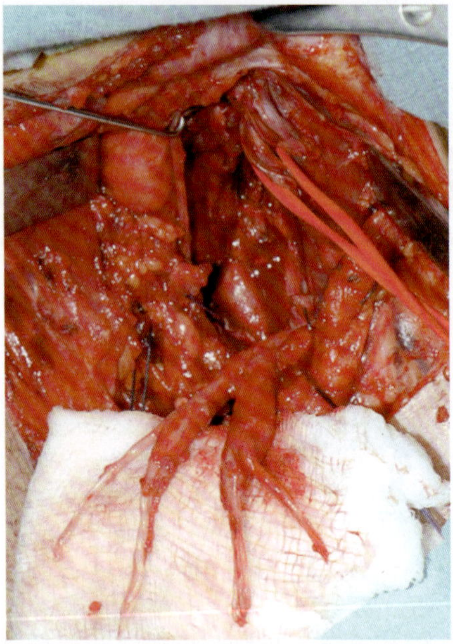

图 3-28-1 C_5、C_6 神经根自脊髓撕脱。腹根(前根)和背根(后根)很容易鉴别,注意背根神经节、逐渐移行成神经外膜的硬脊膜及脊神经本身。背侧根近端的小片组织(下方)可能就是脊髓的部分组织

方。臂丛神经干的组成非常恒定:C_5 和 C_6 组成上干,C_7 延续为中干,C_8 和 T_1 组成下干。它们是前后走行而非并排走行,锁骨下动脉走行在其前内侧。膈神经跨过 C_5 在前斜角肌表面向前内方向走行。颈横和耳大神经在头端不到 1 cm 处紧贴在胸锁乳突肌后缘走行,副神经位于更头端的位置,出现在胸锁乳突肌深面约 5 mm 处。2%～3%的手术患者可看到由 C_4 发出一个明显分支至 C_5 或上干。

在颈后三角,臂丛发出 3 个主要分支。

1. C_5、C_6、C_7 发出分支支配前锯肌。

2. C_5 主干后方发出肩胛背神经。

3. 肩胛上神经发自 C_5 或上干近端,在锁骨上方一指宽处向外侧走行,然后向后穿过肩胛上切迹。

臂丛神经的分支位于锁骨的深面,在瘢痕内可以变得很长。上干后股常比前股粗,中干也如此。臂丛神经三束的组成和解剖关系有差异,实际上它们的名称容易令人误

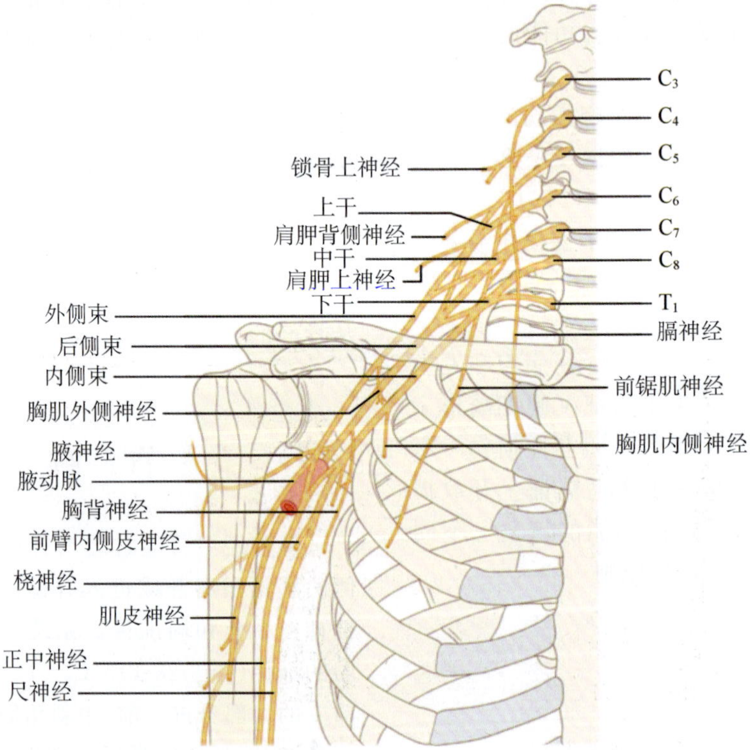

图 3-28-2 右侧臂丛神经。顺序:前根;干;股;束;支。干分为上干、中干和下干;根据与腋动脉的相对位置,束分为外侧束、内侧束和后束,但常有变异

解。在锁骨下方，后束、内侧束、外侧束分别位于腋动脉的外侧、后方和前方。各束在胸小肌深面与腋动脉的关系才如其名称所述。

第 3 节　开放性损伤

在所有的神经损伤中，由刀、玻璃和手术刀所致的锐性整齐伤最应进行早期修复。如果能在损伤后数小时或数天内进行修复，C_5～C_7 损伤的修复效果良好，甚至远远好于更远端干部牵拉性断裂伤的早期修复；C_8 和 T_1 的此类损伤也应早期修复。实际上，锁骨上锐性伤被耽误后的危害性远大于其他任何神经断裂伤。而且，锐性伤常伴有其他更紧迫的问题。如果刀或玻璃从上向下刺入达下干，会损伤锁骨下血管和肺。如果刀刺向面颈部，除了颈静脉和颈动脉外，还会损伤 C_5～C_7 及膈神经，气管和食管也有被伤及的危险。向外刺入则会切断上、中干及支配前锯肌的神经和副神经（图 3-28-3）。

穿透性弹道伤常伤及内脏、大血管和脊髓，且常有弹道污染。

Stewart 和 Birch[74]将损伤分为 3 型。

1. 弹片伤。

2. 子弹伤。

3. 炸弹爆炸或近距离枪伤。对 58 例患者中的 51 例进行了手术探查，处理假性动脉瘤或动静脉漏后（16 例），大大缓解了患者灼性疼痛，明显改善了患者的神经功能。19 例神经未断裂，但因受到卡压、牵拉或缺血而导致疼痛的患者[7]也通过手术而治愈。36 例患者的主要神经得到了修复，效果良好者 26 例，其中包括 3 例修复内侧束或尺神经者。此类损伤修复的效果尽管不如整齐的锐性伤，但还是值得肯定的（图 3-28-4）。Kline 及其同事[42-43]限定手术适应证为：有灼性疼痛或其他剧烈疼痛；怀疑存在或已证实有动脉损伤或假性动脉瘤或漏，以及 C_5～C_7 的损伤没有好转者。

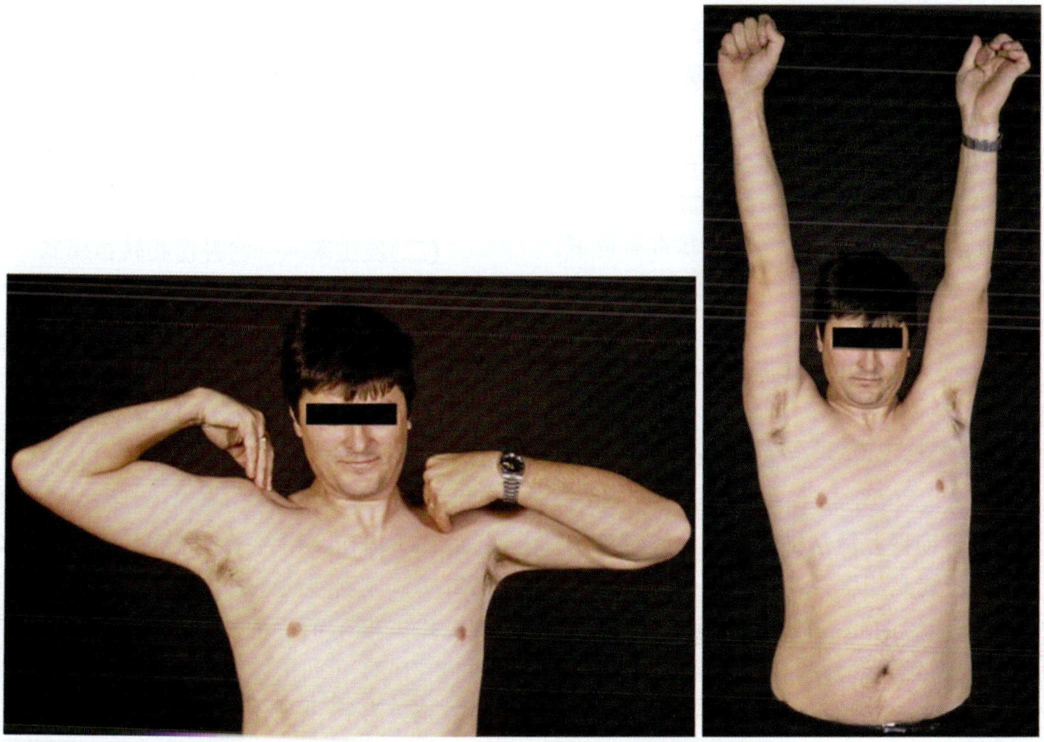

图 3-28-3　右侧 C_5～C_7 和膈神经刺伤修复后 3 年的结果

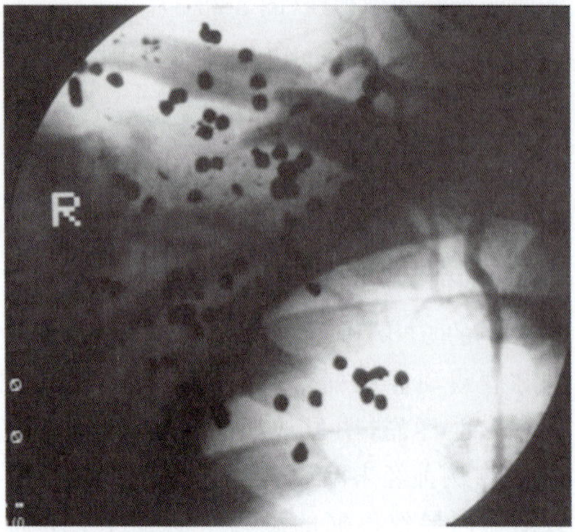

图 3-28-4 霰弹枪的颈部爆炸伤。锁骨下动脉第一段的出血，通过锁骨下暴露来控制

一、锁骨下闭合性损伤

锁骨下闭合性损伤有 2 种模式。

第 1 种模式较常见，是由肩部过度伸展暴力所导致。常常有肱骨干骨折或盂肱关节的损伤；30％的病例有腋动脉的断裂，近端断裂的水平位于胸小肌深面，神经血管束受其剪压而损伤。

第 2 种模式更严重，也更危险。上肢几乎从躯干撕脱下来，锁骨下动脉常有撕裂。C_8、T_1 常有撕脱，伴有远处臂丛束部的断裂。常有膈神经麻痹。

这种严重损伤肢体且有生命危险的损伤的急诊处理包括维持通气、控制出血、稳定骨支架、修复主要动脉，情况允许时进行神经修复[9,22]（图 3-28-5）。

（一）锁骨上臂丛神经的闭合性牵拉伤

这可能是周围神经损伤中最严重的，因为常伴有脊髓损伤和剧烈疼痛。在许多病例中，损伤位于脊髓和背根神经节之间。对于这种硬膜内损伤，Bonney[15]称其为“节前损伤”。自 1966 年以来，1500 例手术患者的 7500 根脊神经中，约有 50％为硬膜内

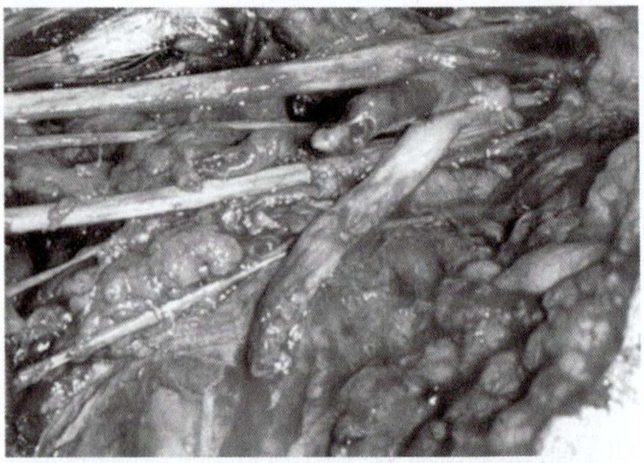

图 3-28-5 腋动脉断裂，桡神经断裂，伴肱骨上段的闭合骨折。两者均被修复（George Bonney，1962）

损伤，其中最常见的是 C_7 损伤。节前损伤有 2 类：硬膜内过渡区外周的断裂和中央的撕脱[70]。损伤可局限于前根或后根，背根神经节移位的程度和硬脑膜裂伤的水平各有不同。在撕脱伤时会直接伤及脊髓，如果合并锁骨下动脉和椎动脉的断裂损伤会更严重。在 3 根及以上神经根撕脱的患者中有 11.8％出现不全的布朗-塞卡综合征表现[9]（图 3-28-6）。在初期和之后的检查中，寻找脊髓受累的某些细微迹象尤为重要。对迟发的症状必须全面检查，以明确病因[9,56]。

（二）发生率——合并伤和转诊模式

1987 年 Goldie 和 Coates 的研究[31]纳入了 328 例完全或部分臂丛神经损伤的患者，5.5％患者有锁骨下动脉断裂，40.0％有其他大损伤。Rosson[66-67]报道了平均年龄为 21 岁的群体，65％发生于优势侧肢体的损伤，50％发生于头部、胸部、内脏或其他肢体的严重损伤。伤后 1 年，超过 2/3 的患者仍有明显或剧烈的疼痛，超过 1/3 的患者仍未工作。损伤的严重性有减少的趋势：在 1966—1984 年间手术的 210 例患者中有 48 例（33％）为 C_5 撕脱伤，而 2003—2006 年间手术的 320 例患者中只有 26 例类似的损伤（8％）。最近结果显示摩托车事故仍为主要

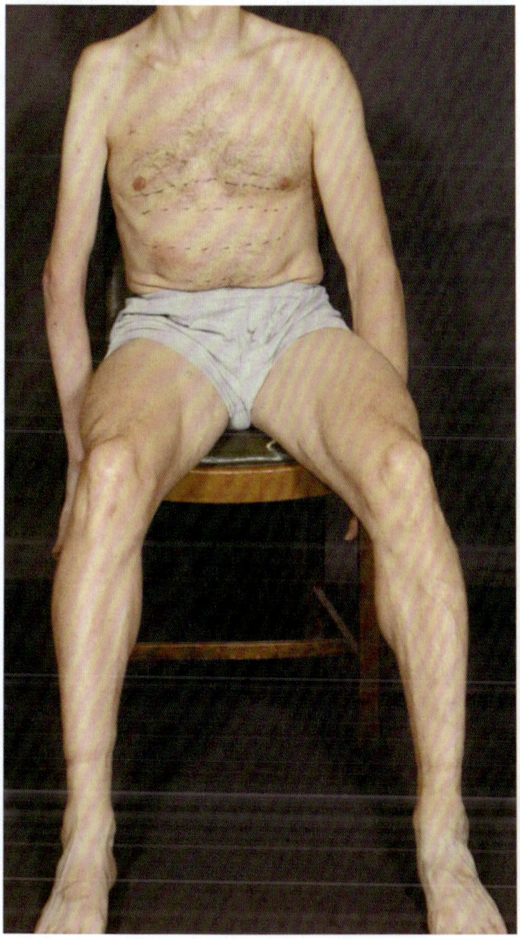
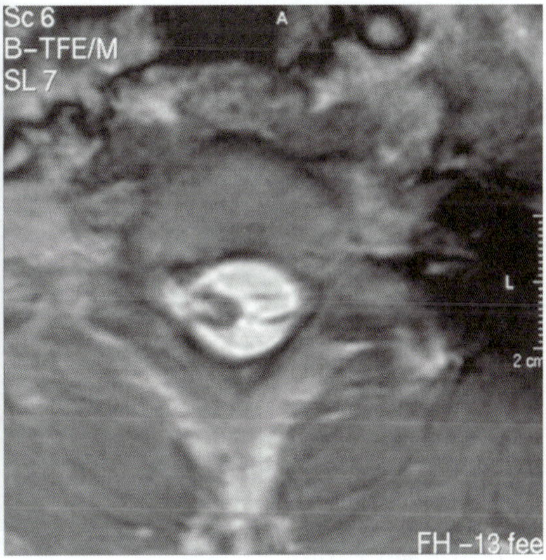

图 3-28-6　C_7、C_8 和 T_1 的节前损伤 13 年后出现右侧上肢和右侧下肢肌肉的萎缩。标记的感觉平面由上至下分别是温觉、冷觉、针刺觉和轻触觉。MR(右)显示脊髓移位[引自 Journal of Bone and Joint Surgery (British)]

原因，其他原因占 30%。在 1/3 的患者，严重的合并损伤会迫使手术时间延后，超出手术的理想时机，即超过 7 天。近年来，许多患者为伤后急诊就诊。在 2000—2004 年间手术的 249 例患者中，约 90% 为骨科医师接诊，98 例在伤后 7 天内来诊，另有 27 例在伤后第 2 周来诊。

二、治疗原则

在过去 40 年里，我们遵循的原则是早期探查和修复，尤其是当有动脉损伤时。准确的诊断是判断预后的基础，要尝试所有可能的方法来改善预后。这可帮助患者开始艰难、长期、有时是痛苦的康复过程。有可能危及生命的合并伤、脊柱和脊髓的损伤在治疗上要优先于神经损伤的治疗。长骨骨折不是急诊手术探查的禁忌证，动脉损伤是绝对的手术禁忌证。

背根神经节近端轴索的损伤不会影响其远端的轴突或髓鞘，轴突反射的研究(Bonney)[14]已证实了这一点。同时，在节前损伤时周围神经的传入纤维仍然存在传导，这一现象也证实了上述观点(Bonney 等)[18]。Bonney[16]报道撕脱的神经没有恢复，断裂的恢复也极少，轻微损伤恢复后常出现共同收缩。没有恢复的患者有难治性的疼痛。这引起了学者们对脊神经、脊髓和脑之间中央路径传导的持久而深厚的兴趣。Jones [39]首次对外周神经、脊髓和大脑体感诱发电位(somatosensory evoked potential，SEP)做了详细的分析。Landi 等[44]将术前、术中的体感诱发电位与术中所见做了比较。

三、诊断

(一)病史

闭合性锁骨上牵拉伤有一个共同的致伤因素，即上肢受到暴力牵拉远离头颈和胸部，导致头-肩分离。当人的身体飞在空中，肩部受到物体(如石头、树木、路沿或车辆)的撞击时会导致颈后三角内结构受到严重的牵拉。

瘫痪和麻痹的上肢出现剧烈的疼痛意味着损伤非常严重。前臂和手会出现持续的压榨性、烧灼样和强烈针刺样的疼痛。2/3 意识清醒的患者自受伤当天就出现这样的疼痛。在此基础上出现脊神经分布区放电样疼痛意味着该神经的节前损伤。超过半数的清醒患者在受伤当天就会出现这种疼痛，其他患者会在伤后 14 小时～4 周后出现明显的疼痛(表 3-28-1)。

表 3-28-1　2000—2004 年间 198 例患者的疼痛特征

间歇期(天)	烧灼痛(例)	压榨痛(例)	电击痛(例)	放电样疼痛(例)	爆裂痛(例)	钳夹痛(例)	冷觉(例)	合计(例)
0～7	65	60	47	34	16	10	1	233
8～14	3	3	4	3	1	2		16
15～28	4	6	7	4	4	1		26
>28	11	8	17	14		1		55
合计	83	77	75	55	25	14	1	330

注：许多患者主诉不止一种疼痛

(二)查体

下颌和面部的线性擦伤和相对应的肩峰处擦伤及挫伤是一个重要的体征。肩部深面的挫伤反映上肢曾被暴力撞击。颈后三角的深部挫伤提示可能有锁骨下动脉破裂。颈后三角进行性肿胀表明可能有脑脊液的积聚或活动性出血，或两者都存在。臂部的线性挫伤提示可能有该水平神经干或主要血管的断裂。

(三)系统性检查

应对患者做系统性检查。即使是最好的事故处理部门(accident department)也可能漏掉一些重要的损伤。单侧半膈肌破裂可能同时伴有膈神经的麻痹。在首次查体中，肺部的严重损伤可能并不明显。如果怀疑有上运动神经元损伤或其他中枢神经系统的异常，建议进行头部和整个脊柱的 MR 扫描。还要警惕是否有脊柱和骨盆的骨折。

意识清醒的患者会感到疼痛和痛苦，即便如此，我们也可以发现锁骨上(C_4)皮肤感觉的丧失，常伴有上臂丛、C_5 和 C_6 的硬膜内损伤(图 3-28-7)。同时也能确定斜方肌和前锯肌是否有功能。在 2000—2004 年间手术的 72 例 C_5～C_7 硬膜内损伤患者中，65 例出现前斜角肌瘫痪，28 例出现膈神经麻痹，23 例累及 C_4。霍纳征提示 C_8 和 T_1 的硬膜内损伤[16]。

蒂内尔征(Tinel sign)在早期判断神经断裂伤时至关重要。需要强调的是，在意识

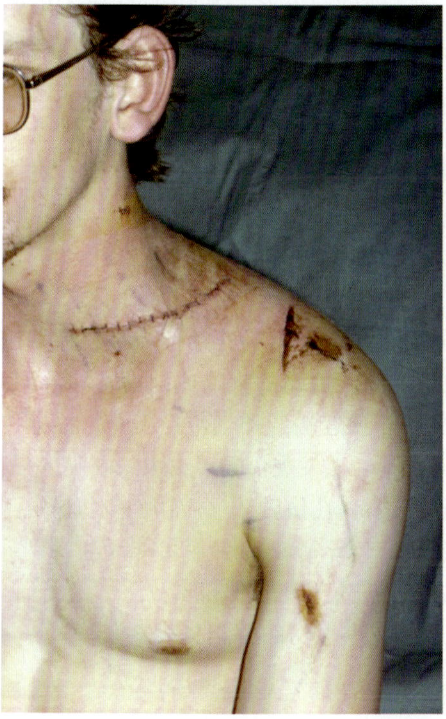

图 3-28-7　颈部的线样擦伤提示有颈肩分离；肩峰处的擦伤提示碰到马路缘后的受力点；C_5 断裂，C_6～T_1 的节前损伤

清醒患者的损伤当天就可以出现蒂内尔征。要告知患者叩击颈后三角可能会有疼痛，需要他们指出感到放射痛的区域。当疼痛放射至臂外侧区和前臂的近端时，可能为 C_5 断裂；当疼痛放射至前臂外侧区和拇指时，可能为 C_6 断裂；当疼痛放射至手背时，可能为 C_7 断裂；放射至肩和臂上部外侧提示 C_4 损伤。完全、深部损伤伴有疼痛而无蒂内尔征提示硬膜内损伤（表 3-28-2）。

四、辅助检查

神经损伤的诊断主要基于临床症状和体征。辅助检查的目的除了明确诊断以外，更重要的是明确有无其他伴随损伤。

（一）X 线片

脊柱向受伤对侧倾斜，椎间隙增宽，椎结节撕脱骨折，第 1 肋骨的骨折或脱位表明损伤严重。胸部 X 线片中还有一些重要发现，如胸腔上端积液、患侧半膈肌抬高、肋骨骨折合并血胸或血气胸，以及肩胛带的侧方移位。

表 3-28-2　2004—2005 年间检查和手术的 100 例臂丛神经闭合性牵拉伤的成年患者的蒂内尔征

	蒂内尔征阳性（142 根神经），术中所见（根）			蒂内尔征阴性（358 根神经），术中所见（根）		
脊神经	无损伤	断裂	撕脱	无损伤	断裂	撕脱
C_5	1	58	4	0	10	27
C_6	0	41	5	10	6	38
C_7	0	24	0	40	2	34
C_8	0	4	0	45	0	51
T_1	0	4	1	52	1	42
合计	1	131	10	147	19	192

（二）影像学检查

早期脊髓造影对头部外伤的患者有潜在危害。Marshall 和 de Silva[49] 报道增强 CT 扫描比普通的脊髓造影准确，尤其对于 C_5 和 C_6 损伤，此结果已被 Nagano 等[52]、Carvalho 等[21]和 Oberle 等[57]证实。早期的辅助检查可以发现腹根或背根的断裂及其残根[78]。MRI 可以显示椎管内出血和脊髓的移位。Hems 等[35]总结了硬膜内损伤的特征。当疑有动脉损伤时，需进行数字减影或核磁血管成像。

在组织界面还没有纤维化时，早期行超声检查非常有帮助。

五、手术

当怀疑有断裂或撕脱时，提倡尽早手术的理由如下。

1. 生物学需要。神经元的细胞体必须尽快与远端的施万细胞管连接。

2. 此时很容易找到断端，将其切至肉眼下结构良好的水平。可通过对向近端中枢和远端外周的传导来帮助辨别。只有极少数情况下才需要切除断端 5 mm 以上，在修剪腹侧根时甚至更少。最令人沮丧的莫过于术野中正常的组织界面被质硬的瘢痕组织所替代。在这种情况下很难做出准确的诊断。

3. 可牵拉回缩的神经断端，减小断端间距离。

4. 通常只有在损伤后的早期才可能修复撕脱的神经根或将其回植。

5. 将远端残干牵拉回接近原位后，对其进行检查非常重要。见到背根神经节是撕脱伤的绝对证据，但腹根断裂会有更多直接修复的机会。当 C_5 与干的结合部断裂时，发现 C_6 撕脱的情况并不少见。

6. 术中对运动和感觉传导的检查可以判断神经近端与中枢的连续性和神经远端束内组成，明确更远端的损伤或缺血性传导阻滞。血肿会导致近端的神经传导阻滞。中枢传导检查可能无法发现仅限于腹根的硬膜内损伤。要注意的是，在伤后 2～3 天内手术时，由于脊神经仍有传导，腹根的撕脱可能无法辨别。这种方法是非定量的(图 3-28-8)。

脊神经损伤的分类见表 3-28-3。

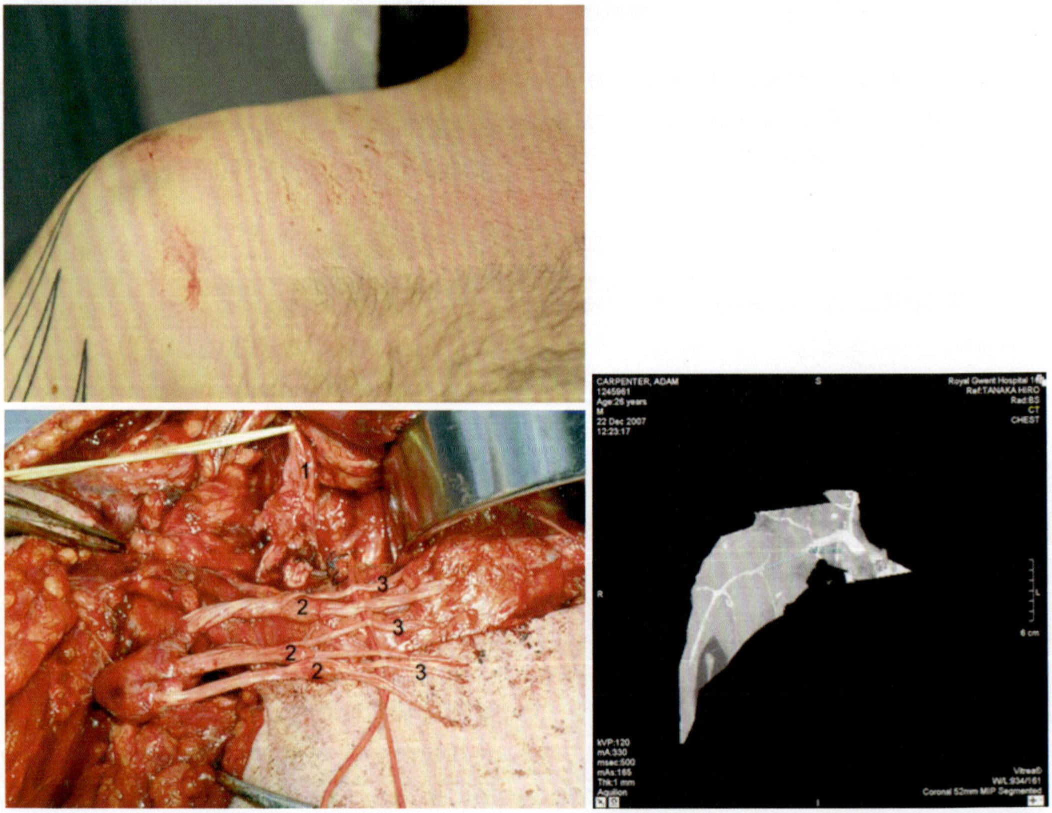

图 3-28-8　局部缺血和传导。臂丛神经牵拉伤伴有锁骨下动脉的断裂；脉搏很弱；伤后 54 h，术中刺激 C_7、C_8 和 T_1 撕脱的前根引发远端相应肌肉强烈收缩，说明患者既没有肢体的严重缺血，也没有继发的、更远处的损伤。可以在 C_5 和 C_6 的神经干(1)上记录到强大的 SSEP；可看到 C_7、C_8 和 T_1 的背根神经节(2)和其前根(3)。已完成广泛修复(病例来自 Mr Tanaka 和 Mr Shandall，格温特郡皇家医院)

表 3-28-3 脊神经损伤的特征

损伤类型	蒂内尔征	脊神经和脊髓之间的传导	外周传导	损伤处传导	CT 脊髓造影 MRI	外观
无损伤	无	正常	正常	无异常，无损伤	正常	正常
牵拉伤	无或弱阳性	正常	正常或减弱	正常或减弱	正常	束正常。外膜牵拉甚至撕裂
神经断裂	强阳性	正常	无	无	正常	神经明显断裂（早期患者）。近端残干结构尚完好
包含硬膜内结构的神经断裂	阳性，但比第 3 种类型弱	减弱	无	无	一般正常	神经明显断裂。近端残干异常，甚至非常接近椎间孔
硬膜内损伤，无 DRG 移位	无	无	感觉传导尚存在	N/A	可看到神经根与脊髓脱离	正常（早期），萎缩，有时呈灰黄色（晚期）
背根或腹根的断裂或撕脱	无	如果背根完好则存在	感觉传导尚存在	N/A	可看到神经根与脊髓脱离	正常或轻微萎缩
硬膜内损伤，伴有 DRG 移位	无	无	感觉传导尚存在	N/A	明显异常，有脑脊液漏	可看到 DRG、腹根和背根

注：测定外周传导的时间非常关键。神经断裂或硬膜内损伤 4 天后仍可测到运动的传导。感觉传导在神经断裂后 7～10 天仍然存在，但在硬膜内损伤后存在的时间不确定

六、修复策略

脊神经不全损伤或部分恢复的患者与完全损伤的患者之间有明显的不同(表 3-28-4)。

表 3-28-4　301 例多次手术的锁骨上损伤患者的损伤模式(1989—1993 年)

完全损伤:节前和节后损伤	**148 例**
上臂丛断裂 C_5(C_6、C_7) 硬膜内下臂丛损伤(C_6、C_7、C_8)T_1	83
中间神经断裂(C_6)C_7(C_8) 上方或下方的硬膜内损伤	5
下臂丛断裂 C_8、T_1 硬膜内损伤 C_5、C_6、C_7	1
C_5～T_1 全部硬膜内损伤	52
不完全损伤:某些神经根完好	**153 例**
C_5、C_6(C_7)损伤 (C_7)C_8、T_1 损伤恢复或无损伤	117
C_6、C_7、C_8 损伤 C_5、T_1 损伤恢复或无损伤	23
C_7、C_8、T_1 损伤 C_5、C_6 损伤恢复或无损伤	13

C_5、C_6(C_7)损伤,(C_7)C_8、T_1 无损伤

此种常见的损伤后手功能良好,因此伤害最小,但通常至少有 1 支上臂丛神经完全断裂。动脉损伤极少见。急诊修复可以获得非常好的结果。如果上臂丛是撕脱伤,处理就比较困难。

1. C_5 和 C_6 的硬膜内损伤　传统的移位修复肩胛上、腋神经和肱二头肌肌支效果可靠,用副神经或无损伤 C_7 内 1 或 2 束移位修复撕脱的前根也同样有效。

2. C_5、C_6 和 C_7 的硬膜内损伤　如果胸-肩胛和胸-肱骨周围的肌肉瘫痪,说明 C_5、C_6 和 C_7 的硬膜内损伤更加严重。此时皮肤感觉广泛丧失,常有剧烈疼痛。C_8 通常支配肱三头肌的外侧头,约 30%的病例可支配伸指肌。C_5 的前根可转位至脊髓副神经,C_7 的前根可转位至 C_8 神经束。约 60%患者可成功完成神经转位至肱二头肌肌支。肋间神经和前臂内侧皮神经可以移位至正中神经的外侧头。手指和腕关节的背伸可以通过之后的屈肌或伸肌移位有效恢复(图 3-28-9)。

3. C_5、C_6、C_7、C_8 节前损伤,T_1 无损伤　此类患者功能很差,手没有感觉。撕脱前根的修复获得了一定的发展,选择性在某些患者身上进行撕脱的神经根回植,使患者获得了明显的功能改善。

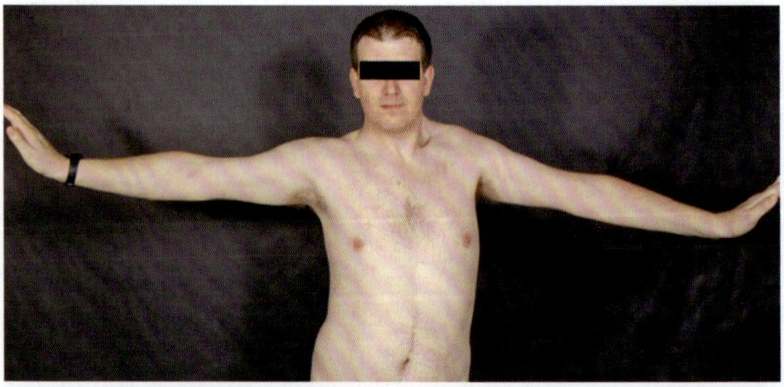

图 3-28-9　31 岁男性患者,左侧损伤,C_5 断裂,C_6、C_7 节前损伤。受伤当天进行手术,副神经移位至肩胛上,C_6 和 C_7 的前根(腹根)转至 C_5 近端前面,断裂的 C_5 神经经移植修复。28 个月时的功能随访

4. C_5 和 C_6（C_7）、C_8、T_1 无损伤　由于胸-肩胛、盂肱关节和肘关节功能良好，旋前、旋后和腕屈伸通常存在，拇指、示指和中指有感觉功能良好，此种患者比上臂丛神经损伤患者要好得多，可以通过肌肉-肌腱移植来改善功能。在伤后数天内可以考虑修复下臂丛神经根。

七、完全性损伤

这种损伤是灾难性的，以积极开放的态度和方式对待患者非常重要。告知患者治疗无望和过于乐观都不可取。要尽一切努力找到断裂的神经近端，并在患者条件允许时尽早给予修复。通常只能恢复部分功能，常仅限于肢体的近端，有些患者可以恢复地更好。Dickson 和 Biant[25]报道了 2 例完全损伤的年轻成年患者，获得了包括手在内的广泛功能恢复。伤后 6 天进行修复，2 例患者直到术后 10 年还可以看到肌力、协调性和皮肤感觉的持续恢复，大的有髓鞘的传出神经纤维恢复速度快于 A-delta 和 C 纤维（图 3-28-10）。

（C_4）C_5～T_1 撕脱伤

对这类最严重的损伤，常用的神经移植方法只能恢复一些无价值的功能。如要通过神经修复获得有用的功能，唯一可能的方法是将撕脱的神经和脊髓重新连接起来。

第 4 节　结　果

结果要从神经恢复、疼痛缓解，以及重返学习和工作的情况进行评价。

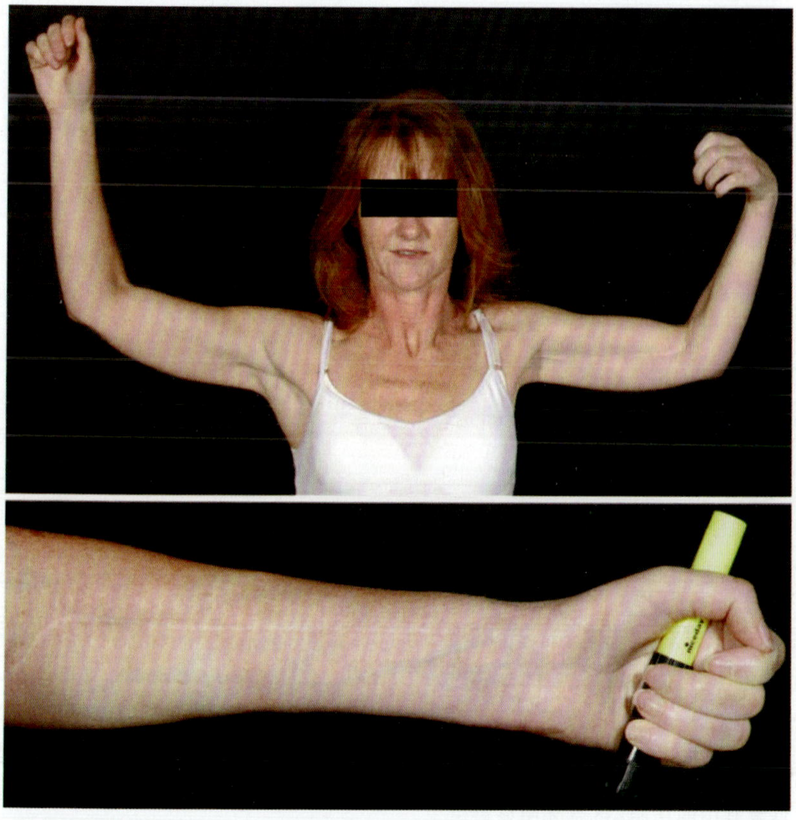

图 3-28-10　28 岁女性患者，左侧损伤，C_5、C_7、C_8、T_1 断裂，C_6 撕脱。修复后 96 个月时的功能随访。FCU 移位至 ECRB 后恢复了伸腕功能

神经恢复

神经修复后好的结果是可以抗阻力完成关节某一轴向2/3或更大范围的活动。《周围神经的外科疾病》[7,9]已有相关的早期报道。表3-28-5总结了1990—1996年间手术的360例患者的功能恢复情况，表3-28-6总结了2000—2004年间手术的228例患者的功能恢复情况。

表3-28-5 1990—1996年间360例患者修复后的疗效(依据时间和损伤程度来评估)

修复功能	修复的时间									
	14天内		3个月		6个月		超过6个月		总计	
	例数	%	例数	%	例数	%	例数	%	例数	%
0	8	11.8	10	15.6	8	28.6	20	58.8	46	23.7
1	10	14.7	22	34.3	8	28.8	8	23.5	48	25
2	14	20.6	20	31.2	8	28.8	6	17.6	48	25
3	20	29.4	4	6.2	2	7.2	0	0	26	13.5
≥4	16	23.5	8	12.5	2	7.2	0	0	26	13.5
共计	68		64		28		34		194	
完全损伤										
0	15	16.9	18	41.9	8	36.4	8	66.7	49	29.5
1	15	16.9	10	23.2	4	18.2	2	16.6	31	18.6
2	19	21.3	12	27.8	8	36.4	2	16.6	41	24.6
3	23	25.8	2	4.6	2	9.1	0	0	27	16.2
4	6	6.7	1	2.3	0	0	0	0	7	4.2
5	4	4.9	0	0	0	0	0	0	4	2.4
≥6	7	7.8	0	0	0	0	0	0	7	4.2
共计	89		43		22		12		166	
总计(%)										
0	23	14.6	28	26.2	16	32	28	60.9	95	25.1
1	25	15.9	32	29.9	12	24	10	22	79	20.5
2	33	24.1	32	29.9	16	32	8	17.6	89	22
≥3	76	48.6	15	13.6	6	12	0	0	97	25
	157		107		50		46			

注：不包含计划进行后期手术缓解疼痛的患者；不完全损伤：至少1根神经无损伤或恢复；91例患者神经再生后没有恢复有用的功能，38例无明显再生

第29章　肩关节发育不良

第 29 章 肩关节发育不良

Tim Bunker

关键词 阿佩尔综合征 · 发育不良 · 胚胎学与遗传学 · 分娩性臂丛神经损伤 · 后下发育不良 · 原发性及继发性发育不良 · 肩胛骨 · 弹响肩胛 Sprengel 畸形-手术治疗

第 1 节 概 述

前文介绍了关节盂的形态、长度和形状可能在肩关节稳定性中发挥重要作用，特别是在后方不稳定、关节炎的发展和关节置换中。除此之外，原发性关节盂发育不良、继发于分娩造成的臂丛神经损伤（obstetric brachial plexus palsy，OBPP）的继发性关节盂发育不良、阿佩尔综合征、弹响肩胛，以及 Sprengel 畸形的发生率很低，但是治疗很棘手。

发育不良的定义是发育异常、组织结构生长过度或缺乏。为了理解肩关节发育不良，我们需要了解正常的肩关节及其结构组成。幸运的是近代遗传学研究给予了我们启发，并将我们带入更深入的领域。遗传学和胚胎学对于肩胛骨的研究提示，肩胛骨的扁骨部分和关节盂是由 2 个完全不同的组织分化形成。肩胛骨的扁骨部分似乎是为了适应外界环境而由附着的肌肉骨化而成。关节盂、喙突和肩峰分别有不同的骨化中心，决定其最终形态的是遗传基因，而非外部压力因素。

肩胛骨是在胚胎发育的第 5～6 周开始，由 C_4～C_6 分化形成，最初是透明的软骨。胚胎发育第 7 周肩部形成，肩胛骨向尾端移位至正常成年人的位置，相当于 T_2～T_7 水平。

Sprengel 畸形肩就是胚胎期肩胛骨下降异常，且重塑异常，未能从小而宽的早期形状重塑为成人的长而扁的肩胛骨形状。正常的成人肩胛骨位于 T_2～T_7 位置，Sprengel 畸形者肩胛骨的位置很高，要形成胸廓的顶部，在它的深部表面就有更多的凹面。

有报道 *Paxl* 基因控制肩峰和肩胛冈的发育，敲除 *Paxl* 基因的鼠有肩峰和部分肩胛冈的缺失。

Emx2 基因控制肩胛骨体的发育，敲除 *Emx2* 基因的鼠存在肩胛骨体和大部分回肠的缺失，但有正常的肩锁关节及盂肱关节。也有关于骨盆发育不全的记录。

Hoxc6 基因控制喙突和关节盂的发育。鸡胚胎 *Hoxc6* 基因的扩展表达，导致鸡喙突复制及肩峰形成。临床中出现过类似病例。

肩胛骨体由不同途径形成，且可能由附着的肌肉骨化而成。肩胛骨体的形状有个

T. Bunker
Princess Elizabeth Orthopaedic Centre, Exeter, UK
e-mail: Tim.bunker@exetershoulderclinic.co.uk

G. Bentley (ed.), *European Surgical Orthopaedics and Traumatology*,
DOI 10.1007/978-3-642-34746-7_81,

体差异，从扁平到倒弧角，可能胸廓的形状对肩胛骨体形状的形成也有潜在的影响。

次级骨化中心决定出生后的肩胛骨发育。出生时肩胛骨体和嵴已经由膜内成骨方式而骨化。喙突由次级骨化中心骨化形成，1 岁时出现，18～21 岁愈合。关节盂由 2 个次级骨化中心骨化。第 1 个为 10 岁左右在喙突的基础上出现，18 岁时融合。然后有个很小的马蹄形的次级中心在 18 岁时短暂出现，19 岁时融合。肩峰突出现在 15 岁时，通常 18～19 岁融合。融合不良就会成为肩峰骨，其发生率为 4%，并与肩袖损伤有关。

肩胛骨如同一块组装骨，像乐高积木一样，由关节盂或喙突块、肩胛冈或肩峰块，以及扁骨部分组成。这些部分可以由不同方式组装，所以关节盂可以在扁骨部分向前或向后，也可以前倾或后倾。扁骨部分可以是扁平的，也可以是弯曲的。这些因素造成肩胛骨形状上的多样性，并影响其病理变化、稳定性和退行性变化。

第 2 节 原发性肩关节盂发育不良

Petterson 于 1981 年提出，肩关节盂发育不良可能比我们以前所认为的更普遍。我们的经验支持这一说法。2001 年我们公布了 8 年内收集到的 12 例患者，这些病例症状不明显甚至是无症状，难免导致漏诊。

早期的肩关节盂发育不良涉及一种不常见的情况，即关节盂下 2/3 和邻近的肩胛骨颈部软骨不完全骨化(图 3-29-1)。病因学和遗传学不明。发病机制为下关节盂软骨的骨化不良。以往涉及关节盂下关节突的软骨发育不良的理论缺乏 CT、X 线片和关节镜的支持，这些检查都可以提供下关节盂软骨的影像，显示下关节盂未骨化。在 X 线片上观察盂肱关节的轮廓，如呈现“真空

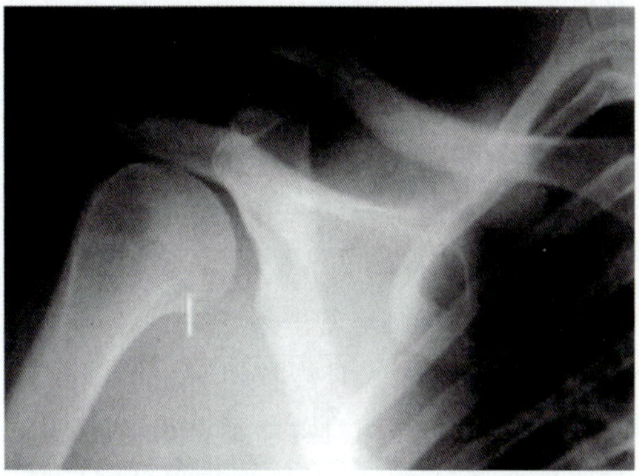

图 3-29-1 原发性肩胛盂发育不良，关节盂是扁平且不发达的，锁骨悬突

现象”及关节盂“缺乏”均为软骨未骨化。骨化不良的具体原因尚不明确。

原发性关节盂发育不良常为偶发，但有报道称该病有家族遗传性，为常染色体显性遗传。在这样的家族中，有正常肩胛骨的年轻女性可有异常的子女和兄弟。责任基因携带者有的并无临床表现，说明该基因在家族中可能具有可变的外显率。2009 年，我报道过一位发育异常的儿子和父亲(可能还有祖父)，进一步证明(至少对某些病例来说)这是一种具有常染色体显性遗传的单基因疾病。到目前为止，该基因仍不清楚，连锁分析(锁定基因)也因为已报道的家庭数量太少而受阻。这种基因似乎只局部影响肩胛骨，特别是肩关节盂的发育。

这些家族病例强调了此病家族史的重要性。如果家族中已经有一个患病父母和孩子，另一个孩子(男性或女性)遗传该基因的风险为 50%。目前尚不清楚原发性关节盂发育不良患者中有多少是由基因决定。然而，一些没有家族史的单发病例，很可能由于基因出现自发突变而使儿童面临患病的风险。未来分子遗传水平上对该病的研究会帮助解决这些问题。

临床病例的表现是多样的。大多数患儿是无症状的，有症状的患儿相对较少，多数为意外发现且被诊断。我们发现了一个

双模表现，第 1 个峰值在 12～24 岁，表现为撞击、不稳定或疼痛，第 2 组表现为退行性改变，年龄在 48～69 岁。

形态学的改变总是双边的。如果单侧正常发育，就应该探查另一侧不正常发育的原因。发育不良的关节盂的下缘延伸，且几乎扁平并在内侧，经常严重后倾。锁骨外侧 1/3 隆起，肩峰增大且峰脊朝下。

原发性肩关节盂发育不良患者行肩关节置换非常困难，因为其关节窝极度后倾，进入及准备关节窝都很困难。因此，外科医师可能会选择实施半关节置换术，但梅奥诊所的经验认为，让患者继续忍受来自肩关节盂的疼痛，这对患者来说是一个灾难，多数需要行二次手术植入关节盂假体，这会更加困难。这些也是我的经验。

第 3 节　继发性肩关节盂发育不良

一、分娩性臂丛神经损伤

分娩性臂丛神经损伤(obstetric brachial plexus palsy，OBPP)让我们明白关节盂的形态变化可以是后天获得的，这与我们即将讨论的不稳定有相关性。Pearl 和 Edgerton 观察了 25 例 OBPP 患儿，其中 7 例有正常的肩关节盂，18 例为异常的关节盂。异常关节盂中，5 例为扁平关节盂，7 例为双凹面，6 例为原有关节盂后方形成假关节盂造成脱位。关节窝改变的严重程度与内旋挛缩的程度成正比。在另一项研究中，Waters 观察了 94 例 OBPP 患儿，CT 和 MRI 随访有 42 例存在持续性病变。从 X 线片上看，骨性关节窝的解剖通常是正常的，但 CT 和 MRI 扫描显示患侧有 20°后倾，这意味着软骨的生长不稳定影响了关节窝的发育。10 年后，Waters 研究了 QUAD 手术重建后对关节窝发育的影响。QUAD 手术是将背阔肌和大圆肌转移，放松收缩的肩胛下肌和胸大肌，加腋神经松解术。该研究证实早期行有效的手术可以改善轻、中度的继发性肩关节盂发育不良。

二、阿佩尔综合征

阿佩尔综合征又称为尖头并指(趾)，是一种变异的多发性骨骺发育不良，很少见。骨骼的变化表现为肩关节盂发育不良、肱骨短、肘部发育不良、并指(趾)、髋关节发育不良、膝外翻、膝关节发育异常、肋骨和脊柱异常。这些患者皮肤上及肩关节后脱位时可见肩峰下窝。

三、肩关节盂后下方发育不良及不稳定

肩关节盂后下方不稳定被认为是年轻人肩关节功能不全的常见原因。通常患者会主诉肩部疼痛病史，一般没有真正的脱位病史，因为这些患者的脱位一般是无创伤、无症状的。患者可能只注意到复位时的闷响，无其他症状，但经常会痛。虽然半脱位和脱位通常没有声音，但肱骨头向后碰到肿胀和拉伸的后关节囊会导致疼痛。当手臂内收、内旋向上抬时，后脱位的肱骨头会撞击关节囊。这也解释了患者在游泳或上举手部和投掷时会痛的原因。患者经常会给他人演示复位(注意这是复位而不是错位)，年轻人甚至会将其用作聚会表演的项目，这不能责怪他们的行为太疯狂，我们作为医师还没有找到一种有效且可靠的治疗方法来治愈这种疾病，因此我们并不能说他们的做法反常。患者可演示肩部脱位，这种状态与肌肉收缩无关，但肘部因为肌肉收缩而偏向一侧。

青少年患者通常有关节松弛。可能表

现为高度松弛(外部旋转 85°或更多)、凹陷征阳性、Gagey 征阳性,以及弯腰试验中向前和向后都松弛。另外,他们的肩关节宽大松弛,肩关节后下方脱位有 2 个特征。一个是 Jerk 试验(图 3-29-2)。内收、内旋上举手臂则发生错位,感觉肱骨头向后方滑出。同时外展肩关节,有肱骨头滑过肩胛盂后缘复位的弹响,同时伴有疼痛。另一个是 Kim 试验。将肱骨头向后下方推动,对抗发炎拉伸的后关节囊,患者会出现疼痛不适。

后方脱位的病因仍有争议。有人认为这是由于关节囊宽大松弛导致,所以应该通过对关节囊进行改造、折叠或者填充关节囊治疗。Kim 支持的另一种说法是后下方的骨、软骨、盂唇复合体发育不全或过度后倾(图 3-29-3),治疗应通过矫正后倾或改变盂唇结构来增加肱骨头所对的盂唇凹面。

关节盂的过度后倾在后方不稳定中发挥重要作用。Edelson 检查了 1150 例干燥的肩胛骨,发现后下方发育不全占很大比例,从内盖夫沙漠贝都因人的 19%到墨西哥印第安人的 35%。然后,他查看了 300 例患者的 CT 和 MRI 结果,发现有 18%的后下方关节盂是凸面的而非凹面的。他定义这个为“lazy J”表现。最后,他观察了 12 例后方脱位患者的影像学检查结果,发现其中 9 例有这个缺陷。然而,从 X 线片上测量过度后倾是无效的,甚至从 CT 和 MRI 上测量肩胛骨也是无效的,因为肩胛骨的形状变异太多。使用内侧边也不可靠,因为关节盂可能平移而不是后倾,而肩胛骨的扁骨部分形状可能扁平也可能弯曲。

这些变异需要测量来证实,Innui 等发现伴有和不伴后方脱位的患者,后倾的程度有明显区别,并且这些患者的关节盂表面形状不同,部分是凹面的,部分是凸面的。

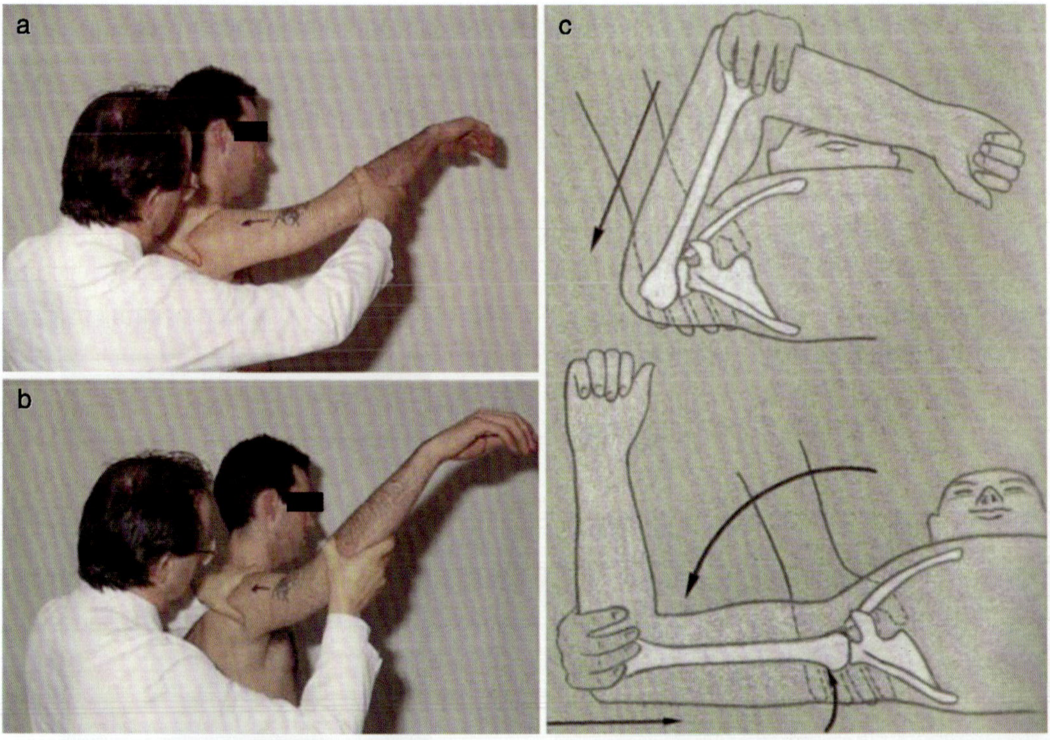

图 3-29-2 Jerk 试验。后方不稳定患者的肱骨是内旋高悬位(a)在关节盂后方向后推(c),然后手臂外旋(b)肱骨头猛地回拉至关节内(d)

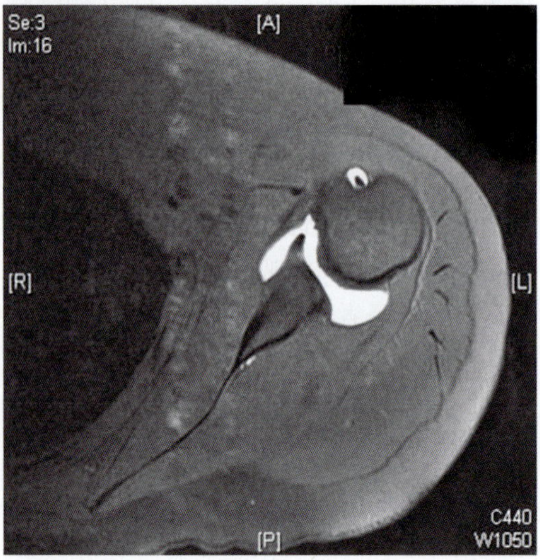

图 3-29-3　后下方发育不全的关节盂下方的 J 形征

前文提到的后方不稳定时出现的肩峰下窝(图 3-29-4),也见于阿佩尔综合征,与关节盂发育不良有关。

Kim 不仅观察了骨的形状,也在 MRI 上观察了骨、软骨、盂唇联合的形状。他发现后方不稳定肩关节盂的骨、软骨、盂唇在中下平面有严重的后倾。不稳定患者的后下盂唇高度和深度减小。关节镜检查发现,虽然后下盂唇看起来正常,但是可以探测到被撕裂的间隙。盂唇的这些变化可能与局部盂唇软骨发育不良有关,但是也与反复发生的后方脱位有关,如 OBPP 患者。

在实验室模型中已证实,盂唇软骨的保护在稳定性中发挥的作用占 65%,Lazarus 和 Harryman 的研究显示,盂唇的保护作用在关节窝的前方比后方更重要。基于这些,Kim 设计了肩关节囊-上盂唇后部重置修补术,术后仅有 7.5%的复发率。

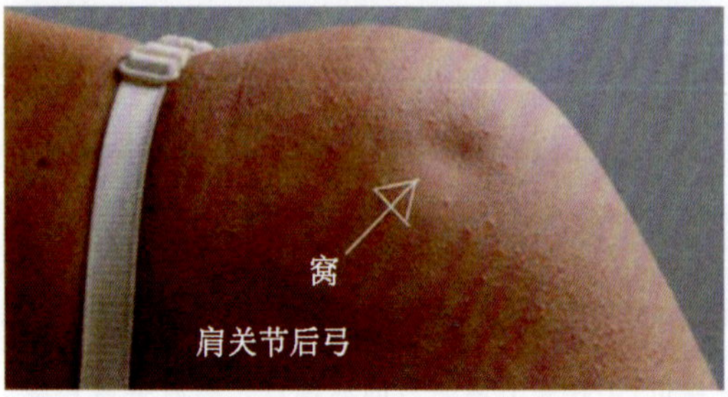

图 3-29-4　后方不稳定患者的肩关节后方的特征表现

四、弹响肩胛

弹响肩胛是一种少见的疾病,是肩胛骨胸壁间连结结构的运动机制失调引起的肩胛骨与胸壁之间明显的撞击和弹响的一种病症,伴有肩胛骨内侧疼痛及不适感,活动时加重。Boinnet 于 1867 年首次描述了 3 种类型的声音:捻发音(轻擦)、摩擦音(响亮的摩擦)及碰击音(一种病理性弹响)。肩胛内上角比相邻的肋骨前屈更多,可出现骨性结节,称为 Luschka 结节(图 3-29-5)。Edelson 将肩胛内下角的异常突起称为"犀牛角"。这个犀牛角似乎源于大圆肌起点。骨标本显示肩胛骨体可以是扁平的或者明显成角,并且这种成角肩胛骨使胸廓圆顶成角倾斜,不能下降至成人正常位置。然而很难在活体上测量这个角度或者测量肩胛骨的深面与胸廓是否匹配,甚至应用 CT 或者 MRI 也很难判断。

弹响肩胛的诊断很困难,经常依靠排除其他疾病来确诊。肩胛骨内侧疼痛也可能

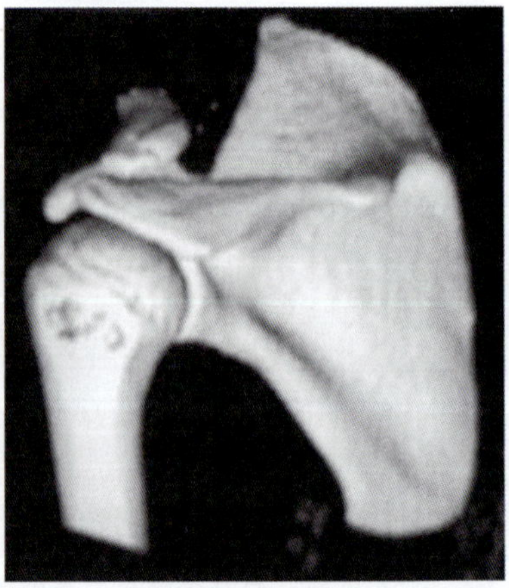

图 3-29-5　这例弹响肩胛的患者肩胛内上角有异常的纤维软骨结节,称为 Luschka 结节

涉及颈椎或者胸椎。撞击声可能由肩胛骨深面的骨软骨瘤引起，甚至后方脱位也可以出现这种类似肩胛骨弹响的沉闷声音。

弹响肩胛主要采取非手术治疗，必要时给予抗炎镇痛。如果患者姿势异常或存在肩胛骨运动障碍或展翼现象，导致二次弹响，物理治疗的效果很好。多数患者在非手术治疗失败多年后，才向外科医师求助。Milch 写到，即使是技术全面的矫形外科医师也对手术治疗的结果感到惊喜。1933 年他报道了 6 例肩胛骨上角过度前屈造成的致残性疼痛，并且及时进行了切除治疗。最近 Richards 和 McKee 报道了 3 例疼痛性肩胛胸廓间捻发音的患者，CT 显示肩胛骨不对称，通过手术切除成功治愈。开放性手术治疗比较直截了当。在肩胛骨上外侧切一个小切口，分离斜方肌，确保不超过肩胛骨内侧边界 1 cm，这样可以保护支配斜方肌下部的脊髓副神经。抬起冈上肌上内侧边，切除肩胛骨的上内侧角。保留骨膜袖作为肩胛提肌的固定点。

关节镜下骨切除已经逐步开展，但是仍有很多困难，仅适合有经验的专家操作。因为对于关节镜医师来说，没有明显的标志物来定位。手术在扩张的组织中进行，没有开放的手术视野，脊髓副神经、肩胛背神经、肩胛上神经、臂神经丛、肩胛背动脉都可能受到损伤。Bell 提出了一种较好的肩胛骨上内侧角切除术的入路，位于肩胛上神经旁约 2 cm，肩胛背神经旁约 3.5 cm。但是其预后不如开放手术。一项纳入了 6 例患者的研究表明，没有患者疼痛完全消失，1 例患者放弃手术，1 例患者存在浅表感染。

五、先天性高位肩胛症（Sprengel 畸形）

先天性高位肩胛症是少见的先天畸形。Sprengel 确定这种畸形是因肩胛骨下降失败而造成。因此患者肩胛骨位置高于正常，且形状宽而厚。

功能障碍的程度与畸形严重程度相关。在畸形较轻的病例中，肩胛骨轻微提高，形态比正常稍小，功能有轻微障碍。在严重畸形的病例中，颈根部严重宽大畸形。偶尔肩胛骨可以高到几乎触及颅骨。运动受限，功能差。

Sprengel 畸形患者普遍存在其他先天性畸形，如脊柱侧弯、颈肋畸形、颈椎畸形（Klippel-Feil 综合征），少数存在肩胛肌的部分或全部缺失。

颈部 X 线片可确诊。1/3～1/2 的患者可见肩胛骨与脊柱有骨桥相连，并且锁骨非常直。

严重畸形的患者应在 3～8 岁由骨儿科医师进行手术治疗。早期手术的预后较好。对于＞8 岁的儿童，手术可能会严重牵拉并损伤臂丛神经。超过这个年龄可进行肩胛骨有限切除。医师须向父母说明这种畸形不是简单地肩胛骨上提，而是复杂的软组织的畸形和挛缩，手术的结果不一定会满足他们的期望。

外科技术

Woodward 提出将斜方肌的起点移至棘突稍下方的位置。由 C_5 到 T_9 椎体棘突的中线位置入路。患者俯卧位，肩胛及手臂可以自由移动。皮肤和皮下组织横向切开至肩胛骨的内侧边。确定斜方肌的外侧边界，并从下方的背阔肌钝性分离。分离斜方肌到 C_5 棘突。用同样方法将菱形肌从胸壁上分离。拉开肌肉可以暴露椎骨或附着于肩胛上角的纤维束，这样可以避免损伤脊髓副神经、长斜方肌神经和颈横动脉。肩胛骨上内角往往是畸形的，从骨膜下切除可以释放肩胛提肌。肩胛骨可以随附着的肌肉向下移动，直到相应的脊柱水平。

肩胛骨截骨术是一个更简单的选择。患者半俯卧位，患侧朝上，在肩胛骨内侧边界做一垂直切口。沿冈上肌和冈下肌的起点切开骨膜，暴露肩胛骨。椎旁 1cm 截骨。

骨膜下切除肩胛骨的畸形部分，同时可以切除肩椎骨性连接或者切除一些纤维束。当肩胛骨可以完全移动时，外侧部分向下旋转，并用通过内侧骨和骨膜的缝合线固定。在上述2个手术中，臂丛神经和脊髓副神经均有受损的风险，并且这一风险与畸形的严重程度相关。

第4节　总　结

肩胛骨是一块可有多种形状变异的复杂骨。对关节盂发育的了解有助于我们认识关节不稳定和关节炎，同样也有助于少见疾病如原发性肩关节盂发育不良、弹响肩胛、Sprengel畸形等的治疗。

参考文献

[1] Capellini T, Vaccari G, Feretti E, et al. Scapula development is governed by genetic interactions of the Pbx1 gene. Development, 2010, 137(15): 2559-2569.

[2] Andrews S, Bunker T. Dominant familial inheritance in primary glenoid dysplasia. Should Elbow, 2009, 1(2): 93-94.

[3] Smith S, Bunker T. Primary glenoid dysplasia: a review of twelve patients. J Bone Joint Surg, 2001, 83(B): 868-872.

[4] Sperling J, Cofield R, Steinman S, et al. Shoulder arthroplsaty for osteoarthritis secondary to glenoid dysplasia. J Bone Joint Surg, 2002, 84(4): 541-546.

[5] Pearl ML, Edgerton BW. Glenoid deformity secondary to brachial plexus palsy. J Bone Joint Surg, 1998, 80(5): 659-667.

[6] Waters PM. Effect of tendon transfers on obstetric brachial plexus palsy. J Bone Joint Surg, 2005, 87(2): 320-325.

[7] Kim SH, Ha K, Yoo J, et al. Kim's lesion: an incomplete and concealed avulsion of the posteroinferior labrum. Arthroscopy, 2004, 20(7): 712-720.

[8] Kim SH, Noh KC, Park JS, et al. Loss of chondrolabral containment in atraumatic posteroinferior multi-directional instability. J Bone Joint Surg, 2005, 87(1): 92-98.

[9] Edelson JG. Localized glenoid hypoplasia. Clin Orthop Relat Res, 1995, 321: 189-195.

[10] Van Riebrox A, Campbell B, Bunker T. The association of subacromial dimples with recurrent posterior dislocation of the shoulder. J Shoulder Elbow, 2006, 15(5): 591-594.

[11] Lazarus M, Sidles J, Harryman D. The effect of chondrolabral defects on glenoid concavity and glenohumeral stability. J Bone Joint Surg Am, 1996, 78(1): 94-102.

[12] Edelson JG. Variations in the anatomy of the scapula with reference to the snapping scapula. Clin Orthop Relat Res, 1996, 322: 111-115.

[13] Milch H. The snapping scapula. Clin Orthop, 1961, 20: 139-150.

[14] Bell S, Van Riet PR. The safe zone for arthroscopic resection of the scapula. J Shoulder Elbow Surg, 2008, 17(4): 647-649.

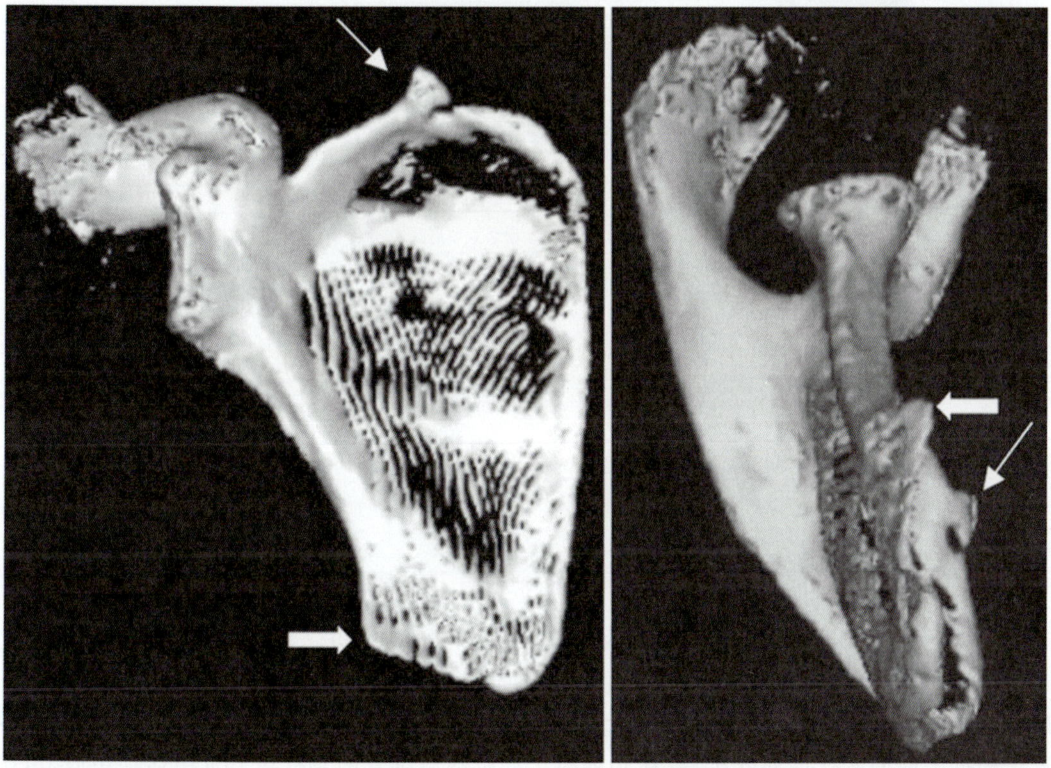

图 3-30-3　左肩胛骨的前方和下方成像，显示有 2 个骨性突起导致肩胛骨弹响，一个在上方，另一个在下方（细箭：上方骨突；粗箭：下方骨突）

术治疗通常在休息或活动改变时进行。应用非甾体类抗炎药物有助于减轻炎症反应[2]。对于难以控制的疼痛，可以注射皮质类固醇药物[2,13,21]。注射时患者取俯卧位，上肢呈鸡翅样体位（图 3-30-4），手放置在背部。在打算放弃非手术治疗而进行手术之前，一定要考虑到疾病的自然病程，并除外心理相关疾病。值得注意的是，极少有患者会随着时间的延长自行好转，因此，非手术治疗必须持续进行至少 6 个月～1 年。此外，如果症状持续存在且严重影响生活，可以行肩胛骨的外科手术切除[3,19,22]。

二、手术治疗

（一）开放手术

对于治疗伴有疼痛并可闻及、触及捻发音的患者，非手术治疗无效时，开放手术是可选的有效方法之一[2]。上肢神经缺损或肩胛周围肌肉萎缩/缺失是手术治疗的禁忌[1,27]。手术的目的是去除造成弹响的解剖学因素，术前一定要明确病变的具体部位[7]。

手术从滑囊炎清扫（多在内上角或内下角，即肩胛-胸廓滑囊炎的 2 个最好发部位）到部分肩胛骨切除，方法各异。

下方滑囊的手术入路，选择在肩胛骨下角以远做一斜行切口。斜方肌和背阔肌沿着肌纤维方向劈开，显露滑囊。滑囊炎症必须彻底切除，同时切除肩胛骨的所有骨赘。对于内上角的滑囊炎，需要从肩胛骨内侧缘的内侧切开皮肤，从肩胛骨的脊柱侧将斜方肌游离并向上方牵开；然后从骨膜下向近端剥离和牵开肩胛提肌、肩胛下肌和冈上肌。这样就可以切除滑囊和任何位置的骨赘。

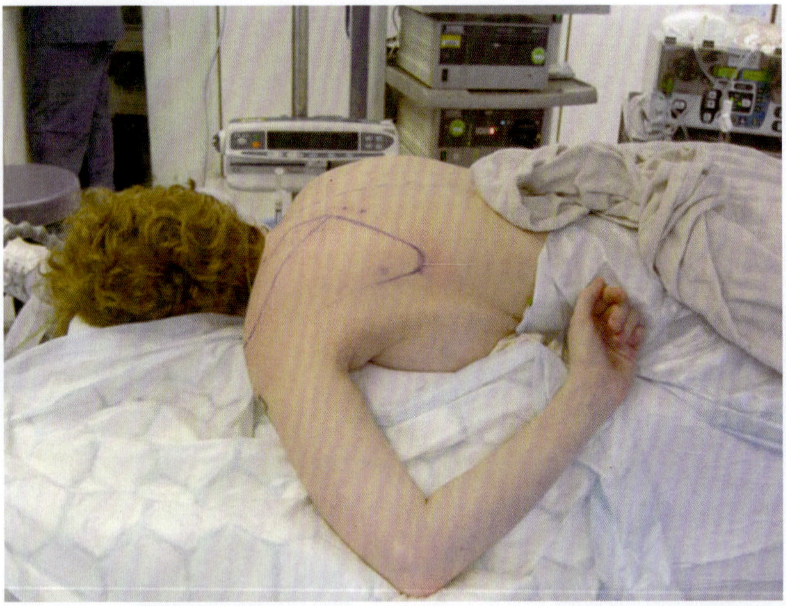

图 3-30-4 鸡翅样体位，使肩关节伸展，外旋并内收

最后要将肌肉重新固定在其解剖止点的位置。根据术前的诊疗计划分析，可在必要时行骨质切除。

一些学者认为，在没有明显骨质病变时，去除肩胛骨内侧 2 cm 的部分，重建肌肉的止点，会形成一个更加自然的肩胛-胸廓关节的关节面。然而，操作时必须小心谨慎，避免破坏止于肩胛骨内侧缘的肌肉。起于肩胛骨内侧缘的肌肉包括肩胛下肌、冈上肌、冈下肌、前锯肌、菱形肌和肩胛提肌。如果将整个内侧缘全部切除会破坏这些肌肉，导致术后出现明显的功能障碍[28,33]。最近，有些学者报道通过仅切除内上缘的方法成功治疗肩胛骨弹响，这样可避免上述这些不良情况的发生[1-2]。

行肩胛骨内上角切除术时，患者取俯卧位，在肩胛骨内侧肩胛冈上做切口，分离软组织，显露肩胛冈。切开骨膜，骨膜下推开肩胛骨内侧附近的肌肉，即冈上肌、肩胛下肌、菱形肌和肩胛提肌，并向近端牵开。斜方肌向上方牵开。用摆锯切除肩胛骨内上角，使切除部分呈等边三角形，延伸至肩胛冈的内侧边。钻孔后将掀起的肌肉重新固定在肩胛骨的脊柱缘。术中活动患肢，以确保弹响获得缓解。

(二)内镜手术

在行滑囊切除术和肩胛骨内上角切除术时，除了开放手术之外，还可以行内镜手术，适应证和禁忌证与前者相同。其具有早期康复、伤口相对美观、并发症较少等优势[27,34-36]。

在全身麻醉下，患者取侧卧位或俯卧位，使上肢能自由活动。首先，上肢最大程度内旋，手置于背部，重新诱发出肩胛骨-胸廓间可触及、可闻及的弹响声(图 3-30-4)。术者在患者皮肤上做标记：脊柱的棘突、肩胛冈、肩峰外缘、斜方肌下缘。同时标记内镜的 3 个入路。用无菌手术单包裹整个上肢。2 个入路选择在肩胛骨内侧缘的内侧约 3 cm 处、肩胛冈水平的下方[11,13,27,31]，以免伤及肩胛背神经、动脉和副神经(图 3-30-5)。上方入路[31]在肩胛骨内上角和肩峰外缘之间内中 1/3 交界处，避开神经和血管(如附近走行的副神经、肩胛上神经、肩胛背神经和动脉)。首先做其中1个内侧入路，

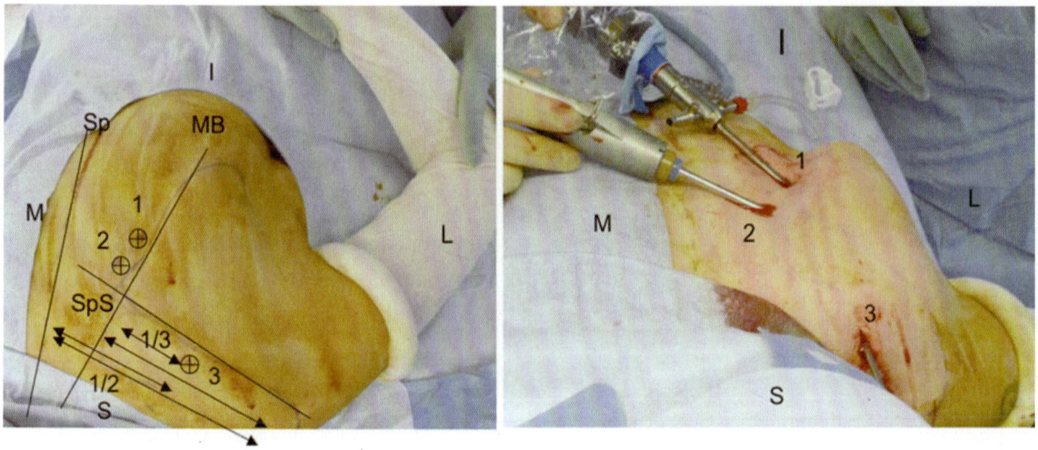

图 3-30-5　内镜入路。患者俯卧位(参考平面:I. 下方,S. 上方,M. 内侧,L. 外侧);左图:有肩胛骨和脊柱标记的皮肤入路图(Sp. 脊柱的后方棘突,MB. 肩胛骨的内侧缘,SpS. 肩胛冈);右图:器械入路(1 和 3)和观察入路(2)

无须事先对滑囊充气。观察入路直接到肩胛骨的最深层、最前方。然后再做第 2 个内侧入路(第一器械入路)。上方入路(第二器械入路)由内向外建立。

内镜手术潜在的并发症包括胸腔的穿透伤、经前锯肌刺入腋窝或穿透肩胛骨伤及冈上窝[27,34,37]。套管并非常规应用,最好使用一个 4.5 mm 30°的观察镜头。首先用刨刀或射频探针逐渐清除滑囊炎,显露术野。注水压力维持在 50 mmHg。应用穿刺针有助于确定观察镜头和器械的位置[21]。目前尚缺乏支持整个骨质切除的标准(图 3-30-6)。然而,围术期的体格检查结合内镜下所见,可以检验肩胛骨在胸廓表面无障碍的滑动,没有任何响声。术后无须制动。

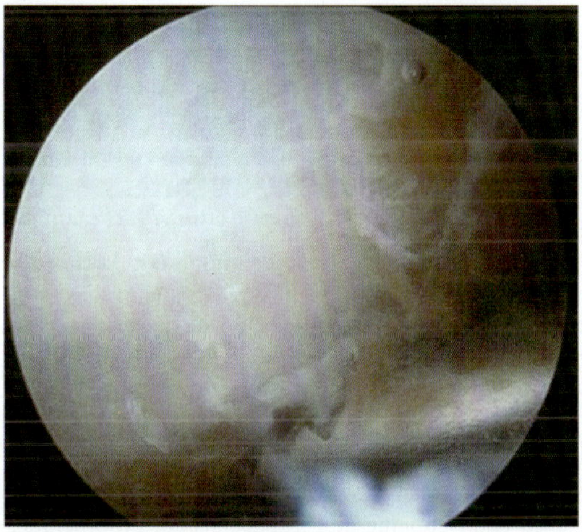

图 3-30-6　内镜下刨削肩胛骨胸廓滑囊炎

第 6 节　结　论

由于报道的病例较少,同时肩胛骨弹响的病因多样,很难对非手术治疗、内镜治疗和开放手术治疗的结果进行比较。然而,文献报道认为非手术治疗的成功率高达 80%[8,23]。如果术前进行了良好的评估和计划,手术治疗(无论是内镜手术还是开放手术)可明确弹响的病因并予以去除,也可获得良好的效果。

致谢　此综述得到了 Demoisnault 等、Kuhne 等工作的启示和帮助,在此对这些作者表达真挚的谢意。

参考文献

[1] Kuhne M, Boniquit N, Ghodadra N, et al. The snapping scapula: diagnosis and treatment. Arthroscopy, 2009, 25: 1298-1311.

[2] Kuhn JE, Plancher KD, Hawkins RJ. Symptomatic scapulothoracic crepitus and bursitis. J Am Acad Orthop Surg, 1998, 6-5: 267-273.

[3] Percy EC, Birbrager D, Pitt MJ. Snapping scapula: a review of the literature and presentation of 14 patients. Can J Surg, 1988, 31-4: 248-250.

[4] Boinet W. Fait clinique. Bull Soc Imp Chir Paris, 2e Sér, 1867, 8: 458.

[5] Milch H, Burman MS. Snapping scapula and humerus varus. Arch Surg, 1933, 26: 510-585.

[6] Mauclaire A. Craquements sous-scapulaires pathologiques traités par l'interposition musculaire interscapulothoracique. Bull Mem Soc Chir Paris, 1904, 30: 164-168.

[7] Milch H. Partial scapulectomy for snapping of the scapula. J Bone Joint Surg Am, 1950, 32(3): 561-566.

[8] Ciullo J. Subscapular bursitis: "Treatment of snapping scapula" or "washboard syndrome". Arthroscopy, 1992, 8: 412-413.

[9] Wallach F. Etude anatomique pour l'abord endoscopique de l'espace scapulo-thoracique. Thèse de Doctorat en médecine, Université Paris VI, 2005.

[10] Desmoineaux P, Wallach F, Jouve F, et al. Endoscopic treatment of snapping scapula. Chir Main, 2006, 25 Suppl 1: S91-95.

[11] Chan BK, Chakrabarti AJ, Bell SN. An alternative portal for scapulothoracic arthroscopy. J Shoulder Elbow Surg, 2002, 11: 235-238.

[12] McFarland EG, Tanaka MJ, Papp DF. Examination of the shoulder in the overhead and throwing athlete. Clin Sports Med, 2008, 27: 553-578.

[13] Pearse EO, Bruguera J, Massoud SN, et al. Arthroscopic management of the painful snapping scapula. Arthroscopy, 2006, 22: 755-761.

[14] Nicholson GP, Duckworth MA. Scapulothoracic bursectomy for snapping scapula syndrome. J Shoulder Elbow Surg, 2002, 11: 80-85.

[15] Edelson JG. Variations in the anatomy of the scapula with reference to the snapping scapula. Clin Orthop Relat Res, 1996, 322: 111-115.

[16] Manske RC, Reiman MP, Stovak ML. Nonoperative and operative management of snapping scapula. Am J Sports Med, 2004, 32: 1554-1565.

[17] Cobey MC. The rolling scapula. Clin Orthop Relat Res, 1968, 60: 193-194.

[18] Kouvalchouk JF, Merat J, Durey A. Subscapular snapping. Rev Chir Orthop Reparatrice Appar Mot, 1985, 71 Suppl 2: 78-81.

[19] Richards RR, McKee MD. Treatment of painful scapulothoracic crepitus by resection of the superomedial angle of the scapula. A report of three cases. Clin Orthop Relat Res, 1989, 247: 111-116.

[20] Daigeler A, Vogt PM, Busch K, et al. Elastofibroma dorsi-differential diagnosis in chest wall tumours. World J Surg Oncol, 2007, 5: 15.

[21] van Riet RP, Van Glabbeek F. Arthroscopic resection of a symptomatic snapping subscapular osteochondroma. Acta Orthop Belg, 2007, 73: 252-254.

[22] Milch H. Snapping scapula. Clin Orthop, 1961, 20: 139-150.

[23] Carlson HL, Haig AJ, Stewart DC. Snapping scapula syndrome: three case reports and an analysis of the literature. Arch Phys Med Rehabil, 1997, 78: 506-511.

[24] Parsons TA. The snapping scapula and subscapular exostoses. J Bone Joint Surg Br, 1973, 55: 345-349.

[25] Sisto DJ, Jobe FW. The operative treatment of scapulothoracic bursitis in professional

pitchers. Am J Sports Med, 1986, 14: 192-194.

[26] de Haart M, van der Linden ES, de Vet HC, et al. The value of computed tomography in the diagnosis of grating scapula. Skeletal Radiol, 1994, 23: 357-359.

[27] Harper GD, McIlroy S, Bayley JI, et al. Arthroscopic partial resection of the scapula for snapping scapula: a new technique. J Shoulder Elbow Surg, 1999, 8: 53-57.

[28] Mozes G, Bickels J, Ovadia D, et al. The use of three-dimensional computed tomography in evaluating snapping scapula syndrome. Orthopedics, 1999, 22: 1029-1033.

[29] Oizumi N, Suenaga N, Minami A. Snapping scapula caused by abnormal angulation of the superior angle of the scapula. J Shoulder Elbow Surg, 2004, 13: 115-118.

[30] Tripp BL. Principles of restoring function and sensorimotor control in patients with shoulder dysfunction. Clin Sports Med, 2008, 27: 507-519, x.

[31] Pavlik A, Ang K, Coghlan J, et al. Arthroscopic treatment of painful snapping of the scapula by using a new superior portal. Arthroscopy, 2003, 19: 608-612.

[32] Cameron HU. Snapping scapulae: a report of three cases. Eur J Rheumatol Inflamm, 1984, 7: 66-67.

[33] Alvik I. Snapping scapula and Sprengel's deformity. Acta Orthop Scand, 1959, 29: 10-15.

[34] Bell SN, van Riet RP. Safe zone for arthroscopic resection of the superomedial scapular border in the treatment of snapping scapula syndrome. J Shoulder Elbow Surg, 2008, 17: 647-649.

[35] Fukunaga S, Futani H, Yoshiya S. Endoscopically assisted resection of a scapular osteochondroma causing snapping scapula syndrome. World J Surg Oncol, 2007, 5: 37.

[36] Lien SB, Shen PH, Lee CH, et al. The effect of endoscopic bursectomy with mini-open partial scapulectomy on snapping scapula syndrome. J Surg Res, 2008, 150: 236-242.

[37] Ruland LJ, Ruland CM, Matthews LS. Scapulothoracic anatomy for the arthroscopist. Arthroscopy, 1995, 11: 52-56.

第 31 章　肩胛骨骨折

第31章

肩胛骨骨折

Norbert Suedkamp，Kaywan Izadpanah

关键词 病因·解剖·分型·临床表现·并发症·影像·转归·肩胛骨骨折·手术适应证·术式·外科非手术治疗

第1节 概 述

肩胛骨骨折不常见，约占骨折总数的1%[5]，约占肩胛带骨折的5%，肩部损伤的3%[41]。常见于25～50岁的年轻男性(男女比例49∶6)[3,40,60,66]。肩胛骨骨折中，45%发生在肩胛体，35%在肩胛盂附近(其中25%在肩胛颈，10%在肩胛盂)，8%在肩峰，7%在喙突。只有10%的肩胛体和肩胛颈骨折表现出明显错位[52]。

肩胛骨骨折常为高能量创伤，因此有39%的患者合并其他损伤，主要是胸部、同侧上肢、颅骨或脑，同时存在生命危险。因此，如果条件允许，肩胛骨骨折患者应由创伤中心救治。

在很长一段时间里，对肩胛骨骨折患者的治疗主要为非手术治疗。近年来，很多文献对肩胛骨骨折进行论述，部分还对具体问题进行了阐述。随着上肢生物力学知识的增多和现代植入物的研发，有证据表明，某些损伤采取手术治疗可以获得更好的功能恢复。因此，肩胛骨骨折应由骨外伤科或创伤外科治疗。

本章对目前肩胛骨骨折的分类系统、治疗标准和最新的手术技术进行概述。提出了肩胛骨悬吊系统的重要生物力学理论和手术治疗方案的选择策略。

第2节 病因和分类

80%～90%的肩胛骨骨折发生在高能量损伤中，如车祸、高处坠落[30-40]。

一、肩胛体骨折

大部分肩胛体骨折发生于直接暴力创伤。肩胛骨活动性较大、周围有丰富的肌肉和有弹性的胸壁(“胸壁的回弹机制”)，所以必须有较大力才能造成其骨折[53]。

部分病例报道，肩胛骨骨折发生在电休克治疗后[8,58]或骨营养不良的癫痫患者发作后[38]。

肩胛骨骨折类型有很多种。OTA建议采用2种分型系统标准。标准1作为所有创伤外科医师的分型标准，标准2作为肩部专业医师的分型标准。

标准1中肩胛骨分为以下3个区。

N. Suedkamp (✉)·K. Izadpanah
Department for Orthopedic Surgery and Traumatology, Freiburg University Hospital, Freiburg, Germany
e-mail: norbert.suedkamp@uniklinik-freiburg.de; kaywan.izadpanah@uniklinik-freiburg.de

G. Bentley (ed.), *European Surgical Orthopaedics and Traumatology*, DOI 10.1007/978-3-642-34746-7_242,

1. 肩胛盂骨折(编码 F)——包括肩胛盂和关节边缘,背侧界线是连接背侧关节边缘到肩胛上切迹的线,远侧到关节边缘,内侧到连接肩胛上切迹到远侧末端关节边缘的线。

2. 肩胛骨突起部分位骨折(编码 P)——喙突在背侧关节部以外部分,肩峰在肩胛盂面延伸面以外部分。

3. 肩胛骨体部骨折(编码 B)——肩胛骨余下部分。

关节部骨折分为 3 组:①F0——骨折不通过关节部,骨折线不通过肩胛盂和盂缘;②F1——骨折通过关节部。在关节盂有边缘骨折或分离骨折。碎片＜2 mm 的不计入内;③F2——关节部复杂骨折。

肩胛体部骨折可以分为简单骨折(B1,2 个及＜2 个主要碎块)和复杂骨折(B2,＞2 个骨折碎块)。喙突骨折不合并肩胛骨骨折的喙突骨折肩胛盂骨折(P1),肩峰骨折为 A2 型骨折,喙突骨折伴有肩峰骨折为 A3 型骨折。关于 2 种分型详见 AO 网址(图 3-31-1,图 3-31-2)。

F		关节部分
	F0	关节部无骨折,骨折线不通过肩胛盂和盂缘
	F1	关节部简单骨折,不超过 2 个骨折块,边缘骨折或分离骨折(骨折线通过肩胛盂)(忽略＜2 mm 的碎片)
	F2	关节部复杂骨折(骨折线通过肩胛盂)(≥3 个骨折块)
	Fx	.1=体部无骨折
		.2=体部简单骨折
		.3=体部复杂骨折
B		体部骨折
	B1	简单型(≤2 个骨折块)
	B2	复杂型(≥3 个骨折块)
P		突出部骨折
	P1	喙突骨折(骨折线不通过肩胛盂和体部)
	P2	肩峰骨折(骨折线在肩胛盂面侧方)
	P3	喙突骨折伴有肩峰骨折

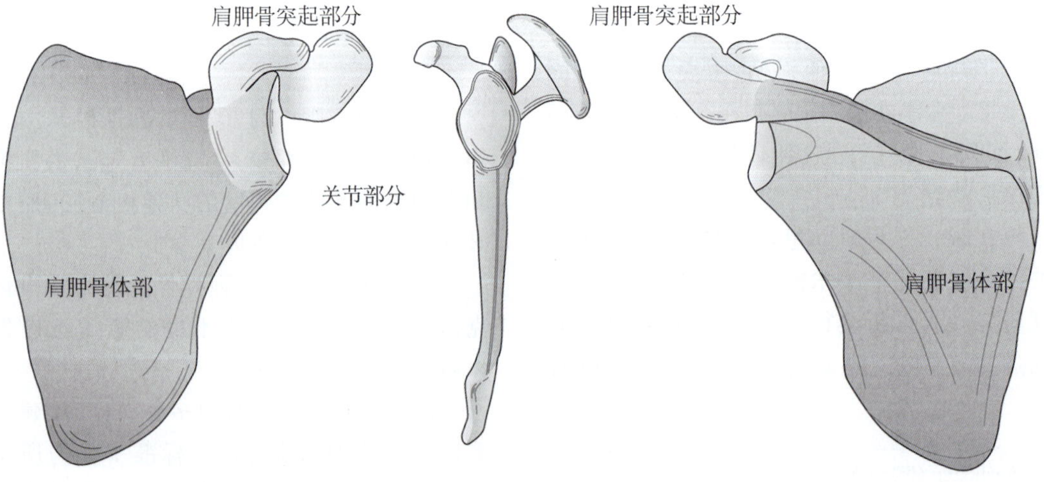

图 3-31-1 AO/OTA 的 OTA 分型系统

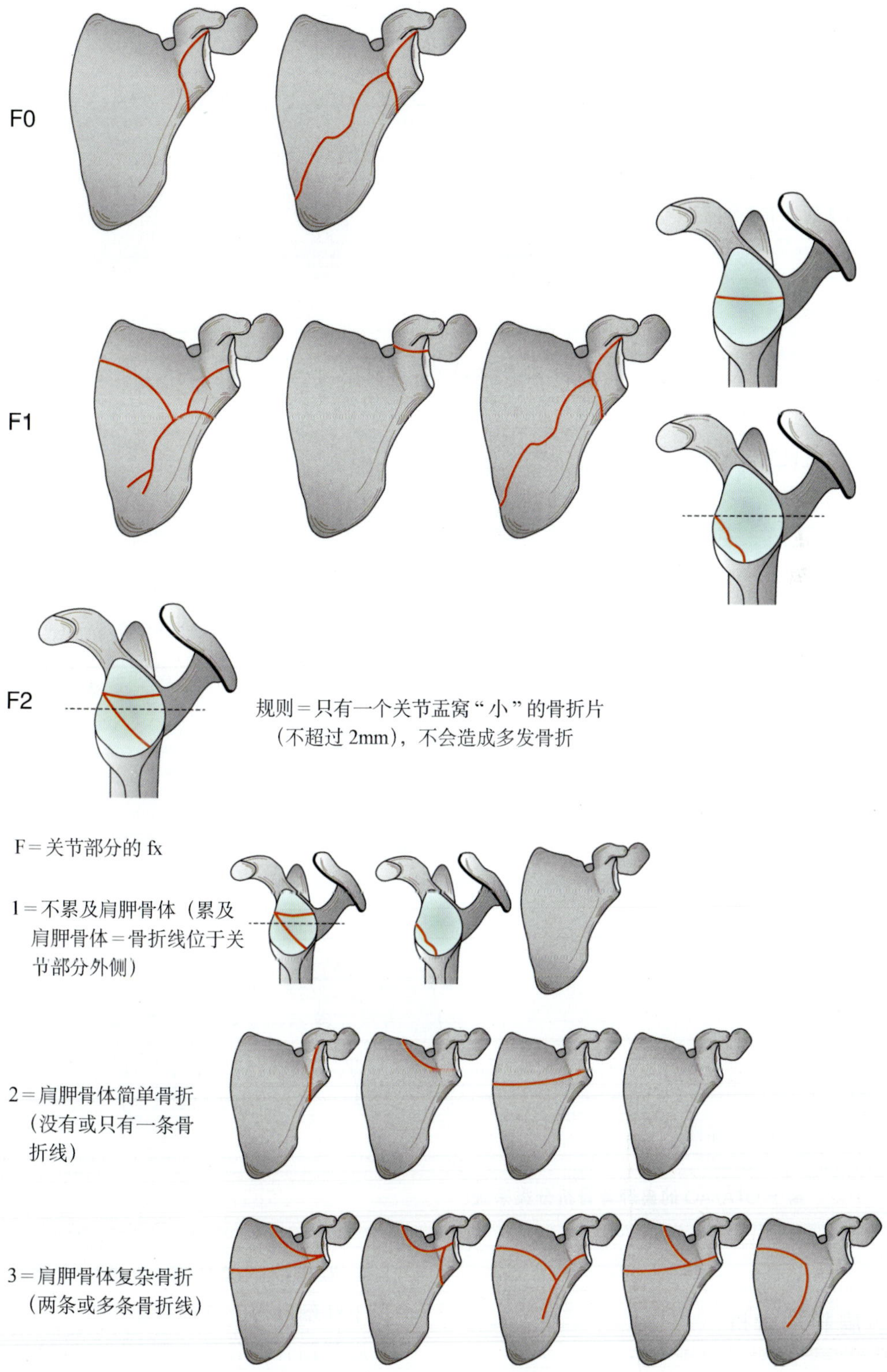
F0
F1
F2
规则＝只有一个关节盂窝“小”的骨折片（不超过 2mm），不会造成多发骨折
F＝关节部分的 fx
1＝不累及肩胛骨体（累及肩胛骨体＝骨折线位于关节部分外侧）
2＝肩胛骨体简单骨折（没有或只有一条骨折线）
3＝肩胛骨体复杂骨折（两条或多条骨折线）

图 3-31-2 （续）

B＝肩胛骨体内的 Fx
(关节外骨折，无关节盂窝受累)

B1＝简单
(2 处或 2 处以下体骨折)

B2＝复杂
(3 处或 3 处以上体骨折)

P＝突出部骨折
(单独编码)

P1＝喙突骨折
(骨折线不通过肩胛盂和体部)

P2＝肩峰骨折
(骨折线在肩胛盂面侧方)

P3＝喙突骨折伴有肩峰骨折

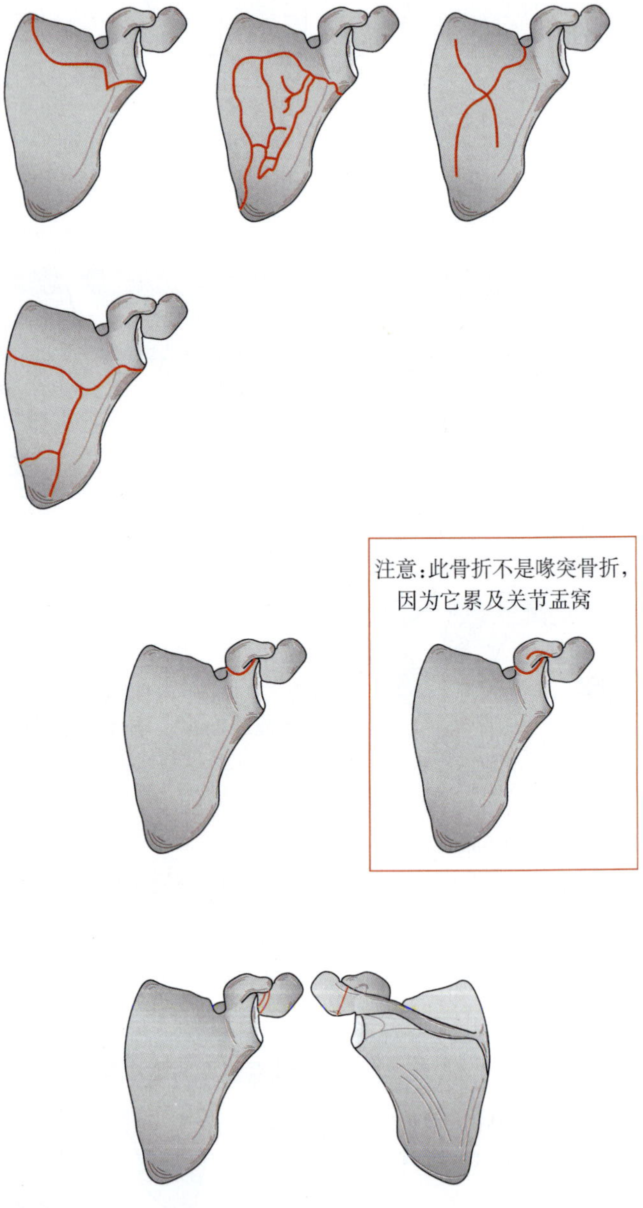

图 3-31-2　基于 OTA/AO 的肩胛骨骨折分类系统

二、肩胛颈骨折

肩胛颈骨折有以下病因。

1. 肱骨头作用于肩胛窝的冲击力。

2. 作用于肩部前方或后方的打击力。

3. 跌倒时手臂伸展，肱骨撞击肩胛窝。罕见于跌倒时肩上部受撞击[52]。

肩胛颈骨折分为 3 型[20]。

肩胛颈不全骨折，骨折线从肩胛颈下缘开始，沿肩胛冈走向，到内侧缘结束。另外还有 2 种肩胛颈完全骨折类型：一种是沿着外科颈骨折，另一种是沿解剖颈骨折。完整的骨折线通过肩胛骨的外侧缘和上缘。外科颈骨折延伸至喙突内侧，解剖颈骨折横过喙突。临床治疗的基本依据是肩胛盂部分的错位程度。

- Ⅰ型：骨折不明显或无明显移位。
- Ⅱ型：骨折有明显移位[20]。

Zdravkovic 和 Damholt [69]，Nordqvist 和 Petersson[45]，Ada 和 Miller [44]定义明显移位为肩胛盂骨折块移位 1 cm 或成角>40°。

Blauth、Suedkamp 和 Haas[9]介绍了一种包括骨折模式和稳定程度的更详细的分型(图 3-31-3，图 3-31-4，表 3-31-1)。

肩胛颈骨折合并锁骨骨折(包括浮肩)

20%～50%的锁骨骨折合并肩胛颈骨折[1,3]。损伤机制是跌倒时外展手臂受力、肩端受力，或直接暴力[52]。Ganz 和 Noesberger[15]首次描述当伴有同侧锁骨骨折时，肩胛盂部分骨块的稳定性改变。Herscovici [28]及其团队称这种复合骨折为“浮肩”。然而，生物力学实验显示只有喙肩韧带或肩锁韧带损伤才改变肩胛盂的稳定性。Goss[19]及其团队定义肩上部悬吊复合体(superior suspensory complex，SSSC)的损伤导致浮肩损伤。

表 3-31-1　Blauth、Suedkamp 和 Haas 肩胛颈骨折分型[9]

肩胛颈骨折分型				
Ⅰ	**解剖颈骨折**			
ⅠA	骨折无移位	内侧压缩	稳定	非手术治疗
ⅠB	骨折有移位	远端和外侧错位	不稳定	ORIF(切开复位内固定术)
Ⅱ	**外科颈骨折**			
ⅡA	骨折无移位	锁骨和喙锁韧带无损伤	稳定	非手术治疗
ⅡB	骨折有移位	锁骨骨折	不稳定	锁骨 ORIF
	喙锁韧带断裂(浮肩)	不稳定	肩胛颈 ORIF	

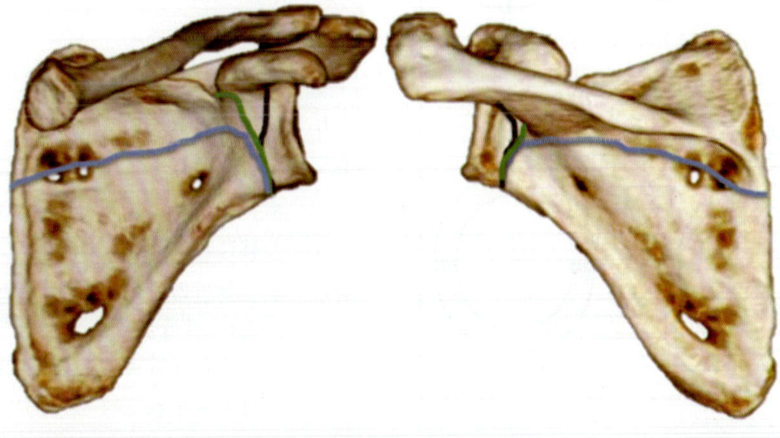

图 3-31-3　3 种肩胛颈骨折类型：A(黑线). 通过解剖颈骨折；B(绿线). 通过外科颈骨折；C.(蓝线). 骨折通过肩胛颈下部，然后通过肩胛体中部(此型治疗方法同肩胛体骨折)(摘自 Goss TP[20])

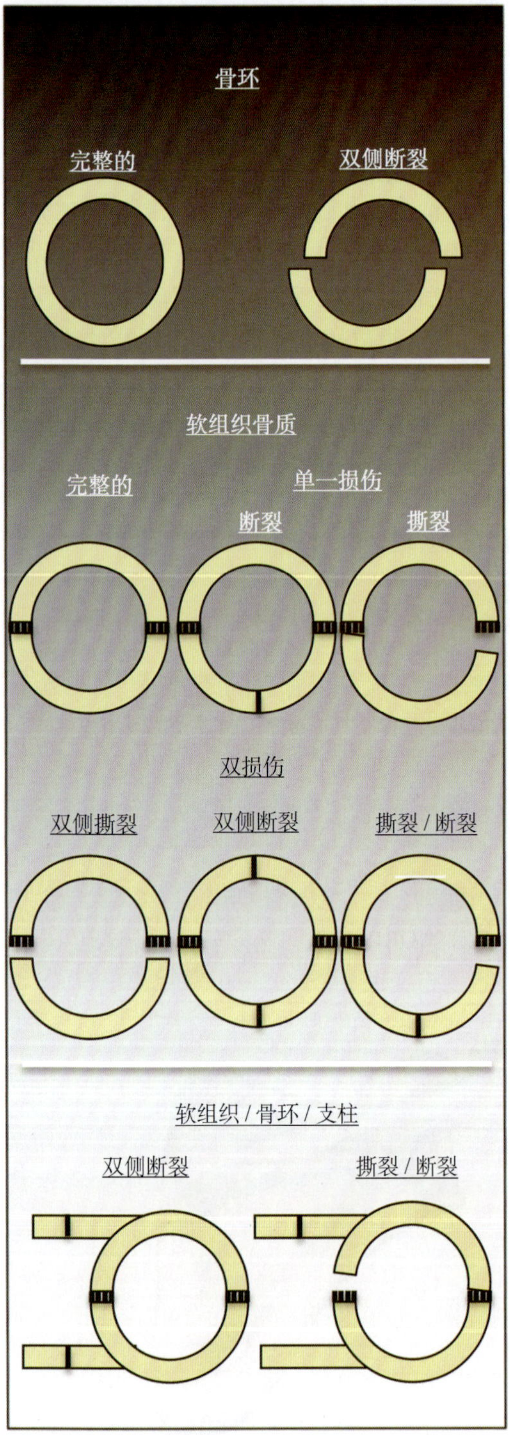

图 3-31-4 环和支柱创伤的可能情况(摘自 Goss TP[19]. e' Raven Press,Ltd. ,New York)

三、肩胛盂骨折

肩胛盂缘骨折可由肱骨头冲击肩胛盂腔外周而导致[27]。这种骨折不同于肱骨头脱位造成的肩胛盂缘的撕脱性骨折[65]。后者的力指向关节软组织[11]。肩胛盂缘撕裂骨折是由于周围软组织的拉力导致。如果肱骨头的横向冲击力指向肩胛盂腔中心,则导致关节窝骨折[18]。形成横行骨折线(图 3-31-5)。以下为支持此机制的理由[18,21]。

1. 肩胛盂窝的凹型。因此,力集中在肩胛盂的中心。

2. 软骨下骨小梁的横向排列。因此,力易沿此方向传导。

3. 前缘有一弯曲,是压力阶梯。骨折易发生于此。

4. 2 个骨化中心形成关节盂。因此中心部位遗留有相对薄弱点。

骨折线根据肱骨头上的应力方向延伸。暴力可以引起肩胛盂的粉碎性骨折[18](表 3-31-2)。

表 3-31-2 Ideberg 分型表

Ideberg/Goss TP 肩胛盂骨折分型	
Ⅰ	肩胛盂缘骨折
ⅠA	前缘
ⅠB	后缘
Ⅱ	横行或斜行通过肩胛盂窝
ⅡA	横行骨折通过肩胛盂窝,伴有下角骨折块移位,伴有肱骨头半脱位
ⅡB	斜行骨折通过肩胛盂窝,伴有下角骨折块移位,伴有肱骨头半脱位
Ⅲ	斜行骨折通过肩胛盂,骨折线出口在肩胛骨上缘中部
Ⅳ	水平骨折,骨折线通过肩胛骨内侧缘
Ⅴ	Ⅳ型骨折伴有肩胛盂下部分离骨折
Ⅵ	肩胛盂表面粉碎骨折

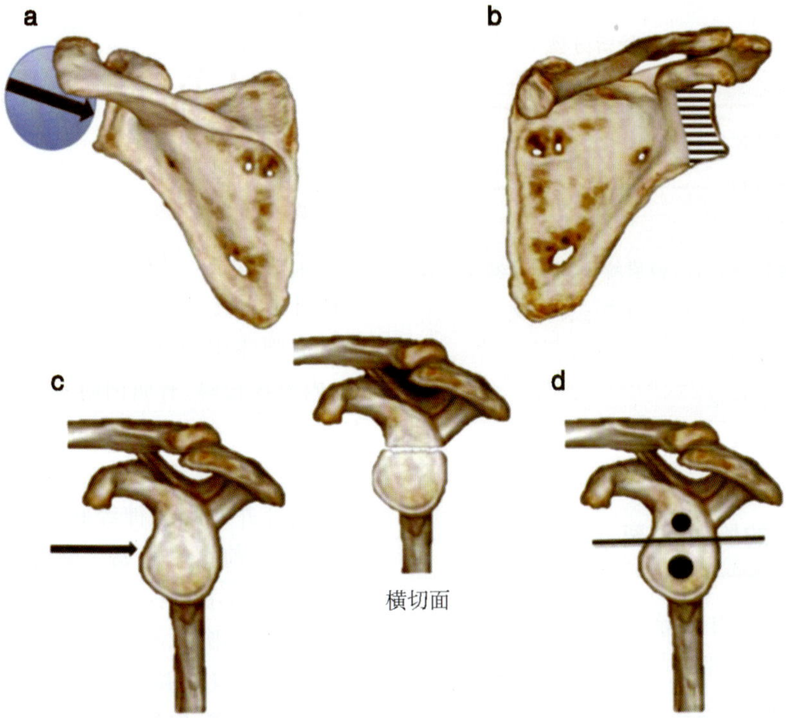

图 3-31-5 肩胛盂的横向断裂和原因

a. 凹陷的形状使肩胛盂的受力集中在中心区域(箭所示);b. 软骨下骨小梁横向排列;c. 弯曲的前缘(箭所示)是应力阶梯,易发生骨折;d. 肩胛盂由上、下骨化中心分化而成,存在薄弱中心带

四、喙突骨折

Ogawa 等[49]提出喙突骨折的分类方法,可分为 2 组:1 型——骨折线靠近喙锁韧带;2 型——骨折线远离喙锁韧带。

1 型骨折为间接创伤造成的撕脱骨折。2 型骨折如无明显移位应采取非手术治疗。2 种类型均可由直接打击力导致,也可由肱骨头脱位的间接损伤导致。对 1 型骨折的治疗取决于并发伤。如合并肩锁关节分离损伤,则需手术治疗进行固定。单独损伤可以进行非手术治疗(表 3-31-3)。

表 3-31-3 Ogawa 喙突骨折分型

Ogawa 喙突骨折分型[49]	
Ⅰ型	喙锁韧带近侧
Ⅱ型	喙锁韧带远侧

五、肩峰骨折

肩峰骨折可由直接创伤导致,也可由肱骨头直接撞击肩峰导致。撕脱性骨折是由间接的创伤引起,当喙肩韧带、肩锁韧带或三角肌、斜方肌紧张时会造成撕脱性骨折。应力骨折或疲劳骨折也有报道[22]。Kuhn[36]等在 1994 年提出肩峰骨折的分类标准。无移位骨折(1 型)分为撕脱性骨折(1a 型)和完整骨折(1b 型)。因为肩峰下的间隙没有改变,1 型骨折可以采取非手术治疗。2 型肩峰骨折虽有移位,但不减小肩峰下间隙,大多数也可采取非手术治疗。

如果肩峰向下移位(3a 型)或肩峰骨折合并肩胛颈骨折(3b 型),肩峰下间隙会变小,这时应进行手术治疗。但是这种分型方式受到了一些质疑[43,59](表 3-31-4)。

表 3-31-4 肩峰骨折分型

Kuhn 分型[36]	
Ⅰ	肩峰骨折无移位
Ⅰa	撕脱性骨折
Ⅰb	完全骨折
Ⅱ	肩峰骨折有移位，但肩峰下间隙无减小
Ⅲ	肩峰骨折有移位，且肩峰下间隙减小
Ⅲa	肩峰向下移位
Ⅲb	肩峰向上移位

六、肩胛骨的胸廓分离

只有特殊的力可导致肩胛骨的胸廓分离(类似肩胛撕脱伤)[13,50,70]。这种损伤常伴发大范围的骨、血管和神经损伤。

肩胛骨从胸壁向后方脱位。通过胸部冠状面 CT 扫描，测量健侧和患侧肩胛骨内侧缘与脊柱棘突间距离，利于诊断。此类患者常为多发伤，且较重。这种损伤也称为前内 1/4 截肢。

第 3 节 相关解剖学

一、解剖

肩胛骨是一块较大的三角形扁平骨。有 4 处明显的突出：肩胛冈、肩峰、喙突、肩胛盂突。肩胛体中心部厚度＜2 mm，上缘、外侧缘、内侧缘较厚，有肌肉附着。在喙突的底部有肩胛上切迹。大肩胛切迹(或称肩胛上切迹)在肩胛冈底部。发生于此切迹的肩胛颈骨折可合并肩胛上神经麻痹。肩胛下肌、肩胛舌骨肌、前锯肌起始于肩胛前筋膜。肩胛提肌、大菱形肌、小菱形肌、冈上肌、冈下肌、背阔肌、大小圆肌起始于后筋膜(图 3-31-6)。喙肩韧带和肩胛横韧带起止点都位于肩胛骨上。喙锁韧带、肩锁韧带、盂肱韧带、喙肱韧带是肩胛骨的主要韧带。喙锁韧带分成圆锥韧带和斜方韧带，构成了肩胛骨悬吊系统。因为周围软组织的有力保护，肩胛体骨折只发生于高能创伤。

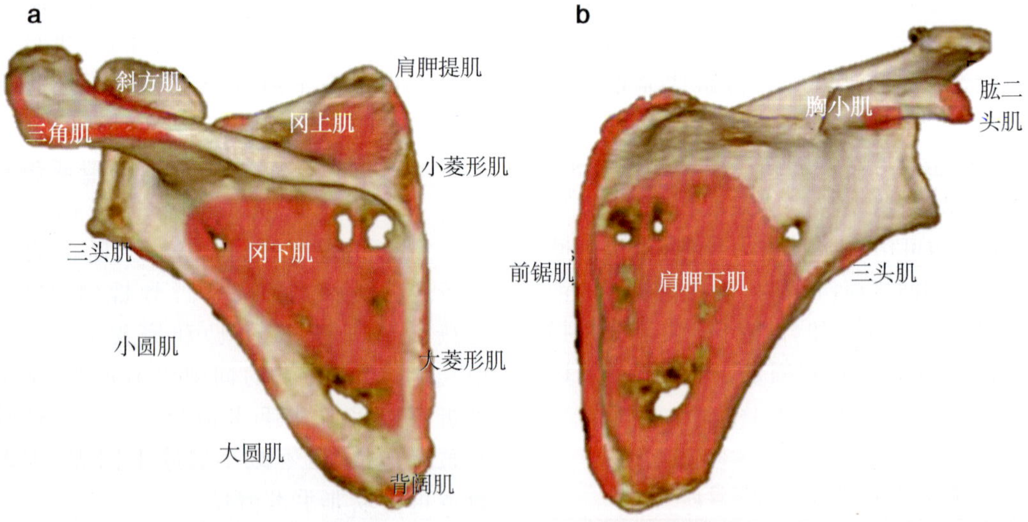

图 3-31-6 肩胛骨解剖图，示肌肉起止点(摘自 http://img.medscape.com/pi/emed/ckb/orthopedic_surgery/1230552-1263076-111.jpg)

喙突为一钩状结构，指向侧前方，其基底部起始于肩胛盂突和前缘。具有重要临床意义，是术中的标志物。上肢所有的神经血管结构都在其内侧。手术应保持在喙突的外侧进行，以避免神经血管的损伤。

胸小肌、肱二头肌、喙肱肌起始于喙突。后两者形成所谓的联合腱。

喙肩韧带和喙锁韧带(由圆锥韧带和斜方韧带构成)都附着于喙突。喙锁韧带参与形成锁骨-喙锁韧带-喙突(C4)链，是肩胛骨的主要悬吊系统(见下文)。有 1% 的人群存在喙锁连接的解剖结构异常，比如关节或骨性连接。已有部分关于喙突撞击征的报道[12,17,51]。

肩胛冈是一从内缘到肩峰的骨性突起，是斜方肌和后三角肌的起始处。突起使之成为这些肌肉的杠杆臂。肩峰是肩胛冈的延续，弯曲向前，突出于关节盂，成为肩部的最高点。

肩峰还构成肩锁关节，形成肩峰支柱，是上悬吊复合体的重要组成部分(见下文)。未融合的肩峰(肩峰骨)要区别于真正的肩峰骨折。盂肱关节后上方的稳定依赖于肩峰。

肩胛颈是肩胛体和肩胛盂中间的部分。从其上部延伸出喙突。其稳定性依赖于与肩胛体的骨性连接，以及通过喙突和喙锁韧带至锁骨-肩锁关节 肩峰柱的上悬吊复合体。如果发生除与肩胛体的连接外的上悬吊体改变，就可能发生不稳定骨折或可能错位。肱二头肌长头起于盂上结节，喙肱肌起于盂下结节。

二、上悬吊复合体

肩胛盂、喙突、肩峰、肩锁关节、锁骨外侧端、喙锁韧带组成上悬吊复合体。包括 2 个骨性支柱和骨性-软组织环。上柱为锁骨外侧端，下柱为肩胛骨体到肩胛盂的移行部位(图 3-31-7)。复合体进一步可以分为 3 个部分：①锁骨-肩锁关节-肩峰；②肩胛体移行处的 3 个突起；③C4 链(锁骨-喙锁韧带-喙突)(图 3-31-8)。

上肩部悬吊复合体(SSSC)对于肩关节的生物力学非常重要，它能限制肩锁关节和喙锁关节的活动。锁骨是上肢和躯干间唯一的骨性连接，肩胛骨通过喙锁韧带(C4 链)悬吊于锁骨。Goss[19] 等提出了上肩部悬吊复合体双重损伤的概念。通过这个概念可以帮助医师理解肩带区复合伤的多样性，有助于选择正确的治疗方法。

第 4 节　诊　断

肩胛骨骨折主要发生在高能创伤中[29]。主治医师应该了解可能危及生命的常见合并伤。也就是说，胸廓-肩胛脱位常伴有锁骨下动脉或腋部血管的损伤[70]。

另外，外科治疗还应考虑到肩胛骨的复杂功能和上肢运动的过程。诊断肩胛骨骨折应提高对损伤相关功能的关注，例如，喙突骨折预示盂肱关节的前(下)脱位[14]，或可能合并肩胛颈骨折，这就是上悬吊系统的双损伤。因此，肩胛骨骨折应由经验丰富的骨外科医师治疗。

一、临床表现

肩胛骨骨折患者主诉常为局部疼痛或压痛。急诊科患者的被动体位是同侧手臂内收，而手臂外展时触痛或疼痛加重。局部症状为骨擦音和肿胀，因为周围有紧凑的肌肉和骨间隔，这些症状可能会不明显。在没有 CT 扫描前，多发伤患者肩胛骨骨折漏诊率高达 30%[60]。

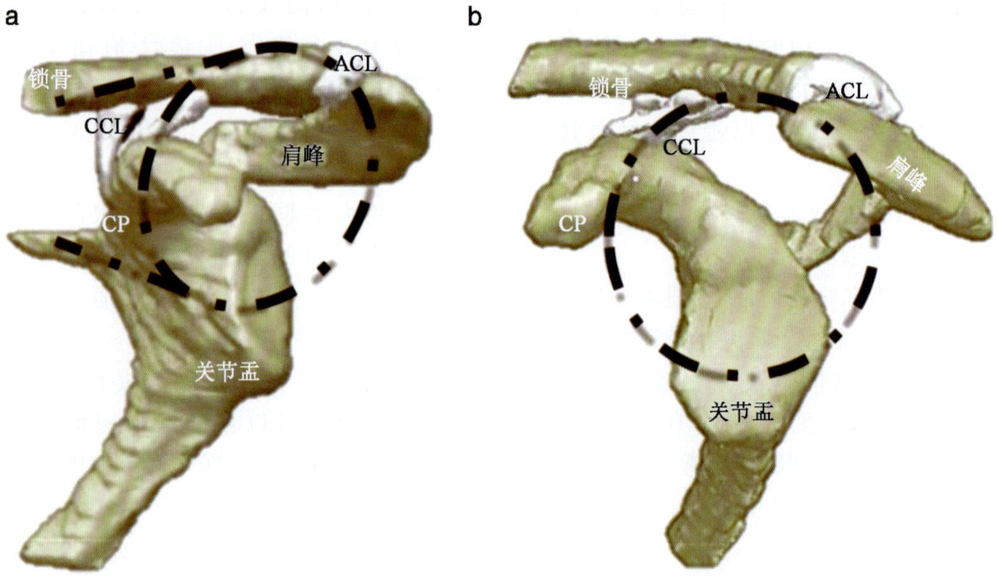

图 3-31-7 **上肩部悬吊复合体(摘自 Goss TP[19]. e′ Raven Press, Ltd., New York)**
a. 骨的前后位 X 线片(AP 位)——软组织环和上、下骨性支柱;b. 骨的内侧位—软组织环

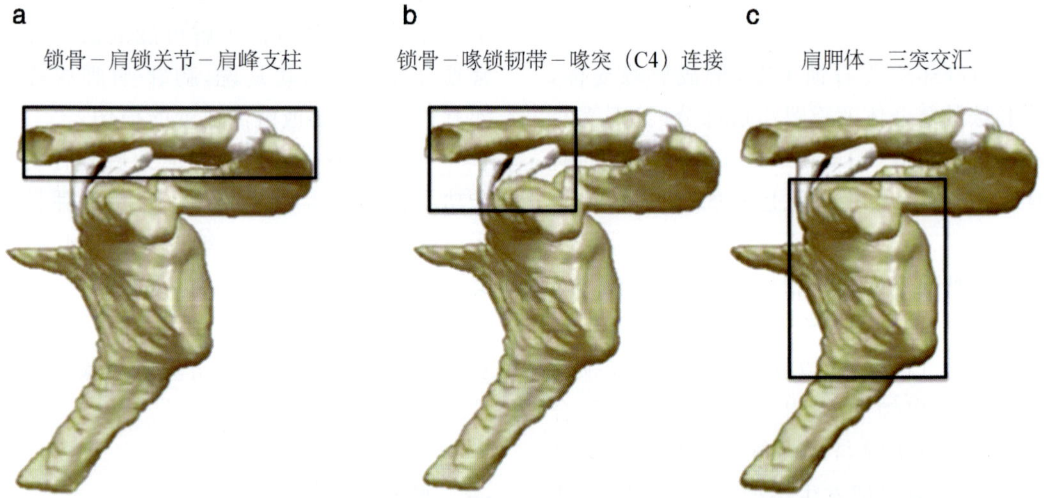

图 3-31-8 **上肩部悬吊复合体的 3 个组成部分:a. 锁骨-肩锁关节-肩峰;b. 锁骨-喙锁韧带-喙突(C4 链);c. 三个突起-肩胛体连接**

二、影像学检查

所有肩胛骨骨折均可以由常规影像检查确定。为了对损伤进行准确分型,需要显示肩胛骨的 4 个突出(表 3-31-5)。肩胛部的相互作用十分复杂,因此需要详细评估盂肱关节、肩锁关节和肩胸关节。应在所有病例中关注复合伤类型,如上悬吊复合体双损伤或 C4 链的改变。如果有疑问,则应做负重下肩锁关节的

2. 肩峰骨折和 3 级肩锁关节断裂　肩峰骨折和肩锁关节骨折的结合形成了一个失去束缚的肩峰骨折复合体。为防止骨折或肩锁关节不愈合或畸形愈合，作者建议对 ACJ 和肩峰进行手术治疗。

3. 喙突和肩胛颈骨折　肩胛颈骨折合并喙锁韧带内喙突骨折表示肩胛盂骨折块从 C4 链分离。肩胛盂二次移位是手术指征，应行切开复位内固定术。只有存在明显移位时可行缩短喙突的手术。

4. 喙突和锁骨远端 1/3 骨折　锁骨远端 1/3（喙锁韧带外侧）骨折合并喙突基底部骨折时，如果喙锁韧带完整，由于斜方肌的牵拉，就会导致喙突明显移位。如果喙锁韧带出现断裂，只需要修复锁骨或喙突的移位性骨折。在喙锁韧带内侧锁骨骨折合并喙突基底部骨折的情况下，仅当骨折有移位时需行手术治疗。

骨折	手术适应证
单独肩胛体骨折	移位＞1 cm[45] 悬吊系统分离
肩胛外科颈骨折	移位＞1 cm 移位角在冠状面或矢状面＞40° 下角＞20°
肩胛解剖颈骨折	所有解剖颈骨折均视为内部不稳定，需手术治疗
肩胛盂骨折	1 型骨折伴有盂肱关节持续不稳定 关节内移位＞5 mm[34]
3 型肩胛盂骨折	伴有 SSSC 改变 伴有肩胛上神经麻痹
肩峰骨折	骨折伴有明显移位或向下移位，或伴有 3 级以上 ACJ 断裂（Rockwood）
喙突尖端-韧带间部分	运动员和重体力劳动者建议行切开复位内固定术
喙突基底部	有明显移位或有明显症状时

第 6 节　术前准备和计划

肩胛骨骨折通常发生于高能量创伤，患者常为多发伤。计划手术治疗前应确定所有并发损伤，并且患者病情稳定。

如有手术指征，对于每个骨折部位的精确的影像检查是治疗成功的基础。至少要进行肩胛骨的前后位、腋位、侧位 X 线片检查。必须评估肩胛盂在冠状面和矢状面的移位。如果是肩胛颈或肩胛盂骨折，建议行 CT 扫描和三维成像，有助于测量骨折的移位程度和骨折块大小。这些是帮助外科医师选择正确手术路径和方式的重要信息。

手术路径

肩胛骨骨折的 4 种标准手术路径为：前路、后路、上路、外侧路。手术路径的选择应该基于骨折形态。

作者建议行前路手术的有：Ideberg Ⅰa 型骨折（骨性 Bankart 骨折）、合并锁骨骨折的 Ideberg Ⅲ 型骨折；建议行后路手术的有：Ideberg Ⅰb 型骨折、Ideberg Ⅱ-Ⅴ 型骨折、肩胛颈骨折和肩胛体骨折。喙突骨折或肩峰骨折是上路手术的指征。外侧路适合肩胛骨外侧缘骨折和肩胛盂下面骨折[65]。

（一）前路手术

肩胛骨骨折前路手术包括：三角肌-斜方肌入路和劈开前三角肌入路（上延至三角肌-斜方肌入路）

劈开前三角肌入路：切口在盂肱关节上方，从肱骨头上缘到肱骨头下缘。暴露三角肌，劈开肌纤维至喙突。联合腱应收缩到中间和三角肌侧面。暴露肩胛下肌，将其肌腱切开 2 cm 至肱二头肌腱沟。分离肌腱和盂肱关节囊，肱骨颈内侧约 5 mm 处切开盂肱关节囊后向背内侧反转。现可见整个肩胛盂和盂前缘。要注意附近的腋神经。

(二)后路手术

后路手术会形成大量组织瘢痕,因此只有在必要时才可以选择。特别是 Judet 的背部路径,除肿瘤手术或肩胛体骨折伴有肩胛内侧缘或肩胛冈明显移位外,一般很少选择。

1. Rockwood 入路(基础后路)　患者俯卧位,手臂外展 90°[67]。切口从肩峰后部开始,沿肩胛冈外侧 1/3 向外,然后在外侧中线垂直向下延伸 2.5 cm。三角肌从肩峰和肩胛冈上锐性分离,然后将其肌纤维分离 5 cm。三角肌从冈下肌和小圆肌上分离下来后,肌腱向下收缩。手术每一步骤都应小心保护附近的腋神经和肩胛上神经。沿冈下肌腱上缘和后缘切开,从后盂肱关节囊下分离。切开关节囊后可看到整个关节盂,此外,还可以暴露冈下肌和小圆肌之间的肌间隙。肱三头肌长头分离后从肩胛盂下面和肩胛体外侧缘暴露。

2. Judet 后路扩大术　患者俯卧位[6,33],沿肩胛冈和肩胛体内侧缘做一"弧形"皮肤切口(图 3-31-13)。将三角肌从肩胛冈分离。在冈盂切迹处松动冈下肌时,一定要避免损伤神经血管束。

(三)上路手术

如果固定上肩胛盂碎块困难,可选择上路手术,或后路/前路手术加上路手术。如果有必要,可将切口延伸至肩部顶端。锁骨的上面、肩锁关节、喙突暴露。在锁骨和肩峰间沿其肌纤维分离斜方肌,可见其下面的冈上肌。冈上肌准备腹侧还是背侧取决于目标是上肩胛盂的腹面还是背面。

一定要确定喙突的上面,避免损伤喙突内侧的肩胛上神经和伴行的血管。确定肩胛切迹,避免损伤肩胛上神经。

(四)外侧路手术

外侧入路不常用,但是非常适用于肩胛骨外缘和下缘骨折。

患者俯卧位,上臂外展 90°。切口从肩胛冈中线偏尾端开始,与肋骨平行,沿冈下肌和小圆肌纤维到肩胛骨外缘。沿着凹面边缘可以确定肩胛盂下缘。在准备过程中,必须注意识别并避免损伤腋神经。现在腋窝深部暴露,盂肱关节可以打开,暴露肩胛盂的背-下面。

第 7 节　手术方法

一、肩胛体骨折

肩胛体骨折的手术治疗通过后路进行(图 3-31-14)。切口暴露的程度取决于骨折的类型。但是,应首选有限切开技术。在外侧缘骨折、肩峰脊柱和椎骨边界可以通过有限暴露的切口治疗。当存在肩胛骨环骨折的 3 个以上位置时,应当选择大切口以广泛显露并获得这些复杂的骨折类型。肩胛体

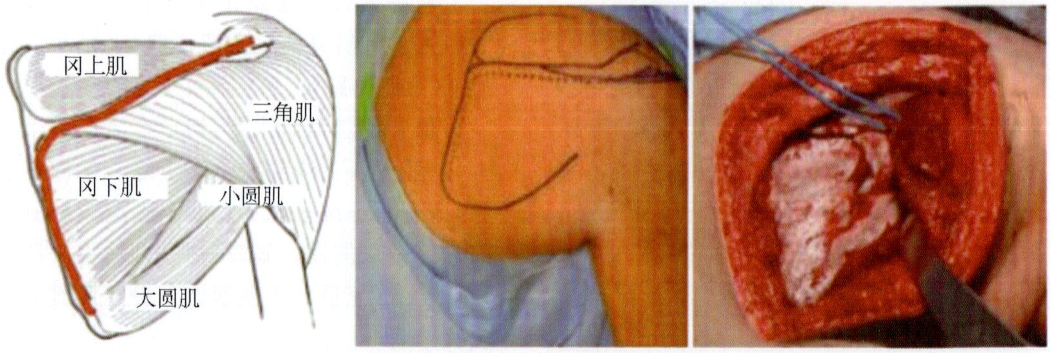

图 3-31-13　Judet 后路扩大术,行"飞行器"状切口。冈下肌松解。注意避免损伤肩胛上神经

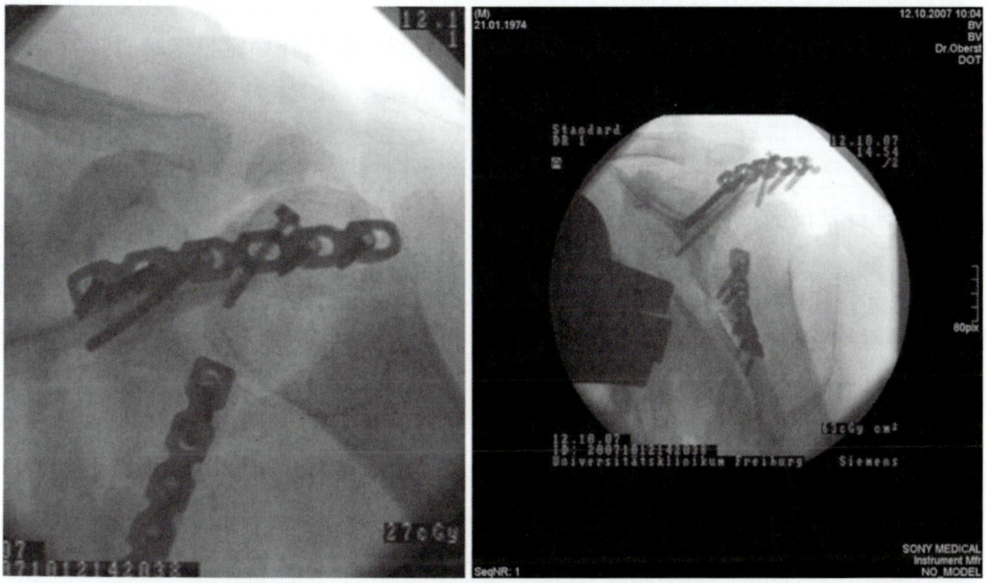

图 3-31-14　肩胛体骨折使用 3.5mm 动态压缩钢板行切开复位内固定术

并不需要使用特殊的复位工具。笔者倾向于使用尖嘴复位钳。由于肩胛骨环骨质较厚，骨折复位和骨接合术应该尽可能在此处施行。最终固定常选用 2.7mm 和 3.5mm 的动态加压钢板。

二、肩胛颈骨折（包括“浮肩”）

后入路最适合显露肩胛颈。同肩胛体骨折一样，应当尽可能选择最小的切口。VanNoort 和 Obremskey 描述了改进的后侧入路用于关节盂颈骨折的切开复位[32,47]及内固定。通过进入冈下肌和小圆肌肌肉之间的间隔，以显露外侧肩胛边界及肩胛颈部的后内面。在不易复位的病例中，对于较大的骨折块，扩大切口可能是更佳的选择。2.7mm 和 3.5 mm 延展性重建钢板能够提供良好的稳定性（图 3-31-15）。此外，还可使用拉力螺钉。无法使用钢板固定的肩胛颈部和身体的严重粉碎，可以使用克氏针或拉力螺钉固定。

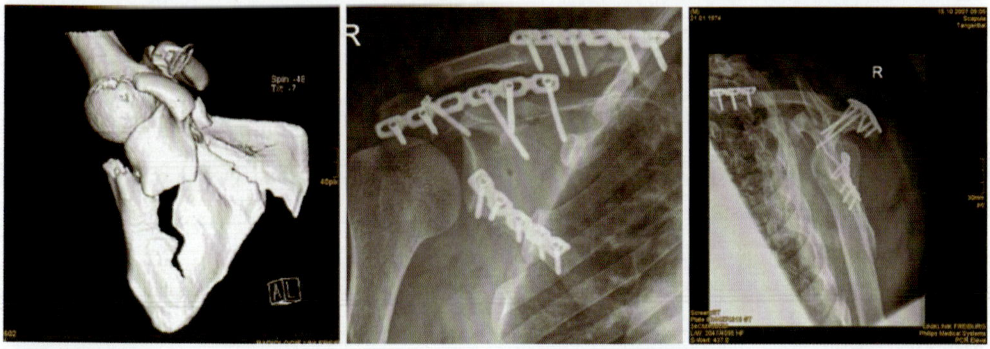

图 3-31-15　复杂肩胛骨体和颈骨折合并锁骨骨折。锁骨和肩胛颈骨折均有明显移位，应用 3.5 mm LCPDCP 可塑性钢板手术治疗

如果肩胛颈部骨折伴有同侧锁骨骨折且存在显著的移位(＞1 cm)或旋转(＞40°),应进行骨缝合术操作。如果存在C4椎体连接的中断,可由肩胛颈部的复位固定来实现对其的复位。但是,如果复位不成功,需单独进行复位固定(图3-31-16)。

三、肩胛盂骨折

关节盂骨折如果关节面存在＞1cm的台阶或肱骨头持续不稳定,则需手术治疗。1a型骨折选择前方入路或关节镜治疗[7,57]。如果移位的骨折块较大可以使用2个空心加压螺钉以确保旋转稳定性。1b型骨折选择后侧入路并以同样的方式处理。如果骨折较粉碎,但关节盂存在需要手术治疗的骨缺损,可以从髂嵴采集皮质骨移植用于填充缺损(图3-31-17)。

2型骨折采用后路进行手术,通过冈下肌和小圆肌的间隙暴露骨折碎片,应用重建钢或空心加压螺钉进行复位内固定(图3-31-18)。

3型骨折可以由前、后入路或关节镜的方式进行治疗。如选择前路,必须切开肩袖

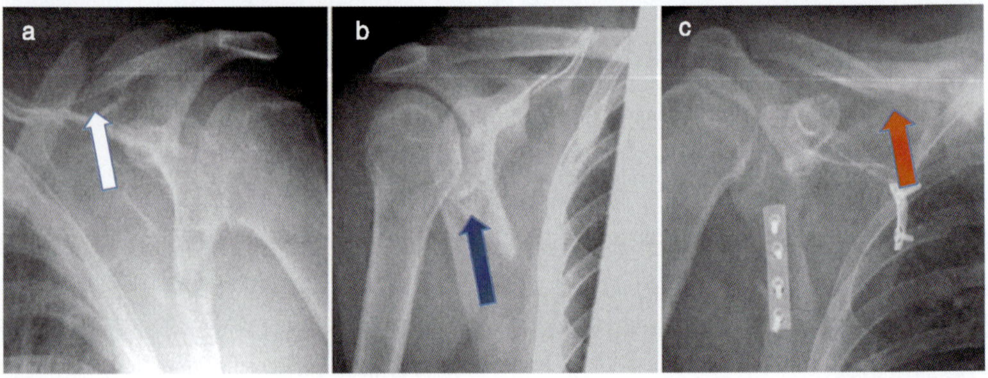

图3-31-16　肩胛颈骨折(蓝色箭)合并锁骨骨折(白色箭)。因为有肩胛盂的明显移位,建议行肩胛骨折固定术

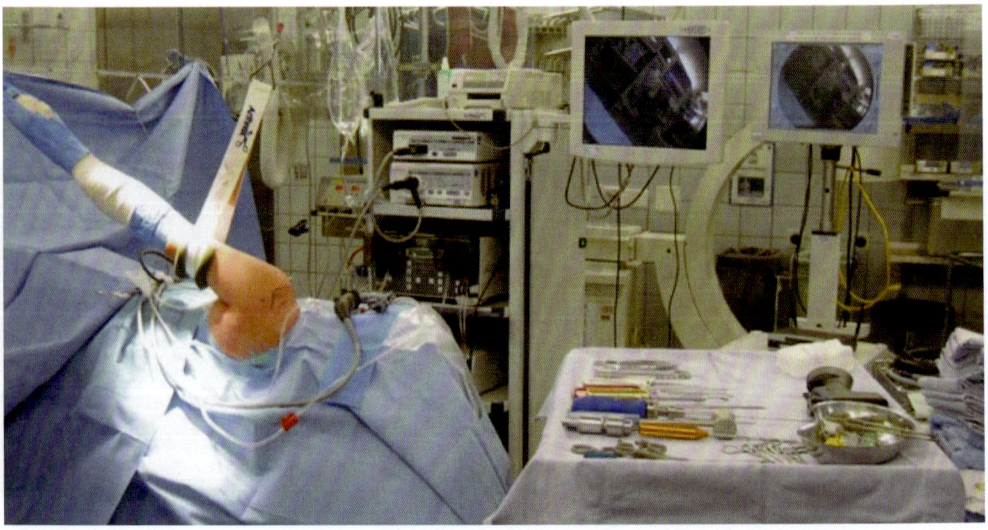

图3-31-17　肩胛盂缘骨折关节镜手术前准备

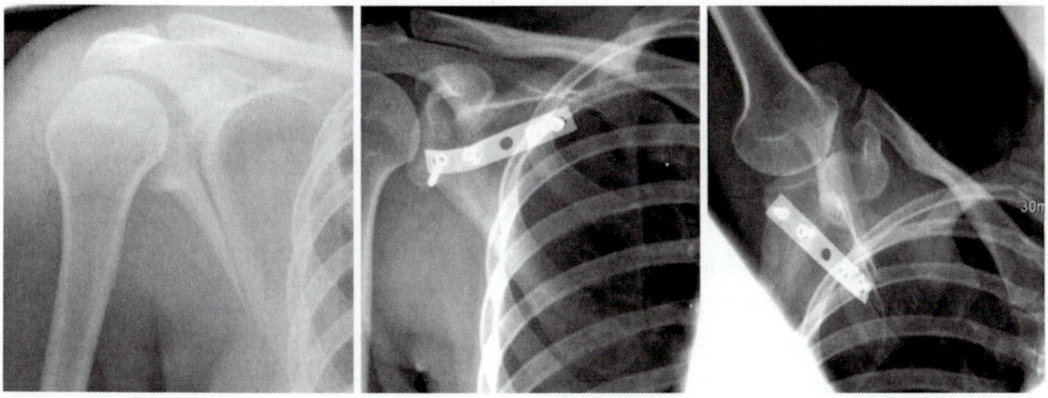

图 3-31-18　应用 2.5mm 重建钢板后路手术治疗 Ideberg 2 型肩胛盂骨折

间隙。如果伴有 SSSC 损伤，可通过复位肩胛盂骨折块而复位（见下文）。如果二次复位无法成功，则需要单独进行切开复位和损伤内固定。

对于 4 型骨折的手术治疗，应选用前上入路手术或前后联合入路。将 1 根克氏针固定于上部的骨折块上作为手柄，成功复位肩胛盂后，将克氏针穿过骨折块，并可用于置入空心螺钉。

5a 型骨折的治疗方式可参照 2 型骨折，5b 和 5c 型骨折的治疗方式可参照 3 型骨折。

6 型骨折很少采用手术治疗。

四、肩峰骨折

如果肩峰骨折发生明显移位或向下移位，应该手术治疗。远端断裂采用肌腱修复。近端骨折可采用背侧桡骨板固定（规则或角度稳定）治疗。

五、喙突骨折

前三角肌分离入路可用于所有的喙突骨折。在 Ogawa 1 型骨折的情况下，如有必要，可以打开肩袖间隙，使用加压螺钉固定。对于 Ogawa 2 型骨折，如果骨折块明显移位或出现典型症状[16]，则需使用前路手术治疗，骨折块足够大时，可使用 3.5 mm 或 4.0 mm 空心加压螺钉将骨折块重新固定。治疗粉碎骨折时，可使用缝线固定联合腱（图 3-31-19）。

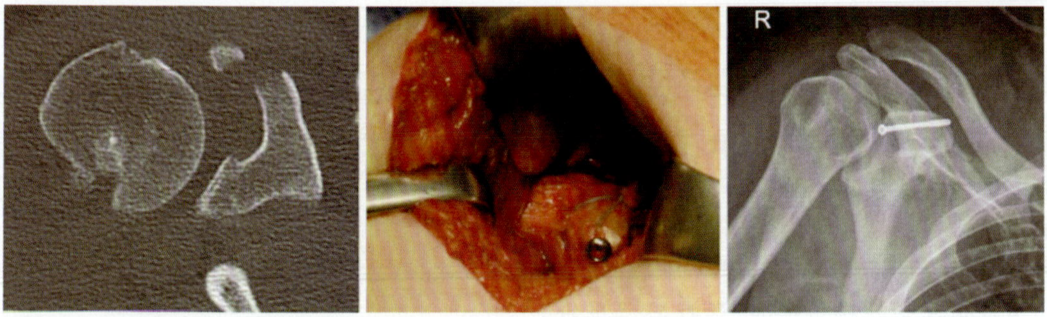

图 3-31-19　有明显移位的喙突骨折（Ogawa Type 2）手术治疗。用管状 3.5mm 加压螺钉固定骨性碎块

六、术后治疗/非手术治疗原则

非手术治疗和手术治疗骨折的所有步骤均需保护生理压力。为防止肩关节僵硬，早期活动至关重要。在术后疼痛消失后，如果患者可以忍受，尽早地关节活动可以实现良好的关节运动范围。应同时进行持续被动运动(continuous passive motion，CPM)。

应鼓励所有患者进行日常生活的轻松活动，骨愈合期不负重，直至骨愈合(12周)。如果患者伴有臂丛神经丛病变则需特殊治疗。特殊的手术策略可能会有帮助，如臂丛探查和神经移植术。肩胛盂骨折伴或不伴前方不稳定均应得到与肩关节不稳定行手术治疗后同样的后期处理。

第8节 并发症

Lantry和同事对212例肩胛骨骨折进行荟萃分析，指出术后感染是最常见的并发症，平均发病率为4.2%[37]。

很多感染可以成功地用抗生素和引流治疗。神经结构的术后损伤发生率为2.4%，异位骨化导致神经麻痹发生1例，植入失败发生率为7.1%，创伤后关节炎发生率为1.9%。

第9节 总结

肩胛骨骨折是不常见的骨折，主要是由高能量创伤造成的。因为有可能合并致命的头颅、胸部、大血管的损伤，肩胛骨骨折患者在有条件的情况下应到创伤中心救治。当患者确实是外科急症时，治疗应尽早进行。90%的肩胛骨骨折可以非手术治疗。但是，如果有明显错位或上肩部悬吊复合体(SSSC；C4-linkage)损伤，或下肩胛韧带(关节表面)损伤、外侧盂唇错位等手术指征时应行手术治疗。

参考文献

[1] Ada JR，Miller ME. Scapular fractures. Analysis of 113 cases. Clin Orthop Relat Res，1991，269：174-180.

[2] Armitage BM，Wijdicks CA，Tarkin IS，et al. Mapping of scapular fractures with three-dimensional computed tomography. J Bone Joint Surg Am，2009，91(9)：2222-2228.

[3] Armstrong CP，Van der Spuy J. The fractured scapula：importance and management based on a series of 62 patients. Injury，1984，15(5)：324-329.

[4] Arts V，Louette L. Scapular neck fractures；an update of the concept of floating shoulder. Injury，1999，30(2)：146-148.

[5] Baldwin KD，Ohman-Strickland P，Mehta S，et al. Scapula fractures：a marker for concomitant injury? A retrospective review of data in the National Trauma Database. J Trauma，2008，65(2)：430-435.

[6] Bartonicek J，Tucek M，Lunacek L. Judet posterior approach to the scapula. Acta Chir Orthop Traumatol Cech，2008，75(6)：429-435.

[7] Bauer T，Abadie O，Hardy P. Arthroscopic treatment of glenoid fractures. Arthroscopy，2006，22(5)：569e561-566.

[8] Beswick DR，Morse SD，Barnes AU. Bilateral scapular fractures from low-voltage electrical injury. Ann Emerg Med，1982，11(12)：676-677.

[9] Blauth M，SN，Haas N. Knöcherne Verletzungen von Schlusselbein und Schulterblatt vol 10. Munchen/Wien/Baltimore：Urban & Schwarzenberg，1991.

[10] Blue JM，Anglen JO，Helikson MA. Fracture of the scapula with intrathoracic penetration. A case report. J Bone Joint Surg Am，1997，79(7)：1076-1078.

[11] De Palma A. Surgery of the shoulder. 3rd ed.

Philadelphia:JB Lippincott,1983.

[12] Dines DM,Warren RF,Inglis AE,Pavlov H. The coracoid impingement syndrome. J Bone Joint Surg Br,1990,72(2):314-316.

[13] Ebraheim NA,Pearlstein SR,Savolaine ER, et al. Scapulothoracic dissociation (closed avulsion of the scapula,subclavian artery,and brachial plexus):a newly recognized variant,a new classification,and a review of the literature and treatment options. J Orthop Trauma,1987,1(1):18-23.

[14] Eyres KS,Brooks A,Stanley D. Fractures of the coracoid process. J Bone Joint Surg Br, 1995,77(3):425-428.

[15] Ganz R,Noesberger B. Treatment of scapular fractures. Hefte Unfallheilkd, 1975, (126): 59-62.

[16] Garcia-Elias M,Salo JM. Non-union of a fractured coracoid process after dislocation of the shoulder. A case report. J Bone Joint Surg Br, 1985,67(5):722-723.

[17] Gerber C, Terrier F, Zehnder R, et al. The subcoracoid space. An anatomic study. Clin Orthop Relat Res,1987,215:132-138.

[18] Goss TP. Fractures of the glenoid cavity [Current Concepts Review]. J Bone Joint Surg Am,1992,74(2):299-305.

[19] Goss TP. Double disruptions of the superior shoulder suspensory complex. J Orthop Trauma,1993,7(2):99-106.

[20] Goss TP. Fractures of the glenoid neck. J Shoulder Elbow Surg,1994,3(1):42-52.

[21] Goss TP. Fractures of the shoulder complex. In:Pappas AM,editor. Upper extremity injury in the athlete. New York:Churchill Livingston,1995.

[22] Hall RJ,Calvert PT. Stress fracture of the acromion:an unusual mechanism and review of the literature. J Bone Joint Surg Br,1995,77 (1):153-154.

[23] Halpern AA,Joseph R,Page J,et al. Subclavian artery injury and fracture of the scapula. JACEP,1979,8(1):19-20.

[24] Hardegger FH,Simpson LA,Weber BG. The operative treatment of scapular fractures. J Bone Joint Surg Br,1984,66(5):725-731.

[25] Hashiguchi H,Ito H. Clinical outcome of the treatment of floating shoulder by osteosynthesis for clavicular fracture alone. J Shoulder Elbow Surg,2003,12(6):589-591.

[26] Heatly MD,Bredk LW,Higinbotham NL. Bilateral fracture of the scapula. Am J Surg, 1946,71:256-259.

[27] Heggland EJ,Parker RD. Simultaneous bilateral glenoid fractures associated with glenohumeral subluxation/dislocation in a weightlifter. Orthopedics,1997,20(12):1180-1183, discussion 1183-1184.

[28] Herscovici Jr D,Fiennes AG,Allgower M,et al. The floating shoulder: ipsilateral clavicle and scapular neck fractures. J Bone Joint Surg Br,1992,74(3):362-364.

[29] Ideberg R,Grevsten S,Larsson S. Epidemiology of scapular fractures. Incidence and classification of 338 fractures. Acta Orthop Scand. 1995;66(5):395-397.

[30] Imatani RJ. Fractures of the scapula:a review of 53 fractures. J Trauma, 1975, 15 (6): 473-478.

[31] Jeanmaire E,Ganz R. [Treatment of fractures of the scapula. Surgical indications]. Helv Chir Acta,1982,48(5):585-594.

[32] Jones CB,Cornelius JP,Sietsema DL,et al. Modified Judet approach and minifragment fixation of scapular body and glenoid neck fractures. J Orthop Trauma, 2009, 23 (8): 558-564.

[33] Judet R. Surgical treatment of scapular fractures. Acta Orthop Belg,1964,30:673-678.

[34] Kavanagh BF,Bradway JK,Cofield RH. Open reduction and internal fixation of displaced intra-articular fractures of the glenoid fossa. J Bone Joint Surg Am,1993,75(4):479-484.

[35] Kim DS,Yoon YS,Kang DH. Comparison of early fixation and delayed reconstruction after displacement in previously nondisplaced acromion fractures. Orthopedics, 2010, 33 (6):392.

[36] Kuhn JE, Blasier RB, Carpenter JE. Fractures of the acromion process: a proposed classification system. J Orthop Trauma, 1994, 8(1): 6-13.

[37] Lantry JM, Roberts CS, Giannoudis PV. Operative treatment of scapular fractures: a systematic review. Injury, 2008, 39(3): 271-283.

[38] Mathews RE, Cocke TB, D'Ambrosia RD. Scapular fractures secondary to seizures in patients with osteodystrophy. Report of two cases and review of the literature. J Bone Joint Surg Am, 1983, 65(6): 850-853.

[39] McAdams TR, Blevins FT, Martin TP, et al. The role of plain films and computed tomography in the evaluation of scapular neck fractures. J Orthop Trauma, 2002, 16(1): 7-11.

[40] McGahan JP, Rab GT, Dublin A. Fractures of the scapula. J Trauma, 1980, 20(10): 880-883.

[41] McGinnis M, Denton JR. Fractures of the scapula: a retrospective study of 40 fractured scapulae. J Trauma, 1989, 29(11): 1488-1493.

[42] McLennan JG, Ungersma J. Pneumothorax complicating fracture of the scapula. J Bone Joint Surg Am, 1982, 64(4): 598-599.

[43] Miller ME. Letter to the editor. J Orthop Trauma, 1994, 8: 14.

[44] Miller ME, Ada JR. Injuries to the shoulder girdle. Philadelphia: WB Saunders, 1992.

[45] Nordqvist A, Petersson C. Fracture of the body, neck, or spine of the scapula. A long-term follow-up study. Clin Orthop Relat Res, 1992, 283: 139-144.

[46] Nunley RL, Bedini SJ. Paralysis of the shoulder subsequent to a comminuted fracture of the scapula: rationale and treatment methods. Phys Ther Rev, 1960, 40: 442-447.

[47] Obremskey WT, Lyman JR. A modified judet approach to the scapula. J Orthop Trauma, 2004, 18(10): 696-699.

[48] Ogawa K, Ikegami H, Takeda T, et al. Defining impairment and treatment of subacute and chronic fractures of the coracoid process. J Trauma, 2009, 67(5): 1040-1045.

[49] Ogawa K, Yoshida A, Takahashi M, et al. Fractures of the coracoid process. J Bone Joint Surg Br, 1997, 79(1): 17-19.

[50] Oreck SL, Burgess A, Levine AM. Traumatic lateral displacement of the scapula: a radiographic sign of neurovascular disruption. J Bone Joint Surg Am, 1984, 66(5): 758-763.

[51] Paulson MM, Watnik NF, Dines DM. Coracoid impingement syndrome, rotator interval reconstruction, and biceps tenodesis in the overhead athlete. Orthop Clin North Am, 2001, 32(3): 485-493, ix.

[52] Rockwood CJ, Matsen Ⅲ FA. The shoulder, vol. 1. 4th ed. Philadelphia: Saunders Elsevier, 2009.

[53] Rowe CR. Fractures of the Scapula. Surg Clin North Am, 1963, 43: 1565-1571.

[54] Scavenius M, Sloth C. Fractures of the scapula. Acta Orthop Belg, 1996, 62(3): 129-132.

[55] Solheim LF, Roaas A. Compression of the suprascapular nerve after fracture of the scapular notch. Acta Orthop Scand, 1978, 49(4): 338-340.

[56] Stephens NG, Morgan AS, Corvo P, et al. Significance of scapular fracture in the blunt-trauma patient. Ann Emerg Med, 1995, 26(4): 439-442.

[57] Sugaya H, Kon Y, Tsuchiya A. Arthroscopic repair of glenoid fractures using suture anchors. Arthroscopy, 2005, 21(5): 635.

[58] Tarquinio T, Weinstein ME, Virgilio RW. Bilateral scapular fractures from accidental electric shock. J Trauma, 1979, 19(2): 132-133.

[59] Taylor J. Letter to the editor. J Orthop Trauma, 1994, 8: 359.

[60] Thompson DA, Flynn TC, Miller PW, et al. The significance of scapular fractures. J Trauma, 1985, 25(10): 974-977.

[61] Tomaszek DE. Combined subclavian artery and brachial plexus injuries from blunt upper-extremity trauma. J Trauma, 1984, 24(2):

161-163.

[62] van Noort A, van Kampen A. Fractures of the scapula surgical neck: outcome after conservative treatment in 13 cases. Arch Orthop Trauma Surg, 2005, 125(10): 696-700.

[63] Veysi VT, Mittal R, Agarwal S, et al. Multiple trauma and scapula fractures: so what? J Trauma, 2003, 55(6): 1145-1147.

[64] Wiedemann E. Skapulafrakturen. In: Haber-Meyer P, editor. Schulterchirurgie. Munchen: Urban & Fischer, 2002. S453-468.

[65] Wiedemann E. [Fractures of the scapula]. Unfallchirurg, 2004, 107(12): 1124-1133.

[66] Wilber MC, Evans EB. Fractures of the scapula. An analysis of forty cases and a review of the literature. J Bone Joint Surg Am, 1977, 59(3): 358-362.

[67] Wirth MA, Butters KP, Rockwood Jr CA. The posterior deltoid-splitting approach to the shoulder. Clin Orthop Relat Res, 1993, 296: 92-98.

[68] Yamamoto N, Itoi E, Abe H, et al. Effect of an anterior glenoid defect on anterior shoulder stability: a cadaveric study. Am J Sports Med, 2009, 37(5): 949-954.

[69] Zdravkovic D, Damholt VV. Comminuted and severely displaced fractures of the scapula. Acta Orthop Scand, 1974, 45(1): 60-65.

[70] Zelle BA, Pape HC, Gerich TG, et al. Functional outcome following scapulothoracic dissociation. J Bone Joint Surg Am, 2004, 86-A(1): 2-8.

[71] Zlowodzki M, Bhandari M, Zelle BA, et al. Treatment of scapula fractures: systematic review of 520 fractures in 22 case series. J Orthop Trauma, 2006, 20(3): 230-233.

第32章　肩胸关节融合术

第 32 章

肩胸关节融合术

Deborah Higgs，Simon M. Lambert

关键词 肩关节融合术·胸长神经·肌营养不良·神经麻痹·翼状肩胛·肩胛胸壁

第 1 节 概 述

肩胛胸壁关节功能障碍最常见的表现是翼状肩胛（肩胛胸壁关节不稳定）。大部分病例可以通过理疗的方法处理，必要时还可以在肩胛下注射类固醇药物或局部应用麻醉药（封闭）。病程较长且疼痛严重的肩胛运动障碍，还可以通过肩胸关节融合（加强软组织稳定性）来解决局部麻痹和局限性的翼状肩胛的问题。而对于那些十分明确的、不可逆的神经肌肉病变来说，肩胸关节固定术（融合术）是一种安全可靠的治疗手段。

第 2 节 分 类

肩胛胸壁关节不稳定分为以下 3 种类型：有外伤型（Ⅰ型）、无外伤型（Ⅱ型）和神经肌肉型（Ⅲ型），也可用同样的方法来对盂肱关节不稳定进行分型。在临床上常分为上极、中段边缘和下极 3 种形式，也可见复合型的盂肱关节不稳定类型。肩胛胸壁关节不稳定可能随着肩关节提升或下降上肢而变化。最常见的是肩胛背神经损伤（支配菱形肌）、胸长神经（支配前锯肌）和副神经（支配斜方肌）单独或复合型损伤。肩胛骨骨折、肩胛骨肿瘤、肋骨骨折或胸壁畸形也可引起翼状肩胛。盂肱关节病变，特别是后肩关节不稳定和巨大肩袖撕裂常引起肩胛骨的不稳定。在英国皇家外科整形医院，关节固定术主要针对神经或肌肉疾病，包括散发的和家族型的筋膜下肱骨营养不良症（杜氏营养不良症和脊髓肌肉萎缩）。

第 3 节 病 因

副脊神经是一条直径约为 2 mm 的小神经，越过颈后三角，在做颈部手术时容易因疏忽而受到损伤。所以肩胛不稳定可归因于鲁莽手术所造成的神经损伤。

直到最近发表了对于面肩肱型肌营养不良的前瞻性研究[1-2]。其遗传为常染色体显性遗传表达和外显，但也可以是散发的。最初，它涉及面部、肩胛带及上肢的肌肉。两边同时发作，但往往不对称。通常有前锯

D. Higgs (✉)
Royal National Orthopaedic Hospital, Stanmore, Middlesex, UK

S. M. Lambert
The Shoulder and Elbow Service, Royal National Orthopaedic Hospital, Stanmore, Middlesex, UK
e-mail: slambert@nhs.net

G. Bentley (ed.), *European Surgical Orthopaedics and Traumatology*, DOI 10.1007/978-3-642-34746-7_261, © EFORT 2014

肌、菱形肌、斜方肌、大圆肌和小圆肌不对称受累。胸大肌、胸小肌、肱二头肌和肱三头肌也经常参与其中。三角肌通常可幸免，成为运动肩关节的主要肌肉。它似乎进展缓慢，但可能导致19%的患者累及下肢，甚至依赖轮椅[3]。据推测，肌肉细胞相关钙调节和钙拮抗药（如地尔硫䓬）可有效地延缓其发展[4]。最初的研究发现泼尼松龙对于停止或延缓肌肉无力是无效的[5]。然而术后应用沙丁胺醇、β_2 肾上腺素能激动药[6]被证实有效。

第4节 肩胸运动的生物力学

对于肩胸关节不稳定的命名多种多样。盂肱关节外展不超过120°，肩关节的进一步外展会使肩胛骨发生旋转。这种旋转会使关节窝倾斜向前和向上。在肩关节外展的初始30°，肩胛骨不会发生旋转。大于30°的外展则由肩关节运动和肩胛旋转共同作用完成（图3-32-1）。

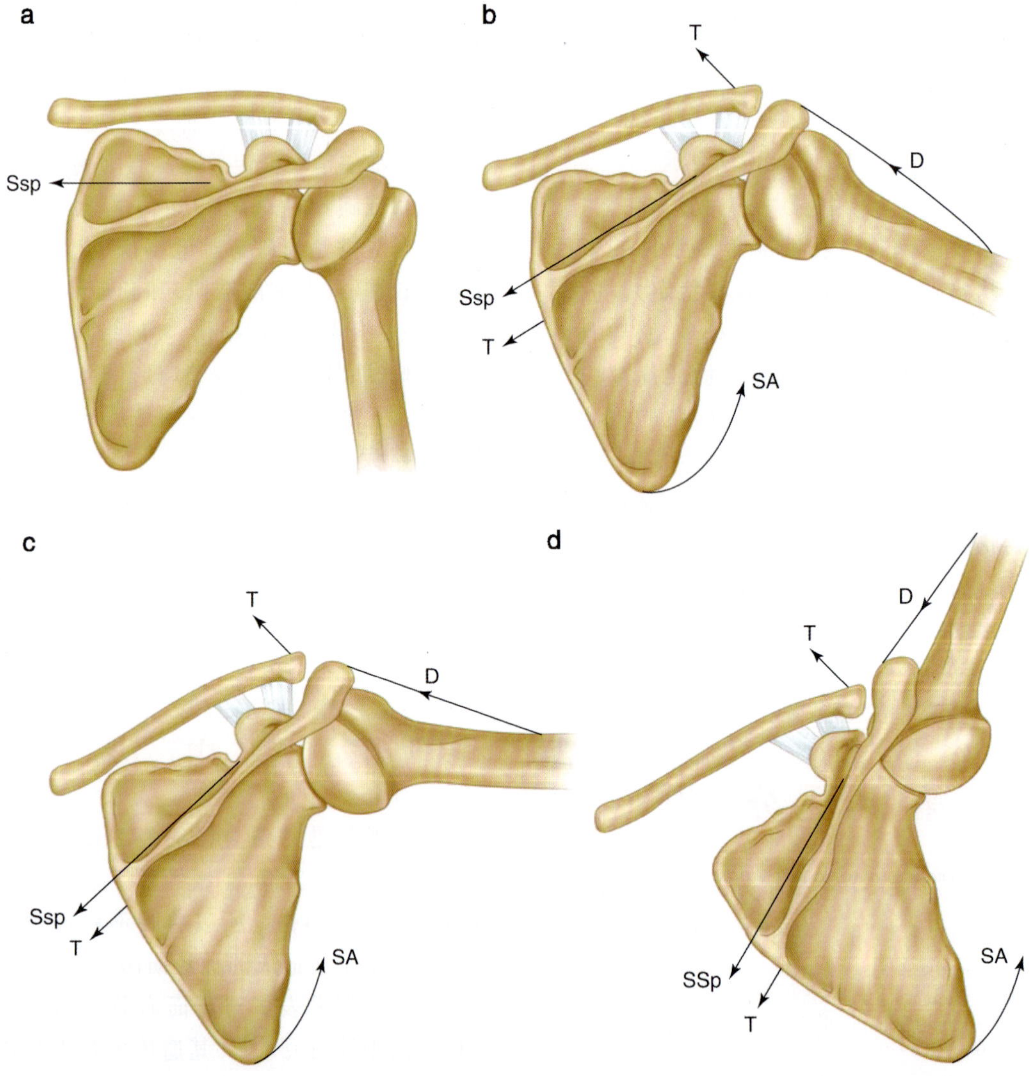

图3-32-1 肩关节外展、盂肱关节活动和肩胛旋转（a～c）。120°时（d）肩峰外侧受到较大结节的撞击，进一步外展由肩胛旋转完成。Ssp. 冈上肌；T. 斜方肌；D. 三角肌；SA. 前锯肌

由于斜方肌、肩胛提肌和菱形肌没有对抗的力作用，对胸长神经的损伤导致肩胛骨离开胸壁的反常运动。肩胛骨的位置会升高，肩胛下角向中线旋转，肩胛骨的内侧缘会更加突出。由于三角肌和肩袖失去了机械优势，生物力学的结果是减少了肩关节的运动弧度。

脊髓副神经导致的肩胛骨位置较低，下极外侧和上极内侧均有旋转，这是由于斜方肌麻痹和前锯肌无对抗作用而造成，这导致菱形肌和肩胛提肌在生物力学上处于不利地位，虽然可以提高肩胛骨的水平位置，但是产生的力也很有限。

肩胛背神经损伤（肩胛提肌和菱形肌）可以导致比斜方肌麻痹更轻微的损伤，但是其损伤模式与斜方肌麻痹相似。

在筋膜下肱骨营养不良症中，三角肌成为活动肩关节的主要肌肉。悬臂的作用和肩胛骨稳定器的作用都是减少肩胛骨的前屈和外展。

第 5 节　诊　断

翼状肩胛的位置取决于神经损伤和肌肉无力的位置。前锯肌无力的患者主诉为日常活动后疼痛和（或）无力。疼痛部位局限于肩胛骨。可能为肩峰下间隙受到冲击表现出的症状。肌萎缩不是常见特征，肩胛在静止时为翼状。神经痛肌萎缩患者有肩部一块或多块肌肉疼痛、发热、无力的病史。肩胛稳定测试可以估计物理治疗或肩胛融合能使患者肩部功能改善的程度。用一只手将肩胛骨稳定于胸壁，用另一只手给予喙突相反的力。如果手臂前举活动范围增大、症状减轻，则为肩胛融合术的适应证。

肌电图检查能辅助诊断，但是并非所有继发于前锯肌功能障碍的翼状肩胛都存在肌电图异常。在行肩胛融合术前应非手术治疗一段时间（通常为 1 年），让神经恢复。

斜方肌无力的翼状肩胛患者的肩部下垂、活动受限。如果副脊神经分离，患者会感到肩胛带区域剧痛。

筋膜下肱骨营养不良症患者有双侧肌无力、不对称、肩关节活动受限、明显翼状肩胛，并伴有特殊面容。

第 6 节　肩胸关节融合术

一、外科技术

如前所述，患者俯卧，在骨盆下方放置软垫保护皮肤。双臂置于横行的可升降平板上。消毒铺单，注意中线和整个患侧肩部的显露，此外，应注意自体骨髂骨取骨部位（一般同侧）的显露。而手术切口与中线成 20°，沿肋骨后角连线切开（图 3-32-2）。

将冈下肌沿肩胛骨内侧边界向外剥离，约 1.5 cm 宽。将肩胛骨肩胛冈内侧部分显露，以便置于接骨板（见下文）。肩胛下肌和前锯肌沿深面从内侧边界剥离，部分需要离断。从第 2 肋骨（或第 3 肋骨）到第 6 肋骨后角行骨膜下剥离，尤其是外侧面使用器械剥离干净。4～5 根 12G 的不锈钢线或钛线放置于肋骨下（图 3-32-3）。肩胛骨通过一个九孔或十孔的钢板在背侧支撑，然后将肩胛骨复位至理想位置，并用钢索拉紧，临时固定。从髂后脊取松质骨，植入内侧缘下，按顺序拉紧钢索，实现稳定（图 3-32-4）。然后用晶体溶液冲洗、填充手术部位，以检查胸膜是否有撕裂，而后放置引流，分层缝合切口。

术后使用胸臂人字绷带固定肩部于中立位、外展 20°、内旋 20°。术后进行 X 线片检查以确定肩胛骨和植入物位置，胸部 X 线片检查是否有气胸。

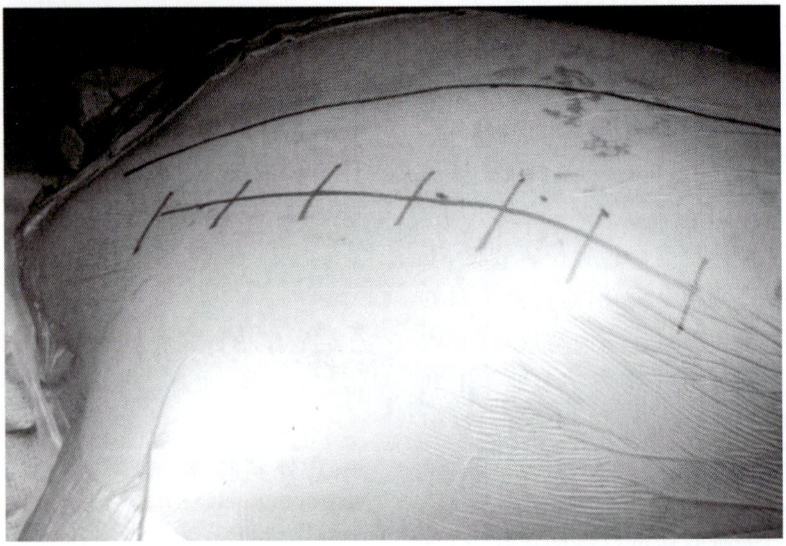

图 3-32-2 患者俯卧位，标记中线，标记左肩胸关节皮肤切口，患者头部在照片的左侧

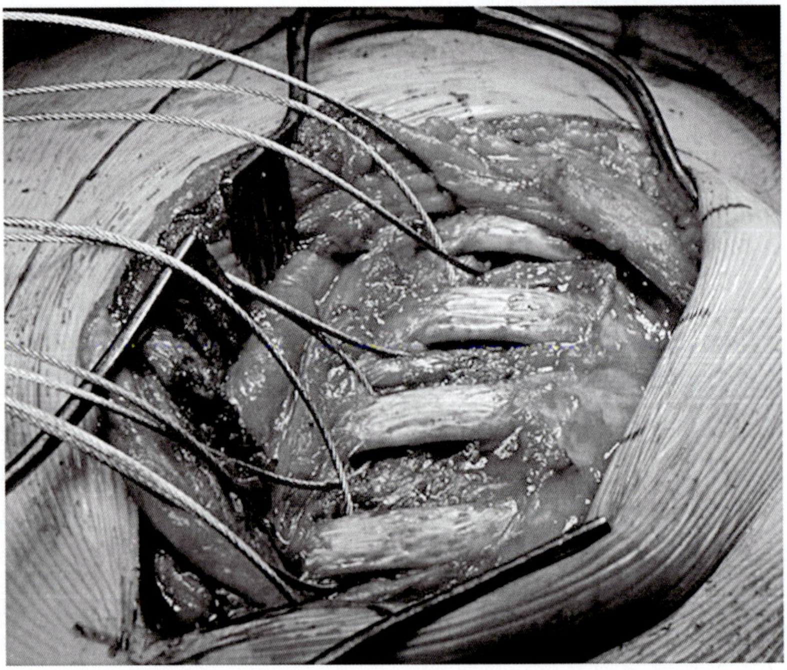

图 3-32-3 将线放置于肋骨下并部分剥离，注意肋骨后角，作为融合角度的引导

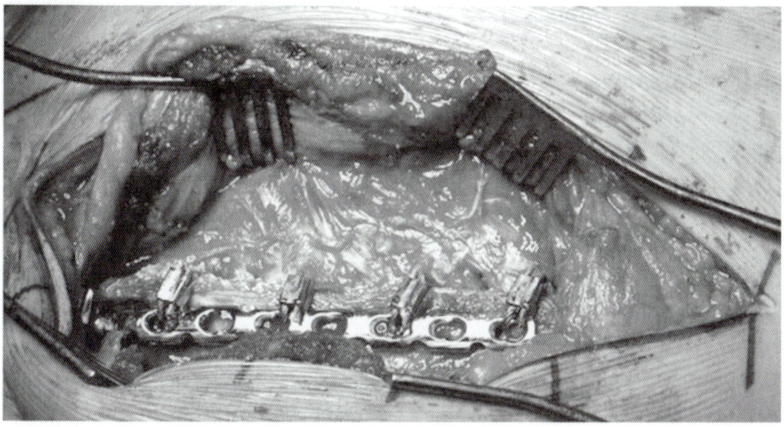

图 3-32-4 钢板和钢丝调整张力

二、术后管理

肩部用人字绷带固定 3 个月，然后用支持垫替代人字绷带，并且开始理疗和水疗。

其他文献报道用硬性支撑[7]、悬吊固定[8,-9]、肘关节靠向身体包扎 2 个月[10]、简单悬吊早期活动[11]、8 字形绷带包扎。我们建议用人字形石膏相对固定 12 周，这样融合表面狭窄，手臂的任何运动都会在融合点产生较大的旋转力[12-15]。

第 7 节 并发症

肩胸关节融合术可能有多种并发症，包括血胸[16]、气胸、肋骨骨折、臂丛神经损伤[17]和其他神经血管并发症[18]。

Krishnan[7]等报道了 22 例合并多种临床疾病的患者实施 24 例肩胸关节融合术。其中，20 例患者术后疼痛改善，但并发症发生率＞50％，包括肺部并发症、内固定失败、假性关节、持续疼痛。表明现阶段对这种外科手术经验还不够丰富。

理论上，如果两侧都融合，会降低胸壁扩张，从而降低肺功能。一项研究表明，两侧融合术后患者的最大肺活量减少了 21％[19]，但是其他研究报道其对肺功能很小或无影响[8-9,12,15,20]。

渐进性三角肌无力可能是面肩胛肌肉营养不良患者的病因。Diab 等报道的 20 例患者中有 4 例三角肌无力进展。但是 Bunch 和 Seigel[15] 等发现术后 23 年、Copeland[12] 等发现术后 20 年、Letournel[8] 等发现术后 6 年功能和三角肌力量没有受到影响。Twyman 等[19] 发现可以保持活动范围、增强三角肌力量。

第 8 节 总 结

肩胸关节融合术的目的是将肩胛骨稳定在合适的位置，以便为外展肌实现其功能提供稳定的支点。虽然可以改善功能、减少疼痛，但关节融合导致肩胸关节活动丧失意味着这不是正常的肩关节。

参考文献

[1] A prospective, quantitative study of the natural history of facioscapulohumeral muscular dystrophy (FSHD): implications for therapeutic trials. The FSH-DY Group. Neurolo-

gy,1997,48(1):38-46.

[2] Personius KE,Pandya S,King WM,et al. Facioscapulohumeral dystrophy natural history study: standardization of testing procedures and reliability of measurements. The FSH DY Group. Phys Ther,1994,74(3):253-263.

[3] Lunt PW,Harper PS. Genetic counselling in facioscapulohumeral muscular dystrophy. J Med Genet,1991,28(10):655-664.

[4] Lefkowitz DL,Lefkowitz SS. Fascioscapulohumeral muscular dystrophy: a progressive degenerative disease that responds to diltiazem. Med Hypotheses, 2005, 65 (4): 716-721.

[5] Tawil R,McDermott MP,Pandya S,et al. A pilot trial of prednisone in facioscapulohumeral muscular dystrophy. FSH-DY Group. Neurology,1997,48(1):46-49.

[6] Kissel JT,McDermott MP,Mendell JR,et al. Randomized, double-blind, placebo-controlled trial of albuterol in facioscapulohumeral dystrophy. Neurology,2001,57(8):1434-1440.

[7] Krishnan SG,Hawkins RJ,Michelotti JD,et al. Scapulothoracic arthrodesis: indications, technique, and results. Clin Orthop Relat Res,2005,435:126-133.

[8] Letournel E,Fardeau M,Lytle JO,et al. Scapulothoracic arthrodesis for patients who have fascioscapulohumeral muscular dystrophy. J Bone Joint Surg Am, 1990, 72 (1): 78-84.

[9] Diab M,Darras BT,Shapiro F. Scapulothoracic fusion for facioscapulohumeral muscular dystrophy. J Bone Joint Surg Am, 2005, 87 (10):2267-2275.

[10] Berne D,Laude F,Laporte C,et al. Scapulothoracic arthrodesis in facioscapulohumeral muscular dystrophy. Clin Orthop Relat Res, 2003,409:106-113.

[11] Ketenjian AY. Scapulocostal stabilization for scapular winging in facioscapulohumeral muscular dystrophy. J Bone Joint Surg Am, 1978,60(4):476-480.

[12] Copeland SA,Howard RC. Thoracoscapular fusion for facioscapulohumeral dystrophy. J Bone Joint Surg Br,1978,60-B(4):547-551.

[13] Jeon IH,Neumann L,Wallace WA. Scapulothoracic fusion for painful winging of the scapula in nondystrophic patients. J Shoulder Elbow Surg,2005,14(4):400-406.

[14] Kocialkowski A,Frostick SP,Wallace WA. One-stage bilateral thoracoscapular fusion using allografts. A case report. Clin Orthop Relat Res,1991,273:264-267.

[15] Bunch WH,Siegel IM. Scapulothoracic arthrodesis in facioscapulohumeral muscular dystrophy. Review of seventeen procedures with three to twenty-one-year follow-up. J Bone Joint Surg Am,1993,75(3):372-376.

[16] Ziaee MA, Abolghasemian M, Majd ME. Scapulothoracic arthrodesis for winged scapula due to facioscapulohumeral dystrophy (a new technique). Am J Orthop,2006,35(7): 311-315.

[17] Wolfe GI,Young PK,Nations SP,et al. Brachial plexopathy following thoracoscapular fusion in facioscapulohumeral muscular dystrophy. Neurology,2005,64(3):572-573.

[18] Mackenzie WG,Riddle EC,Earley JL,et al. A neurovascular complication after scapulothoracic arthrodesis. Clin Orthop Relat Res, 2003,408:157-161.

[19] Twyman RS,Harper GD,Edgar MA. Thoracoscapular fusion in facioscapulohumeral dystrophy: clinical review of a new surgical method. J Shoulder Elbow Surg,1996,5(3): 201-205.

[20] Jakab E,Gledhill RB. Simplified technique for scapulocostal fusion in facioscapulohumeral dystrophy. J Pediatr Orthop, 1993, 13 (6): 749-751.

[21] Demirhan M,Uysal M,Onen M. The use of the cablegrip system in the treatment of winged scapula caused by post-traumatic combined nerve injury: a case report. Acta Orthop Traumatol Turc, 2002, 36 (2): 162-166.

[22] Szomor ZL,Fermanis G,Murrell GA. Scapu-

lothoracic fusion for a stroke patient with Achilles tendon allograft. J Shoulder Elbow Surg,2000,9(4):342-343.

[23] Bizot P, Teboul F, Nizard R, et al. Scapulothoracic fusion for serratus anterior paralysis. J Shoulder Elbow Surg. 2003; 12 (6): 561-565.

[24] Giannini S,Ceccarelli F,Faldini C,et al. Scapulopexy of winged scapula secondary to facioscapulohumeral muscular dystrophy. Clin Orthop Relat Res,2006,449:288-294.

第 33 章　胸锁关节和锁骨内侧损伤

第33章

胸锁关节和锁骨内侧损伤

Alistair M. Pace, Lars Neumann

关键词 病因·解剖·分型·临床症状·影像学·胸锁关节不稳·锁骨内侧·损伤机制·锁骨内侧骨折·骨骺损伤·结果和并发症·闭合治疗和手术治疗

第1节 概 述

胸锁关节(sternoclavicular joint, SCJ)创伤性及非创伤性病变较少见。该关节很难获得清楚而有用的影像。因此,急诊接诊时经常无法准确诊断。治疗方法包括非手术及手术治疗2种。此类型手术对手术技术要求较高,且术后并发症的发生率高。然而,若处理不当,胸锁关节病变可导致显著的发病率和死亡率。

第2节 解 剖

锁骨是由2个骨化中心在子宫内融合而成,是最早放射学可见的长骨之一[1]。2个骨化中心融合后保留内侧骨骺。锁骨是人体内骨骺最后闭合的骨头,平均年龄为25岁。因此在这一年龄段的外伤性Salter-Harris型骨折,可累及锁骨内侧骨骺[2]。胸锁关节是唯一连接手臂和躯干的关节,包括锁骨侧及胸骨侧软骨覆盖,是一个真正的滑液关节。常常被认为是人体内最不协调的关节[3]。

胸锁关节是马鞍形双面的关节,锁骨面成球茎状,胸骨的锁骨切迹呈弧形。2.5%的人在锁骨下方有一个附加关节面,与第1肋骨上方的关节面组合成关节[4]。

胸锁关节可以在3个平面进行被动活动,通常是通过胸壁上的肩胛骨活动传递而成。在肩关节外展的过程中,胸锁关节可在冠状面抬高35°,围绕中轴在前后位活动范围可达70°[5]。生物力学研究表明在肩关节活动的同时会出现胸锁关节的明显活动。当抬高手臂时,胸锁关节可以获得35°的屈伸角度及45°围绕身体纵轴方向的旋转[6]。关节的稳定性有赖于骨性和软组织结构维持。由于胸锁关节较浅,且缺少骨性结构维持稳定,锁骨与胸骨之间缺乏联系,导致关节不协调。关节的稳定性很大程度依赖于关节周围的韧带、关节盘和锁骨下肌群。

1. 关节盘是一种质地较厚的纤维结构,可吸收肩部冲击的能量,并将关节划分成2个不同的间隔。6%的人关节盘发育不完全。它在锁骨内侧的后上方,胸骨和第1

A. M. Pace (✉)
York Teaching Hospital NHS Foundation Trust, York, UK
e-mail: alistairpace@hotmail.com

L. Neumann
Nottingham University Hospitals, Nottingham, UK
e-mail: larsneumann@me.com

G. Bentley (ed.), *European Surgical Orthopaedics and Traumatology*,
DOI 10.1007/978-3-642-34746-7_50, © EFORT 2014

肋的交界处，被关节囊韧带相连接。关节盘上偶尔可有裂孔。关节盘主要是作为软组织起到缓冲的作用，同时避免锁骨向内侧脱位。

2. 菱形韧带对维持关节稳定起至关重要的作用。该韧带由交织在一起的 2 束（前束及后束）构成。它固定在第 1 肋骨的上关节面和锁骨内侧缘的下关节面。韧带的前束维持关节向上旋转及防止锁骨后脱位，后束稳定后旋及防止向内侧脱位。

3. 锁间韧带连接锁骨内上方及胸骨上缘，协助囊韧带支持肩胛带。

4. 囊韧带由前、后两部分构成，并覆盖关节的前上及后方。表现为关节囊的增厚，是支持关节的最强壮的韧带。当锁骨外侧向下牵拉时，囊韧带与关节盘共同抵抗锁骨内侧向上脱位。该韧带与锁骨内侧的骨骺连接，并维持肩关节的正常生理功能[7]（图 3-33-1）。

胸锁关节在皮下，胸廓入口在后上方。上纵隔的大血管、气管、食管、迷走神经和膈神经距离关节非常近。胸锁关节的后脱位可以损伤这些结构，导致严重的损伤。邻近关节的这些组织结构都会提高手术风险[8]（图 3-33-2）。

第 3 节　流行病学

胸锁关节脱位的发生率远小于肩锁关节及盂肱关节，占身体所有关节脱位的 1% 和上肢脱位的 3%。胸锁关节脱位经常发生在活动量大的年轻男性的高能量损伤中[9]。轻微的扭伤和内侧骨骺损伤比较常见，但很少有患者因这些问题寻求治疗。

第 4 节　损伤机制

尽管胸锁关节是一个小而不协调的关节，但其韧带结构十分强壮，因此很少出现脱位。前后脱位是胸锁关节最常见的脱位

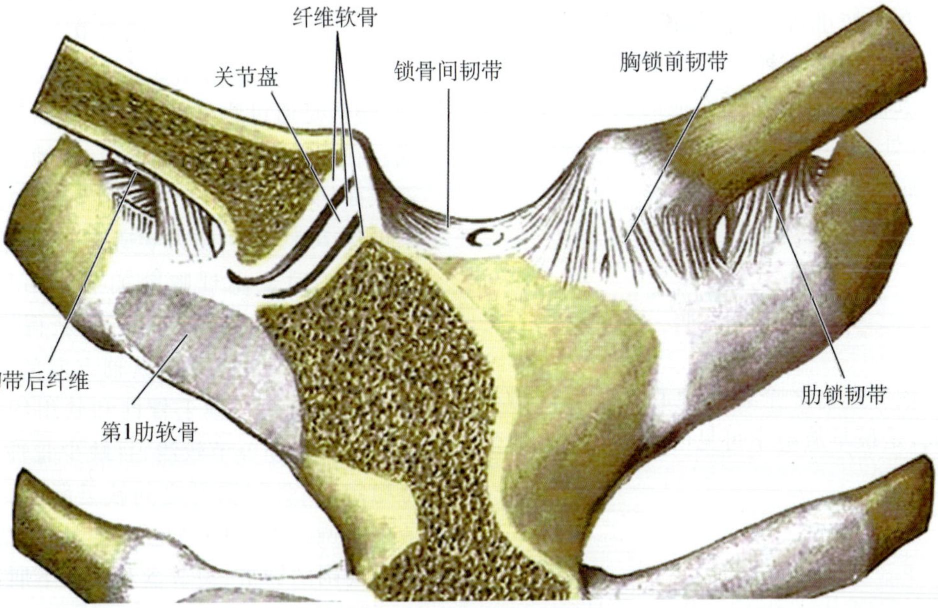

图 3-33-1　胸锁关节和周围稳定结构的解剖示意图，包括菱形韧带、锁间韧带和囊韧带。菱形韧带有 2 条，从第 1 肋骨连接到锁骨内侧。锁间韧带将两锁骨的上腹部与胸骨上缘结合在一起

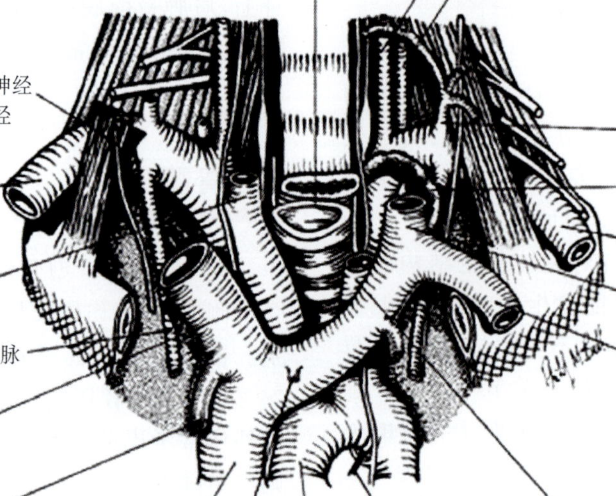

图 3-33-2　纵隔结构接近胸锁关节，且有受伤风险。胸锁关节后脱位可压迫主动脉、锁骨下动脉和静脉

方式。脱位经常是高能量损伤和(或)直接作用于胸锁关节区域所致，比如突然外力在前后方向冲击锁骨，或者通过肩关节伸展手臂摔落[10]。胸锁关节脱位最常见的原因是机动车事故及运动损伤。

第 5 节　胸锁关节脱位的分类

只要一部分关节面有接触(包括半脱位)，胸锁关节只会表现为关节的部分不协调；若关节面没有接触(完全脱位)，关节的协调性就会完全丧失。可根据脱位的解剖位置或造成脱位的原因对其损伤形式进行分类。

一、解剖学分类

1. 前脱位　锁骨内侧缘相对于胸骨边缘向前方脱位或者前上方脱位。这是最常见的脱位类型，通常见于直接的肩关节外侧打击，导致肩关节过度收缩[1]。

2. 后脱位　这种损伤较少见，通常为锁骨内侧缘相对于胸骨向后方或后上方脱位。前脱位与后脱位的发生比例约为 20∶1[11]。后脱位最常见的原因是间接外力作用于肩胛带，伴随着肩关节的内收及外展。外力通常横向、间接作用，沿锁骨的长轴进行传导。外力可以横向作用于同侧肩关节，而作用于对侧肩关节亦可导致同样的效果。从后方外力作用于锁骨内侧通常较少引起关节后脱位[12]。

脱位的方向取决于撞击时肩峰与胸骨柄的关系。如果肩峰位于前方，则导致后脱位，锁骨被一个后方直接作用力撬出。如果在外力作用的临界点，肩峰位于胸骨柄的后方，则发生关节前脱位。肩峰通常相对于胸骨柄位于后方，这就解释了为何前脱位较常见。此外，后关节囊相对于前关节囊更坚韧，增加了前脱位倾向[13-14]。

二、病因学

1. 创伤

（1）扭伤：当关节扭伤时，稳定关节的韧带遭到破坏，但并未造成关节不稳，关节依然保持协调。这可以是轻度、中度或重度的，对韧带的损害也会增加[12]。

（2）半脱位：随着对关节稳定结构的进一步破坏，关节面可能发生相对运动，但通常会自然复位。关节面不全脱位，关节面暂时脱离原本的位置并伴有关节不协调。患者可能会感到弹响感，通常来源于异常的关节表面或者关节内半月板的撕裂。

（3）急性脱位：如果关节囊及关节内韧带完全断裂，可能导致关节完全脱位，同时关节表面之间分离，并保持一个脱位位置。关节可能出现前脱位或后脱位。某些病例中肋锁韧带可能单纯地被拉长，并非完全断裂。尤其是在年轻患者中，完全脱位需要与内侧骨折及骺脱离进行区别。

（4）复发性脱位：某些患者有急性脱位病史，复位后，在韧带损伤未痊愈时，由于低强度或无创伤都可能导致脱位复发。复发性脱位可能没有痛感，或者弹响时有痛感。

2. 无创伤的脱位　这种损伤最常见于儿童及青少年，或有自然病程，处理方法与创伤性脱位完全不同。可有以下 2 种分型。

（1）自发性半脱位及脱位：这种类型的半脱位和（或）脱位，通常没有外伤史。患者通常为青年或者中年的女性，伴随锁骨内侧可触及的畸形。这些患者通常伴随有全身广泛关节的周围软组织松弛，且脱位主要在优势侧。

在过顶活动时可能出现一侧或双侧关节无痛的半脱位症状，通常对纵隔结构无损伤[15]。自发的后脱位十分少见，治疗方法与创伤性脱位类似[3]。

（2）先天性半脱位或脱位：最早报道可追溯至 1841 年。通常锁骨内侧骨量的缺失会导致关节不稳定，伴有半脱位或者脱位。这种情况同样可发生在严重脊柱侧弯患者身上，肩胛带前脱位，从而导致胸锁关节后脱位。该情况通常为遗传性，建议非手术治疗[16]。

三、骨骺损伤

Salter-Harris 型骨骺骨折可能涉及锁骨内侧，这种损伤较难与单纯关节脱位相鉴别。锁骨内侧骨骺是最后闭合的，一般在 25 岁左右，患者年龄＜25 岁并伴有锁骨内侧外伤常考虑此诊断。这种损伤的处理原则与单纯的胸锁关节脱位不同。这种损伤大部分有自愈的可能，因而较少手术。部分病例报道中提到了促进这类损伤自愈的方法[17]。但是部分学者认为，明显脱位的骨骺损伤非手术治疗往往难以自愈，应该及时行手术治疗。

同时，前方骨骺损伤建议非手术治疗，后方骨骺损伤的患者需要注意放射学检查，评估是否有纵隔压迫的可能。只有把这种损伤排除在外，非手术治疗才能保证安全。如果有证据显示该损伤必须予以复位，可以通过闭合复位的方法实现，如果失败则应行手术治疗[18]。

四、锁骨内侧骨折

内侧 1/3 锁骨骨折较少见，占所有锁骨骨折的 2.0%～9.3%（图 3-33-3）。常见于高速机动车碰撞后，由于安全带的作用，虽然得以保住性命，但可能导致这类损伤[19]。

内侧 1/3 锁骨骨折患者通常可有严重的胸廓损伤，包括气胸和（或）肺挫伤，近 1/2 的患者会发生呼吸衰竭。其他损伤包括肋骨骨折、头部创伤，以及棘突及上肢损伤。这些损伤患者的死亡率高达 19%[20]。骨折一般根据结构特点分型，目前最常见的

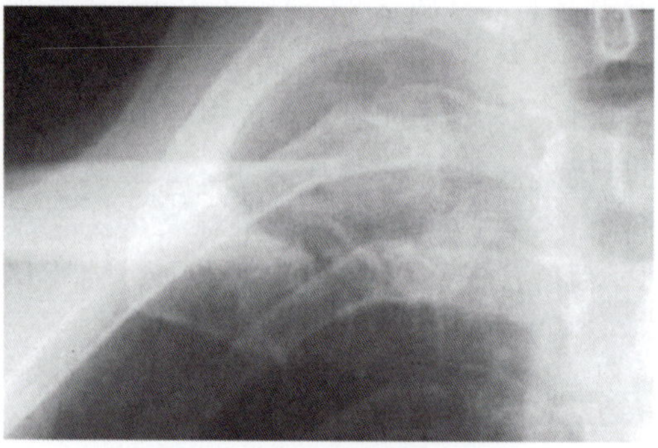

图 3-33-3　**锁骨近端前后位 X 线片显示右锁骨内侧端骨折**

骨折类型包括横行及粉碎性骨折。对此类骨折常应用非手术治疗，但开放性骨折可行手术固定。许多患者可残留疼痛，骨折不愈合率可达 15%。部分学者报道手术复位内固定术可取得较好疗效。

第 6 节　体征和症状

如果胸锁关节扭伤，关节的稳定韧带完整，患者常表现为这个区域周围活动时疼痛。可能还伴有肿胀、压痛，但无关节不稳，关节表面连续性良好。在一些更为严重的损伤患者中，常伴有肿胀，活动时疼痛更为显著，当关节被压迫时，可断定其可能有半脱位或者关节不稳定。当患者伴随韧带松弛以及多向不稳时，由于锁骨内侧缘在关节内进出，患者没有明确外伤史，但是常会感到胸锁关节处疼痛并伴有无痛性肿块（图 3-33-4）。

当关节囊及关节盘稳定韧带撕裂时，锁骨内侧缘可能向前或者向后脱位。患者的临床表现是活动手臂尤其是同时按压肩关节的时候，疼痛更加剧烈。患者可能会保护性地使患侧手臂搭于胸口，从而减轻其重力作用。当患者平躺时，这种不适感会加重。颈部偏向脱位侧，从而减轻患者胸锁乳突肌对锁骨的拉力引起的疼痛[22]。

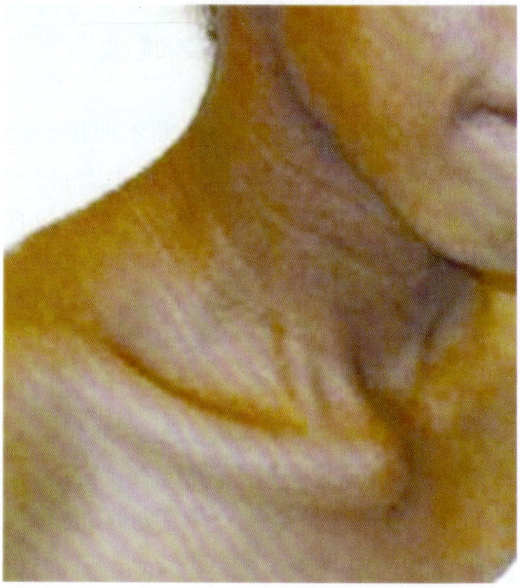

图 3-33-4　**临床大体照显示右胸锁关节前脱位，前凸处为锁骨内侧端**

如果脱位是慢性的，患者可能不会感受到疼痛。临床上可能出现随着头部向患侧倾斜，肩关节会出现收缩和前伸。关于诊断胸锁关节前脱位的一个常见误区，就是在锁骨内侧可触及的有触痛的肿胀，但这有可能是由后方脱位引起的。这是因为即使是后脱位，仍然可触及肿胀的关节囊[23]。慢性的前方不稳定是一个较少见的问题，常常伴随疼痛、骨擦音或肩关节弹响。当患者试图使手臂离开身体或者举过头顶时，会出现患肢的活动限制。

锁骨内侧缘的向前脱位可以在胸骨位置触及向前脱出的凸起。脱位可以稳定或者自行复位。后脱位的患者通常相较于前脱位患者更加疼痛。在这些患者中锁骨内侧缘可能会落在后方，胸骨前缘会比较容易触及。锁骨内侧缘可能压迫颈部大静脉，引起静脉充血或者灌注量降低，可能出现胸部前上方的饱满。如果出现患者呼吸系统被压迫，可能表现为呼吸困难、窒息或呼吸急促。患者可能会出现吞咽困难，或者他（她）可能诉及喉部有压迫感。对患者胸锁关节

损伤的症状的评估至关重要。触及上肢动脉搏动，对上肢神经及静脉回流情况评估[24]。

对于胸锁关节半脱位诊断不明确的患者，可以用手指或手掌置于关节上方，同时患者旋转或者伸展肩关节来评估关节是否脱位。由于关节存在轴向负荷在半脱位的病例中，锁骨脱位可能导致单纯的弹响或者异常活动。

胸锁关节脱位通常由高能量损伤引起，可能伴有血胸或气胸。Worman 和 Leagus 报道的 60 例患者其中 16 例伴有血气胸，他们回顾了胸锁关节后脱位伴有器官、食管及大血管的相关并发症。这些并发症大多在受伤时即被发现，但是后发的并发症包括胸廓出口综合征、锁骨下动脉压迫、劳力性呼吸困难及气管食管瘘发展导致的致命性败血症[25]。其他学者报道了，30%胸锁关节脱位患者会伴随纵隔损伤。必须强调的是，这些并发症较少见，但是当它们出现时都比较严重，且需要胸心外科的专业知识及被迫进行开胸手术[26]。

第 7 节　影像学评估

由于胸锁关节解剖及其周围结构的相互遮挡的关系，胸锁关节的影像学评价十分困难。虽然胸部 X 线片偶有提示两侧锁骨长度不等及不正常表现，但是这些发现往往都是敏感的。由于一般的锁骨干 X 线片不能显示必要的细节，所以产生了许多胸锁关节的特有角度的摄片方式。Heinig 提出的胸锁关节的切线角度，患者取仰卧位，X 线照相机的记录板在对侧肩关节后方。射线在冠状面呈一定角度，平行于对侧锁骨的长轴。可以呈现出一个患侧胸锁关节的轮廓[27]。Hobbs 提出一种与头尾呈 90°的角度，嘱患者坐于桌旁，上半身弯曲于桌子上。记录板安放在桌子上，顶住胸壁，射线直接穿过颈椎[28]（图 3-33-5）。Rockwood 发现的“意外发现”角度为记录板被安放在胸壁后，射线以 40°的角度向胸骨中心头侧照射，可以显示整个双侧胸锁关节。在前脱位的病例中，患侧锁骨头会较健侧更向上。反之，后脱位的病例中，锁骨内侧可以向下移位[29]（图 3-33-6，图 3-33-7）。

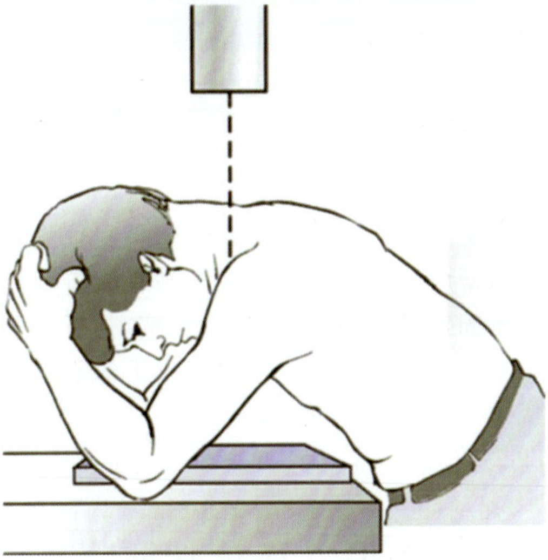

图 3-33-5　将患者置于 Hobbs 胸锁关节 X 线照射下。嘱患者坐于桌旁，与头尾呈 90°，记录板安置在桌上，顶住胸壁，射线直接穿过颈椎

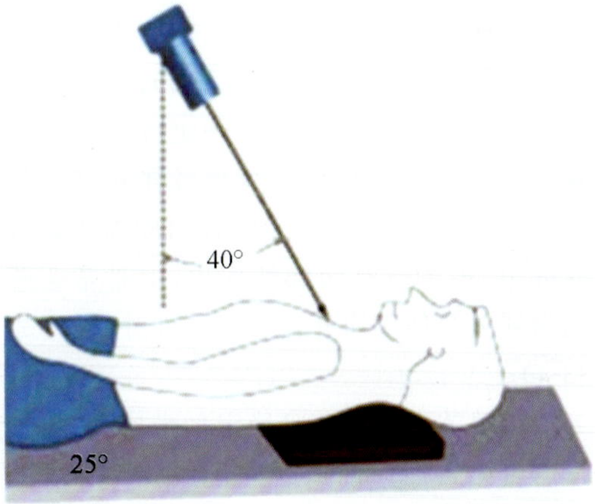

图 3-33-6　将患者置于“意外发现”角度胸锁关节 X 线照射下。记录板安放在胸壁后，射线以 40°向胸骨中心头侧照射，可以显示整个双侧胸锁关节。在前脱位的病例中，患侧锁骨头会较健侧更向上

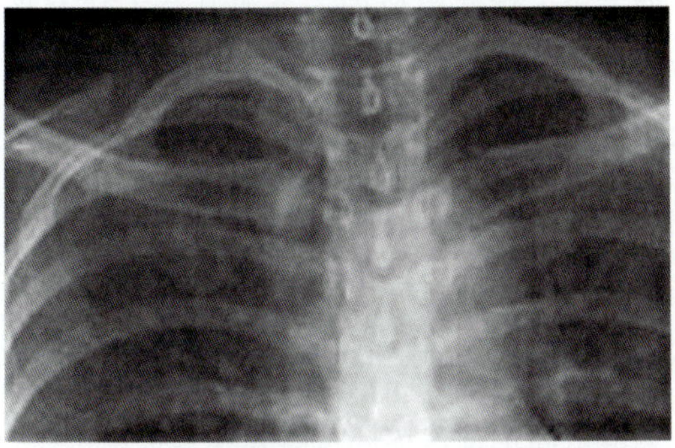

图 3-33-7　Rockwood“意外发现”射线视图清晰显示了胸锁关节

必须强调的是，有报道称 X 线片很难发现可复性脱位。因此，如果怀疑断裂，即使 X 线片不明显，需通过 CT 检查予以确诊。

三维计算机辅助断层扫描目前正越来越多地被使用，这种提高的分辨率可帮助区别不同的胸锁关节损伤，包括骨骺骨折及真正的脱位(图 3-33-8)。对于有外伤史或者有关节长期不稳病史的患者，胸锁关节处的肿胀可能与退行性变有关，而与脱位或者半脱位无关。该区域的肿胀与退行性关节疾病、锁骨内侧骨关节炎、关节感染或者关节的无菌性感染反应相关。CT 扫描在区分这些病变中发挥着十分重要的作用(图 3-33-9～图 3-33-11)。如果怀疑胸廓出口综合征或者血管损伤，则应行血管造影术进行诊断。MRI 在评价合并的软组织损伤很有用。一些学者同样建议拍摄负重位 X 线片使脱位更明显，但其他人建议超声评价骨性移位及相关软组织损伤，但是这些诊断方法均未被广泛应用[30]。

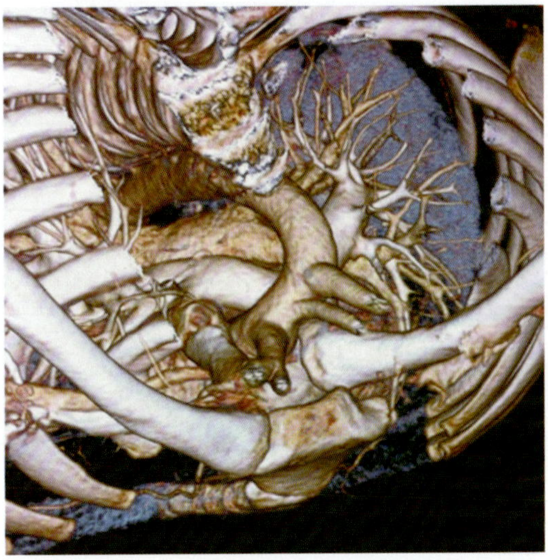

图 3-33-8　左胸锁关节后脱位在三维 CT 下的显影，这张影像对于评估锁骨移位的程度及哪些结构被锁骨压迫非常有用

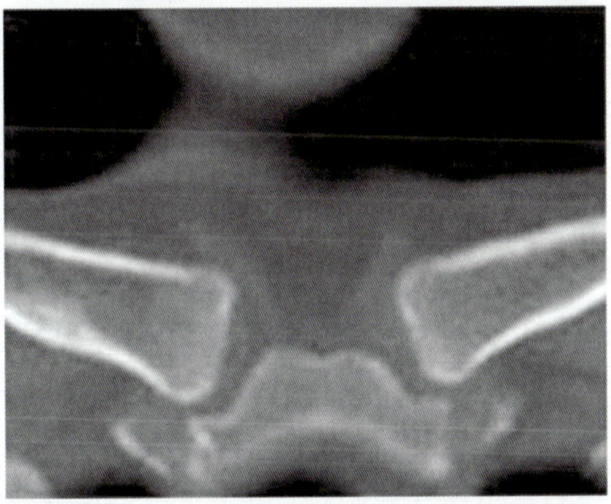

图 3-33-9　正常胸锁关节的 CT 显影

第 8 节　治疗原则

一、外伤

(一)轻度扭伤

这种关节损伤稳定但是疼痛。通常建议患者休息、镇痛及冷敷、热敷交替进行非手术治疗。肩关节悬吊 5～7d 后开始逐渐活动。

(二)半脱位

这种损伤通常也使用冷敷、热敷交替进行非手术治疗，有时可能需要活动肩胛带进行复位。锁骨带的应用帮助维持复位状态并防止手臂的过度活动，需要保持 6 周时间。DePalma 建议使用石膏制作的 8 字型的穿戴[31]，同时 Allman 建议使用软的 8 字型的绷带进行固定[32]。对于关节半脱位无

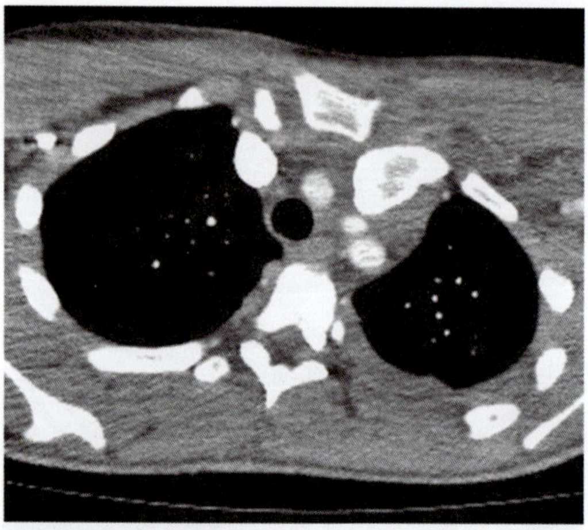

图 3-33-10 右胸锁关节后脱位的 CT 显影

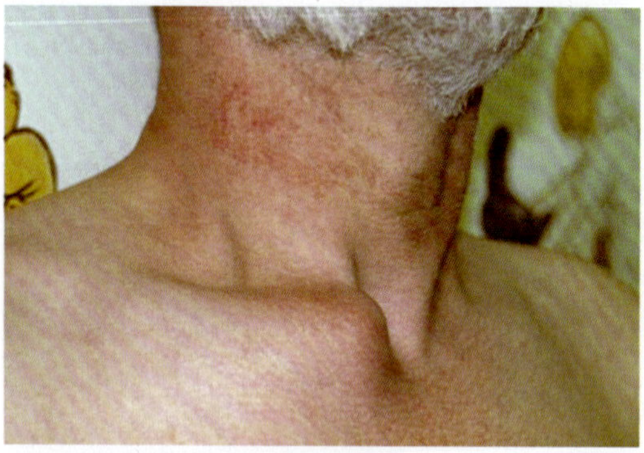

图 3-33-11 右胸锁关节陈旧性骨折/脱位的临床照片

法复位或者通过非手术治疗无法改善的病例，需切开复位并同时使用钢丝穿过胸锁关节进行内固定，重建韧带及关节稳定性。使用钢丝穿过关节可能伴随一定的风险及并发症，最常见的是钢丝的松动。但是在大多数病例中，患者通常简单地选择忽略这些症状，尤其是疼痛减轻后，更倾向于进行理疗处理[33]。

(三)脱位

关于胸锁关节骨折脱位的若干指导治疗原则有以下方面。

1. 最初受伤的时间。非手术治疗或者手术治疗的选择需要通过损伤的急性、慢性期考虑。慢性脱位的关节尤其是不伴有疼痛的，可以进行非手术治疗。急性胸锁关节关节后脱位尤其是损伤部分压迫纵隔时，需要紧急手术。

2. 前脱位可能在疼痛及功能障碍方面影响较小。后脱位则更严重，可能导致危及生命的并发症。

3. 对于症状的严重性的不同，一定要考虑不同干预措施的风险和获益情况。

4. 患者的期望，老年患者最基本的要求是，对于急性胸锁关节脱位可通过非手术治疗。对于要求较高的患者，尤其是运动员，脱位的胸锁关节如不进行手术，可能导致持续的疼痛及不稳定。

二、自发性半脱位及脱位

Rockwood 和 Oder 建议对于这种情况的良性病程和治疗方案包括患者教育和保持患者生活方式不变，但可能存在某些不适。患者很少因为疼痛而影响日常生活。还有一个问题是锁骨内侧的继发骨关节炎[3]。

第 9 节 前脱位的闭合治疗

胸锁关节脱位的闭合治疗通常只在急性期疗效较好。在慢性损伤期，关节形成瘢痕及瘢痕挛缩会导致关节闭合复位困难。在这些情况下，开放复位及关节重建的门槛较低[34]。前脱位通常不稳定，如果早期诊断明确，在全身麻醉下即可予以复位。患者仰卧位，肩关节之间放置衬垫，直接按压锁骨内侧缘即可进行复位。据报道，脱位后 5～10d 内均可以进行成功复位，但是建议在脱位后 72h 内进行复位。患者应该使用臂吊带固定 3～6 周，并进行理疗。单纯的胸锁关节脱位通常在闭合复位之后可以稳定。同时发生骨折脱位的损伤是不稳定的，因为高能量传导至肩胛带，使得大部分软组织剥脱，复位锁骨后可使关节稳定[35]。闭合复位的远期疗效有限，由于关节囊的不全愈合可能导致关节的慢性前脱位。Nettles 报道了 14 例急性前脱位早期通过闭合复位的患者，其中，3 例患者出现长期的关节不稳[7]。此外，Eskola 报道了一系列关于 8 例患者接受闭合治疗，其中 5 例再次出现了脱位。急性前脱位后再次出现了向前不稳定，几乎不会造成功能缺失。另外，某些前向脱位是不可复原的，在这些病例中可以使用物理疗法及悬吊带进行治疗[36]。根据 Miller 报道，肩关节周围肌肉包括斜方肌、胸锁乳突肌代偿性地维持肩关节平衡[37]。Savatano 和 Stutz 报道的一项研究中，12 例患者分别进行闭合及切开手术。他们认为胸锁关节的复位及稳定性在保证肢体正常功能方面并非必须。他们还发现锁骨内侧缘骨折脱位不会造成疼痛，也不会影响肩关节的功能。在这些情况下，手术干预只能用于关节存在持续性疼痛及功能缺失的情况。在年轻患者中，很大程度上在生长过程中发生重塑，功能的缺失通常会被巧妙地忽视[38]。

第 10 节　后脱位的闭合治疗

后脱位可以通过外展手臂，同时牵引肩关节使其回到伸展位，从而达到治疗的目的。如果复位失败或者脱位超过 48h 的患者，使用消毒后的镊子经过皮肤夹紧锁骨内侧，给予直接向前牵引。或者可以通过使患侧手臂内收，牵引手臂的同时给予盂肱关节一个直接的压力可以达到复位的目的。这种方法应当在麻醉下进行，既避免了疼痛，又可以使肌肉松弛，同时还可以进行麻醉下检查评估复位后关节稳定性及再次脱位的风险（图 3-33-12）。行闭合复位的患者应住院并监测纵隔阻塞。复位后应悬吊手臂予

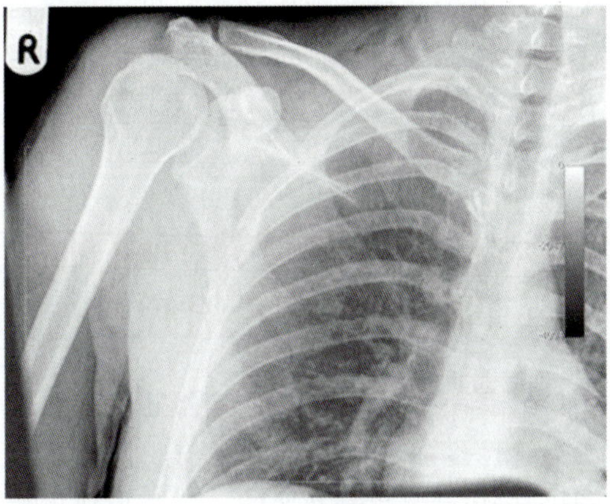

图 3-33-12　术后 X 线片显示 Frostick 等提出的使用锚钉固定胸锁关节

以制动。后脱位在复位后较前脱位通常更稳定。更多结果显示，胸锁关节后脱位中稳定结构较前脱位的稳定结构作用更大。这些厚实的稳定韧带在后脱位中仅轻度拉伸，很少断裂。前脱位不同于后脱位，经常出现断裂，前方精密的结构较少，因此关节复位后不像之前那么稳定。后脱位可行非手术治疗，但是可能继发胸廓出口综合征、劳力性呼吸困难，以及慢性血管功能不全和可能在关节退化的过程中出现进行性疼痛加重等[39]。慢性胸锁关节脱位的重建通常在技术上更困难，风险较急性关节损伤更大。Buckerfield 和 Castle 报道的关于外伤性胸锁关节后脱位或骺板骨折脱位的闭合性复位的 7 例患者中，6 例的年龄介于例 13～26 岁之间。这种技术就是将患者肩关节处于内收位，肩胛骨间垫上软垫予以支撑，对肩关节进行反向牵引。1 例患者出现持续性复位后关节不稳，该患者的治疗方法是肩关节完全复位后使用 8 字锁骨带固定[40]。Lafosse 最近报道了一系列后脱位早期闭合复位的病例，只有 1/2 复位成功[41]。Rockwood 等报道了类似的结果。他们的病例中，1 例患者在受伤 10d 后同样成功复位，所以他认为在受伤时间大于 10d 的病例中也可以成功复位[42]。外固定夹板的使

用，8 字绷带及局部加压穿戴只可以提供对症治疗，而不能对预防脱位或减少不稳定有影响。

第 11 节 胸锁关节前、后脱位的切开治疗

当患者前或后脱位的闭合复位失败或者持续性疼痛、不稳定，或者前脱位后皮肤受压时，切开复位是必要的。这类损伤可能继发于创伤或者大范围关节松弛的患者中。许多研究报道了急性脱位的治疗效果[43]。由于邻近重要血管，当行切开手术治疗后脱位时需要胸心外科医师同时做好手术准备。来自法国、英国、德国报道的文献中，约 30 例患者心脏、肺或者大纵隔血管（胸主动脉、肺动脉、头臂血管）出现医源性损伤。做关节正中皮肤皱褶切口，同时用力牵引受累肩关节，在直视下复位锁骨。在锁骨内侧缘使用复位钳可以有效帮助复位[44]。如果关节切开复位后不够稳定，则需要加强前或后关节囊（切开复位和关节囊加强），通过缝线缝合至骨加强关节囊强度，可分为应用一侧锚钉固定，或两侧钻孔固定。在紧急情况下，这些方法通常十分必要[45]。在复发性脱位或者长期脱位的病例中，手术方法比较多样。其中包括切开复位钢丝、克氏针、钢板、螺钉、外固定架，或者使用编织的筋膜或肌腱移植物（阔筋膜，掌长肌及半腱肌）、腱固定术、聚二氧六环酮线固定，或锁骨内侧缘的切除（锁骨内侧切除置换术），或者关节融合术。不建议应用钉横穿过胸锁关节，因为这种技术可能引起严重的并发症。完整或损坏的钢丝存在移位的风险，包括进入心脏、肺动脉、无名动脉或主动脉。文献报道 7 例死亡病例，3 例濒死病例，均由于出现此类并发症，克氏针和斯氏针刺穿了胸锁关节[46]。Balser 钢板等更稳定的移植物的使用被人们所认同，尽管其尚未被广泛使用及验证。这些钢板可以确保早期的稳定性，但是需要在术后 3 个月取出。10 例患者应用此种方法，Constant 评分达到 90.2 ±6.6，且未出现进行性不稳定[44]。尽管这些内植物同样存在折断及松动的风险，但是目前为止尚未有相关报道。Brinker 等报道了一种使用 2 枚大直径的空心钉联合切开复位固定不稳定的胸锁关节的技术。患者术后予以制动，3 个月后移除金属内植物[47]。Frostick 等提出了锚钉和关节囊缝合法并不需要暴露第 1 肋骨，7 年的随访结果显示了良好的稳定性。这种技术操作简单，解剖清晰，并发症少。高年资的医师更喜欢这种胸锁关节脱位固定方法。对于轻度的不稳定和弹响的患者特别有效[48]（图 3-33-12）。肌腱移植物通常依次通过胸骨柄及锁骨内侧钻好的孔，然后进行软组织重建，并通过高强度不可吸收缝线进行加强。使用肌腱移植物重建关节稳定性软组织并发症及重建失败导致再次畸形的发生率高。使用半腱肌移植物可以获得最好的临床结果，组合成 8 字形排列通过胸骨柄及锁骨头的 2 个提前钻好的孔[49]（图 3-33-13）。合成材料已被应用于重建胸锁关节，但是由于腐蚀和第 1 肋出现骨不连，导致临床结果较差。

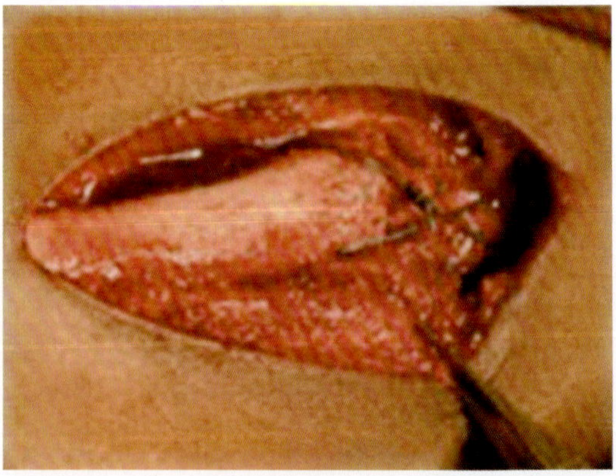

图 3-33-13 使用半肌腱移植物固定右胸锁关节围术期照片。这张照片显示半肌腱移植物通过骨内钻孔，呈 8 字形在锁骨内侧端和胸骨端关节进行固定

碳纤维韧带配合克氏针临时固定用来重建胸锁关节。涤纶同样应用于该损伤，但是有报道认为会发生骨侵蚀[50]。Rockwood 等报道了一种通过切除部分锁骨内侧达到纵隔减压目的的术式，获得了较好的疗效。残留的锁骨固定在肋锁韧带及第 1 肋的骨膜[51]。Eskola 等却报道了使用这种方法治疗陈旧性创伤性脱位的患者疗效不佳，但是使用肌腱移植物及筋膜的方法疗效优良[36]。由于软组织附属缺失，骨和软组织发生变化无法进行韧带重建时，最适合进行锁骨内侧切除成形术（1～2 cm）。重要的是，剩余的内侧锁骨通过韧带修复或肋锁韧带的加强可以保持稳定，由于没有软组织固定，切除成形术的结果并不理想。关节镜下胸锁关节切除术可以治疗胸锁关节的退变。尽管这项技术正处于发展阶段，但临床效果良好[52]（图 3-33-14，图 3-33-15）。由于肩关节活动明显受限，因此关节融合术是禁忌[53]。

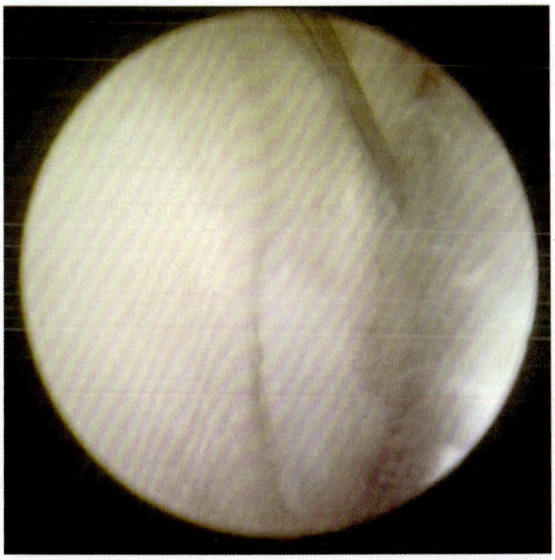

图 3-33-14　围术期内关节镜下胸锁关节内半月板撕裂退化影像。左侧为退化的锁骨内侧端，右侧为退化的胸骨端。图片背景中的关节镜探针勾住病理性纤维软骨半月板（感谢骨科手术顾问 G. Tytherleigh-Strong 先生）

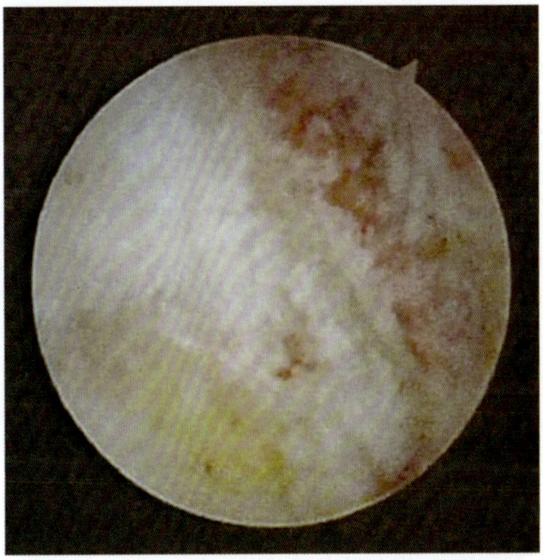

图 3-33-15　围术期内关节镜下胸锁关节切除术影像。行关节切除成形术，切除退行性半月板，并用关节镜刀将锁骨内侧端削去 10mm 左右（感谢骨科手术顾问 G. Tytherleigh-Strong 先生）

参考文献

[1] Macdonald PB, Lapointe P. Acromioclavicular and sternoclavicular joint injuries. Orthop Clin North Am, 2008, 39(4): 535-545, viii. Review.

[2] Robinson CM, Jenkins PJ, Markham PE, et al. Disorders of the sternoclavicular joint. J Bone Joint Surg Br, 2008, 90(6): 685-696. Review.

[3] Bicos J, Nicholson GP. Treatment and results of sternoclavicular joint injuries. Clin Sports Med, 2003, 22(2): 359-370. Review.

[4] Renfree KJ, Wright TW. Anatomy and biomechanics of the acromioclavicular and sternoclavicular joints. Clin Sports Med, 2003, 22(2): 219-237. Review.

[5] Bontempo NA, Mazzocca AD. Biomechanics and treatment of acromioclavicular and sternoclavicular joint injuries. Br J Sports Med, 2010, 44(5): 361-369.

[6] Ludewig PM, Phadke V, Braman JP, et al. Motion of the shoulder complex during multiplanar humeral elevation. J Bone Joint Surg

Am,2009,91:378.

[7] Nettles JL, Linscheid RL. Sternoclavicular dislocations. J Trauma,1968,8(2):158-164.

[8] Chakarun CJ, Wolfson N. Adult male with right shoulder pain. Posterior sternoclavicular joint dislocation. Ann Emerg Med, 2009, 53 (6):714-745.

[9] Jarrett PM. Sternoclavicular dislocations. J R Soc Med,2002,95(9):476-477.

[10] Lemos MJ, Tolo ET. Complications of the treatment of the acromioclavicular and sternoclavicular joint injuries, including instability. Clin Sports Med, 2003, 22(2): 371-385. Review.

[11] Pensy RA, Eglseder WA. Posterior sternoclavicular fracture-dislocation: a case report and novel treatment method. J Shoulder Elbow Surg,2010,19(4):e5-8.

[12] Stewart DP, Van Klompenberg LH. Posterior dislocation of the clavicle at the sternoclavicular joint. Am J Emerg Med,2008,26(1):108. e3-4.

[13] Jaggard MK, Gupte CM, Gulati V, et al. A comprehensive review of trauma and disruption to the sternoclavicular joint with the proposal of a new classification system. J Trauma,2009,66(2):576-584.

[14] Bahk MS, Kuhn JE, Galatz LM, et al. Acromioclavicular and sternoclavicular injuries and clavicular, glenoid, and scapular fractures. Instr Course Lect,2010,59:209-226.

[15] Hiramuro-Shoji F, Wirth MA, Rockwood Jr CA. Atraumatic conditions of the sternoclavicular joint. J Shoulder Elbow Surg,2003,12(1):79-88.

[16] Hoekzema N, Torchia M, Adkins M, et al. Posterior sternoclavicular joint dislocation. Can J Surg,2008,51(1):E19-20.

[17] Laffosse JM, Espié A, Bonnevialle N, et al. Posterior dislocation of the sternoclavicular joint and epiphyseal disruption of the medial clavicle with posterior displacement in sports participants. J Bone Joint Surg Br, 2010, 92 (1):103-109.

[18] Hecox SE, Wood Ⅱ GW. Ledge plating technique for unstable posterior sternoclavicular dislocation. J Orthop Trauma, 2010, 24(4): 255-257.

[19] Groh GI, Wirth MA. Management of traumatic sternoclavicular joint injuries. J Am Acad Orthop Surg,2011,19(1):1-7.

[20] Fenig M, Lowman R, Thompson BP, et al. Fatal posterior sternoclavicular joint dislocation due to occult trauma. Am J Emerg Med, 2010,28(3):385. e5-8.

[21] Panzica M, Zeichen J, Hankemeier S, et al. Long-term outcome after joint reconstruction or medial resection arthroplasty for anterior SCJ instability. Arch Orthop Trauma Surg, 2010,130(5):657-65.

[22] Chien LC, Hsu IL, Tsai MC, Lo CJ. Bilateral anterior sternoclavicular dislocation. J Trauma,2009,66(5):1504.

[23] Johnson MC, Jacobson JA, Fessell DP, et al. The sternoclavicular joint: can imaging differentiate infection from degenerative change? Skeletal Radiol. 2010;39(6):551-558.

[24] Little NJ, Bismil Q, Chipperfield A, et al. Superior dislocation of the sternoclavicular joint. J Shoulder Elbow Surg, 2008, 17(1): e22-23.

[25] Shuler FD, Pappas N. Treatment of posterior sternoclavicular dislocation with locking plate osteosynthesis. Orthopedics, 2008, 31 (3):273.

[26] Armstrong AL, Dias JJ. Reconstruction for instability of the sternoclavicular joint using the tendon of the sternocleidomastoid muscle. J Bone Joint Surg Br, 2008, 90(5): 610-613.

[27] Gobet R, Meuli M, Altermatt S, et al. Medial clavicular epiphysiolysis in children: the so-called sterno-clavicular dislocation. Emerg Radiol,2004,10(5):252-255.

[28] Hobbs DW. Sternoclavicular joint: a new axial radiographic view. Radiology, 1968, 90 (4):801.

[29] Garretson Ⅲ RB, Williams Jr GR. Clinical e-

valuation of injuries to the acromioclavicular and sternoclavicular joints. Clin Sports Med, 2003,22(2):239-254.

[30] Hudson VJ. Evaluation, diagnosis, and treatment of shoulder injuries in athletes. Clin Sports Med,2010,29(1):19-32.

[31] Marinelli M, de Palma L. The external rotation method for reduction of acute anterior shoulder dislocations. J Orthop Traumatol, 2009,10(1):17-20.

[32] Allman Jr FL. Fractures and ligamentous injuries of the clavicle and its articulation. J Bone Joint Surg Am,1967,49(4):774-784.

[33] Lee SU, Park IJ, Kim YD, et al. Stabilization for chronic sternoclavicular joint instability. Knee Surg Sports Traumatol Arthrosc,2010, 18(12):1795-1797.

[34] Higginbotham TO, Kuhn JE. Atraumatic disorders of the sternoclavicular joint. J Am Acad Orthop Surg,2005,13(2):138-145. Review.

[35] Buckley BJ, Hayden SR. Posterior sternoclavicular dislocation. J Emerg Med, 2008, 34 (3):331-332.

[36] Eskola A, Vainionp a a S, Vastam aki M, et al. Operation for old sternoclavicular dislocation. Results in 12 cases. J Bone Joint Surg Br,1989,71(1):63-65.

[37] Turman KA, Miller CD, Miller MD. Clavicular fractures following coracoclavicular ligament reconstruction with tendon graft: a report of three cases. J Bone Joint Surg Am, 2010,92(6):1526-1532.

[38] Savastano AA, Stutz SJ. Traumatic sternoclavicular dislocation. Int Surg,1978,63(1):10.

[39] Salgado RA, Ghysen D. Post-traumatic posterior sternoclavicular dislocation: case report and review of the literature. Emerg Radiol, 2002,9(6):323-325.

[40] Buckerfield CT, Castle ME. Acute traumatic retrosternal dislocation of the clavicle. J Bone Joint Surg Am,1984,66(3):379-385.

[41] Taam SA, Molinier F, Chaminade B, et al. Orthop Traumatol Surg Res. 2010; 96 (3): 314-318.

[42] Wirth MA, Rockwood Jr CA. Acute and chronic traumatic injuries of the sternoclavicular joint. J Am Acad Orthop Surg, 1996, 4(5): 268-278.

[43] Baumann M, Vogel T, Weise K, et al. Bilateral posterior sternoclavicular dislocation. Orthopedics,2010,33(7):510.

[44] Fenig M, Lowman R, Thompson BP, et al. Fatal posterior sternoclavicular joint dislocation due to occult trauma. Am J Emerg Med, 2010,28(3):e5-8.

[45] Gove N, Ebraheim NA, Glass E. Posterior sternoclavicular dislocations: a review of management and complications. Am J Orthop (Belle Mead NJ), 2006, 35(3): 132-136. Review.

[46] Franck WM, Jannasch O, Siassi M, et al. Balser plate stabilization: an alternate therapy for traumatic sternoclavicular instability. J Shoulder Elbow Surg,2003,12(3):276-281.

[47] Brinker MR, Bartz RL, Reardon PR, et al. A method for open reduction and internal fixation of the unstable posterior sternoclavicular joint dislocation. J Orthop Trauma, 1997, 11 (5):378-381.

[48] Abiddin Z, Sinopidis C, Grocock CJ, et al. Suture anchors for treatment of sternoclavicular joint instability. J Shoulder Elbow Surg, 2006,15(3):315-318.

[49] Castropil W, Ramadan LB, Bitar AC, et al. Sternoclavicular dislocation-reconstruction with semitendinosus tendon autograft: a case report. Knee Surg Sports Traumatol Arthrosc,2008,16(9):865-868.

[50] Burri C, Neugebauer R. Carbon fiber replacement of the ligaments of the shoulder girdle and the treatment of lateral instability of the ankle joint. Clin Orthop Relat Res,1985,196: 112-117.

[51] Groh GI, Wirth MA, Rockwood Jr CA. Treatment of traumatic posterior sternoclavicular dislocations. J Shoulder Elbow Surg, 2011, 20 (1):107-113.

[52] Tavakkolizadeh A, Hales PF, Janes GC. Arthroscopic excision of sternoclavicular joint. Knee Surg Sports Traumatol Arthrosc, 2009, 17(4):405-408.

[53] Elhassan B, Chung ST, Ozbaydar M, et al. Scapulothoracic fusion for clavicular insufficiency. A report of two cases. J Bone Joint Surg Am, 2008, 90(4):875-880.

第 34 章 锁骨干骨折

第 34 章

锁骨干骨折

Iain R. Murray, L. A. Kashif Khan, C. Michael Robinson

关键词 分类·锁骨·临床症状·并发症·不愈合·畸形愈合·神经血管·流行病学·浮肩·影像学·锁骨干·技术·非手术治疗·手术治疗

第 1 节 概 述

传统观点认为，绝大多锁骨干骨折经非手术治疗可以获得良好的效果，但是，现在这种观点具有争议。虽然人们普遍认为无移位的骨折应用非手术治疗可以获得良好的效果，但有更多证据表明，经非手术治疗的锁骨骨折患者的骨不连发生率增高，肩关节功能恢复较差。非手术治疗不适用于所有锁骨干骨折，由于损伤及功能恢复差异较大，因此患者需要个性化评估及治疗。

第 2 节 流行病学

锁骨骨折是所有骨折中最常见的一种，占成年人骨折中的 2.6%～4%，占上肢骨折的 35%[1-3]。锁骨骨折的发生率为每年 24～29/10 万[1,3-4]。大部分锁骨骨折(69%～82 %)发生在锁骨干，当典型的压缩力作用于锁骨的狭窄部分时，导致其发生横行骨折[2-3,5-6]。外 1/3 骨折是第二常见的骨折类型(20%)，内侧 1/3 骨折最为罕见(5%)[7-12]。锁骨干骨折常发生于青壮年，而外侧及内侧端骨折则在老年人中较为常见[1,3-4]。与大多数外侧端骨折不同，大多数锁骨干骨折伴有脱位[3]。

第一个也是最多的锁骨干骨折发病高峰是 30 岁以下的男性(图 3-34-1)。这些骨折一般由运动中肩关节某点受到直接作用力而引起[6]。骑马运动及自行车运动占此类损伤的绝大部分。当马或自行车急刹时，由于惯性作用，常导致骑手被向前甩出，来不及保护的肩膀最先着地。高能量损伤导致的锁骨骨折常为粉碎性骨折，脱位及短缩较为常见[1]。其次，另一个发病小高峰发生在高龄患者(超过 80 岁)中，女性略突出。这类骨折大部分与骨质疏松症相关，在家中由低能量摔伤所致。

第 3 节 临床及影像学评价

过去人们一直研究标准的人口统计信息和损伤机制。一个简单摔落引起的锁骨

I. R. Murray
Department of Trauma and Orthopaedics, The University of Edinburgh, Edinburgh, UK
e-mail: Iain. Murray@ed. ac. uk

L. A. K. Khan · C. M. Robinson (✉)
The Edinburgh Shoulder Clinic, Royal Infirmary of Edinburgh, Edinburgh, UK
e-mail: kashkhan@doctors. org. uk;
c. mike. robinson@ed. ac. uk

G. Bentley (ed.), *European Surgical Orthopaedics and Traumatology*,
DOI 10.1007/978-3-642-34746-7_48, © EFORT 2014

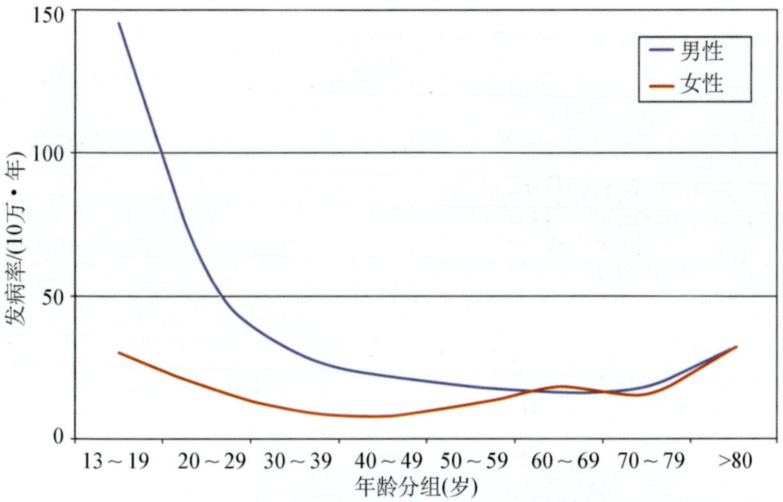

图 3-34-1　锁骨骨折的发病率与年龄和性别相关(复制、修改需经过英国骨与关节手术杂志编辑委员会版权许可©)[Robinson CM. Fractures of the clavicle in the adult. Epidemiology and classification. J Bone Joint Surg (Br), 1998, 80-B:476-484]

骨折很难与其他明显外伤联系在一起。但是,由于骨折通常由高速交通事故所致,因此需要对其合并损伤进行全面研究。尽管锁骨骨折同样可以由牵拉引起,但是大部分骨折是由直接暴力作用于肩部一点造成[13]。牵拉损伤通常发生在工地,比如手臂被卷入机器牵拉所致。如果锁骨骨折仅由低能量暴力所致,则应考虑继发于内分泌及肿瘤相关疾病的病理骨折。在考虑手术之前,同样需要注意风险及获益的影响[13]。

锁骨干中段骨折的典型表现是骨折端肿胀和挫伤,其中移位性骨折会有明显的畸形。肩关节某点的破损预示着直接外部暴力,而锁骨中线的破损则预示肩带或肩袖损伤[14]。此类损伤通常发生外侧断端向下移位,并伴随内侧断端向上移位[15]。在肩关节完全脱位骨折中,内侧下沉移位被定义为"下垂征"[16-17]。通过颈阔肌的骨折碎片引起的突起定义为"扣眼畸形",通常伴随发生骨折严重成角或者粉碎性骨折[18]。尽管锁骨位置表浅,但开放性骨折或软组织的严重损伤导致皮肤缺血坏死的情况并不常见[3]。锁骨的短缩需进行临床测量。受累肩袖和正常肩袖的距离可以通过胸骨上切迹到肩锁关节突起的距离计算得来。

对患者需要进行全面的检查,排除其他伴随的损伤,尤其是由于高能量引起的创伤。在青少年患者中,需要排除肩锁关节和胸锁关节骨折移位及骨骺损伤。通过评估骨折以远肢体情况来排除臂丛损伤及血管损伤。任何术前忽略的情况都可能影响患者手术预后[13]。高能量损伤、明显骨折移位及粉碎性骨折均会增加血管神经损伤的危险性。通常这种损伤类型是由骨折碎片或牵拉伤及钝器伤等联合作用于手臂引起[19-21]。上臂的血压差异通常提示血管损伤。当诊断不确定时,应使用超声波双重扫描及动脉造影进行诊断[22-23]。

通常基于简单的前后位 X 线片进行影像学诊断(图 3-34-2)[18]。在一个急症损伤中,骨折通常通过胸部 X 线片进行确诊,同时可以评估患侧相对于健侧的畸形程度。影像学检查需要在患者直立位进行,因为重力作用下的锁骨的骨折畸形最为明显,尤其

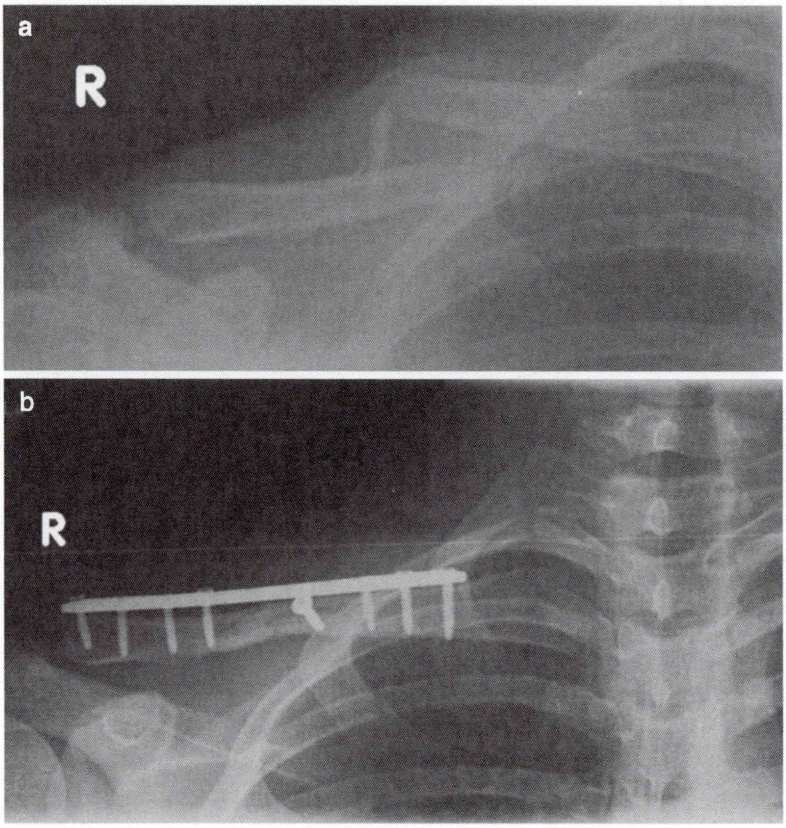

图 3-34-2 a. 锁骨中段粉碎性骨折 X 线片；b. 行切开复位钢板内固定术治疗

是考虑手术时。一些研究者认为 15°后前位 X 线片可以评价骨折短缩的程度[24]。3% 的患者[25]伴随有胸部损伤，例如气胸和血胸，需要进行影像学检查。这些损伤通常都伴有多根肋骨骨折[26]。同一侧肩胛带损伤包括双侧肩上方悬吊复合体[27]损伤的证据，需要在损伤最初的一系列影像学检查中寻找。

锁骨干中段骨折的 CT 检查可显示复杂的影响肩胛带结构的锁骨骨折的三维畸形，但是通常不作为最初的诊断手段。CT 检查对于描述在附件损伤中关节窝的骨折有重要意义[28-30]。CT 三维重建对骨折移位的评估度最好，对于评价骨折愈合情况有很大的意义（图 3-34-3）。

第 4 节 分 类

对于锁骨干中段骨折有多种分类方式。Allman[5]提出的分类方式建立在单独的解剖位置上，并根据骨折发生率编号（中段Ⅰ、外侧Ⅱ、内侧Ⅲ）。然而，这个评价系统，没有考虑影响治疗和预后的因素，如骨折形态及短缩程度，需要纳入其他变量对分类方法做进一步完善。骨科创伤协会的分类系统将锁骨干骨折分成 3 型：06-A（简单）、06-B（劈裂）、06-C（复杂）[31]。每一种分型均又分为 3 型。

Robinson 分型[3]建立在对 1000 例锁骨骨折分析的基础上，也是首次根据骨折脱

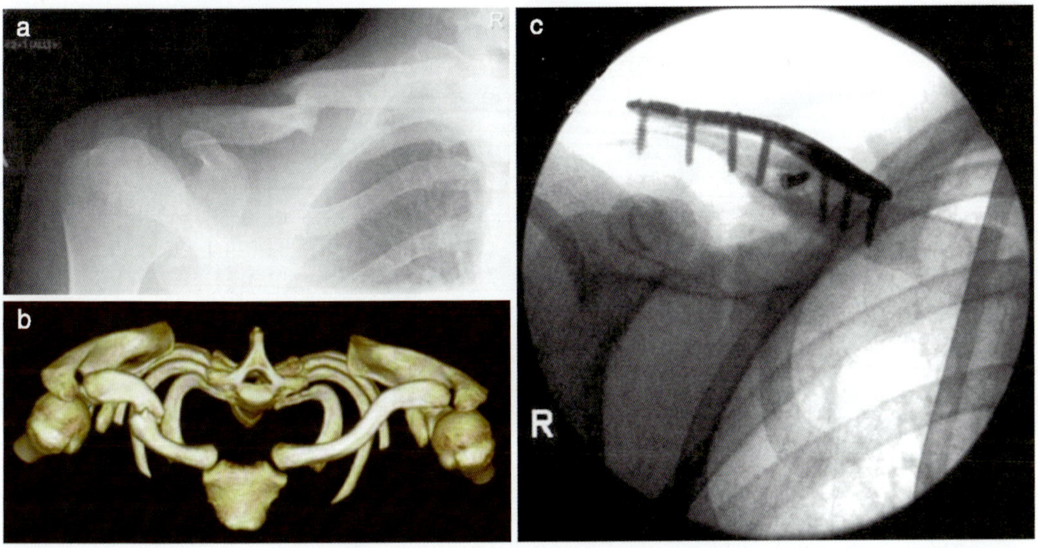

图 3-34-3　前后位 X 线片(a)、CT(b) 显示切开复位钢板内固定后(c),锁骨中段骨折后肥厚性不愈合

位情况及粉碎程度进行分型(图 3-34-4)。锁骨干中段骨折分为 2A 型(表层的直线骨折)及 2B(移位骨折);更细分为亚组 2A1 型(无移位)、2A2(成角)、2B1(简单或楔形骨折)及 2B2(分离或粉碎性骨折)。这些分型可以指导治疗及判断预后,这些影响因素也独立影响术后患者的预后[32]。Robinson 分型在观察者自身和不同观察者之间均有较高的可接受等级[3]。

第 5 节　手术及应用解剖学

作为第 1 块骨化的骨,锁骨在孕 5 周时开始骨化[14]。5 岁时,锁骨中部的骨化中心开始第 1 次生长。随后,内外侧骺板生长[14]。内侧的骨骺负责大部分纵向生长,而且是影像学上唯一可以看到的生长板。它也是最后一个闭合的骨骺板,一般在 22～25 岁闭合[14]。锁骨呈 S 形,伴有头侧及尾侧的弯曲[33-34]。它比较薄,内外侧膨胀且最宽,与胸骨及尖肩峰连接。锁骨较薄的骨干主要为硬质骨,适合用皮质骨螺钉固定,而内外侧为松质骨,则适合用空心钉固定。锁骨的内侧通过肋锁韧带、锁骨下及胸锁关节内软骨与胸骨紧密连接。锁骨外侧通过肩锁关节及肩锁韧带与肩峰连接。肩上方韧带复合体类似于骨盆环,包括肩胛带外侧结构——肩胛颈、外侧锁骨、喙突、肩峰及连接它们的韧带。

锁骨在皮下浅层,锁骨上神经穿行于上方。锁骨的筋膜层、肌肉及韧带保护其在骨折后不产生畸形[14]。胸锁乳突肌附着于锁骨内侧边缘,牵拉骨折块向上后方。在外侧,三角肌的部分及胸大肌的大部分与其相连。由于重力对锁骨上端的影响及胸大肌对肱骨的牵拉,骨折碎片向前下垂,并向下旋转。

锁骨干外侧呈扁平状,内侧移行为倒三角形[35]。锁骨内侧较薄且坚硬,保护着在下方走行的神经血管结构。这个区域的外侧生物力学相对薄弱,当发生骨折时可对这些结构起保护作用[36]。尸体研究证明腋静脉及腋动脉走行于 S 形锁骨的前方突起,由内上向外下走行[35]。神经血管束由锁骨下肌及肋喙膜保护,贴于锁骨下面。

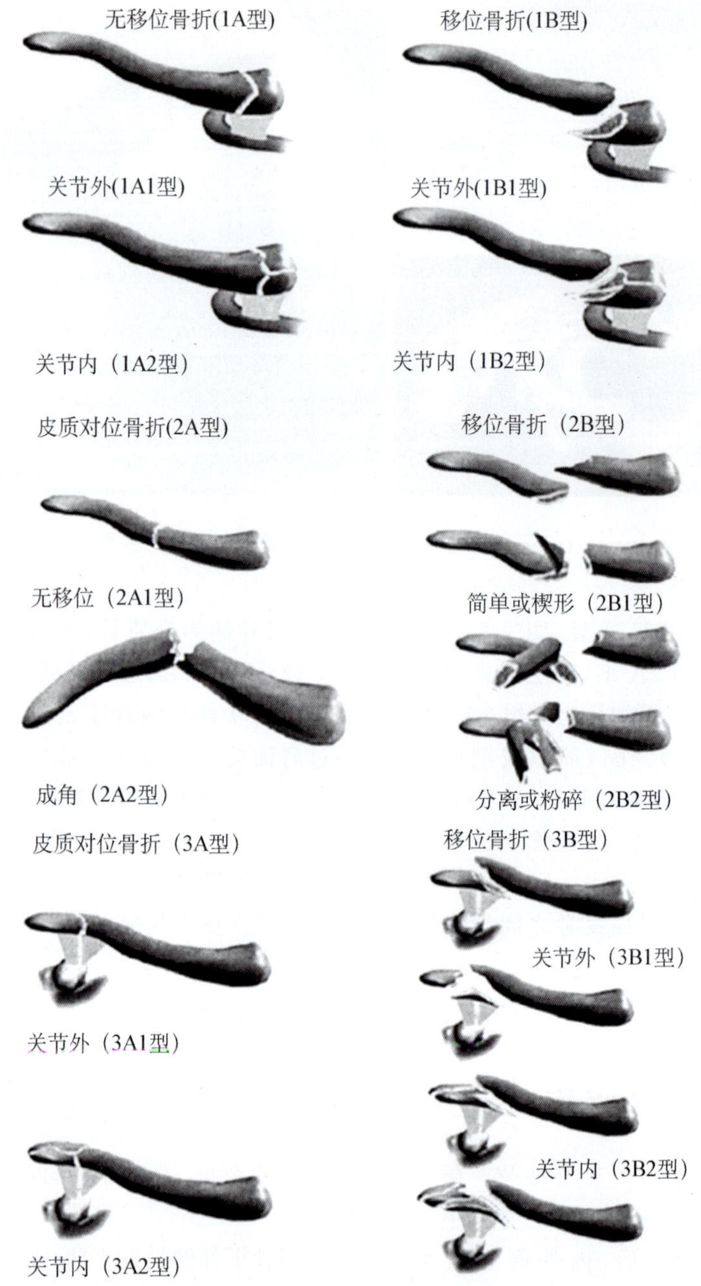

图 3-34-4 Robinson 锁骨骨折分型(复制、修改需经过英国骨与关节手术杂志编辑委员会版权许可©)［Robinson CM. Fractures of the clavicle in the adult. Epidemiology and classification. J Bone Joint Surg (Br),1998,80-B:476-484］

第 6 节　治　疗

对于锁骨干骨折的最恰当的治疗目前仍存在争议。对于骨干无移位的骨折(Robinson 分型 2A 型),骨折愈合率较高,非手术治疗有良好的功能恢复结果。最近有文献表明,无移位骨折也很少需要手术固定。早期研究评估锁骨骨折非手术治疗的并发症,不愈合率<1 %[6,25,37-40],高于早期切开复位内固定手术[25,39]。另一些早期研究报道,经非手术治疗的患者的满意度较高[37-38,41]。但是,更多的同期研究表明,早期非手术治疗骨折,不愈合率及功能恢复较差的发生率较高,早期切开复位内固定术效果更好(表 3-34-1)[31,57,59]。

对于依从性强的 16～60 岁年龄组的患者、身体功能有较高要求或有较多活动的患者、骨折完全移位及骨质条件较好的患者是早期手术治疗的适应人群[51,57,60-62]。药物成瘾、过度饮酒及未经治疗的精神疾病患者,无家可归及不受控制的癫痫发作等患者不建议手术,因其可能导致固定失败,是早期手术治疗锁骨干骨折的禁忌证[53]。

第 7 节　非手术治疗

尽管目前有许多新型固定方式出现,但是单纯的悬吊及 8 字形绷带(图 3-34-5)是最常用的非手术治疗方法[63]。没有任何技术可以有效减少骨折移位的发生[37]。使用 8 字形绷带的患者发生腋下压疮、继发于挤压的神经血管二次损伤及骨不愈合等风险风险较高[24,37,64-67]。在一项对照研究中,应用单纯悬吊带的患者满意度较高,且可以获得同样的功能及塑形效果[37]。悬吊带通常在疼痛明显减轻时去除,并且鼓励患者在疼痛可耐受的条件下进行简单活动。当骨折愈合后,肩关节活动度及功能恢复迅速。患者很少需要指导理疗,进行主动的活动和锻炼恢复较好。

第 8 节　早期手术治疗

对于骨折移位的锁骨骨折,越来越多的证据支持早期手术治疗,大量研究表明手术治疗相对于非手术治疗获益更多[25,32,53,68-70]。在一项回顾性临床研究中,52 例骨折移位患者通过非手术治疗,对于超过 20 mm 的短缩患者,其骨折不愈合风险更高、临床效果较差[71]。另一项研究报道,在以患者为中心的效价评估中,骨折脱位非手术治疗后,患者肩关节力量及耐力均有所不足[59]。一项大型、多中心、对照研究中,对 138 例骨折脱位患者分别进行非手术治疗和早期钢板固定,发现钢板固定的患者功能康复更好,畸形愈合及不愈合的概率较低,骨折愈合时间相对较短[57]。尽管手术组的并发症发生率为 34%,再手术率为 18%,大部分为内固定取出。钢板固定在功能评分方面明显更优($P = 0.001$ Constant 评分[72],$P < 0.01$ DASH 评分[73])。这些结果需要引起我们注意的是,偏远地区的患者获得评分较低,这将进一步拉低非手术治疗组的整体评分。这篇文献的作者认为活动强度较大的成年人,早期可通过钢板固定治疗骨折脱位。值得注意的是,所需处理的数据分析显示,每 9 例骨折固定患者中,可能出现 1 例骨不连;骨折内固定患者中,每 3.3 例中可能出现 1 例有症状的骨连接不正或骨不连[74],迫切需要其他的随机对照试验予以补充。

Potter[75] 等对锁骨干骨折患者进行研究,结果表明经急症手术和畸形愈合及不愈合后延期手术的患者,DASH 评分无明显差异。6 项力量及耐力的研究中只有 1 项中两者有明显差异($P=0.05$)[75]。但是,在 Constant 评分中,两者有 6 分的差异($P=0.02$),所有患者均有较高的满意度。

表 3-34-1 急性锁骨干骨折内固定(Edinburgh 2 型)的并发症发生率和功能恢复结果[a]

技术	作者	固定方式	治疗量	骨不连例(率)	并发症	功能恢复结果
钢丝固定技术	Ngarmukos 等[42]	克氏针钢丝	99	0(0)	3 例钢丝移位	无数据
钉固定技术	Grassi 等[43]	2.5mm 螺纹髓内针	40	2(5)	3 例再骨折,2 例针断裂	Constant 平均分为 82.9,治疗满意度为 75%
	Chu 等[44]	克氏针	75	1(1.3)	针移位	70/75(93.3%) 良/优(Constant 评分>80)
	Jubel 等[45]	钛钉	58	1(1.7)	12 例内固定取出	Constant 平均分为 97.9
	Meier 等[46]	弹性髓内钉	14	0(0)	1 例 2 次移位骨折	6 个月的 Constant 平均分为 98
	Lee 等[47]	Knowles 针	32	0(0)	20 例内固定取出	Constant 平均分为 85
	Strauss 等[48]	Hagie 针	14	0(0)	3 例皮肤皲裂 2 例破损	93%无症状
	Kettler 等[49]	钛钉	87	2(2.3)	4 例钉移位 2 例位置不良修复	Constant 平均分为 81
	Mueller 等[50]	钛钉	32	0(0)	8 例钉移位,2 例钉破损,29 例钉脱位	Constant 平均分为 95
	总计		352	6(1.7)		
板固定技术	Poigenfurst 等[51]	钢板内固定[b]	110	5(4.5)	2 例深部感染 4 例再骨折	无数据
	Faithfull 等[52]	钢板内固定	18	0(0)	14 例钢板取出	活动不受限
	Bostman 等[53]	钢板内固定	103	2(1.9)	5 例深部感染,3 例钢板松动,3 例钢板损坏,1 例再骨折	无数据

（续　表）

技术	作者	固定方式	治疗量	骨不连例(率)	并发症	功能恢复结果
	Shen 等[54]	钢板内固定	251	7(2.8)	1 例深部感染,171 例内固定取出	满意度为 94%
	Coupe 等[55]	重建/DCP 钢板	62	0(0)	1 例深部感染,19 例钢板取出	无数据
	Collinge 等[56]	钢板内固定[a]	42	1(2.4)	1 例固定失败,3 例感染,2 例金属内固定取出	美国肩肘外科医师协会(ASES)评分为 93
	Lee 等[47]	钢板内固定[c]	30	1(3.3)	22 例内固定取出	Constant 平均分为 84
	加拿大骨科创伤学会[57]	钢板内固定[d]	62	2(3.2)	3 例伤口感染,5 例金属内固定取出,1 例功能障碍	Constant 平均分为 98
	Russo 等[58]	Mennen 板固定	43	2(4.7)	10 例感染迟钝	Mean Constant 平均分 96
	总计		721	20(2.7)		

[a] 所示仅为过去 20 年同行评议期刊发表的英文研究或翻译为英文的研究；

[b] 所用钢板包括 1/3 管钢板，重建钢板(2.7mm 和 3.5mm)，半管式钢板和动态加压钢板；

[c] 所用钢板包括 3.5mm 重建钢板，动态加压钢板或腓骨复合钢板；

[d] 所用钢板包括有限接触加压钢板，3.5mm 重建钢板或模板法钢板

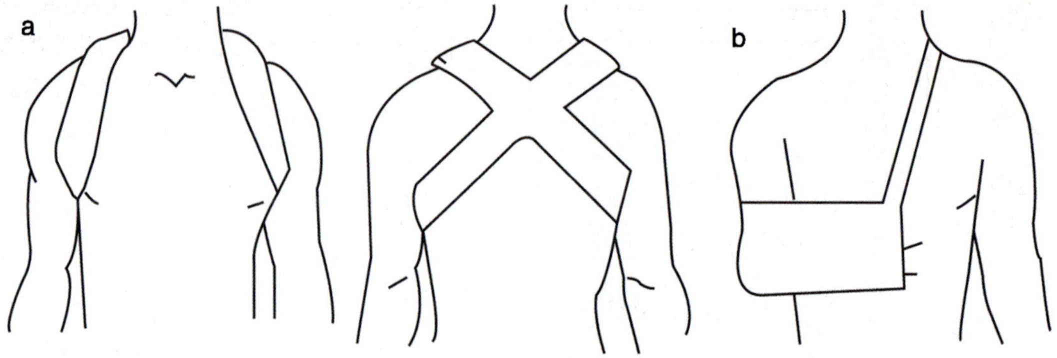

图 3-34-5 8 字形绷带(a)和单纯的悬吊(b)是最常用的非手术治疗锁骨干中段骨折的方法

当前在骨折脱位的病例中是否需要行手术治疗仍没有统一意见。随着年轻患者、活动量多的患者不断增加,他们希望通过手术治疗获得更好的功能恢复,并更早恢复体育活动。了解手术风险及可能出现的术后情况后,我们认为这些患者可以将手术治疗作为一种选择。对于这些病例,有许多手术方法可供选择,包括钢板固定、髓内针固定及克氏针固定[25,42-58,70,76-78]。

一、钢板固定

切开复位钢板固定骨折,患者可以立即获得绝对稳定、控制疼痛和促进早期活动[60,68,71,79-81]。锁骨干骨折伴脱位的同时,皮肤通常有挫伤和肿胀。比较有利的是这样可以推迟手术,直到周围组织条件更加适合进行手术治疗——这个时间最长可达 2 周。应该做好术前计划,仔细考虑骨折移位、粉碎度和主要骨折位置[13]。三维重建 CT 图像对这些复杂的病例有极大帮助。

患者处于"沙滩椅"体位,钢板是最常见的置入锁骨表面的内固定物。生物力学研究支持使用锁骨上方固定钢板提供更安全的固定,特别是对于下方皮质粉碎性骨折[82]。这种方法会增加下方走行的神经与血管结构在牵拉和骨折操作时损伤的风险。上方固定板必须取出,特别是对于锁骨较薄的患者。为了解决这些问题,前下方入路可以使钢板从锁骨下方置入,降低神经血管损伤风险。一项基于 58 例患者的研究中,下方置入钢板并发症率较低[56]。但是,与上方置入钢板相比,下方置入钢板在技术方面破坏较多,在生物力学方面安全性差。

最常用的置入物是动态加压的锁定钢板。重建钢板容易在骨折端变形,导致骨折畸形愈合,目前已较少应用。锁骨专用的锁定钢板通常在骨折愈合后不会特别突出,且可以不取出[34,57]。锁定钉改善了老年骨质疏松骨折的固定方式。然而,这些内固定物的对照研究尚在不断完善中。

手术技术:预压型钢板上方固定治疗锁骨干中段骨折伴脱位

将患者置于"沙滩椅"体位,头部予以专门支撑。麻醉后气管内插管偏向并固定在侧方。可使用一条缠绕的手术巾固定在手术侧肩关节下方,以便提供锁骨周围的可操控性。手臂可以固定于患侧,并保持不动。准备肩胛带,悬吊并可暴露整根锁骨、喙突及肩胛骨的上半部分。手术悬吊不应影响术中透视的位置,以便锁骨可以在不同平面成像(图 3-34-6)。

沿锁骨上缘做一斜形切口,中心位于骨折处。作为一层切开皮下组织和颈阔肌,并小心鉴别及保护锁骨上神经。切开覆盖在锁骨上的筋膜层。需要注意的是,应当始终保

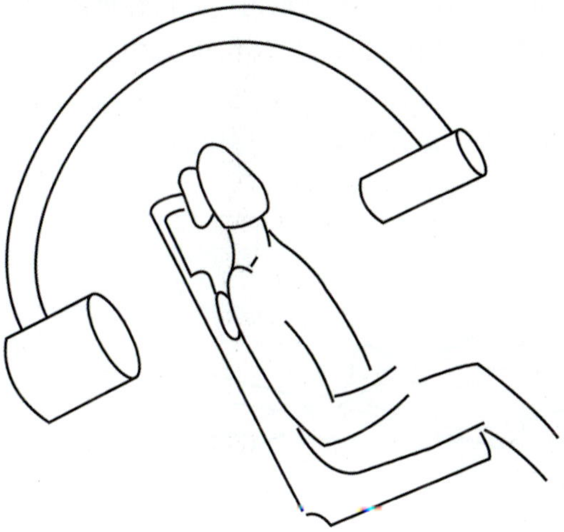

图 3-34-6 **"沙滩椅"姿式适用于锁骨切开复位及钢板内固定。患侧肩膀后方有一个柱形物，将锁骨抬高至手术视野。应放置图像增强器的 C 形臂，以便在不影响外科医师进入手术区域的同时拍摄多平面图像**

护锁骨软组织附着，明确骨折位置，暴露血肿及骨折块。需要根据骨折的形态进行固定，末端或中央骨块可用拉力螺钉固定。这样可以简化骨折的形态，快速复位。通过使用尖复位钳和克氏针对骨折进行复位（图 3-34-7）。一个断端拉力螺钉即可复位成功，但成功率并非 100%。随后确定预成形钢板的尺寸，并用双皮质螺钉固定于已复位的锁骨上方。最好在骨折端两侧各放置 3 枚双皮质骨螺钉固定。如果患者伴有严重的骨质疏松，需行锁定螺钉固定。一定要注意保护锁骨下方的结构，特别是在钻孔和拧紧螺钉时。加压的孔可以用来在稳定的横形和短斜形骨折间进行加压。复位、钢板的位置及螺钉长度的质量应在术中进行透视评估。冲洗，间断缝合软组织层，皮肤缝合采用皮内缝合。

手术完毕后应在恢复区域进行术后放射学检查。必须在术后确定肢体血供情况。标准化的悬吊可以允许患肢在术后早期进行钟摆活动。患者术后需在 10～14 天复查，观察伤口情况，术中拍 X 线片回报后拆除悬吊带。术后 6 周在活动允许的范围下进行对抗锻炼。尽管认为在这些年轻的、活动量大的患者组可以活动，但应建议患者至少 12 周内避免进行接触性活动。这种术式在日常病例中的比例逐步提高。

二、髓内固定

锁骨干骨折的髓内针固定有许多优点，尽管这项技术不如其在股骨及胫骨骨折中应用那么成功[15,43,45,83-84]。髓内固定的技术难题就是锁骨呈 S 形。置入物必须既小又足够柔软，可以穿过髓腔及锁骨的弯曲，同时也应足够强，可以对抗外力的作用直到骨折愈合[25,33,85]。静态的锁定目前很难实现。生物力学研究表明，钢板固定比髓内固定更牢固[86]。内固定物可以顺行插入，从前内侧点通过内侧的骨折断端进入，或者后退，从后外侧入口通过外侧骨折断端进入。锁骨的骨髓腔非常窄，因此，骨折部位通常是通过打开一个单独切口暴露的近端和远端部分管腔协助植入。通过包括克氏针[70,78]、Hagie 针、Rockwood 针及微创钛针固定[45]。

髓内固定的结果比钢板固定更具多样性[43,70,78]。由于静态固定不稳定导致短缩，尤其是对于粉碎性锁骨骨折患者[18]，内固定失败率明显提高，臂丛神经麻痹、内固定物穿破皮肤的病例也有报道[48,87]。因此，目前髓内固定不如切开复位钢板内固定应用广泛。这种微创术式对于多发伤或伴有肩胛带损伤的患者是否合理仍存在争议[45]。

手术技术：逆行髓内固定

患者使用"沙滩椅"体位进行手术，与钢板固定基本一致。术中使用影像增强器多平面确认锁骨骨折的情况，同时将手术区域的破坏最小化。在肩锁关节内侧，锁骨的后外角做 2 cm 切口。使用一个合适尺寸的钻头穿透锁骨后壁，进入髓腔（图 3-34-8）。然后使用螺钉或克氏针复位骨折断端，内侧断端可以使用经皮复位钳进行骨折复位[13]。直视下跨骨折端置入髓内钉可以获得旋转和长度的确切纠正。

进行髓腔准备，以容纳髓内钉。术者应了解在导针穿过近端骨髓腔壁时可能出现的骨折端分离。髓内固定材料包括非全螺纹针或钉、销钉及空心螺钉。针尾与骨面平齐，减少破坏软组织，位置明显，方便取出。应在骨折部位使用骨移植物或骨移植物替代物，缩短骨折愈合时间。冲洗后，软组织层使用可吸收线单纯间断缝合。术后康复流程与钢板固定相同。

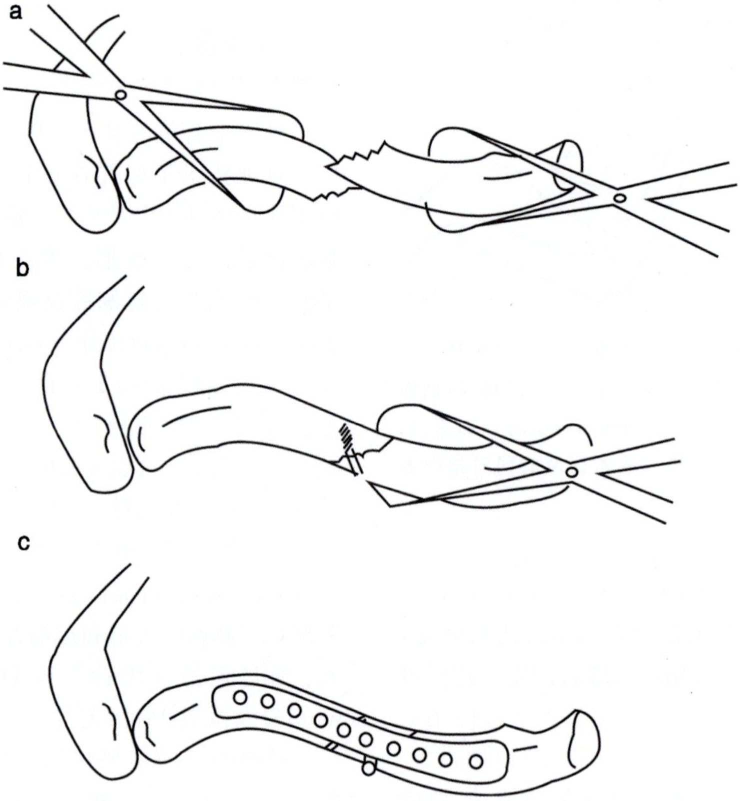

图 3-34-7 a. 预压型钢板上方固定治疗移位的锁骨干中段骨折，通过使用尖形复位钳进行复位；b. 一个断端拉力螺钉即可复位成功，但成功率并非 100%；c. 随后将预压型钢板放置在已复位锁骨上方，并且用双皮质骨螺钉固定

三、其他技术

外固定只在开放性骨折或感染性不愈合病例中使用[88]。克氏针及光滑的固定针可同样被用来维持骨折复位。许多并发症，如固定针的断裂及固定物的移位导致灾难性的后果均有报道[80,89]。不推荐在急症闭合性锁骨骨折中使用这些固定物。

第9节 浮 肩

浮肩被用来定义同侧的锁骨干中段和肩胛颈同时骨折。Goss[27]将浮肩定义为肩上方悬吊复合体的双重损伤。但是部分研究者认为锁骨中段并非肩上方悬吊复合体的一部分。而且，生物力学研究证明了同侧肩胛颈及锁骨干的双重骨折患者，如果没有喙肩、肩锁韧带损伤时，不会产生浮肩[90]。

同侧的锁骨干中段及肩胛颈骨折较少见，发生率约占所有骨折的 0.1%[91]。这种复合损伤通常伴有高能量创伤，通常合并其他损伤，如头部损伤、肋骨骨折、血胸、气胸、肺挫伤、长骨骨折及颈椎骨折[92]。

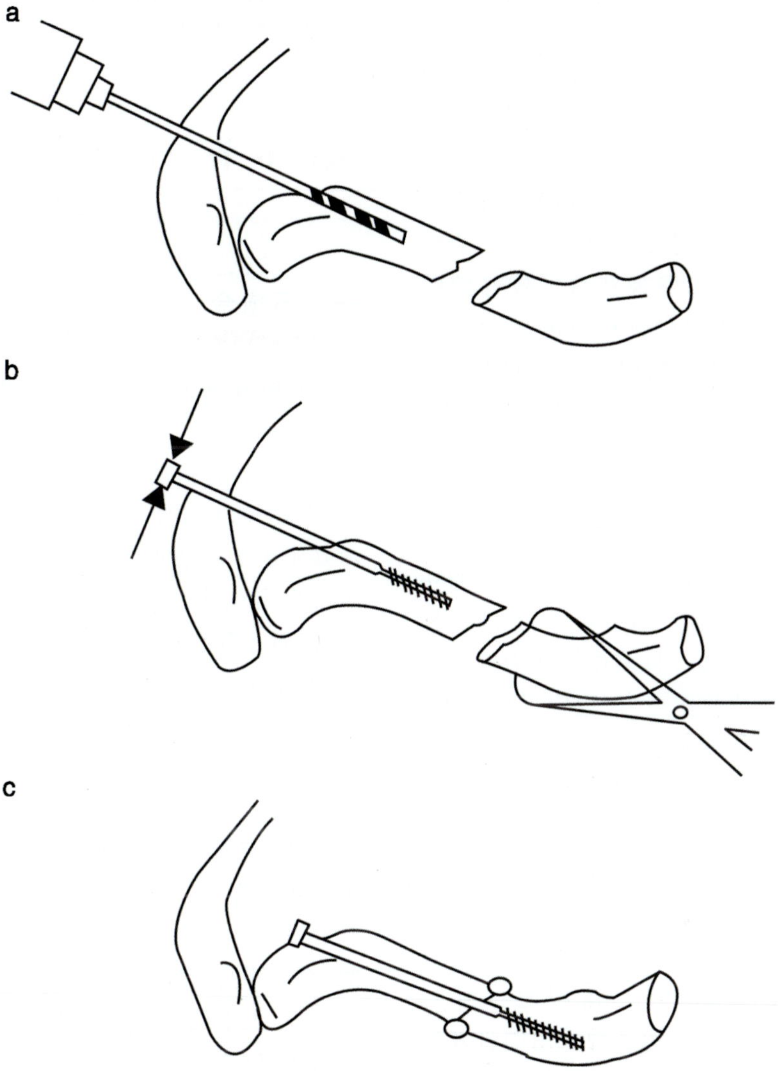

图 3-34-8 使用一个远端螺纹销钉进行逆行髓内固定，使用钻头穿透锁骨后壁，进入髓腔(a)；当使用尖复位钳控制内侧断端时，针或金属丝可作为“支柱”来帮助复位(b)；然后，将该装置固定在骨折部位，并使用骨移植物或骨移植物替代物，缩短骨折愈合时间

对于这种复合损伤，仍没有一种具体的分类系统，通常都是各自独立的分类。肩胛颈骨折可以分为 2 型[27]：A 型骨折的骨折线上边缘可达肩胛骨，外侧可达喙突(解剖颈)；B 型骨折的骨折线上缘可达肩胛骨，内侧到喙突(手术颈)。超过 90%的肩胛骨折为 B 型(手术颈)。

尽管对于浮肩的诊断通常使用 X 线片即可，但 CT 三维重建可以对骨折的结构、脱位及成角情况提供更准确的评估。

尽管人们普遍认为这种损伤不稳定，但对于这种损伤最适合的治疗方法仍存在争论[13]。近期文献报道的大部分研究都只是小样本量的回顾性研究，缺少前瞻性、随机对照研究评价治疗方法。可行的治疗策略包括非手术治疗、单纯锁骨骨折复位固定，以及锁骨和肩胛骨的双重固定。但是，由于缺少充足样本量的前瞻性研究，对于同侧的锁骨干中段骨折及肩胛颈骨折仍没有统一的治疗方案。

许多研究者认为,非手术治疗可以获得优良的功能康复。Egol 等[28]认为手术治疗及非手术治疗的患者可以获得相似的治疗结果。而且,手术治疗的肩关节活动能力较弱。Edwards 等[93]对 20 例经非手术治疗的患者进行了研究,发现获得了较好的结果,包括 5 例严重肩胛颈移位的患者(>5 mm)。在一个多中心的回顾性研究中,van Noort 等[94]研究了 28 例肩胛颈移位患者,非手术治疗可以获得良好的疗效。

许多研究者建议只固定锁骨。Herscovici 等[91]报道了一项 9 例患者的研究。其中 7 例患者行手术治疗获得了非常好的功能评分;行非手术治疗的患者中,1 例恢复较好,其他相对较差。许多作者认为锁骨固定抵消了肩关节的作用力、稳定了肩胛颈,从而不需要进行肩胛骨的固定[95]。Hashiguchi 和 Ito[96]报道的 5 例患者单纯行锁骨内固定后得到了满意的效果,尽管推荐这种方法治疗肩胛颈骨折伴有微小脱位患者和 B 型骨折不涉及喙锁韧带损伤,建议对于这些更加复杂的损伤,应当对锁骨及肩胛骨分别进行固定。Leung 和 Lam 报道一项 14 例患者的研究中,每个患者均采用锁骨及肩胛骨同时固定的手术方式,均取得了良好的疗效,这种术式可避免由于非手术治疗肩关节功能较差的缺点[92]。

第 10 节 锁骨中段骨折的并发症

一、不愈合

尽管在过去不愈合很少发生(报道为非手术治疗中约<1%)[25],最近的研究报道成年移位性骨折的不愈合率有所增加(可以高达 15%,8/52)[3,25,32,38-39,67,69-71,97]。在一项基于 1975—2005 年的锁骨干中段骨折伴脱位患者的 meta 分析中,Zlowodzki[62]等发现,对于锁骨干中段骨折完全脱位的患者,非手术治疗后的不愈合率约为 15.1%,手术治疗后的不愈合率则为 2.2%。高龄、女性患者、短缩超过 2cm、完全骨折脱位及粉碎性骨折均为增加骨折不愈合发生率的影响因素[3,32]。由于绝大部分锁骨骨折发生于年轻人,主要为男性[1-3,32],大部分不愈合也发生在以上人群。尽管可以根据已知的、对于不愈合的独立危险因素进行危险性的评估,但准确预测哪些患者可能会不愈合比较困难(表 3-34-2)[3,32,98]。

表 3-34-2 基于一项 581 例骨折研究中年龄、性别、粉碎程度和位移情况,计算所得锁骨干骨折后第 24 周骨不连概率(Khan LA et al.[159])

年龄(岁)	无位移 非粉碎性		有位移 非粉碎性		粉碎性 无位移		有位移 合并粉碎性	
	男性	女性	男性	女性	男性	女性	男性	女性
20	<1%	2%	8%	16%	2%	7%	18%	30%
30	<1%	3%	10%	20%	4%	9%	20%	35%
40	1%	5%	13%	26%	5%	12%	25%	38%
50	2%	6%	18%	28%	6%	13%	29%	40%
60	2%	7%	19%	30%	8%	15%	31%	44%
70	4%	10%	21%	37%	9%	18%	35%	49%

锁骨干不愈合通常在活动频繁的个体中症状明显。有部分文献报道疼痛[39,67,80,99-100]、骨折活动时的弹响[39,67]、肩关节活动受限[67,80,100]、虚弱[39,67,100]、表面畸形[39,67,99]、神经症状[80,99,101]、胸廓出口综合征[67,80,99,102]、锁骨下静脉压迫。患者可能会抱怨无法完成手工劳动、开车困难、日常运动困难、睡眠困难及由于疼痛引起的性欲减退[99]。当按压骨折端时会引起疼痛或者活动,这提示有临床骨折不愈合。X 线检查提示无桥接骨痂出现[32,103]。如果诊断存在争议,可以通过 CT 三维重建检查是否出现或缺少桥接骨痂穿过骨折部位。

(一)治疗

对于锁骨干骨折不愈合,文献报道了多种手术技术(表 3-34-3)。

钢板固定是最常用的处理骨折不愈合的手术技术(图 3-34-3)[30,55,60,67,79-81,83,97,99,104-119],其可以提供非常稳定的固定并使肩关节可以早起活动,骨折愈合率高,低并发症率[80,104-105,107,111,116,118-120]。重建[97,107,112]、动态加压[81,107,116,118]、有限接触加压钢板[60,81]均被使用。有限接触加压骨板下方的足印区可保留足够的血供,使下方的骨折碎片相对于普通钢板更加容易愈合[60,81]。当治疗骨折不愈合时,半管式重建钢板更易变形或固定失败。波浪形钢板的应用可以减少膨胀的骨痂形成,但会导致胸廓出口梗阻[105]。预塑形锁定钢板专门为锁骨骨折创造,同样也可以用于骨折不愈合,尽管其研究结果还没有被发表。

自体骨移植被广泛应用,且可以减少锁骨骨折不愈合术后骨愈合的时间[81,105,116],髂骨最常用来重建锁骨长度,适用于不愈合、有临床意义的短缩及骨量粉碎性骨折后的丢失[80]。带血管的腓骨[121-122]及股骨内侧髁[123-124]移植物同样在翻修病例中有报道。

(二)手术技术:锁骨干中段骨折不愈合的切开复位内固定术

患者的体位、患肢的悬吊及 X 线影像增强器的摆放位置均与锁骨骨折钢板固定一致,但需要增加对侧髂骨暴露,为髂骨移植做准备。入路也与锁骨急性骨折手术同样的方式切开软组织暴露未愈合部位。清理硬化的骨折端及多余的骨痂直到骨面出血,髓腔使用电钻进行重新疏通。在手术的最后,将移除的骨痂保留并填塞到骨折部位附近。将骨折两端使用复位钳牵引至一起,重建锁骨自然弯曲恢复解剖形态。断端的拉力螺钉可以像钢板固定一样起到临时稳定固定的作用。在这之前,可以使用克氏针进行临时固定。由于骨折形态及拉力螺钉位置通常受到中央螺钉的干扰,我们可以使用一块最少有 8 孔的钢板进行固定。在短斜行或横行骨折中,可以在钢板两侧各先使用 1 枚螺钉进入加压。彻底冲洗伤口,使用同种异体的骨移植物放于骨折部位。大部分不愈合是短缩的,通常需要髂骨移植物或其他骨代替物。关闭切口及术后处理均与急症骨折手术相同。

(三)其他方法

髓内固定[83,99-100,108,114-115,125]及外固定架[88,120]避免了创伤大的手术切口,软组织损伤也较小[83,114],但是固定不够牢靠[70,80,116]。Papineau 的外固定技术[126]较少应用于感染的关节假体患者[61]。

感染及多次失败的手术会导致严重的骨丢失。这种情况下,最彻底的解决办法是锁骨的部分或整体切除[15,127-128]。鉴于锁骨对上肢提供支持的关键作用,锁骨切除只能作为在最极端情况下的处理方法[13]。

二、畸形愈合

尽管大多数畸形愈合是无症状的,但经非手术治疗的成角和短缩骨折患者中,部分会出现畸形愈合体征[129-130]。通常认为,骨折畸形愈合仅在 X 线片上有所表现,在临床效果方面与骨折愈合方面无区别[13]。但是,现在普遍认为畸形愈合会出现一些侵犯症状,这一般是由于骨折前后成角及骨折端

表 3-34-3 锁骨干骨折(Edinburgh 2 型)后骨不连治疗的英文报道中并发症和功能恢复结果[a]

固定技术	作者	固定方式	治疗量	持续性骨不连量(率)	骨移植物	并发症	功能恢复结果
钢板技术	Mullaji 和 Jupiter[60]	有限接触动态加压接骨板	6	0(0)	所有病例	2 例瘢痕敏感	6/6(100%)活动不受限
	Pederseu 等[104]	四孔半管式	12	无数据	所有病例	6 例失败	9/12(75%)
	Olsen 等[105]	钢板固定	16	1(6.3)	所有病例	1 例螺钉松动	11/16(68.7%)活动不受限
	Bradbury 等[79]	钢板固定	15	1(6.7)	所有病例	2 例螺钉断裂需取出钢板	Constant 平均分 87
	Bradbury 等[79]	重建钢板	17	2(11.8)	所有病例	迟发性感染	Constant 平均分 82
	Davids 等[97]	重建钢板	14	0(0)	所有病例	1 例深部感染	“所有患者一般活动不受限”
	Boyer 和 Axelrod[106]	钢板固定	7	无数据	所有病例		“所有患者一般活动不受限”
	Ebraheim 等[107]	钢板固定	16	1(6.3)	所有病例	1 例因美容原因取出内固定	“所有患者一般活动不受限”
	Wu 等[108]	动态加压或半管式钢板	11	2(18.2)	所有病例	1 例深部感染	无数据
	Ballmer 等[109]	钢板固定	32	2(6.3)	65%	1 例切口感染,23 例钢板移除	86%患者活动不受限
	Laursen 等[110]	钢板固定	16	0(0)	所有病例	1 例切口感染,23 例钢板移除	11/12(91.7%)Constant 评分>70(优/良)
	Der Tavitian 等[99]	钢板固定	9	0(0)	所有病例	1 例钢板断裂(半管式钢板)	9/9(100%)“功能完整”
	Marti 等[111]	波形钢板	9	1(11.1)	所有病例	2 例创口延迟愈合,2 例感染	7/7(100%)Constant 评分>80 良/优
	Marti 等[111]	钢板固定	19	0(0)	所有病例	1 例感染 4 例臂神经痛	10/13(76.9%)Constant 评分>80 良/优
	Kabak 等[81]	钢板固定	16	2(12.5)	入选病例	内植物损坏,8 例钢板取出	DASH 平均分 14.8

(8):1188-1194.
[29] Ramos L, Mencia R, Alonso A, et al. Conservative treatment of ipsilateral fractures of the scapula and clavicle. J Trauma, 1997, 42(2): 239-242.
[30] Rosenberg N, Neumann L, Wallace AW. Functional outcome of surgical treatment of symptomatic nonunion and malunion of midshaft clavicle fractures 6. J Shoulder Elbow Surg, 2007, 16(5): 510-513.
[31] McKee MD, Pedersen EM, Jones C, et al. Deficits following nonoperative treatment of displaced midshaft clavicular fractures. J Bone Joint Surg Am, 2006, 88(1): 35-40.
[32] Robinson CM, Court-Brown CM, McQueen MM, et al. Estimating the risk of nonunion following nonoperative treatment of a clavicular fracture. J Bone Joint Surg Am, 2004, 86-A(7): 1359-1365.
[33] Andermahr J, Jubel A, Elsner A, et al. Anatomy of the clavicle and the intramedullary nailing of midclavicular fractures. Clin Anat, 2007, 20(1): 48-56.
[34] Huang JI, Toogood P, Chen MR, et al. Clavicular anatomy and the applicability of precontoured plates. J Bone Joint Surg Am, 2007, 89 (10): 2260 2265.
[35] Galley IJ, Watts AC, Bain GI. The anatomic relationship of the axillary artery and vein to the clavicle: a cadaveric study. J Shoulder Elbow Surg, 2009, 18(5): e21-25.
[36] Harrington Jr MA, Keller TS, Seiler Ⅲ JG, et al. Geometric properties and the predicted mechanical behavior of adult human clavicles. J Biomech, 1993, 26(4-5): 417-426.
[37] Andersen K, Jensen PO, Lauritzen J. Treatment of clavicular fractures. Figure-of-eight bandage versus a simple sling. Acta Orthop Scand, 1987, 58(1): 71-74.
[38] Eskola A, Vainionpaa S, Myllynen P, et al. Outcome of clavicular fracture in 89 patients. Arch Orthop Trauma Surg, 1986, 105 (6): 337-338.
[39] Neer CS. Nonunion of the clavicle. JAMA, 1960, 172: 1006-1011.
[40] Sankarankutty M, Turner BW. Fractures of the clavicle. Injury, 1975, 7(2): 101-106.
[41] Nordqvist A, Petersson CJ, Redlund-Johnell I. Midclavicle fractures in adults: end result study after conservative treatment. J Orthop Trauma, 1998, 12(8): 572-576.
[42] Ngarmukos C, Parkpian V, Patradul A. Fixation of fractures of the midshaft of the clavicle with Kirschner wires. Results in 108 patients. J Bone Joint Surg Br, 1998, 80 (1): 106-108.
[43] Grassi FA, Tajana MS, D'Angelo F. Management of midclavicular fractures: comparison between nonoperative treatment and open intramedullary fixation in 80 patients. J Trauma, 2001, 50(6): 1096-1100.
[44] Chu CM, Wang SJ, Lin LC. Fixation of midthird clavicular fractures with knowles pins: 78 patients followed for 2-7 years. Acta Orthop Scand, 2002, 73(2): 134-139.
[45] Jubel A, Andermahr J, Schiffer G, et al. Elastic stable intramedullary nailing of midclavicular fractures with a titanium nail. Clin Orthop, 2003, 408: 279-285.
[46] Meier C, Grueninger P, Platz A. Elastic stable intramedullary nailing for midclavicular frac tures in athletes: indications, technical pitfalls and early results. Acta Orthop Belg, 2006, 72 (3): 269-275.
[47] Lee YS, Lin CC, Huang CR, et al. Operative treatment of midclavicular fractures in 62 elderly patients: knowles pin versus plate. Orthopedics, 2007, 30(11): 959-964.
[48] Strauss EJ, Egol KA, France MA, et al. Complications of intramedullary Hagie pin fixation for acute midshaft clavicle fractures. J Shoulder Elbow Surg, 2007, 16(3): 280-284.
[49] Kettler M, Schieker M, Braunstein V, et al. Flexible intramedullary nailing for stabilization of displaced midshaft clavicle fractures: technique and results in 87 patients 7. Acta Orthop, 2007, 78(3): 424-429.
[50] Mueller M, Burger C, Florczyk A, et al. Elas-

tic stable intramedullary nailing of midclavicular fractures in adults: 32 patients followed for 1-5 years. Acta Orthop, 2007, 78 (3): 421-423.

[51] Poigenfurst J, Rappold G, Fischer W. Plating of fresh clavicular fractures: results of 122 operations. Injury, 1992, 23(4): 237-241.

[52] Faithfull DK, Lam P. Dispelling the fears of plating midclavicular fractures. J Shoulder Elbow Surg, 1993, 2(6): 314-316.

[53] Bostman O, Manninen M, Pihlajamaki H. Complications of plate fixation in fresh displaced midclavicular fractures. J Trauma, 1997, 43(5): 778-783.

[54] Shen WJ, Liu TJ, Shen YS. Plate fixation of fresh displaced midshaft clavicle fractures. Injury, 1999, 30(7): 497-500.

[55] Coupe BD, Wimhurst JA, Indar R, et al. A new approach for plate fixation of midshaft clavicular fractures 4. Injury, 2005, 36 (10): 1166-1171.

[56] Collinge C, Devinney S, Herscovici D, et al. Anterior-inferior plate fixation of middlethird fractures and nonunions of the clavicle. J Orthop Trauma, 2006, 20(10): 680-686.

[57] Canadian Orthopaedic Trauma Society. Nonoperative treatment compared with plate fixation of displaced midshaft clavicular fractures. A multicenter, randomized clinical trial. J Bone Joint Surg Am, 2007, 89(1): 1-10.

[58] Russo R, Visconti V, Lorini S, et al. Displaced comminuted midshaft clavicle fractures: use of Mennen plate fixation system. J Trauma, 2007, 63(4): 951-954.

[59] McKee MD, Wild LM, Schemitsch EH. Midshaft malunions of the clavicle. J Bone Joint Surg Am, 2003, 85-A(5): 790-797.

[60] Mullaji AB, Jupiter JB. Low-contact dynamic compression plating of the clavicle. Injury, 1994, 25(1): 41-45.

[61] Vidal J, Buscayret C, Connes H, et al. Guidelines for treatment of open fractures and infected pseudarthroses by external fixation. Clin Orthop Relat Res, 1983, 180: 83-95.

[62] Zlowodzki M, Zelle BA, Cole PA, et al. Treatment of acute midshaft clavicle fractures: systematic review of 2144 fractures: on behalf of the Evidence-Based Orthopaedic Trauma Working Group. J Orthop Trauma, 2005, 19(7): 504-507.

[63] Lester CW. The treatment of fracures of the clavicle. Ann Surg, 1929, 89: 600-606.

[64] Hanby CK, Pasque CB, Sullivan JA. Medial clavicle physis fracture with posterior displacement and vascular compromise: the value of three-dimensional computed tomography and duplex ultrasound. Orthopedics, 2003, 26(1): 81-84.

[65] Hoofwijk AG, van der Werken C. Conservative treatment of clavicular fractures. Z Unfallchir Versicherungsmed Berufskr, 1988, 81 (3): 151-156.

[66] Mullick S. Treatment of mid-clavicular fractures. Lancet, 1967, 1: 499.

[67] Wilkins RM, Johnston RM. Ununited fractures of the clavicle. J Bone Joint Surg Am, 1983, 65(6): 773-778.

[68] Neer CS. Fractures of the distal third of the clavicle. Clin Orthop Relat Res, 1968, 58: 43-50.

[69] Wick M, Muller EJ, Kollig E, et al. Midshaft fractures of the clavicle with a shortening of more than 2 cm predispose to nonunion. Arch Orthop Trauma Surg, 2001, 121 (4): 207-211.

[70] Zenni Jr EJ, Krieg JK, Rosen MJ. Open reduction and internal fixation of clavicular fractures. J Bone Joint Surg Am, 1981, 63 (1): 147-151.

[71] Hill JM, McGuire MH, Crosby LA. Closed treatment of displaced middle-third fractures of the claviclegives poor results. J Bone Joint Surg Br, 1997, 79(4): 537-539.

[72] Constant CR, Murley AH. A clinical method of functional assessment of the shoulder. Clin Orthop Relat Res, 1987, 214: 160-164.

[73] Hudak PL, Amadio PC, Bombardier C. Development of an upper extremity outcome meas-

ure: the DASH(disabilities of the arm, shoulder and hand) [corrected]. The Upper Extremity Collaborative Group (UECG). Am J Ind Med, 1996, 29(6): 602-608.

[74] Jenkins PJ, Huntley JS, Robinson CM. Primary fixation of displaced clavicle fractures: unanswered questions. www.ejbjs.org/cgi/eletters/89/1/1#3652, 2007, Ref Type: Generic.

[75] Potter JM, Jones C, Wild LM, et al. Does delay matter? The restoration of objectively measured shoulder strength and patientoriented outcome after immediate fixation versus delayed reconstruction of displaced midshaft fractures of the clavicle. J Shoulder Elbow Surg, 2007, 16(5): 514-518.

[76] Ali Khan MA, Lucas HK. Plating of fractures of the middle third of the clavicle. Injury, 1978, 9(4): 263-267.

[77] Geckeler EO. Fractures of the clavicle in adults; Kirschner wire fixation (Murray method). Am J Surg, 1951, 81(3): 333-335.

[78] Neviaser RJ, Neviaser JS, Neviaser TJ, et al. A simple technique for internal fixation of the clavicle. A long term evaluation. Clin Orthop, 1975, 109: 103-107.

[79] Bradbury N, Hutchinson J, Hahn D, et al. Clavicular nonunion. 31/32 healed after plate fixation and bone grafting. Acta Orthop Scand, 1996, 67(4): 367-370.

[80] Jupiter JB, Leffert RD. Non-union of the clavicle. Associated complications and surgical management. J Bone Joint Surg Am, 1987, 69(5): 753-760.

[81] Kabak S, Halici M, Tuncel M, et al. Treatment of midclavicular nonunion: comparison of dynamic compression plating and low-contact dynamic compression plating techniques. J Shoulder Elbow Surg, 2004, 13(4): 396-403.

[82] Iannotti MR, Crosby LA, Stafford P, et al. Effects of plate location and selection on the stability of midshaft clavicle osteotomies: a biomechanical study. J Shoulder Elbow Surg, 2002, 11(5): 457-462.

[83] Boehme D, Curtis Jr RJ, DeHaan JT, et al. Non-union of fractures of the mid-shaft of the clavicle. Treatment with a modified Hagie intramedullary pin and autogenous bonegrafting. J Bone Joint Surg Am, 1991, 73(8): 1219-1226.

[84] Fann CY, Chiu FY, Chuang TY, et al. Transacromial Knowles pin in the treatment of Neer type 2 distal clavicle fractures. A prospective evaluation of 32 cases. J Trauma, 2004, 56(5): 1102-1105.

[85] Thumroj E, Kosuwon W, Kamanarong K. Anatomic safe zone of pin insertion point for distal clavicle fixation. J Med Assoc Thai, 2005, 88(11): 1551-1556.

[86] Golish SR, Oliviero JA, Francke EI, et al. A biomechanical study of plate versus intramedullary devices for midshaft clavicle fixation. J Orthop Surg, 2008, 3(1): 28.

[87] Ring D, Holovacs T. Brachial plexus palsy after intramedullary fixation of a clavicular fracture. A report of three cases. J Bone Joint Surg Am, 2005, 87(8): 1834-1837.

[88] Schuind F, Pay-Pay E, Andrianne Y, et al. External fixation of the clavicle for fracture or non-union in adults. J Bone Joint Surg Am, 1988, 70(5): 692-695.

[89] Lyons FA, Rockwood Jr CA. Migration of pins used in operations on the shoulder. J Bone Joint Surg Am, 1990, 72(8): 1262-1267.

[90] Williams Jr GR, Naranja J, Klimkiewicz J, et al. The floating shoulder: a biomechanical basis for classification and management. J Bone Joint Surg Am, 2001, 83-A(8): 1182-1187.

[91] Herscovici Jr D, Fiennes AG, Allgower M, et al. The floating shoulder: ipsilateral clavicle and scapular neck fractures. J Bone Joint Surg Br, 1992, 74(3): 362-364.

[92] Leung KS, Lam TP. Open reduction and internal fixation of ipsilateral fractures of the scapular neck and clavicle. J Bone Joint Surg Am, 1993, 75(7): 1015-1018.

[93] Edwards SG, Whittle AP, Wood GW. Nonoperative treatment of ipsilateral fractures of the scapula and clavicle. J Bone Joint Surg Am, 2000, 82(6): 774-780.
[94] van Noort A, te Slaa RL, Marti RK, et al. The floating shoulder. A multicentre study. J Bone Joint Surg Br, 2001, 83(6): 795-798.
[95] Herscovici Jr D, Sanders R, DiPasquale T, et al. Injuries of the shoulder girdle. Clin Orthop Relat Res, 1995, 318: 54-60.
[96] Hashiguchi H, Ito H. Clinical outcome of the treatment of floating shoulder by osteosynthesis for clavicular fracture alone. J Shoulder Elbow Surg, 2003, 12(6): 589-591.
[97] Davids PH, Luitse JS, Strating RP, et al. Operative treatment for delayed union and nonunion of midshaft clavicular fractures: AO reconstruction plate fixation and early mobilization. J Trauma, 1996, 40(6): 985-986.
[98] Brinker MR, Edwards TB, O'Connor DP. Estimating the risk of nonunion following nonoperative treatment of a clavicular fracture. J Bone Joint Surg Am, 2005, 87(3): 676-677.
[99] Der Tavitian J, Davison JN, Dias JJ. Clavicular fracture non-union surgical outcome and complications. Injury, 2002, 33(2): 135-143.
[100] Johnson Jr EW, Collins HR. Nonunion of the clavicle. Arch Surg, 1963, 87: 963-966.
[101] Kay SP, Eckardt JJ. Brachial plexus palsy secondary to clavicular nonunion. Case report and literature survey. Clin Orthop, 1986, 206: 219-222.
[102] Chen CH, Chen WJ, Shih CH. Surgical treatment for distal clavicle fracture with coracoclavicular ligament disruption 7. J Trauma, 2002, 52(1): 72-78.
[103] Nowak J, Holgersson M, Larsson S. Can we predict long-term sequelae after fractures of the clavicle based on initial findings? A prospective study with nine to ten years of follow-up. J Shoulder Elbow Surg, 2004, 13(5): 479-486.
[104] Pedersen M, Poulsen KA, Thomsen F, et al. Operative treatment of clavicular nonunion. Acta Orthop Belg, 1994, 60(3): 303-306.
[105] Olsen BS, Vaesel MT, Sojbjerg JO. Treatment of midshaft clavicular nonunion with plate fixation and autologous bone grafting. J Shoulder Elbow Surg, 1995, 4(5): 337-344.
[106] Boyer MI, Axelrod TS. Atrophic nonunion of the clavicle: treatment by compression plate, lag-screw fixation and bone graft 2. J Bone Joint Surg Br, 1997, 79(2): 301-303.
[107] Ebraheim NA, Mekhail AO, Darwich M. Open reduction and internal fixation with bone grafting of clavicular nonunion. J Trauma, 1997, 42(4): 701-704.
[108] Wu CC, Shih CH, Chen WJ, et al. Treatment of clavicular aseptic nonunion: comparison of plating and intramedullary nailing techniques. J Trauma, 1998, 45(3): 512-516.
[109] Ballmer FT, Lambert SM, Hertel R. Decortication and plate osteosynthesis for nonunion of the clavcle 7. J Shoulder Elbow Surg, 1998, 7(6): 581-585.
[110] Laursen MB, Dossing KV. Clavicular nonunions treated with compression plate fixation and cancellous bone grafting: the functional outcome. J Shoulder Elbow Surg, 1999, 8(5): 410-413.
[111] Marti RK, Nolte PA, Kerkhoffs GM, et al. Operative treatment of mid-shaft clavicular non-union. Int Orthop, 2003, 27(3): 131-135.
[112] O'Connor D, Kutty S, McCabe JP. Long-term functional outcome assessment of plate fixation and autogenous bone grafting for clavicular non-union. Injury, 2004, 35(6): 575-579.
[113] Khan SA, Shamshery P, Gupta V, et al. Locking compression plate in long standing clavicular nonunions with poor bone stock. J Trauma, 2008, 64(2): 439-441.
[114] Capicotto PN, Heiple KG, Wilbur JH. Midshaft clavicle nonunions treated with intramedullary Steinman pin fixation and onlay bone graft. J Orthop Trauma, 1994, 8(2):

方肌筋膜在关节整体稳定性中的重要性。肩锁关节内的纤维软骨盘(半月板)在形状及大小上有很大变异。如果负责维持稳定的结构受到的损伤将导致肩锁关节不稳及不同程度的关节脱位。肩锁关节脱位在某种程度上会导致锁骨失去支柱功能,并且继发肩胛带功能障碍。

第 3 节　病因及分类

据报道,40%的肩部损伤会影响肩锁关节,并且肩锁关节脱位占人体所有关节脱位的 8%[5-8]。该损伤更常见于男性及 35 岁以下的群体,并易发于与骑马、高山滑雪、单板滑雪、冰球、橄榄球等相关的运动损伤中[6,9-12]。

肩锁关节损伤更常见于高空坠落时上臂内收且肩关节点着地的情况下[13]。肩锁关节分离是由于撞击力导致肩峰和肩胛带下沉,而锁骨仍保持在它原本的解剖位置而造成[13-14]。一旦负责维持稳定的结构遭到破坏,肩锁关节就会变得不稳定,由于受伤手臂受到重力作用,肩锁关节将发生垂直移位,同时在斜方肌的牵引力作用下向后方移位。

肩锁关节损伤的严重程度主要取决于肩锁韧带及喙锁韧带结构完整性的缺失或保留程度,以及三角肌和斜方肌附着结构的损伤情况[14-17]。在更严重的脱位或半脱位的关节损伤中,通常会伴有锁骨下方的骨膜分离。这也与 X 线片中经常发现在这些损伤后锁骨下方有新骨形成的现象相吻合(图 3-35-1a)。随着受力的增大,三角肌、斜方肌、锁胸筋膜及其附着结构将沿外向内的方向撕裂。在肩关节完全脱位的情况下,半月板通常会保持在肩峰侧[4]。

Cadenet 在其早期工作中对该损伤的病理解剖进行了描述,Allman、Tossy 和 Bannister 对疾病进行了早期分类,Rockwood 及其同事总结出一种目前广泛使用的分类方法[18-20]。肩锁关节脱位的 6 种分类方法是基于病理解剖及临床情况,主要取决于锁骨脱位的角度及方向(图 3-35-2)。

Rockwood Ⅰ型损伤表现为扭伤或未涉及喙锁韧带的肩锁韧带不完全损伤,关节仍然完全稳定。

Ⅱ型损伤表现为肩锁韧带完全损伤伴喙锁韧带不完全损伤。这可能或导致关节变宽,但是仅伴轻微的台阶畸形。

Ⅲ型损伤表现为肩锁、喙锁韧带同时完全撕裂,常导致明显的关节不稳,但关节位移不严重,主要限于在矢状面上锁骨位置高于肩峰。

Ⅳ型损伤额外增加了锁骨的后脱位,其外侧面甚至可以从后方穿透斜方肌。

Ⅴ型损伤表现为锁骨向上移位,因为锁骨上的三角肌和斜方肌失去了更多的肌肉附着,较Ⅲ型损伤更为严重。

Ⅵ型损伤表现为锁骨向下移位至肩峰甚至喙突以下。

第 4 节　诊　断

虽然可以通过许多方法对肩锁关节脱位进行诊断,但主要诊断依据来自于临床表现和放射学[21-26]。在患者的描述中,肩关节创伤通常由肩关节上部受力造成,疼痛位于肩锁关节,有些时候可延伸至锁骨中段。在慢性损伤病例中,特别是在未见明显移位时,通常表现为局部疼痛,患者通常可以用手指出确切的疼痛位点,即“手指征”。通过仔细的病史采集和详细的临床检查,再结合 X 线片即可确诊。

针对各个关节的临床检查一般包括视诊、触诊和检查活动度。肩锁关节损伤的症状可表现为屈曲和外展无力,较轻的病例超过 90°时屈曲和外展尤为无力,还表现屈曲和外展活动度下降,以及肩锁关节触诊时的压痛,肩锁关节负重可触发间接疼痛。疼痛通常局限在关节部位，行交臂内收试验，上臂上举 45°并内收过胸部可触发疼痛。交臂试验也可引发肩峰下撞击综合征患者的疼痛反应，但疼痛位于靠外侧和肩峰下。有时该检查手法可能导致高度不稳定的锁骨滑脱至肩峰的表面。

对于有严重移位的肩锁关节损伤较易诊断，但是对于较轻的病例，需要对上肢施加向下的牵引力才能发现不稳定，因为如果单凭重力无法使不稳定的关节移位，那么增加额外的力就可能做到。

复位肩锁关节时，必须用对侧手固定锁骨的同时将手臂上推。如果有明显的肩锁关节后脱位，为了成功复位有时需要向后上轻推的同时在锁骨上施加向前的力。因为肩锁关节脱位更多的情况是手臂向下移位而不是锁骨被抬高，所以单纯靠向下推压锁骨来实现关节复位十分困难。

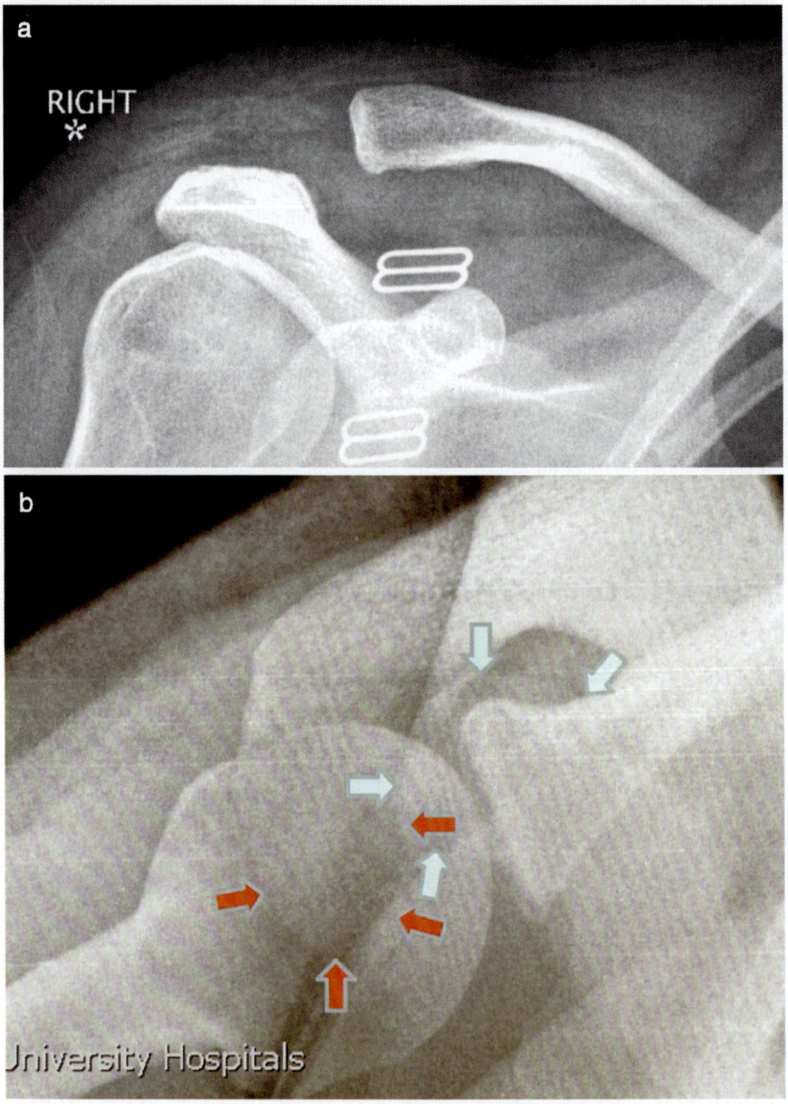

图 3-35-1 （续）

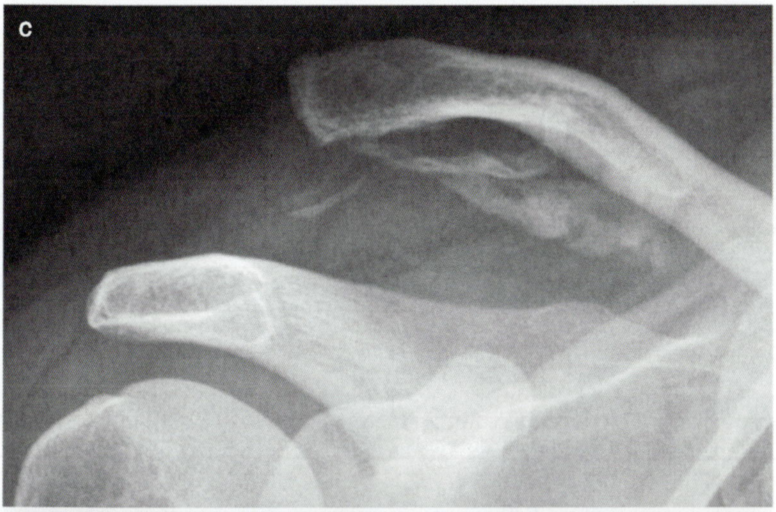

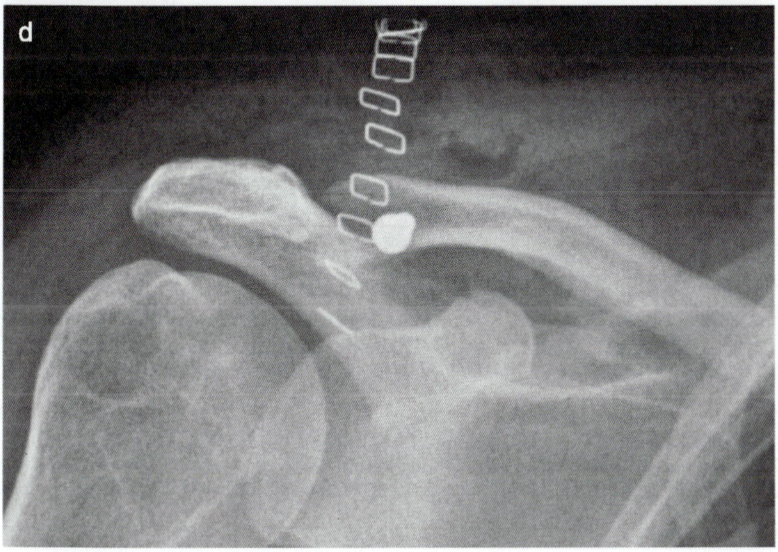

图 3-35-1 a. 1 例 30 岁妇女发生Ⅴ级脱位的肩锁关节正位 X 线片；b. 轴位 X 线片清楚显示该患者的后移位，蓝色箭表示锁骨，红色箭表示肩峰；c. 该患者在创伤 4 个月后的术前影像，显示由于下骨膜剥离导致的锁骨下段骨化；d. 该患者在 Surgilig 人工韧带技术并手术切除锁骨上的骨赘后的图像。注意带子切口上的夹子

对于任何一种骨骼肌肉的损伤，都必须从前后位和侧位进行放射照相。单纯的肩关节前后位影像不够充分，因为其无法提供一个穿过肩锁关节的清晰影像，其他结构，如肩胛冈的投射影像会造成重叠的影像。常规使用的肩锁关节前后位像应采用 30°头侧倾斜 X 线投照角度。

标准的前后位像不仅可以提供较好的肩锁关节视野，同时可以更加明确地对喙突及喙锁关节间隙进行度量，以评价锁骨垂直位的脱位情况。尽管侧位或轴位像对于诊断水平移位和后脱位进而区分Ⅲ型及Ⅳ型损伤意义重大，但是前后位像可以揭示任何一种上下移位。此外，由于个体之间肩锁关节的解剖结构差异较大，因此通常也需要为对侧关节进行扫描成像（图 3-35-1）。

负重位影像可以用于反映喙锁韧带的完整情况，并且已被证实可以诊断出X线

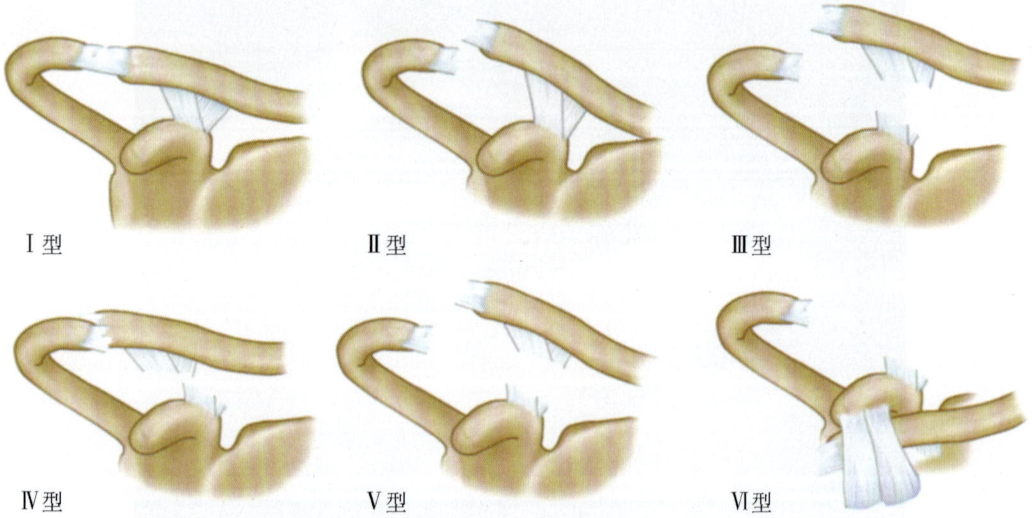

图 3-35-2 Rockwood 总结的肩锁关节脱位的 6 种分类方法

片相对正常的Ⅲ型损伤[27]。但是由于其收益低，不建议作为常规检查。拍摄负重位影像时需将大约 5 kg 的重物通过带子悬系于手腕处。手中持有重物会阻止肩部肌肉的完全放松，可能阻碍喙锁分离。

Ⅰ型损伤的患者通常在肩锁关节部位只伴有轻度到中度疼痛。对肩关节施加负荷可以触发或加重疼痛。临床检查无明显移位，且与正常对侧相比 X 线片亦无异常。

Ⅱ型损伤的患者通常会伴有疼痛及关节周围肿胀，X 线片提示肩锁关节间隙增宽，但无明显的垂直方向的移位。因为损伤未造成喙锁韧带完全断裂，因此负重位 X 线片未见喙锁间隙变宽。

Ⅲ型肩锁关节损伤患者通常会保持手臂内收并辅以支撑以减轻疼痛。如前所述，肩关节复合体通常被压低，锁骨外侧端突出，并似乎被抬高到肩峰水平之上。前后位 X 线片可因喙锁间距的增加而发现移位，但有时需要借助负重位影像进行诊断。

在Ⅳ型损伤中，后移位的锁骨有时可穿过斜方肌，并可在皮下清楚触诊（图 3-35-3）。X 线片，尤其是侧位片可以确认后脱位，从而进行诊断。

虽然在临床上对Ⅲ型及Ⅴ型损伤进行区分十分重要，但有时较为困难。后者会给患者带来非常多的疼痛，因其导致的三角肌、斜方肌止点及骨膜的损伤更偏向锁骨内侧，通常表现为持续性内侧疼痛。X 线片将为诊断提供支持，并可能显示有显著增加的喙锁间距（高达正常或超过正常距离的 2～3 倍）。对比患者健侧喙锁间距，可以得到该个体的正常喙锁间距。

罕见的Ⅵ型损伤通常为高能量损伤所致，伴有锁骨、肋骨的骨折及血管、臂丛神经的损伤。这种损伤通常较为严重，需要进行进一步检查，如 CT 或者 MRI。

第 5 节 手术管理及适应证

对于急性肩锁关节损伤，正确的处理方法通常取决于损伤的分型及患者的自身情况。对于 Rockwood Ⅰ型及Ⅱ型损伤，传统及现代医学相关文献均认为非手术治疗可以达到较好的效果[28-29]。

对于Ⅰ型损伤患者，通常不需要特殊治疗，症状会在几个星期内消失。但部分患者

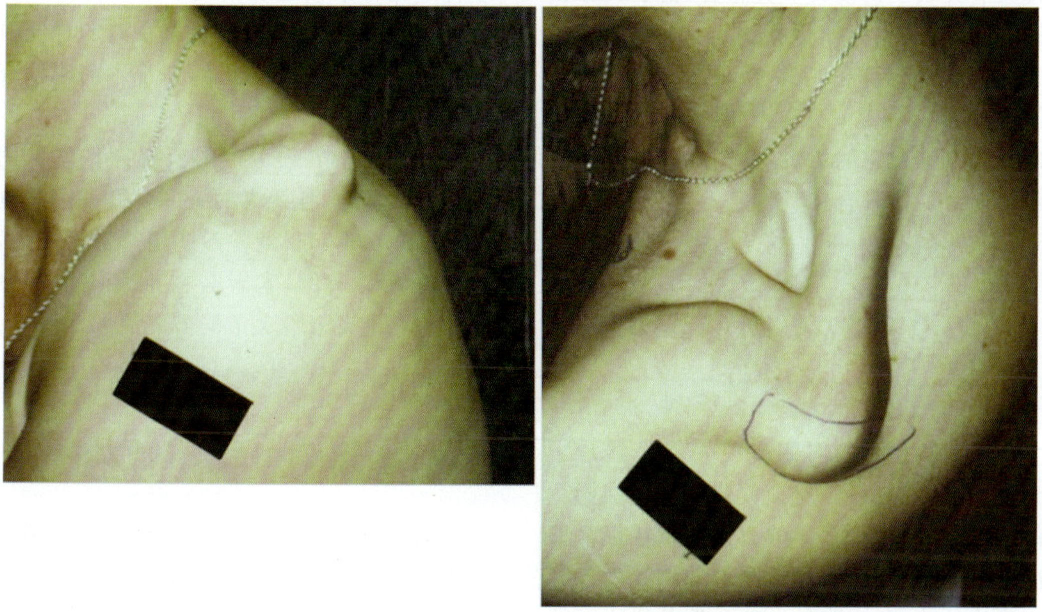

图 3-35-3　1 例严重的Ⅴ级损伤后脱位。锁骨向后穿过斜方肌，可以清楚地看到锁骨越过肩峰

症状甚至可持续到 6 个月。人们通常认为Ⅰ型损伤或者未诊断出的Ⅰ型损伤可能继发创伤性关节炎。

对于Ⅱ型损伤患者，在疼痛控制前手臂通常被悬吊，并鼓励患者进行早期活动，但是不建议手臂在 6～8 周内进行负荷活动或者进行体育活动及重体力劳动。通常这种损伤可以完全康复[13]，但可能导致继发的肩锁关节骨关节炎或关节病[30]。

人们普遍认为 RockwoodⅣ型、Ⅴ型、Ⅵ型损伤需要手术治疗[29]。而对于Ⅲ型损伤则因缺乏良好的科学证据而有较多争议[5,29,31-40]。

多项研究报告指出，患者即使存在较严重的残余畸形也有可能获得良好的功能[39,41-43]。但是很多患者疼痛不能完全消失，可能遗留肩关节周围不适、无力及无法从事重体力活动，尤其在进行投掷或上肢伸过头顶运动时。另外，手术及关节的解剖复位并非都可以完全缓解症状[34,40,44-48]。尽管如此，早期进行手术治疗的疗效还是被认为优于慢性症状的延后治疗效果[49]。目前尚无研究可以从统计学角度指出何种患者可以明确地从早期手术中获益。就所有早期手术的病例而言，有些手术并非必要。

因此，对于急性Ⅲ型损伤，难点在于手术适应证的选择上。通常认为手术修复治疗Ⅲ型损伤主要应用人群为年轻、运动量大的个体或重体力劳动者，尤其是那些经常做手臂过头顶运动的人。其他建议行早期手术的情况还包括惯用手臂损伤及关节高度不稳定。进行手术的患者必须严格按照指定的术后程序进行，通常对于酒精成瘾、吸毒或患有严重精神疾病的患者，手术时需要慎重考虑。同样重要的是，不要将较不稳定的Ⅴ型损伤低估为Ⅲ型损伤，因为对于伤势较重的患者，尤其是年轻或重体力劳动者可能通过早期治疗获得最佳效果。

慢性损伤

对于慢性症状为主的肩锁关节损伤的处理决策相对简单。对于出现持续性疼痛的病例，如Ⅰ型或Ⅱ型损伤所引起的继发性骨关节炎或创伤性关节炎患者，由于其喙锁韧带完整、关节仍然保持稳定，Mumford 提出的锁骨外侧部分切除术可以取得非常好的疗效[50]。但是对于慢性Ⅲ～Ⅵ型损伤伴肩锁关节不稳定的患者，上述提到的锁骨切除术通常需行联合锁骨稳定术[50-51]。

第 6 节 术前准备及手术设计

术前拍摄患肢对侧肩锁关节 X 线片十分重要。如前所述，肩锁关节的解剖结构个体差异较大，某些个体的肩锁关节在正常情况下存在垂直阶梯，导致锁骨外侧端处于高于肩峰的水平。术前一定要考虑到这一问题，以避免过度校正脱位而致肩关节过紧。

对于长期慢性损伤的患者，近期的 X 线片更为重要。即使可以通过患者的症状及以往的 X 线片诊断，但是有很多病例会随时间延后而在锁骨下方或沿撕裂的喙锁韧带出现钙化(图 3-35-1c)。同时也有可能出现其他变化，如锁骨外侧的骨溶解等。

外伤可能导致神经血管结构的损伤，或者在外伤后随着时间推移出现损伤，并且由于神经血管束接近喙突及手术部位而存在医源性损伤的风险，所以受累手臂的神经血管状态同样需要引起注意，在手术前应检查清楚。

我们对于肩锁关节的所有操作均采用"沙滩椅"体位，使患者的头部稍微偏离患侧肩膀(图 3-35-4)。通常不使用影像增强器，但对于特定病例，术者需在手术中慎重决定。整条上臂及肩关节均需要消毒及铺单。

第 7 节 手术技巧

对于急性和慢性脱位，文献报道了多种手术治疗的方法[17,52-74]。这也意味着没有一种方法令人完全满意。历史上，人们做过各种各样的手术。现代技术，不管是开放手术还是关节镜手术，都结合了一些基本原则：肩锁关节修复和固定、喙锁间修复和固定，以及锁骨外侧切除。肩锁关节固定术可以使用克氏针、螺钉、缝合线、钢板等，同时可伴或不伴肩锁韧带和喙锁韧带重建。喙锁固定可以应用螺钉、钢丝、筋膜、联合腱、合成缝线或移植物，可以伴或不伴肩锁韧带和喙锁韧带修复或重建。

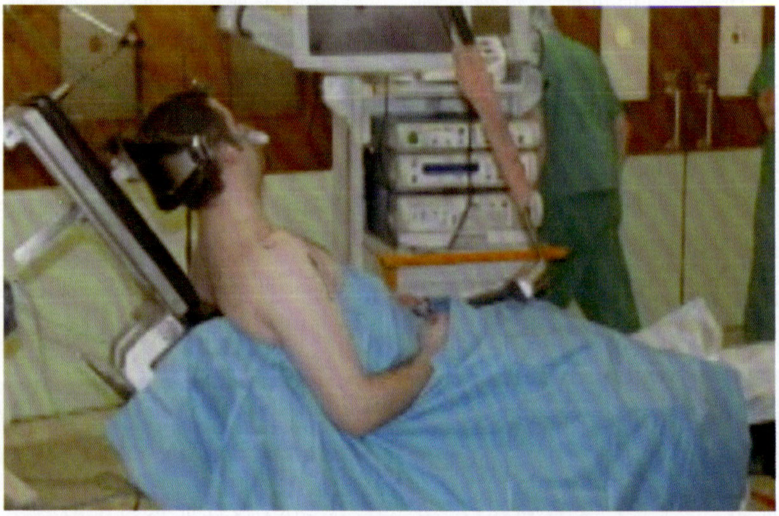

图 3-35-4 患者在躺椅上进行局部麻醉下右肩手术，头部略向左倾斜

Weaver 和 Dunn 在 1972 年描述的术式通过将喙肩韧带移位到锁骨，达到重建喙锁关节稳定性的目的（图 3-35-5）[51]。Bosworth 应用螺钉在局部麻醉、不探查肩锁关节及韧带和喙锁韧带的情况下，获取喙锁关节的稳定性[75]。最近的研究更多建议应用同种异体半腱肌移植物代替重建韧带[76]。还有学者认为应用钩钢板可以获得较好的肩锁关节稳定性[77]。在影像增强器下，通过简单闭合复位和经皮钢针固定也可以获得优良的手术效果。部分学者最近报道了一系列通过关节镜修复的成功病例[57,60,78-79]。Boileau 等在关节镜下使用双纽扣钢板固定技术，其他人使用缝合锚钉，均可获得喙锁间稳定[57,80]。

第 8 节　手术治疗急性肩锁关节脱位

手术治疗急性脱位的目的在于尽可能重建趋于正常的解剖功能。我们推荐行开放手术修复急性肩锁关节脱位。我们认为恢复解剖位置、关节完整性和关节囊韧带结构，以及尽量恢复关节盘结构至关重要。直接修复喙锁韧带并非必要，因为这需要进一步行切开术，且在单纯肩锁关节重建和固定后就可以恢复其稳定性。包括肩锁韧带、三角肌及斜方肌等其他撕裂的结构也需要进一步重建。

通过克氏针临时固定肩锁关节可以准确纠正垂直及水平方向的脱位，使关节正确复位。这无法通过使用 Bosworth 螺钉、钢丝及缝线或使用钩钢板而能轻易达到。再次强调，因为急性损伤的手术目的在于在不切除锁骨的情况下重建关节，所以精确的复位是关键所在。

第 9 节　首选方法

患者取“沙滩椅”位固定（图 3-35-4），头部稍向健侧倾斜。在锁骨后方 2 cm 及肩锁关节内侧 1 cm 开口 5～7cm（图 3-35-6）。逐层切开皮肤，暴露肩锁关节及三角-斜方肌筋膜及外侧锁骨（图 3-35-7）。通常三角-斜方肌筋膜会在外伤的作用下部分撕裂，如果尚未撕裂，则应在锁骨外侧 5 cm 上方水平切开，同时松解相应的肌肉。然后复位关节，并用缝线缝合关节囊和肩锁韧带。

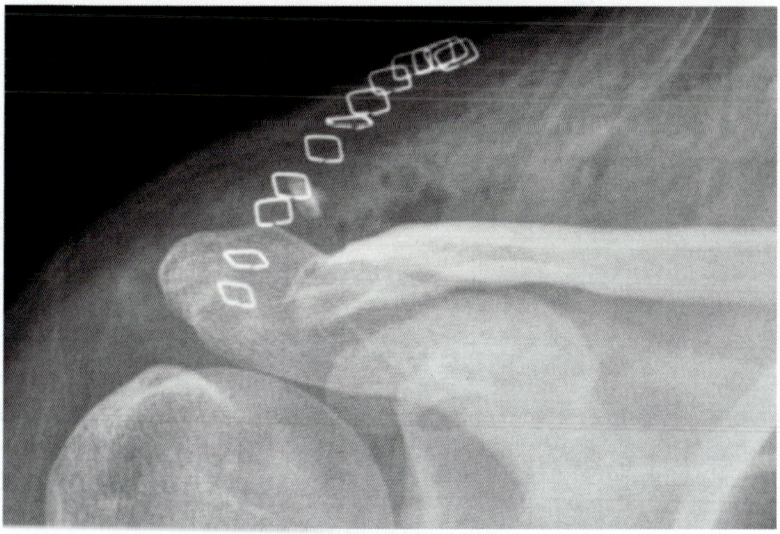

图 3-35-5　Weaver-Dunn 术式术后锁骨的位移被过度纠正的 X 线片

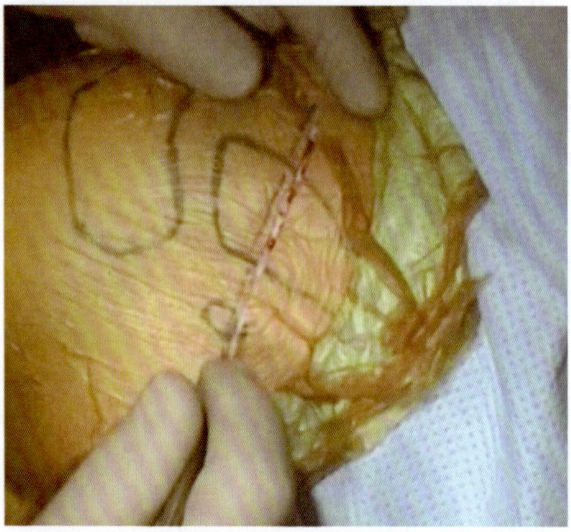

图 3-35-6　**带状切口**

通过 2 根 2.5 mm 的克氏针穿入关节内并使其固定在正确的解剖位置。我们建议使用双头克氏针，先自肩峰的关节面进入，再从后外侧的皮肤拉出，再向内回退至锁骨。但是，该方法并非每次都可以进入肩峰，也可以先从外侧穿过皮肤引入肩峰。

我们推荐，克氏针的插入相对于肩峰略微向后方倾斜，由于该部分的骨质较厚，因此使得克氏针更加容易留在骨质内，而肩峰前方的骨质十分薄（图 3-35-9）。我们认为对角线放置克氏针具有一定的机械优势。而且，应用这种技术时克氏针的内侧缘可以更加靠近锁骨的前上方，使骨下方的神经血管束更加安全。在骨折移位的病例中，在它们有机会滑到其他位置之前，克氏针很可能已通过皮肤前方穿透。更重要的是锁骨前上方的远端皮质被穿透，克氏针无法再向前或向后活动，从而减少了钻孔被扩大导致克氏针松动移位的可能性。关节囊及肩锁韧带的缝合过程中，尤其要注意关节盘位置的重建。但是，如果其严重损伤或变性，应直接将其去除。在重建三角-斜方肌筋膜和肌肉时应稍加小心，应使用较粗的可吸收缝线。然后剪去或掰弯克氏针。我们更倾向于将克氏针掰弯后留在皮肤表面，因为这样更利于今后克氏针的移除，当然也可以留在皮下。最后，常规逐层关闭皮下、皮肤切口，结束手术。

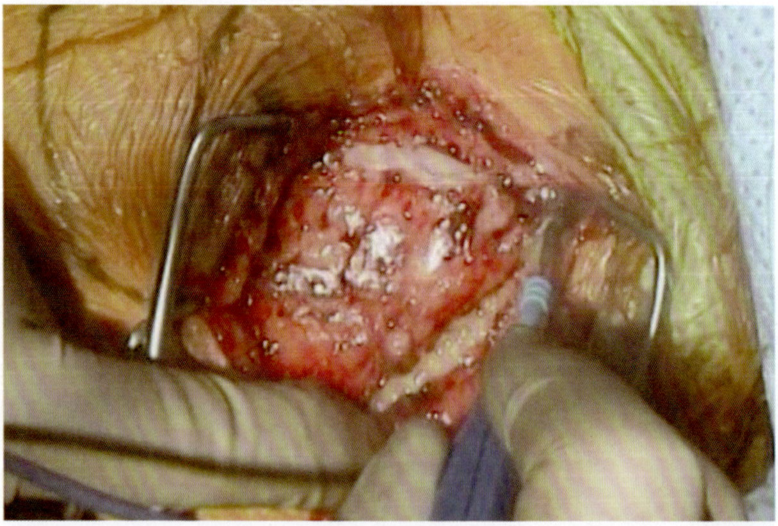

图 3-35-7　**采用双极透热的三角肌“7”形切口**

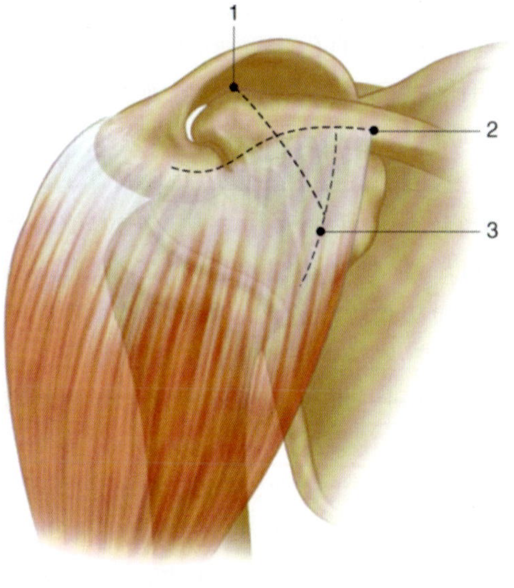

图 3-35-8　三角肌切口

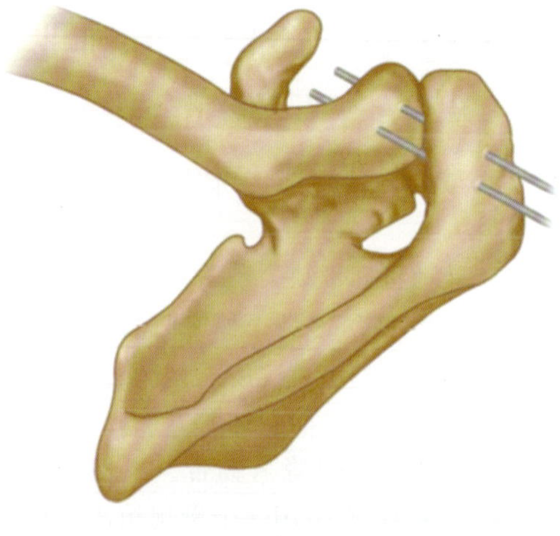

图 3-35-9　肩锁关节克氏针放置位置

第 10 节　手术治疗慢性肩锁关节脱位

对于稳定，但有慢性症状的Ⅰ型或Ⅱ型损伤可能伴有骨关节炎的患者，同其他专家一样，我们建议行关节镜下肩锁关节切除手术，这种手术方法已经在其他文献中报道过。

然而，对于不稳定的慢性Ⅲ型及更严重的损伤，我们应用改良后的 Weaver -Dunn 术式，通过增加临时支持和使用多股联合可吸收缝线固定喙突及锁骨使其保持稳定。手术的目的是在肩胛骨及锁骨之间重建一个稳定的链接，避免喙突和肩峰的直接接触及创伤。我们坚信，使用多股可吸收缝线临时固定喙锁可以获得良好的初始稳定性，且避免了使用不可吸收缝线而可能造成的对锁骨的损坏。这种手术技术同样可以避免因取出螺钉或其他内固定物而需要进行的第二次手术。当喙锁韧带缺失或质量差，或需要重新固定时，可以使用诺丁汉 Surgilig 人工韧带。

不论使用何种技术，足够的锁骨截骨量十分重要。但需要注意的是，不要截取过多的骨质。过少的截骨量可导致肩峰和锁骨外侧之间创伤后疼痛，过多的截骨量可导致关节稳定性较差。

如果钙化或骨赘存在于撕裂的喙锁韧带中或在锁骨下方，需要将它们取出，避免干扰关节复位或导致喙锁接触及撞击。同理，接受一个轻微的间隙畸形，避免在垂直方向上完全矫正相较于对脱位的矫枉过正更好。如果仅纠正了锁骨在垂直方向上的脱位而没有纠正向后的脱位，则存在锁骨后角与肩峰撞击的可能，即使截骨理想的情况下也可能导致撞击而引发疼痛。挛缩的斜方肌锁骨纤维会影响后脱位能否充分复位，因此肌肉的彻底松解十分重要。有时同样需要分开肌肉纤维的肩峰止点，因为它们可引起对锁骨直接的压力而妨碍关节复位。

第 11 节　首选方法

以“沙滩椅”位固定患者，头部稍偏向健侧。在锁骨后方 2 cm 及肩锁关节内侧 1 cm 开口 7～10 cm 到喙突顶端，并切开皮肤。脱位的锁骨外侧头和三角-斜方肌肌腱得到确认。三角肌切口的形状像一个“7”形(图 3-35-7,图 3-35-8):在喙突顶端水平沿着纤维切开肌肉,直至锁骨附着处。沿着锁骨分离三角肌和斜方肌筋膜,向两侧剥离骨膜,游离斜方肌和三角肌止点。将三角肌处理为一个三角瓣,用置于此瓣内上角的缝线向外侧牵拉。这样可以给术者一个良好的手术视野以处理喙突及喙肩韧带。如前所述,手术难点在于如何松解斜方肌附着点,否则锁骨水平向后脱位的完全复位十分困难。一旦肌肉松解离开锁骨,就可使用持骨器将其托举,便于处理下方的骨赘及钙化。

至此肩锁关节已经充分暴露,锁骨外侧 0.5～1 cm 被切除,在复位的关节内保留 1～1.5 cm 的间隙。如果肩锁关节复位后患者的手臂上举超过 90°,术者的示指置于肩锁关节间隙内不发生卡压,那么关节间隙预留充分。

刮除锁骨骨髓腔内容物,在距离锁骨被切除面内侧 1 cm 处透过上方皮质钻 2 个 2 mm 的孔,通入骨髓腔。自肩峰游离喙肩韧带止点,并使其带有 1 个骨片。2 根 2 号 Ethibond 高强不可吸收缝线应用 Kessler 缝合游离的韧带,如果韧带过短无法达到锁骨骨髓腔,可以分离喙突附着处的前方部分进行加长。应用不少于 6～8 股的 2 号 Vicryl 可吸收缝线,通过缝线穿引器从喙突内侧到外侧环绕喙突,再绕过锁骨。从喙肩韧带穿出的不可吸收缝线穿入锁骨骨髓腔,并穿透上方钻好的孔(图 3-35-10)。与压低锁骨相比,抬高手臂更易复位肩锁关节。8 股可吸收缝线在锁骨保持复位的状态下分别单独系在锁骨上。喙-锁之间保持 1 cm 间距为宜。一个手指或者其他合适大小的器械可以帮助喙突和锁骨之间保持理想的间隙,同时防止矫枉过正。穿过喙肩韧带的缝线将韧带及其附带的骨片拉紧至锁骨。三角肌裂口和三角-斜方肌间隙需要仔细用高强可吸收缝线修复。由于复位常引起锁骨向前方位置变化较大,与术前相比,三角-斜方肌通常不在锁骨的正上方,而是较为靠后。应用间断皮下缝合和皮内缝合关闭伤口。

第 12 节　应用人工韧带——诺丁汉 Surgilig 韧带的另一种方法

如果喙肩韧带缺失或质量较差,则应使用 Surgilig 韧带,这是一种专门为此需求而设计的聚酯纤维植入物[81-83](图 3-35-11)。切口及入路均与之前叙述的方法相同,但不需要从肩峰处分离喙肩韧带。不使用可吸收线绕过喙突,而是用一个量规植入物引导器从内侧到外侧绕过喙突。由于臂丛神经

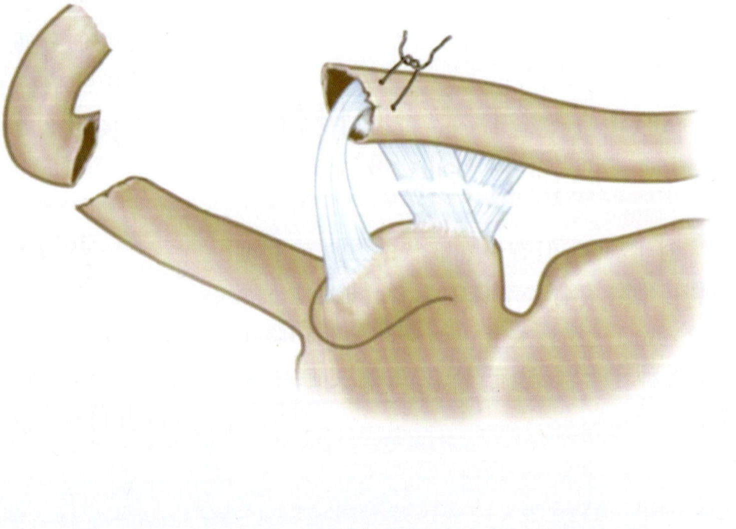

图 3-35-10　喙肩韧带缝合并固定于锁骨骨髓腔

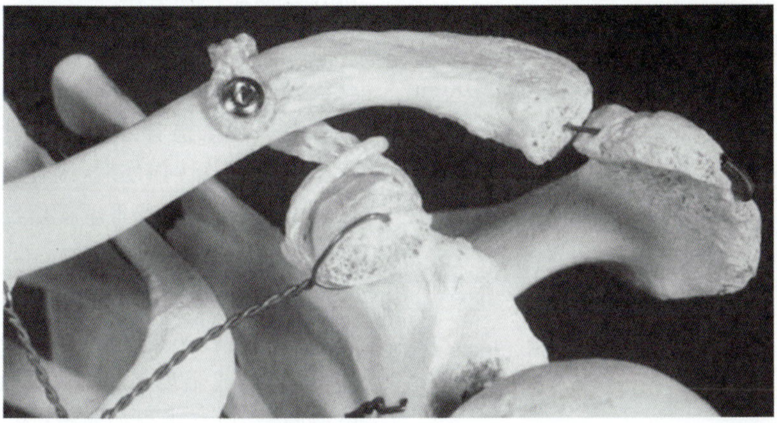

图 3-35-11 骨骼上的 Surgilig 人工韧带技术：穿到锁骨后方之前自身打环并在喙突处打结，再向上绕过锁骨，到前方用双皮质螺钉固定

距离非常近，导向器贴近骨面非常重要。专为 Surgilig 韧带设计的兼有长度测量作用的导丝金属头，通过导向器，从外侧拉过喙突。兼有高度测量作用的导丝在穿到锁骨后方之前自身打环并在喙突处打结，再向上绕过锁骨到前方。在复位锁骨之后，所需韧带长度可以借助导丝上的长度进行测量。最终将内植物系于导丝，拉动绕过喙突，自身打环后在喙突处打结，同样的方式递送并绕过锁骨后方到达锁骨上方。Surgilig 韧带最终应用一个 3.5 mm 双皮质螺钉水平方向从前向后固定于锁骨上。肌肉的修复及关闭切口的方法如前所述。

第 13 节 术后护理及康复

应用克氏针修复急性损伤需要外展 45° 夹板固定 6 周后才可去除克氏针，患者 2 周后可以进行钟摆样运动，6 周后可以全范围活动但不可以负重，3 个月后才可以恢复正常体育活动及重体力劳动。

Weaver-Dunn 术式修复慢性脱位 4 周内均需要进行悬吊，4 周复查时行 X 线检查后可以做较轻柔的活动，但是 8 周内手臂前屈及外展不能超过 90°。8 周后患肢可以自由活动，但是直到 3 个月后才可以负重或者恢复运动。

使用 Surgilig 人工韧带的患者需要悬吊 2 周，2 周后可以完全恢复活动，但直到术后 3 个月才可以负重上举或者进行高强度的体力活动。

第 14 节 结 果

Ⅰ级、Ⅱ级损伤应用非手术治疗均可以取得较好的临床疗效。但是一项研究表明，仅有 52% 的患者无明显症状，大多数患者会出现后期的影像学病理改变，27% 的患者仍需要后续手术治疗，说明这类损伤的远期结果及创伤后骨关节炎的风险都被低估了[84]。

有报道称非手术治疗Ⅲ型损伤可以取得较好的临床结果[32,39,85]。但也有一些报道认为手术治疗Ⅲ型损伤可获得更好的结果[32,86]。但是，更多的研究证明手术治疗无法使术后疗效更好，甚至发现手术治疗后效果较非手术治疗差[13,36,38,85,87]。

还有其他一系列报道中称，应用与本文中相似的技术行肩锁关节修复和临时关节固定，取得了较好的结果[33,88]。应用 Weaver-Dunn 术式或改良术式的临床研究已被广泛

报道。[51,77,89]

我们的团队最近进行了一项55例患者的非随机对照研究，应用改良Weaver-Dunn术式($n=31$)、Surgilig人工韧带($n=24$)，均取得较好的临床疗效，其中应用Surgilig的患者恢复工作的时间明显缩短，两组患者均未见明显并发症[90]。

第15节 并发症

肩锁关节损伤可以伴随肩关节周围损伤。锁骨自身骨折，以及喙突、肋骨骨折等并发症也均有报道。臂丛神经损伤少见，但可在早期或后期发生[91-92]。

无论手术或者非手术治疗，喙锁骨化也是一种常见的损伤并发症[93-94]。肩锁关节骨关节炎甚至锁骨外侧骨溶解均可发生在Ⅰ型或Ⅱ型急性损伤后，或者发生在反复的微创伤后，还会影响Ⅲ度损伤经过急性修复后的肩锁关节。

这些损伤的手术治疗方式同样可能引起一般的术后并发症，例如感染、神经损伤、复发、缝线或金属对锁骨的侵蚀、内固定移位或断裂，以及难看的瘢痕(图3-35-12c)。

沿Langer线走行的肩部吊带切口可以有效避免形成宽大的伤疤，同时可以较简单的隐藏在内衣的吊带下(图3-35-13)。

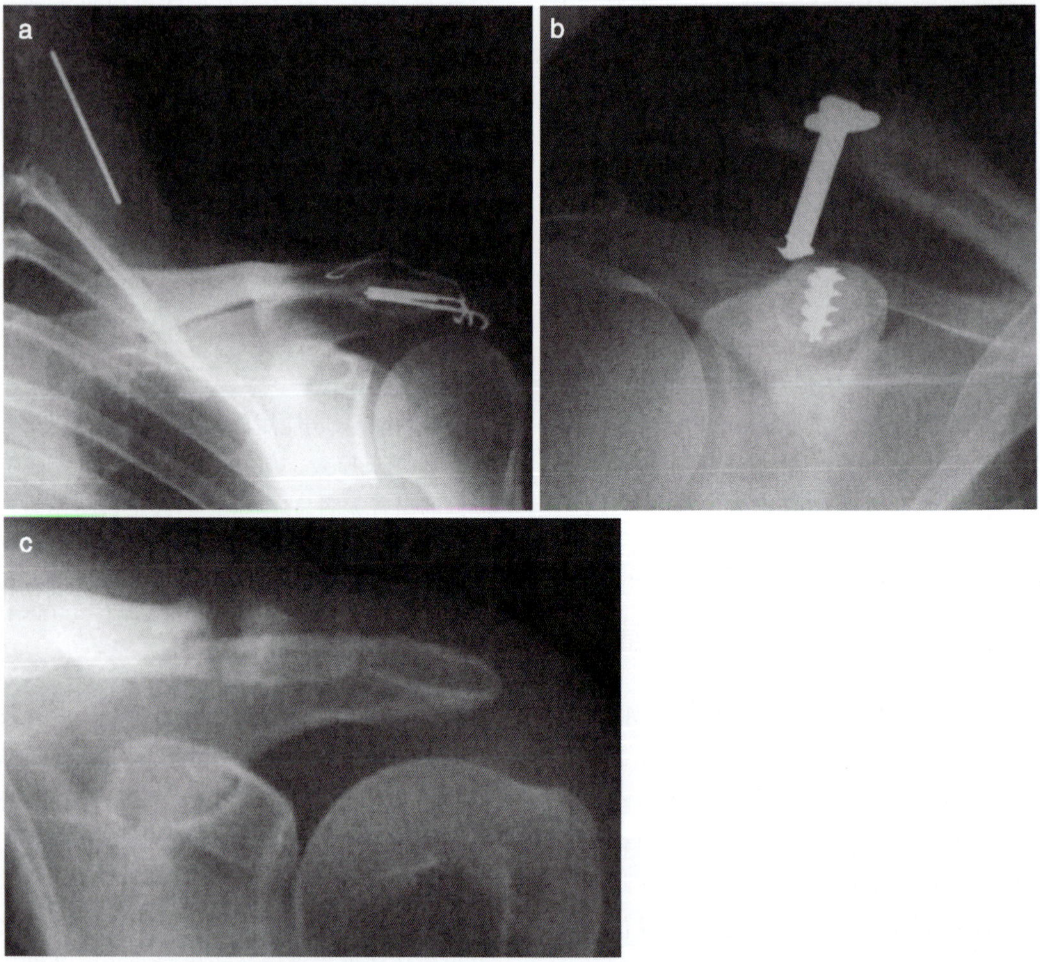

图3-35-12 a. 克氏针固定并发症：断裂和移位；b. 锁骨固定的螺钉(Bosworth)断裂；c. 不可吸收缝线用于锁骨固定的并发症：缝线对锁骨的侵蚀

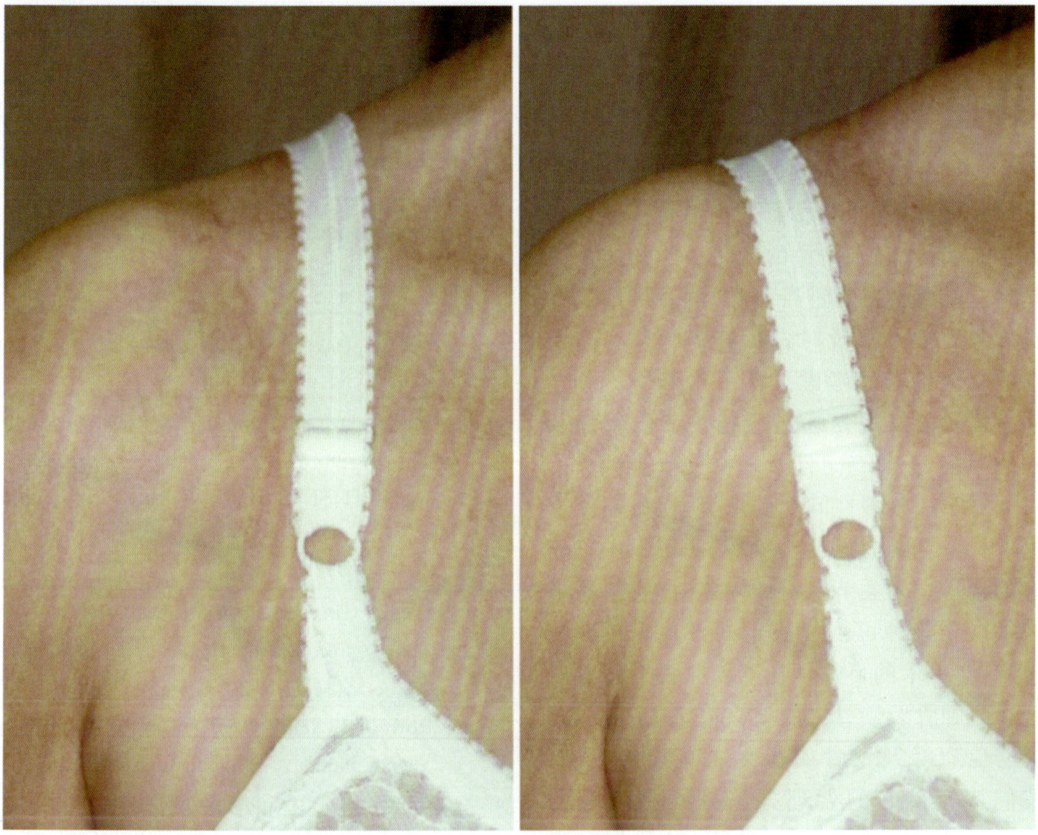

图 3-35-13　肩带切口不易见(左),位置好,容易隐藏在内衣的吊带下(右)

对于急性损伤修复的克氏针临时固定可能导致某种程度上的关节面损伤,我们认为仅用克氏针穿过关节 1 次对于减少关节面损伤十分重要(图 3-35-9)。为了避免克氏针松动、移位及断裂,应 6 周之后移除,且关节不允许向前抬高至 90°。如果出现晚期骨关节炎,无论之前使用何种手术方式,建议进行简单的 Mumford 关节镜手术,前提是关节仍然稳定。这样并不会使之前经过临时固定或韧带修复成功治疗的肩锁关节失去稳定性。

报道再三证明过硬或过弱的喙锁固定可能导致骨折或者固定失败(图 3-35-12a～b)。这就是我们不用螺钉或者不可吸收材料进行固定的原因。多股可吸收缝线的应用既可以获得非常好的稳定性以达到良好的疗效,同时也避免了缝线切割锁骨的晚期风险,以及螺钉周围骨折的风险,也无须行二次手术取出内固定。

Surgilig 人工韧带不会像以往的韧带内植物一样导致锁骨的侵蚀,我们认为这与韧带只从后方穿过有关。手臂上举时锁骨会旋转,韧带会松弛而不是绷紧,韧带从后方经过时也是这种情况。内植物会随着骨移动,消除了对其的切割效应。目前的文献中,尚未出现 Surgilig 人工韧带破坏锁骨的病例。少数病例会被螺钉突出于皮下困扰,这种情况下,可以将内固定物轻松去除,不会导致锁骨的不稳定。

为了避免术后韧带发生钙化及骨化,部分学者建议患者术后常规服用吲哚美辛。我们的经验是这种问题并不常见,所以不将其作为常规预防措施。

第16节 总 结

大部分肩锁关节损伤通过非手术治疗可以获得很好的疗效，但是有很大一部分患者会有遗留的、未痊愈的症状。我们的任务是将这些急性损伤进行分类，然后仔细选择正确的处理方法及时进行修复。只有高要求的年轻患者才考虑急性手术修复。急性手术修复的目的是通过肩锁关节的重建及临时固定，重建稳定性及复位关节。

对于那些慢性问题的患者，在肩锁关节仍保持稳定的前提下，关节镜下切除术是较好的选择。当关节稳定性较差时，切除手术必须联合某种可恢复稳定的术式。在这些患者中，手术的目的是在不复原关节的情况下在肩胛骨及锁骨之间建立稳定的链接，同时避免肩峰及锁骨或喙突之间直接接触。我们认为最好的处理办法是一种改良的 Weaver-Dunn 喙肩韧带转位，以及临时喙锁固定或诺丁汉 Surgilig 人工韧带技术。

我们已经提供了一些关于这类手术我们认为较好的方法的简要说明，并且均进行了相应的改进。希望读者可以利用文中提到的参考文献进行学习，并在这些基础原则上进行适当的改进。

参考文献

[1] Rockwood Jr CA, Matsen FA, Wirth MA, Lippitt SB. The shoulder, vol. 1. 3rd ed. Philadelphia: Saunders, 2004.

[2] Bosworth B. Complete acromioclavicular dislocation. N Engl J Med, 1949, 241: 221-225.

[3] Urist MR. Complete dislocation of the acromioclavicular joint. J Bone Joint Surg Am, 1963, 45: 1750-1753.

[4] Copeland S. Operative shoulder surgery, vol. 1. Edinburgh: Churchill Livingstone, 1995.

[5] Rollo J, Raghunath J, Porter K. Injuries of the acromioclavicular joint and current treatment options. Trauma, 2005, 7: 217-223.

[6] Nordqvist A, Petersson C. Incidence and causes of shoulder girdle injuries in an urban population. J Shoulder Elbow Surg, 1995, 4: 107-112.

[7] Cave E. Fractures and other injuries. Chicago: Year Book, 1961.

[8] Riand N, Sadowski C, Hoffmeyer P. Acute acromioclavicular dislocations. Acta Orthop Belg, 1999, 65: 393-403.

[9] McCall D, M Saffran. Br J Sports Med, 2009, 43(13): 987-992.

[10] Daly PH SF, Simonet WT. Ice hockey injuries: a review. Sports Med, 1990, 10: 122-131.

[11] Dias JJ GP. Acromioclavicular joint injuries in sport: recommendations for treatment. Sports Med, 1991, 11: 125-132.

[12] Rowe CR. Acute and recurrent dislocation of the shoulder â. In Symposium on surgical lesions of the shoulder, 1962.

[13] Jakobsen BW. Acromioclavicular dislocation. Conservative or surgical treatment? Ugeskr Laeger, 1989, 151(4): 235-238.

[14] Cadenet F. The treatment of dislocations and fractures of the outer end of the clavicle. Int Clin, 1917, 1: 145-169.

[15] Allman FJ. Fractures and ligamentous injuries of the clavicle and its articulation. J Bone Joint Surg Am, 1967, 49: 774-784.

[16] Tossy J, Mead N, Sigmond H. Acromioclavicular separations: useful and practical classification for treatment. Clin Orthop, 1963, 28: 111-119.

[17] Lizaur A, Marco L, Cebrian R. Acute dislocation of the acromioclavicular joint. Traumatic anatomy and the importance of deltoid and trapezius. J Bone Joint Surg Br, 1994, 76(4): 602-606.

[18] Rockwood CJ. Injuries to the acromioclavicular joint. In: Fractures in adults, 1. 2nd ed. Philadelphia: JB Lippincott, 1984. 860-910.

[19] Bannister G, et al. A classification of acute ac-

romioclavicular dislocation: a clinical, radiological, and anatomical study. Injury, 1992, 23:194-196.

[20] Tossy JD, Mead NC, Sigmond HM. Acromioclavicular separations: useful and practical classification for treatment. Clin Orthop Relat Res, 1963, 28:111-119.

[21] Holst AK, Christiansen JV. Epiphyseal separation of the coracoid process without acromioclavicular dislocation. Skeletal Radiol, 1998, 27(8):461-462.

[22] Alyas F, et al. MR imaging appearances of acromioclavicular joint dislocation. Radiographics, 2008, 28(2):463-479. quiz 619.

[23] Nguyen V, Williams G, Rockwood C. Radiography of acromioclavicular dislocation and associated injuries. Crit Rev Diagn Imaging, 1991, 32(3):191-228.

[24] Heers G, Hedtmann A. Correlation of ultrasonographic findings to Tossy's and Rockwood's classifi-cation of acromioclavicular joint injuries. Ultrasound Med Biol, 2005, 31(6):725-732.

[25] Antonio GE, et al. Pictorial essay. MR imaging appearance and classification of acromioclavicular joint injury. Am J Roentgenol, 2003, 180(4):1103-1110.

[26] Kock HJ, et al. Standardized ultrasound examination for classification of instability of the acromioclavicular joint. Unfallchirurgie, 1994, 20(2):66-71.

[27] Bossart PJ, et al. Lack of efficacy of 'weighted' radiographs in diagnosing acute acromioclavicular separation. Ann Emerg Med, 1988, 17(1):20-24.

[28] Ref to other book?

[29] Bradley JP, Elkousy H. Decision making: operative versus nonoperative treatment of acromioclavicular joint injuries. Clin Sports Med, 2003, 22(2):277-290.

[30] Cox JS. The fate of the acromioclavicular joint in athletic injuries. Am J Sports Med, 1981, 9(1):50-53.

[31] Fremerey RW, et al. Surgical treatment of acute, complete acromioclavicular joint dislocation. Indications, technique and results. Unfallchirurg, 1996, 99(5):341-345.

[32] Gstettner C, et al. Rockwood type Ⅲ acromioclavicular dislocation: surgical versus conservative treatment. J Shoulder Elbow Surg, 2008, 17(2):220-225.

[33] Leidel BA, et al. Consistency of long-term outcome of acute Rockwood grade Ⅲ acromioclavicular joint separations after K-wire transfixation. J Trauma, 2009, 66(6):1666-1671.

[34] Ceccarelli E, et al. Treatment of acute grade Ⅲ acromioclavicular dislocation: a lack of evidence. J Orthop Traumatol, 2008, 9(2):105-108.

[35] Sehmisch S, et al. Results of a prospective multicenter trial for treatment of acromioclavicular dislocation. Sportverletz Sportschaden, 2008, 22(3):139-145.

[36] Hootman JM. Acromioclavicular dislocation: conservative or surgical therapy. J Athl Train, 2004, 39(1):10-11.

[37] Fremerey RW. Acute acromioclavicular joint dislocation-operative or conservative therapy? Unfallchirurg, 2001, 104(4):294-299.

[38] Phillips AM, Smart C, Groom AF. Acromioclavicular dislocation. Conservative or surgical therapy. Clin Orthop Relat Res, 1998, 353:10-17.

[39] Rawes ML, Dias JJ. Long-term results of conservative treatment for acromioclavicular dislocation. J Bone Joint Surg Br, 1996, 78(3):410-412.

[40] Bannister GC, et al. The management of acute acromioclavicular dislocation. A randomised prospective controlled trial. J Bone Joint Surg Br, 1989, 71(5):848-850.

[41] Soni RK. Conservatively treated acromioclavicular joint dislocation: a 45-years follow-up. Injury, 2004, 35(5):549-551.

[42] Cresswell TR. Spontaneous reduction of an inferior acromioclavicular joint dislocation. Injury, 1998, 29(7):567-568.

[43] Mulier T, Stuyck J, Fabry G. Conservative treatment of acromioclavicular dislocation. Evaluation of functional and radiological results after six years followup. Acta Orthop Belg, 1993, 59(3): 255-262.

[44] Li BC, et al. Postoperative complications of acromioclavicular joint dislocation of Tossy Ⅲ. Zhongguo Gu Shang, 2009, 22(2): 95-97.

[45] Boldin C, et al. Foreign-body reaction after reconstruction of complete acromioclavicular dislocation using PDS augmentation. J Shoulder Elbow Surg, 2004, 13(1): 99-100.

[46] Broos P, et al. Surgical management of complete Tossy Ⅲ acromioclavicular joint dislocation with the Bosworth screw or the Wolter plate. A critical evaluation. Unfallchirurgie, 1997, 23(4): 153-159.

[47] Colosimo AJ, Hummer CD, Heidt Jr RS. Aseptic foreign body reaction to Dacron graft material used for coracoclavicular ligament reconstruction after type Ⅲ acromioclavicular dislocation. Am J Sports Med, 1996, 24(4): 561-563.

[48] Habernek H, Walch G. Secondary wire migration following percutaneous bore wire fixation of acromioclavicular dislocation. Aktuelle Traumatol, 1989, 19(5): 218-220.

[49] Rolf O, et al. Acromioclavicular dislocation Rockwood Ⅲ-Ⅴ: results of early versus delayed surgical treatment. Arch Orthop Trauma Surg, 2008, 128(10): 1153-1157.

[50] Mumford E. Acromioclavicular dislocation. J Bone Joint Surg Am, 1941, 23: 709-802.

[51] Weaver J, Dunn HK. Treatment of acromioclavicular injuries, especially complete acromioclavicular separation. J Bone Joint Surg Am, 1972, 54: 1187-1197.

[52] Pavlik A, Csepai D, Hidas P. Surgical treatment of chronic acromioclavicular joint dislocation by modi-fied Weaver-Dunn procedure. Knee Surg Sports Traumatol Arthrosc, 2001, 9(5): 307-312.

[53] Wang S, et al. A modified method of coracoid transposition for the treatment of complete dislocation of acromioclavicular joint. Chin J Traumatol, 2002, 5(5): 307-310.

[54] Luis GE, et al. Acromioclavicular joint dislocation: a comparative biomechanical study of the palmarislongus tendon graft reconstruction with other augmentative methods in cadaveric models. J Orthop Surg Res, 2007, 2: 22.

[55] Law KY, et al. Coracoclavicular ligament reconstruction using a gracilis tendon graft for acute type-Ⅲ acromioclavicular dislocation. J Orthop Surg (HongKong), 2007, 15(3): 315-318.

[56] Jiang C, Wang M, Rong G. Proximally based conjoined tendon transfer for coracoclavicular reconstruction in the treatment of acromioclavicular dislocation. Surgical technique. J Bone Joint Surg Am, 2008, 90 (Suppl 2 Pt 2): 299-308.

[57] Boileau P, et al. All-arthroscopic Weaver-DunnChuinard procedure with double-button fixation for chronic acromioclavicular joint dislocation. Arthroscopy, 2010, 26 (2): 149-160.

[58] Cirstoiu C, et al. Acroplate-a modern solution for the treatment of acromioclavicular joint dislocation. J Med Life, 2009, 2(2): 173-175.

[59] Li X, et al. Repair of acromioclavicular dislocation with clavicular hook plate internal fixation and coracoacromial ligament transposition. Zhongguo Xiu Fu Chong Jian Wai Ke Za Zhi, 2009, 23(6): 654-656.

[60] Murena L, et al. Arthroscopic treatment of acute acromioclavicular joint dislocation with double flip button. Knee Surg Sports Traumatol Arthrosc, 2009, 17(12): 1511-1515.

[61] Tischer T, Imhoff AB. Minimally invasive coracoclavicular stabilization with suture anchors for acute acromioclavicular dislocation. Am J Sports Med, 2009, 37(3): e5.

[62] Zvijac JE, Popkin CA, Botto-van BA. Salvage procedure for chronic acromioclavicular dislocation subsequent to overzealous distal clavicle resection. Orthopedics, 2008, 31

(12):1235.

[63] Shin SJ, Yun YH, Yoo JD. Coracoclavicular ligament reconstruction for acromioclavicular dislocation using 2 suture anchors and coracoacromial ligament transfer. Am J Sports Med, 2009, 37(2):346-351.

[64] Ejam S, Lind T, Falkenberg B. Surgical treatment of acute and chronic acromioclavicular dislocation Tossy type Ⅲ and Ⅴ using the Hook plate. Acta Orthop Belg, 2008, 74(4):441-445.

[65] Wellmann M, et al. Biomechanical evaluation of minimally invasive repairs for complete acromioclavicular joint dislocation. Am J Sports Med, 2007, 35(6):955-961.

[66] Wellmann M, Zantop T, Petersen W. Minimally invasive coracoclavicular ligament augmentation with a flip button/polydioxanone repair for treatment of total acromioclavicular joint dislocation. Arthroscopy, 2007, 23(10):1132 e1-5.

[67] Jiang C, Wang M, Rong G. Proximally based conjoined tendon transfer for coracoclavicular reconstruction in the treatment of acromioclavicular dislocation. J Bone Joint Surg Am, 2007, 89(11):2408-2412.

[68] Lafosse L, Baier GP, Leuzinger J. Arthroscopic treatment of acute and chronic acromioclavicular joint dislocation. Arthroscopy, 2005, 21(8):1017.

[69] Rolla PR, Surace MF, Murena L. Arthroscopic treatment of acute acromioclavicular joint dislocation. Arthroscopy, 2004, 20(6):662-668.

[70] Tienen TG, Oyen JF, Eggen PJ. A modified technique of reconstruction for complete acromioclavicular dislocation: a prospective study. Am J Sports Med, 2003, 31(5):655-659.

[71] Wolf EM, Pennington WT. Arthroscopic reconstruction for acromioclavicular joint dislocation. Arthroscopy, 2001, 17(5):558-563.

[72] Monig SP, et al. Treatment of complete acromioclavicular dislocation: present indications and surgical technique with biodegradable cords. Int J Sports Med, 1999, 20(8):560-562.

[73] Guy DK, et al. Reconstruction of chronic and complete dislocations of the acromioclavicular joint. Clin Orthop Relat Res, 1998, 347:138-149.

[74] Kutschera HP, Kotz RI. Bone-ligament transfer of coracoacromial ligament for acromioclavicular dislocation. A new fixation method used in 6 cases. Acta Orthop Scand, 1997, 68(3):246-248.

[75] Bosworth B. Acromioclavicular separation: new method of repair. Surg Gynecol Obstet, 1941, 73:866-871.

[76] Tauber M, et al. Semitendinosus tendon graft versus a modified Weaver-Dunn procedure for acromioclavicular joint reconstruction in chronic cases: a prospective comparative study. Am J Sports Med, 2009, 37(1):181-190.

[77] Bostrom Windhamre HA. Surgical treatment of chronic acromioclavicular dislocations: a comparative study of Weaver-Dunn augmented with PDS-braid or hook plate. J Shoulder Elbow Surg, 2010, 19(7):1040-1048.

[78] DeBerardino TM, et al. Arthroscopic stabilization of acromioclavicular joint dislocation using the AC graftrope system. J Shoulder Elbow Surg, 2010, 19(2Suppl):47-52.

[79] Elhassan B, et al. Open versus arthroscopic acromioclavicular joint resection: a retrospective comparison study. Arthroscopy, 2009, 25(11):1224-1232.

[80] Somers JF, Van der Linden D. Arthroscopic fixation of type Ⅲ acromioclavicular dislocations. Acta Orthop Belg, 2007, 73(5):566-570.

[81] Wood TA, Rosell PA, Clasper JC. Preliminary results of the 'Surgilig' synthetic ligament in the management of chronic acromioclavicular joint disruption. J R Army Med Corps, 2009, 155(3):191-193.

[82] Bhattacharya R, Goodchild L, Rangan A. Ac-

romioclavicular joint reconstruction using the Nottingham Surgilig: a preliminary report. Acta Orthop Belg,2008,74(2):167-172.

[83] Jeon IH,et al. Chronic acromioclavicular separation: the medium term results of coracoclavicular ligamentreconstruction using braided polyester prosthetic ligament. Injury, 2007,38(11):1247-1253.

[84] Mouhsine E,et al. Grade Ⅰ and Ⅱ acromioclavicular dislocations: results of conservative treatment. J Shoulder Elbow Surg, 2003, 12 (6):599-602.

[85] Bathis H. Conservative or surgical therapy of acromioclavicular joint injury-what is reliable? A systematic analysis of the literature using "evidencebased medicine" criteria. Chirurg,2000,71(9):1082-1089.

[86] Hack U,Bibow K. Dislocation of the acromioclavicular joint-conservative or surgical therapy? Zentralbl Chir,1988,113(14):899-910.

[87] Calvo E,Lopez-Franco M,Arribas IM. Clinical and radiologic outcomes of surgical and conservative treatment of type Ⅲ acromioclavicular joint injury. J Shoulder Elbow Surg,2006,15(3):300-305.

[88] Leidel BA, et al. Mid-term outcome comparing temporary K-wire fixation versus PDS augmentation of Rockwood grade Ⅲ acromioclavicular joint separations. BMC Res Notes,2009,2:84.

[89] LaPrade RF, et al. Kinematic evaluation of the modified Weaver-Dunn acromioclavicular joint reconstruction. Am J Sports Med,2008, 36(11):2216-2221.

[90] Garg S, Elzein I, Lawrence T, Manning P, Neumann L, Wallace WA, Reconstruction of chronic ACJ dislocation using a braided polyester prosthetic ligament (surgilig) and the modified weaver dunn (WD) procedure-a comparative study. Bess 21st annual scientific meeting Oxford 2010, Oxford, 2010.

[91] Meislin RJ, Zuckerman JD, Nainzadeh N. Type Ⅲ acromioclavicular joint separation associated with late brachial-plexus neurapraxia. J Orthop Trauma, 1992, 6 (3): 370-372.

[92] Docimo Jr S, et al. Surgical treatment for acromioclavicular joint osteoarthritis: patient selection, surgical options, complications, and outcome. Curr Rev Musculoskelet Med, 2008,1(2):154-160.

[93] Smola O. Ossification of the coracoclavicular and acromioclavicular ligaments as adaptation to trauma. Acta Chir Orthop Traumatol Cech,1972,39(1):38-40.

[94] De Sousa A, Veiga A. Ossification of the coracoclavicular ligament following acromioclavicular dislocation. J Med (Oporto),1951,18 (453):515-518.

第 36 章　肩袖的纤维骨架

第 36 章
肩袖的纤维骨架

Olivier Gagey

摘要 肩部肌肉 MRI 与解剖学研究证明肩袖存在强而深的纤维架构。肩袖有一个强有力的深部纤维框架，以此强调最重要的功能区。三角肌的肩峰腹部也是多羽肌，因此也是最有力的。

关键词 肩胛下撕裂 · 肩关节成形术的临床应用 · 组成肌肉 · 肩袖的纤维骨架

第 1 节 概 述

肩部 MRI 显示肩部肌肉有解剖架构的存在，尤其是肌腹内有强韧纤维带的存在。这种结构包括了肩袖的所有肌肉，也包括三角肌。这些纤维结构非常重要，因为它们调整了肌肉的机械特性。单羽肌或多羽肌收缩幅度较小，但另一方面其收缩力量更强。如果这些纤维组织较多，肌肉会具有特殊的黏弹性。

第 2 节 肩胛下肌

解剖研究表明，肩胛下肌肱骨附着部上2/3 部分有一个粗壮的肌腱，而下 1/3 部分不含肌腱，直接附着于小结节。肌腹内，肌腱水平有 4～5 支强壮的纤维性指状突起，在肌肉内延长了肌腱。最上方的突起直径 6～8 mm，沿着肌束的上缘走行 6～8 cm。这些指状突起与起于肩胛骨脊柱缘的指状突起交叉，这些结构在 MIR 图像上很明显（图 3-36-1）。

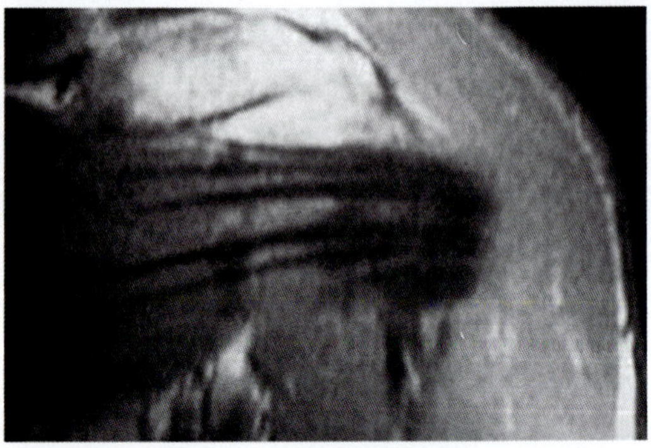

图 3-36-1 肩胛下 MRI 图像(冠状面)：肌腹内纤维带(黑线)

肩胛下肌是多羽肌。

关于上方肌腱，需要强调的是，在外展外旋时，该肌腱穿过滑囊与喙突的垂直部分有强力接触。喙突作用于肩胛下肌时就像一个滑轮，使得肩胛下肌发挥稳定肱骨头和投掷运动中强力内旋的作用[1]。

O. Gagey
Orthopaedic Department, Paris-South University, Paris, France
e-mail: Olivier. gagey@bct. ap-hop-paris. fr

G. Bentley (ed.), *European Surgical Orthopaedics and Traumatology*,
DOI 10.1007/978-3-642-34746-7_47, © EFORT 2014

第 3 节　冈 上 肌

冈上肌前部存在一强韧的纤维带，附着于肌腱前缘[2]，这部分肌腱比其他部分更厚(图 3-36-2)。

第 4 节　冈 下 肌

与冈上肌一样，冈下肌上部也存在一深部纤维带。

第 5 节　肩袖的纤维框架

这些纤维结构为肩袖提供了一种深部纤维框架，这个框架显示了传导最大作用力的肩袖区域所在(图 3-36-3～图 3-36-5)。

关于这些纤维结构，有一个特殊的肩袖区域似乎汇聚了大量的纤维结构[3]。这一区域位于前上部，包括：①冈上肌肌腱前部；②肩胛下肌肌腱上部；③肱二头肌长头；④喙肱韧带；⑤盂肱上韧带。

我们提议把该区域命名为“肩袖的前上纤维骨架”，这一纤维骨架基本上位于肩袖间隙的周围。

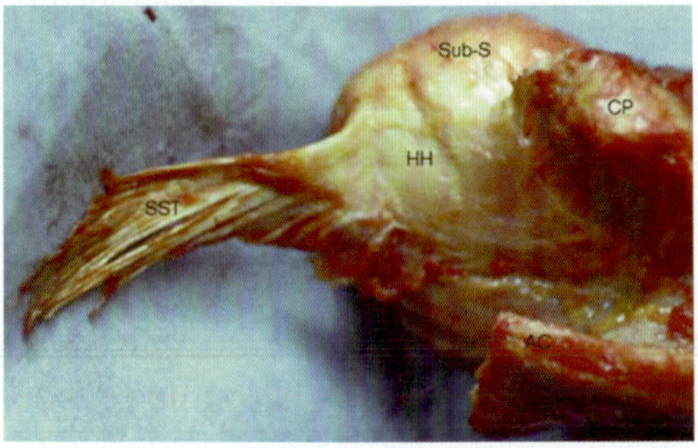

图 3-36-2　冈上肌，所有肌束被移除后留下的纤维部分

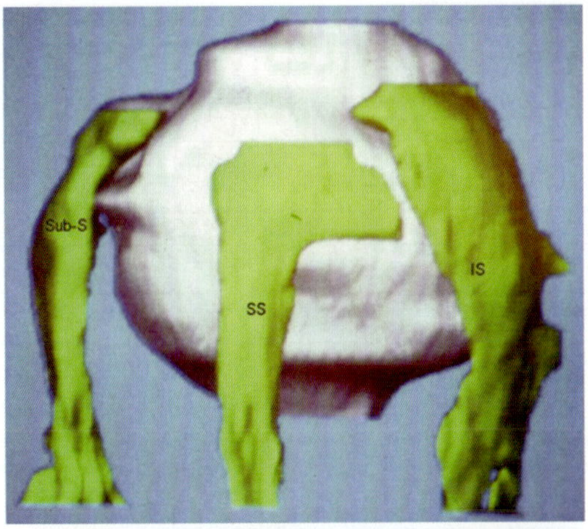

图 3-36-3　肩袖纤维框架的上面观。这个视角展示了肩袖肌腹内的深部纤维结构(来自于高分辨率 MRI 重建)

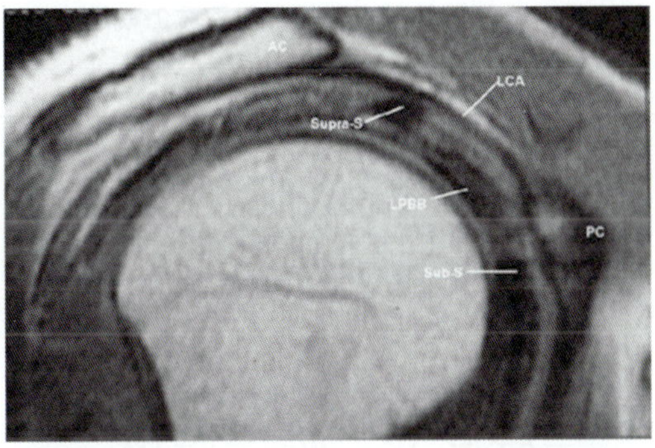

图 3-36-4　纤维骨架的主要组成(肩部矢状面 MRI)。Sub-S. 肩胛下肌肌腱上部；LCA. 喙肩韧带；LPBB. 肱二头肌长头肌腱；AC. 肩峰；PC. 喙突；Supra-S. 冈上肌

第 6 节　三 角 肌

我们的解剖学研究[4]已经证实，三角肌不仅根据其骨附着部(锁骨、肩峰和肩胛冈)，而且鉴于其内部深层结构的巨大差异，可分成 3 个完全不同的部分(图 3-36-6)。三角肌的肩峰部是三角肌唯一与肩峰形成腱性附着的部分。这部分包括 5 个纤维性的指状突起附着于肩峰，并与起源于肌腱远端的 5 个远侧纤维带交插。在三角肌锁骨部和肩胛冈部

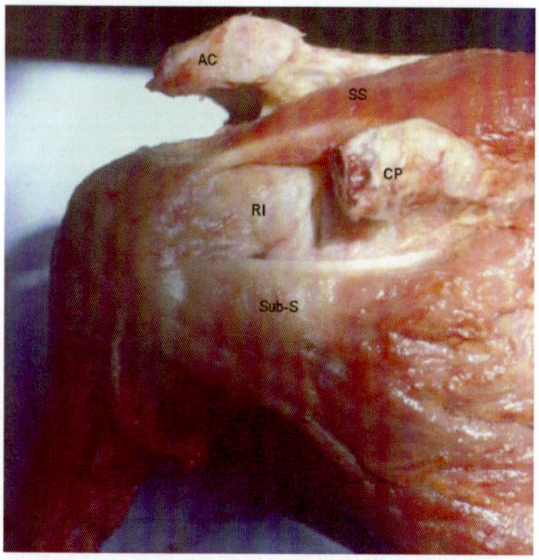

图 3-36-5 肩袖纤维骨架的前面观。AC. 肩峰；SS. 冈上肌；Sub-S. 肩胛下肌；CP . 喙突；RI. 肩袖间隙。此图看不到喙肱韧带和盂肱上韧带

没有纤维带。这说明三角肌的肩峰部是最有力的，为肩胛-肱骨关节提供上抬肱骨的主要动力。有趣的是，这部分的定位是为了在肩胛骨平面上提供上升高度。

第 7 节 临床应用

三角肌-胸大肌入路

对于肩部手术来说，这种入路最常用，但这并不意味着它是绝对安全的方法。外科医师需要注意，这一入路可能会因切断肩胛下肌（应该小心修复，尤其是其上部肌腱），或在脱位或植入肱骨假体时，损伤了冈上肌，从而损伤纤维骨架。

第 8 节 肩关节成形术

肩袖纤维锁的重要性在肩关节假体植入术中得到了很好的解释。在修复纤维骨

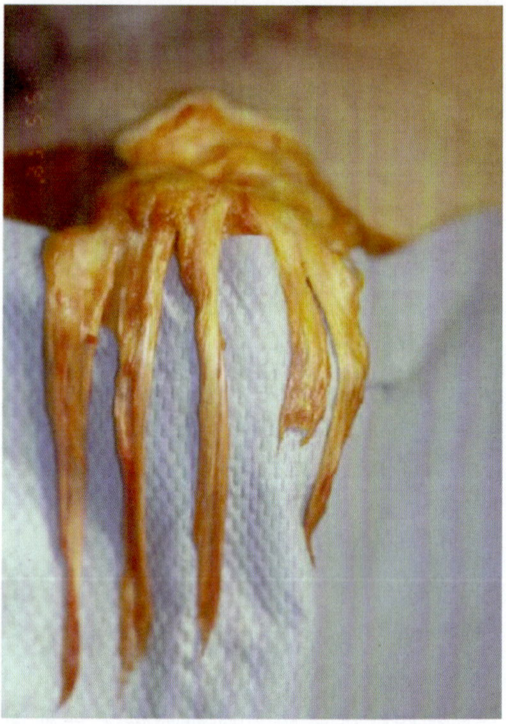

图 3-36-6 所有肌束被移除后只留下纤维框架的中三角肌

架的失败案例中，主要的并发症是肱骨头前上移位。

第 9 节 肩袖间隙综合征

肩袖间隙综合征无关乎解剖部位实质上的弱化，因为我们已证明这个区域是非常强壮的。过头运动中，肩胛下肌腱上部的过度使用会导致退变性或微创伤性损害（肩胛下肌上部肌腱及其止点），也可以造成盂肱中韧带的拉长，这些双重损伤可以渐进性地导致肩关节前上不稳定。

第 10 节 肩胛下肌的外伤性撕裂

最常见的肩袖外伤性损伤是肩胛下肌

肌腱上 1/3 的撕裂。这种损伤具有高度特异性：患者试图防止跌倒，上肢突然悬吊用力而受伤。肩胛下肌肌腱具有重要的功能，因此有必要进行手术修复。

参考文献

[1] Colas F, Nevoux J, Gagey O. The subscapular and subcoracoid bursae: descriptive and functional anatomy. J Shoulder Elbow Surg, 2004, 13(4): 454-458.

[2] Gagey NF, Gagey OJ, Bastian D, et al. The fibrous frame of the supraspinatus muscle. Correlations between anatomy and MRI findings. Surg Radiol Anat, 1990, 12 (4): 291-292.

[3] Gagey OJ, Arkache J, Welby F. Le squelette fibreux de la coiffe des rotateurs. La notion de verrou fibreux. Rev Chir Orthop, 1993, 79 (4): 452-455.

[4] Lorne E, Gagey O, Quillard J, et al. The fibrous frame of the deltoid muscle. Its functional and surgical relevance. Clin Orthop, 2001, 386: 222-225.

第 37 章　肩袖撕裂-切开修复

第 37 章

肩袖撕裂-切开修复

Tim Bunker

关键词 解剖·关节镜·临床体征·检查方法-超声·磁共振成像·肩袖切开修复术·适应证·肩袖撕裂·肩胛下肌撕裂·撕裂类型·手术技术

第 1 节 解剖学特征

冈上肌并非如多数教科书中所描述的那样，实际上其是有一条强有力的肌腱，自肌腹中央穿过，附着于大结节最前端，有时可附着于肱二头肌悬吊结构前方(图 3-37-1)。这条肌腱束非常有力，正是这一特性可以说明撕裂从哪里开始，如何进展，以及如何修复。

Nakajima[1]指出，冈上肌肌腱组织学标本测试结果显示中央肌腱较肌腱的其余部分更加致密和结实。他们阐述了当移向冈上肌腱止点时，中央肌腱移向肌腱前缘。Nakagaki 等[40]和 Bigliani 等证实了上述结论，并对肌腱的生物学特性做出了明确的说明。Gagey 等提出了肩袖纤维框架的概念，并基于 MRI 三维重建证实了冈上肌深部的纤维增强结构为中央斜肌腱。他们还解释了冈上肌只有单根肌腱及肩胛下肌为多羽肌的原因，并展示了冈上肌单根肌腱如何附着于大结节最前端的过程。Roh 等证实了中央斜肌腱的迁移变化模式。本章作者经过 20 余年的超声研究及手术观察发现，中央斜肌腱(术语为“前柱”)是冈上肌腱最强有力的部分，当其周围的肌腱组织全部损伤的情况下其仍然保持完好。在实际上，中央斜肌腱如同一条“防火带”，决定了后上肩袖的撕裂模式。综合上述研究结果可以提出一种假

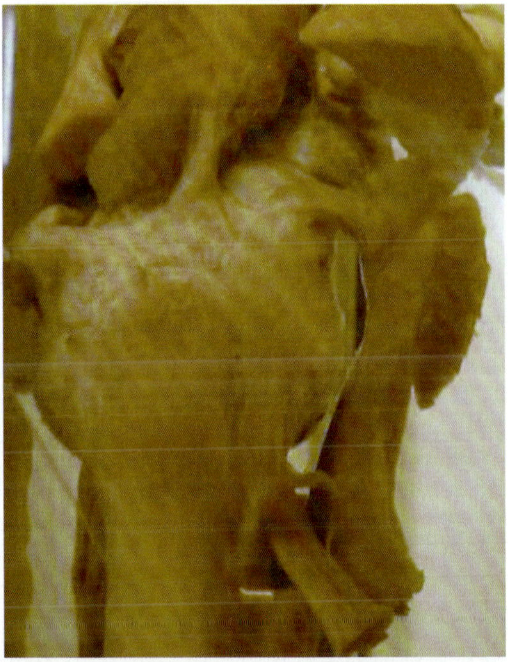

图 3-37-1 肩袖的解剖示意图显示冈上肌中央斜肌腱

T. Bunker
Princess Elizabeth Orthopaedic Centre, Exeter, UK
e-mail: Tim. bunker@exetershoulderclinic. co. uk

G. Bentley (ed.), *European Surgical Orthopaedics and Traumatology*,
DOI 10. 1007/978-3-642-34746-7_76, © EFORT 2014

设——肌腱的特殊解剖结构决定了肩袖撕裂延伸具有确定和渐进的模式。只有完全理解这种模式，外科医师才可推测出发生回缩的结构，进行有效松解，并应用基本的手术技术如旋转成形术制定修补缺损的计划，而不是将每次手术都当成“魔幻之旅”。

第2节　肩袖撕裂的病因

多年来，对于肩袖撕裂的病因的理解过于简单。既往将肩袖撕裂简单地概括为“内源性或外源性”的理论已经无法满足现有医疗水平，因此明确肩袖撕裂病因成为当前临床医师的一大挑战。Codman 认为，肩袖组织的内源性退变是肩袖撕裂的主要原因(图 3-37-2)。40 年后，Neer 提出，肩袖撕裂的发生并非由于内源性破坏，而是源于肩袖上部滑囊面与前部肩峰持续反复撞击的外源性破坏所致。随后 Neer 的观点持续了 30 年之久，而他的学生 Bigliani 指出肩峰的形态差异(钩状肩峰)是引起撞击和撕裂的原因。现有的研究结果显示，肩峰的钩状形态是反应性的，即使出现撞击，也常是继发于内源性的肩袖破坏，撞击并不是肩袖撕裂的原发病因。

有两类患者肩袖撕裂的原发病因是肩峰对肩袖的外源性压迫。第一类为 50 岁患者，肩袖巨大撕裂，并有活动性肩峰骨。第二类为滑囊面的肩袖部分撕裂患者，不合并关节面部分撕裂或边缘裂缝病变，这类患者很少见。

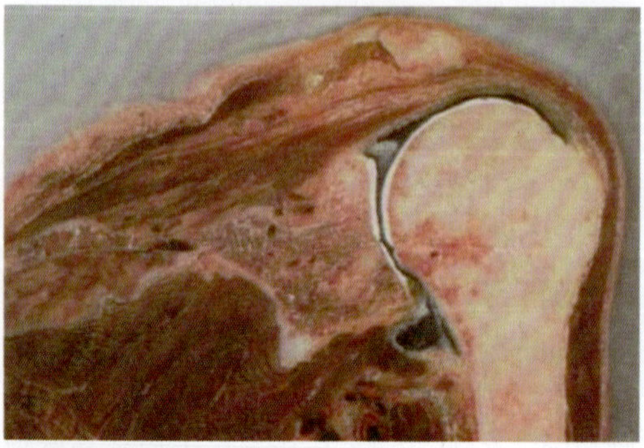

图 3-37-2　冈上肌附着点足印记

对于大多数患者而言，内源性肩袖损伤是原发病因，这就是为什么具有肩袖疾病初期症状及体征的患者在进行关节镜检查时常常发现边缘裂缝病变(图 3-37-3)或肩袖关节面部分撕裂。边缘裂缝病变可由工作、日常生活或运动中反复拉伸过度或摔倒等突然拉伸过度的原因所致，还可由肩关节上举位时肩袖关节面边缘对肩胛盂缘的剪切力所致，可以是工作或运动中反复出现的剪切力，也可以是跌倒时出现的突发性剪切力。

Carr 的研究结果显示，基因在肩袖撕裂中有一定作用，因为肩袖修复患者的近亲属肩袖撕裂发生率是与其同住伙伴的 2 倍。肩袖撕裂与年龄有关。Sher 的一项经典实验为应用 MRI 检查无症状人群，结果显示 60 岁以下人群很少发生肩袖撕裂。在其研究中，40 岁以下人群未发生肩袖撕裂，40～60 岁人群 4%发生肩袖撕裂，60 岁以上人群 26%发生肩袖全层撕裂。

肩袖撕裂的病因复杂，包括基因因素、年龄因素、由于牵拉或剪切力超负荷引起的功能性因素及肩袖功能不全和继发外源性撞击和压迫过度等因素。在这些混合病因的作用下，微小或巨大创伤都会发生肩袖撕裂。

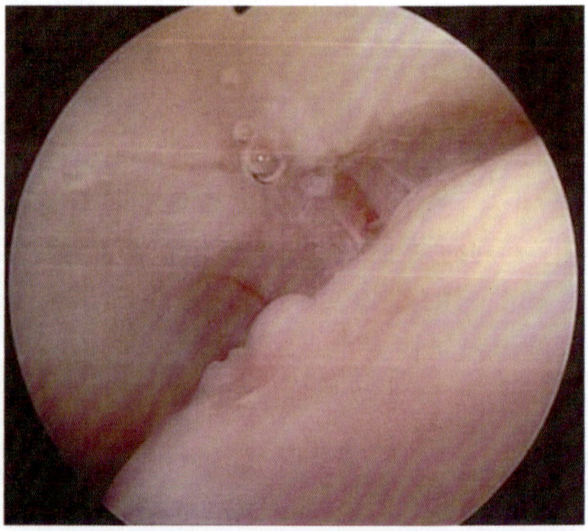

图 3-37-3　边缘裂缝病变关节镜图像

一、肩袖撕裂的类型——解剖因素

反复牵拉、剪切或过度压迫均可导致老年患者肩袖内部发生改变。肉眼可见的早期改变是边缘裂缝病变，超声和关节镜检查结果均可显示此病变，通常位于肱二头肌长头腱滑车后方 7 mm 处，恰好在前柱附着部之后。随后边缘裂缝逐渐从肌腱附着部足印迹区进一步向后剥离，达到大结节上表面。与此同时，骨骼发生硬化和结节样变等继发反应性改变。这些结节在 X 线片上表现为细小的环状硬化，通常被误诊为囊肿，当然也可能是真正的小囊肿。肌腱深面的边缘裂缝向后剥离的很远，最终延伸至滑囊面，导致针孔状全层撕裂(图 3-37-4)。这种深面部分撕裂的逐渐扩大可历经数年之久。在此期间，冈上肌力量减弱，失去正常的保持肱骨头旋转中心的作用。肱骨头向上半脱位，继发肩袖滑囊面和肩峰之间的撞击。

在肩峰下滑囊内置入关节镜可以观察到继发的反应性改变。Neer 撞击征的病理改变是滑囊纤维化、磨损，随后肩袖滑囊面受损、纤维化。肩峰将出现反应性改变(图 3-37-5)，Uhtoff 将这种反应性改变分为 4 级：①肩峰下蜂窝状组织缺失；②喙肩韧带和代表着喙肩韧带肩峰止点足印迹的纤维

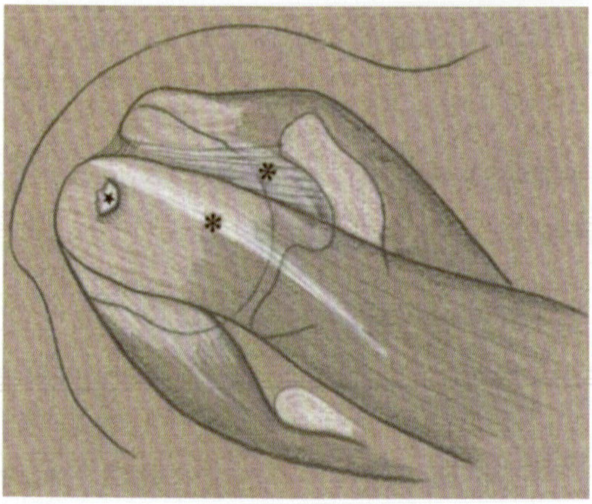

图 3-37-4　小撕裂开始于紧邻前柱的后方

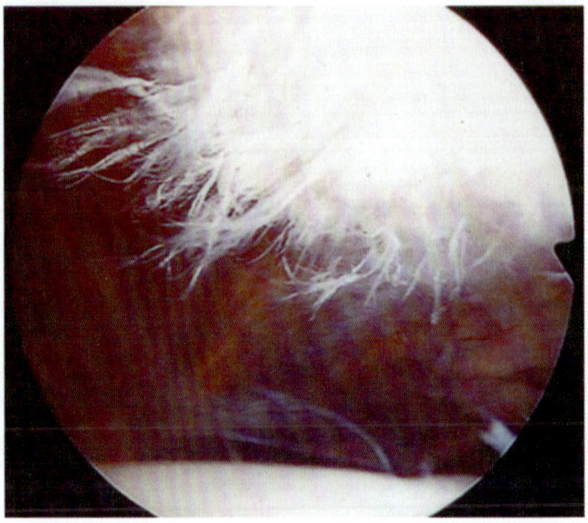

图 3-37-5　撞击病变

垫出现增厚；③喙肩韧带附着处纤维化；④肩峰下表面骨质致密化，喙肩韧带附着部足印迹丧失。

与此同时，肩袖撕裂缓慢扩展，或在轻微创伤情况下突然发生撕裂扩大。对肌腱的正常形态的认识可解释手术修补时所见的撕裂模式。对关节囊形态的认识可解释挛缩的出现，进行手术重建时需要行挛缩松解。值得注意的是，肌腱和关节囊在其共同的附着处相互融合，在发生全层撕裂时，关节囊和肌腱均从附着处撕脱。肌腱回缩，而关节囊收缩。

当小撕裂扩展为中型撕裂时，强壮的前束起了“防火带”的作用，可进一步阻止撕裂的扩展，因此撕裂不会扩展为更大的新月形撕裂，但会进展为不对称形或 L 形(图 3-37-6)。同时，撕脱的上方关节囊牵拉着与其相互融合的肩袖一起向肩胛盂缩回。喙肱韧带加固上方关节囊，当这一强有力的关节囊增厚组织收缩时，会将前柱拉向喙突。这就决定了小至中型撕裂必须进行松解。

当撕裂范围为 3～5 cm 时会出现一种异常情况。当撕裂延伸越过肱骨头近端关节面，将产生扣眼(襻花)效应。正如手指的近位指间关节，当襻花效应产生时，关节扣入撕裂处，肌腱向侧面滑动，半脱位包绕关

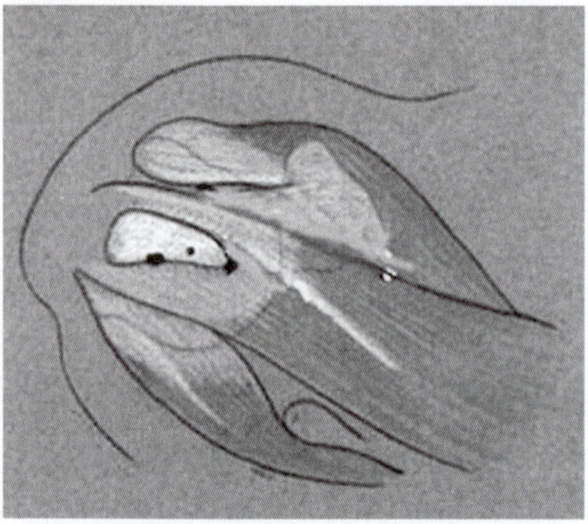

图 3-37-6 小撕裂扩展为中等 U 形或 L 形撕裂

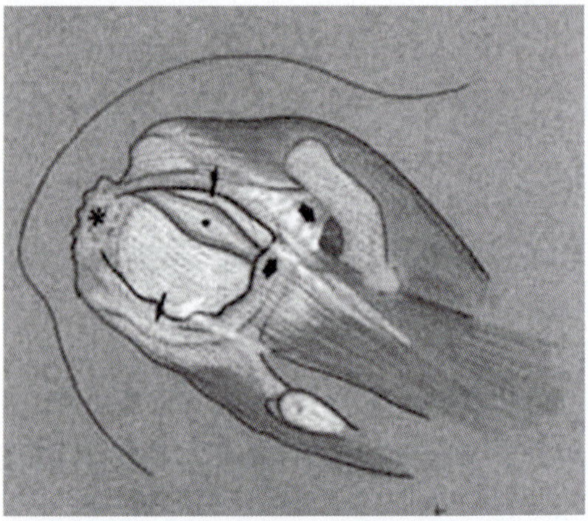

图 3-37-7 撕裂发展时发生襟花效应

节(图 3-37-7)。当病变发生在肩部时,肌腱向两侧滑动,前束向前滑动,冈下肌向后滑动。因为冈下肌向后半脱位,因此术中无法从肩峰下探查冈下肌,部分外科医师可能会错误地认为冈下肌也存在撕裂,而事实并非如此。冈上肌和冈下肌交界处的关节囊严重收缩,大撕裂时对此交界处瘢痕的松解有利于冈上肌的修复。交界处瘢痕藏于肩峰下,肩胛上神经走行于冈盂韧带下方,紧邻此挛缩内侧。肱二头肌长头肌腱增厚,可能开始磨损。关节囊继续收缩。肌腹失去功能而萎缩。

撕裂继续扩展,肌腱回缩至关节盂缘(图 3-37-8)。虽然极度拉伸,但前束仍可能保持完整。前束从附着处撕脱,不再覆盖肱二头肌长头肌腱,此处是主要疼痛部位,若继续磨损则可出现半脱位或断裂。当肱二头肌滑车出现损伤时,肩胛下肌上缘可能撕裂,肱骨头向前上半脱位,关节囊进一步收缩。冈下肌进一步向后半脱位,然而与普遍的观点不同的是尽管冈下肌向外拉伸却极少撕裂,冈下肌萎缩的肌腹失去功能。交界处瘢痕愈发增厚。这就是典型的“光头撕裂”。

关节炎改变可能发生于肱骨头近端关节面和肩峰,还可发生于肱骨头表面和肩峰上极,前者处于半脱位。这种关节炎改变被称为肩袖撕裂关节病(图 3-37-9),是肩袖疾病的终极改变。80 岁以上人群有 2% 患有肩袖撕裂关节病。

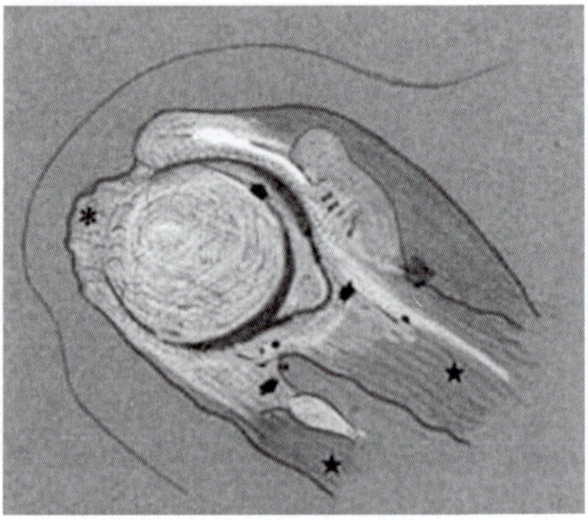

图 3-37-8 撕裂发展为巨大固定撕裂

二、症状和体征

早在 70 年前,Codman 就描述过肩袖全层撕裂患者的症状和体征,是迄今为止最全面的描述。他提出肩袖全层撕裂患者具有典型的 18 个特征:体力劳动者、年龄大于 40 岁、既往无肩部疾病病史、损伤后、立即

恐惧症患者，且检查时噪声大。有 1/3 的患者表示不愿再次进行 MRI 检查。MRI 能够显示大体结构，但是不能显示组织结构。MRI 具有“魔角效应”，有时可产生假阳性结果。MRI 不能显示钙化沉积病灶，钙化沉积在 MRI 图像上与肌腱一样显示为黑色，因此钙化和肌腱之间无法通过 MRI 进行鉴别诊断。

MRA 存在的主要问题是其属于侵入性检查。关节内钆注射通常应用图像增强剂和局部麻醉药物，这会增加检查的难度，常常需要两组放射科人员配合，并合理安排房间的转换时间和放射科医师的时间。此外，患者并不能接受侵入性诊断方法。

六、关节镜

肩部关节镜检查仍然是肩关节检查的金标准，其不仅能够观察盂肱关节腔内结构（图 3-37-11），而且可以在肩峰下滑囊内从外部观察肩袖。关节镜检查的必要的条件是麻醉。

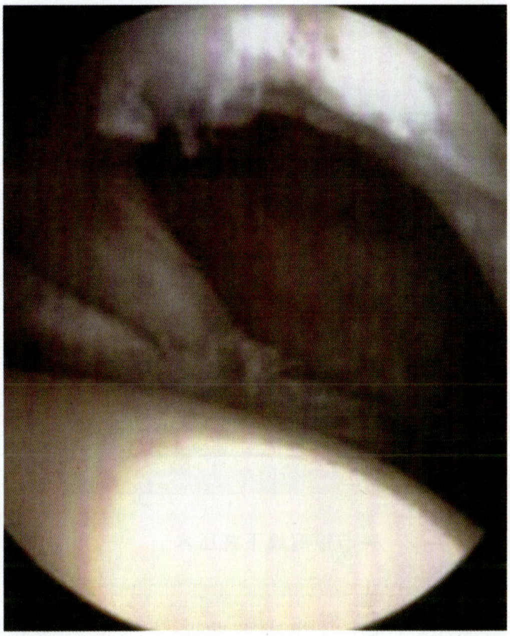

图 3-37-11 中等肩袖撕裂的关节镜大体观

第 4 节 后上肩袖撕裂的切开处理

上述已明确阐述了从肩袖功能不良导致撞击、从肩袖部分撕裂到小的全层撕裂、继而发展到中等撕裂和大撕裂，以及巨大撕裂的一系列病理过程，对这些病理过程的治疗须根据患者的症状及引起症状的病理学改变而定。

一、撞击

患者通常为 40～50 岁，有轻度肩袖症状，包括伸臂和锻炼时疼痛，入睡困难，但很少痛醒，抬高时出现疼痛弧，影响娱乐活动，但患者仍可坚持日常工作。肩峰下注射局部麻醉药物后疼痛缓解（Neer 试验）。

非手术治疗是将功能不良的肩袖再次转变为功能性肩袖。需要重点关注疼痛和功能两个方面。通过肩峰下滑囊注射可的松（任何形式），以及避免会加剧疼痛的动作（伸臂、运动及高举过头的工作），可以缓解疼痛。此外，治疗师可监测肌肉再训练，从肩胛骨控制开始，然后进行盂肱控制。

手术治疗适用于经非手术治疗失败的患者，年龄大于 40 岁，出现真正的撞击，不能通过肩峰下局部麻醉药物注射暂缓疼痛。

可选择的手术方式为关节镜下肩峰下减压术。这项技术于 1987 年由 Harvard Ellman 提出，目前是发达国家的标准治疗方法。针对合适的患者行关节镜肩峰下减压术（图 3-37-12），其中 88%可获得优良的治疗效果。目前，临床已不需要进行切开减压，除非需切开肩袖进行修补，然而切开手术的经验也可转化到关节镜手术中来。切开肩峰成形术由 Neer 第一次描述演变而来，是用骨刀切除一块楔形的前部肩峰，并

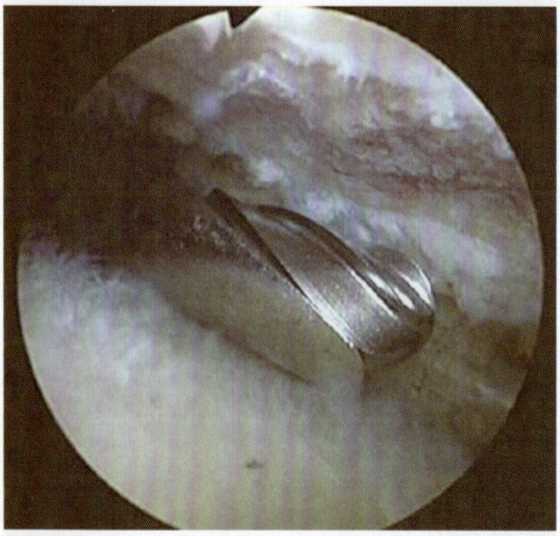

图 3-37-12 关节镜肩峰下减压术

以 Rockwood 肩峰成型两步法结束。该技术的第 1 步是全层去除延至肩锁关节前方的肩峰，第 2 步是楔形去除前部肩胛峰，从起始切骨处开始，延伸至向后 1.5 cm 处，最后离开肩峰下表面。这项技术现已应用到关节镜手术中。

二、局部撕裂

对于如何治疗局部撕裂存在很大的争议。部分学者主张只做减压处理，但目前更多学者主张切除和修补。部分撕裂时关节镜下应用锚钉和缝线进行修补愈显重要。小撕裂(<1 cm)可应用相同的方式处理，可以应用关节镜或者“小切口”技术。

第 5 节　外科手术治疗中等、大和巨大撕裂

手术修补大撕裂对于外科医师、患者和治疗师仍是一个难题。外科医师面对的困难包括手术入路、肌腱回缩、关节囊挛缩、肌腱退变、愈合不良、骨质软化和肌肉无力等。患者面临的问题包括疼痛、修复保护和漫长的康复疗程导致的沮丧情绪。治疗师面临的难题包括丧失功能的肌肉、适应性肌肉模式和姿势，以及长时间康复过程中的心理问题。因为需要克服上述种种问题，巨大撕裂发生再撕裂也不足为奇了，再撕裂的发生率为 15%～50%。

手术治疗前应先尝试非手术治疗，唯一例外的情况是创伤后急性巨大撕裂，在这种情况下需立即进行手术治疗，以避免肌腱回缩。但是，多数大的肩袖撕裂呈慢性病程或急-慢性交替进程，此时应给予可的松注射来缓解疼痛，并开始恢复肩胛下控制和盂肱关节控制的治疗。

一、手术指征

手术指征是指经超声和 MRI 检查确诊为肩袖撕裂，年龄为 40～70 岁的患者，临床症状影响日常生活或致使夜间失眠，伴或不伴无力至假性麻痹等一系列表现，且经规范的非手术治疗无效。

手术需满足以下 6 项原则：

1. 评估肩袖撕裂。
2. 关节囊挛缩松解。
3. 引入生物学愈合机制。
4. 重新固定肌腱至其解剖学足印区。
5. 保护修复。
6. 恢复运动及其控制。

评估肩袖撕裂意味着要暴露撕裂范围，最好在关节镜下能观察到撕裂的前端、中部回缩边缘和撕裂后部。然而，撕裂有时难以完全显示，增厚的滑囊类似肩袖组织，分层使评估难度增加，滑囊常常出现炎症表现，呈侵入性结节性滑膜炎，因此须在肿胀发生之前对撕裂进行快速评估，同时评估撕裂的大小和形态及肱二头肌长头腱和肩胛下肌腱的状况。通过插入抓钳进行牵拉可观察肌腱回缩的程度和肌腱边缘的活动度。应注明肩袖的质量以确定是急性还是慢性撕裂，相邻的肩袖组织是软的还是分层的。

通过松解挛缩以使肌腱在无张力的情况下回缩到解剖位置。对于中等撕裂，与挛缩(冻结)肩处理方式一样予以松解盂唇旁沟的关节囊。对于大撕裂，还需松解喙肱韧带和肩袖间隙。对于巨大撕裂，须松解交界处瘢痕。在任何情况下均需去除滑囊的瘢痕组织。

重新引入生物学愈合机制。多数肩袖撕裂是慢性的，局部细胞早已阻止了愈合的倾向。此时，需要剥除较大的结节来重新激活，这样血供及其内的成纤维细胞才能主动参与修复。未来有望应用合成生长因子来刺激修复。

肌腱必须重新连接到其解剖学附着点，即足印区，连接面积应尽可能大。这是手术中最重要的技术，将在下文详细描述。

修复后须给予适当保护，以避免因外力导致愈合期(6 周)和增强期(3 个月)再撕裂。患者或者治疗师在错误或者失误的情况下可能会遭受不当的外力。因此，必须严格按照相关规定进行，但对这方面的认识普遍匮乏。

康复训练需要团队的努力，团队人员由手术医师、麻醉师(给予斜角肌阻滞和控制术后疼痛)、患者、病房和门诊护理人员，尤其是治疗师构成。

二、重建肌腱

对于术者而言，有 3 个技术目标：①适当暴露；②充分松解；③稳定锚住。

暴露须是可延展的，有 6 个阶段：①全关节镜修补；②关节镜肩峰下减压和小切口修补；③ Matsen 保留三角肌手术及二期 Neer 的肩峰成形术的 Rockwood 改良术；④加肩锁关节切除；⑤加斜方肌剥离(Wiley 延长)；⑥加斜行肩峰截骨术(Grammont 截骨术)。

全关节镜修补术适用于小的活动性撕裂，多由专家进行手术。该手术技术难度较大，学习曲线较长。在未来的 5 年，其将有可能成为小和中等撕裂的标准治疗方法。但目前仅限于肩关节镜专家进行手术。

Matsen 保留三角肌入路可分离三角肌至肩峰前面，分离口的 1/2 跨过肩峰前表面。沿三角肌分离口抬起肩峰表面的骨膜，形成与分离口在一条直线上的内、外侧瓣，如有需要可在同一条直线上分离斜方肌。此时，包含了三角肌-骨膜-斜方肌的两瓣就被掀起了。该入路类似于髋的直接外侧入路，从骨骼上掀起了完整的筋膜-骨膜。在该入路下肩峰得以暴露，但是两瓣仍可得到边对边的闭合，而不减弱三角肌。该入路存在的问题是，肩峰这一区域的骨膜很薄，尤其是女性患者，可能易于撕裂。由于这个原因，在分离三角肌时需充分分离暴露肩锁关节。分离肩锁上韧带就像真正的 Matsen 保留三角肌入路中分离骨膜一样，但是肩锁上韧带厚度是骨膜的 5 倍，更易于修补。

如果撕裂太大，通过保留三角肌入路进行肩胛成形仍不能显示，则进行第 1 次延长，切除肩锁关节。从肩峰截取 1/3 骨骼，从锁骨截取 2/3 骨质，留一 1.5～2.0 cm 的缝隙，将脂肪垫从冈上肌肌腹上掀起，增加暴露范围。

如果还不能完全显示撕裂范围，可在撕裂的边缘保留缝线，伸展并旋转肱骨头观察是否可以显示整体撕裂(图 3-37-13)。如果还是无法完全显示撕裂范围，进行下一步延长，即剥离斜方肌，充分暴露冈上窝和冈上肌肌腹。

如果此时仍不能显示全部撕裂，专业的肩部医师可选择实施斜肩胛骨截骨或肌腱转位或加强。肌腱转位(三角肌瓣或背阔肌转位)的结果是改善肩部情况，Constant 评分(CS)由 30 分增至 60 分。另一种方法是切除肩胛冈的 Grammont 骨，其结果为肩袖得以良好显示，可以用小的锁定钢板再连接起来，在此不作赘述。

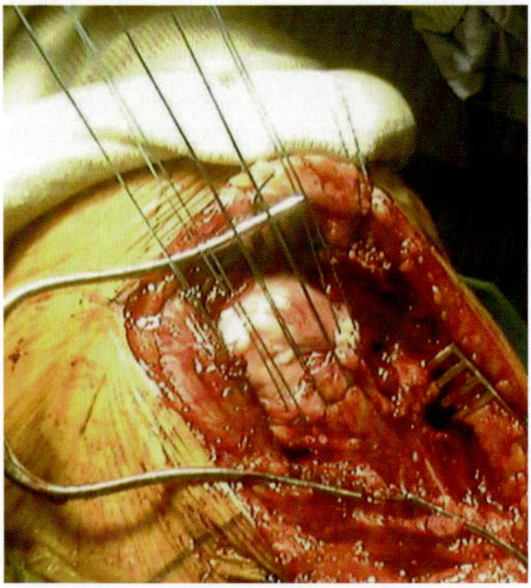

图 3-37-13 保留缝线的肩袖撕裂

三、挛缩松解

第 2 个技术目标是松解关节囊挛缩。现阶段,对撕裂的发展和模式的理解使手术过程从“大杂烩”转为可控的可预见。

小撕裂(<1 cm)不伴有任何挛缩,关节囊未达到足够回缩,因此不需要松解。

中等撕裂因存在僵硬,关节囊可能有足够的回缩。此时,挛缩程度与挛缩(冻结)肩的挛缩程度类似,需要进行同样的松解(沿着盂旁沟),也可以在关节镜下切开。

大的和巨大的撕裂,在撕裂的前面和后面有瘢痕形成。在前面有喙肱韧带收缩并牵拉前柱。在后面,交界区瘢痕在肩胛冈基底部形成。冈上肌和冈下肌之间的平面需要松解,但是应注意避免损伤相邻的肩胛上神经。

四、旋转成形术或边缘会聚

尽管所有的挛缩都得到了松解,大或巨大的慢性撕裂仍可能由于丧失肌腱组织导致整理好的肌腱边缘不能到达准备好的骨足印迹。一旦出现这种现象,替代的方法包括将撕裂前端捆绑到后面(边缘会聚)、实施肩袖间隙滑移(目前该方法被指责为低劣的方法)、实施旋转成形术,或者放弃直接修补的想法,转而进行增强或肌腱转位。

边缘会聚是关节镜手术首选的方法,因为此方法操作相对容易,而且对于并非从前到后的广泛撕裂而言,该方法也同样有效。但该方法不适用于两个方向都广泛撕裂的情况。

肩袖间隙滑移时,唯一留存的强有力的冈上肌附着部——前柱断裂,此时可将前柱重新附着于更靠后的部位,这样通过敞开缺损的前部使缺损后部关闭。实际上这种方法会使病变更严重,因为此时肱骨头会从前部缺损区滑出,肩袖功能减弱。

如果撕裂向两侧延伸,必须应用基本的整形外科技术来关闭缺损,这就是肩袖瓣(图 3-37-14)。必须保护残留的前柱及其附着处,如果撕裂为前 L 型,沿中央斜肌肌腱后部扩展,顺时针旋转肩袖来关闭缺损。如果缺损为后 L 型,在冈上肌与冈下肌之间扩展(通过交界处瘢痕),逆时针旋转肩袖来填充缺损。对于巨大撕裂,上述两种扩展都需要进行,对后肩袖的断端进行推进。

五、完全修复,消除最脆弱的连接

最终的手术目标是安全修补局部骨皮质和大结节的出血表面,获得尽可能大的足印区,以恢复生物学连接。多数外科医师采用双排技术,以使肌腱附着于尽可能大的足印区。双排关节镜修补技术首先由 DeBeer 在开普敦提出(2002)。但是,最先出现的是切开双排修补技术。在 1992 年之前,双排修补技术是切开修补术中经常应用的技术,1997 年在教科书中阐述了该技术的具体操作方法(图 3-37-15,Bunker 和 Schranz:骨科手术的挑战,肩部)。双排修补技术包括

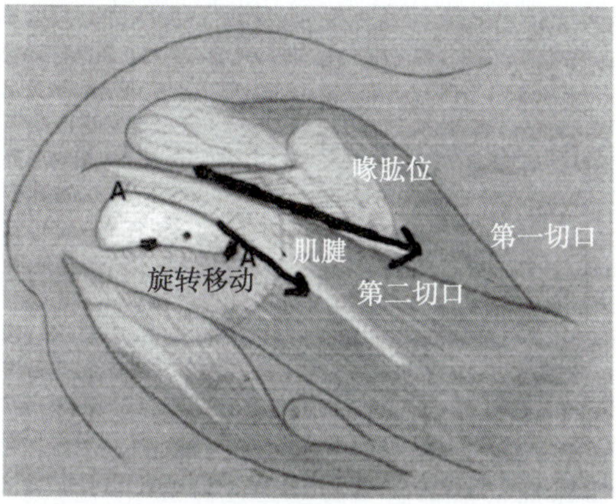

图 3-37-14　在中央斜肌腱后方进行扩展，将 A 旋转移动至 A

将肩袖附着于去皮质的结节两极。通过缝合肩袖，应用缝合桥等技术连接近排和远排，双排修补更为安全(图 3-37-16)。

任何将肌腱连接到骨骼上的方法都有可能在连接链薄弱的地方分开。肩袖修补中有 5 个连接点：肌腱至缝线、缝线本身、打结、缝线连接到锚钉处、锚至骨骼处。

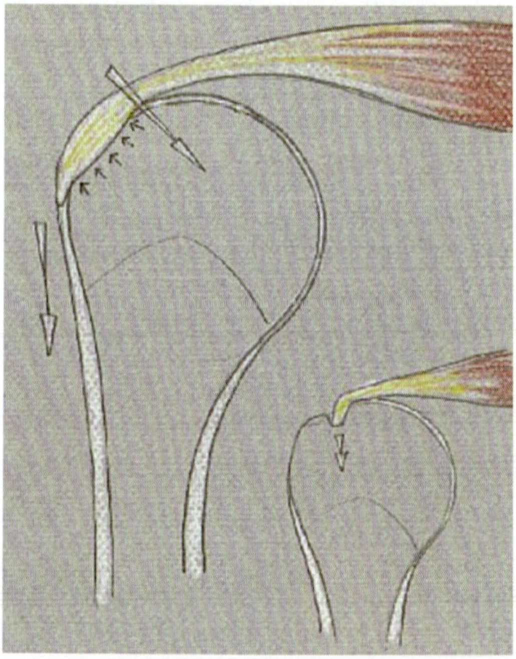

图 3-37-15　双排修补比单排修复更结实，足印区更大

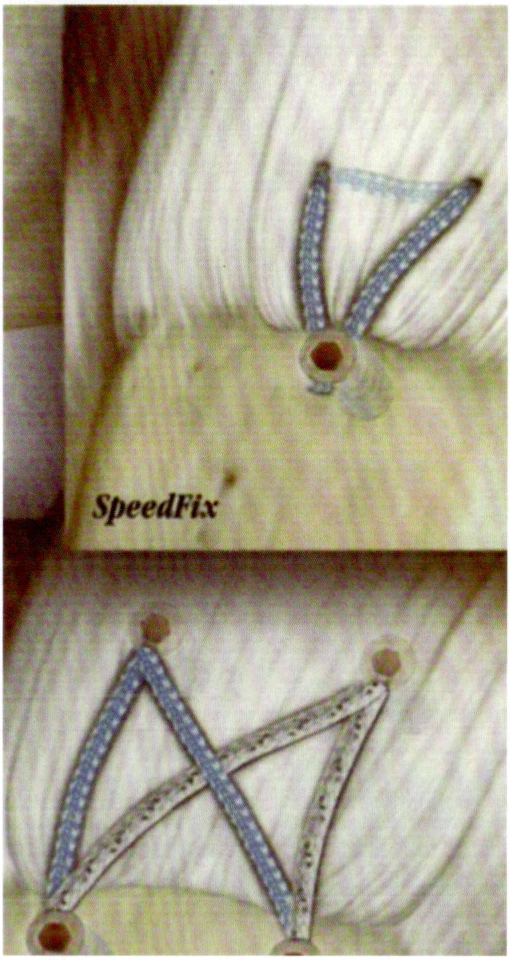

图 3-37-16　缝线桥技术

有很多加固上述连接的方法来避免手术失败。有些薄弱点是外科医师可控的，但是肌腱的质量和骨骼的质量并不是医师所能控制的。

(一)缝线-肌腱接合部

经过手外科医师几代人数十年的努力，抓握核心缝合技术成为屈肌腱修补采用的方法。Gerber 和 Schneeberger 的研究结果显示，在承受简单缝合切出的应力作用之下，抓握缝合仍然是安全的。他们发现，最好的抓握缝合技术是 Mason Allen 抓握缝合技术，其次是改良的 Kessler 技术。在关节镜下实施抓握缝合极其困难，经验丰富的肩关节外科医师看到关节镜手术先驱应用简单缝合技术实施肩袖修补，发现简单缝合在切开修复术中是失败的。然而，White 和 Bunker 的研究结果显示，这个界面的强度可能与过线的数量而非过线的方式成正比。因此，双褥式缝合（4 个过线）和 Mason-Allen 缝合（3 个过线）一样结实。Mason-Allen 缝合在进行切开修复时简单而快速，目前仍是金标准。

（二）缝合

缝合的质量依赖于所用的材料，缝线是单线还是编线，以及缝线的粗细。在理论上，可以应用粗的缝线来提高缝合质量，这样缝线的断裂应力远高于原始肌腱，但是缝线越粗越难以打结，因此需要综合考虑。较 2 号缝线更粗的缝线都难以打结。近年来，缝线材料已经有了新的突破，新型缝线如 Orthocord 和 Firewire 几乎不会断裂。

（三）打结

结的断裂应力是其本身缝合线的 1/2，很明显，这是一个薄弱环节。结依赖缝合两端的摩擦力，一端为桩，另一端为环。通过交替半结时换柱，以及增加半结的数量可增加摩擦力。外科医师打的结是最结实的结，较任何式样的滑动结更结实。

因为打结是一个薄弱环节，外科医师尝试用无结技术来尽量减少打结，这些技术包括应用空心锚钉将结放入锚钉里。

（四）缝线到锚钉

缝线通过一个小孔连接到锚钉。这个小孔确实是个问题，早期小孔被钻在或者加工在具有锐利金属缘的锚钉上，但锐利的边缘常常会切割缝线。Gerber 和 Schneeberger 模拟关节镜下修补，发现最薄弱处总是在小孔处。目前，已经制造出更好的锚钉和不会断裂的超级缝线，已经消除了小孔的问题。

（五）锚钉

McLaughlin 和 Neer 等先驱最初在提出肩袖修补这一技术时曾描述过应用骨隧道将缝线固定在骨骼上，因为在当时别无选择。目前，可用缝线锚钉和缝线螺钉。1 cm 长的骨隧道不能负荷 16 N 的力量，而缝线锚钉却需要 280 N 的力量才可以拔出。锚钉固定效果不仅结实，而且应用更加简单快捷。但由于锚钉价格昂贵，骨隧道仍有应用。Gerber 曾尝试过应用钛板来增强缝线，从而克服骨隧道的薄弱。Bunker 也曾应用干骺端螺丝或杆，其拉出力为 900 N。在过去的 10 余年中，相对于其他环节而言，锚钉更加安全，未发现失败。但新一代超强缝线的出现克服了最薄弱的环节，而锚钉拉出导致的故障已有报道。

六、肩袖修补的结果

Panacryl 对肩袖修补技术的效果给出了最诚实的褒奖。这是一项来自英国的多中心前瞻性控制性肩袖修补研究，该研究对来自 15 个研究中心的 159 例患者进行了回顾性分析。其中，对 17％的小撕裂进行边对边缝合，对 83％的撕裂应用改良 Mason-Allen 缝合技术进行缝合。分析术前、术后 6 个月和 1 年的 Constant 评分。在随访过程中，由经验丰富的会诊超声医师进行实时动态超声检查。

术后 6 个月时，患者的 Constant 疼痛评分从术前的 6 分提高到 12 分，15 分为完全无痛，总体 Constant 评分从 46 分提高到 66 分，总 Constant 评分为 100 分。

术后 6 个月，再撕裂率为 26％，其中小于 5 cm 的撕裂发生再撕裂率为 15％，巨大撕裂发生再撕裂率为 51％。尽管再撕裂发生率较高，但手术仍然获得良好的效果，Constant 评分多数指标有显著改善，包括疼痛评分和总评分。

第 6 节　肩胛下肌修补

前肩袖撕裂远远少于常见的后上肩袖

撕裂，其常发生于老年患者，继发于一过性或锁定性脱位，但也会继发于滑车损伤扩展或肱二头肌向内脱位。从上方入路几乎不能修补肩胛下肌撕裂。术前必须先进行MRI检查来评估肌腹的废用度和脂肪萎缩情况，如果肌腹明显废用且脂肪萎缩，进行修补的意义不大。

手术入路应采用标准三角肌胸大肌入路。进入肩部后可发现，肩胛下肌腱常常已经回缩到联合腱下方，这意味着应识别肌皮神经，并进行预钻孔喙突截骨。随后对肩胛下肌进行360°全方位松解，注意避免损伤臂丛的后束，臂丛后束粘连在肩胛下肌的前表面，离肩胛下肌的距离总是比医师预料的近。现在小结节已经去皮质，可对活动的肌腱进行双排修复，修复技术和前述冈上肌修复方法一样。

肩胛下肌撕裂总是伴随肱二头肌肌腱损伤，需要在肱二头肌起始处切断肌腱，并在关节外进行肌腱固定。

第 7 节　肌腱转位

一、胸大肌转位

转位是一种适用于不能手术治疗的肩胛下肌撕裂，是一种非手术治疗方法。手术的目的是应用周围可覆盖缺损的肌腱单位来替代缺失的肩胛下肌，以此覆盖肱骨，增加内旋力量。胸大肌的胸骨头可满足这些要求。

手术入路采用标准三角肌胸大肌入路。将胸大肌联合头或仅胸骨头从其肱骨干附着部取下，转位覆盖前部缺损，应用缝线锚钉固定在准备好的小结节上。在理论上，应用胸骨头并将其通过联合腱下方，这样能够更准确地恢复肩胛下肌的拉力线，但操作难度较大，必须更加小心地识别和保护肌皮神经。

早期研究结果显示，转位是不能手术的肩胛下肌撕裂可选择的治疗方法。

二、背阔肌转位

巨大后上肩袖撕裂初次修复十分困难，且康复期长，再撕裂发生率高。由此提出了一个问题：是否有替代的手术方法来解决这种情况导致的疼痛和无力？长期以来，背阔肌转位应用于臂丛麻痹的患儿，手术名称为L'Episopo手术。对于 C_5 臂丛麻痹（导致肩胛上神经麻痹）的患儿，背阔肌转位的疗效较好，可使肩部外旋。在临床上，应用背阔肌转位治疗巨大肩袖撕裂老年患者具有相同的效果。手术的目的是双重的，包括覆盖肱骨头避免向上半脱位及增加外旋力量。为了确保转位的成功，必须满足 2 个标准：第一是三角肌功能必须良好，第二是肩胛下肌完整。如果撕裂延至肩胛下肌，背阔肌转位手术的疗效将很差，此时不应该尝试这一手术。

在手术时，患者取侧卧位，便于从肩部的前方和后方进行手术。可采用单独的后切口或经典双切口入路。经标准上方入路到冈上肌，沿背阔肌外缘做主要切口。小心保护臂丛神经，其位于四边孔，识别背阔肌腱并追踪至肱骨附着处。桡神经和肱深血管走行于肌腱附着处深面，通过三边孔，必须保护好这些结构。小心松解肌腹，注意避免损伤神经血液供应。锁边缝合肌腱，在三角肌和肩峰下做一个隧道，这样肌腱可以从后切口通到前切口，附着于冈下肌附着部，或者有可能附着于肱骨大结节前部的冈上肌附着部。

在选择合适的患者，并由经验丰富的医师操作的情况下，背阔肌转位的早期临床疗效能得到保证，随着时间的延长将会验证这项技术被接受的情况。

第8节 总 结

手术医师对肩袖疾病的认识刚起步，这是得益于对冈上肌腱准确的解剖、对这种疾病病因理解的新进展，以及超声、MRI 和关节镜等技术的发展。目前，正逐步认识到肩袖功能不良和撕裂的自然病史、肩袖撕裂和关节囊挛缩的模式。手术原理和技术目标已经了解，手术技术已开始应用于临床。此外，手术操作十分困难，患者存在疼痛，恢复效果达不到理疗师的要求。对于这种极其常见，又完全失去能力的肩部退行性病变，要解决所有的问题，还有很长的路要走。

参考文献

[1] Nakajima F. Histological and biomechanical characteristics of the supraspinatus tendon. J Shoulder Elbow Surg，1994，3：79-87.

[2] Urwin M，Symmons D，Allison T. Estimating the burden of musculoskeletal disease in the community. Ann Rheum Dis，1998，57：649-655.

[3] Bonger PM. Leader. BMJ，2001，322：64-65.

[4] Moseley H，Goldie I. The arterial pattern of the rotator cuff of the shoulder. J Bone Joint Surg Br，1963，45(B)：780-789.

[5] Walch G，Nove JL. Tears of the supraspinatus tendon associated with hidden lesions of the rotator interval. J Shoulder Elbow Surg，1994，3：353-360.

[6] Gerber C，Hersche O，Forra A. Isolated rupture of subscapularis. J Bone Joint Surg Br，1996，78：1015-1023.

[7] Neer C. Anterior acromioplasty for chronic impingement lesions of the shoulder. J Bone Joint Surg Br(A)，1972，54：41-50.

[8] Neer C. Impingement lesions. Clin Orthop，1983，173：70-77.

[9] Nicholson GP，Goodman DA，Flatow EL，et al. The acromion：morphological and age related changes. J Shoulder Elbow Surg，1996，5：1-11.

[10] Edelson JG，Taitz C. Anatomy of the coracoacromial arch. J Bone Joint Surg Br，1992，74(B)：589-594.

[11] Wang JC，Shapiro MS. Changes in acromial morphology with age. J Shoulder Elbow Surg，1997，6：55-59.

[12] Hyvonen P，Lohi S. Open acromioplasty does not prevent the progression of an impingement syndrome to a tear. J Bone Joint Surg Br，1998，80：813-816.

[13] Bunker T，Esler C，Leach W. Rotator cuff tear of the hip. J Bone Joint Surg Br，1997，79B：618-620.

[14] Shah NN，Bayliss NC，Malcolm A. Shape of the acromion：congenital or aquired? J Shoulder Elbow Surg，2001，10：309-316.

[15] Codman EA. The shoulder. Boston：Thomas Todd，1934，

[16] Ozaki J，Fujimoto S，Nakagawa Y. et al. Recalcitrant chronic adhesive capsulitis of the shoulder. J Bone Joint Surg Br，1989，71A：1511-1515.

[17] Budoff J，Nirschl R. Debridement of partial thickness tears. J Bone Joint Surg Am，1998，80：733-748.

[18] DePalma AF. Surgery of the shoulder. Philidelphia：J. B. Lipincott，1973.

[19] Ozaki J，Fujimoto S，Nakagawa Y，et al. Tears of the rotator cuff associated with pathological changes in the acromion. J Bone Joint Surg Br，1988，70A：1224-1230.

[20] Sher U. Abnormal findings on MRI of asymptomatic shoulders. J Bone Joint Surg Br，1995，77A：10-15.

[21] Frost P，Andersen JH. Occupational factors in shoulder pain. Occup Environ Med，1999，56：494-498.

[22] Walch G，Boileau P. Impingement of the deep surface of the supraspinatus tendon. J Shoulder Elbow Surg，1992，1：238-245.

[23] Habermeyer，Anterosuperior impingement.

Presented at SECEC 2001.

[24] Uhtoff H, Loehr J. The pathogenesis of rotator cuff tears. Proceedings of the 3rd International Conference on Surgey of the Shoulder, 1986 Oct 27; Fukuora, Japan, 1986.

[25] Cyriax J. Textbook of orthopaedic medicine. London: Bailliere, 1982.

[26] Kolbel R. The bow test for subacromial impingement. J Shoulder Elbow Surg, 1994, 3: 254-255.

[27] MacDonald PB, Clark P, Sutherland K. Impingement signs. J Shoulder Elbow Surg, 2000, 9(4): 299-301.

[28] Hertel R, Ballmer FT, Lambert S. et al. Lag signs in the diagnosis of rotator cuff rupture. J Shoulder Elbow Surg, 1996, 5: 307-313.

[29] Teefey SA, Middleton WD, Yamaguchi K. Ultrasonography of the rotator cuff. J Bone Joint Surg Br, 2000, 82: 498-504.

[30] Ellman H, Kay S, Wirth M. Arthroscopic treatment of rotator cuff. Arthroscopy, 1993, 9: 195-200.

[31] Gleyze P, Thomazeau H, Flurin PH, et al. Arthroscopic rotator cuff repair. Rev Chir Orth, 2000, 86: 566-574.

[32] Matsen FA. In Rockwood CA, Matsen FA editors. The shoulder. Philidelphia: WB Saunders, 1998. 668.

[33] Ha'eri GB, Wiley AM. An extensile exposure for subacromial derangements. Can J Surg, 1980, 23(5): 458-461.

[34] Gerber C, Schneeberger AG, Beck M, et al. Mechanical strength of repairs of the rotator cuff. J Bone Joint Surg Br, 1994, 76: 371-380.

[35] McLaughlin H. Lesions of the musculotendinous cuff of the shoulder. J Bone Joint Surg Br, 1944, 26: 31-51.

[36] Barber F, Herbert M, Click JN. Update on internal fixation strength. Arthroscopy, 1997, 13: 355-362.

[37] Panacryl study. Presented at SECEC 2001.

[38] Al-Shawi A, Badge R, Bunker T. The detection of full thickness rotator cuff tears using ultrasound. J Bone Joint Surg Br, 2008, 90(7): 889-892.

[39] Middleton WD, Teefey SA, Yamaguchi K. Sonography of the rotator cuff: Analysis of interobserver error. AJR Am J Roentgenol, 2004, 183(5): 1465-1468.

[40] Nakagaki K, Ozaki J, Tomita Y, et al. Fatty degeneration in supraspinatus after rotator cuff tear. J Shoulder Elbow Surg, 1996, 5(3): 194-200.

[41] Teefey SA, Middleton WD, Payne WT, et al. Detection and measurement of rotator cuff tears: analysis of diagnostic errors. AJR Am J Roentgenol, 2005, 184(6): 1768-1773.

第 38 章　肩袖部分撕裂

第 38 章 肩袖部分撕裂

Antonio Cartucho

摘要 肩袖部分撕裂是一种重要的肩袖病理改变，主要发生于冈上肌肌腱。最近一项应用关节镜对肩胛下肌进行的更为彻底的评估使得我们能更好地理解冈上肌肌腱在肩前痛和肱二头肌不稳定中可能的作用。

冈上肌解剖足印有着特殊的显微解剖结构，使肌腱内部产生不同的剪切力。

上肢带骨伴随适应性反应的机械损伤，炎性变化和肱二头肌长头损害将引起相关的肩部症状。

有症状的患者肩袖撕裂进展较多见，仅有不到 10％的病例可复原。

随着撕裂的进展，可能无法通过非手术治疗获得临床治愈。

是否进行手术治疗取决于撕裂的类型、患者的年龄、活动级别、疼痛和功能障碍程度。

关键词 肩关节镜 · 肩袖 · 部分撕裂

第 1 节 概 述

肩袖部分撕裂并不少见，主要发生在冈上肌肌腱，有时可能延伸至冈下肌。很少有冈下肌和小圆肌肌腱的孤立损伤。在为数不多的尸体研究中，肩胛下肌肌腱孤立性撕裂的发生率是 30％[52]。肩袖部分破裂通常发生在 60 岁以前，其是导致肩部无法解释的疼痛的因素，并给患者造成相当程度的活动不便。

第 2 节 冈上肌足印解剖

一、大体解剖

为了对肩袖部分撕裂进行分类和分级，必须了解冈上肌在肱骨上附着处的特征。冈上肌附着处的平均前后径是 25 mm。肩袖间隙处由上至下的平均厚度是 11.6 mm，腱中部的平均厚度是 12.1 mm，后缘的平均厚度是 12 mm，关节软骨边缘腱骨止点处的距离为 1.5～1.9 mm，平均为 1.7 mm。这就是说，关节软骨缘外侧暴露侧骨质超过 7 mm 的关节侧部分撕裂应当被认为是较重的撕裂，接近肌腱实质厚度的 50％[51]。

浅表部肌腱纤维纵向走行，而深部纤维斜向走行。冈上肌肌腱和冈下肌肌腱在大结节附着点近端约 15 mm 处融合。在这一区域他们不是 2 条独立的肌腱，不能被钝性分离[9]。与冈上肌直接相连的是喙肱韧带的深支，垂直走行，位于冈上肌肌腱的深部，

A. Cartucho
Orthopaedic Department, Hospital Cuf Descobertas, Lisbon, Portugal
e-mail: a. cartucho@netcabo. pt

G. Bentley (ed.), *European Surgical Orthopaedics and Traumatology*,
DOI 10.1007/978-3-642-34746-7_45, © EFORT 2014

但在关节囊的浅层。

二、显微解剖

肩袖的肌腱主要由水(55%净重)和Ⅰ型胶原蛋白(85%干重)组成。其他成分包括其他类型的胶原蛋白(Ⅲ型和Ⅻ型)、前列腺素、糖胺多糖、弹性蛋白和成纤维细胞。肩袖肌腱的胶原束在肱骨头上汇合形成一个罩[40]。

在大结节冈上肌肌腱和冈下肌肌腱止点附近,有一个5层结构的复合体,其密度、胶原构成和相关成分不尽相同。第1层是喙肱韧带浅层。第2层是肌腱复合体的主要部分,有大的致密的腱束。第3层同样密实,但是有较小的腱束,且其走行方向不一致。第4层是疏松结缔组织,有走行方向和主要腱束方向垂直的粗胶原纤维。这一层包括了喙肱韧带深层。第5层是真正的关节囊。腱内的胶原蛋白纤维密度和方向的变化可能在主动活动时在层内产生剪切力并造成实质内撕裂[22,58]。

三、肩袖血液供应

肩袖由腋动脉的不同分支供应血液。肩袖肌腱并没有被一个真正的滑膜鞘或腱周组织包围[5]。由上述分支发出更小的分支,通过骨膜,穿过腱腹交界区,以及通过上方覆盖的滑囊,为肩袖提供血液供应。在冈上肌肌腱大结节止点1 cm内,有一个“关键区”[45]。在这一区域,上臂的位置能影响原已贫乏的血液供应,肩外展时冈上肌肌腱被压向肱骨头,挤压该“关键区”内的血管[50]。冈上肌肌腱滑囊表面的血液供应比对应的关节侧的血液供应更丰富[38]。

肩袖的血液供应尽管在有的区域不够丰富,但这种血液供应模式足够满足正常肩袖的代谢需要,暂未发现低灌注的组织学证据[7]。因此,“关键区”的真实存在及其与肩袖病理变化的相关意义如何,仍存有疑问。

组织学、免疫组化和术中多普勒超声分析报告了“关键区”出现相对高灌注的病例[17,28]。在这些病例中,相对高灌注的出现被认为是源自损伤导致的滑膜下层增生。

第3节 局部生物力学

肩袖/被囊复合体内由浅至深纤维方向的变化影响肩袖部分撕裂的生物力学特性。经证实,冈上肌肌腱的滑囊侧同其关节侧相比,具有更低的弹性模量、更高的极限应变和极限应力。这一发现提示冈上肌肌腱的关节侧在张力下更易发生机械性损伤。关节侧撕裂的报道较多[59]。

滑囊侧层主要由能在拉伸负荷中延长并能抵抗破裂的腱束构成,而关节侧层是腱、韧带和关节囊的复合体,不易被拉伸,容易撕裂。这说明腱内分层是由冈上肌肌腱内不同的剪切力引起的。

另外,在模拟冈上肌肌腱部分撕裂时,肌腱剩余部分的张力会增大。这显示出冈上肌肌腱的5层复合体的相互联系,并有助于解释为哪部分撕裂能发展为巨大的全层撕裂[4]。其他研究结果也支持部分撕裂可能在横断面扩展的观点,尤其是撕裂厚度>50%的部分撕裂。从生物力学角度来看,厚度超过50%的滑囊侧撕裂应引起外科医师的更多关注。有研究结果表明,撕裂在横断面前后方向扩展[54]。

肩袖部分撕裂打破了肩部和盂肱关节的力量平衡,特别是导致手臂抬高力矩受损。这一动力不稳定将进一步导致肩关节的结构性损害,加重初始损伤。

第4节 定义和分类

部分撕裂被认为是明确的肌腱纤维的

断裂，而不是简单的表面磨损、粗糙化或软化。对于撕裂程度，通过涉及肌腱的撕裂深度定义比通过撕裂区域定义更好。冈上肌肌腱部分撕裂有3个亚型：

1. 局限于肌腱滑囊表面的滑囊侧撕裂(bursal-side tear，BT)。

2. 肌腱内的腱内撕裂(intratendinous tear，IT)。

3. 出现于肌腱毗邻关节一侧的关节侧撕裂(joint-side tear，JT)。

Ellman[13]提出了一种包括部分撕裂位置和延伸程度的分类方法，无论撕裂位置是毗邻于关节还是滑囊表面，或是在肌腱内，均依据关节镜下探针辅助检查测得的深度来定义级别。

Ⅰ级撕裂深度<3 mm。

Ⅱ级撕裂深度为3～6 mm。

Ⅲ级肌腱受损的厚度超过1/2。

最近，对于肌腱附着处关节侧部分撕裂的初始状态，Habermeyer[25]描述了一种基于额状面和矢状面的二维分级方法。在矢状面有3种类型的撕裂。

A型撕裂：喙肱韧带延续至冈上肌肌腱内侧缘的撕裂。

B型撕裂：新月区内的孤立性撕裂。

C型撕裂：由滑车外侧界经过冈上肌肌腱内侧缘，到达新月区的撕裂。

这一分型完善了Snyder和Ellman[56]分型对肌腱附着点，尤其是在肌腱附着点边缘、肩袖索或在新月区内的撕裂定位缺乏解剖标志的问题。

按照Lafosse的分类方法，肩胛下肌肌腱部分撕裂可分成3种不同类型[36]：

Ⅰ型：部分上1/3。

Ⅱ型：全部上1/3。

Ⅲ型：全部上2/3。

第5节　发生率

冈上肌部分撕裂的发生率很难获得，因为大部分损伤只能在关节镜检查中确诊，MRI检查可能在无症状个体中发现部分撕裂[55]。相关尸体研究发现，部分撕裂比全层撕裂更多见[63]。在部分撕裂的3种子类型中，关节侧撕裂是滑囊侧撕裂的2～3倍。腱内撕裂较少见，在Fukuda等[16,18]报道的病例中，该型撕裂占7.9%～13.6%。既往多数早期文献中没有包括肌腱内损伤。在已出版的文献中明显缺乏腱内撕裂报告的原因是因为其诊断困难[19,33,44,48]。

有学者报道，肩胛下肌腱部分撕裂的发生率>30%[30,52]。这促使很多医师在关节镜检查中对肩胛下肌腱进行更为仔细的评估，以明确肩胛下肌腱在诱发肩前痛和肱二头肌不稳定的可能作用。

第6节　发病机制

肩袖肌腱病变可能继发于多种因素。内外因素联合作用是肩袖病理发展的原因。肌腱内的病理性改变会导致拉伸力下降而导致易于撕裂[26]。内部的肌腱病变和(或)由肩袖血液供应变化或与老化相关的代谢改变引起的末端病变，都可能导致退行性撕裂。外在因素则是通过骨性撞击压迫肌腱或直接加压，对肩袖造成损伤。

近来的研究发现，冈上肌肌腱下表面和后上肩胛盂之间的重复相互作用引起的后上撞击会引起关节侧部分撕裂[59]。

受损肌腱出现炎性改变。氧化应激、组织重塑和细胞凋亡都是这一病理过程的重要部分[28]。

肩袖病理改变造成的动力调整控制的缺失，进一步导致在局部和更广泛范围内出现众多的适应性变化。通过与其他肌腱区域的连接而增加的有效力矩，会造成其他肌腱区域负荷过重[37]。在很大程度上，会导致肩部肌肉启动模式的改变，即斜方肌上部运动异常，以及抬高手臂时肩胛骨运动幅度加大[43]。

正常肩部动力的缺失，不仅对受损肌腱产生应力，而且对所有肩袖肌腱和肩胛骨肌肉都会产生更进一步的应力[48]。这可能会导致结构损伤、功能问题和临床症状的进一步恶化。

所有这些炎性、退行性、机械性因素促成了肩袖部分撕裂的发生、稳定、蔓延和恶化的过程(图 3-38-1)。

第 7 节 自然病史

确定肩袖部分撕裂的自然发展病史对于治疗方法的选择至关重要。依据不同年龄的解剖学表现，发现 40 岁以下的退变性肩袖撕裂非常少见，随着年龄的增加，肩袖撕裂的患病率和延伸程度均有所增加。肩袖部分撕裂通常发生在 60 岁，全层撕裂通常发生在 70 岁，多肌腱受累通常好发于老年患者[2]。上述文献数据支持退变性肩袖病理进展的临床经验。

肩袖部分撕裂患者并非全有临床症状，但是超过 50%的患者在发病数年后会出现

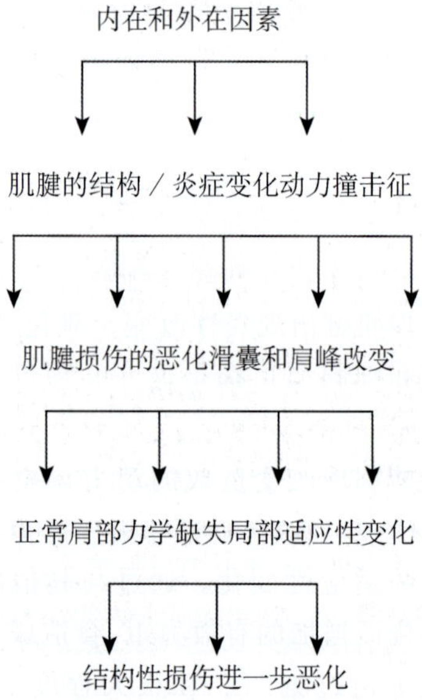

图 3-38-1 **肩袖部分撕裂的蔓延和恶化**

临床症状，尤其是在对侧同时存在临床症状的情况下[63]。

尽管解剖学损伤并不与临床表现直接相关，但是出现临床症状的患者肩袖撕裂进展更普遍。此外，有临床症状的患者中有 1/2 病情未进展。疼痛与肩峰下滑囊炎以及肱二头肌长头肌腱病变关联性大，而与非撕裂的尺寸或位置关联性小[65]。

从临床症状和组织学方面看，除了在极少数情况下，肩袖部分撕裂的自发愈合的可能性不大。撕裂的肌腱在愈合过程中，受诸多负面因素的限制，包括老化、肌肉收缩引起的撕裂分离、手臂的重量、血液供应低、炎性改变、氧化应激、细胞凋亡增加、肌腱内的剪切力及肩峰下撞击等。损害组织愈合的任何行为，如吸烟，都会以同样的方式造成肩袖疾病和低效的愈合反应[28]。

第 8 节 临床表现

对于无症状的肩袖撕裂的特征，如撕裂大小、位置及受累的肱二头肌肌腱和滑囊、盂肱关节渗出情况等，还没有足够的数据支持。无症状的肩袖撕裂通常局限于冈上肌肌腱，在年龄＜60 岁的研究对象中非常少见，但是其患病率随年龄增长而增加[44]。

肩袖疾病的症状和体征被分为 2 类。一类是随着肩胛带适应性变化的结构性破坏造成的机械性损伤表现，另一类是炎性改变和肱二头肌长头腱受累引起的表现。

疼痛尤其是夜间痛，最令人困扰。有证据表明，疼痛(程度)与肩峰下滑囊炎的程度呈比例变化，而与撕裂的深度或范围不呈比例变化[23]。撞击综合征、疼痛弧和普鲁卡因试验阳性是肌腱和滑囊炎性状态的结果。肌腱破裂的后果是肌萎缩、肌无力、动力控制缺失(“坠臂”征)、捻发音、斜方肌上部早期激活的肌肉活化模式改变及在初始 2/3 运动中肩胛骨抬高的肩部节律改

变[34,43]。对于肩袖病变患者，有差别的肩部肌肉激活模式可能在临床症状的有无中扮演着角色。无症状的肩袖病变患者的肩胛下肌放电增加，而有症状的肩袖病变的受试者继续依靠撕裂的肩袖肌腱和肩胛骨周围肌肉替代，最终结果是功能受损。肩胛骨对手臂抬高的作用增加可能允许在更高的水平发挥功能，被认为是一个积极的适应[34]。目前还不能确定上述效应的好坏，以设计出优化肩胛骨机械性能的康复方案。

Neer 试验和 Hawkins 试验(图 3-38-2)对肩峰下撞击综合征的敏感度高但特异度低，在确诊冈上肌腱或冈下肌腱撕裂时，Jobe 试验和“空罐”试验具有与 Patte 试验和屈肘 90°体侧外旋抗阻相同的特征[3]。

肩胛下肌的临床评定应当包括抬离试验[20]、压腹试验[21]、Napoleon 试验和熊抱试验[1]，以优化检出概率并预测肩胛下肌撕裂的大小。

抬离试验(图 3-38-3)是将患侧手放在背部(位置在腰椎中部)，要求患者内旋手臂将手抬离背部。如果患者不能将手臂抬离背部则为阳性。

压腹试验(图 3-38-4)是将患侧手臂放在体侧，屈肘 90°，让患者通过内旋肩关节将手掌压向腹部。评估和量化压向患者腹部的主动内旋力量的大小。如果与对侧肩关节比较有力弱表现则为阳性。

Napoleon 试验是压腹试验的变体，以 Napoleon Bonaparte 在肖像中放置手的位置将手放在腹部。如果患者将手压向腹部时手腕能平直则为阴性，如果患者压腹时手腕屈曲 90°则为阳性。

熊抱试验(图 3-38-5)是将受累侧手掌放在对侧肩膀上，保持肘部在身体前方。然后要求患者在医师垂直于前臂用力将患者的手掌拉离肩部时保持姿势(抗阻内旋)。如果患者不能保持手臂压在肩上则为阳性。

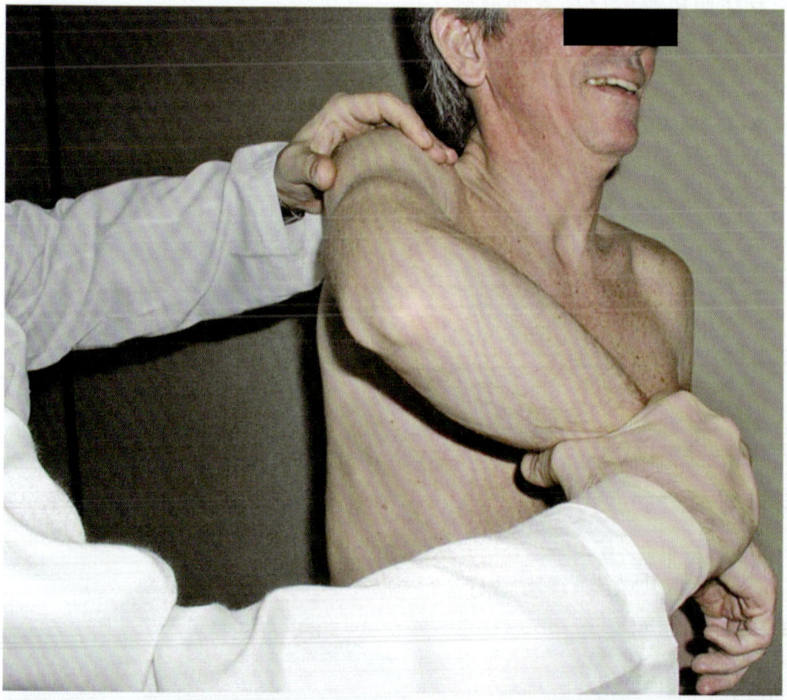

图 3-38-2　Hawkins 征

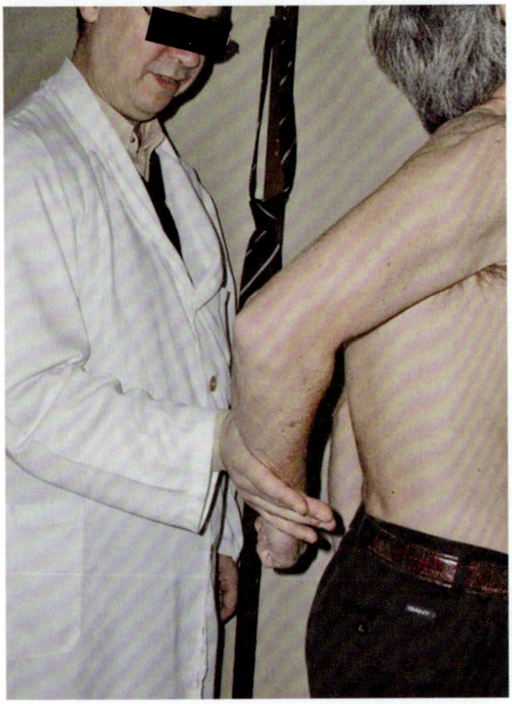

图 3-38-3 抬离试验

熊抱试验和压腹试验阳性均表明肩胛下肌至少撕裂 30%，而 Napolen 试验阳性意味着肩胛下肌撕裂已超过 50%。肩胛下肌至少 75%受累时抬离试验才会显示阳性。

第 9 节 影像诊断

尽管肩关节造影可用于诊断肩袖部分撕裂，但是临床上 MRI 和超声的使用最为普遍。肩关节造影能够对肩袖下表面的整体状况进行评估。然而其对诊断关节侧部分撕裂的价值尚不明确，准确率为 15%～83%。

近些年，超声技术有了实质性的改进，使用现代的高频探头能获得更高的空间分辨率和优秀的图像质量。最近有研究结果显示，超声检查和 MRI 在探测部分撕裂的准确性方面相当，仅在探测实质内破裂的敏感度上 MRI 略占优势[61]（图 3-38-6）。

在探测肩袖病理改变，尤其是部分撕裂方面，MRI 关节造影被认为更具优势[14,33]。超声扫描有别于 MRI，是一个动态检查过程，能让检查者重复扫描可疑部位。此外，同其他肌腱的关系及撞击继发征象的出现可帮助明确诊断。

对于可疑病例及涉及盂肱关节多重解剖结构损伤的病例应行 MRI 检查，如关节囊-盂唇复合体损伤。

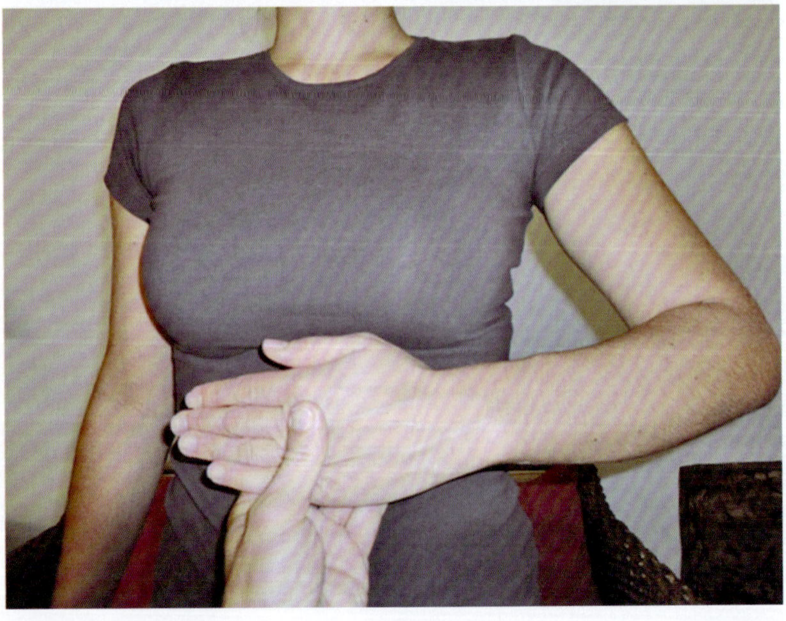

图 3-38-4 压腹试验

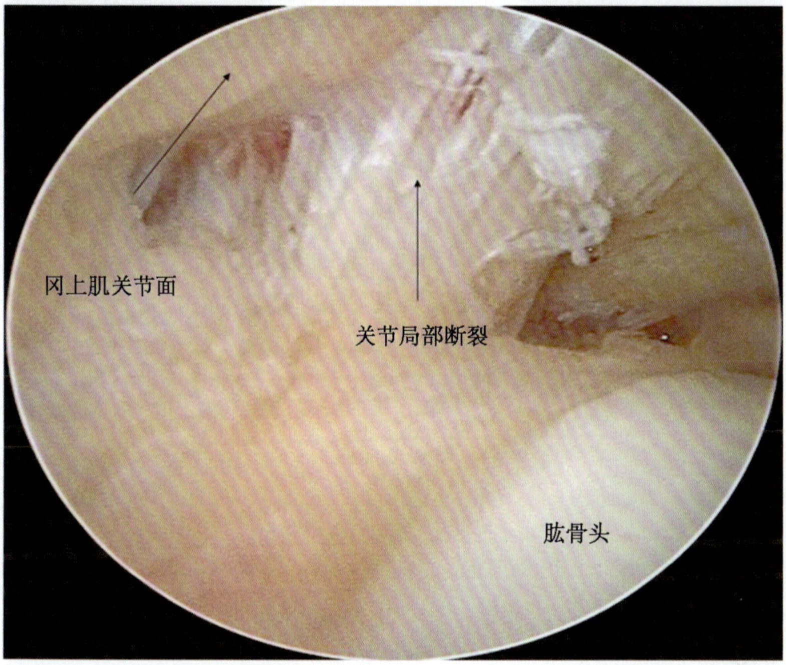

图 3-38-7　冈上肌肌腱的评定和清理

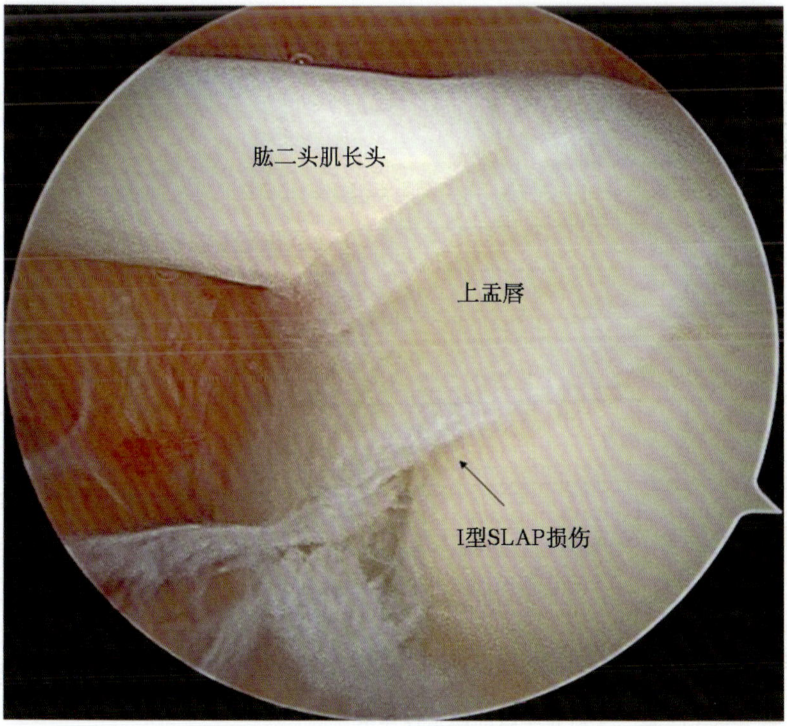

图 3-38-8　Snyder Ⅰ 型损伤

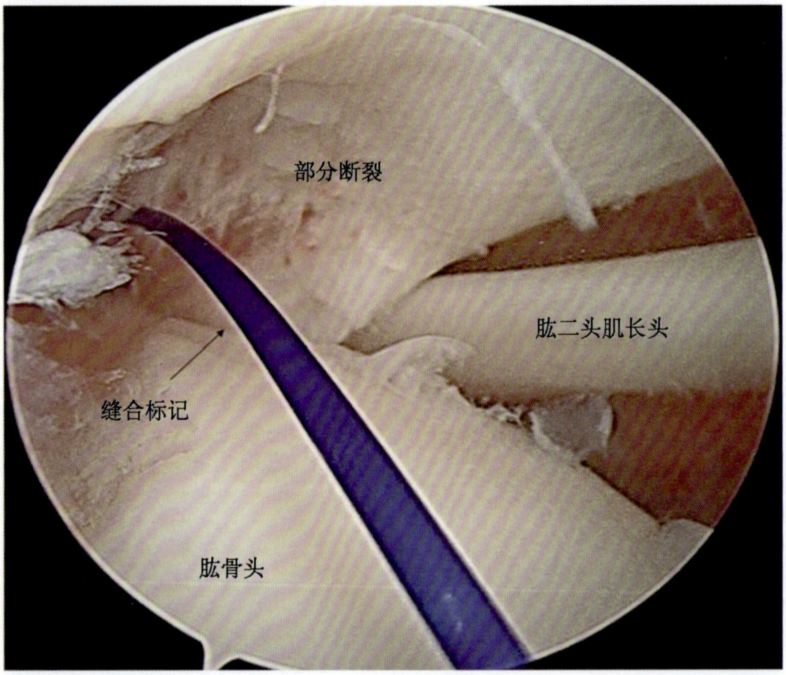

图 3-38-9 关节侧的缝合标记

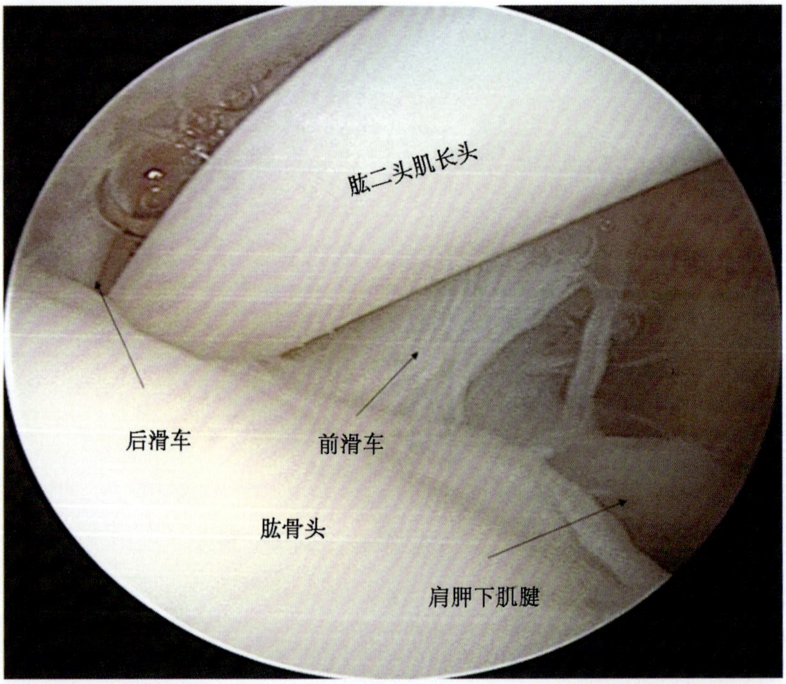

图 3-38-10 肱二头肌长头腱的稳定性评估

通过相同的后方入路将关节镜置于肩峰下间隙。小心完整地切除滑囊，确认标记缝线（图 3-38-11）。评估滑囊侧的肌腱，注意有无撞击综合征的间接征象，如喙肩弓的磨损（图 3-38-12）。

为诊断腱内撕裂情况，应当用探针进行触诊，评估组织的完整性，在可疑部位注入生理盐水加以确定。

此时，术者须根据自己的经验，依据撕裂类型，决定行全关节镜手术还是小切口手术或开放手术。

肩胛下肌肌腱和其在小结节上的足印区止点通过后方入路能清晰显示。将手臂置于外展内旋位，肩胛下肌附着处和足印区即能被观察到。

由于肩胛下肌肌腱和肱骨侧的盂肱上韧带/喙肱韧带复合体极为贴近，当肩胛下肌腱从小结节上分离时，盂肱上韧带/喙肱韧带复合体也会撕裂，但是其部分仍附着于肩胛下肌肌腱的外上角，由此产生了"逗号征"[29]。

此外，盂肱上韧带/喙肱韧带复合体的撕裂破坏了肱二头肌长头腱内侧悬吊结构，使长头腱容易发生半脱位（图 3-38-13）。通过内旋和外旋手臂能对稳定性进行动态评估。还应当评价肱二头肌长头腱的退变情况，将长头腱拉进关节内能估计长头腱部分撕裂的程度[30,36]。

（二）单独关节镜清理术

Budoff 等[8]评估了仅行关节镜清理术平均随访 58 个月的 79 例肩袖部分撕裂患者，肩关节的评分参照美国加州洛杉矶大学（University of California at los angeles，UCLA）功能评分标准，发现在仅行关节镜清理术的患者中，随访低于 5 年的患者效果为良好及优异的比例为 89%，随访超过 5 年的患者效果为良好及优异的比例则减少到 81%。

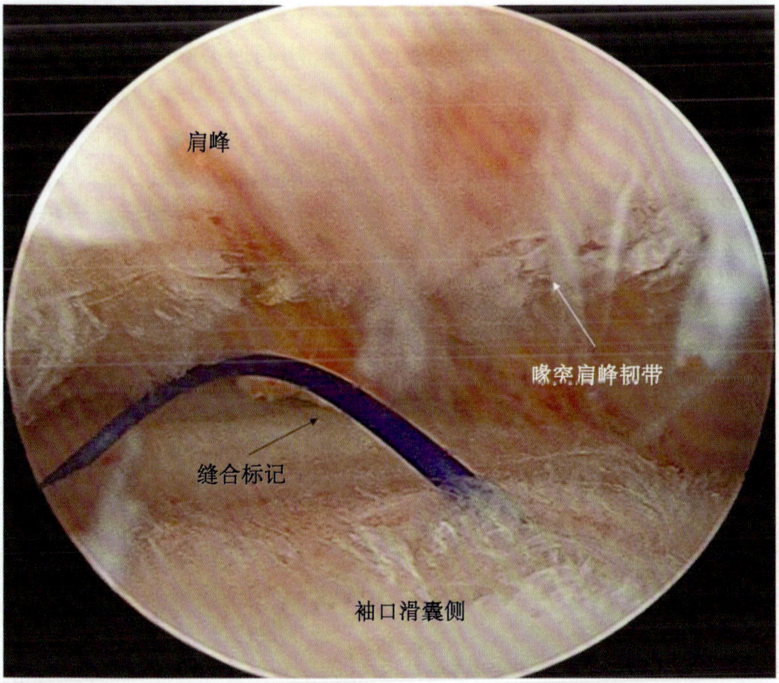

图 3-38-11　在滑囊侧确认标记缝线

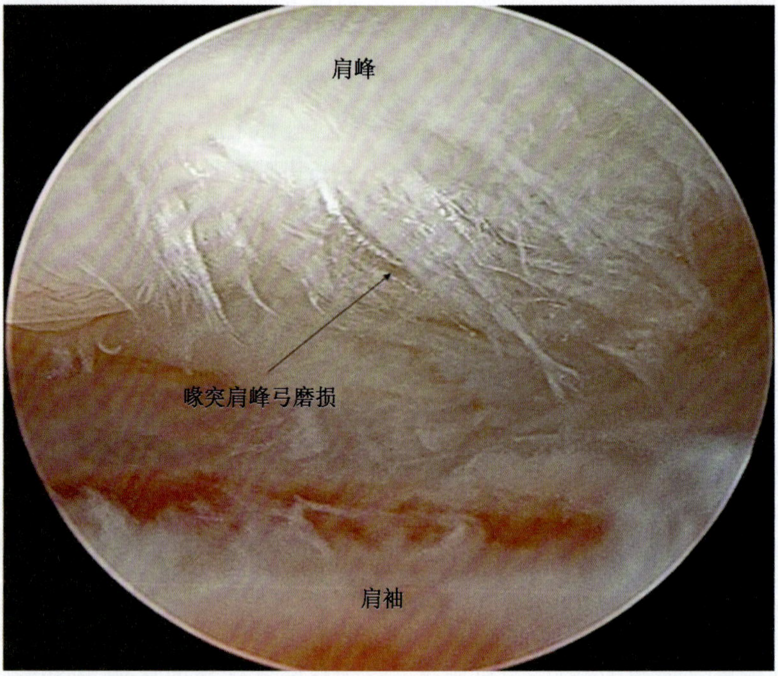

图 3-38-12 喙肩弓磨损

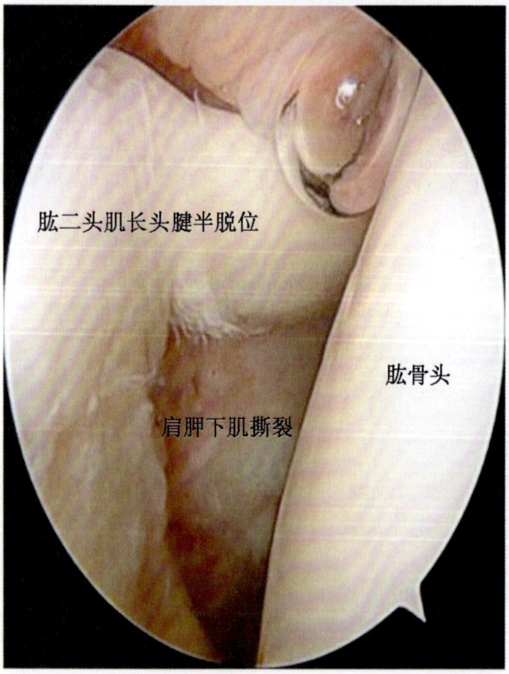

图 3-38-13 肱二头肌长头腱半脱位

(三)关节镜下清理术和肩峰下减压术

用高速磨钻清除肩峰或肩锁关节骨刺(同时计划),以达到喙肩韧带松解和肩峰下表面清理的目的,目前该技术已被一些学者推荐用于治疗由于外部肩袖撞击导致的关节侧或滑囊侧撕裂的高龄患者[46,53]。

Snyder 等[57]对接受清理和减压术治疗的 31 例部分撕裂患者的病历资料进行了回顾性分析,发现治疗效果为良好及优异的患者占 84%,其中有 13 例未行肩峰下减压术,因此,无论是否行减压术,治疗效果无明显差别。这一事实特别强调了受损肌腱造成的力学不平衡是影响预后的主要因素。

另一项研究评估了肩袖正常但有撞击综合征或肩袖部分撕裂的 162 例患者在关节镜下接受肩峰成形术和清理术的治疗效果[11]。发现<50%肌腱厚度的部分撕裂和没有撕裂的患者的治疗效果无差异。该研究还发现,滑囊侧撕裂 2 级的患者的失败率增加,甚至影响了<50%肌腱厚度的撕裂的治疗效果。

关节侧受累<50%的撕裂宜行关节镜清理术。应考虑患者的年龄、活动水平。对于滑囊侧 Ellman 分型 B2 型撕裂，应早期进行修复。如果有前方肩峰或肩锁关节骨刺，建议行肩峰下减压术。

(四)肩袖修复

哪些患者能从修复术中获益是治疗的关键，不同患者应当予以不同的治疗方法。对于冈上肌，一旦做出了修复的决定，另一个需要考虑的因素就是进行经肌腱修复还是去除残留组织来治疗全层撕裂。有学者认为，残留在邻近部位的肩袖组织的治疗效果往往较差，会增加术后疼痛和再撕裂的可能性[49]。此外，还需将一直径为 5 mm 的锚钉穿过残留组织，难以到达准确的位置。这一操作步骤需要关节内视野和肩峰下间隙进行，来应对肩袖过线(图 3-38-14)。之后，进入先前被清理的肩峰下间隙，收紧缝线并打结(图 3-38-15)。

Lomas 的尸体研究结果显示，对于冈上肌肌腱关节侧撕裂，经肌腱原位修复较全层撕裂修复在生物力学方面更具优势。如果术者决定将部分撕裂变为全层撕裂进行修复，须根据撕裂程度、组织质量和弹性来设计固定方式。如果使用单排技术修复，双负载锚钉的缝线要求以褥式或改良 Matsen-Allen 缝合的方式过线。如需获得更强的稳定性和更好的足印覆盖程度，应考虑双排或缝线桥技术(图 3-38-16)。前一种方法适用于肌腱质量差、不支持外侧缝合的情况。对于双排修复，内排锚钉被置于肩袖足印区的内侧缘，恰在关节面外侧，而外排锚钉被置于足印区的外侧缘。

对于滑囊侧撕裂，如果决定保留关节侧肩袖组织，缝合锚钉适当靠外放置是获得肌腱在足印区良好复位的方式(图 3-38-17)。

如果确诊为腱内撕裂，应从肩峰下间隙观察，在滑囊表面将肩袖打开。清除所有无活力的组织，注意避免破坏肩袖在关节面的附着部。通过前方辅助工作入口将 2 号不可吸收缝线用垂直褥式的方式由前至后穿过撕裂全长。

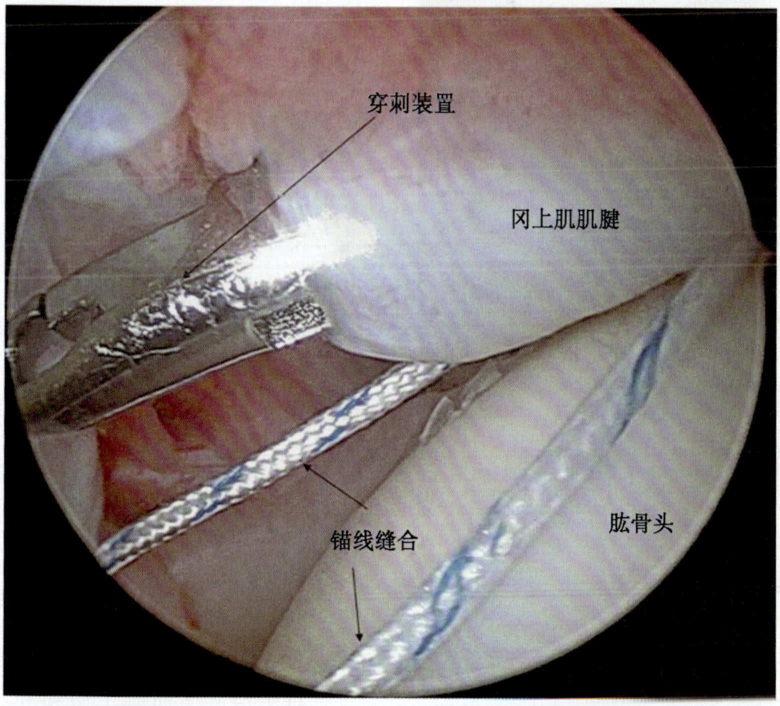

图 3-38-14　过线

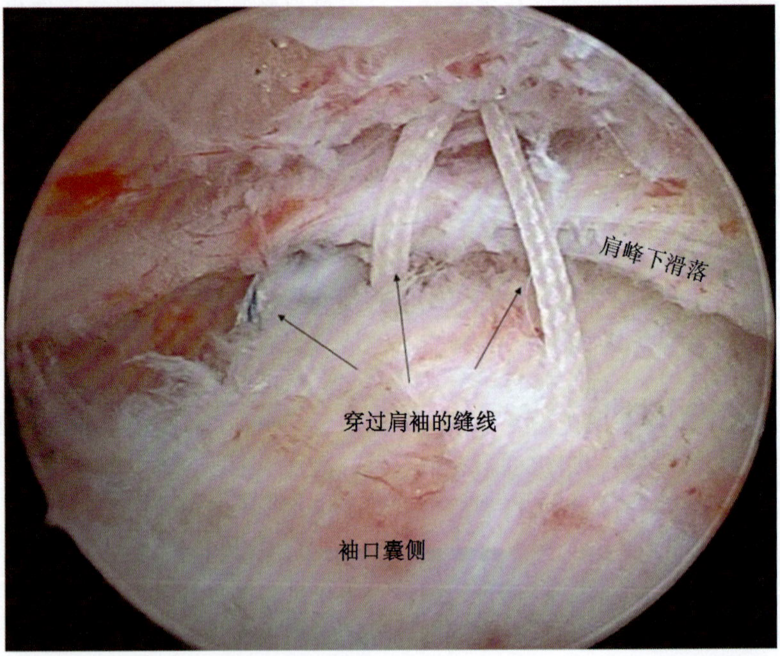

图 3-38-15 滑囊侧可见穿过的缝线

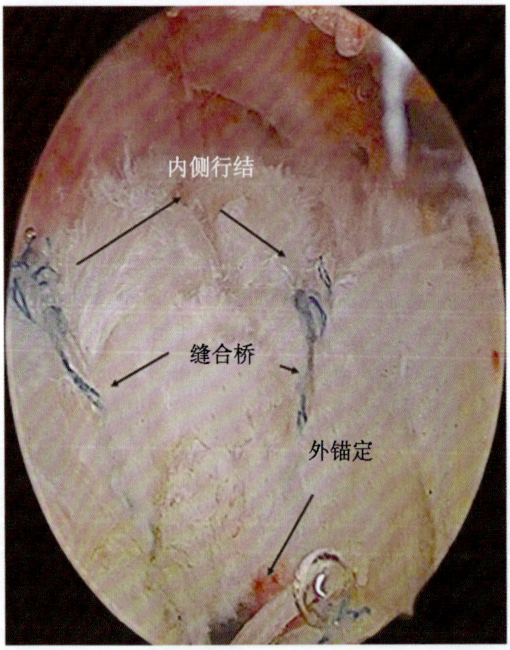

图 3-38-16 缝线桥技术

一些学者对冈上肌肌腱部分撕裂的手术治疗效果进行了报道[10,15,32,41,47,49,58,60]。Park 等[47]比较了肩袖部分撕裂和完全撕裂的关节镜修复效果，发现 93％的患者的治疗效果为良好或优异，95％的患者对疼痛减轻和功能恢复结果满意。因此对存在肩锁关节关节炎性改变的患者进行术前评估十分必要，考虑肩锁关节是否为疼痛的来源。Porat 等[49]对 51 例患者的病历资料进行了回顾性分析，随访 2 年以上，发现 83％的患者的治疗效果为优异或良好，他们推荐在全关节镜下修复全层撕裂。

对于肩胛下肌，手术入路可采用开放性或关节镜下。开放手术首选三角肌-胸大肌入路。在确定肱二头肌长头腱后，位于该结构内侧的肩胛下肌肌腱自瘢痕性粘连中游离松解。这要求外科医师必须了解联合腱内侧的神经血液供应结构。一旦肌腱得以松解，就应准备小结节，同时如果需行肱二头肌长头腱固定术，还需准备好二头肌沟。使用经骨缝线或锚钉将肩胛下肌肌腱和肱二头肌长头腱固定于小结节和二头肌沟。

对于肩胛下肌腱Ⅰ型和Ⅱ型撕裂，可从标准后方入路观察并行关节镜下修复术；但

tial thickness rotator cuff tears:a retrospective review with minimum two-year follow-up. J Shoulder Elbow Surg,2008,17:729-731.

[50] Rathbun JB, Macnab I. The microvascular pattern of the rotator cuff. J Bone Joint Surg Br,1970,52B:540-553.

[51] Ruotolo C, Fow JE, Nottage WM. The supraspinatus footprint: an anatomic study of the supraspinatus insertion. Arthroscopy, 2004,20(3):246-249.

[52] Sakurai G, Ozaki J, Tomita Y, et al. Incomplete tears of the subscapularis tendon associated with tears of the supraspinatus tendon: cadaveric and clinical studies. J ShoulderElbow Surg, 1998, 7: 510-515.

[53] Seitz WH, Froimson AI, Sordon TL. A comparison of arthroscopic subacromial decompression for full thickness versus partial thickness rotator cuff tears. Paper #36, ASES Specialty Day, Anaheim, CA; March 1991.

[54] Yang S, Park HS, Flores S, et al. Biomechanical analysis of bursal-sided partial thickness rotator cuff tears. J Shoulder Elbow Surg, 2009,18:379-385.

[55] Sher JS, Uribe JW, Posada A, et al. Abnormal findings on magnetic resonance images of asymptomatic shoulders. J Bone Joint Surg Am,1995,77-A:10-15.

[56] Snyder SJ, et al. Arthroscopic classification of rotator cuff lesions and surgical decision making. In: Shoulder arthroscopy. 2nd ed. Philadelphia: Lippincott Williams & Wilkins, 2003,201-207.

[57] Snyder SJ, Pachelli AF, Del Pizzo W, et al. Partial thickness rotator cuff tears: results of arthroscopic treatment. Arthroscopy, 1991, 7: 1-7.

[58] Soslowsky LJ, Carpenter JE, Bucchieri JS. Biomechanics of the rotator cuff. Orthop Clin North Am, 1997, 28(1):17-30.

[59] Walch G, Boileau P, Noel E, et al. Impingement of the deep surface of the supraspinatus tendon on the posterosuperior glenoid rim: an arthroscopic study. J Shoulder Elbow Surg, 1992,1:238-245.

[60] Weber SC. Arthroscopic debridement and acromioplasty versus mini-open repair in the treatment of significant partial-thickness rotator cuff tears. Arthroscopy,1999,15:126-131.

[61] Vlychou M, Dailiana Z, Fotiadou A, et al. Symptomatic partial rotator cuff tears: diagnostic performance of ultrasound and magnetic resonance imaging with surgical correlation. Acta Radiol,2009,1:101-105.

[62] Yamaguchi K, Tetro MA, Blam O, et al. Natural history of asymptomatic rotator cuff tears: a longitudinal analysis of asyntomatic tears detected sonographically. J Shoulder Elbow Surg,2001,10(3):199-203.

[63] Yamanaka K, Fukuda H. Pathological studies of thesupraspinatus tendon with reference to incomplete thickness tear. In: Takagishi N, editor. The shoulder. Tokyo: Professional Postgraduate Services, 1987, 220-224.

[64] Yamanaka K, Matsumoto T. The joint side tear of the rotator cuff: a follow-up study by arthrography. Clin Orthop Relat Res, 1994, 304:68-73.

[65] Zeltoun-Eiss D, Brasseur JL, Goldmard JL. Corrélations entre la sémiologie échographique et la douleur dans les ruptures transfixiantes de la coiffe dês rotateurs. In: BlumA, Tavernier T, Brasseur JL, et al. , editors. Une approche pluridisciplinaire. Montpellier: Sauramps médical, 2005.

第 39 章　肩袖全层撕裂的关节镜下处理

第 39 章

肩袖全层撕裂的关节镜下处理

Jean-François Kempf, Aristote Hans-Moevi, Philippe Clavert

摘要

目的 在关节镜下应用锚钉和张力带固定撕裂肩袖，以达到恢复肩部功能和减轻疼痛的目的。

适应证 随着近年来关节镜手术技术的巨大进步，其适应证也逐渐增加。包括：

1. 单纯冈上肌全层肌腱断裂。

2. 存在适度回缩的冈上肌、冈下肌或小圆肌的全层肌腱断裂。

3. 单纯或与冈上肌肌腱断裂相关的影响肩胛下肌肌腱上部的不完全撕裂。

4. 肱二头肌长头腱损伤：对于 60 岁以下或从事体力劳动的患者行肌腱固定术，其他患者行肌腱切断术。

禁忌证

1. 冈下肌和肩胛下肌脂肪浸润 3 期和 4 期。

2. 处于活动期的冻结肩。

3. 肩峰下间隙狭窄（<7 mm）。

相对禁忌证 65 岁及以上的患者。

手术技术 肩峰下滑囊内镜和盂肱关节镜。

通过一个后入口和一个由内至外的前入口，联合一个或两个附加的前外侧入口，进行肌腱修复。

用单排或双排锚钉修复肌腱止点。

如有指征，行肱二头肌长头肌腱切断术或肌腱固定术。

关键词 关节镜 · 修复 · 肩袖 · 肩关节 · 手术技术

第 1 节　前　言

20 世纪 80 年代，在美国逐渐开展了肩关节镜技术[1,17,27,39-40,67]，随后在欧洲逐渐推广。多年来，随着更佳的手术材料和设备的出现，这项技术有了很大的提升[50-51]。

肩袖撕裂的变化不仅体现在部位方面，还包括损伤程度。众所周知，正常的肌腱不会撕裂，但先前存在的病理改变会降低肌腱的拉伸强度。下面阐述两种机制。

1. 内在因素[4,18,41,55,61]　随着患者年龄的增加，血液供应良好的肌腱会发生或多或少的改变，这将导致肌腱机械性能的减退。

2. 外在因素　多属于机械性因素，会引起撞击，从而导致进行性磨损或突发肌腱止点的创伤性撕裂。最常见的就是 Neer[54] 描述的肩峰下撞击，导致肩峰下冈上肌腱滑囊层磨损。当手臂前举和外展时，喙肩弓对肌腱产生

J.-F. Kempf (✉) · A. Hans-Moevi · P. Clavert
Centre de Chirurgie Orthopédique et de la Main, Illkirch-Graffenstaden, France
e-mail: jean-francois.kempf@chru-strasbourg.fr

G. Bentley (ed.), *European Surgical Orthopaedics and Traumatology*,
DOI 10.1007/978-3-642-34746-7_46, © EFORT 2014

摩擦。第二个撞击部位在肩胛下肌和喙突之间，又称为喙突下撞击[32,36]。第三个撞击部位在后上部，位于冈上肌和冈下肌的关节面与关节盂唇后上边缘之间[37-38,63-64]。这些部位发生的撕裂多见于中年人或体力劳动者。

所有撕裂都会进行性恶化，且伴有肌腱残端向内侧回缩。肌肉失去弹性，出现脂肪浸润。肩袖断裂不仅会影响关节主动活动范围，还会影响肱骨头与肩胛盂的关系。当冈上肌肌腱撕裂时，由于缺少了该肌肉的下压效应，在手臂外展和前举时肱骨头会发生上移。

增加肩胛下肌和冈下肌的下压作用可对肱骨头的上移进行代偿。

异常的活动最终可能导致盂肱关节骨关节炎和进行性肱骨头旋转中心位置丢失。

肩胛下肌肌腱的破坏能影响关节前后方向的稳定性，尤其是损伤其远端部分时表现更为明显。

一、手术原则和目的

肩关节镜可辅助检查盂肱关节和肩峰下间隙。遵循张力带原则采用缝合锚钉固定撕裂的肌腱，从而恢复功能并减轻疼痛。

1. 关节镜手术的优势

- 与开放性手术相比，对关节周围结构损伤更小，特别是对于三角肌的肩峰附着部。
- 降低了感染的发生风险。
- 住院时间更短，一般是 24～48 h，或在门诊手术。
- 增加患者的舒适感。
- 功能恢复时间更短。
- 瘢痕小。

2. 适应证

- 65 岁以下活动量多的肩袖完全撕裂的患者。
- 对于老年患者，适应证取决于肌腱损伤程度、临床和影像学检查结果及患者的治疗积极性。
- 肌腱厚度＞50％的部分撕裂[66]。
- 对于肩胛下肌腱撕裂，考虑到技术操作的难度，适应证需要进行公开讨论。

笔者将适应证限制为单独的或与冈上肌肌腱断裂相关的累及肩胛下肌肌腱上部的不完全撕裂。

对于肱二头肌长头腱相关损伤

- 60 岁以下或体力劳动者行肌腱固定术，其他均行肌腱切断术。

3. 禁忌证

- 修复术后预后较差和技术条件有限[5,21,65]。
- 冈下肌和肩胛下肌脂肪浸润 3 期和 4 期[34]。
- 冻结肩活跃期。
- 肩峰下间隙狭窄（＜7 mm）。正如 Walch 等[62]指出的仅在剩余的肩峰下间隙＞7 mm 时，才有可能在修复后获得良好的临床效果。对于单纯远侧受损的冈上肌撕裂而言，情况总是如此。
- 康复期间依从性差的患者。
- 到达小圆肌的后上肩袖完全撕裂。
- 肩胛下肌完全撕裂（相对禁忌证）。
- 65 岁及以上的患者（相对禁忌证）。

二、患者须知信息

- 一般手术风险：如血栓性静脉炎、栓塞、感染、神经血管结构损伤。
- 用简单的措辞解释肩关节病理状态，最好能借助于肩关节塑料模型。
- 应告知患者，肩袖撕裂后自然愈合是不可能的，不接受手术治疗预后往往较差，进一步发展最终可能导致盂肱关节骨关节炎。
- 手术能使肩关节的功能恢复或接近正常，且有效减轻疼痛。撕裂的肌腱

Crochet 钩(Spectrum Suture-Passer®, Linvatec)(图 3-39-7,图 3-39-8)能将缝线轻松穿过组织,还可选择不同的新月形钩(右弯钩或左弯钩,或更多)[45]。

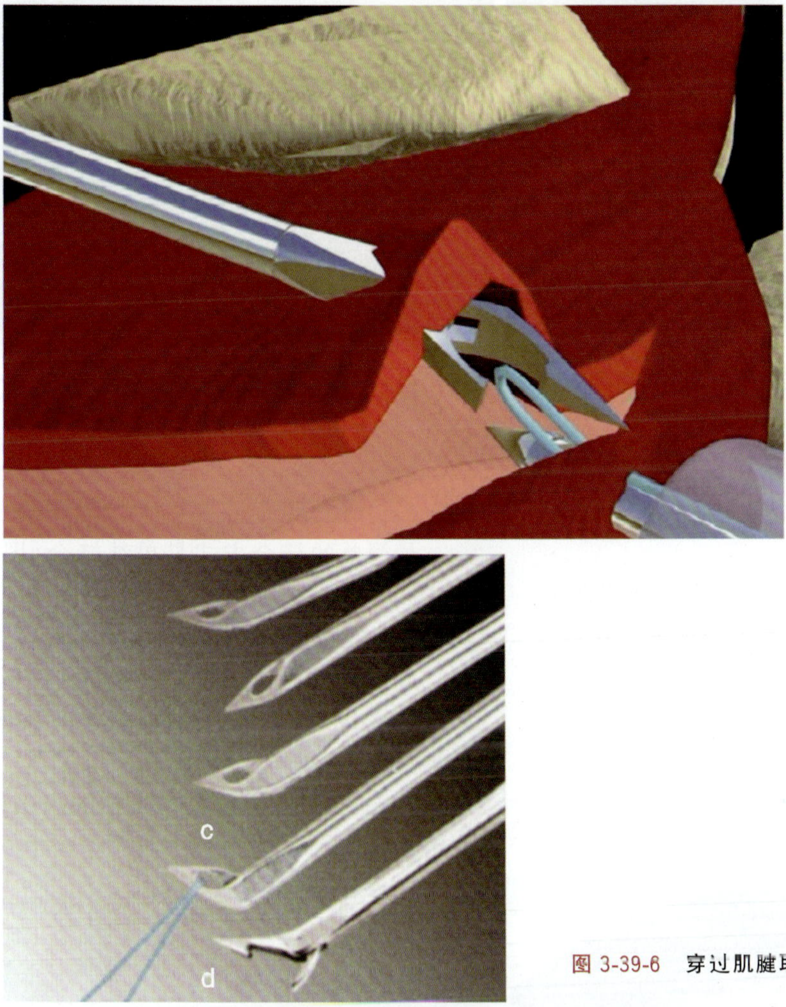

图 3-39-6 穿过肌腱取线的工具:鸟嘴钳

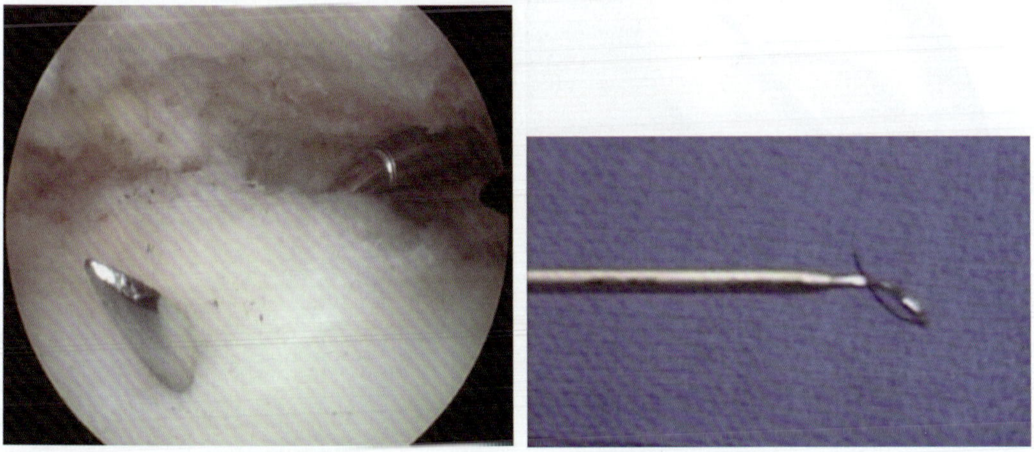

图 3-39-7 缝合钩

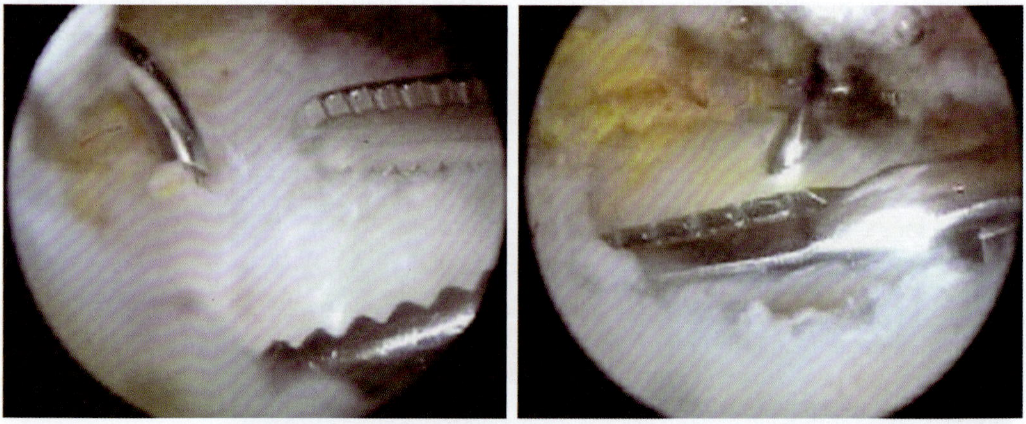

图 3-39-8　同时应用抓线器和缝合钩

笔者推荐同时使用抓钳以维持肌腱的稳定性，帮助 PDS 缝线穿过肌腱。

(二)缝合夹钳

缝合夹钳是抓钳和过线夹钳的结合体，同时还结合了关节镜手术的精准与速度要求。其设计允许单手操作，而且一次击发(图 3-39-9)。

很多医疗器械公司会提供这种工具，使手术医师一步完成软组织过线，如 EX-PRESSEW™(Mitek)，Scorpion® 或 Viper®(Arthrex)。

(三)缝合方式

最简单的缝合方式是单纯缝合(图 3-39-10)。

最常见的缝合方式为褥式缝合。

最坚固的缝合方式是 Gerber 改良的 Mason-Allen 缝合[30]，但其在关节镜下操作困难。

1. 单纯缝合　在一些简单的病例中，固定效果往往足够。

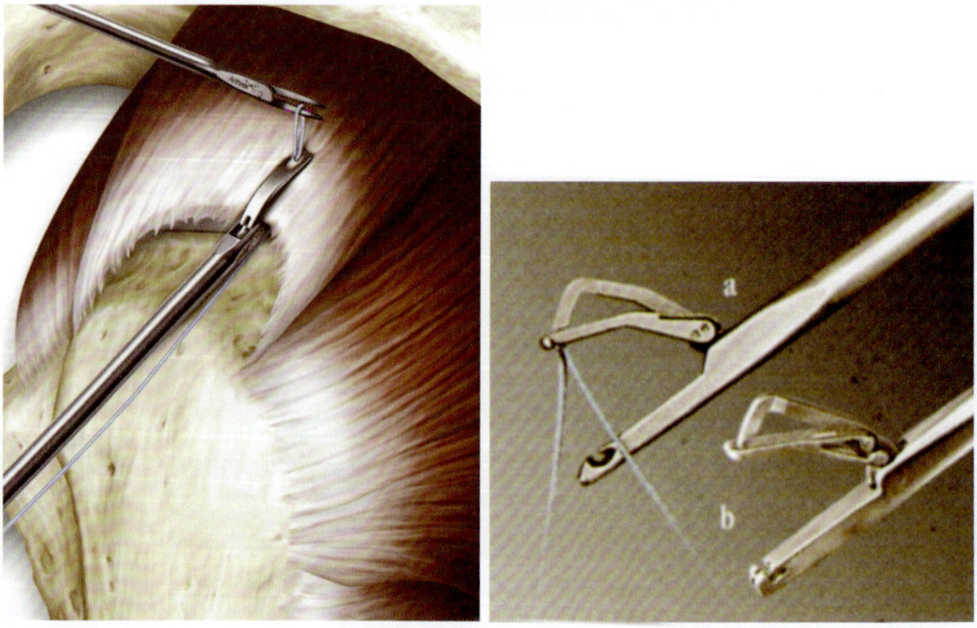

图 3-39-9　两种缝合枪：the Scorpion 和 the Viper

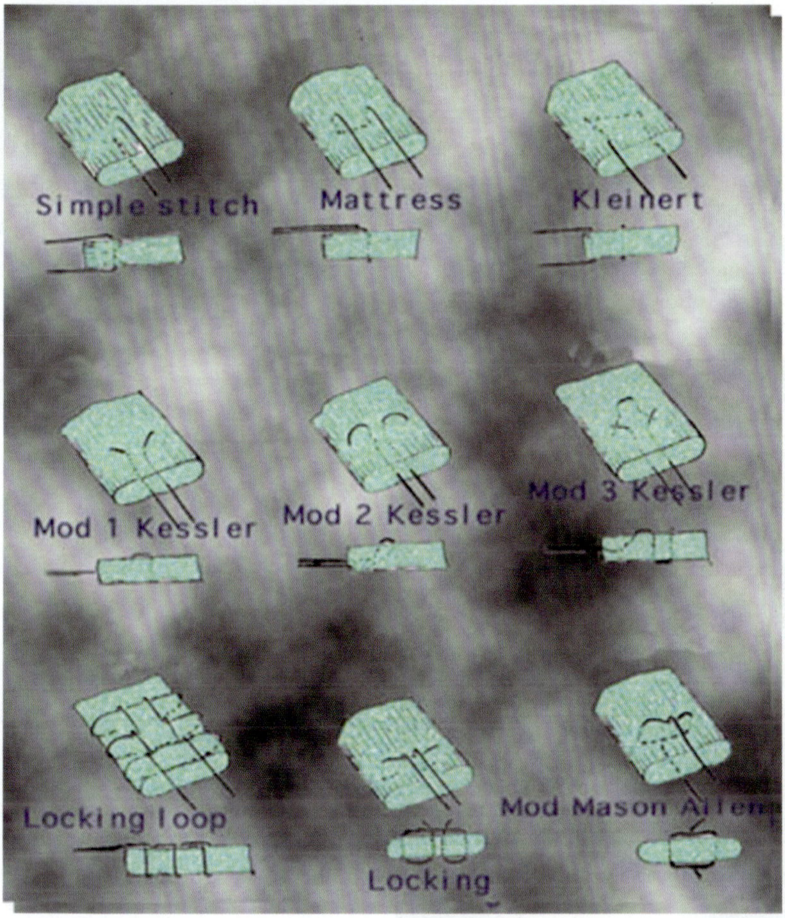

图 3-39-10　不同的缝合方式

2. 褥式缝合（图 3-39-11）

- 简单。
- Lafosse 描述了 Lasso Loop 方法[47]。
- Haubannage（褥式张力带，Boileau）[67]，用缝合钩容易完成。

（四）关节镜结

关节镜下打结的方法有很多种[42]。以手指打结为主。用拇指、示指和中指把持红线（桩线），将黑线围着红线缠绕。可使用以下几种滑动结：SMC 结[43-44]、Roeder 结、MCK 结、MSK 结、Duncan 结及 Nicky 结。它们的优点在于，结本身不太大，容易锁定。但在打结之前必须确定缝线能否轻松滑动。如果不能轻松滑动，就需先打 1 个标准结，两个同方向的半结，接着再打 5 个交替方向的半结（图 3-39-12）。对于最后 2 个半结，应交换桩线。

无论使用哪种类型的滑动结，都必须有 3 个半结保护才安全[60]。术者必须掌握好打结技术[14-15,17,54]。

三、缝合技术

缝合技术主要有 2 种：单排技术和双排技术[52]。

双排肩袖修复技术在修复的配置上使内排和外排缝合锚钉一体化。然而，就解剖结构愈合和功能恢复而言，尚无证据表明双排修复技术较单排修复技术有实质上的改善[24]。

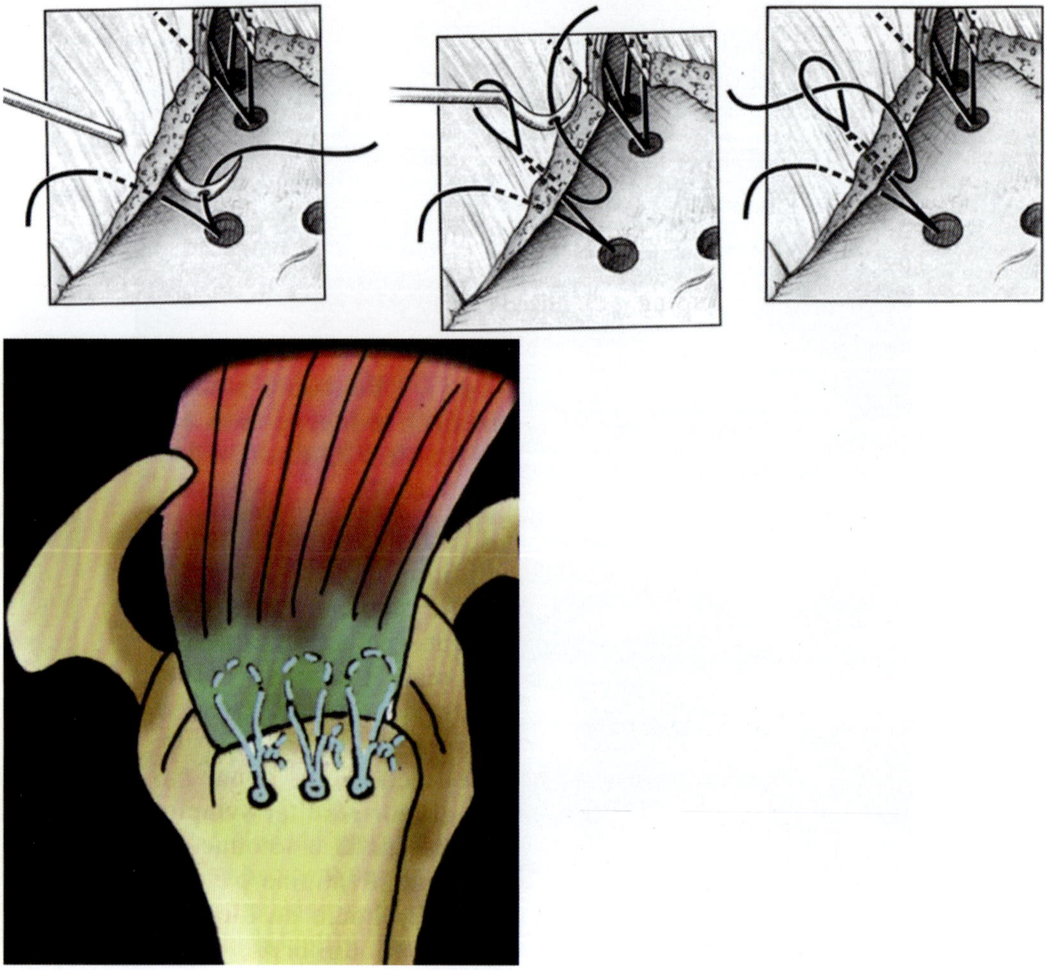

图 3-39-11 Lafosse 称其为套圈，Boileau 称其为张力带

(一)冈上肌关节镜下缝合技术：单排技术

在进行肩袖修补之前，须探查盂肱关节。通过后入口，对包括肱二头肌长头肌腱在内的所有关节内结构进行评估。评估撕裂大小和形态。肌腱残端发生回缩。随后在关节镜下通过后入口置入肩峰下间隙。通过由内至外的技术确定前入口位置。用自动刨刀通过外侧入口仔细清理肩峰下间隙。如果肩峰突出，则在手术开始时就用自动磨钻使肩峰成形，扩大肩峰下间隙。

用抓钳从外侧入口进入，抓持肌腱残端拉向大结节。以此来判断能否实现肌腱的再附着。

用钩状射频电刀切开肩胛盂旁关节囊，可能会增加肌腱活动度。可能出现以下情形。

1. 肌腱有足够的活动度，能够实现再附着。

2. 回缩的肌腱不足以缝合至大结节，需用 Burkhart 的边缘会聚技术[10-16]（图 3-39-13）。

如果肌腱能够实现再附着，于大结节外上表面植入多枚锚钉。撕裂的大小决定锚钉数量。锚钉间隔 5～8 mm（图 3-39-14）。

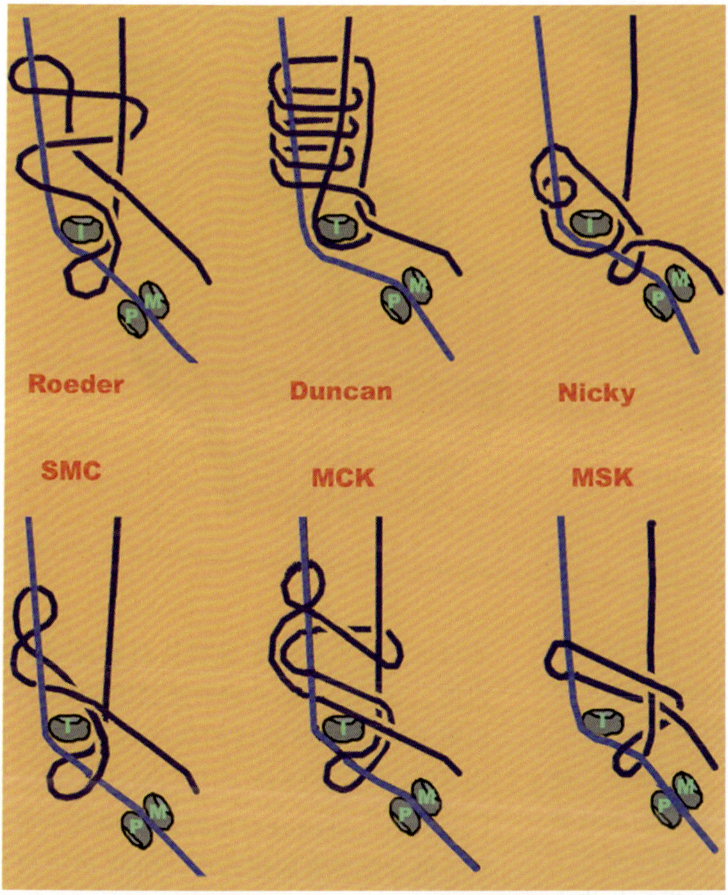

图 3-39-12　不同的结

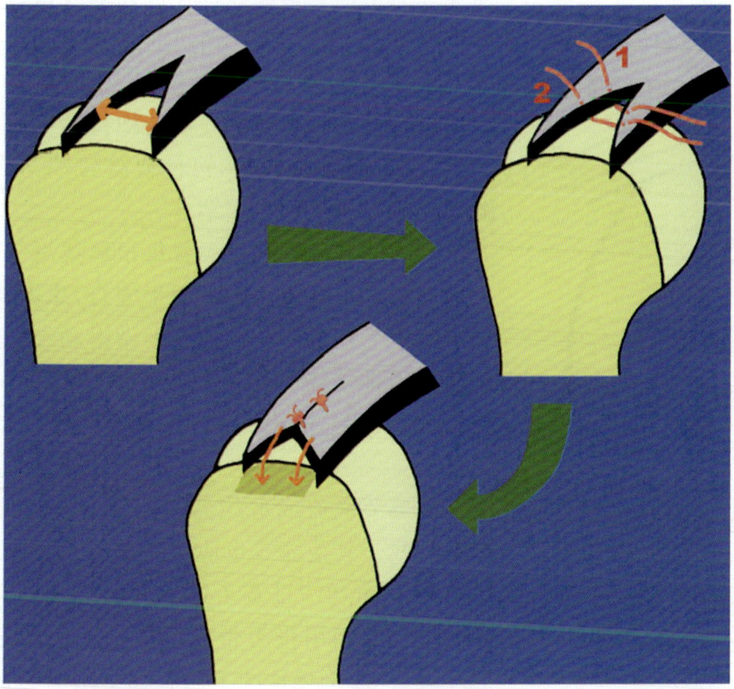

图 3-39-13　边缘会聚技术

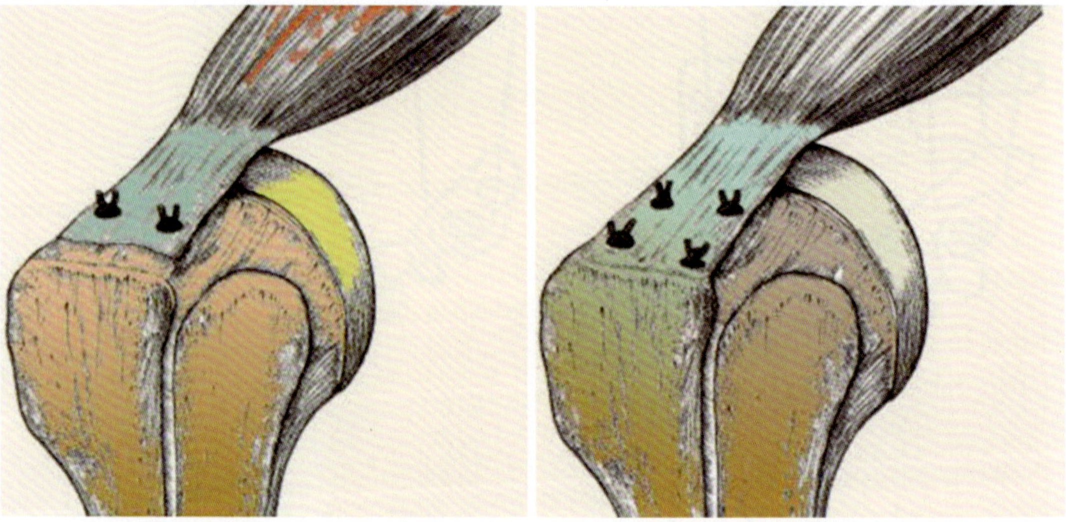

图 3-39-14 单排和双排

虽然描述了多种技术，但是笔者更倾向于单排锚钉技术，该项技术又被称为张力带技术，其由 Boileau 等[6-8]提出(图 3-39-15)。

缝合钩适用于辅助缝线穿过肌腱。使用缝合钩时，先穿过一根直径较小的单丝型 PDS 缝线或一根缝合接替索。通过前方入口或前外侧入口引入缝合钩，右肩用钩指向右侧，左肩用钩指向左侧。对于非常靠后的撕裂，很少需要通过外侧入口引入缝合钩。

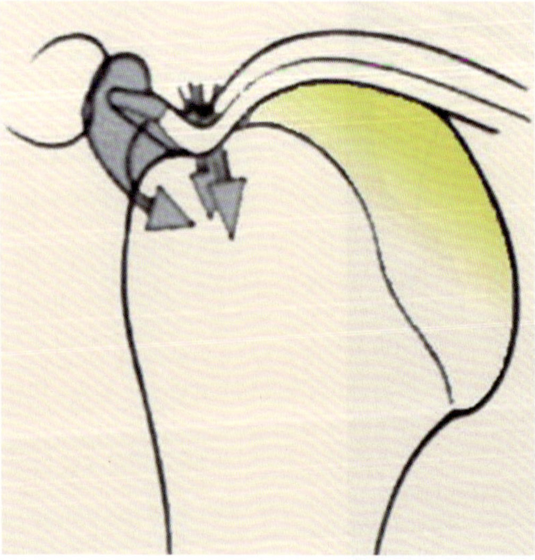

图 3-39-15 张力带技术

通过这种技术将接替缝线从肌腱游离末端内侧 1 cm 处穿过，实现对肌腱的良好抓持。用钳子抓住 PDS 缝线的游离端，将不可吸收缝线(或 5 号 Orthocord®，Mytek，或 5 号 Fiberwire®，Arthrex)系到 PDS 缝线上或放置于缝合接替索的线环中。回抽 PDS 缝线(或缝合接替索)，使不可吸收缝线通过肌腱回穿。为了使 2 根缝线都穿过外侧入口，需用持线钳通过外侧入口回拉前方缝线。

该技术允许使用 U 型多针脚缝合，与简单缝合相比其对肌腱残端的把持力更好。而且，由于张力带效应，可使肌腱残端与新鲜化后的骨面达到完美结合。

将推结器或持线钳顺着每根缝线滑下，确保没有组织缠绕。为了便于缝合，患者的手臂应处于外展位。在桩线上做滑动结，在直视下用推结器将滑动结推下。一旦接触到肌腱就锁定，再打 3 个半结以确保结的安全。

用关节镜剪或剪线器从距结 5 mm 处剪断缝线。其他缝线也使用同样的方法。

Boileau 等[6]证实了这项简单技术的良好效果。他们用张力带缝合技术在关节镜下连续对 65 例慢性冈上肌肌腱全层撕裂的患者进行了修复手术。患者的年龄 29～79 岁。平均随访 29 个月。术后 6 个月至 3 年,51 例患者行 CT 关节造影,14 例患者行 MRI 检查。对所有患者的肩关节功能和上举力量进行评估。结果发现,65 例患者中 46 例(71%)肩袖完全愈合,3 例患者肩袖部分愈合。虽然有 16 例患者冈上肌肌腱未能与大结节愈合,但其中 15 例患者存留的缺损范围较初撕裂时小。65 例患者中 62 例对治疗效果满意。Constant 评分从术前的(51.6±10.6)分提高至末次随访时的(83.8±10.3)分($P<0.001$)。肌腱愈合的患者抬肩的平均肌力(7.3±2.9)kg,明显优于肌腱未愈合的患者(4.7±1.9)kg($P=0.001$)。与肌腱愈合呈负相关的因素包括年龄、与肩胛下肌或冈下肌肌腱相关的分层撕裂。>65 岁的 23 例患者中仅 10 例肌腱治愈($P<0.001$)。他们指出,单纯的冈上肌肌腱撕裂在关节镜下修复后,通常肌腱会完全愈合。肩袖修复后不能愈合与肌肉力量低有关。>65 岁的患者($P=0.001$)和带有肩胛下肌肌腱和(或)冈下肌肌腱相关分层撕裂的患者($P=0.02$)的愈合率明显降低。

另一项来自法国的多中心研究也得出了相同的结论[22]。

(二)双排技术

在肩袖修复过程中重建原始足印迹已显示出对优化固定强度和愈合潜能的重要意义。尽管如此,双排修复的复杂性和手术时间的延长仍然是手术医师的顾虑。

这种修复方法使用了两排锚钉固定肩袖(图 3-39-16),一排沿关节软骨边缘,另一排于大结节的外侧脊。该项技术通过增加穿过肌腱的缝线数量及增大肌腱和骨面的接触面积增加了修复强度[46]。

对于撕裂范围小或中等的病例,仅用两个锚钉就可行双排技术。用与内排锚钉不同颜色的 2 根线做第一次缝合,做成一个缝线"栓",然后将剩余 2 根线做第二次缝合,

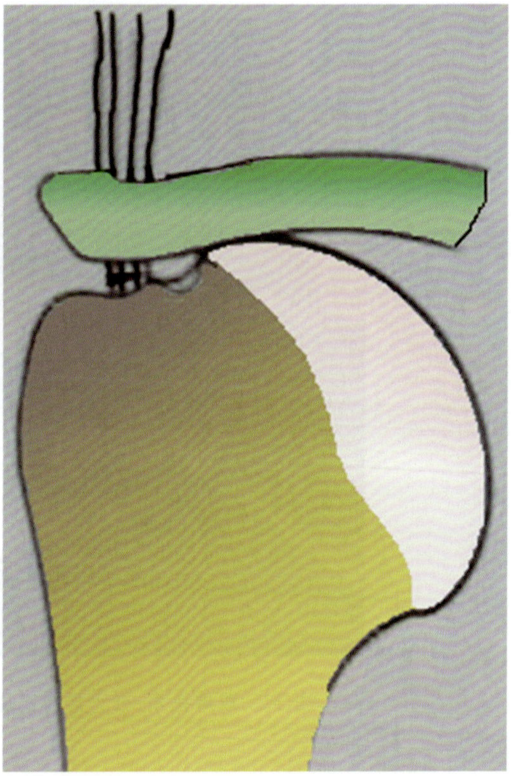

图 3-39-16　**双排技术**

将另 1 枚压入式锚钉固定在外侧(图 3-39-17)。正如 Boileau 等[8]所提出,使用该技术时不需要在关节内打结。该技术又被称为褥式张力带(mattres stension band, MTB),将一个旋入式锚钉在关节边缘做内排植入,再将一个压入式锚钉在大结节处做外排植入。体外打一"8"字结,形成内侧的褥式缝合,而无结张力带缝合置于外侧。褥式张力带技术以简单、快速、可重复的方式恢复肩袖足印迹解剖结果,有效缩短了手术时间。该技术的主要优势是不需要在关节内打结,仅有的结也是在体外打,而且不是滑结,从而提高了初始力量和修复强度。

另外一种可使用的技术是缝线桥技术(图 3-39-18),将内排锚钉上的缝线穿过肌腱并在内侧打结,然后缝线尾端覆盖剩余的外侧肌腱并固定在外侧。这种修复方式已显示出能够增加接触面积并产生"Haubannage"效应(等同于张力带技术+内侧褥式缝合)。

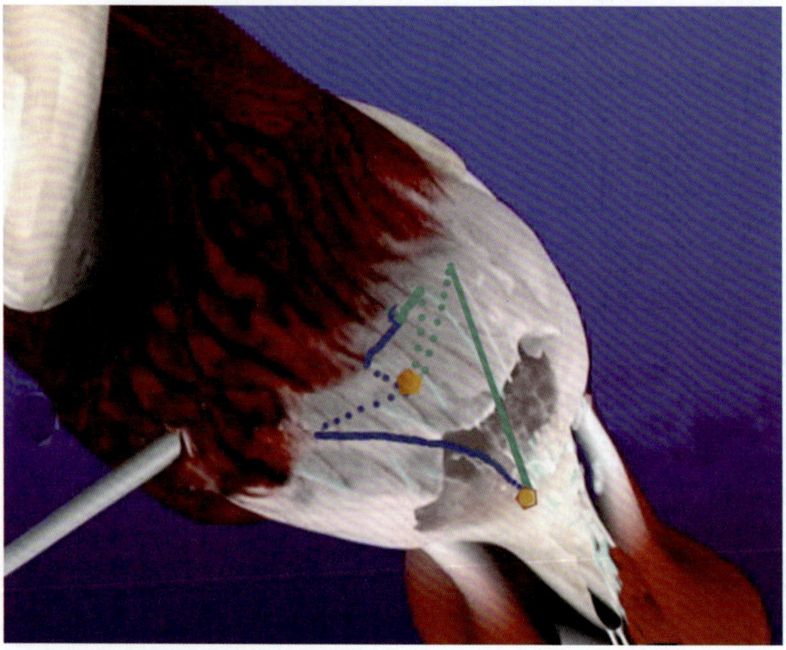

图 3-39-17 双排技术:张力带褥式缝合

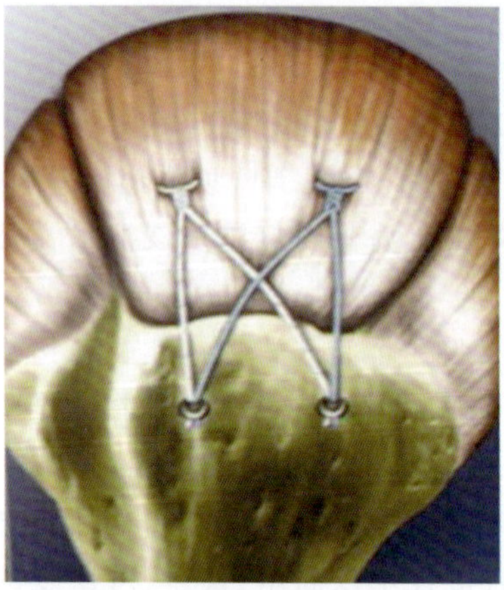

图 3-39-18 缝合桥技术

四、讨论:缝合类型是单排还是双排

Snyder 等[57,58]推荐应用带有 2～3 根缝线的锚钉进行单排修复,同时在锚钉的外侧做多个钻孔,这些钻孔均穿透大结节的骨皮质进入骨髓区。在术后随访过程中,MRI 普遍观察到尽管在手术修复时已将所有的软组织清理,但是肩袖的足印迹完全再生,并覆盖了大结节。

基于 Dines 等[19]的研究报道结果,笔者同意生物力学研究显示的双排修复所具有的优势:增加了失效负荷、改善了接触面积和压力、降低了愈合肌腱止点处间隙的形成概率[46]。双排缝合锚钉可增加肌腱与骨的接触面积,重构更具有解剖学构造的肩袖足印区。

Dines 等[19]研究纳入了 60 例患者,其中 30 例患者采用单排锚钉技术进行肩袖修补(单排锚钉修复组),另外 30 例患者采用双排锚钉技术进行肩袖修补(双排锚钉修复组)。

结果发现,8 例患者(单排锚钉修复组 4 例和双排锚钉修复组 4 例)失访。术后随访 2 年,2 组患者的美国加州洛杉矶分校(University of California Los Angeles,UCLA)肩关节评分和肩关节活动度比较差异均无统计学意义。术后 2 年,单排锚

ment: expanded spectrum. Arthroscopy, 1995,11:530-537.

[39] Johnson LL. Arthroscopy of the shoulder. Orthop Clin North Am,1980,11:197-204.

[40] Johnson LL. Diagnostic and surgical arthroscopy. The knee and other joints. 3rd ed. St. Louis:Mosby,1986.

[41] Kannus P,Kozsa L. Histopathological changes preceding spontaneous rupture of a tendon. J Bone Joint Surg Am, 1991, 73: 1507-1525.

[42] Kempf JF,Clavert P. Arthroscopic knots:tips and tricks. In:Boileau P,editor. Shoulder arthroscopy and arthroplasty: current concept. Montpellier:Sauramps,2004. 175-186.

[43] Kim SH,Ha KI. The SMC knot:a new slip knot with locking mechanism. Arthroscopy, 2000,16:563-565.

[44] Kim SH,Ha KI,Kim JS. Significance of the internal locking mechanism for loop security enhancement in the arthroscopic knot. Arthroscopy,2001,17:850-855.

[45] Kim KC, Rhee KJ, Shin HD. Arthroscopic doublepulley suture bridge technique for rotator cuff repair. Arch Orthop Trauma Surg, 2008,128:1335-1338.

[46] Kulwicki KJ,Kwon YW,Kummer FJ. Suture Anchor loading after rotator cuff repair: effects of an additional lateral row. J Shoulder Elbow Surg,2010,19:290-299.

[47] Krishnan SG,Hawkins RJ,Bokor DJ. Clinical evaluation of shoulder problems. In: Rockwood CA,Matsen FA,Wirth MA,et al. ,editors. The shoulder. 3rd ed. Philadelphia: Saunders,2004. 145-185.

[48] Lafosse L,Brozska R,Toussain B,et al. The outcome and structural integrity of arthroscopic rotator cuff repair with use of the double row suture technique. J Bone Joint Surg Am,2007,89:1533-1541.

[49] Lafosse L. Traitement arthroscopique des lesions de la coiffe des rotateurs. EMC-Tech Chir Orthop Traumatol,2007,2:44-284.

[50] Liotard JP,Cochard P,Walch G. Critical analysis of the supraspinatus outlet view:rationale for a standard scapular Y-view. J Shoulder Elbow Surg,1998,7:134-139.

[51] Lo IKY,Burkhart SS. Current concepts in arthroscopic rotator cuff repairs. Am J Sports Med,2003,31:308-324.

[52] Mazzocca AD,Millett PJ,Guanche CA,et al. Arthroscopic single-row versus double-row suture anchor rotator cuff repair. Am J Sports Med,2005,33(12):1861-1868.

[53] Murray TF,Lajtai G,Mileski RM,et al. Arthroscopic repair of medium to large full-thickness rotator cuff tears:outcome at 2 to 6 year follow-up. J Shoulder Elbow Surg,2002, 11:19-24.

[54] Neer II CS. Impingement lesions. Clin Orthop,1983,173:70-77.

[55] Nottage WM, Lieurance RK. Arthroscopic knot tying techniques. Arthroscopy, 1999, 15:515-521.

[56] Ozaki J,Fujimoto S,Nakagawa Y,et al. Tears of the rotator cuff of the shoulder associated with pathological changes in the acromion. J Bone Joint Surg Am,1988,70:1224-1230.

[57] Samilson RL. Congenital and developmental anomalies of the shoulder girdle. Orthop Clin North Am,1980,11:219-231.

[58] Snyder SJ,Burns J. Rotator cuff Healing and the bone marrow《Crimson Duvet》from clinical observations to science. Tech Shoulder Elbow Surg,2009,10(4):130-137.

[59] Tauro JC. Arthroscopic rotator cuff repair:analysis of technique and resultsat 2 and 3 year follow-up. J Shoulder Elbow Surg,2002, 11:19-24.

[60] Sonnabend DH, Howlett CR, Young AA. Histological evaluation of repair of the rotator cuff in a primate model. J Bone Joint Surg Br,2010,92B:586-594.

[61] Trimbos JB. Security of various knots commonly used in surgical practice. Obstet Gynecol,1981,61:271-280.

[62] Uhthoff HK,Löhr J,Sarkar K. The pathogenesis of rotator cuff tears. In:Takagishi N,

editor. The shoulder. Tokyo: Professional Postgraduate Services,1990. 211-212.

[63] Walch G,Marechal E,Maupas J,et al. Traitement chirurgical des ruptures de la coiffe des rotateurs. Facteurs pronostiques. Rev Chir Orthop,1992,78:379-388.

[64] Walch G, Boileau P, Noel E, et al. Impingement of the deep surface of the supraspinatus tendon on the posterosuperior glenoid rim:an arthroscopic study. J Shoulder Elbow Surg, 1992,1:238-245.

[65] Walch G,Liotard JP,Boileau P,et al. Le conflit glenoidien postero-superieur: un autre conflit de l'epaule. Rev Chir Orthop,1991, 77:571-574.

[66] Wilson F, Hunov V, Adams G. Arthroscopic repair of full-thickness tears of the rotator cuff: 2 to 14 year follow-up. Arthroscopy, 2002,18:136-144.

[67] Wolf EM, Bayliss RW. Arthroscopic rotator cuff repair: clinical and arthroscopic second-look assessment. In: Gazielly DF, Gleyze P, Thomas T. The cuff. Paris:Elsevier,1999.

第40章　倒置/反置式肩关节置换术治疗关节炎性肩袖撕裂（包括肩袖撕裂性肩关节病）

第 40 章

倒置/反置式肩关节置换术治疗关节炎性肩袖撕裂（包括肩袖撕裂性肩关节病）

Alexander Van Tongel, Lieven De Wilde

关键词 生物力学·并发症·适应证·倒置/反置式肩关节置换术·肩关节炎性肩袖缺失·手术技术·肩

第 1 节 历史进展

普遍认为，Jules Emile Péan 教授在 1893 年完成了全球首例全肩关节置换术。然而，Jules Emile Péan 教授在其最初的文章中谈到，是 Themistocles Gluck 教授的工作启发了自己发明了肩关节假体。如果未能完整地纵观过去 100 年的发展历程，这一事实就会被忽视。Themistocles Gluck 教授在 19 世纪后期设计出了首例肩关节置换假体，然而他未曾发表任何关于其所设计的肩关节假体植入人体的文章[1-2]。1955 年，Neer[3] 报道了使用肱骨近端关节成形术治疗骨折可获得良好的治疗效果。此前，关节置换在治疗肩关节疾患方面的作用有限。1974 年，Neer[4] 报道使用肱骨近端关节成形术治疗盂肱关节骨关节炎。

但是，对于不可修复的巨大肩袖缺失的肩关节炎患者的治疗仍十分困难，是肩关节治疗中的一个富有挑战性的问题。

20 世纪 70 年代，由于植入足够大的解剖型肩胛盂植入物以稳定假体并防止近端移位存在极大的困难，反置式肩关节假体的理念应运而生[5]。20 世纪 70 年代早期，Neer 设计出 3 种限制性反置式肩关节假体，这些假体为反置式肩关节置换术奠定了基础。然而，这些假体存在脱位和肩胛骨固定方面的问题[2]。1973 年，Kessel 提出了一种反置式肩关节假体，其通过 1 枚大型中央螺钉固定肩胛盂。同年，Bayley-Walker 系统诞生，这一系统与 Kessel 产品相比，设计和固定都有进步，其在大型中央螺钉表面喷涂羟基磷灰石，增大了螺纹直径[6]。以上产品设计的改良是为达到肩胛盂的安全固定，同时不增加松动风险。随后数年中，出现了很多半限制性和限制性假体。遗憾的是，到目前为止，已知的假体仅取得了边缘性的肩关节功能改善，或被认为是失败品而抛弃[5]。

直至 Grammont 教授的工作出现之后，

A. Van Tongel (✉) · L. De Wilde
Department of Orthopaedic Surgery and Traumatology, Ghent University Hospital, Ghent, Belgium
e-mail: alexander.vantongel@uzgent.be;
Lieven.dewilde@ugent.be

G. Bentley (ed.), *European Surgical Orthopaedics and Traumatology*,
DOI 10.1007/978-3-642-34746-7_52,

肩袖损伤性关节病才有了可靠的治疗方案。在 20 世纪 80 年代早期，Grammont 教授提出内移旋转中心以恢复三角肌长度并增加力臂，由此改善三角肌的生物力学。1983 年，他尝试进行卵形体肩关节假体置换，这种假体有一形似蛋状的肱骨头。旋转中心得到内移，但是由于卵形体外观的存在，三角肌保持在靠外侧的位置，这样就可以改善外展功能。虽然肩关节的活动度得到改善，但是肩关节不太稳定。因此，Grammont 教授转而进行反置式设计，将假体的肩胛盂侧设置为大半球，将旋转中心置于骨-植入物界面。1985 年，Grammont 教授报道了首例反置式设计"小号"假体(图 3-40-1)。该假体的肱骨侧组件均由聚乙烯构成，肩胛盂组件是一个由金属或陶瓷构成的直径为 42 mm 的 2/3 球体，两侧组件均以骨水泥固定。1987 年，Grammont 等[7]报道了 8 例初期应用该假体结果，其中 4 例是解剖型肩关节置换失败后翻修的病例。结果各异，但有 3 例患者肩关节上举可超过 100°。1991 年，上述假体经过进一步改良设计，被命名为 Delta 3 假体(DePuy international, Ltd)。第一代人工肩胛盂是一块带有一个压配嵌入中心桩的金属圆板，为对抗剪切力，采用上部和下部发散的 3.5 mm 螺钉进行固定，肩胛盂球体直接用螺钉拧紧到金属板的外围边缘。由于存在螺钉二次松动的问题，因此不得不抛弃肩胛盂球体用外围螺钉固定的理念。第二代的人工肩胛盂周边是光滑的锥形，会产生莫氏锥度效应。人工肩胛盂的深部表面涂有羟基磷灰石以改善骨固定效果，中央有空洞，以供肩胛盂球体通过中央固定螺钉进行锁定。肱骨侧组件是标准厚度的杯状单块整体。第三代产品产生于 1994 年，具有与肱骨侧假体相关的新特征。肱骨杯尺寸不够时，由于内侧撞击会造成假体迅速破坏。因此第三代产品的肱骨侧假体更换为 36 mm 和 42 mm 直径大小的外移型杯状假体[5]。

目前，反置式全肩关节置换术(reverse total shoulder arthroplasties, RTSA)使用的假体在某些设计细节上呈现多样化，但其内在设计理念均以 Grammont 教授的设计原则为基础。多样化的假体设计是为了解决 RTSA 术中出现的各种问题[2]。这些问题和可能的解决方案将在生物力学和并发症章节中深入探讨。

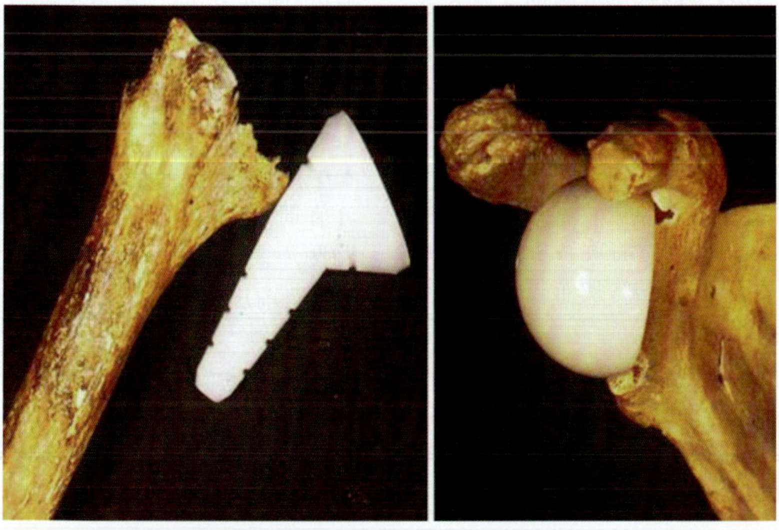

图 3-40-1　Grammont 教授设计的"小号"假体

第2节 生物力学

一、力臂、稳定性和负荷

Grammont 系列假体着重强调 4 个特性[2]。

1. 假体必须具有内在稳定性。

2. 承重部分必须为凸面，被支持的部分必须为凹面。

3. 球体中心必须位于肩胛颈或其内侧。

4. 旋转中心必须内移和远置。

正因为具备前两个特性，RTSA 可以通过颠倒关节接触应力的封套关系以及改变重要的关节连接面来恢复关节稳定性[10]。半球形肩胛盂假体能为对抗增大的剪切力提供较大的表面，使用大球比使用小球更稳定。关键的稳定区域是肱骨杯状假体部位，其深度决定了最大脱位剪切力的大小。此外，肱骨杯朝向三角肌肌力方向，高剪切力被很好地限制在杯缘以内。由于假体的被支持部分为凹形，所以穴压机制也使肩关节更加稳定。

关于第三个特性，旧式设计的反置式全肩关节的旋转中心位置靠外，位于肩胛盂骨床之外。由此对肩胛盂假体固定产生了高应力，术后多导致无菌性松动。采用外侧偏心距小的假体(无颈)，可将旋转中心直接置于肩胛盂假体表面接触部，从而降低肩胛盂假体固定点的扭力[11-13]。

关于最后一个特性，旋转中心更加内移和远置，能为三角肌创造力学方面的优势，增大其力臂，在肩关节主动活动时动员更多的三角肌纤维。原本位于初始盂肱关节旋转中心内侧的三角肌，行 RTSA 术后将处于相对新旋转中心靠外的位置，成为主动外展肌和抬高肌。旋转中心远置将通过延长肌纤维并由此增大静息张力而进一步增加肩关节运动时的三角肌功效[10,14-15]。

二、肩胛骨撞击

反置式盂肱关节假体的生物力学旋转机制与解剖型假体不同，铰链运动(围绕外部轴线或点的旋转)代替自旋运动(围绕中心轴线或点的旋转)。铰链连接的假体在内收时肱骨组件会同肩胛骨体接触，从而限制活动范围[16]。这种假体干骺端与肩胛骨之间的机械性接触被称为肩胛骨撞击，与假体设计有关。肩胛骨撞击能造成机械性阻挡。这种反复性的机械性支承也会造成肩胛颈磨损，即所谓的肩胛骨蚀刻。撞击通常在上肢内收时发生于假体下方，也可能出现前方和后方的肩胛骨撞击，这可能是限制内旋和外旋活动的因素。

文献中对下方肩胛骨蚀刻的临床相关性问题存有争议。一些学者认为，蚀刻对术后功能和整体结果无影响[11,17-18]。但有学者则认为，肩胛骨蚀刻和 RTSA 术后效果呈负相关[19-20]。

下方肩胛骨撞击可以通过蚀刻角进行评价(图 3-40-2)。当聚乙烯杯和肩胛柱接触时，在肩胛骨平面肱骨与平行于肩胛盂下部象限边缘所形成的肩胛盂平面的垂线之间的内收角即为蚀刻角。蚀刻角为正值时表示在肱骨到达垂直位置之前就有接触，为负值时表示肱骨比垂直位置更进一步内收[21]。

目前已有一些改善肩胛骨蚀刻的方案被提出。

假体悬垂对改善蚀刻角具有最大的作用(图 3-40-3)[21-23]。低位放置肩胛盂球体(与肩胛盂下缘平齐)可以改善蚀刻角，使用增大半径的肩胛盂球体能够放大蚀刻角改变效应。肩胛盂倾斜角向下[21,24]及改变杯状假体深度(减小假体接触面积)[21]也可改善蚀刻角，减小肱骨侧假体的颈干角[21,25]

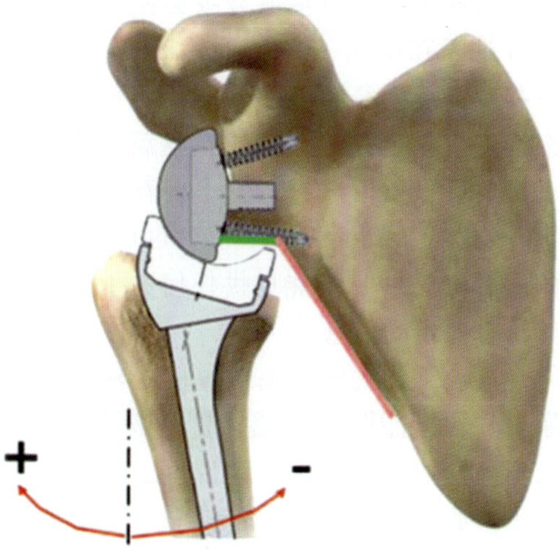

图 3-40-2　**蚀刻角示意图**

也可改善蚀刻角，但会导致稳定性下降，因此不推荐[26-27]。另外，增大肩胛盂球体和(或)肩胛盂基座的偏心距也能减轻肩胛骨撞击[21,28-29]。然而，这会增大肩胛盂假体承受扭力或剪切力，从而可能增加发生肩胛盂假体松动的风险[11]。

关于肩胛骨前后撞击的问题，Simovitch 等[19]发现肩胛骨后方蚀刻与 0°外展时的外旋增大之间存在着显著的相关性。Stephenson 等[30]指出，Grammnot 类型假体的肱骨侧组件的理想倾角可能后倾 20°～40°，这样能在上肢内收情况下提供从外旋 28°～44°至内旋 83°～99°范围的无撞击活动度。Karelse 等[16]发现，发散角增大会相应地减小肱骨假体后倾角，这与上肢内收时在 X 线片测量的被动内旋度增大有关。他们发现发散角为 30°～35°时，可以获得外旋和内旋活动的良好平衡。

第 3 节　适应证

肩袖缺失性肩关节炎(rotator cuff-deficient arthritic shoulder，RCDA)是 RTSA 的适应证。RCDA 并不是一种独特的疾患，

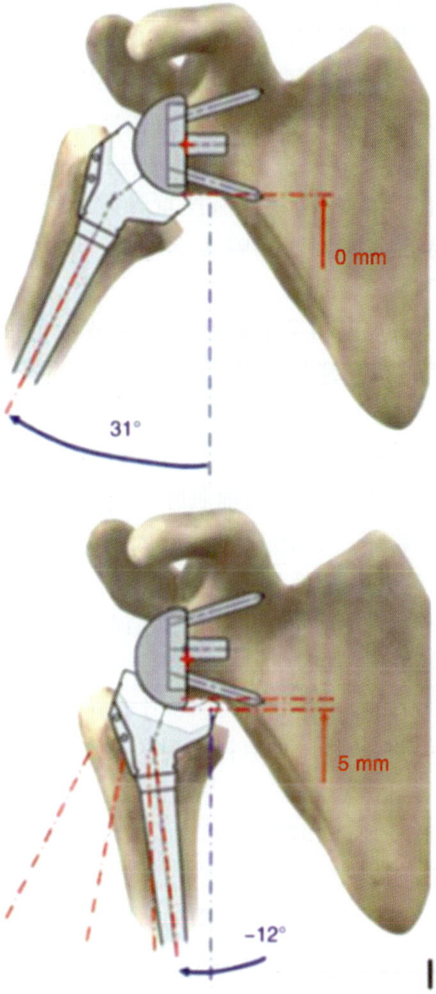

图 3-40-3　**假体下缘悬垂对蚀刻角的影响**

而是某些疾病进程的共同终末表现，例如类风湿关节炎、“密尔沃基肩”综合征及肩袖撕裂性关节病。这些疾病具有独特的临床特点，即疼痛性肩关节炎，并伴有巨大的不可修复性肩袖缺损。由于同时存在严重的关节和关节外软组织破坏，RCDA 是肩关节临床诊疗实践中治疗难度最大和最具挑战性的问题之一。

RCDA 患者肩袖肌腱的巨大缺损会导致肱骨头稳定中心丧失。肱骨头失去旋转的固定中心会导致三角肌力量下降[31]。终末期患者临床症状表现为不可修复的肩袖撕裂，这与不可恢复的前方上举和(或)外展

假性麻痹相关[26]。

类风湿关节炎是导致 RCDA 的常见病因。肩关节类风湿关节炎对盂肱关节放射影像的影响发生率为 48%～64%。约 24%的盂肱关节炎患者同时发生肩袖撕裂[32]。除上述改变外，还伴有严重骨质疏松症、无骨赘形成的全肩胛盂侵蚀及盂肱关节内移[33]。

磷灰石相关的破坏性肩关节病也被称作"密尔沃基肩"综合征，最早由 McCarty 等[34]于 1981 年描述。"密尔沃基肩"综合征是一种退变性疾病，主要影响高龄女性患者，其特征表现是肩袖肌腱纤维分解和盂肱关节破坏[35]。病变包括巨大肩袖撕裂、肩关节不稳定、骨质破坏和大量血性关节积液，关节积液可检出磷酸钙结晶、蛋白酶和少量炎性因子。

肩袖撕裂性关节病(cuff tear arthropathy,CTA)是巨大肩袖撕裂的最终结局。

1857 年，Adams[36]首先描述了 CTA 的临床表现。1977 年，Charles Neer 创造了"肩袖撕裂性关节病"这一术语。直至 1983 年，Neer 等[37]在其研究中详细描述了 CTA 的特征：肩袖巨大撕裂、肱骨向近端移位导致肱骨头股骨化和肩峰髋臼化、肩胛盂侵蚀、盂肱关节软骨丧失、肱骨头骨质疏松及肱骨头塌陷。

到目前为止，RCDA 仅有的几种分类标准都是基于 X 线片进行分类。既往文献主要描述了 3 种不同的分类标准，它们分别关注 RCDA 病理改变中的某一特定部分。

Seebauer 等[38]描述了 CTA 的生物力学分类方法。这种分类法以肱骨头上移和喙肩弓内的包含物为分类标准。

Hamada 等[39]分类方法是以喙肩弓内相关结构改变进行分类的。

Favard 等[20]关注的是肩胛盂侵蚀的分类方法。Iannotti 等[40]研究结果显示，以上述 3 种 X 线片分类法为基础的分类结果的一致性一般或较差。原因之一是对一种连续的病理过程进行离散分级会使不同的观察者难于在阅同一张 X 线片时达成一致。评判者关于手术推荐的可靠性低，而且在补充临床信息之后也不会改善，这就表明评判者对使用分类信息进行手术推荐方面存在不一致性。Middernacht 等[41]也认为，传统的前后位 X 线片不能提供任何关于患者临床状态的预测信息。

这种反置式球窝关节置换术依赖三角肌发挥功能，因此术前必须检查腋神经和三角肌的功能。最简单的评价方法是检查者将手指放在患者三角肌的前 1/3，嘱患者抬高上肢，如果能触诊到肌肉收缩，说明三角肌功能符合要求。如果临床难以评估三角肌功能，可进行肌电图或神经电生理检查。

术前通过"号手"征[41-42]和外旋迟滞试验[41,43]检查小圆肌的功能也非常重要，因为小圆肌的完整性对于外旋功能的恢复是必不可少的，而且显著影响术后 Constant 评分[20]。

第 4 节　手术技术

术前均应制定良好的术前计划。

术前需摄肩关节中立位下严格的前后位及腋位 X 线片。使用测量模板可以确定肱骨侧假体的大小和对线。由于术中使用多轴向螺钉，因此肩胛盂假体模板可不必使用。也可行标准 CT 扫描，如前文所述[44]。患者取仰卧位，用胸臂矫形器将上肢置于身体冠状面的内收位置，而前臂置于身体矢状面的屈曲位，此时肩关节位于旋转中立位，接近肩关节在术中位置的中间定位。平行于患者背部的冠状面是 X 平面。测量肩胛盂假体的轴线。该轴线被定义为在肩胛盂假体中心水平，沿着变换后的肩胛盂骨性表面所画出的线，测量此轴线与 X 平面所成角度[16]。

如前所述，30°的发散角(即肩胛盂和肱

骨侧假体各自轴线的夹角)能提供肩关节外旋和内旋的良好均衡性。这意味着肱骨侧假体的理想轴线＝90°-30°(发散角)-肩胛盂假体轴线(图 3-40-4)。

手术开始前,将患者置于“沙滩椅”位,铺无菌单前,检查患者肩关节功能,以确保能够很好地后伸和外展。

RTSA 经三角肌胸大肌入路或外上入路进行。目前,应用 RTSA 治疗的 527 例巨大肩袖撕裂的多中心研究结果发现,这 2 种入路各有优劣[45]。外上入路在术后稳定性和预防肩胛冈和肩峰骨折方面明显优于三角肌胸大肌入路。而三角肌胸大肌入路能较好地保留主动外旋功能,同时也使肩胛盂假体定位、肩胛盂假体松动和肩胛骨下方蚀刻情况都得到较好的改善。

笔者所在的科室,当肩关节并不僵硬或当患者存在后上型 CTA 时,如果既往采用外上入路行肩袖修补或存在肩峰骨,多选择外上入路行 RTSA(图 3-40-5)。一般不采用外上入路行翻修手术或创伤后晚期后遗症手术。三角肌胸大肌入路适用于既往手术采用此入路,存在肩关节僵硬,或存在前后型 CTA 时,或用于创伤后晚期后遗症手术。对于翻修手术,也采用三角肌胸大肌入路,而且在必要时施行 Redfern 和 Wallace 描述的锁骨截骨术以获得最佳的肩关节进路[46]。

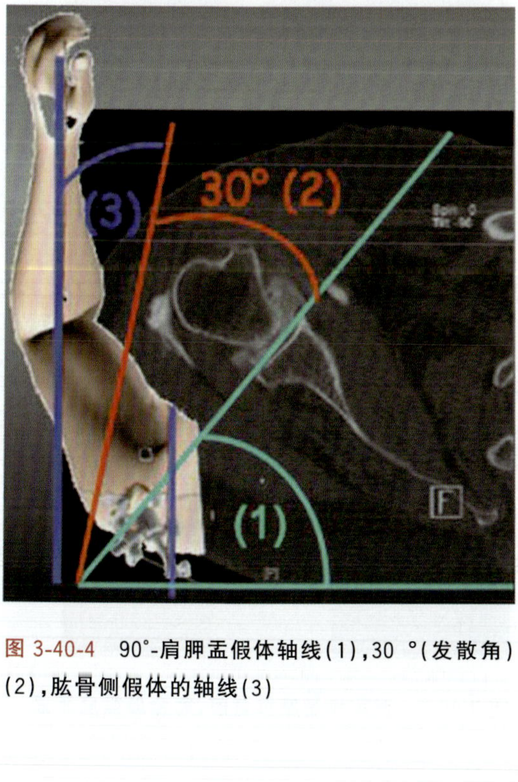

图 3-40-4　90°-肩胛盂假体轴线(1),30 °(发散角)(2),肱骨侧假体的轴线(3)

随后进行完全的肱骨前方和后方的手指松解。三角肌胸大肌入路下有必要分离肩胛下肌肌腱,以获得良好的进入。在骨附着部切断肩胛下肌腱。外上入路下当肱骨上方脱位困难时,可部分分离肩胛下肌腱。

如果二头肌长头腱仍在原位,则行软组织腱固定术。

将肱骨切除导向器插入进入点,与肱骨长轴保持在一条直线上(图 3-40-6),在夹具辅助下切除肱骨头,保留大小结节。此时,使肱骨侧假体的后倾与术前根据 CT 扫描图像计算出的角度相适应。值得注意的是,避免过度切除肱骨头,当切除平面与肩胛盂下部对应时,切除是合适的,之后在准备肩胛盂时使用 1 块保护钢板。

接下来的操作步骤非常重要。在定位基座位置前,完全显露肩胛盂(图 3-40-7)。切除残余长头腱和盂唇,分离关节囊(注意不是切除),需要进行 360°的关节囊松解。注意保护下方的腋神经,松解肱三头肌长头腱。

为使肩胛盂基座尽可能地低,肩胛盂铰刀导针必须定位准确,即置于肩胛盂下部象限外缘所形成圆的中心(图 3-40-8～图 3-40-9)。基座的下界不应在肩胛盂下缘近侧,以避免肩胛盂假体与肩胛盂下界重叠[21]。

如果肩胛盂铰刀磨削相当靠内,向下倾斜可能对蚀刻形成有利。用肩胛盂磨削度分级检查器检查磨削是否充分。用锁定螺钉提供初始稳定性。锁定螺钉通常固定于肩胛骨外侧柱和喙突基底。必要时,在前方孔或后方孔使用锁定或非锁定螺钉进行加压。

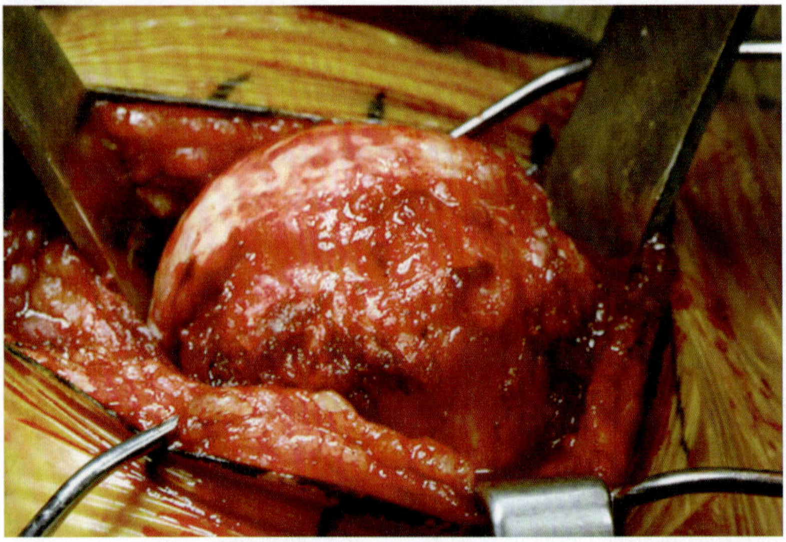

图 3-40-5 经外上入路观察肱骨头

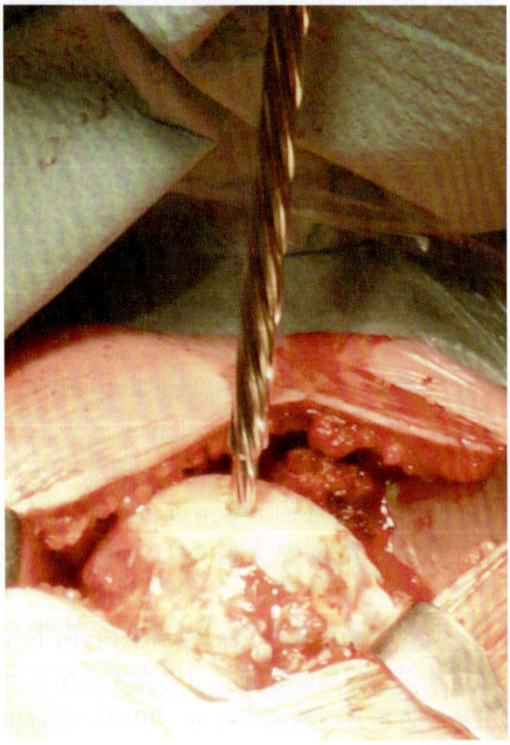

图 3-40-6 肱骨切除导向器插入进入点，与肱骨长轴保持在一条直线上

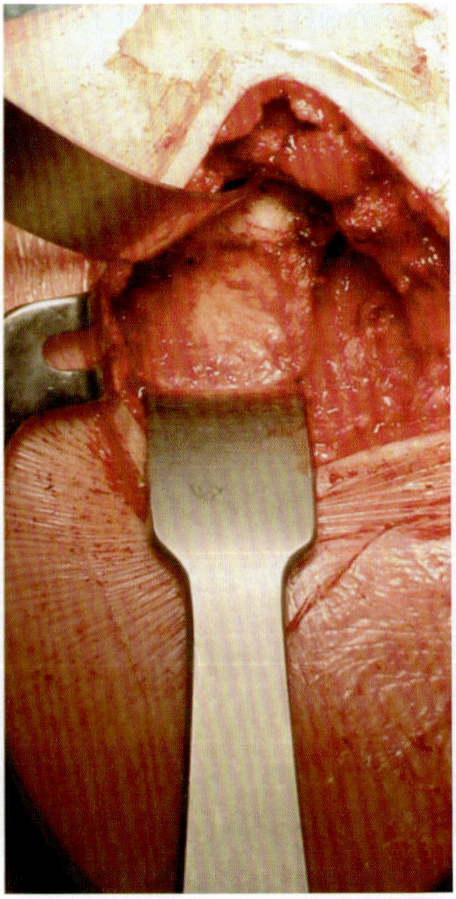

图 3-40-7 在定位基座位置前，完全显露肩胛盂

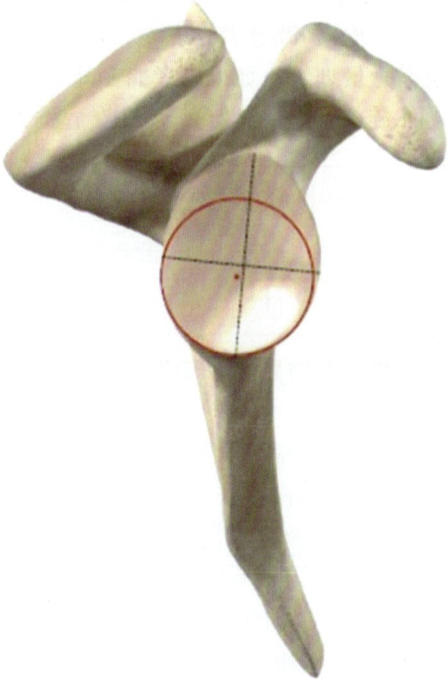

图 3-40-8　导针置于肩胛盂下部象限外缘所形成圆的中心

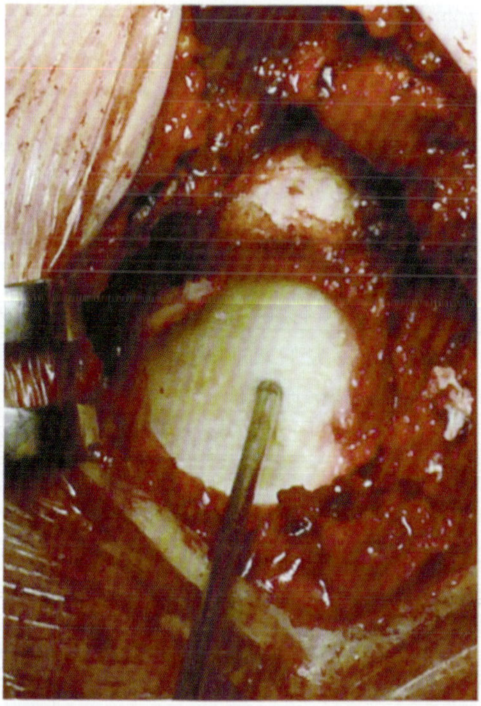

图 3-40-9　使用凹形铰刀钻孔肩胛盂后的状态

肱骨侧假体可以采用骨水泥或非骨水泥固定,可以是组配式假体也可以是单块整体假体。与前方骨皮质接触时,组配式假体可以提供帮助。这种情况下有必要使用带有后方偏心距的假体部件。

随后进行肱骨钻孔,植入肱骨试模。

将大小合适的肩胛盂半球嵌入肩胛盂基座。现有的研究结果显示,使用较大的肩胛盂半球与术后疼痛较少、肌力更好以及肩胛骨蚀刻较少具有相关性[20-21],但是对身形较小的个体而言不可能安装大号的植入物。

植入肱骨杯状假体后,试行复位。通过向下推送凹形肱骨杯,注意不要拉拽上肢,进行植入假体的复位。在近于旋转中立和轻微前抬的位置下,假体最容易就位[26](图 3-40-10)。测试假体的活动度时,假体组件之间不应出现可察觉的分离现象。同时,还应测试正确的软组织张力和被动活动度。评估软组织和骨性接触问题或不稳定等问题,如有必要须进行修正。在上肢处于外展和内旋位时测试假体的稳定性。

这是患者用以起床或从椅子上起来的位置,它代表最多见的前脱位体位。当上肢外展内旋时出现前脱位,必须增加肱骨的前

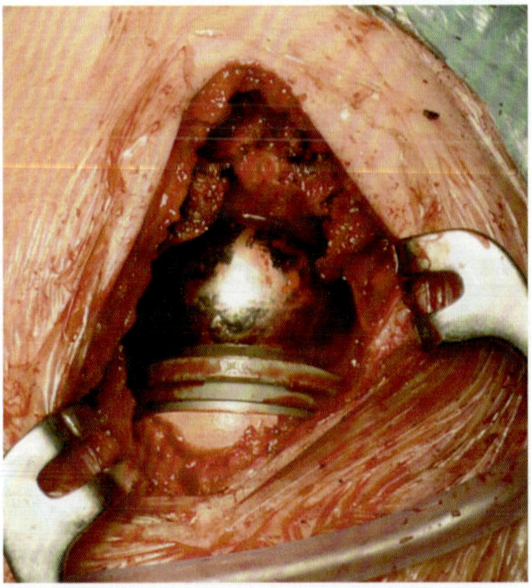

图 3-40-10　试行复位

向扭转，术者必须确定肩胛盂假体没有被前倾植入。

将上肢置于体侧，检查外旋时前方是否张开，这是为了确定是否存在后方撞击。如果在评估过程中发现存在上方骨性撞击征象，须去除肩胛盂上部。如果存在喙突下撞击时，使用偏心型肩胛盂球或去除大结节和(或)进行喙突下松解能够改善活动度。聚乙烯组件的高度应适当延长，为上肢长度(肩峰尖部至肘关节的距离)的 2～3 cm，复位后保持紧凑、舒适[26]。

植入肩胛盂半球时，须确认基座和肩胛盂半球之间无软组织，以免假体部件发生早期松动[47]。

在最终植入肱骨假体时，用肱骨杯试模最后确认。评估假体植入位置合适及稳定性良好后，安装肱骨杯，复位肩关节。

手术最后，用不可吸收缝线将肩胛下肌修复回止点(图 3-40-11)，而外上入路也需行三角肌止点修复。

术后使用悬带仅仅是为了舒适，应尽可能早地去除。术后嘱患者开始主动活动或辅助下主动活动，循序渐进地进行锻炼，但不宜进行被动拉伸训练。帮助患者在中立位进行特定的前方和后方三角肌锻炼。术后上肢可进行日常活动，如刷牙、吃饭等。在术后 6 周内，嘱患者在中立位进行外旋肩袖肌肉力量训练。如果患者能在外展 90°时主动外旋，就能够开始进行外旋肩袖肌肉锻炼。

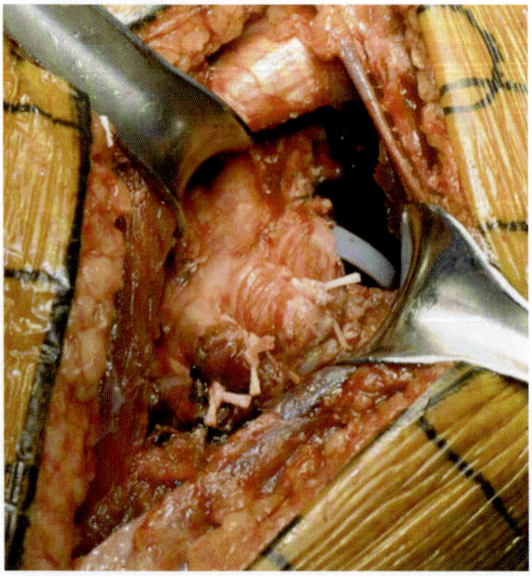

图 3-40-11 残余肩袖残端关闭后的状态

第5节 结 果

多数研究结果显示，RTSA 可以有效治疗 RCDA，术后肩关节活动度得到显著改善，患者满意度高[8,18,20,45,48-62]。

2004 年，Sirveaux 等[20]报道了关于应用 Grammont 教授提出的反置式假体治疗 RCDA 的效果，80 例患者平均随访 3.6 年，结果显示，96%的患者疼痛情况获得了缓解，主动上举平均活动度由 73°增加至 138°，平均 Constant 评分由 22 分改善为 65 分。

2007 年，来自法国的一项多中心研究描述了 484 例患者随访 24 个月以上的结果。末次随访时，平均 Constant 评分由术前的 24 分增加至术后的 62 分，平均 VAS 疼痛评分由 3.7 分改善为 12.6 分(15 分代表完全无痛)，上举平均活动度由 71°增加至 130°。术后 52 个月，90%的患者对其肩关节功能感到非常满意或满意[37]。

关于生存率，Sirveaux 等[20]发现假体植入 5 年后的生存率为 91.3%。Guery 等[57]发现，术后 5 年的假体生存率为 91.0%。但巨大肩袖撕裂相关肩关节病患者的假体生存率比其他适应证更高。

Favard 等[63]研究结果显示，RTSA 术后 10 年需要翻修的比例相对较低，但是 Constant 评分和 X 线片改变随时间的推移而逐渐恶化。因此，他们认为行 RTSA 时必须谨慎，尤其是对于年轻的患者。

有文献还报道了反置式肩关节假体的应用效果取决于手术适应证，即治疗的是哪种类型的 RCDA，另外初次手术和翻修手术之间的术后功能和手术并发症发生率也明显不同[26]。

CTA 患者应用 RTSA 治疗的效果最佳。反置式肩关节假体能恢复患者的过头上举功能[18,28,45,57](表 3-40-1)。

对于类风湿关节炎患者,行 RTSA 最重要的先决条件是具有适当的肩胛盂骨量。当肩胛盂凹内侧和上方的侵蚀病变损害肩胛盂骨质造成骨量不足时,半肩置换可能是不满意率最低的选择方案[26]。对于肩胛骨骨量充足的患者,RTSA 已显示出令人满意的短期疗效,表现为疼痛的缓解和 Constant 评分的明显改善[50,53,60,62]。尽管如此,Constant 评分的改善仍稍低于既往报道的 CTA 患者[50]。

众所周知,尚无关于 RTSA 治疗"密尔沃基肩"综合征的文献报道。

另一个重要因素是小圆肌的完整性。文献报道,当后方肩袖肌肉缺失或因小圆肌萎缩和脂肪浸润而功能不足时,反肩置换假体的功能结果较差[26,45,64]。患者术后仍然存在外展时主动外旋能力的丧失,这种能力的丧失对日常活动有显著的影响。背阔肌加或不加大圆肌肌腱转位术已在文献中描述,可以通过 1 个[65]或 2 个切口[66]进行,都获得良好的效果。

评估反肩置换假体的效果时,患者对满意度做出的肯定回答并不一定是治疗结果良好的依据,这一点也很重要。Roy 等[67]研究提出,93%的患者对治疗满意,但其中部分患者肩关节上举不到 50°,不能主动外旋,产生中度至重度的疼痛和术后并发症。

第 6 节　并发症

一、肩胛骨蚀刻

肩胛骨蚀刻是由于肱骨侧假体与肩胛颈的反复性机械接触造成的肩胛盂磨损(图 3-40-12)。最常用的分类方法是 Sirveaux 分类,其是根据前后位 X 线片所见的缺损大小进行分类的[20]。

Grammont 型反肩假体置换病例中几乎一半(49.8%)的病例会出现蚀刻现象[68]。但在外置型肩关节假体置换病例中尚无出现蚀刻的报道[28]。骨科的相关文献中,肩胛骨蚀刻是否随着时间的推移而进展这一问题尚存有争议。Werner 等[18]和 Simovitch 等[19]的临床研究报告,肩胛骨蚀刻程度可能会随着时间的延长趋于稳定水平。然而,另一项研究结果则显示,RTSA 术后肩胛骨蚀刻程度随着随访时间的延长而增加[17]。

关于肩胛骨蚀刻是否影响患者的最终结果仍然存在争议。Sirveaux 等[20]研究发现,当蚀刻位于螺钉上或呈广泛性时,蚀刻可显著影响 Constant 评分。Simovitch 等[19]也支持这一观点。这一结果与其他学者的研究结果形成对比,他们在蚀刻和术后功能之间未发现临床效应[11,17-18]。

笔者认为,虽然蚀刻尚不是松动的前兆,但也不应该将其作为 RTSA 的无害的不可避免的现象。

就像前文生物力学章节里讨论的观点,已有文献描述了几种尝试解决肩胛骨蚀刻问题的方法[21-25]。

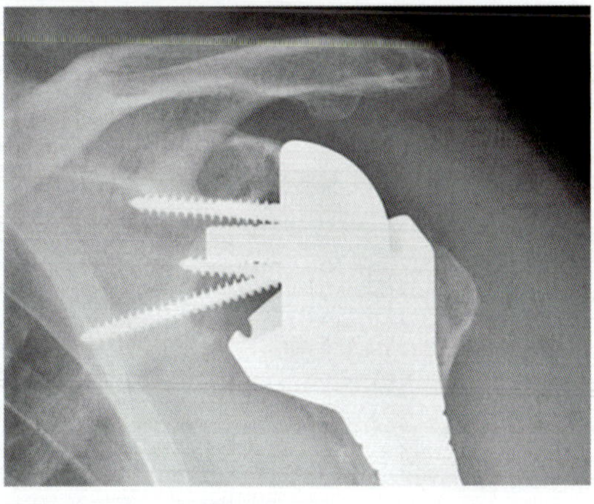

图 3-40-12　肩胛骨蚀刻

表 3-40-1 肩袖缺失性肩关节炎患者行反置式肩关节置换术后的临床效果汇总

	年份	适应证	数量	平均随访时间(月)	术前 CS 平均值	术后 CS 平均值	术前 ASES 平均值	术后 ASES 平均值	术前 AAE 平均值	术后 AAE 平均值
Baulot 等[8]	1995	CTA	16	27	14	69			60°	114°
Boileau 等[11]	2005	CTA- SA 失败- FS	45	40	17	58			55°	121°
Boileau 等[61]	2011	CTA- RCR 失败-FS	42	28	34	75			86°	146°
Cuff 等[58]	2008	CTA-失败 RCR-SA 失败-FS	112	27.5			30	77.6	63.5°	118°
Ekelund 等[50]	2010	RA	27	18	13	52			33°	115°
Favard 等[63]	2011	CTA-MRCT	331	<60		62.8				130.1°
	2011	CTA-MRCT	148	>60		61.53			128.6°	
	2011	CTA-MRCT	69	>84		59.9				124.9°
	2011	CTA-MRCT	41	>108		56.7				124.1°
Frankle 等[28]	2005	CTA	60	33			34.3	68.2	55°	105.1°
Holcomb 等[60]	2010	RA	21	36			28	82	52°	126°
Jacobs 等[52]	2001	CTA	7	26	17.9	56.7			<90°	>90°
Molé 等[45]	2007	CTA-MRCT	484			24	62		71°	130°
Rittmeister 等[53]	2001	RA	8	54.3	17	63				
Sayana 等[48]	2009	CTA-RCR 失败	19	30	14.8	60.9				
Seebauer 等[55]	2005	RCDA	46	18.2	37	67				145°
Sirveaux 等[20]	2004	CTA	80	44	22.6	65.6			73°	138°
Vanhove 等[54]	2004	CTA	14	29.5		60				

（续　表）

	年份	适应证	数量	平均随访时间（月）	术前 CS 平均值	术后 CS 平均值	术前 ASES 平均值	术后 ASES 平均值	术前 AAE 平均值	术后 AAE 平均值
Werner 等[18]	2005	CTA-RCR 失败-SA 失败	58	38	29	64			42°	100°
Woodruff 等[62]	2003	RA	13	87.5		59				

注　AAE. active anterior elevation，前屈上举角度；ASES. American Shoulder and Elbow score，美国肩肘外科协会评分；CS. Constant-Murley score，Constant-Murley 肩并节功能评分；CTA. cuff tear arthropathy，肩袖撕裂性关节病；FS. fracture sequelae，骨折后遗症；RA. reumatoid arthritis，风湿性关节炎；RCR. rotator cuff repair，肩袖修复术；SA. shoulder arthroplasty，肩关节置换术；MRCT. massive rotator cuff tear，肩袖大面积撕裂

二、无菌性松动

Grammont 型反置式肩关节假体极少出现肩胛盂周围透亮线，而外置旋转中心的肩关节假体出现肩胛盂周围透亮线的概率几乎加倍。到目前为止，暂未发现这种透亮线临床影像的相关报告。但由于松动而出现早于预期的机械性失败是一个值得关注的问题。事实证明，这种担心的必要性。据报道，采用外置式肩关节假体的无菌性肩胛盂假体松动的发生率是采用 Grammont 型反置式肩关节假体的 2 倍(5.8% *vs.* 2.5%)[68]。

三、感染

RTSA 术后发生深部感染的发生率是 3.8%[68]。这一数字比先前文献描述的低[45]。其与解剖型肩关节置换术相当，但仍高于其他类型的肩部手术。有研究结果显示，翻修组的感染率高于初次手术组(5.8% *vs.* 2.9%)[68]。大多数感染发生在早期，可采用灌洗和抗生素治疗；某些感染发生在术后 3 个月，此时患者对清创和保留假体的治疗反应较差[45]。近来，有 2 种临床类型的感染得到了区分。

1. 患者肩关节疼痛并僵硬。

2. 患者肩关节功能良好，但患有慢性瘘管。后者能通过单阶段翻修术顺利治愈[69]。

四、不稳定

不稳定是一种常见的术后并发症，发生率为 4.7%。半肩或全肩关节置换术进行反肩置换翻修后不稳定的发生率(9.4%)较初次反肩置换(4.1%)高。97.3%的不稳定的反肩置换病例是通过三角肌胸大肌入路进行手术的[68]。不稳定总是前向的，在上肢伸展和内旋发生[26]。造成不稳定的原因很难分析得出。然而，肩胛下肌腱包括盂肱下韧带和盂肱中韧带在肩胛盂附着部的完全松解，可使肩关节前方限制结构减弱。造成不稳定的另一个可能的原因是三角肌张力丢失[68]。预防措施主要是通过外上入路进行手术，避免肱骨侧假体后倾和肩胛盂假体前倾，建立理想的肱骨长度。

为防止脱位，在肩胛盂球体周围建立适当空间使假体形成铰链十分必要。笔者建议使用标准聚乙烯衬垫取代接触面积较小的衬垫(高活动性衬垫)。再联合理想的假体张力，能在全活动范围之内避免聚乙烯衬垫和肩胛盂球体之间形成张开的楔状口。早期脱位治疗比较容易，可在全身麻醉下行闭合复位术，并在术后前几周加外展枕头的方法治疗[70]。

五、其他问题

对于术前严重的僵硬且骨量减少的患者，在术中暴露时可能发生肱骨侧骨折，尤其在翻修病例中更容易出现。肱骨近端骨折有时是因为牵拉器所致，有时是在暴露肩胛盂时发生。推荐在肩胛盂假体植入后再完成肱骨侧的准备工作，以保护肱骨近端的骨量。

肩胛盂骨折可能在准备肩胛盂时发生，尤其是在铰孔时最容易出现，一旦发生可能会阻碍假体的植入[68,71]。

术后肩峰骨折很少见，一旦发生，应该通过制动进行非手术治疗(图 3-40-13)。

术后肩胛冈骨折会造成功能不良，可能需行骨折固定术[72-73]。

有文献描述了肩胛盂球体脱离这一并发症，可以是部分脱离，也可以是完全脱离[47]。肩胛盂球体部分脱离与临床结果的差异并无关联，但必须进行紧密的随访。

幸运的是，腋神经麻痹非常罕见[18,49]。

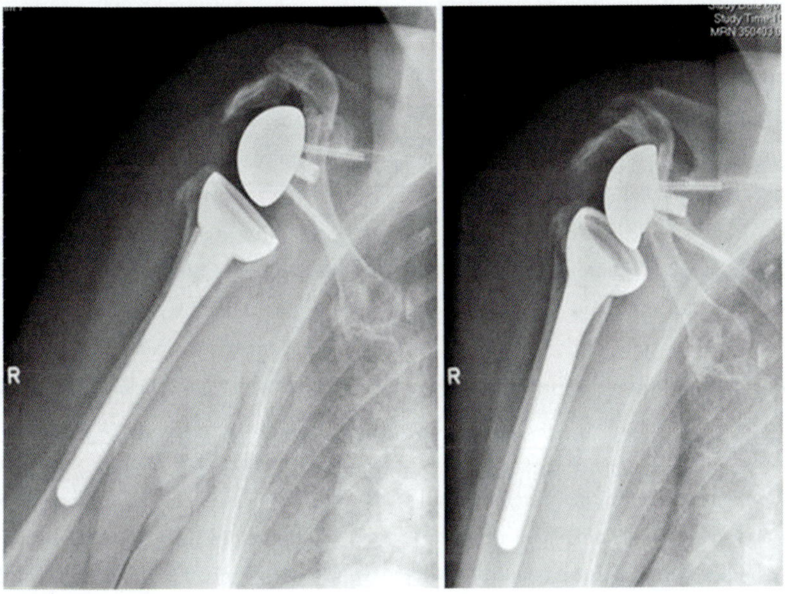

图 3-40-13　术后肩峰骨折

第 7 节　总　结

大量的研究结果均显示 RTSA 治疗 RCDA 的有效性，其在初期能够改善肩关节活动度，并取得令人满意的效果。远期随访研究结果显示，Constant 评分和 X 线片改变随着时间的延长逐渐变差，因此须谨慎对待年轻患者。肩胛骨蚀刻尚未被证明是假体松动的先决条件，但也不该认为蚀刻是 RTSA 无害的和不可避免的现象。假体悬垂是克服这一问题的最有效手段。

参考文献

[1] Bankes MJ, Emery RJ. Pioneers of shoulder replacement: themistocles Gluck and Jules Emile Pean. J Shoulder Elbow Surg, 1995, 4(4): 259-262.

[2] Flatow EL, Harrison AK. A history of reverse total shoulder arthroplasty. Clin Orthop Relat Res, 2011, 469(9): 2432-2439.

[3] Neer II CS. Articular replacement for the humeral head. J Bone Joint Surg Am, 1955, 37(2): 215-228.

[4] Neer II CS. Replacement arthroplasty for glenohumeral osteoarthritis. J Bone Joint Surg Am, 1974, 56(1): 1-13.

[5] Katz D, O'Toole G, Cogswell L, et al. A history of the reverse shoulder prosthesis. Int J Should Surg, 2007, 1: 108-113.

[6] Ahir SP, Walker PS, Squire-Taylor CJ, et al. Analysis of glenoid fixation for a reversed anatomy fixed-fulcrum shoulder replacement. J Biomech, 2004, 37(11): 1699-1708.

[7] Grammont P, Trouilloud P, Laffay J, et al. Design and manufacture of a new shoulder prosthesis. Rhumatologie, 1987, 39: 407-418.

[8] Baulot E, Chabernaud D, Grammont PM. Results of Grammont's inverted prosthesis in omarthritis associated with major cuff destruction. Apropos of 16 cases. Acta Orthop Belg, 1995, 61 Suppl 1: 112-119.

[9] Grammont PM, Baulot E. Delta shoulder prosthesis for rotator cuff rupture. Orthopedics, 1993, 16(1): 65-68.

[10] Kontaxis A, Johnson GR. The biomechanics

of reverse anatomy shoulder replacement-a modelling study. Clin Biomech (Bristol, Avon), 2009, 24(3): 254-260.

[11] Boileau P, Watkinson DJ, Hatzidakis AM, et al. Grammont reverse prosthesis: design, rationale, and biomechanics. J Shoulder Elbow Surg, 2005, 14(1Suppl S): 147S-161.

[12] Severt R, Thomas BJ, Tsenter MJ, et al. The influence of conformity and constraint on translational forces and frictional torque in total shoulder arthroplasty. Clin Orthop Relat Res, 1993, 292: 151-158.

[13] Harman M, Frankle M, Vasey M, et al. Initial glenoid component fixation in "reverse" total shoulder arthroplasty: a biomechanical evaluation. J Shoulder Elbow Surg, 2005, 14(1 Suppl S): 162S-167.

[14] De Wilde LF, Audenaert EA, Berghs BM. Shoulder prostheses treating cuff tear arthropathy: a comparative biomechanical study. J Orthop Res, 2004, 22(6): 1222-1230.

[15] De Wilde L, Audenaert E, Barbaix E, et al. Consequences of deltoid muscle elongation on deltoid muscle performance: a computerised study. Clin Biomech (Bristol, Avon), 2002, 17(7): 499-505.

[16] Karelse AT, Bhatia DN, De Wilde LF. Prosthetic component relationship of the reverse Delta III total shoulder prosthesis in the transverse plane of the body. J Shoulder Elbow Surg, 2008, 17(4): 602-607.

[17] Levigne C, Boileau P, Favard L, et al. Scapular notching in reverse shoulder arthroplasty. J Shoulder Elbow Surg, 2008, 17(6): 925-935.

[18] Werner CM, Steinmann PA, Gilbart M, et al. Treatment of painful pseudoparesis due to irreparable rotator cuff dysfunction with the Delta III reverse-balland-socket total shoulder prosthesis. J Bone Joint Surg Am, 2005, 87(7): 1476-1486.

[19] Simovitch RW, Zumstein MA, Lohri E, et al. Predictors of scapular notching in patients managed with the Delta III reverse total shoulder replacement. J Bone Joint Surg Am, 2007, 89(3): 588-600.

[20] Sirveaux F, Favard L, Oudet D, et al. Grammont inverted total shoulder arthroplasty in the treatment of glenohumeral osteoarthritis with massive rupture of the cuff. Results of a multicentre study of 80 shoulders. J Bone Joint Surg Br, 2004, 86(3): 388-395.

[21] De Wilde LF, Poncet D, Middernacht B, et al. Prosthetic overhang is the most effective way to prevent scapular conflict in a reverse total shoulder prosthesis. Acta Orthop, 2010, 81(6): 719-726.

[22] Nyffeler RW, Werner CM, Gerber C. Biomechanical relevance of glenoid component positioning in the reverse Delta III total shoulder prosthesis. J Shoulder Elbow Surg, 2005, 14(5): 524-528.

[23] Nicholson GP, Strauss EJ, Sherman SL. Scapular notching: recognition and strategies to minimize clinical impact. Clin Orthop Relat Res, 2011, 469(9): 2521-2530.

[24] Gutierrez S, Levy JC, Lee WE, et al. Center of rotation affects abduction range of motion of reverse shoulder arthroplasty. Clin Orthop Relat Res, 2007, 458: 78-82.

[25] Gutierrez S, Levy JC, Frankle MA, et al. Evaluation of abduction range of motion and avoidance of inferior scapular impingement in a reverse shoulder model. J Shoulder Elbow Surg, 2008, 17(4): 608-615.

[26] Gerber C, Pennington SD, Nyffeler RW. Reverse total shoulder arthroplasty. J Am Acad Orthop Surg, 2009, 17(5): 284-295.

[27] Roche C, Flurin PH, Wright T, et al. An evaluation of the relationships between reverse shoulder design parameters and range of motion, impingement, and stability. J Shoulder Elbow Surg, 2009, 18(5): 734-741.

[28] Frankle M, Siegal S, Pupello D, et al. The reverse shoulder prosthesis for glenohumeral arthritis associated with severe rotator cuff deficiency. A minimum two-year follow-up study of sixty patients. J Bone Joint Surg Am, 2005, 87(8): 1697-1705.

[29] Valenti P, Boutens D, Nerot C. Delta 3 reversed prosthesis for osteoarthritis with massive rotator cuff tear: long term results (>5 years). In: Walch G, Boileau P, Molé D, editors. Shoulder prosthesis. Montpellier: Sauramps Medical, 2001. 253-259.

[30] Stephenson DR, Oh JH, McGarry MH, et al. Effect of humeral component version on impingement in reverse total shoulder arthroplasty. J Shoulder Elbow Surg, 2011, 20(4): 652-658.

[31] Macaulay AA, Greiwe RM, Bigliani LU. Rotator cuff deficient arthritis of the glenohumeral joint. Clin Orthop Surg, 2010, 2(4): 196-202.

[32] Lehtinen JT, Kaarela K, Belt EA, et al. Relation of glenohumeral and acromioclavicular joint destruction in rheumatoid shoulder. A 15 year follow up study. Ann Rheum Dis, 2000, 59(2): 158-160.

[33] Lehtinen JT, Belt EA, Kauppi MJ, et al. Bone destruction, upward migration, and medialisation of rheumatoid shoulder: a 15 year follow up study. Ann Rheum Dis, 2001, 60(4): 322-326.

[34] McCarty DJ, Halverson PB, Carrera GF, et al. "Milwaukee shoulder"-association of microspheroids containing hydroxyapatite crystals, active collagenase, and neutral protease with rotator cuff defects. I. Clinical aspects. Arthritis Rheum, 1981, 24(3): 464-473.

[35] Epis O, Caporali R, Scire CA, et al. Efficacy of tidal irrigation in Milwaukee shoulder syndrome. J Rheumatol, 2007, 34 (7): 1545-1550.

[36] Adams R. A treatise on rheumatic gout or chronic rheumatic arthritis of all the joint. London: John Churchill & Sons; 1873.

[37] Neer C, Craig E, Fukuda H. Cuff-tear arthropathy. J Bone Joint Surg Am, 1983, 65(9): 1232-1244.

[38] Visotsky JL, Basamania C, Seebauer L, et al. Cuff tear arthropathy: pathogenesis, classification, and algorithm for treatment. J Bone Joint Surg Am, 2004, 86 Suppl 2: 35-40.

[39] Hamada K, Fukuda H, Mikasa M, et al. Roentgenographic findings in massive rotator cuff tears. A long-term observation. Clin Orthop Relat Res, 1990, 254: 92-96.

[40] Iannotti JP, McCarron J, Raymond CJ, et al. Agreement study of radiographic classification of rotator cuff tear arthropathy. J Shoulder Elbow Surg, 2010, 19(8): 1243-1249.

[41] Middernacht B, de Grave PW, Van Maele G, et al. What do standard radiography and clinical examination tell about the shoulder with cuff tear arthropathy? J Orthop Surg Res, 2011, 6: 1.

[42] Walch G, Boulahia A, Calderone S, et al. The 'dropping' and 'hornblower's' signs in evaluation of rotator-cuff tears. J Bone Joint Surg Br, 1998, 80(4): 624-628.

[43] Hertel R, Ballmer FT, Lombert SM, et al. Lag signs in the diagnosis of rotator cuff rupture. J Shoulder Elbow Surg, 1996, 5(4): 307-313.

[44] De Wilde LF, Berghs BM, VandeVyver F, et al. Glenohumeral relationship in the transverse plane of the body. J Shoulder Elbow Surg, 2003, 12(3): 260-267.

[45] Mole D, Favard L. [Excentered scapulohumeral osteoarthritis]. Rev Chir Orthop Reparatrice Appar Mot, 2007, 93 Suppl 6: 37-94.

[46] Redfern TR, Wallace WA, Beddow FH. Clavicular osteotomy in shoulder arthroplasty. Int Orthop, 1989, 13(1): 61-63.

[47] Middernacht B, De Wilde L, Mole D, et al. Glenosphere disengagement: a potentially serious default in reverse shoulder surgery. Clin Orthop Relat Res, 2008, 466(4): 892-898.

[48] Sayana MK, Kakarala G, Bandi S, et al. Medium term results of reverse total shoulder replacement in patients with rotator cuff arthropathy. Ir J Med Sci, 2009, 178 (2): 147-150.

[49] Boileau P, Watkinson D, Hatzidakis AM, et al. Neer Award 2005: the Grammont reverse

shoulder prosthesis: results in cuff tear arthritis, fracture sequelae, and revision arthroplasty. J Shoulder Elbow Surg, 2006, 15(5): 527-540.

[50] Ekelund A, Nyberg R. Can reverse shoulder arthroplasty be used with few complications in rheumatoid arthritis? Clin Orthop Relat Res, 2011, 469(9): 2483-2488.

[51] De Wilde L, Mombert M, Van Petegem P, et al. Revision of shoulder replacement with a reversed shoulder prosthesis (Delta III): report of five cases. Acta Orthop Belg, 2001, 67(4): 348-353.

[52] Jacobs R, Debeer P, De Smet L. Treatment of rotator cuff arthropathy with a reversed Delta shoulder prosthesis. Acta Orthop Belg, 2001, 67(4): 344-347.

[53] Rittmeister M, Kerschbaumer F. Grammont reverse total shoulder arthroplasty in patients with rheumatoid arthritis and nonreconstructible rotator cuff lesions. J Shoulder Elbow Surg, 2001, 10(1): 17-22.

[54] Vanhove B, Beugnies A. Grammont's reverse shoulder prosthesis for rotator cuff arthropathy. A retrospective study of 32 cases. Acta Orthop Belg, 2004, 70(3): 219-225.

[55] Seebauer L, Walter W, Keyl W. Reverse total shoulder arthroplasty for the treatment of defect arthropathy. Oper Orthop Traumatol, 2005, 17(1): 1-24.

[56] Frankle M, Levy JC, Pupello D, et al. The reverse shoulder prosthesis for glenohumeral arthritis associated with severe rotator cuff deficiency. A minimum two-year follow-up study of sixty patients surgical technique. J Bone Joint Surg Am, 2006, 88(Suppl 1 Pt 2): 178-190.

[57] Guery J, Favard L, Sirveaux F, et al. Reverse total shoulder arthroplasty. Survivorship analysis of eighty replacements followed for five to ten years. J Bone Joint Surg Am, 2006, 88(8): 1742-1747.

[58] Cuff D, Pupello D, Virani N, et al. Reverse shoulder arthroplasty for the treatment of rotator cuff deficiency. J Bone Joint Surg Am, 2008, 90(6): 1244-1251.

[59] Grassi FA, Murena L, Valli F, et al. Six-year experience with the Delta III reverse shoulder prosthesis. J Orthop Surg (Hong Kong), 2009, 17(2): 151-156.

[60] Holcomb JO, Hebert DJ, Mighell MA, et al. Reverse shoulder arthroplasty in patients with rheumatoid arthritis. J Shoulder Elbow Surg, 2010, 19(7): 1076-1084.

[61] Boileau P, Moineau G, Roussanne Y, et al. Bony increased-offset reversed shoulder arthroplasty: minimizing scapular impingement while maximizing glenoid fixation. Clin Orthop Relat Res, 2011, 469(9): 2558-2567.

[62] Woodruff MJ, Cohen AP, Bradley JG. Arthroplasty of the shoulder in rheumatoid arthritis with rotator cuff dysfunction. Int Orthop, 2003, 27(1): 7-10.

[63] Favard L, Levigne C, Nerot C, et al. Reverse prostheses in arthropathies with cuff tear: are survivorship and function maintained over time? Clin Orthop Relat Res, 2011, 469(9): 2558-2567.

[64] Simovitch RW, Helmy N, Zumstein MA, et al. Impact of fatty infiltration of the teres minor muscle on the outcome of reverse total shoulder arthroplasty. J Bone Joint Surg Am, 2007, 89(5): 934-939.

[65] Boileau P, Rumian AP, Zumstein MA. Reversed shoulder arthroplasty with modified L'Episcopo for combined loss of active elevation and external rotation. J Shoulder Elbow Surg, 2010, 19 Suppl 2: 20-30.

[66] Gerber C, Pennington SD, Lingenfelter EJ, et al. Reverse Delta-III total shoulder replacement combined with latissimus dorsi transfer. A preliminary report. J Bone Joint Surg Am, 2007, 89(5): 940-947.

[67] Roy JS, Macdermid JC, Goel D, et al. What is a successful outcome following reverse total shoulder arthroplasty? Open Orthop J, 2010, 4: 157-163.

[68] Zumstein MA, Pinedo M, Old J, et al. Prob-

晰显示 Hill-Sachs 损伤。在 CT 扫描技术出现前，开发了很多标准体位的 X 线片，比如 Y 位、穿胸位、西点位或 Bernageau 位，到目前为止，这些投照体位在肩胛盂边缘或肱骨头缺损方面仍然有重要的诊断价值[1,12-14]。

二、CT 平扫

CT 平扫可以准确显示各种骨性异常，包括 Hill-Sachs 损伤、反 Hill-Sachs 损伤或肩胛盂前下骨性 Bankart 病变。CT 关节造影可显示软骨缺损、盂唇裂隙或撕裂及关节囊的拉伸情况。

三、MRI

MRI 肩关节造影适用于显示关节囊盂唇损伤及软骨缺损，能清晰显示肩袖组织。通常 CT 和 MRI 均可清晰显示肌肉萎缩或其他病变[15]。

对于临床高度怀疑的血管神经损伤，必要时行血管检查及神经电生理检查，以全面评估病情。

第 4 节　肩关节不稳定的病理解剖

肩关节不稳定表现为多平面关节囊韧带和骨损伤，可通过 X 线片、MRI、CT 及关节镜下或切开直视下观察确诊。

多数肩关节前下不稳定的病例会出现肱骨头后上部骨损伤，又称为 Hill-Sachs 损伤。其是由于肱骨头与肩胛盂边缘撞击造成的，如果这种撞击力量足够大还会造成大结节骨折。MRI 图像上可以观察到肩胛盂前下方和肱骨头后上方出现非骨折性质的骨水肿，是一种由撞击引起的非骨折性松质骨水肿（图 3-41-1）。少数情况下还会发生与肩关节脱位相关的喙突骨折，通常发生于癫痫发作后。对于孤立的喙突骨折，应首先确定这一骨折是否由自行复位的肩关节脱位造成，并进一步采取适当的措施和相关检查。

Bankart 损伤是前下盂唇自肩胛骨前缘撕脱，同时伴有骨膜断裂。骨性损伤常见的是骨性 Bankart 损伤，常涉及前下关节窝的骨折，这种骨折是由脱位过程中肱骨头的强行移位引起的。多次脱位会使肩胛盂边缘磨损，变得圆钝。肩胛盂缺损就此出现并逐渐扩大，甚至出现“倒梨形”外观改变。Perthes 损伤是指前下盂唇撕脱，与其相连的肩胛颈前方的骨膜也随之撕脱。前盂唇骨膜袖套样撕脱（anterior labrum periosteal sleeve avulsion，ALPSA）是指前下盂唇撕脱后发生移位并向内侧卷缩。盂肱韧带肱骨侧撕脱（humeral avulsion of the glenohumeral ligament，HAGL）是指盂肱下韧带自肱骨颈附着部位撕脱。SLAP 损伤是肩胛盂缘上唇自前向后的撕裂，伴有不同程度肱二头肌长头腱自肩胛盂近端止点撕脱，可能与盂肱关节脱位有关。肩关节多向不稳会形成巨大且膨胀的关节囊袋。肩胛盂唇关节面破裂（glenolabral articular disruption，GLAD）最早由 Neviaser 描述为前下盂唇表浅撕裂伴有邻近关节软骨损伤。GLAD 损伤本身与肩关节不稳定没有关系，但仍会引起肩关节疼痛[9,12,14,16-21]（图 3-41-2）。

第 5 节　肩关节脱位和不稳定的类型

一、前脱位

肩关节前脱位常与足球、滑雪等体育运动或跌倒有关。年龄＜20岁的患者脱位复

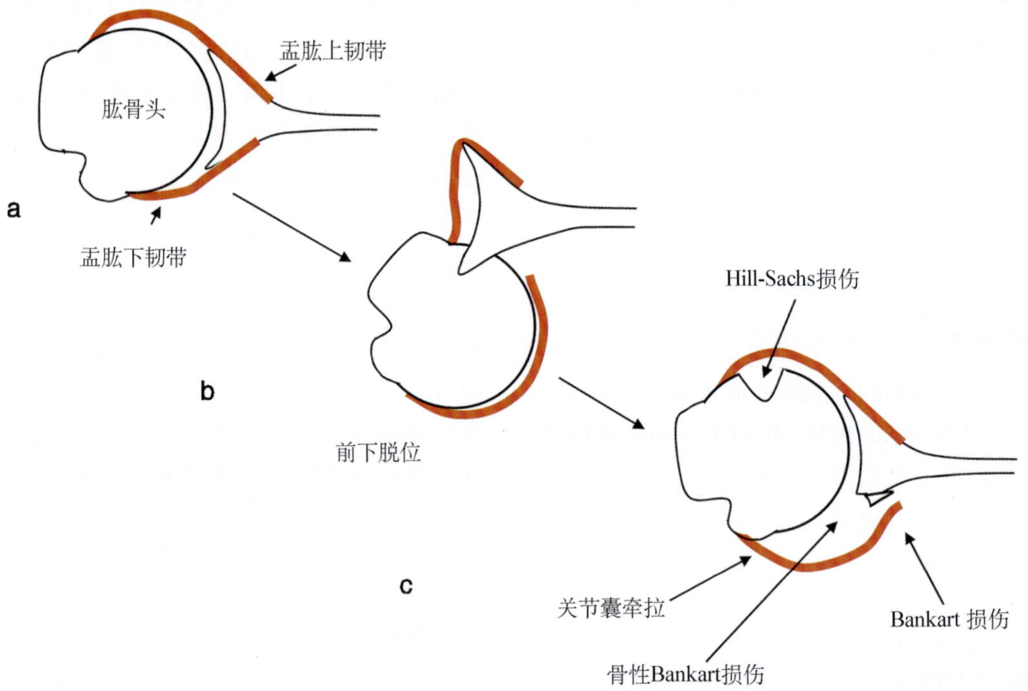

图 3-41-1 继发性病变导致前下脱位的作用机制

a. 错位情况；b. 脱位，因肱骨头错位造成肱骨头撞击关节盂或 Hill-Sachs 损伤，骨和韧带 Bankart 病变；c. 后遗症，关节囊受到牵拉和盂肱韧带损伤和(或)骨完整性丧失，最终导致复发

发率高达 90%，20～40 岁的患者脱位复发率为 60%，>40 岁的患者脱位复发率为 10%。不同文献报道的复发率不同，但趋势大致相同[1,2,22]。

临床检查最主要的问题是肩关节外展外旋时患者对检查的恐惧，试验结果是否为阳性；还可见广泛的关节松弛，包括前后抽屉试验阳性，下方沟槽征阳性，以及手指和肘关节过度松弛。

急性前脱位病例中有 5% 的患者伴有臂丛神经或腋神经损伤。影像学检查内容包括前后位和腋位 X 线片(图 3-41-3)。CT 引导下肩关节造影可以清晰显示骨折形态，还可以清晰显示 Hill-Sachs 损伤和肩胛盂边缘的骨折或圆钝形态。MRI 检查有助于发现肩袖和关节囊盂唇的软组织损伤，但是对骨质损伤的显示往往不佳。

急性肩关节前下脱位的闭合复位技术有很多，但术前应行准确地评估神经血管损伤情况，需要特别的注意是患者有无腋神经损伤(图 3-41-4)。下面简要描述几种较常用的复位技术。

Hippocrates 技术：采用全身麻醉，操作者轻度外展并抬高患者上肢以施加牵引力，同时将足跟推挤至患者腋部，或拽起腋窝周围的床单方便助手更好的抬起。但这一手法可能造成损伤，仅适用于其他非创伤性的复位技术失败后[23]。

Stimson 技术：患者取俯卧位，上肢下垂；腕部行 1～3 kg 重量的牵引[24-25]。

Saha 技术：操作手法为在肩胛骨平面缓慢抬高上肢[26]。

Kocher 技术：属于经典的复位技术。但很多术者认为比较危险。手法为内收上肢的同时内旋，随后外旋并外展患肢[23]。

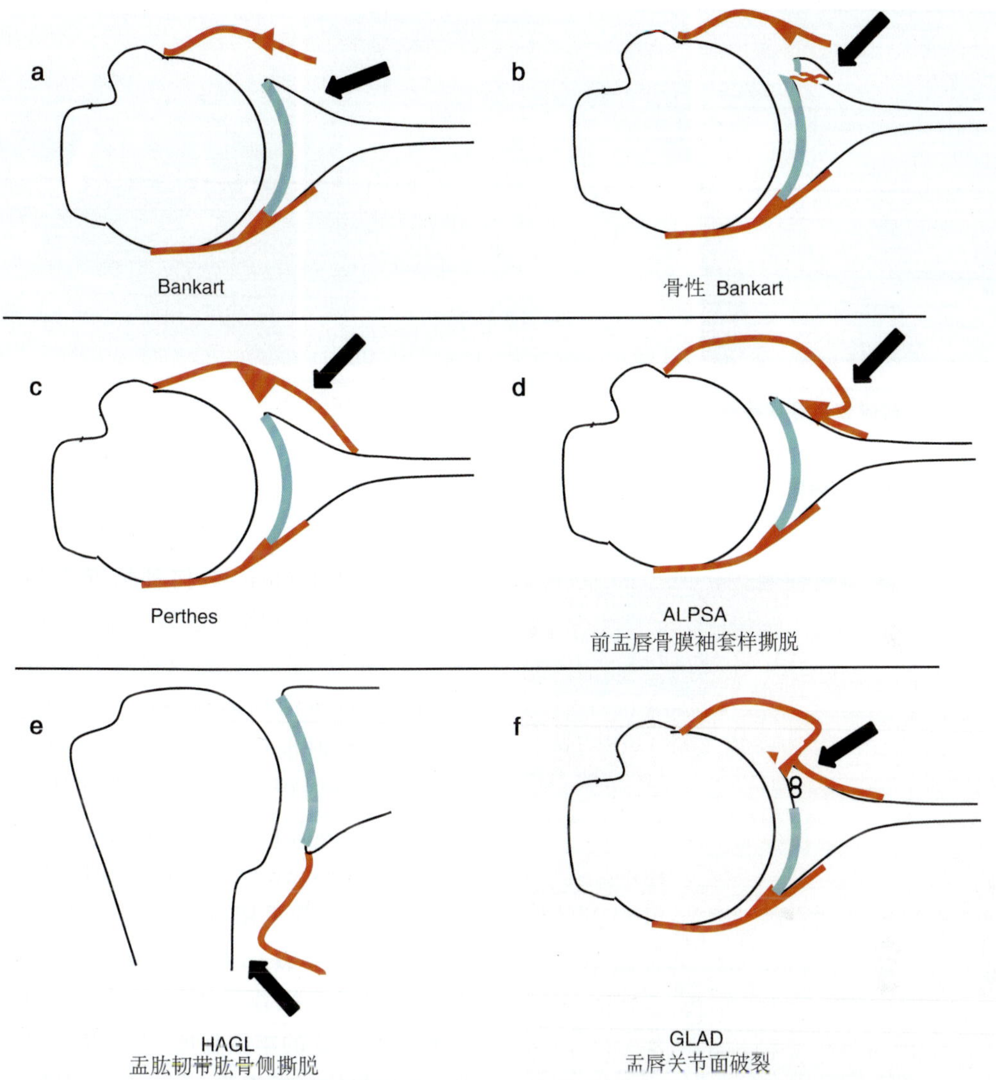

图 3-41-2　创伤性肩关节不稳的相关病理解剖

a. 箭所示为 Bankart 病变；b. 箭所示为骨性 Bankart 损伤；c. 箭所示为 Perthes 损伤；d. 箭所示为 ALPSA；e. 箭所示为 HAGL；f. 箭所示为 GLAD

Davos 技术（Boss-Holzach-Matter 方法）：患者取坐位，双手手指交叉固定，置于屈曲的同侧膝关节周围，双肘伸展，然后指导患者身体逐渐向后倚靠[27]。

关节内注射利多卡因或等效药物均可有助于这些复位技术的实施[25]。

肩关节脱位复位后的处理包括：再次行神经血管检查，然后内旋位或外旋位夹板固定。外旋位固定的原理是依靠肩胛下肌的压力，将Bankart 损伤固定在盂唇前方边缘[28-29]。保持外固定 2～4 周，然后再行功能锻炼[24]。

（一）注意事项

脱位发生后须谨慎行闭合复位。脱位可能伴有骨折，在复位前须拍摄 X 线片，否则后果难以预料。医师应注意复位后盂唇、肩胛下肌、肩袖、二头肌肌腱或其他结构是否存在卡顿现象，X 线片可能呈现关节间隙增宽[30]。

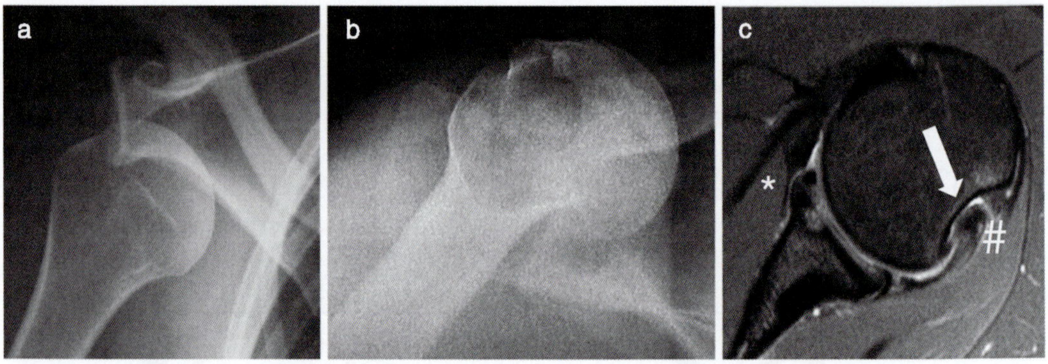

图 3-41-3　前脱位影像学检查

a. 前后位 X 线片；b. 腋位 X 线片；c. MRI 检查，箭所示为 Hill-Sachs 病变，* 所示为 GLAD 病变，# 所示为合并部分冈下肌撕脱

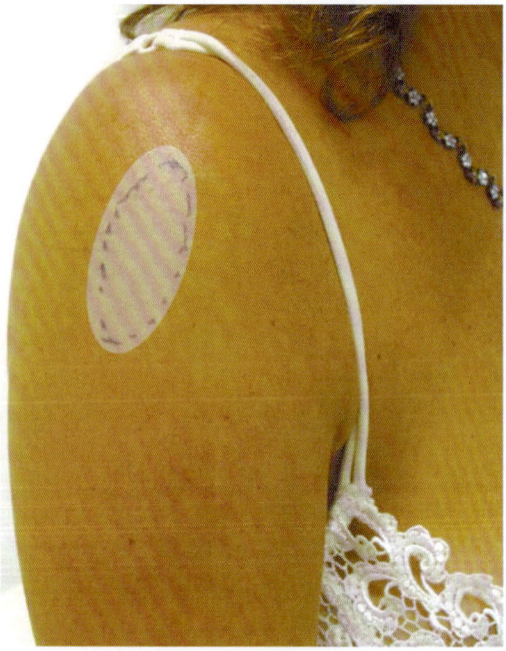

图 3-41-4　腋神经损伤。盂肱前脱位后出现腋神经再生障碍，肩外侧皮肤感觉缺失或麻木。这一范围可能较小，需要在术前仔细识别评估

(二)手术方法

复发性肩关节前下脱位的手术的适应证包括：反复脱位或严重的恐惧。手术技术包括关节囊成形术、Bankart 损伤再固定、肩胛盂边缘严重磨损或骨折后需行骨增量技术，上述技术均可在切开下或关节镜下进行。Balg 和 Boileau 对何种情况下切开修复优于关节镜下修复进行了总结：患者年龄＜20 岁，从事竞技类或接触性体育运动及用力的过头活动运动，肩关节过度松弛，肩关节外旋时前后位 X 线片显示 Hill-Sachs 损伤，同时硬化的肩胛盂下部骨性轮廓缺失，均提示需行带骨块的切开修复手术(Latarjet-Bristow)[31-32]。对于创伤性 Bankart 损伤，推荐采用封闭式关节镜技术，而对于存在关节囊拉伸或大范围 Hill-Sachs 损伤的情况下推荐采用切开手术。由于手术种类和重建的牢固程度、患者依从性等不同，术后脱位复发率为 5%～30%不等。

患者须内旋位制动 3～6 周，最初几周的术后康复需加强肌肉训练，之后循序渐进地进行肩关节活动度练习。此外，建议患者在稳定后的 1 年内避免进行接触性体育运动[33-41]。

二、后脱位

肩关节后脱位相对少见，占所有肩关节不稳的 5%。后脱位的主要原因包括跌落时手伸展支撑、癫痫发作后或电击伤后。肩关节后脱位患者在内收并内旋时可诱发恐惧感。锁定性或者慢性肩关节后脱位的诊

断较为困难,主要体征为外旋的主动和被动活动受限,以及外展固定和旋后受限。

肩关节前后位和腋位 X 线片是确诊的主要依据。仅通过前后位 X 线片很容易漏诊,有时肱骨头和肩胛盂边缘重叠造成关节间隙不可见也会导致漏诊。腋位 X 线片可以提供很好的诊断依据。肩胛骨 Y 位片和穿胸位片常常被错误解读。如诊断存有疑问,应行 CT 检查明确诊断(Cadet[13,42-44])。

如果是小范围的反向 Hill-Sachs 压缩骨折(面积不到肱骨头表面的 10%),较轻的牵引通常就能复位肩关节,随后外旋位支具制动 3～6 周即可治愈。Rowe[45] 建议用一根宽带斜跨背部将患臂固定在体侧旋转中立位。康复计划包括肌肉力量增强训练和肩关节活动度训练。

肩关节后脱位的手术适应证是无法复位或复发性脱位。如果未出现大范围的反向 Hill-Sachs 损伤,则可通过开放式后入路行"十"字囊袋成形术及反 Bankart 损伤固定术。如存在骨缺损,则需取肩胛冈或髂嵴骨块进行骨移植术[46-47]。技术熟练者也可以选择在关节镜下手术[48]。

较大范围的反 Hill-Sachs 损伤需行 McLaughlin 手术,如手术效果仍不满意,则需辅助其他手术治疗。McLaughlin 术式包括缝合肩胛下肌腱为反向 Hill-Sachs 损伤模式,这样处理后可以预防复发。Neer 改良技术是将小结节随肩胛下肌附着部一起截下,并用螺钉将其固定到反 Hill-Sachs 损伤骨缺损区。术后肩关节中立位或轻度外旋位制动 6 周,之后按照计划进行康复锻炼[47,49-50](图 3-41-5)。

三、多方向不稳定

Neer 和 Foster[51] 正式确认了肩关节多方向不稳定这一术语。患者主诉肩关节在外旋外展位、内收内旋位等多个体位均出现松弛和不稳定。患者常主诉肩部疼痛、不适感、恐惧感甚至出现手部感觉异常,这些情况尤其多见于上肢负重时。临床体格检查可以发现 R1 体位(上肢位于体侧)或 R2 体位(上肢外展 90°)上肢外展超过 90°。临床试验包括下方沟槽征。具体方法:检查者在一侧下拉患者上肢,患者肩峰下出现凹陷并感觉不适。但这些体征只有在患者不适的前提下才有临床意义[51-53](图 3-41-6)。

标准 X 线片、肩关节 CT 造影或 MRI 可清晰显示病变所在。对于多方向不稳定的患者,仅在 1 年严格的肌肉增强物理治疗和功能锻炼之后才出现手术指征[51,54]。

目前,普遍接受的手术是 Neer 关节囊移位术。该术式可以通过前方三角肌、胸大肌进入,但是在某些情况下可能需要联合后方入路。这一手术操作复杂且要求较高,手术过程中须注意保护腋神经。术后中立位固定 6 周(握手位),之后行肌肉增强训练。如果医师技术娴熟,也可以在关节镜下进行操作[51,54-55]。

四、自发性脱位

肩关节自发性脱位常见于青少年和青年人群,这些患者的肩关节可自行向后方脱位。患者多以这种方式缓解心理压力,并以此向朋友和家人炫耀。治疗应包括心理辅导以避免自行关节脱位,脱位的关节必将加大关节囊的松弛度。此外物理治疗也可能有益。必要时还需给予患者精神病学方面的帮助。由于自发性脱位的复发率几乎为 100%,因此应尽可能避免手术治疗。

一些自发性脱位患者在经过一段时间的治疗后转变为非自发性脱位,这是关节囊过度拉伸的结果。在这种情况下,首先应进行物理治疗和再协调功能锻炼。如治疗无效则需手术紧缩关节囊,如关节囊成形术。需要注意的是,术者必须明确患者并非自发性脱位。

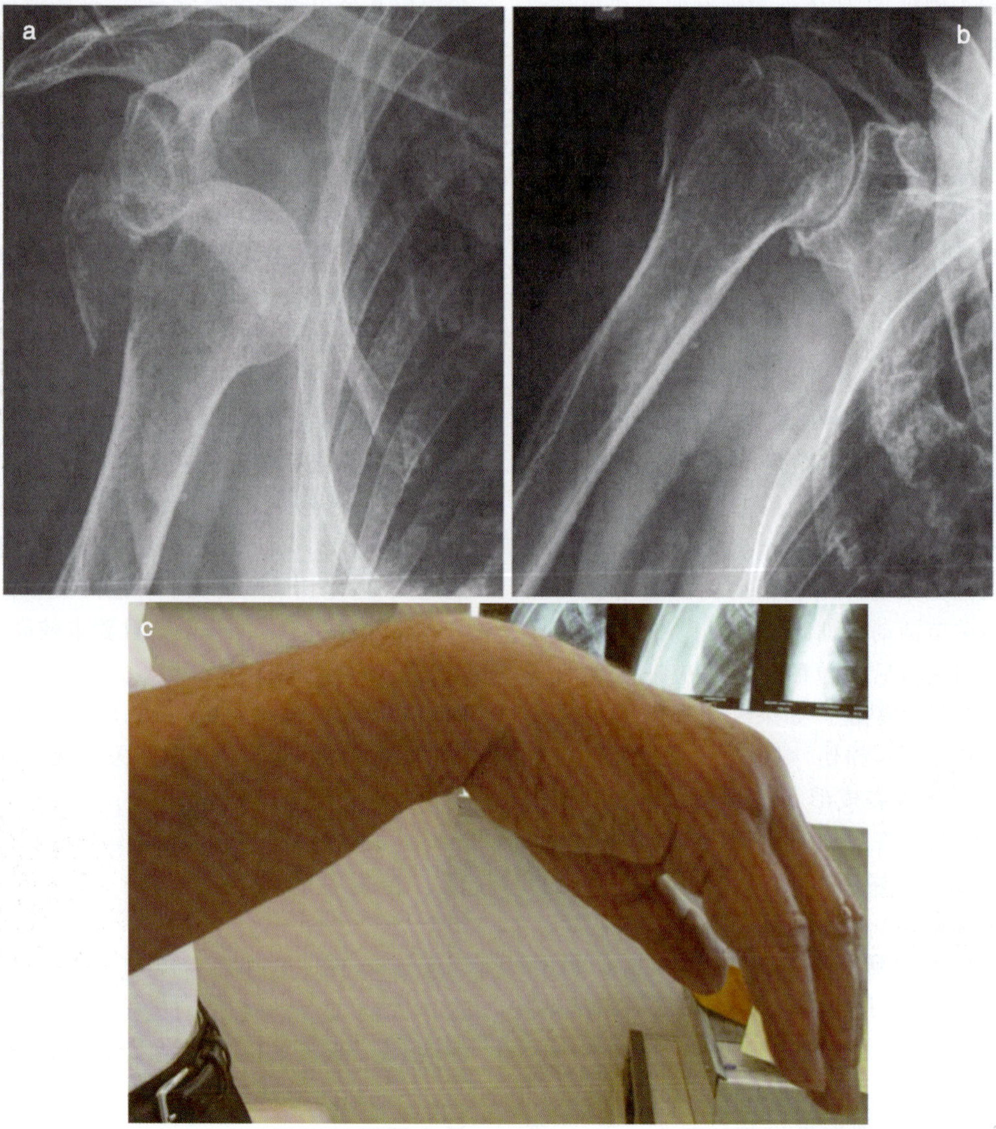

图 3-41-5 肩关节骨折、前脱位合并神经损伤

a. 前脱位伴大结节骨折；b. 复位；c. 桡神经损伤引发相应感觉异常和腕伸肌群肌力下降，垂腕征

体位性脱位可能被误诊为自发性脱位。某些患者的肩关节仅在一定的位置下才出现后脱位，通常是肩关节前屈 90°，轻度内收和内旋位。在这一体位下，如果关节囊松弛合并肩胛盂缺损性发育不良，肱骨头将趋于脱位。对于此类患者，在进行周密的检查和充分的物理治疗之后，可行稳定性肩关节囊成形术[56]。

五、老年肩关节复发性脱位

老年人的肩关节复发性脱位常与轻微创伤有关。肩袖大面积撕裂是最常见的原因。如果肩袖可以修复，应修复冈上肌肌腱和冈下肌肌腱损伤部位。如果肩袖不可修复，则可选择反式肩关节置换，再行盂肱关节融合术[57]（图 3-41-7）。

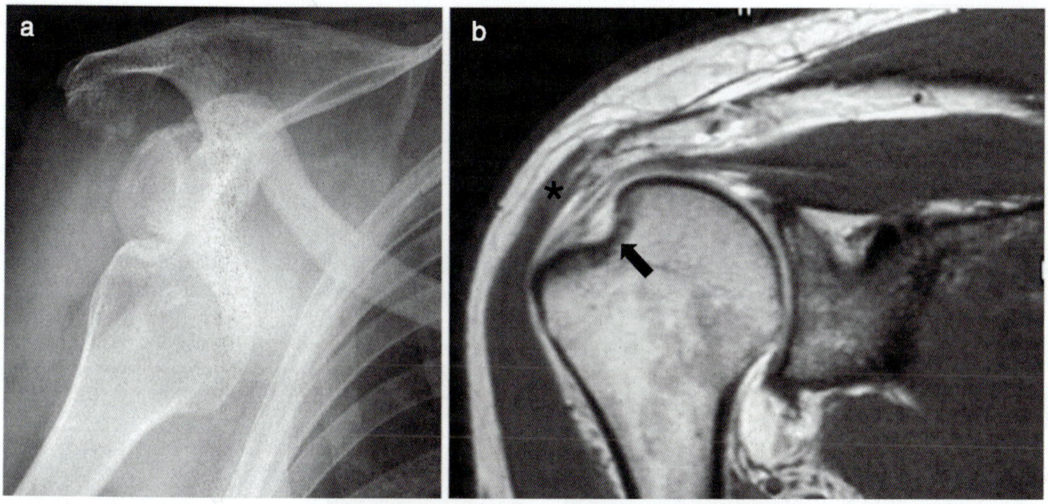

图 3-41-6　**前后方向的 X 线片**

a. 前脱位，b. * 表示伴随肩袖撕裂，箭所示为 Hill-Sachs 碰撞

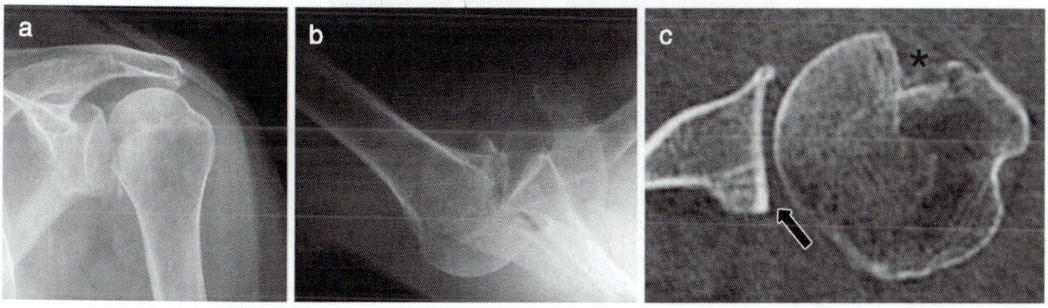

图 3-41-7　**后脱位影像学检查**

a. 正位 X 线片；b. 腋位 X 线片；c. CT 示后脱位，* 表示反向 Hill-Sachs 骨折嵌顿，箭所示为关节盂压缩

六、慢性肩关节脱位

常见于虚弱、疏于照料或者癫痫患者。慢性肩关节脱位可以是前脱位，也可以是后脱位。对慢性肩关节脱位已达数周的患者，闭合复位通常无效，尝试复位的风险很大。多数情况下，最佳的治疗可能是姑息疗法，让患者逐渐适应慢性脱位的状态。人们会惊奇地发现这类患者依然保留了相当程度的肩关节活动度。

如慢性肩关节前下脱位的患者疼痛明显且伴有不适感，可行切开复位肩袖修补术，转移喙突或髂骨移植行肩胛盂增强术，也可以行肩关节假体置换术，建议术中选择稍大的肱骨头假体，且植入假体时后倾角度应稍微增大。一些学者提倡采取反式肩关节假体置换术，但术后脱位的发生风险仍然较高。

McLoughlin 术适用于慢性肩关节后脱位，即切开复位后，将分离的肩胛下肌固定到反向 Hill-Sachs 压缩骨折的部位，而 Neer 改良手术则截下小结节后将其用螺钉固定到前方压缩骨折处。当肱骨头压缩程度过大(头表面压缩超过 30%或 50%)时，可植入半肩式假体。肱骨头假体的选择应较常规的大，假体植入时后倾角度应略微减

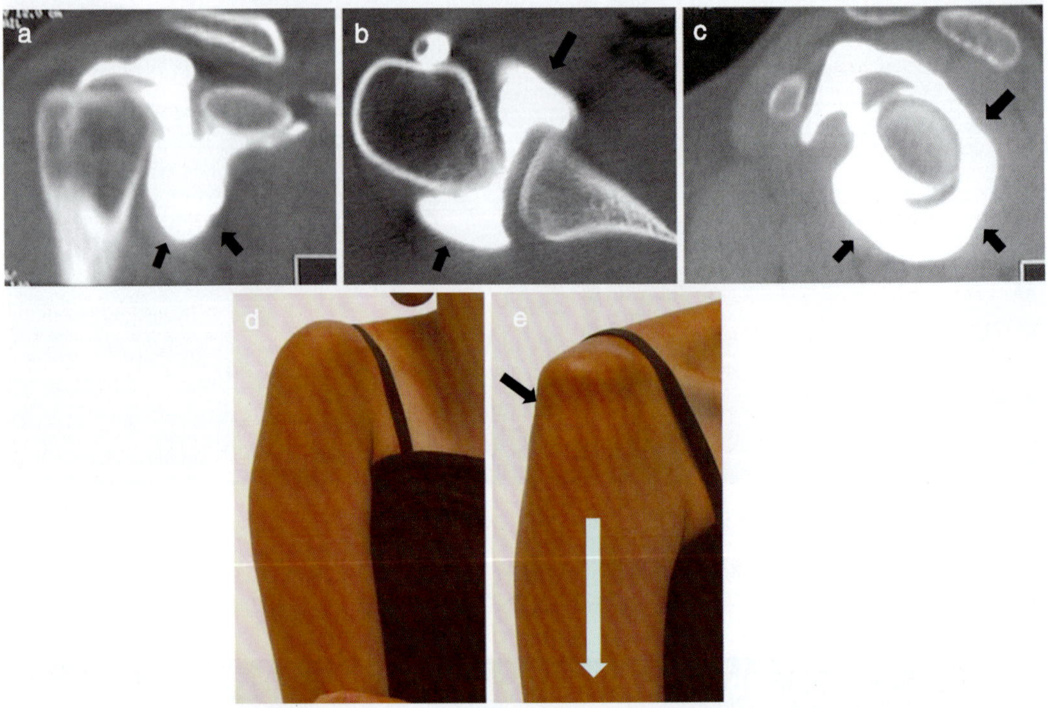

图 3-41-8 多方向不稳定

a～c. CT 造影横向位、额状位、矢状位均显示大的囊袋(箭所示);d. 正常轮廓;e. 下拉一侧手臂即可见体表凹槽

小。部分学者提倡行反式肩关节置换术,但是关节脱位风险较大。肩关节严重不稳且合并肩袖肌腱撕脱时,应考虑肩关节融合术[47,58-59]。

七、盂肱关节脱位的并发症

神经血管损伤是盂肱关节脱位的常见并发症,大多属于腋神经的亚临床损伤。臂丛神经损伤时有发生,老年患者中更为常见。肩关节脱位后很少出现腋动脉断裂,但动脉内膜撕裂造成动脉闭塞较为常见。肩关节制动患者如不遵循康复方案,可出现肩关节僵硬或术后僵硬。有相当多的甚至100%的患者,会出现不同程度的迟发性脱位后关节炎。多数情况下,这种肩关节骨关节炎的影像学表现与临床表现不符,但患者可以表现出临床症状,这时就需要针对性的治疗[60-65](图 3-41-8)。

参考文献

[1] Matsen FA, Lippitt S, Bertlesen A, et al. Glenohumeral instability. In: Rockwood CA, Matsen FA, Wirth MA, Lippitt SB, editors. The shoulder. 4th ed. Philadelphia: Saunders/Elsevier, 2009. 617-770.

[2] Hovelius L, Augustini BG, et al. Primary anterior dislocation of the shoulder in young patients. A ten-year prospective study. J Bone Joint Surg Am, 1996, 78(11): 1677-1684.

[3] O'Driscoll SW, Evans DC. Long-term results of staple capsulorrhaphy for anterior instability of the shoulder. J Bone Joint Surg Am, 1993, 75(2): 249-258.

[4] Gagey OJ, Gagey N. The hyperabduction test. J Bone Joint Surg Br, 2001, 83(1): 69-74.

[5] Beaudreuil J, Nizard R, Thomas T, et al. Contribution of clinical tests to the diagnosis of rotator cuff disease: a systematic literature review. Joint Bone Spine, 2009, 76(1): 15-19.

[6] Gerber C, Ganz R. Clinical assessment of instability of the shoulder. With special reference to anterior and posterior drawer tests. J Bone Joint Surg Br, 1984, 66(4): 551-556.

[7] Hamner DL, Pink MM, Jobe FW. A modification of the relocation test: arthroscopic findings associated with a positive test. J Shoulder Elbow Surg, 2000, 9(4): 263-267.

[8] Parentis MA, Glousman RE, Mohr KS, et al. An evaluation of the provocative tests for superior labral anterior posterior lesions. Am J Sports Med, 2006, 34(2): 265-268.

[9] O'Brien SJ, Pagnani MJ, Fealy S, et al. The active compression test: a new and effective test for diagnosing labral tears and acromioclavicular joint abnormality. Am J Sports Med, 1998, 26: 610-613.

[10] Warner JJ, Micheli LJ, et al. Patterns of flexibility, laxity, and strength in normal shoulders and shoulders with instability and impingement. Am J Sports Med, 1990, 18(4): 366-375.

[11] Calvert E, Chambers GK, Regan W, et al. Special physical examination tests for superior labrum anterior posterior shoulder tears are clinically limited and invalid: a diagnostic systematic review. J Clin Epidemiol, 2009, 62(5): 558-563.

[12] Bankart A. The pathology and treatment of recurrent dislocation of the shoulder. Br J Surg, 1938, 26: 23-29.

[13] Goud A, Segal D, Hedayati P, et al. Radiographic evaluation of the shoulder. Eur J Radiol, 2008, 68(1): 2-15.

[14] Sanders TG, Zlatkin M, Montgomery J. Imaging of glenohumeral instability. Semin Roentgenol, 2010, 45(3): 160-179.

[15] Schreinemachers SA, van der Hulst VP, Jaap Willems W, et al. Is a single direct MR arthrography series in ABER position as accurate in detecting anteroinferior labroligamentous lesions as conventional MR arthrography? Skeletal Radiol, 2009, 38(7): 675-683.

[16] Bui-Mansfield LT, Banks KP, Taylor DC. Humeral avulsion of the glenohumeral ligaments: the HAGL lesion. Am J Sports Med, 2007, 35(11): 1960-1966.

[17] Melvin JS, Mackenzie JD, Nacke E, et al. MRI of HAGL lesions: four arthroscopically confirmed cases of false-positive diagnosis. Am J Roentgenol, 2008, 191(3): 730-734.

[18] Neviaser TJ. The GLAD lesion: another cause of anterior shoulder pain. Arthroscopy, 1993, 9(1): 22-23.

[19] Neviaser TJ. The anterior labroligamentous periosteal sleeve avulsion lesion: a cause of anterior instability of the shoulder. Arthroscopy, 1993, 9(1): 17-21.

[20] Yiannakopoulos CK, Mataragas E, Antonogiannakis E. A comparison of the spectrum of intra-articular lesions in acute and chronic anterior shoulder instability. Arthroscopy, 2007, 23(9): 985-990.

[21] Yin B, Vella J, Levine WN. Arthroscopic alphabet soup: recognition of normal, normal variants, and pathology. Orthop Clin North Am, 2010, 41(3): 297-308.

[22] Pagnani MJ, Dome DC. Surgical treatment of traumatic anterior shoulder instability in American football players. J Bone Joint Surg Am, 2002, 84-A(5): 711-715.

[23] Sayegh FE, Kenanidis EI, Papavasiliou KA, et al. Reduction of acute anterior dislocations: a prospective randomized study comparing a new technique with the Hippocratic and Kocher methods. J Bone Joint Surg Am, 2009, 91(12): 2775-2782.

[24] Cofield RH, Kavanagh BF, Frassica FJ. Anterior shoulder instability. Instr Course Lect, 1985, 34: 210-227.

[25] Miller SL, Cleeman E, Auerbach J, et al. Comparison of intra-articular lidocaine and intravenous sedation for reduction of shoulder dislocations: a randomized, prospective study.

J Bone Joint Surg Am, 2002, 84-A (12): 2135-2139.

[26] Saha AK. The classic. Mechanism of shoulder movements and a plea for the recognition of "zero position" of glenohumeral joint. Clin Orthop Relat Res, 1983, 173: 3-10.

[27] Ceroni D, Sadri H, Leuenberger A. Anteroinferior shoulder dislocation: an auto-reduction method without analgesia. J Orthop Trauma, 1997, 11(6): 399-404.

[28] Itoi E, Hatakeyama Y, Sato T, et al. Immobilization in external rotation after shoulder dislocation reduces the risk of recurrence. A randomized controlled trial. J Bone Joint Surg Am, 2007, 89(10): 2124-2131.

[29] Siegler J, Proust J, Marcheix PS, et al. Is external rotation the correct immobilisation for acute shoulder dislocation? An MRI study. Orthop Traumatol Surg Res, 2010, 96 (4): 329-333.

[30] Stern R, Brigger A, Hoffmeyer P. Pseudo-reduction of an acute anterior dislocation of the shoulder-a case report. Acta Orthop, 2005, 76 (6): 932-933.

[31] Hovelius L, Sandstrom B, Saebö M. One hundred eighteen Bristow-Latarjet repairs for recurrent anterior dislocation of the shoulder prospectively followed for fifteen years: study II-the evolution of dislocation arthropathy. J Shoulder Elbow Surg, 2006, 15(3): 279-289.

[32] Hovelius L, Sandstrom B, Sundgren K, et al. One hundred eighteen Bistow-Latarjet repairs for recurrent anterior dislocation of the shoulder prospectively followed for fifteen years: study I-clinical results. J Shoulder Elbow Surg, 2004, 13(5): 509-516.

[33] Cole BJ, Warner JJ. Arthroscopic versus open Bankart repair for traumatic anterior shoulder instability. Clin Sports Med, 2000, 19(1): 19-48.

[34] Jolles BM, Pelet S, Farron A. Traumatic recurrent anterior dislocation of the shoulder: two-to four-year follow-up of an anatomic open procedure. J Shoulder Elbow Surg, 2004, 13(1): 30-34.

[35] Jorgensen U, Svend-Hansen H, Bak K, et al. Recurrent post-traumatic anterior shoulder dislocation-open versus arthroscopic repair. Knee Surg Sports Traumatol Arthrosc, 1999, 7(2): 118-124.

[36] Millett PJ, Clavert P, Warner JJ. Open operative treatment for anterior shoulder instability: when and why? J Bone Joint Surg Am, 2005, 87(2): 419-432.

[37] Mohtadi NG, Bitar IJ, Sasyniuk TM, et al. Arthroscopic versus open repair for traumatic anterior shoulder instability: a meta-analysis. Arthroscopy, 2005, 21(6): 652-658.

[38] Ozbaydar M, Elhassan B, Diller D, et al. Results of arthroscopic capsulolabral repair: Bankart lesion versus anterior labroligamentous periosteal sleeve avulsion lesion. Arthroscopy, 2008, 24(11): 1277-1283.

[39] Pulavarti RS, Symes TH, Rangan A. Surgical interventions for anterior shoulder instability in adults. Cochrane Database Syst Rev, 2009, 4, CD005077.

[40] Rouxel Y, Rolland E, Saillant G. Les récidives postopératoires: résultats et reprises chirurgicales. Rev Chir Orthop Reparatrice Appar Mot, 2000, 86 Suppl 1: 137-147.

[41] Walch G, Boileau P, Levigne C, et al. Arthroscopic stabilization for recurrent anterior shoulder dislocation: results of 59 cases. Arthroscopy, 1995, 11 (2): 173-179.

[42] Harish S, Nagar A, Moro J, et al. Imaging findings in posterior instability of the shoulder. Skeletal Radiol, 2008, 37(8): 693-707.

[43] Sanders TG, Tirman PF, Linares R, et al. The glenolabral articular disruption lesion: MR arthrography with arthroscopic correlation. Am J Roentgenol, 1999, 172(1): 171-175.

[44] Silfverskiold JP, Straehley DJ, Jones WW. Roentgenographic evaluation of suspected shoulder dislocation: a prospective study comparing the axillary view and the scapular 'Y' view. Orthopedics, 1990, 13(1): 63-69

[45] Rowe CR. The shoulder. New York: Churchill Livingstone, 1988.

[46] Essadki B, Dumontier C, Sautet A, et al. Posterior shoulder instability in athletes: surgical treatment with iliac bone block. A propos of 6 case reports. Rev Chir Orthop Reparatrice Appar Mot, 2000, 86(8): 765-772.

[47] Neer CS. Shoulder reconstruction. Philadelphia: WB Saunders, 1990. p. 551.

[48] Bradley JP, Tejwani SG. Arthroscopic management of posterior instability. Orthop Clin North Am, 2010, 41(3): 339-356.

[49] Betz M, Traub S. Bilateral posterior shoulder dislocations following seizure. Int Emerg Med, 2007, 2: 63-65.

[50] Hawkins RJ, Neer CS, Pianta RM, et al. Locked posterior dislocation of the shoulder. J Bone Joint Surg Am, 1987, 69(1): 9-18.

[51] Neer CS, Foster CR. Inferior capsular shift for involuntary inferior and multidirectional instability of the shoulder. A preliminary report. J Bone Joint Surg Am, 1980, 62(6): 897-908.

[52] Pollock RG, Owens JM, Flatow EL, et al. Operative results of the inferior capsular shift procedure for multidirectional instability of the shoulder. J Bone Joint Surg Am, 2000, 82(7): 919-928.

[53] Walch G, Agostini JY, Levigne C, Nové-Josserand L. Recurrent anterior and multidirectional instability of the shoulder. Rev Chir Orthop Reparatrice Appar Mot, 1995, 81(8): 682-690.

[54] Abrams JS, Bradley JP, Angelo RL, et al. Arthroscopic management of shoulder instabilities: anterior, posterior, and multidirectional. Instr Course Lect, 2010, 59: 141-155.

[55] Hamada K, Fukuda H, Nakajima T, et al. The inferior capsular shift operation for instability of the shoulder. Long-term results in 34 shoulders. J Bone Joint Surg Br, 1999, 81(2): 218-225.

[56] Fuchs B, Jost B, Gerber C. Posterior-inferior capsular shift for the treatment of recurrent, voluntary posterior subluxation of the shoulder. J Bone Joint Surg Am, 2000, 82(1): 16-25.

[57] Porcellini G, Paladini P, Campi F, et al. Shoulder instability and related rotator cuff tears: arthroscopic findings and treatment in patients aged 40 to 60 years. Arthroscopy, 2006, 22(3): 270-276.

[58] Vandenbussche E. Les luxations invétérées de l'épaule. Conférences d'enseignement de la SOFCOT n°99. Paris: Elsevier Masson, 2010. 1-17.

[59] Wall B, Nové-Josserand L, O'Connor DP, et al. Reverse total shoulder arthroplasty: a review of results according to etiology. J Bone Joint Surg Am, 2007, 89(7): 1476-1485.

[60] Apaydin N, Shane Tubbs R, Loukas M, et al. Review of the surgical anatomy of the axillary nerve and the anatomic basis of its iatrogenic and traumatic injury. Surg Radiol Anat, 2010, 32: 193-201.

[61] Mallon WJ, Bassett FH, Goldner RD. Luxatio erecta: the inferior glenohumeral dislocation. J Orthop Trauma, 1990, 4(1): 19-24.

[62] Samilson RL, Prieto V. Dislocation arthropathy of the shoulder. J Bone Joint Surg Am, 1983, 65(4): 456-460.

[63] Simonet WT, Cofield RH. Prognosis in anterior shoulder dislocation. Am J Sports Med, 1984, 12(1): 19-24.

[64] Tauber M, Resch H, Forstner R, et al. Reasons for failure after surgical repair of anterior shoulder instability. J Shoulder Elbow Surg, 2004, 13(3): 279-285.

[65] van der Zwaag HM, Brand R, Obermann WR, et al. Glenohumeral osteoarthrosis after Putti-Platt repair. J Shoulder Elbow Surg, 1999, 8(3): 252-258.

第42章 复发性盂肱关节不稳定

第 42 章

复发性盂肱关节不稳定

Mark Tauber, Peter Habermeyer

关键词　盂肱关节不稳定：前下方·后方和多方向·盂唇损伤上方·盂唇损伤（SLAP撕裂）·肩胛盂边缘骨损伤

第 1 节　概　述

盂肱关节不稳定好发于年轻人群，患者多伴有疼痛、不适及日常生活和体育活动受限。另外，盂肱关节不稳定是肩关节骨性关节炎发生的主要危险因素。准确地评估患者病史和详细的临床查体至关重要。单向不稳定常常是多向不稳定疾患的唯一临床表现。仅治疗某个方向的不稳定，会增加治疗失败概率和复发风险。盂肱关节不稳的治疗方案应当在客观评估患者的活动和相关风险后做出决定。手术入路和手术技术取决于基本病理改变。医师必须充分了解软组织的病理改变、骨缺失及肩袖或肱二头肌长头肌腱相关损伤情况。诊断不正确及手术治疗不充分都会导致治疗失败，进而需行翻修手术。

M. Tauber (✉)·P. Habermeyer
Section for Shoulder and Elbow Surgery, ATOS Clinic, Munich, Germany
e-mail: tauber@atos-muenchen.de

G. Bentley (ed.), *European Surgical Orthopaedics and Traumatology*,
DOI 10.1007/978-3-642-34746-7_233, © EFORT 2014

第 2 节　病因及分类

随着对肩部病理学研究的不断进展，有学者提出了一种新的肩关节不稳定分类系统。该分类系统具备简单、完整、实用及观察者内部和观察者之间的高度可靠的特征。该系统不仅有一定的诊断价值，还能帮助医师预测治疗效果。不同的分类系统基于不同的标准，如时间（急性、慢性）、病因学（创伤性、非创伤性和习惯性）、脱位方向（单向、多向，前向、后向和下方）等。从病因学上区分创伤性不稳定和非创伤性不稳定是十分重要的。另外，还需准确了解患者的病史，明确创伤是否足够引起脱位。创伤性脱位会造成典型的关节内损伤、包括盂唇损伤、关节囊拉伸或撕脱、韧带撕裂、肱骨头压缩骨折（Hill-Sachs 或反向 Hill-Sachs 损伤）、肩胛盂骨性边缘损伤及肩袖撕裂或盂唇损伤（superior labrum anterior and posterior, SLAP 损伤）等。

肩关节不稳运用最广泛的分类系统包括：

- Matsen 和 Harryman[1] 分类系统

分为 TUBS（创伤性，单方向，带有 Bankart 损伤，常需进行手术治疗）和 AMBRI（非创伤性，多方向，双侧，需进行康复治疗，偶尔需要进行下方关节囊紧缩）。

• Gerber[2]分类系统

Ⅰ型：慢性脱位。

Ⅱ型：不存在过度松弛的单方向不稳定。

Ⅲ型：存在多方向过度松弛的单方向不稳定。

Ⅳ型：不存在过度松弛的多方向不稳定。

Ⅴ型：存在过度松弛的多方向不稳定。

Ⅵ型：单方向或多方向自发性脱位。

• Bailey[3]分类系统（图 3-42-1）

Ⅰ组：创伤结构性（创伤足以造成损害，常伴有 Bankart 损伤，通常为单方向不稳定，不存在肌肉功能不全）。

Ⅱ组：非创伤结构性（无创伤和肌肉功能不全，伴有结构性关节病理改变和关节囊功能不全，有时为双侧）。

Ⅲ组：习惯性、非结构性、肌肉功能（无创伤和结构性关节损害，伴有关节囊功能不全和肌肉功能不全，常为双侧）。

急性或慢性脱位都能造成肩胛盂前缘骨缺损。可将急性肩胛盂骨折视为压缩骨折并伴有骨片内移，进而造成关节表面形成台阶；也可将其视为关节囊-韧带骨性附着部的撕脱性骨折。

• 肩胛盂前缘骨折分类系统是，Bigliani[4]肩胛盂前缘骨性损伤分类法。

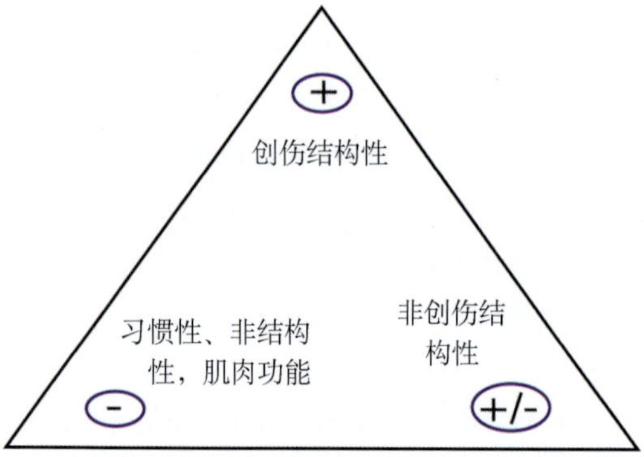

图 3-42-1 Bailey[3]不稳定分类系统，3 种主要分类之间可相互转换

Ⅰ型：分离的骨块与关节囊-韧带复合体相邻。

Ⅱ型：骨块在关节盂颈内侧畸形愈合（图 3-42-2）。

Ⅲ型：关节盂边缘磨损。

ⅢA：缺损＜25％。

ⅢB：缺损＞25％。

盂唇损伤有一种特殊的损伤类型，即上盂唇从前到后的损伤（SLAP 损伤）。1990 年，由 Snyder 等[5]进行了描述。SLAP 损伤的 4 种基本类型描述如下。

Ⅰ型：上盂唇和肱二头肌长头腱附着部磨损，未与肩胛盂分离。

Ⅱ型：上盂唇和二头肌长头腱复合体与肩胛盂分离。

Ⅲ型：上盂唇桶柄样撕裂，长头腱附着部无损伤。

Ⅳ型：盂唇和长头腱纵向分裂。撕裂的下部组织可脱位进入关节边缘。

根据关节镜观察下所见，可将Ⅱ型 SLAP 损伤分为 3 种亚型[6]。

ⅡA：上盂唇长头腱复合体前部损伤。

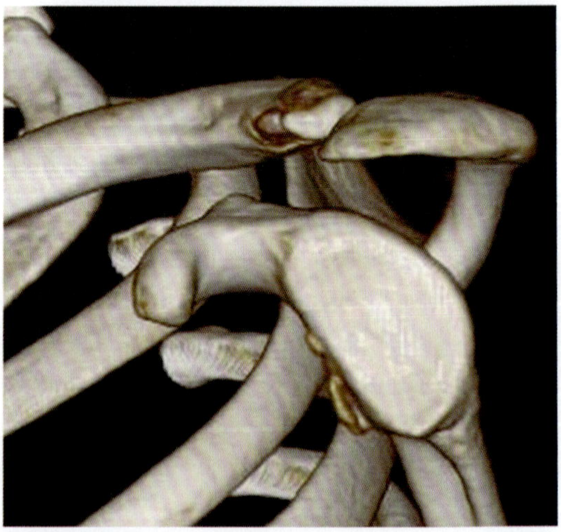

图 3-42-2 行三维重建计算机断层扫描，以评估骨关节盂缺损大小。正面视图用于测量缺损大小，设置骨增量手术标志，该患者前后径有 20% 的骨损失，注意在关节盂前缘的内侧有部分骨片再吸收

ⅡB:上盂唇长头腱复合体后部损伤。

ⅡC:上盂唇长头腱复合体前部和后部联合损伤。

Maffet 等[7]在此基础上进一步增加了 3 种分型。

Ⅴ型:SLAP 损伤延伸至前下,即 Bankart 和Ⅱ型 SLAP 联合损伤。

Ⅵ型:盂唇撕裂瓣不稳定。

Ⅶ型:损伤延伸至盂肱中韧带,其功能减弱。

第 3 节　相关应用解剖、病理和(或)基础科学,如生物力学

引起盂肱关节不稳定的因素有很多。盂肱关节有其特殊性:肱骨头大,与之关联的肩胛盂小而浅。关节囊-韧带结构、肩袖、肩胛骨稳定结构及肱二头肌长头腱等软组织加强了盂肱关节的稳定性,这些软组织结构同时赋予了肩关节较大的活动范围[8-10]。肩关节囊-韧带作为骨关节结构的静态稳定装置,应将其与动态稳定结构进行区分。动态稳定结构常包括肩袖和肱二头肌肌腱。对于多方向不稳定和后方不稳定的患者而言,肩袖间隙功能不全是造成肩关节下方和后方活动度增加的关键因素[11]。骨性因素也会影响盂肱关节的稳定性。对于无创伤史的后方不稳定病例,多数存在先天性肩胛盂发育不全或肩胛盂过度后倾。肩胛盂边缘骨性缺失可以是先天性的,也可以是获得性的,常因急性骨折或慢性磨损所致,少数为先天性发育不良所致。

Itoi 等[12]在一项尸体研究报告中,描述了肩胛盂 6 点钟位置的长度缺损达 20%是导致盂肱关节前下不稳定的骨性因素。多年来,这一缺损度量值一直被用于界定患者是否需进行肩胛盂骨性重建。Yamamoto 等[13]研究发现,复发性盂肱关节不稳患者的肩胛盂骨缺损区并不位于前下部,而是在肩胛盂的 3 点钟位置;其矢状面可见 6 mm 的骨缺损,对应肩胛盂长度的 20%是其临界值[14]。缺损达到上述程度时,盂肱关节的稳定率将从 32%骤然降至 17%。

近年来,肩胛盂骨缺损成为研究的热点。一些学者报道,肩胛盂前方边缘的骨缺损是导致术后不稳定复发的重要因素之一[15-18]。因此,对于复发性盂肱关节不稳的患者,术前须查明患者有无明显的肩胛盂骨缺损,这样才能决定是否需进一步行肩胛盂骨块移植,通常肩胛盂骨块移植手术必须切开操作。总之,手术医师必须先明确缺损情况,并告知患者。

总的来说,关节囊-韧带损伤可发生在 3 个不同的解剖部位[19]。

- 肩胛盂前下缘(图 3-42-3)。
- 沿前方关节囊或盂肱韧带分布。
- 肱骨附着部。

根据形态学的不同,创伤性盂肱关节前方不稳定的关节囊-韧带损伤可分类为见图 3-42-4。

- 经典的 Bankart 损伤包括关节囊盂唇复合体自肩胛盂前下缘撕脱。盂唇决定了肩胛盂 50%的凹度,Bankart 损伤使肩胛盂凹度显著减小,另外还使盂肱中韧带和盂肱下韧带起点丢失,最终导致盂肱关节前方不稳定。
- Perthes 损伤定义为盂肱下韧带前束自肩胛颈发生骨膜下撕脱。盂唇仍然与肩胛盂边缘接触(关节囊起源的囊外损伤)。
- 前盂唇骨膜外袖套样撕脱(anterior labroligamentous periosteal sleeve avulsion,ALPSA):是指在患者的自我愈合过程中,受未损伤骨膜和瘢痕组织的作用,盂唇和关节囊起始部沿肩胛颈滑向内侧[20]。
- 韧带间的关节囊撕裂较为罕见,反复

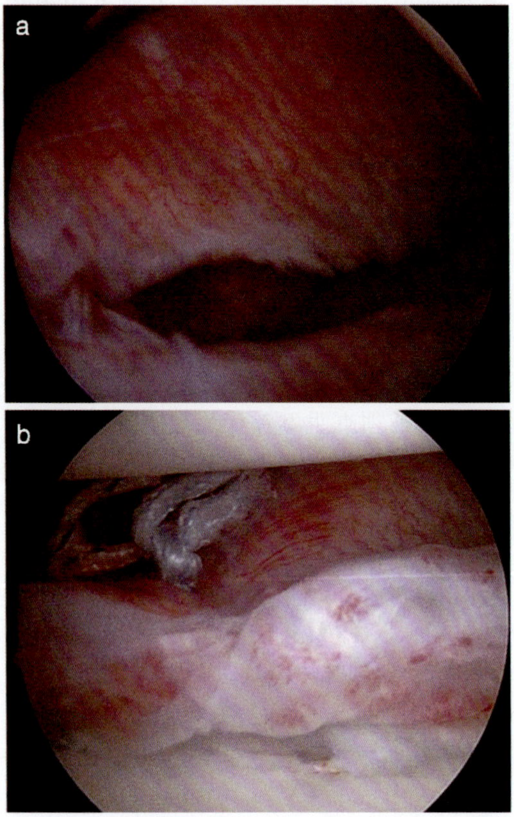

图 3-42-3 a. 患者，20 岁，摔跤选手，关节镜下显示左盂唇下盂肱关节囊韧带纵向撕脱伤；b. 患者取侧卧位，关节镜下褥式缝合下盂肱韧带至关节盂缘及盂唇处，完全闭合盂唇和囊/韧带之间的缝隙

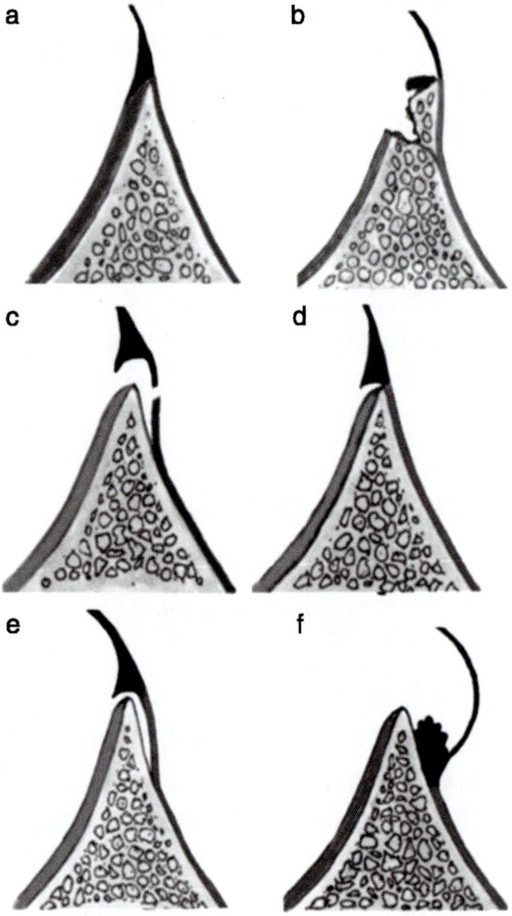

图 3-42-4 盂肱关节不稳前缘的形态特征

a. 正常；b. 骨性 Bankart 病变；c. 涉及盂唇和关节囊的 Bankart 病变；d. 仅盂唇撕裂的 Bankart 损伤，关节囊未同盂唇分离；e. Perthes 病变伴肩胛颈 AIGHL 骨膜下撕脱，盂唇仍然与关节盂边缘接触；f. 盂唇 ALPSA 病变，关节囊沿肩胛颈向内侧滑动，骨膜完整

的轻微创伤仅会造成关节囊拉伸。

- 盂肱韧带肱骨侧撕脱（humeral avulsion of glenohumeral ligaments，HAGL）：是指盂肱韧带肱骨头附着部发生的撕脱。其变异类型有骨性 HAGL，即盂肱下韧带连同骨片和肱骨头分离；后脱位时出现的后方盂肱下韧带撕脱，即后方 HAGL 损伤；盂肱下韧带在肩胛盂和肱骨头都发生撕脱，又称为漂浮性盂肱下韧带[21]。

肩关节后方不稳定十分少见，约占盂肱关节不稳定的 5%，常与多方向不稳定同时出现。肩部创伤的患者发生后方盂唇损伤和前方盂唇撕裂的概率大致相等，会造成复发性肩关节后方不稳定。大多数肩关节后方不稳由反复的肩部轻微创伤或肩前部遭受创伤性冲击引起。相关的病理形态学改变包括关节囊盂唇分离、关节囊松弛和肩袖间隙损伤。Kim 损伤是一种特殊的结构性病理损伤，表现为盂唇后下部缺损和隐匿性撕脱[22]。盂肱下韧带后束是维持肩关节后方稳定的组织结构，特别是在肩关节内旋和屈曲 90°（对应于 jcrk 试验的体位）时，其作用更为显著。

为了更好地理解 SLAP 损伤，需熟悉上盂唇二头肌腱复合体的相关解剖结构。上盂唇的附着点呈半月形，与肩胛盂不相邻。在上盂唇的 12 点位置和肩胛盂上极之间常出现小隐窝，仅通过 MRI 肩关节造影易引起误诊。盂唇的这种附着特征延续至 4 点钟位置[23]。上盂唇和肱二头肌肌腱形成复合体。肱二头肌肌腱在上盂唇的附着位点多不同，可以在后上部，或者在盂上结节[24-25]。与下盂唇关节囊复合体相比，上盂唇二头肌肌腱复合体的血液供应明显较少。Cooper 等[23]发现，骨膜和关节囊血管从周边营养整个盂唇，但其上部和前上部的血液供应较少。

前上盂唇附着部存在 2 种解剖变异，为避免误诊需了解：

- 盂唇下裂孔[26]：前上盂唇的 1 点到 2 点位置发生生理性分离，并非病理性撕裂，与同一位置发生的 Andrews 损伤不同[27]。
- Buford 复合体[28]：前上盂唇在 1 点到 2 点位置缺如，并出现“条索样”粗大的盂肱中韧带附着于骨性肩胛盂边缘或长头腱根部。

第 4 节　诊　断

一、病史

若患者表现为盂肱关节不稳定，医师应详细了解其病史。内容包括主要临床症状（肩部松动、恐惧感或疼痛）、首发情况、不稳定方向、不稳定程度、是否复位、复发情况及既往手术情况等。如果存在明显的创伤病史，提示关节内可能存在病理损伤；如不存在创伤病史，须考虑是否存在肩关节过度松弛、自发性脱位、肩胛骨运动障碍，或 Ehlers-Danlos 综合征或 Marfan 综合征等结缔组织病变。创伤性肩关节前下脱位患者的日常运动情况直接关系到复发风险。对于从事接触性体育运动的年轻患者，其复发率高达 90%～95%[29]。

二、临床查体

医师对肩关节进行临床查体时必须区分 2 个概念：松弛和不稳定。

松弛代表肱骨头在每一方向的被动平移程度增大，通常是生理性的，不伴有不稳定症状。松弛存在个体化差异，有生理性特点。随着年龄的增长，松弛可消失。

不稳定是指患者的肱骨头不能置于肩胛盂窝中心或保持在肩胛盂窝中心[30]。不稳定通常是症状性的，患者在出现肩关节脱位或半脱位时常伴有主观不稳定或疼痛症状。

（一）肩关节不稳定的检查

前方不稳定常有外展外旋位不稳定的典型表现，而后方不稳定的典型表现则为屈曲内旋位不稳定。患者感到最不适的位置就是不稳定的方向。

（二）评估前方不稳定的试验

1. 恐惧试验[31]　患者取坐位或站立位，检查者一只手外展外旋患肩，另一只手从患者肱骨近端的后上方施压。如果患者为防止半脱位或脱位，出现反射性肌肉收缩，或者出现主观不稳定，试验结果为阳性。注意观察患者的面部表情。患者有不舒服、不安全感、代偿性动作或外展外旋不充分均表明恐惧试验阳性。单纯的疼痛不能作为恐惧试验的阳性标准。该试验需要在外展 60°、90°和 120°时分别进行。外展 60°时测试的是盂肱中韧带，外展 90°时测试的是盂肱中韧带和盂肱下韧带。恐惧试验阳性通常与创伤性 Bankart 损伤有关[32]。恐惧试验还可改良为仰卧位 Fulcrum 试验、再复位试验或受惊试验。

2. Fulcrum 试验　患者取仰卧位，检查者一只手外展外旋患肩，另一只手置于患者肱骨近端下方作为支点，以增强杠杆作用，随后适当激发前方半脱位，使患者产生主观不稳定或疼痛感觉。

3. 再复位试验[33]　患者取仰卧位，上肢外展 90°的同时外旋。这一姿势随着维持前方稳定肌肉的疲劳，进而会诱发前方半脱位，患者出现恐惧感。检查者从前下方推压使肱骨头复位，减少疼痛和恐惧感。继续外旋，直至恐惧试验再次阳性。再复位试验阳性同样有助于内撞击的诊断。79%的投掷运动员行再复位试验时出现疼痛，这一表现与后上肩袖和后上盂唇接触，或肩袖部分撕裂和盂唇损伤有关[34]。

4. 受惊(释放)试验[35]　检查者一只手外展外旋患肢，同时另一只手从前方推压肱骨头并稳定盂肱关节。突然松开推压的手，将激发患者严重的恐惧感。

(三)评估后方不稳定的试验

1. 后方恐惧试验　对于盂肱关节后方不稳定的患者，仰卧位下行相应的后方恐惧试验[31]。

2. jerk 试验　患者取坐位，检查者一只手从后方稳定肩带，另一只手握住患者的肘部并屈曲 90°。逐渐内旋，内收肱骨并向后加压，将引发后抽屉征或半脱位。随后水平外展，复位肩关节（伴随一声沉闷的弹响）。

(四)SLAP 损伤的检查

SLAP 损伤患者的临床表现较为复杂。通常情况下，该类患者年轻且活动量较大，首次出现症状多发生在体育活动中，主要是过头运动中。在日常工作和生活中，患者多没有症状。可由创伤性引起，或是随着时间的推移逐渐加重。正常情况下肩关节的活动范围不受限，投掷运动员的优势上肢可见外旋活动度增加、内旋降低。肩袖的等长收缩力量测试正常，无肌力减小的表现。

(五)评估 SLAP 损伤的试验

1. 二头肌长头腱负荷试验Ⅱ[36]　患者取仰卧位，肩关节屈曲 120°，上肢完全外旋。肘关节屈曲 90°，前臂旋后。在主动增大患者肘关节屈曲度时出现疼痛或疼痛增加，则该试验即为阳性。据报道，该试验的敏感度达 89.7%，特异度达 92.1%。

2. 仰卧屈曲抗阻试验[37]　患者取仰卧位，肩关节极度屈曲，要求患者对抗阻力行上肢伸展动作。肩部出现疼痛则提示存在 SLAP 损伤，其敏感度为 92%。

3. Hawkins 撞击试验、水平内收试验、O'Brien 试验、Palm-up 试验、Yergason 试验和恐惧试验均可为阳性。值得注意的是，上述试验对 SLAP 损伤临床诊断的敏感度均不高[38]。

三、影像学表现

1. 标准 X 线片　肩关节外旋中立前后位、Stryker 位、西点位、Bernageau 位、Garth 尖斜位。

2. 三维 CT（图 3-42-2）　评估肩胛盂缺损情况（en-face 像）[39-41]及肩胛盂有无发育不良现象及其程度。

3. MRI 关节造影（评估软组织病理情况）：关节囊容积、关节囊韧带复合体损伤、HAGL 损伤（图 3-42-5）、Bankart 损伤延伸、肩袖撕裂、肩袖间隙情况、SLAP 损伤。

第 5 节　适应证

一、非手术治疗指征

- 非创伤性病因（根据 Bailey 分类法 PolarⅡ型[3]）。
- 肌病型（根据 Bailey 分类法 PolarⅢ型[3]）。

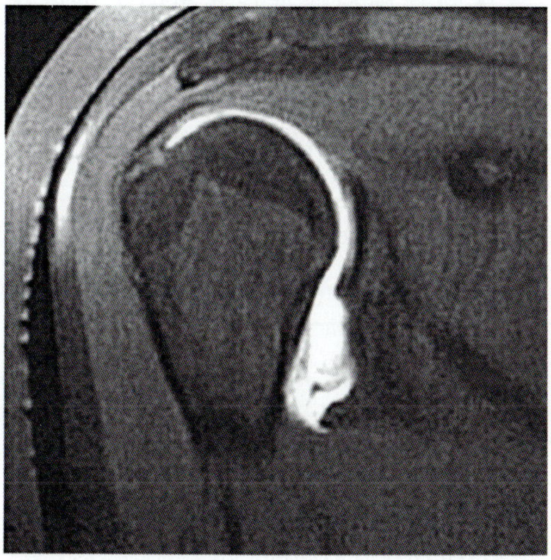

图 3-42-5　**创伤性前脱位后 4 d，行右肩 MRI 关节造影。Paracoronar 切片显示“J”形，为典型的下盂肱韧带的肱骨侧撕脱（HAGL 损伤）**

- 肩胛骨运动障碍。
- 肩关节松弛[42]。
- Ehlers-Danlos 综合征。
- Marfan 综合征。
- 依从性不佳。
- 精神疾病。

二、手术适应证

1. 盂肱关节不稳定

- 创伤引起，存在关节囊-盂唇-韧带结构性病变的慢性前方不稳定。
- 复发性脱位或半脱位并伴有肩胛盂前方骨性缺损（>25%）。
- HAGL 或反 HAGL 损伤。
- 慢性肩关节后方不稳定不合并松弛。
- 松弛但为非肌病类型的慢性肩关节后方不稳定，伴有后方肩胛盂骨质缺损。
- 非手术治疗至少 6 个月，失败后出现多方向不稳定。

2. SLAP 损伤　SLAP 损伤的手术策略取决于损伤类型、病史（创伤性或反复的微小创伤）及患者特定的活动和体育运动情况。对于由急性创伤引起的对运动需求不高的 SLAP 损伤患者，手术成功率高。对于存在过度使用，或因投掷或其他过头运动引起的慢性微小病变，并且想继续从事伤前体育运动的患者，不建议采用 SLAP 再固定手术，因为治疗结果多无法预测[43]。对于该类患者，推荐采用二头肌长头肌腱固定术。Ide 等[44]和 Kim 等[45]报道，采用上述 2 种治疗方法治疗后，运动员恢复原有体育运动的比例分别是 60%～70% 和 22%。由于 SLAP 修复术对运动员的治疗前景并不理想，Boileau 等[46]建议使用界面螺钉固定肱二头肌长头腱，作为Ⅱ型 SLAP 损伤治疗的替代手术方法。在恢复既往体育运动的概率方面，二头肌长头腱固定术组与 SLAP 修复术组比较差异有统计学意义，前者更高（87%），后者较低（40%）。

推荐的治疗策略如下。

- Ⅰ型：清理，电热修整。
- Ⅱ型：分别按下列方法重建。

ⅡA：使用锚钉并缝合盂肱中韧带。

ⅡB：使用后方锚钉。

ⅡC：前方和后方均植入锚钉，同时缝合盂肱中韧带。

对微小创伤性病例，需固定肱二头肌长头腱。

- Ⅲ型：重建或切除上盂唇桶柄样撕裂部分，必要时行肱二头肌长头腱固定。
- Ⅳ型：复位和重建，必要时切除或固定肱二头肌长头腱。

第 6 节　术前准备和计划

完善的肩胛盂影像学检查是行骨移植术的先决条件。推荐采用 CT 扫描和三维重建影像学检查，以用于指导关节镜下或肩关节切开稳定术。术前应充分告知患者。行自体游离骨移植时，应告知患者相关手术风险、并发症及髂嵴作为骨移植供区可能出现的异常状况。通常情况下,应取同侧自体骨进行骨移植[47-48]。

手术在全身麻醉联合斜角肌间沟神经阻滞(Winnie 阻滞)下进行。笔者行关节镜下盂肱关节前部切开术时倾向于采用沙滩椅位。后方或多方向不稳定的患者多采用侧卧位,上肢行前外侧牵引(图 3-42-6)。

第 7 节 手术步骤

一、关节镜下 Bankart 和关节囊紧缩术

- 松解内移的盂唇和韧带附着部(图 3-42-7a)。
- 对肩胛颈部进行适当的去皮质化处理。
- 重建盂唇(植入锚钉<4 枚时将面临肩关节前方稳定失败的风险)[49](图 3-42-7b~c)。
- 对于 Gagey 过度外展试验阴性的病例,经后下入路行后下关节囊重叠术(图 3-42-8a~b)。
- 紧缩前下关节囊:南-北/东-西[50]。
- 闭合 HAGL 和反 HAGL 损伤:边对边进行修复。
- 对被动外旋>85°(广泛松弛)的患者闭合其肩袖间隙[51]。
- Remplissage 手术:对孤立的较大 Hill-Sachs 缺损且不合并骨性 Bankart 缺损的患者行后方关节囊固定术和冈下肌腱固定术[52]。

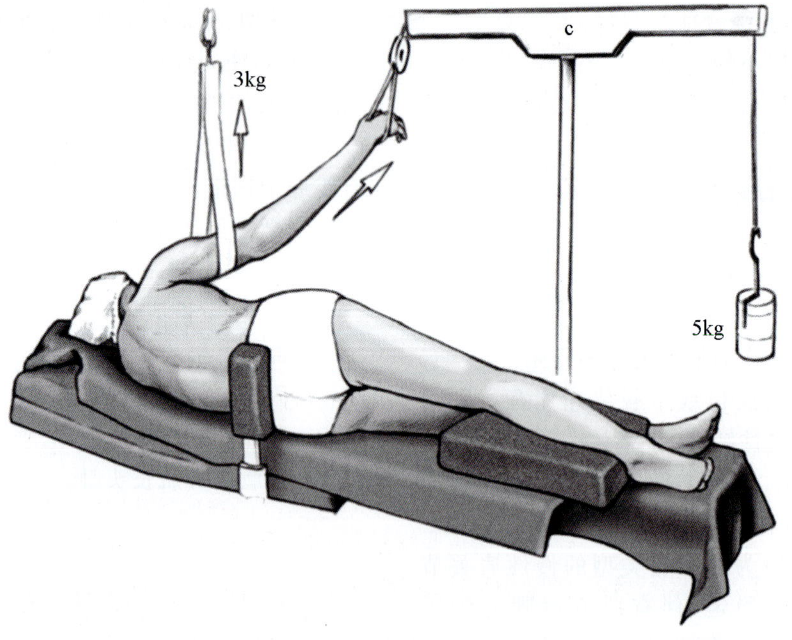

图 3-42-6 患者取侧卧位,上臂行前外侧牵引。下肢注意放置填充物以避免神经损伤和皮肤擦伤(摘自 Schulterchirurgie,第 4 版。编辑:Habermeyer P,Lichtenberg S,Magosch P. Elsevier,Munich,2010)

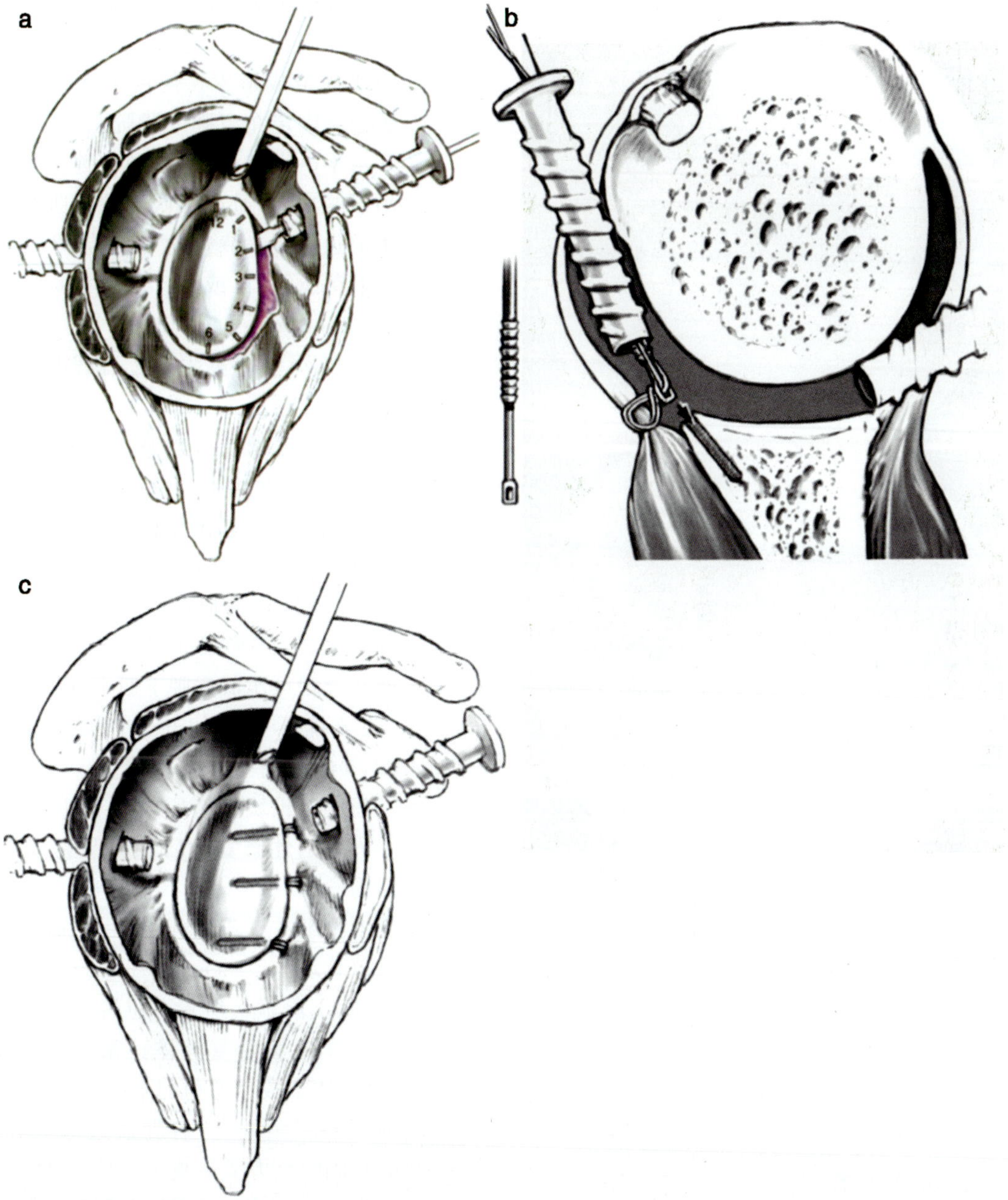

图 3-42-7　a. 显示后方、前上方、前下方手术入路，沿关节盂前方边缘用锉刀分离前囊-唇复合体，如患者的关节盂颈部偏向内侧，可以使用前上方入路改善手术视野，简单打磨关节盂颈部以利于囊-唇盂复合体和关节盂边缘的愈合（摘自 Schulterchirurgie，第 4 版。编辑：Habermeyer P，Lichtenberg S，Magosch P. Elsevier，Munich，2010）。b. 用弯针、双缝线穿孔缝合关节囊和盂唇，用无结锚钉将囊-唇复合体固定至关节盂边缘（摘自 Schulterchirurgie，第 4 版。编辑：Habermeyer P，Lichtenberg S，Magosch P. Elsevier，Munich，2010）。c. 最终结果显示使用了 3 个无结锚钉，关节囊和关节盂均得到解剖修复。为方便置入锚钉，推荐使用肩胛下入口以获取植入物与关节盂之间的正确角度（摘自 Schulterchirurgie，第 4 版。编辑：Habermeyer P，Lichtenberg S，Magosch P. Elsevier，Munich，2010）

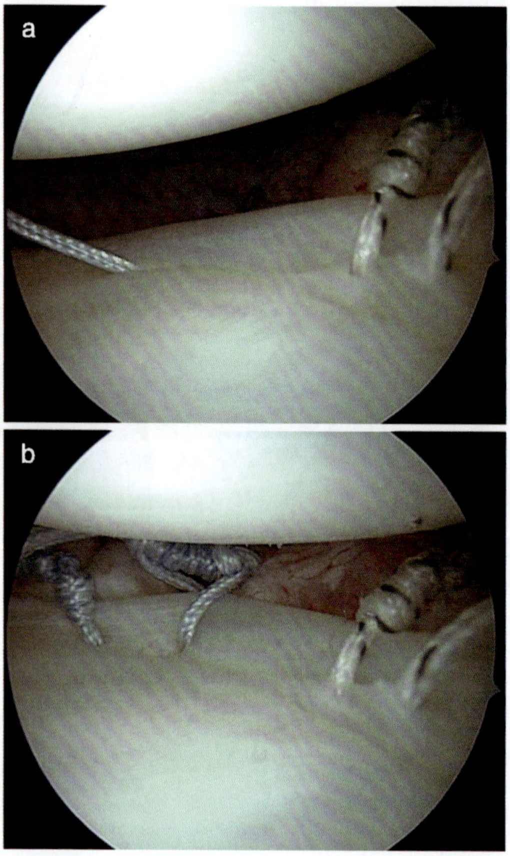

图 3-42-8 a. 患者侧卧位时，从右肩前上方入路到关节盂后下方边缘的视图，两条缝合线已经打结，另一条 6:30 位置的缝线已经穿过包膜和下盂唇；注意本例患者的下囊宽且松弛；b. 另外两条缝合线完成后下缝合，注意固定关节囊

二、切开手术

- Bankart 修复。
- Neer 关节囊 T 形紧缩术[53]。

三、骨块移植术

1. 关节镜下[54]或切开 Trillat 手术

- 适应证：肩胛盂缺损<20%，同时关节囊功能不良或关节囊过度松弛。
- 手术原则：关节外喙突二头肌肌腱固定或韧带成形术。使用干涉螺钉将联合腱固定在肩胛下肌腱之上，肩胛颈水平。完成移位后，联合腱将发挥吊索的功能，通过压低肩胛下肌肌腱来加强前下关节囊-盂唇结构[50]。

2. 关节镜下[54]或切开喙突移位术(Bristow-Latarjet 手术)

- 手术技术：将喙突尖通过肩胛下肌劈开处移位至前方肩胛盂表面。
- 原则：通过该技术行肩关节的三重锁定。
- 与自体髂嵴骨移植相比，喙突移位的优点如下：不存在因取髂骨造成的损伤；移植骨块带血液供应；除了移植骨块之外，还形成了动态吊索机制，即联合腱可压低肩胛下肌下部[50]。

3. 关节镜下[55]或切开自体髂骨移植(Eden-Hybinette 手术)

- 三面皮质骨块移植形成关节外平台，并可解剖性修复盂唇和关节囊-韧带结构[56]。
- 手术技术[55-56]：自髂嵴取一三面皮质移植骨块(长 2 cm，宽 1 cm)。准备肩胛盂，自 2 点到 6 点位置。分离前方关节囊-韧带复合体。完成骨块移植后，用 2 枚空心螺钉将骨块固定在前方肩胛颈处，同肩胛盂边缘平齐。重新固定前方关节囊-韧带复合体。

4. Resch 的切开 J-Span 技术[57]

- 手术技术：自髂嵴取双面皮质移植骨块(长 2 cm，宽 1 cm，“J-span”)(图 3-42-9)。肩胛颈前部行“关节内”截骨。肩胛颈截骨前部“压配”式嵌入“J-span”，直至“J-span”短臂的松质骨内侧边同肩胛盂关节面相平。在压紧的“J-span”上方闭合关节囊。

5. 优点

- 无金属移植物。

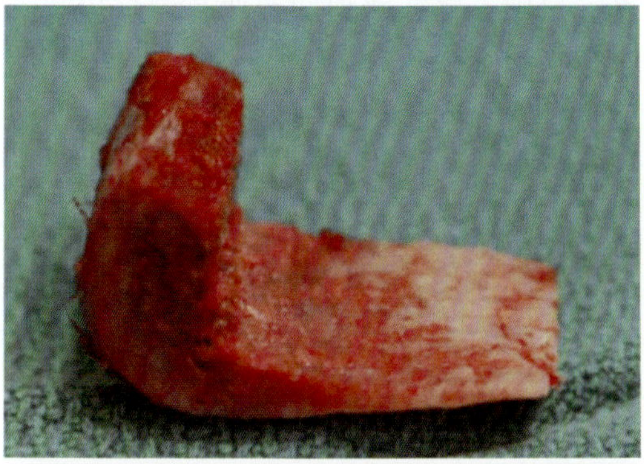

图 3-42-9　J-span，取髂嵴双皮质骨以恢复盂肱前部的骨量，骨块大小为 20 mm × 15 mm × 7 mm（长 × 宽 × 高）

- 骨块移植完全可靠。
- 解剖重塑。

四、SLAP 损伤的手术治疗

- SLAP 修复：关节镜下通过后方、前下以及外侧经肌腱入路。①清理磨损或破裂盂唇组织。②肩胛盂的准备（采用磨钻）。③在长头腱根部前方和后方用双线锚钉或无结锚钉固定盂唇（甚至可穿过长头腱根部进行缝合）。④结节间沟上方入路固定长头腱。⑤通过结节间沟上方入路夹钳固定后，切断长头腱根部。⑥体外缝线打结固定。⑦腱固定，在结节间沟入口处钻孔，行螺钉固定或使用锚钉行无结固定。

第 8 节　术后护理和康复

一、关节镜下 Bankart 修复术

肩关节外展 15°位制动 3 周。在此期间，只允许行促进淋巴回流及肌肉等长收缩的锻炼。随后患者可在耐受范围内行被动活动。在术后的前 6 周内，肩关节的屈曲和外展活动度限制在 90°以内，外旋限制在 0°。待肩关节活动度恢复自如后，增加力量训练，包括肩袖肌群、三角肌和肩胛骨周围肌肉的训练。

术后 8 周可以进行简单的体育运动，如慢跑或在脚踏车测力计上活动。术后 12 周才可开始骑自行车。术后 6 个月才可进行高冲击性运动和接触性或过头体育运动。

非创伤性肩关节不稳定患者行稳定性手术后的康复计划与上述的肩前方稳定计划大致相同。对于肩关节过度松弛的患者，可适当延长制动至 6 周。

肩关节后方不稳定患者的术后恢复计划要求前 3 周内限制内旋保持中立位。在接下来的 3 周，内旋限制在 30°，6 周后循序渐进地增加内旋幅度。肩关节前方稳定性手术后何时恢复体育运动对患者的康复至关重要。

二、SLAP 修复术

术后 Gilchrist 绷带固定肩关节 2 周。随后在物理治疗师指导下开始肩关节被动活动，肩外展和屈曲活动度应限制在 90°以内，外旋限制在 0°，直至术后 6 周。在此期间，须避免二头肌的主动锻炼活动。随后患者可在不引起疼痛的前提下进行主动活动，最终全面恢复肩关节活动度，4 个月后可恢复投掷或过头运动。

有多数文献均报道了术后可能出现恢复期延迟，以及肩关节僵硬的可能[58-59]。

第 9 节　并发症

手术并发症较少，如出血、伤口感染、血管神经损伤、静脉血栓形成或静脉栓塞等。并发症的发生通常是由于术前诊断不充分

或手术技术水平不足造成的。常见的并发症如下。

- 病变未进行治疗：MDI 诊断不充分、胶原性疾病诊断不充分、HAGL 损伤诊断不充分、肩关节松弛诊断不充分、病理性肌肉病诊断不充分、严重骨缺损。
- 病变治疗不充分。
- 关节囊修复不对称及修复过紧：指关节囊前部和上部过紧，而未治疗由盂肱下韧带和下囊袋破坏引起的下方不稳定，这将引起外旋受限和沟槽征阳性表现[60]。
- 过度矫正。
- 关节纤维化。
- 植入物问题，如带线锚钉位置不良、带线锚钉松动、线结撞击造成肱骨头软骨损害、生物可吸收性植入物周围形成肩胛盂骨囊肿。
- Bankart 修补未达到解剖修复：在肩胛盂边缘近端或内侧固定盂唇组织从而造成修复内移，凹度丢失，手术失败病例中有 46%～100%出现这种情况[61-64]。
- 臂丛神经损伤。
- 感染。
- 切开 Bankart 修补或 Bristow/Latarjet 术后出现肩袖功能不全，特别是肩胛下肌，发生率为 0.01%～5.00%。

第 10 节　总　结

盂肱关节不稳定是一种常累及年轻人的复杂肩关节病变。对医师而言，获取详细的病史并做出准确的临床评价至关重要。在诊断过程中应完善必要的影像学检查以获得准确的诊断，选择恰当的治疗手段，通常外科手术疗效明确。手术操作时应注意规范正确，处理造成这一问题的基本病理因素。肩胛盂骨性缺损问题通常需行切开手术治疗。术后必须严格遵从康复计划，术后 6 个月即可完全恢复包括风险运动在内的体育运动，总体并发症发生率较低。造成手术失败的原因有很多，包括年龄、脱位次数、植入锚钉数量、患者的组织水平、有无过度松弛及患者的活动量等。

参考文献

[1] Matsen FA, Harryman DT, Sidles JA. Mechanics of glenohumeral instability. Clin Sports Med, 1991, 10(4): 783-788.

[2] Gerber C, Nyffeler RW. Classification of glenohumeral joint instability. Clin Orthop Relat Res, 2002, 400: 65-76.

[3] Jaggi A, Lambert S. Rehabilitation for shoulder instability. Br J Sports Med, 2010, 44(5): 333-340.

[4] Bigliani LU, Newton PM, Steinmann SP, et al. Glenoid rim lesions associated with recurrent anterior dislocation of the shoulder. Am J Sports Med, 1998, 26(1): 41-45.

[5] Snyder SJ, Karzel RP, Del Pizzo W, et al. SLAP lesions of the shoulder. Arthroscopy, 1990, 6(4): 274-279.

[6] Morgan CD, Burkhart SS, Palmeri M, et al. Type II SLAP lesions: three subtypes and their relationships to superior instability and rotator cuff tears. Arthroscopy, 1998, 14(6): 553-565.

[7] Maffet MW, Gartsman GM, Moseley B. Superior labrum-biceps tendon complex lesions of the shoulder. Am J Sports Med, 1995, 23(1): 93-98.

[8] Debski RE, Sakone M, Woo SL, et al. Contribution of the passive properties of the rotator cuff to glenohumeral stability during anterior-posterior loading. J Shoulder Elbow Surg, 1999, 8(4): 324-329.

[9] Harryman DT, Sidles JA, Harris SL, et al. The role of the rotator interval capsule in passive motion and stability of the shoulder. J

Bone Joint Surg Am,1992,74(1):53-66.

[10] Warner JJ,McMahon PJ. The role of the long head of the biceps brachii in superior stability of theglenohumeral joint. J Bone Joint Surg Am,1995,77(3):366-372.

[11] Cole BJ,Rodeo SA,O'Brien SJ,et al. The anatomy and histology of the rotator interval capsule of the shoulder. Clin Orthop Relat Res,2001,390:129-137.

[12] Itoi E,Lee SB,Berglund LJ,et al. The effect of a glenoid defect on anteroinferior stability of the shoulder after Bankart repair:a cadaveric study. J Bone Joint Surg Am,2000,82(1):35-46.

[13] Saito H,Itoi E,Sugaya H,et al. Location of the glenoid defect in shoulders with recurrent anterior dislocation. Am J Sports Med,2005,33(6):889-893.

[14] Yamamoto N,Itoi E,Abe H,et al. Effect of an anterior glenoid defect on anterior shoulder stability:a cadaveric study. Am J Sports Med,2009,37(5):949-954.

[15] Kim SH,Ha KI,Jung MW,et al. Accelerated rehabilitation after arthroscopic Bankart repair for selected cases:a prospective randomized clinical study. Arthroscopy, 2003, 19(7):722-731.

[16] Tauber M,Resch H,Forstner R,et al. Reasons for failure after surgical repair of anterior shoulder instability. J Shoulder Elbow Surg,2004,13(3):279-285.

[17] Burkhart SS,De Beer JF. Traumatic glenohumeral bone defects and their relationship to failure of arthroscopic Bankart repairs: significance of the invertedpear glenoid and the humeral engaging Hill-Sachs lesion. Arthroscopy,2000,16(7):677-694.

[18] Lo IK,Parten PM,Burkhart SS. The inverted pear glenoid: an indicator of significant glenoid bone loss. Arthroscopy, 2004, 20(2): 169-174.

[19] Bigliani LU,Pollock RG,Soslowsky LJ,et al. Tensile properties of the inferior glenohumeral ligament. J Orthop Res,1992,10(2):187-197.

[20] Neviaser TJ. The anterior labroligamentous periosteal sleeve avulsion lesion: a cause of anterior instability of the shoulder. Arthroscopy,1993,9(1):17-21.

[21] Bui-Mansfield LT, Banks KP, Taylor DC. Humeral avulsion of the glenohumeral ligaments:the HAGL lesion. Am J Sports Med, 2007,35(11):1960-1966.

[22] Kim SH,Ha KI,Yoo JC,et al. Kim's lesion: an incomplete and concealed avulsion of the posteroinferior labrum in posterior or multidirectional posteroinferior instability of the shoulder. Arthroscopy, 2004, 20(7): 712-720.

[23] Cooper DE,Arnoczky SP,O'Brien SJ,et al. Anatomy, histology, and vascularity of the glenoid labrum. An anatomical study. J Bone Joint Surg Am,1992,74(1):46-52.

[24] Habermeyer P, Kaiser E, Knappe M, et al. Functional anatomy and biomechanics of the long biceps tendon. Unfallchirurg, 1987, 90(7):319-329.

[25] Pal GP,Bhatt RH,Patel VS. Relationship between the tendon of the long head of biceps brachii and the glenoidal labrum in humans. Anat Rec,1991,229(2):278-280.

[26] Rames RD,Morgan CD,Snyder SJ. Anatomical variations of the glenohumeral ligaments. Arthroscopy,1991,7:1.

[27] Andrews JR, Carson Jr WG, McLeod WD. Glenoid labrum tears related to the long head of the biceps. Am J Sports Med, 1985, 13(5):337-341.

[28] Williams MM, Snyder SJ, Buford Jr D. The Buford complex-the "cord-like" middle glenohumeral ligament and absent anterosuperior labrum complex: a normal anatomic capsulolabral variant. Arthroscopy,1994,10(3): 241-247.

[29] Rowe CR,Sakellarides HT. Factors related to recurrences of anterior dislocations of the shoulder. Clin Orthop,1961,20:40-48.

[30] Matsen Ⅲ FA, Thomas S, Rockwood CA.

Glenohumeral instability. In: Rockwood CA, Matsen FA, editors. The shoulder. Philadelphia: Saunders, 1990. 526-532.
[31] Rowe CR, Zarins B. Recurrent transient subluxation of the shoulder. J Bone Joint Surg Am, 1981, 63(6): 863-872.
[32] Pappas AM, Zawacki RM, Sullivan TJ. Biomechanics of baseball pitching. A preliminary report. Am J Sports Med, 1985, 13 (4): 216-222.
[33] Jobe FW, Jobe CM, Kvitne RS. The shoulder in sports. In: Rockwood CA, Matsen FA, editors. The shoulder. Philadelphia: Saunders, 1990. 961-990.
[34] Hamner DL, Pink MM, Jobe FW. A modification of the relocation test: arthroscopic findings associated with a positive test. J Shoulder Elbow Surg, 2000, 9(4): 263-267.
[35] Gross ML, Distefano MC. Anterior release test. A new test for occult shoulder instability. Clin Orthop Relat Res, 1997, 339: 105-108.
[36] Kim SH, Ha KI, Ahn JH, et al. Biceps load test II: A clinical test for SLAP lesions of the shoulder. Arthroscopy, 2001, 17 (2): 160-164.
[37] Ebinger N, Magosch P, Lichtenberg S, et al. A new SLAP test: the supine flexion resistance test. Arthroscopy, 2008, 24 (5): 500-505.
[38] Parentis MA, Mohr KJ, ElAttrache NS. Disorders of the superior labrum: review and treatment guidelines. Clin Orthop Relat Res, 2002, 400: 77-87.
[39] Sugaya H, Moriishi J, Dohi M, et al. Glenoid rim morphology in recurrent anterior glenohumeral instability. J Bone Joint Surg Am, 2003, 85-A(5): 878-884.
[40] Itoi E, Lee SB, Amrami KK, et al. Quantitative assessment of classic anteroinferior bony Bankart lesions by radiography and computed tomography. Am J Sports Med, 2003, 31(1): 112-118.
[41] Huysmans PE, Haen PS, Kidd M, et al. The shape of the inferior part of the glenoid: a cadaveric study. J Shoulder Elbow Surg, 2006, 15(6): 759-763.
[42] Stehle J, Gohlke F. Complication management after unsuccessful operative shoulder stabilization. Orthopade, 2009, 38(1): 75-78. 80-82.
[43] Gorantla K, Gill C, Wright RW. The outcome of type II SLAP repair: a systematic review. Arthroscopy, 2010, 26(4): 537-545.
[44] Ide J, Maeda S, Takagi K. Sports activity after arthroscopic superior labral repair using suture anchors in overhead-throwing athletes. Am J Sports Med, 2005, 33(4): 507-514.
[45] Kim SH, Ha KI, Choi HJ. Results of arthroscopic treatment of superior labral lesions. J Bone Joint Surg Am, 2002, 84-A (6): 981-985.
[46] Boileau P, Parratte S, Chuinard C, et al. Arthroscopic treatment of isolated type Ⅱ SLAP lesions: biceps tenodesis as an alternative to reinsertion. Am J Sports Med, 2009, 37(5): 929-936.
[47] Heneghan HM, McCabe JP. Use of autologous bone graft in anterior cervical decompression: morbidity & quality of life analysis. BMC Musculoskelet Disord, 2009, 10: 158.
[48] Schaaf H, Lendeckel S, Howaldt HP, et al. Donor site morbidity after bone harvesting from the anterior iliac crest. Oral Surg Oral Med Oral Pathol Oral Radiol Endod, 2010, 109(1): 52-58.
[49] Boileau P, Villalba M, Hery JY, et al. Risk factors for recurrence of shoulder instability after arthroscopic Bankart repair. J Bone Joint Surg Am, 2006, 88(8): 1755-1763.
[50] Boileau P, Zumstein M, Old J, et al. Decision process for the treatment of anterior instability. In: Boileau P, editor. Shoulder concepts 2010. Montpellier: Sauramps Medical, 2010. 65-78.
[51] Boileau P, Richou J, Lisai A, et al. The role of arthroscopy in revision of failed open anterior stabilization of the shoulder. Arthroscopy, 2009, 25(10): 1075-1084.

[52] O'Shea K, Vargas P, Pinedo M, et al. Arthroscopic Hill-Sachs Remplissage: does the capsulo-tenodesis really heal? In: Boileau P, editor. Shoulder concepts 2010. Montpellier: Sauramps Medical, 2010. 49-64.

[53] Neer CS, Foster CR. Inferior capsular shift for involuntary inferior and multidirectional instability of the shoulder. A preliminary report. J Bone Joint Surg Am, 1980, 62(6): 897-908.

[54] Lafosse L, Boyle S. Arthroscopic Latarjet procedure. J Shoulder Elbow Surg, 2010, 19 Suppl 2: 2-12.

[55] Taverna E, Golano P, Pascale V, et al. An arthroscopic bone graft procedure for treating anterior-inferior glenohumeral instability. Knee Surg Sports Traumatol Arthrosc, 2008, 16(9): 872-875.

[56] Warner JJ, Gill TJ, O'Hollerhan JD, et al. Anatomical glenoid reconstruction for recurrent anterior glenohumeral instability with glenoid deficiency using an autogenous tricortical iliac crest bone graft. Am J Sports Med, 2006, 34(2): 205-212.

[57] Auffarth A, Schauer J, Matis N, et al. The J-bone graft for anatomical glenoid reconstruction in recurrent posttraumatic anterior shoulder dislocation. Am J Sports Med, 2008, 36(4): 638-647.

[58] Brockmeier SF, Voos JE, Williams RJ, et al. Outcomes after arthroscopic repair of type-II SLAP lesions. J Bone Joint Surg Am, 2009, 91(7): 1595-1603.

[59] Yung PS, Fong DT, Kong MF, et al. Arthroscopic repair of isolated type Ⅱ superior labrum anterior-posterior lesion. Knee Surg Sports Traumatol Arthrosc, 2008, 16(12): 1151-1157.

[60] Boone JL, Arciero RA. Management of failed instability surgery: how to get it right the next time. Orthop Clin North Am, 2010, 41(3): 367-379.

[61] Levine WN, Arroyo JS, Pollock RG, et al. Open revision stabilization surgery for recurrent anterior glenohumeral instability. Am J Sports Med, 2000, 28(2): 156-160.

[62] Zabinski SJ, Callaway GH, et al. Revision shoulder stabilization: 2-to 10-year results. J Shoulder Elbow Surg, 1999, 8(1): 58-65.

[63] Marquardt B, Garmann S, Schulte T, et al. Outcome after failed traumatic anterior shoulder instability repair with and without surgical revision. J Shoulder Elbow Surg, 2007, 16(6): 742-747.

[64] Kim SH, Ha KI, Kim YM. Arthroscopic revision Bankart repair: a prospective outcome study. Arthroscopy, 2002, 18(5): 469-482.

第 43 章　关节囊切开成形术治疗肩关节前下方及多向不稳定

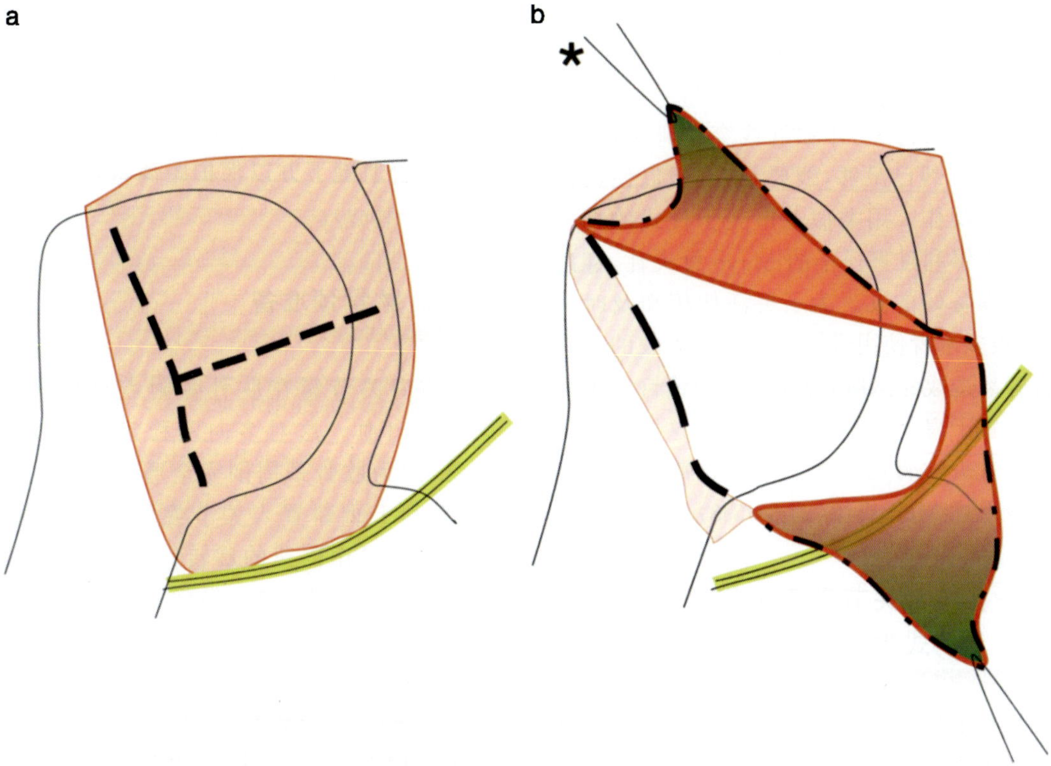

图 3-43-6　a. 将关节囊 T 形切开(虚线所示)，展开上下皮瓣，探查肩胛颈下半部分；b. 明确肩胛下肌上和穿过关节囊下的腋神经走行

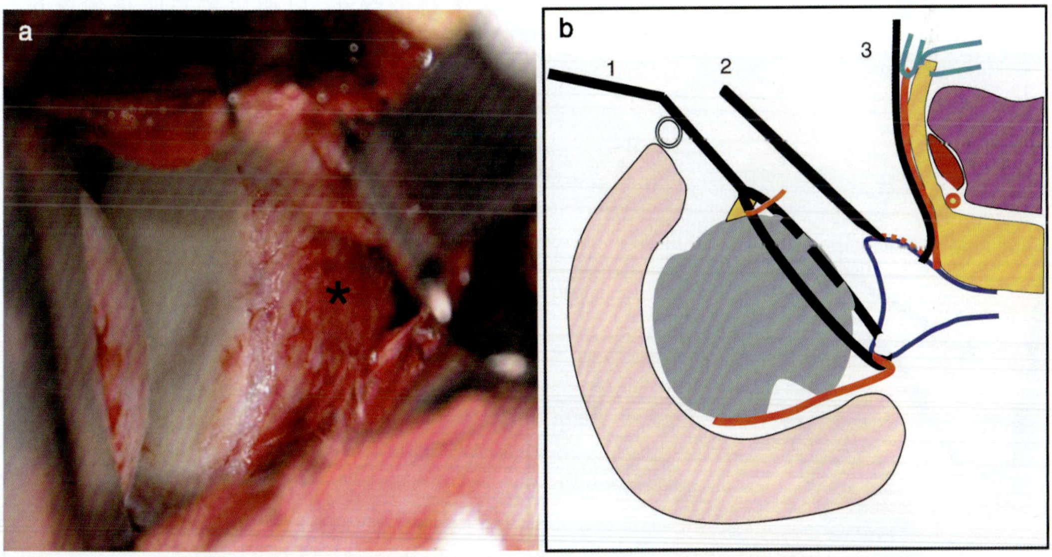

图 3-43-7　a. Bankart 损伤和裸露的肩胛颈证明盂肱韧带附着处撕裂和盂唇的缺失；b. Fukuda 拉钩(1)牵开肱骨头，用尖锐骨凿去掉肩胛颈的骨皮质(2)，用尖头的 Hohmann 拉钩(3)拉回关节囊

十、Bankart 缝线或锚钉

接下来将 3～4 根缝线穿过骨组织。2 号 Vicryl 线已足够，线要足够长，以便灵活打结和操作。用类似毛巾夹子样式的夹子将沉重锋利且直径小的 Mayo 针夹住，穿过预先准备好的孔。为了灵活使用和及时干预，很多术者使用骨锚钉。但可吸收的骨锚钉容易造成骨溶解，因此金属的锚钉必须深埋并置于肩胛盂的骨软骨角内，这样可避免对肱骨头软骨的损害[6,10]。金属锚钉的存在会干扰 MRI 成像(图 3-43-8)。

十一、缝合关节囊至关节盂（柄式尖头带线针）

为了将 Bankart 缝线置于合适位置，必须将缝线穿过关节囊下皮瓣，同时所有缝线均以 U 形穿过。为确保是活结，缝线需滑动自如。之后系紧缝线，使关节囊牢固固定于关节盂的骨软骨连接处，从而重塑盂唇。由于缝线的走行是从肩胛颈前皮质穿过骨松质，然后从软骨表面穿出，当拉紧缝线时，关节囊可自动回缩至其在关节窝边缘的正确位置。在缝线穿过关节囊的过程中，柄式尖头带线针最为实用。将示指放于联合肌腱下方以保护距离极近的腋神经(图 3-43-9)。

十二、肱骨颈准备

将肩关节囊在肱骨颈附着处的沟槽磨至骨出血。这对多向不稳定患者尤为重要，因为肱骨颈周围完全磨损至表面出血，有利于重新置入关节囊的强效黏附。这一过程可用高速的旋转锉刀完成，但是为了避免骨松质过热，仍优先选用骨凿和咬骨钳。

十三、“十”字修复

尽可能地将皮瓣下角缝合在肱骨颈和关节囊连接侧面的最高点。此时手臂处于中立旋转位，同时轻度外展。在皮瓣侧缘置入大量的缝线，以便皮瓣与肱骨颈连接牢

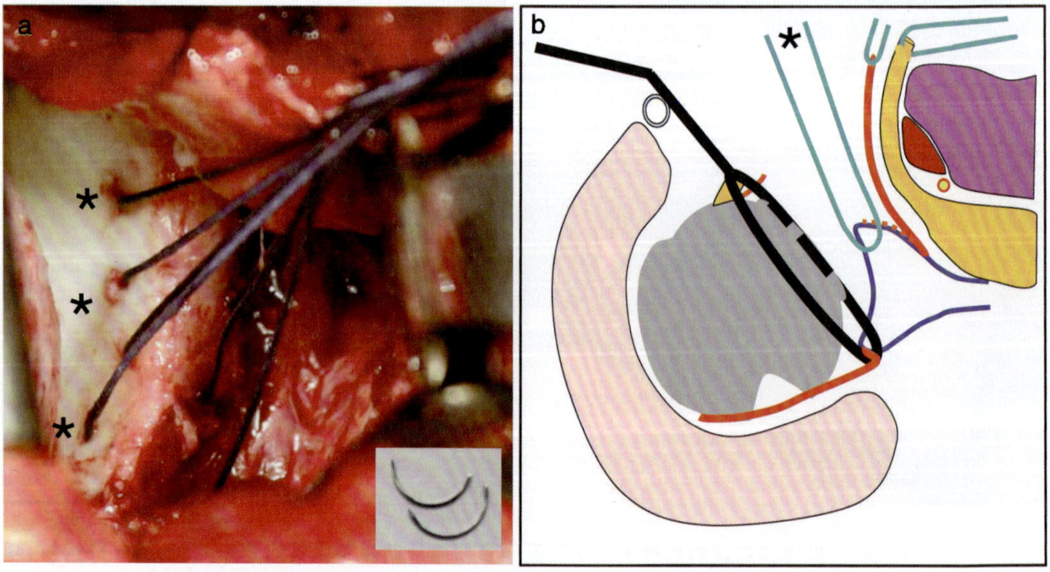

图 3-43-8 a. 用 2 号 Vicryl 缝线和套管圆针穿过关节盂骨质；b. 经骨缝线

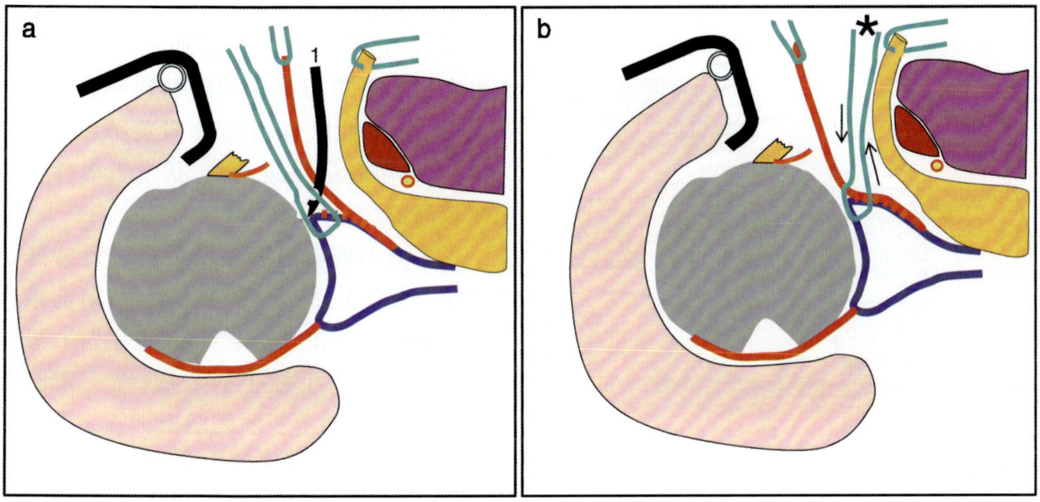

图 3-43-9　a. 用柄式尖头带线针将穿过关节盂的缝线走行穿过前方的关节囊皮瓣；b. 将缝线穿过关节囊皮瓣后，自如滑动缝线，形成活结，在此阶段注意保护腋神经

固。将上面的皮瓣向下翻，最下端尽可能地往低缝，最好低于上面的皮瓣（图 3-43-10）。

十四、缝合肩胛下肌

将肩胛下肌缝合至原附着处，同时注意避免过度拉紧。将术侧手臂置于中立位或轻度内旋位，通过前抽屉试验评估关节的稳定性。此时出现很大阻力。将手臂抬高 100°无阻力感，同时外旋抬高 30°。如果在这一过程中缝线断裂，则需拉长肩胛下肌，重新确定皮瓣位置。通常问题出现在过度拉紧缝线时，而不是未充分拉紧缝线时（图 3-43-11）。

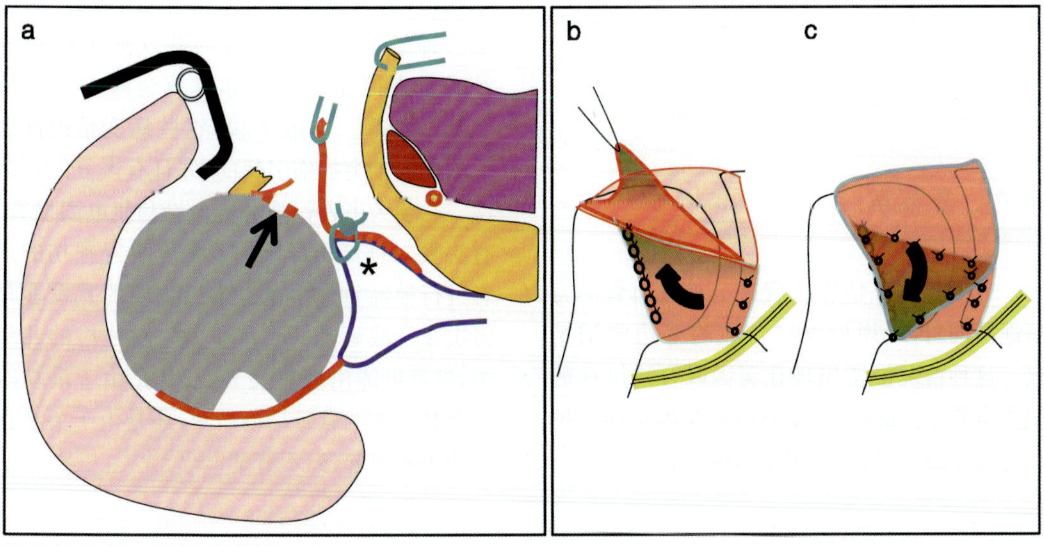

图 3-43-10　a. 缝线向下固定至已去除骨质的肩胛颈，同时去除关节囊在肱骨附着沟槽处的皮质，增强骨与关节囊的黏附；b. 尽可能地向上牵拉下皮瓣，在适当位置与侧面留存的关节囊缝合；c. 向下牵拉上皮瓣，将其与侧面留存的关节囊和下皮瓣缝合

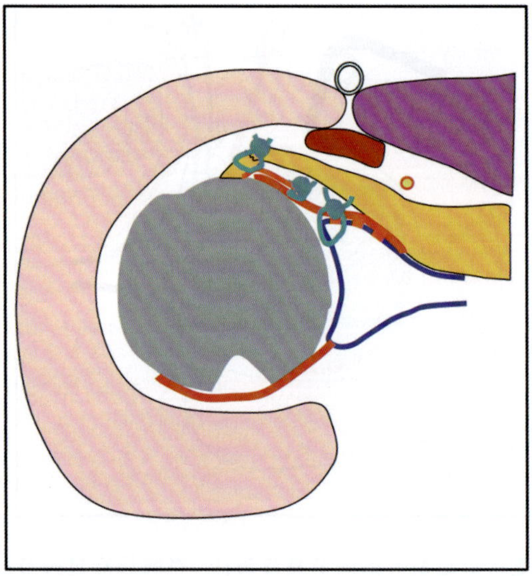

图 3-43-11 完成修复：皮瓣翻倍，为避免过度拉伸，将肩胛下肌缝至原位

对于有多向不稳定症状的病例，有必要进行后位关节囊移位检查。

十五、关闭切口

必要时对患者进行充分冲洗并止血，同时检查患者头静脉有无损伤。用较松散的缝合线闭合胸三角肌间隙。之后应用传统方式进行皮内缝合，必要时放置 24 h 引流管。

十六、复苏室

在复苏室评估患者肩关节神经血管的完整性。同时，常规检查三角肌的等边收缩情况。这种情况经常出现在美国联合通讯社的侦查电影中。此时，需要对患者实施夜间监护和疼痛控制（平时仅适用于门诊患者）。

第 3 节 术后康复

术后 3 周内，嘱患者在医师指导下使用牵引器保持手臂内旋。3 周后手臂可自由活动，并进行一些日常活动。6 周后，患者可在指导下进行强化训练和移动训练。12 周后，患者可以自由活动肩关节。术后 1 年，允许患者适当运动（包括滑雪等摔伤概率较高的运动项目）。

多向不稳定患者在术后可进行特殊的治疗：肩关节保持在中立内旋位，向前推进 20°，外展 20°；在康复室安装“握手”柄，患者在医师指导下手握手柄 8 周；在一定时期内，建议患者做等长收缩肌肉训练来锻炼肩关节肌肉；手柄训练结束后，开始移动度训练。术后禁止患者进行一切危险运动。

第 4 节 并发症

最常见的速发并发症是血肿。对于少数病例，需要抽吸或者翻修。术后可能出现粘连性关节炎，但这一并发症十分少见。感染也很少见。大多数微生物都可以导致感染，但在肩关节感染中最常见的病原菌是痤疮丙酸杆菌。请传染科会诊后及时冲洗手术伤口，合理选择抗生素治疗可有效控制感染。神经系统可能出现的并发症包括腋神经或肌皮神经的暂时麻痹及全面永久性神经丛损伤等。一般来说，这些病变是由神经失用症或轴突损伤引起的，并且有恢复的可能性。必须为患者行神经科会诊和肌电图检查。有必要对神经传导阻滞及完全神经损伤的患者进行神经重建手术。术后主要的并发症是再次脱位或者随时可能复发。在之后的几年中，患者可能出现肩关节炎，其是由于最初脱位及其伴随的软骨损伤所致，还是由于关节稳定的手术引起，尚不清楚。

第 5 节 预 后

有文献报道，复发率为 0～20%。复发

的影响因素包括相关技术、随访时间和检查步骤的完整度。多数学者认为，此类患者的运动并未受到明显影响，外旋转的受损范围不超过 10°。残余疼痛和僵硬的病例则鲜有报道。再次复发的概率仍不可忽视（高达 20%）。确切的原因可能是单纯的力学半脱位，也可能是本体感觉的缺失，目前尚不明确。根据 Samilson 对术后肩关节 X 线片的回顾和分类，多达 50% 的患者出现一定程度的关节炎。这确实对绝大多数患者有显著的临床意义[3-4,6,8-9,11-15]。

参考文献

[1] Balg F, Boileau P. The instability severity index score. J Bone Joint Surg Br, 2007, 89(11): 1470-1477.

[2] Bankart A. The pathology and treatment of recurrent dislocation of the shoulder. Br J Surg, 1938, 26: 23-29.

[3] Bigliani LU, Kurzweil PR, Schwartzbach CC, et al. Inferior capsular shift procedure for anterior-inferior shoulder instability in athletes. Am J Sports Med, 1994, 22(5): 578-584.

[4] Bonnevialle N, Mansat P. Selective capsular repair for the treatment of anterior-inferior shoulder instability: review of seventy-nine shoulders with seven years' average follow-up. J Shoulder Elbow Surg, 2009, 18(2): 251-259.

[5] Matsen FA, Lippitt S, Bertlesen A, et al. Glenohumeral instability. In: Rockwood CA, Matsen FA, Wirth MA, Lippitt SB, editors. The shoulder. 4th ed. Philadelphia: Saunders Elsevier, 2009, 616-675.

[6] Ferretti A, De Carli A, Calderaro M, et al. Open capsulorrhaphy with suture anchors for recurrent anterior dislocation of the shoulder. Am J Sports Med, 1998, 26(5): 625-629.

[7] Flatow EL, Bigliani LU. An anatomic study of the musculocutaneous nerve and its relationship to the coracoid process. Clin Orthop Relat Res, 1989, 244: 166-171.

[8] Hamada K, Fukuda H, Nakajima T, et al. The inferior capsular shift operation for instability of the shoulder. Long-term results in 34 shoulders. J Bone Joint Surg Br, 1999, 81(2): 218-225.

[9] Hovelius LJ, Thorling J, Fredin H. Recurrent anterior dislocation of the shoulder. Results after the Bankart and Putti-Platt operations. J Bone Joint Surg Am, 1979, 61(4): 566-569.

[10] Kartus J, Ejerhed L, Funck E, et al. Arthroscopic and open shoulder stabilization using absorbable implants. A clinical and radiographic comparison of two methods. Knee Surg Sports Traumatol Arthrosc, 1998, 6(3): 181-188.

[11] Neer CS. Shoulder reconstruction. Philadelphia: W. B. Saunders, 1990.

[12] Neer CS, Foster CR. Inferior capsular shift for involuntary inferior and multidirectional instability of the shoulder. A preliminary report. J Bone Joint Surg Am, 1980, 62(6): 897-908.

[13] Pollock RG, Owens JM. Operative results of the inferior capsular shift procedure for multidirectional instability of the shoulder. J Bone Joint Surg Am, 2000, 82-A(7): 919-928.

[14] Simonet WT, Cofield RH. Prognosis in anterior shoulder dislocation. Am J Sports Med, 1984, 12(1): 19-24.

[15] Walch G. La luxation récidivante antérieure de l'épaule. Table ronde. Rev Chir Orthop Reparatrice Appar Mot, 1991, 77 Suppl 1: 177-191.

第 44 章　儿童及青少年的肩关节不稳定

第 44 章

儿童及青少年的肩关节不稳定

Jörn Kircher，Rüdiger Krauspe

摘要 肩关节不稳定是儿童和青少年常见的骨科问题。但在 12 岁以下的儿童中，脱位很少见。但青少年尤其是热衷于高风险的体育活动的男性，肩关节脱位的发生率很高。

对于儿童和青少年的肩关节不稳定，目前尚无被广泛接受的分类系统，临床上常参考成人的分类系统。

松弛过度和运动过度是这一年龄阶段的发病特点，在设计治疗方案时需要重点考虑。

无论是否行手术治疗，肌肉的不平衡和肩胛-胸骨节律的紊乱都需要加强非手术治疗。

对于结构破坏严重尤其是关节盂大量骨质丢失的病例，可选择关节镜下稳定性治疗，以降低复发率并改善肩关节功能。

关键词 病因学，分类・解剖・生物力学・并发症・诊断・手术方法・病理学・康复・结论・儿童及青少年肩关节不稳定・手术适应证

J. Kircher (✉)
Shoulder and Elbow Surgery, Klinik Fleetinsel Hamburg, Hamburg, Germany

Department of Orthopaedics, Medical Faculty, Heinrich-Heine-University, Düsseldorf, Germany
e-mail: joern.kircher@med.uni-duesseldorf.de; j-kircher@web.de

R. Krauspe
Department of Orthopedic Surgery, University Hospital of Düsseldorf, Düsseldorf, Germany

G. Bentley (ed.), *European Surgical Orthopaedics and Traumatology*,
DOI 10.1007/978-3-642-34746-7_63,

第 1 节　概　述

肩关节不稳定是临床常见的问题，但在儿童和 12 岁以下的青少年中较为罕见[1-2]。在这一年龄段，肩关节不稳定的发生率占所有损伤的 0.01%[3-4]，占肩关节脱位的 2.50%～4.70%[5-6]。

与成人肩关节脱位不同，儿童和青少年随着年龄的增加，越来越多的创伤性病例出现了更多的无创伤性脱位[5,7-9]。

多数病例(约 80%)都属于经典的 Bankart 损伤，仅 50% 属于经典 Hill-Sachs 损伤[1,7,10-11]。

女性发生第一次脱位的时间一般早于男性，但男性发生脱位的概率是女性的 2 倍[1]。

第 2 节　病因学和分类

肩胛骨至少有 8 个骨化中心，由膜化成骨发展而来，在出生前已发育完全，除外关节窝、肩峰、喙突、内侧缘和下角[12]。

关节盂包括上、下骨化中心。上骨化中心在 10 岁时出现，15 岁时融合。上骨化中心呈马蹄形，中心薄，外周圆环厚。骨化中心损伤可导致骨发育异常，如关节盂发育不全。其他

已报道的相关疾病包括小儿麻痹、感染、肌营养不良、维生素缺乏、关节挛缩等[13-25]。

阳性家族史和种族起源也有报道[15,22,24,26-27]。

肱骨近端有3个骨化中心，约在7岁时闭合，在14～18岁与肱骨干融合[14-18]。

对于年轻人，其关节囊附着于骨骺上，与肩关节脱位相比，重大的创伤更容易损伤未闭合的骨骺[28]。对于青少年，与脱位相关的重大创伤发生率高达86%。常见的运动种类降序排列为足球、降落、篮球、摔跤、曲棍球、垒球、游泳和网球[1,29]。

脱位的程度可以分为恐惧试验阳性、半脱位、脱位。不稳定的方向可以是单一方向（前、后、内、外），也可以是多方向的。肩关节不稳定可以是先天性、急性、慢性（复发或固定）。根据发病机制，肩关节不稳定可以是创伤性的，一般为反复的微小创伤，但也可以是非创伤性的。

与成人相似，儿童及青少年的肩关节不稳定有3种常用的分类方法。Matsen等在临床治疗的基础上描述了2种类型。

- TUBS（创伤性、单方向、Bankart损伤、手术修复）。
- AMSRII（非创伤性、多方向、双侧、康复、下关节囊移位、间期）[30-31]。

Gerber等[32]将肩关节不稳定分成6个亚组，以便于临床实际应用。

- Ⅰ：慢性脱位。
- Ⅱ：单向不稳定未合并过度松弛。
- Ⅲ：单向不稳定合并多向过度松弛。
- Ⅳ：多向不稳定未合并过度松弛。
- Ⅴ：多向不稳定合并过度松弛。
- Ⅵ：单向或多向自发松弛。

Bayley等[33]介绍了1种更为复杂的分类，包括3个主要的极点。

- 极点类型1：创伤性的、结构性的。
- 极点类型2：非创伤性的、结构性的。
- 极点类型3：肌肉模式、非结构性的。

不稳定的类型在一定程度上可以被归结为其中1个或多个极点，这样有助于定义每例病例，但与其他方法相比缺乏准确性。本文作者建议使用后2种分类方法，并使用本节前述列举的信息作为补充。

过度松弛和过度活动这类不稳定难以定义，通常涉及对侧肩关节。一般倾向于用“松弛”这一术语来描述盂肱关节的生理性移位。过度松弛是指盂肱关节的病理性移位。不稳定则是描述关节活动中心的不稳定，属于一种病理状态。过度活动是关节在生理轴线上活动范围的增加，属于常规变化。

通常，关节过度活动综合征（general joint hypermobility，GJH）在学龄儿童的发病率为8%～39%[34-38]。有研究表明，随着年龄的增长及白种人和女性的增多，GJH的发病率有所下降[39-44]。Juul Kristensen等[45-48]的研究结果表明，不应将常见的关节过度活动与肌肉骨骼疼痛及损伤联系起来，但儿童关节过度活动在运动能力评估中的效果更好。这可能是因为GJH患儿经常参加灵活性高的运动，如芭蕾、舞蹈、体操及游泳所致。GJH可根据Beighton评分进行分类，并可根据Beighton标准将其与良性关节活动过度综合征（benign joint hypermobility syndrome，BJHS）进行鉴别诊断[41,51-53]。

尽管关于GJH的发生时有争议，尤其在区分其是正常状态还是病理状态时。在治疗肩关节不稳定时一定要考虑这一点[44,54-56]。

第3节　相关的应用解剖学、病理学、基础科学及生物力学

盂肱关节是人体最灵活的关节之一，需要多因素协同合作来维持足够的稳定。

影响盂肱关节稳定的因素有很多[57]，包括以下方面。

1. 静态稳定性

(1)骨和软骨：肱骨、关节盂、锁骨-胸骨、喙突、肩峰、锁骨。

(2)关节盂唇：接触面积提高了约50%，大约60%用于抵抗外力，SLAP 与肱二头肌肌腱起点[58-59]。

(3)盂肱韧带

①上盂肱韧带(superior glenohumeral ligament，SGHL)，加强肱二头肌肌腱滑动的稳定性。

②中盂肱韧带(medium glenohumeral ligament，MGHL)。

③下盂肱韧带(inferior glenohumeral ligament，IGHL)，前外侧部分。

(4)肱二头肌长头肌腱。

2. 动态稳定性

(1)周围肌肉。

(2)肩袖的凹陷压迫。

3. 肩胛骨和肱骨的位置关系。

在前述的"病因学和分类"章节中：儿童和青少年通常在肩关节的某一特殊位置有一定程度的关节松弛。这种松弛通常是双侧的，并且随着年龄的增长而降低。这种情况常合并不同程度的运动功能不全和肩胛骨-胸骨节律紊乱。针对这些问题制定的物理康复计划可以帮助患儿恢复正常的肩关节功能，但是耗时比预期更长。

与成人相比，儿童和青少年盂肱关节软组织静态稳定性的降低导致肩关节 Bankart 损伤和肱骨 Hill-Sachs 损伤、Malgaigne 损伤或反向 Bankart 损伤的可能性变小，甚至显著降低，但是另一方面这可能也是导致复发率较高的重要因素之一[5,6,8,60]。

第4节　诊　断

诊断是综合患者病史及全面的临床体格检查和影像学检查结果得出来的。

确定损伤的机制尤为重要，如果存在任何程度的创伤，均应确定脱位程度(脱位和半脱位)、复位情况(自发性的，患者操作，使用或未使用麻醉时医师操作)及病史(发作时间、发作次数、在什么情况下发生)。对于年龄较小的患儿，获得以上信息十分困难，需要根据家长不完整的回忆来获得。在临床体格检查中，需评估患者常出现的异常状况，如非对称性、外观差异、上肢的周径和长度、上肢骨、肌营养不良、过度松弛等。

还应评估颈椎是否存在异常。评估肩关节主动和被动活动范围。检查者应该注意观察细微的差别，尽量避免重复操作，在检查时使用一些技巧以节省检查时间来提高患儿的依从性。

肩关节运动度的正常范围存在很大的变异性。肩关节前脱位不全可以是一种病理状态，也可以是正常状态[61-65]。同样，自身松弛双侧不对称并不代表病理状态或者关节不稳[61,66]。正常下界平移(Sulcus 试验)的范围目前仍然存有争议[57]。

通常，过度松弛的评定标准为 Beighton 标准[51,67]：

①双侧拇指伸直并拢，手掌自然伸直。

②双侧第 5 指过伸>90°。

③双侧膝关节过伸>10°。

④双侧肘关节过伸>10°。

⑤背部弯曲同时膝关节伸直，手掌置于地板。

肩关节的过度松弛可以通过 Gagcy 试验(图 3-44-1)、内收时外旋是否增加(图 3-44-2)及 Sulcus 试验(图 3-44-3)来进行测试。

在进行恐惧试验(图 3-44-4)时需谨慎操作，若患者合并轻度外展或外旋也可能会呈现阳性结果。由于在进行该试验时患儿处于不舒适体位，因此往往作为临床检查的最后一项。这也适用于加载移位试验和 Sulcus 试验(图 3-44-5)。

临床检查包括一系列基础的放射学检查，如标准的前后位，出口位和腋窝位

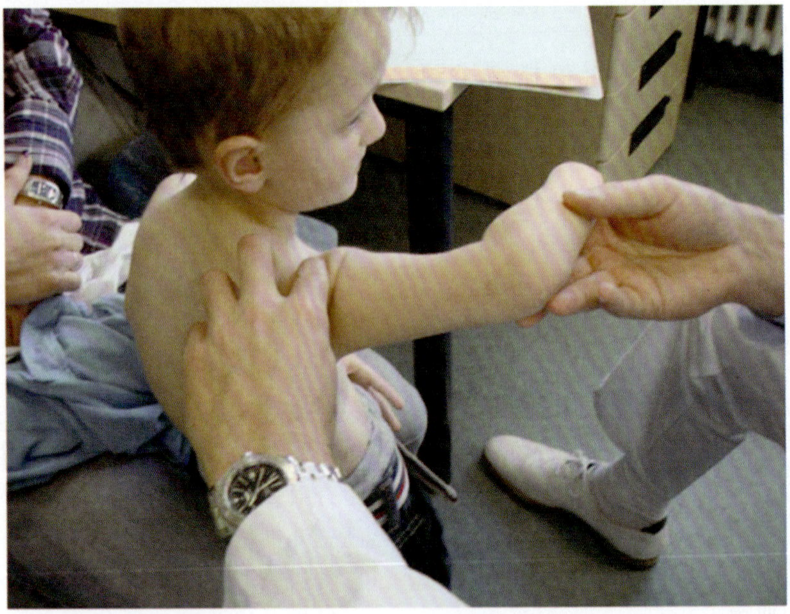

图 3-44-1 Gagey 过度外展试验：固定肩胛骨，盂肱关节做最大限度的水平外展，运动范围＞90°～100°为阳性

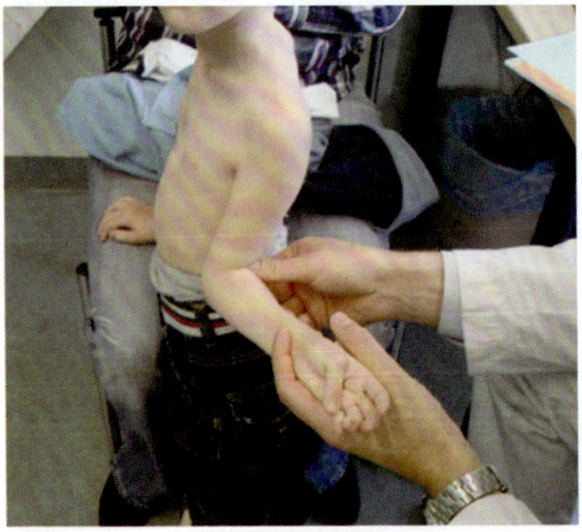

图 3-44-2 手臂外旋超过 90°为阳性

(Velpeau 位适用于肩关节疼痛或不能进行充分外展的患者)。

对于创伤性的脱位，本文作者建议通过 MRI 检查来排除软骨病变[70-72]。如果患儿的依从性较差，不能配合进行临床体格检查，则需另选时间再次检查，但是有时 MRI 检查与否可基于创伤病史和家长提供的信息。

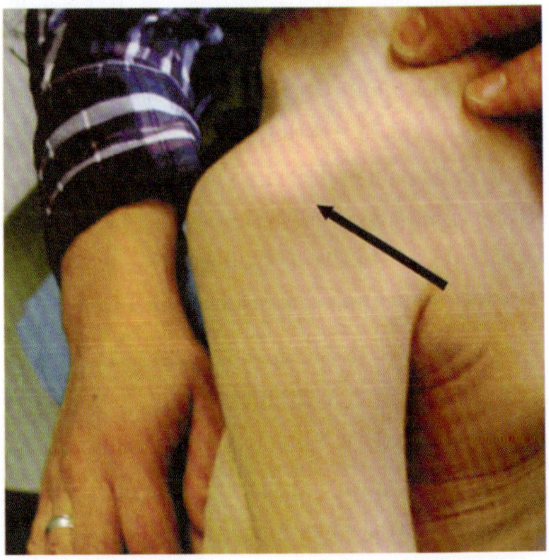

图 3-44-3 沟槽征：上臂内收的轴位牵引分为 3 级。当肱骨头半脱位时，沟槽征呈阳性，肩峰变得明显(黑色尖头)

第 5 节 手术指征

关于年轻患者原发性肩关节脱位的治疗尚未达成一致意见。

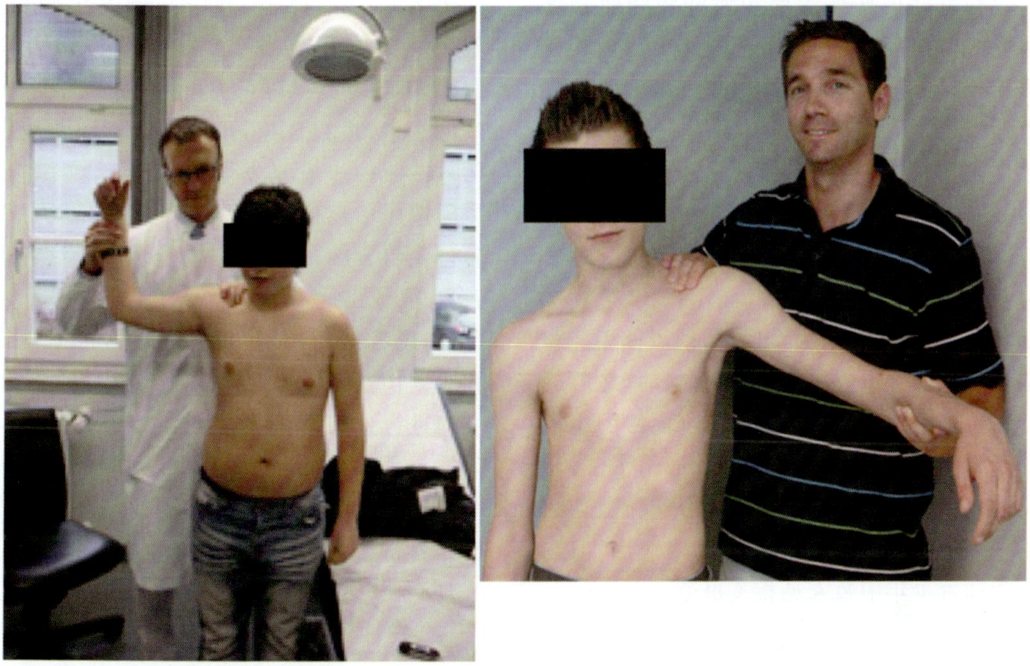

图 3-44-4　恐惧试验：手臂外展外旋 90°和用左手向前推会引起不适和恐惧感（左图），该试验可以在外展和外旋早期呈阳性（右图）

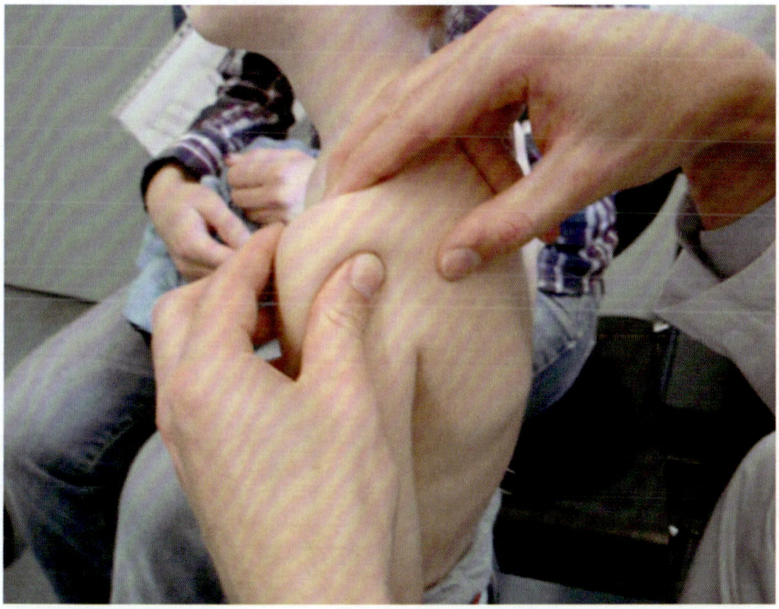

图 3-44-5　前方抽屉试验：用左手将左侧的肱骨头往前（后）推，右手将肩胛骨固定在关节窝处

在急性损伤伴大面积血肿和疑似软骨病变时，推荐行关节镜探查。如果存在软骨病变，必须进行处理，但注意保护透明软骨[73]。重新固定软骨碎片在技术上具有挑战性，因为缺损的大小与关节骨缺损的角度测量有关，通常需要清理关节。

创伤后早期 Bony Bankart 病变通常可通过解剖修复，只要与关节盂唇和关节囊韧带复合体相接触，且未完全回缩，即可使用缝合锚钉实现修复。在一定时间内制动，之后进行非手术治疗(图 3-44-6)。在阶段性的康复计划中，通常佩戴定制的 Gilchrist 吊带(图 3-44-7)2 周，可进行早期的物理治疗和被动活动。外旋矫形支具在成人中普遍应用，但在儿童和青少年中暂未见相关报道[74-77]。

Lawton 等报道了一项 1976—1999 年治疗的 101 例儿童和青少年的荟萃研究。患者年龄均＜16 岁，平均 13.2 岁(4～16 岁)。其中 1/10 的患者＜10 岁。女童患病的平均年龄显著低于男童。在年轻患者中，非创伤性、自发性移位和多向不稳定性更为常见。50％的患者无明显的脱位，仅有半脱位。86％的患者首次脱位与创伤有关。

67％的患者进行物理治疗，40％的患者最终进行手术治疗。在 28 例进行手术治疗的患者中，18 例(65.8％)在术前进行了物理治疗。有 11 例(39％)手术患者行 Bankart 修复及关节囊移位术，其中 5 例(18％)行 Bristow 手术，3 例(11％)行 Putti-Platt 手术，3 例(11％)行关节囊移位术(仅 Bankart 修复，未行关节囊移位术 1 例)。1 例患者关节镜下行前路 Bankart 修复及关节囊缩紧术。

与不伴有自发性不稳定的患者相比，伴有自发性不稳定的患者较少接受手术治疗，这一差异具有统计学意义。6 例最初接受非手术治疗的患者在不同的医疗中心接受了二次手术。在随后的随访研究中，经手术治疗的患者发生临床症状的报道更少见。在 2 年以上的随访中，9％的患者复发不稳定，其中 2 例发生脱位，其余 4 例发生半脱位。2 例脱位患者在医疗中心接受物理治疗。28 例经手术治疗的患者在 2 年以上的随访研究中，有 1 例(占 4％)患者复发脱位。

按照治疗模式(手术还是仅物理治疗)进行亚组分析，6 例(21％)经手术治疗的患者更容易出现中等程度的不适，而 1 例(2％)患者选择物理治疗。另外，根据创伤和非创伤发病原因，自发不稳定和不稳定的方向进行分层，患者疼痛的发生率差异无统计学意义。在首次发病时，年龄与稳定性无关。通过系统分析纳入的资料数据，该文献的作者将患者分成了以下 4 组。

- 第一组：呈正相关，创伤导致且无自发性不稳定、年龄较大的男孩，采用手术治疗，临床和随访均有良好效果。
- 第二组：创伤导致脱位且年龄较大的女童，合并自发性不稳定，采用单独的治疗方法，效果较差。
- 第三组：呈正相关，非创伤导致的多发性脱位，均使用物理疗法和手术治疗，获得良好的效果。也就是说，术前接受过物理疗法的患者较未接受的患者更容易达到稳定，其局限性的报道较少。
- 第四组：显示了早期非创伤性的不稳定、多发脱位、自发性不稳定和术后预后不良之间的关系。具有这些特征的患者在术后随访的过程中稳定性及功能并没有良好的表现[1]。

Jones 等[29]回顾性分析了 32 例连续的行关节镜下 Bankart 修复术(ABR)的患者，这些患者均是在创伤或体育活动后出现前方肩关节不稳定。其中男 17 例，女 13 例，年龄 11～18 岁，平均年龄 15.4 岁，平均随访 25.2 个月。16 例最初行非手术治疗的患者效果不好，而 16 例准备重返体育运动的患者采用 ABR 进行初始治疗。在最初行非手术治疗组中，SANE 评分平均为 92.2 分，2 例患者发生了 3 次肩关节再脱位（18.75 %）。在采用 ABR 进行初始治疗组中，SANE评分平均为91.8分，2例患者

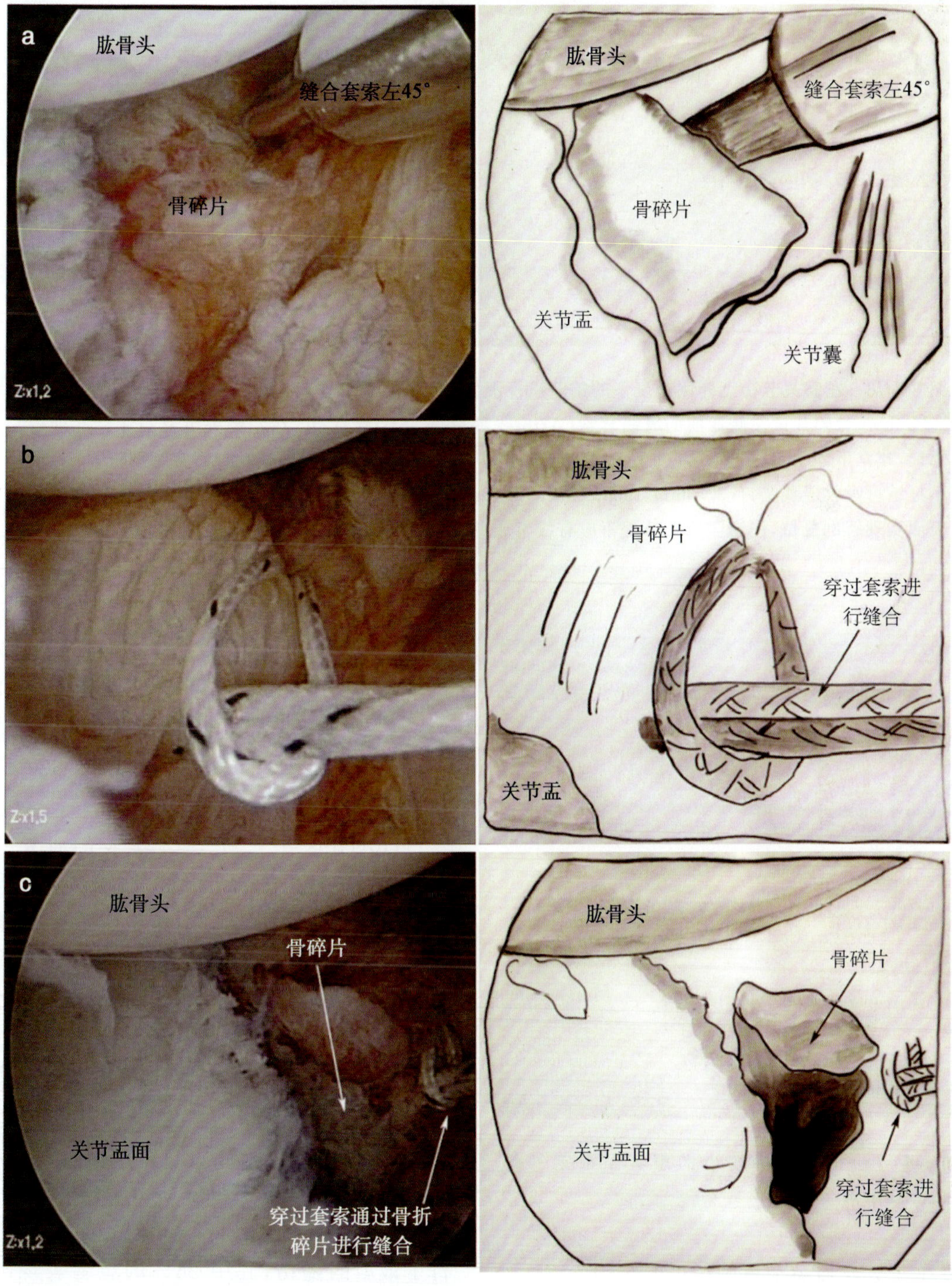

图 3-44-6 （续）

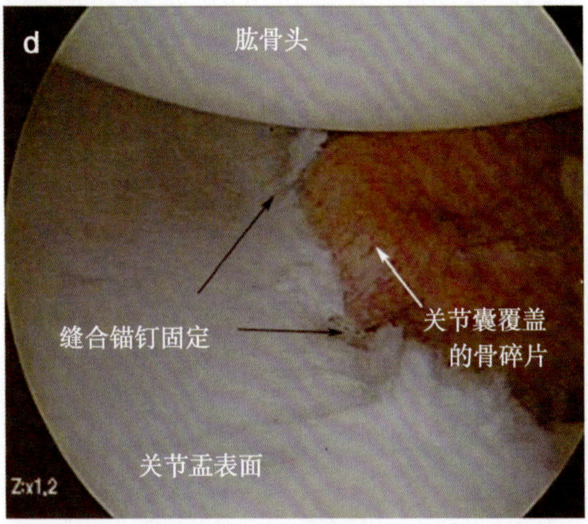

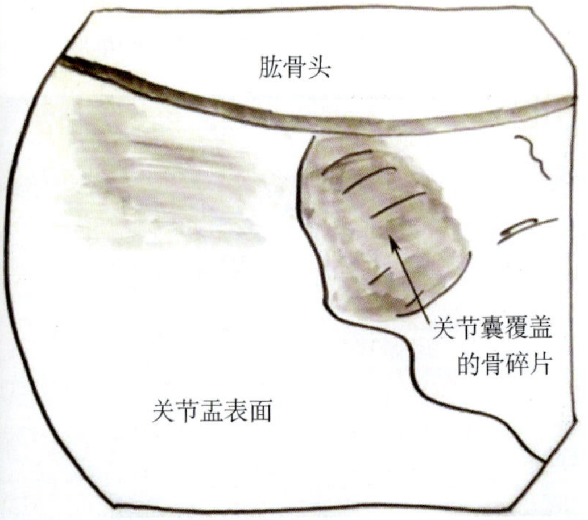

图 3-44-6 左肩关节在上外侧角度下的关节镜视图(右侧为前,左侧是后,上面是下)

a. Bankart 骨碎片被左侧弯曲的缝线套索(Arthrex,Naples,FL)穿过;b. 在左侧关节窝边缘钻孔处做一标记,建立下固定点;c. 使用不可吸收缝线逆行穿过骨碎片,碎片向上向前移动至正常解剖位置;d. 使用不打结可吸收缝线锚钉(3.5 mm,Biopushlock,Arthrex,Naples,FL)在关节窝边缘固定缝线,在关节窝下表面实现解剖复位,注意盂肱关节处不应有线节或缝线以免损伤软骨

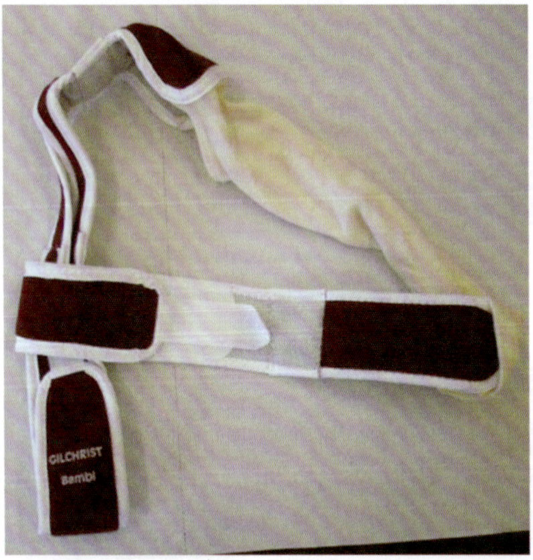

图 3-44-7 平均年龄较小的患者佩戴定制的 Gilchrist 吊带

发生了 3 次肩关节再脱位(12.5%)。

Hovelius 等[78]报道了 12~22 岁年龄组患者首次肩关节脱位后行非手术治疗的效果,随访 2 年复发率约为 47%。进一步进行亚组分析:12~14 岁组和 15~19 岁组。在 12~14 岁组中,男性患者有 5 例未复发,1 例复发;女性患者有 3 例未复发,2 例复发。在 15~19 岁组中,男性患者有 22 例未复发,23 例复发;女性患者有 5 例未复发,5 例复发。12~13 岁组中最常发生结节骨折,其稳定性在远期随访中较好[79]。

Hovelius 等[80]对 12~22 岁的肩关节脱位患者进行了为期 10 年的回顾性随访研究,发现 63%的患者初始非手术治疗仅佩戴吊带,70%的患者使用绷带将手臂固定在躯干上制动 3~4 周,这些患者至少有 1 例复发。12~22 岁组复发脱位的患者中,71%的患者有轻伤病史,65%的患者有重伤病史。

12~16 岁组有 38%的患者、17~19 岁组有 37%的患者在随访 10 年后选择手术治疗。到目前为止,2003 年对首批患者进行了最后的随访,其中 26%的患者表现出中度至重度的关节脱位(56%有轻度的关节病,预测 60%的患者在 15 年内可能会发展为中度至重度的关节病)[81]。与年龄较大的患者相比,年龄较小的患者(<25 岁)

发生关节病的例数较少。在 12～16 岁患者中，30% 发生轻度的关节病，70% 未发生。在 17～19 岁患者中，20%发生中度至重度的关节病，30%有轻度的关节病，50%未发生关节病。这以结果较其他的年龄较大组中的患者要好。总之，通过手术治疗的肩关节不稳定患者很少发生脱位性关节病。随着时间的推移，双侧肩关节会变得越来越稳定，但较单一肩关节（仅一侧脱位）易发生关节病。该文献的作者指出，创伤性关节脱位对关节的生理功能的生物学效应时间长。

从这一纵向研究中可以获得诸多文献信息和结论，但这并不能解决所有的疑问。值得注意的是，这一试验始于 1978 年，所有的患者最初都接受了非手术治疗。近 30 年来，外科手术尤其是关节镜稳定技术得到了长足的发展。因此，既往的对照研究与其报道的复发率需要谨慎解释（表 3-44-1）。

成人复发脱位的危险因素包括关节窝骨缺失＞25%[83-85]、过度松弛、明显的 Hill-Sachs 病变[83,86]。但至今尚无确切的证据证明也适用于儿童和青少年。

多方向不稳定的患者对于特定的肩关节强化训练反应良好，但是有很多患者仍然有长期症状[88]。

总之，证据显示急性创伤性脱位应首先选择非手术治疗，除外一些特殊情况，如软骨病变、合并严重的韧带损伤、关节脱位绞锁及不能保持盂肱关节为中心。随着现代关节镜技术的发展，小儿外科医师能在保证关节最小医源性损伤的条件下实现解剖学复位。期待在不久的将来可以通过更多的手术治疗来实现短期和长期效果上的成功。

第 6 节　术前准备和计划

术前计划首先应确定与肩不稳定相关的其他问题。这基于一系列全面的临床检查和影像学诊断。临床检查必须包括肩关节不稳定的分类及不稳定的方向（详见病因学和分类章节）。

这一系列的检查包括恐惧试验、Jobe 复位试验、Gerber-Ganz 前后抽屉试验、Silliman 和 Hawkins 加载移位试验，以及评估松弛度的试验，包括 Gagey 试验、凹陷征和内收时增加外旋试验[89]（图 3-44-1～图 3-44-5）。必须非常重视肩胛骨-胸骨节律和肩胛骨运动障碍征象[90-93]。

发病 3 个月内行一系列标准 X 线检查（详见诊断章节）和 MRI 扫描可作为诊断标准。告知患儿和家长治疗方案、住院时间、术后康复训练持续时间和形式，如制动持续的时间、是否需佩戴吊带或矫形器、是否需休假和停止体育活动等。如有可能，手术应尽量安排在学校放假期间[94]。

第 7 节　手术技术

关节镜技术作为基本的外科稳定治疗手段，是目前我们机构标准的治疗方法。患者取侧卧位，患肢朝上，固定于横向 3.5 kg 和轴向 1.5 kg 的臂杆上。牵引力的大小需根据患者的年龄、体质量和肩关节松弛的程度调整。过度的牵引会导致臂丛神经损伤，尽量避免发生。在治疗过程中，通常标准的关节内压力为 55 mmHg(1 mmHg＝0.133 kPa)。

建议使用防水被单，避免患者因被淋湿导致体温过低或者电器出现故障。使用易固定、类似橡胶的被单做第一层，第二层使用厚被单。

用钢笔标记骨性标志（肩峰的边界和后角、锁骨、肩锁关节、喙突）。通常从后方入路开始，位于标准后方入路远端外侧的位置，这是因为手臂在牵引的状态下盂肱关节的解剖位置发生了变化。仔细检查关节各部分。

表 3-44-1　儿童和青少年肩关节不稳定的治疗干预(手术和非手术)的临床结果

作者	年份	数量	适应证	年龄	治疗	随访时间	复发	结果	并发症
Rcwe[5]	1956	8		<10 岁			100%		
		99		10~20 岁			92%		
		107		<20 岁			83%		
		488(500 例肩)	肩关节脱位(95%前脱)	48 岁(原发) 23 岁(复发)		4.8 年	38%		27/500(5.4%)神经损伤(儿童无亚群)
Hcvelius[79]	1983	102	原发脱位	<22 岁	非手术	2 年	47%		
Wεgner[6]	1983	9 (10 例肩)	创伤性前脱位	13.5 岁 (12~16 岁)	8/9 的患者吊带闭合复位固定	72(26~135)个月	8%	6/8 的患者进行了二次稳定	
Marans[8]	1992	21 (15 例男孩)	创伤性前脱位		9 例患者未固定,12 例固定 4~6 周;62%的患者开放稳定(12 例为 Putti-Platt,1 例为 Bristow)	6.5 (1~13)年	100%(再次脱位时间平均 8 个月)	大部分手术患者恢复了损伤前的活动;非手术治疗的肩无 ROM 限制,手术损失 ER 10°~50°	
Postaccini[10]	2000	33	原发性前脱位(75%创伤性);86%复发性的脱位	12~17 岁	7 例的患者手术修复(5 例创伤性)	7.1 年	创伤性原发脱位年龄 14~17 岁,92%;非创伤性原发脱位年龄 14~16 岁,86%	平均 CS 得分 75%(65%~96%);手术组 92%,71%未手术	

（续　表）

作者	年份	数量	适应证	年龄	治疗	随访时间	复发	结果	并发症
Lawton[1]	2002	101（107 例肩）	12%为多向，16%为自发性，62%为 Hill-Sachs lesion	13.2 岁(4～16 岁)；10%<10 岁	40 例患者首次手术，2 例接受二次手术；多种技术 Bankart 修复术关节囊移位 11 例（39%），Bristow 修复术 5 例（18%），Putti-Platt 修复术 3 例（11%），关节囊移位术 3 例（11%），Bankart 单独修复术（无关节囊移位）1 例（4%），关节镜下关节前壁修补术＋关节囊收紧 1 例	短期 FU 6～24 个月；长期 FU 2～21 年	9%的复发不稳定；2 例脱位（最初非手术治疗）	59%无不稳定症状，31%恐惧试验阳性，6%半脱位，3%复发性脱位；25%的患者在手术治疗后出现不稳定症状 51%为非手术治疗；外科：倾向于自我评价的改善	
Deitch[[illegible]0]	2000	32	外伤性前肩脱位	11～18 岁	16 例手术治疗	4(1～14) 年	0.75	手术患者和非手术患者得分相似	
Lefort[[illegible]2]		29	自发的脱位；15 例后脱位；不确定的松弛和多向不稳定性	5～15 岁	8 例后关节囊修复术，3 例前关节囊修复术	8(7～10)年	无		
Jones[2[illegible]]	2007	48	运动员非手术治疗失败；27 例运动时外伤脱位，3 例跌倒；1 例女孩双侧多向不稳定	11～18 岁	关节镜 Bankart 修复	24 个月	原发性手术：2/16（12.5%）再脱位（1 例为摔跤手）；继发手术：3/16（18.75%）再脱位（2 例过度松弛）	11 例康复治疗 8 个月后无改善；一切稳定，ROM 正常，运动恢复	

- 上方：SLAP-复合体、肱二头肌肌腱、冈上肌和冈下肌肌腱。
- 中间：关节软骨。
- 前方：前方关节盂唇、Malgaigne 或反向 Hill-Sachs 病变、冈上肌肌腱、盂肱韧带和 GLAD 病变。
- 下方：关节盂唇、关节囊、下方盂肱韧带。
- 后方：关节盂唇、后内侧盂肱韧带、Hill-Sachs 病变、小圆肌肌腱。
- 周围：关节囊、HAGL 病变。

然后根据时间顺序决定手术治疗的方法和策略。建立一前-下入路并且将套管扭转至冈上肌肌腱的上方与关节窝的表面成角，以利于放置缝线锚钉。在关节和每一个结构中引入探头，必要时进行观察和探查。旋转肱骨，使关节软骨的各个部分进入视野范围内，Hill-Sachs 病变均被量化。任何前方的关节窝骨缺损都可用探针测量。如果能检测到下关节窝表面的中心（Assaki 结节[95]），就可以更方便地估计骨缺损的程度。如果下面部分是梨形的关节窝，后方的半径则可以作为参考。

如果发生肩关节盂唇损伤（SLAP 病变），建议首先修复 SLAP。另外建立前外侧入路，通常在肱二头肌肌腱上方，在冈上肌和冈下肌的中间区域，在肩峰的前外侧顶端附近进入关节（图 3-44-8）。

使用 Bankart 凿子和锉刀或者刨削刀清理上方关节囊的边缘至骨面，加强关节盂唇的纤维韧带修复（图 3-44-9）。建议这一区域的缝合使用可吸收无线节的缝线。引导装置放置于上关节窝的边缘和软骨的边界，使用电钻建立骨隧道，成角进入骨内以远离关节表面。上方的关节唇使用缝合套索或者其他设备穿过，部分可吸收缝线以环的方式逆行穿入。用缝线固定器控制环的自由末端，穿过环使缝线在关节盂唇周围自动锁定（图 3-44-6b）。

将缝线末端穿过锚的孔眼，锚定装置的顶端通过前外侧入路放入骨隧道，缝线最终被 Biopushlock 锚定装置再次拉紧并且锁定在骨隧道中。

尽可能地剪短缝线。如果病变延伸至更前方甚至到第 2 个锚点，从前方到肱二头肌的锚点需要重复相同的操作步骤。从前方更容易放置骨隧道。通过前外侧入路时，一定要注意，避免器械损伤肩袖组织。使用额外的套管作为一个隧道穿过肩峰下的空隙处，对某些特殊的病例会有帮助。

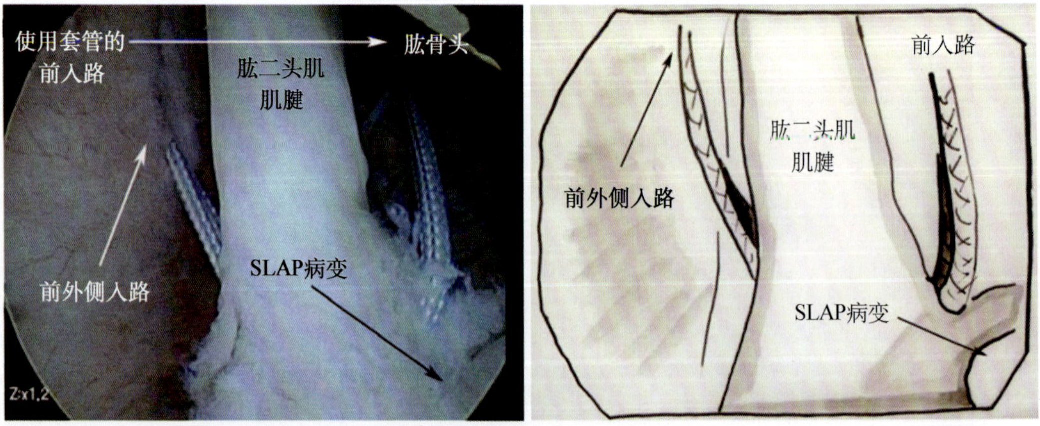

图 3-44-8 关节镜下右侧肩关节的后方入路。在肱二头肌肌腱和 SLAP 复合体的上方标注前上方入路，为了 SLAP 修复和前方的工作视野可使用透明弯曲的套管穿过入路

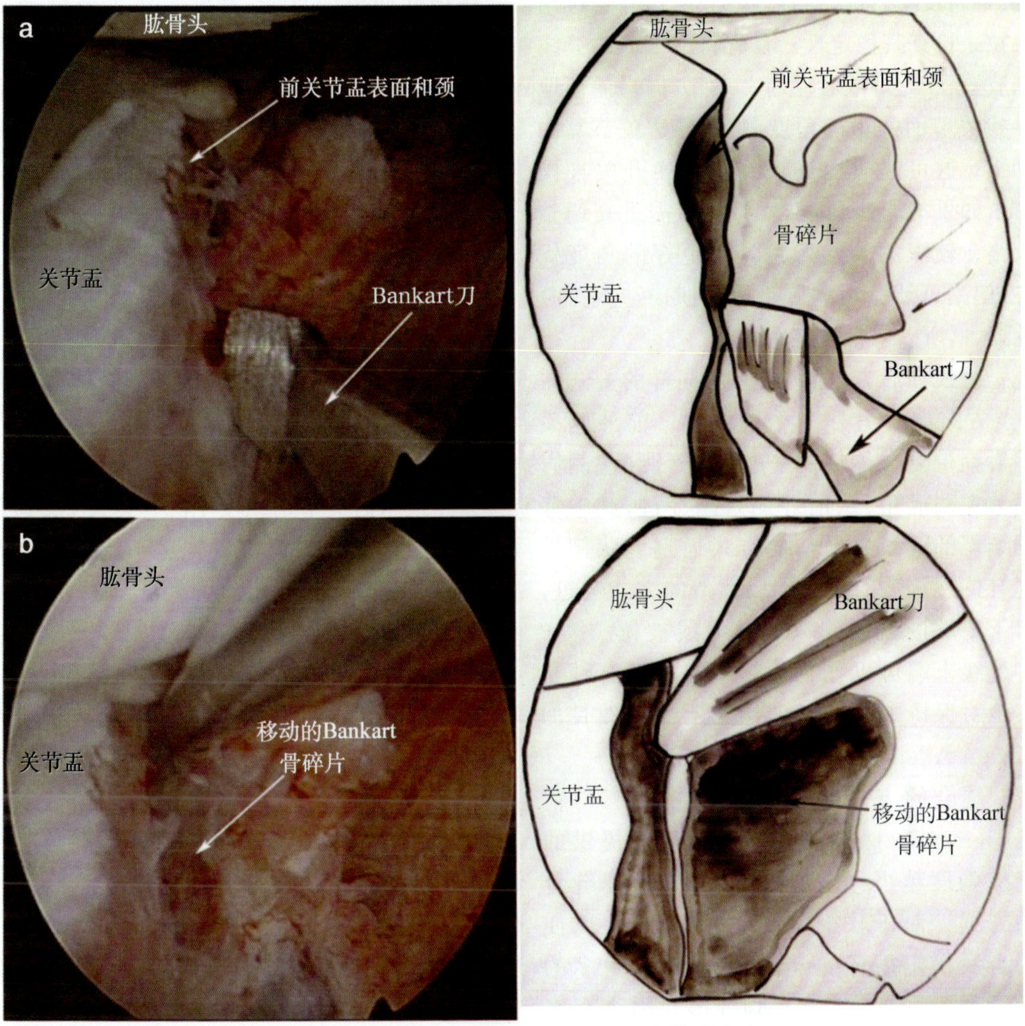

图 3-44-9　在关节镜下从左肩上方观察 Bankart 病变

a. 使用关节镜 Bankart 刀将关节盂唇的骨性碎片向下移动至关节窝表面的下极(6 点方向)直至完全分离；b. 将关节囊连同碎片向上移动直至解剖复位

修复完成后，对肩关节的稳定性进行最后的检查确认。用 2 个转换开关(前外侧和后方)，将关节镜切换至前外侧入路。在可视性建立完成后，用另一透明软管从后方插入。此时，可以评估整个前内侧关节盂唇(图 3-44-11a～b)。需要指出的是，关节盂唇的病变不能仅从后方入路评估，后方入路尤其不适用于回缩的组织，如 ALPSA(前方关节盂唇的骨膜套袖撕裂)病变中描述的一样。全部的前内关节韧带复合体均使用 Bankart 刀、半月板钻孔机和刨削刀处理，直至关节窝的颈部完全暴露(图 3-44-9)。关节镜下的关节膨胀会在检查活动性完成后自行缓解。如果关节韧带复合体自发移位至非解剖学体位，前方关节囊颈部表面出血，这为接下来的再固定奠定了坚实的基础。如前所述，大多数病变属于 Bankart 病变，并且前方的关节囊韧带盂唇修复对稳定关节来说就已经足够。在此过程中，本文作者倾向于使用双重可吸收缝线。将引导装置置于关节囊边缘(关节的表面而非远离)，通过前方入路建立骨隧道。使用直径为 3.5 mm 的 BioFasttak 锚将皮质打孔。将缝线锚穿线，并通过用力拉来检查其稳定性。首先将最下面的缝线锚放置在 5 点（或者左肩 7 点）方向。谨慎地寻找关节面的正确角度，避免穿透关节窝的骨干。这可通过上述提到的转换开关来操作。如果不能达到正确的角度，需重新调整入路。较深的 5 点入路具有更好的角度优势，但是可能会对肩胛下肌的肌肉造成医源性损害，所以未常规应用[96]。

缝线在后方入路停止，用同样的方式在 4 点方向放置另外 1 个缝线锚。前外侧关节囊韧带复合体使用 45°套索缝线（左侧肩关节左侧成角）从前外侧入路穿过，其中背侧结尾的缝线以逆行的方式通过囊状韧带复合体。相关的缝合端以类似的方式通过，留下足够的软组织以避免缝线被拉。第 2 对缝线末端可以作为下一个褥式缝合针与第 1 对保持一致，作为联锁缝合或者改良的 Mason-Allen 技术（图 3-44-10）。

缝合的方式主要取决于软组织的情况，还有外科医师的喜好。软组织提供的机械强度越小，外科医师就需要考虑缝合的方式。对于软组织较差的病例，可以使用自我锁定循环缝合，这需要花费更多的手术时间和精力（图 3-44-11）。因为存在病理性回缩的可能，通常需将关节韧带复合体向上移动。根据外科医师的自身经验，移动的程度需要根据不同的患者进行调整，同时还需要充分拉伸前下盂肱韧带。首先使用 4 点的锚放置缝线，方便向上方或其他方向移动，以及放置最下方的缝线。这一技术的缺点是需要非常细心地管理缝线，避免打结。

使用同样的方式在 3 点方向放置第 3 个缝合锚。此时，关节囊韧带复合体早已完成移位，使得缝合变得更加简单。值得注意的是，此时如果不小心缝合了盂肱韧带，将会导致术后关节活动度下降。因此，没有必要将缝线锚放置此位置。对于特殊病例需要保留旋转间距，因为这归因于该手术可使稳定性降低，且外旋也经常受限[97-99]。

在对彻底进行探查后，可以结束手术，同时保留术中照片和视频资料。对于前内侧单一方向不稳定且不伴有过度松弛的病例（Gerber Ⅱ 型）可以撤去仪器。伴有多方向不稳定和明显过度松弛的患者需行下或后下方关节囊的移位来稳定关节。

对于盂唇没有损伤和纤维组织边缘完整的病例，倾向于采用改良 Snyder（图 3-44-11）关节镜技术。

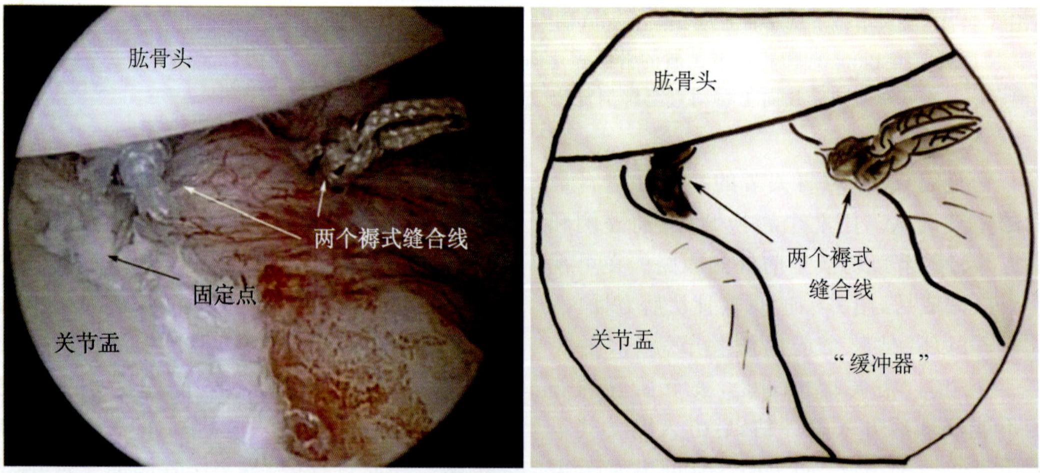

图 3-44-10 2 条逆行穿梭的不可吸收缝线打结后，通过褥式缝合生成了一种新的“缓冲器”

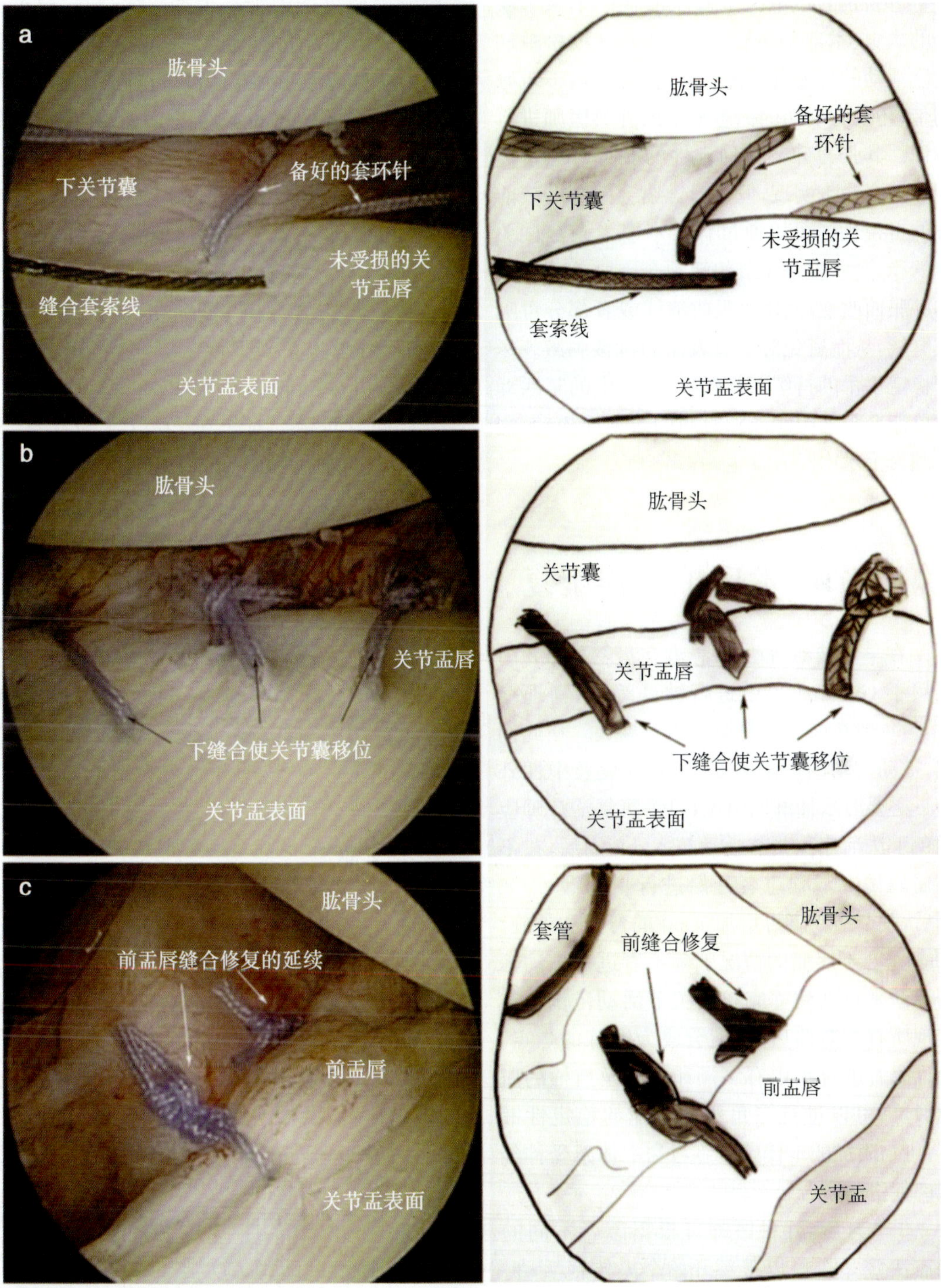

图 3-44-11　通过前内侧关节囊移位治疗过度松弛及多方向不稳定

a. 关节镜下从上方观察右侧肩关节，用 90°弯曲缝合套索和改良的套环针法将部分可吸收线逆行穿过下方关节囊和未受损的关节盂唇；b. 完成内侧关节囊的移位后；c. 完成前盂唇的缝合修补和关节囊移位

移位的长度取决于患者的年龄、肩关节脱位的病史、术前临床检查、尤其是过度松弛和过度活动的程度等情况。目前,除了后下盂肱韧带,还没有确切的标志来帮助外科医师进行标记。其张力和额外稳定性的获得可通过缝线和缝合锚来实现,但是缝合锚会限制关节前方的可视性。可以通过释放牵引力来测试关节的稳定性,但是关节的活动会因之前的手术和肿胀而改变,使用可吸收缝线或者部分可吸收缝线,从而避免对关节表面的机械刺激。尽管稳定手术的持续时间较长,但其中的某些缝线可能会穿透组织或随时间的流逝而松动,这在翻修手术中时有发生。

第 8 节 术后护理和康复

在早期被动活动中,患者在最初的 2 d 内依赖于 Gilchrist 吊带进行钟摆练习(物理疗法)。一般在前 3 周附加使用外展夹。在此期间,被动活动的极限为 60°屈曲外展及中性外旋。必要时增加淋巴引流,但是康复治疗师应避免手法治疗和关节活动技术。3 周后,在不疼痛的情况下嘱患者开始进行主动锻炼。5 周后,关节活动度可增加至 90°的弯曲和外旋。6 周后,在不疼痛的情况下嘱患者进行主动辅助活动来重新建立完整的关节活动范围。在实现所有的弯曲后,外旋会成为锻炼的焦点。允许患者进行水中有氧操和慢跑及肩袖的肌肉锻炼,可以进行三角肌和其他的稳定性锻炼,可与附加的本体感受练习和本体感受神经肌肉促进法联合。

3 个月后,外科医师可根据患者不同的状态决定是否可以重新开始个人体育活动。

第 9 节 并发症

常见的外科手术并发症,例如神经和血管的损伤在这一年龄组及成人组非常少见。感觉障碍可能因为是手术持续过长、过度牵引所致,应尽量避免。幸运的是,感觉障碍的症状通常会在数天后自行消失。

不稳定的复发仍然是目前最受关注的问题,并且在青少年和成年早期发生率最高(表 3-44-1)。

第 10 节 总 结

在儿童和青少年中肩关节不稳定是一个常见的问题。对于 12 岁以下的儿童,外科手术治疗并非必须,但对于青少年,外科手术治疗很常见。随着暴力创伤事件的增加,男童比女童更容易受到影响。外科手术治疗对于预防再次脱位有着长远的效果。在制定手术方案时需慎重考虑过度松弛这一情况。应特别注意治疗多向不稳定性的手术指征。无论是否进行手术治疗,一系列的物理治疗都应作为治疗中非常重要的部分。

参考文献

[1] Lawton RL, Choudhury S, Mansat P, et al. Pediatric shoulder instability: presentation, findings, treatment, and outcomes. J Pediatr Orthop, 2002, 22(1): 52-61.

[2] Sanders JO, Cermak MB. Fractures, dislocations, and acquired problems of the shoulder in children. In: Rockwood CA, Matsen FA, Wirth MA, Lippitt SB, editors. The shoulder, vol. 2. Philadelphia: Saunders, 2004. 1349.

[3] Kraus R, Pavlidis T, Dongowski N, et al. Children and adolescents with posttraumatic shoulder instability benefit from arthroscopic stabilization. Eur J Pediatr Surg, 2010, 20 (4): 253-256.

[4] Kraus R, Pavlidis T, Heiss C, et al. Arthroscopic treatment of post-traumatic shoulder instability in children and adolescents. Knee

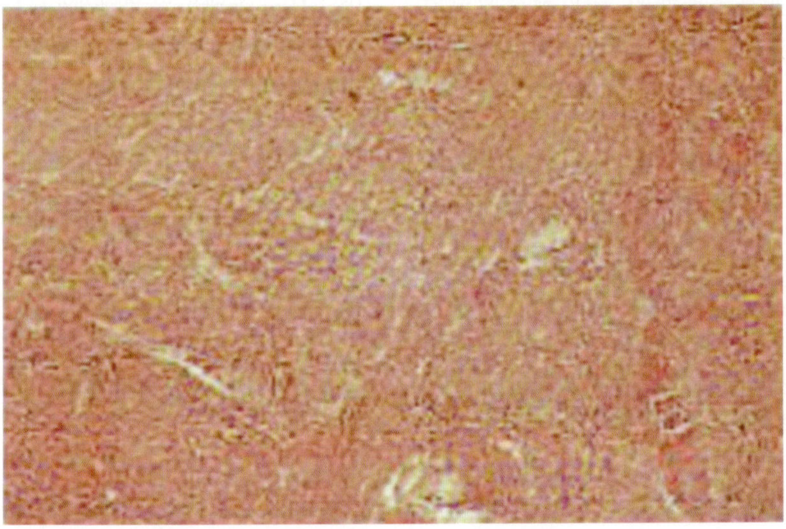

图 3-45-2 病理学检查结果显示Ⅲ型胶原蛋白呈条带状和结节状

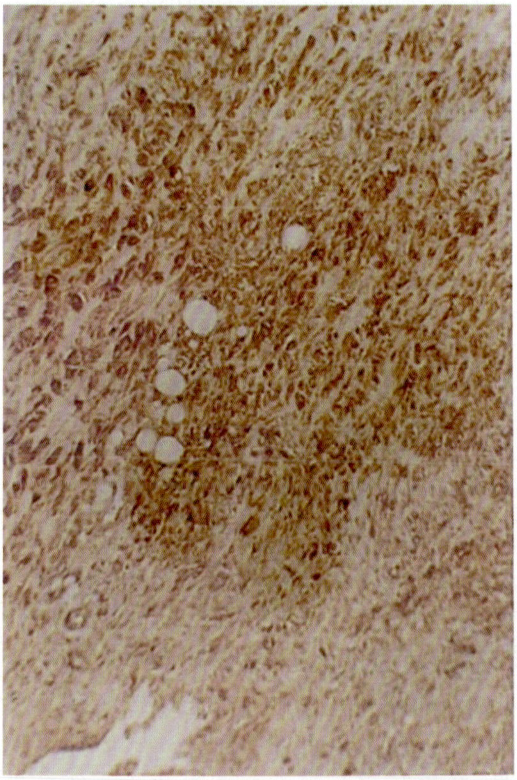

图 3-45-3 对成纤维细胞进行波形蛋白着色

Lundberg 报道了厚实、致密的关节囊内不断增长的成纤维细胞。尽管 Lundberg 将这一发现归功于病理学家 Norden，但他是描述关节囊挛缩和掌挛缩外观具有相似之处的第一人。Kay 和 Slater 也对肩凝症关节囊的细胞组织学和 Dupuytren 掌挛缩的相似之处进行了研究。Ozaki 注意到了组织的纤维化进展。Hannifin 等发现，组织呈弥漫性包膜纤维增生、关节囊增厚及挛缩。

Killian 的研究团队证实了关节囊胶原蛋白内成纤维细胞的存在，这是对现代免疫细胞化学法的深化。电子显微镜下显示，肩凝症患者胶原蛋白结构严重异常，纤维增厚。牛津的 Carr 研究团队证实了胶原蛋白中成纤维细胞的存在。同时，他们还发现了一些炎症细胞、肥大细胞、成纤维细胞，并假设这些细胞可能正在调节炎症过程，从而触发成纤维细胞反应。

第 10 节 治疗和挛缩的基础科学

治疗过程包括 3 个阶段：早期的炎症阶段、肉芽组织形成的修复阶段及最终瘢痕形成。挛缩可能是生理性的，伤口愈合收缩时将受伤的皮肤边缘连接在一起；挛缩也可能是病理性的，在瘢痕形成和重构之间存在的不平衡，导致形成畸形瘢痕及挛缩。在治疗后期，肉芽组织及瘢痕形成，挛缩和重构的具体机制是了解肩凝症分子生物学的关键。

成纤维细胞被特定的细胞因子控制。细胞因子作为细胞信使的肽分子，控制着细胞移行和生长等方面，通过与目标细胞上的受体结合，以极低的浓度发挥作用。细胞因子调控成纤维细胞趋化、成纤维细胞增殖和胶原合成。

由于成纤维细胞可能是肩凝症的关键细胞，因此，对17例患有严重肩凝症的患者连续测量其细胞因子和生长因子水平。采用反转录聚合酶链反应（polymerase chain reaction，PCR）法检测肩凝症患者组织活检中的细胞因子和生长因子水平。检测结果显示，组织中大量细胞信号分子呈过度表达。纤维生长因子如转化生长因子（transforming growth factor，TGF）、血小板衍生生长因子（platelet-derived growth factor，PDGF）及成纤维细胞生长因子（fibroblast growth factor，FGF）的信号强度增加，高于促炎性细胞因子如白介素-1和肿瘤坏死因子（tumour necrosis factor，TNF），尽管白介素-6水平数量很多。这一结论已被Colville研究团队证实，Colville研究团队从患有关节囊挛缩的患者体内提取关节液，与对照组比较，发现离体的成纤维细胞数量按5000%的速度增殖。Rodeo，Hannafin和Warren利用单克隆抗体技术证实了肩凝症患者的细胞因子水平升高。他们发现，TGF-β和PDGF的数量增加，并提出这些细胞因子作为一种持续的刺激导致关节囊纤维化以及肩凝症病情进展的论点。

来自日本的Hamada在关节镜的检查中发现，肩凝症患者血管内皮生长因子（vascular endothelial growth factor，VEGF）的水平增加可能是血管生成的原因。Ryu等研究结果证实，在糖尿病肩凝症患者中VEGF和血管生成强烈表达。Killian等报道了肩凝症和Dupuytren挛缩中α-1(I)mRNA的转录增加。由于胰岛素样生长因子刺激结缔组织纤维化，所以他们测量了血浆中IGF-1和IGF-1受体水平，发现IGF-1和IGF-1受体水平在肩挛缩和对照组关节囊中的表达水平是相似的。

掌挛缩患者的细胞因子和生长因子也会升高，但与在肩凝症患者中的变化并不相同，其成纤维生长因子的强度高于炎症因子。

当然，在观察挛缩病情进展时，我们不仅需要对导致瘢痕形成的持续刺激因子进行观察，还需要对等式的另一端——重构失败进行观察。细胞外基质胶原的重构曾被称为胶原酶的酶家族，目前称为基质金属蛋白酶（matrix metalloproteinases，MMPs）。MMPs具有5个基本特征：可对细胞外基质进行降解、含锌、以一种隐蔽的形式存在、受抑制因子（TIMPs）的抑制、有共同的氨基酸序列。

采用PCR反转录技术对肩凝症中MMPs和TIMPs的水平进行检测，发现在肩凝症患者的组织中MMPs强烈表达，尤其是MMP2。然而，天然抗氧剂TIMP的表达更加强烈。

这引导我们推测，是否是由于TIMP持续高水平的存在导致肩凝症得以重构。

广谱TIMP被合成后，有学者利用广谱TIMP进行了一项令人瞩目的研究。研究共纳入12例不能进行手术治疗的胃癌患者，通过抑制MMPs（胃癌患者体内升高）的表达，来观察TIMP是否能减缓疾病的进程，从而阻止肿瘤通过细胞外基质进行扩散，并将肿瘤包裹在瘢痕组织中。结果显示，12例患者中有6例在治疗4个月时发展为双侧肩凝症，3例发展为掌挛缩。这一著名的体内试验结果证实了TIMP在肩凝症形成中发挥的作用。有相关病例报道指出，肩部挛缩发生于 HIV 阳性患者接受蛋白酶抑制药（如茚地那韦）治疗时。

第 11 节　肩凝症的细胞遗传学

在多种挛缩性疾病中都发现了克隆性染色体异常。特别是在 Dupuytren 病中发现了染色体 7 和 8，在 Peyronie 病中存在多克隆染色体异常。因此，探讨肩凝症患者中是否存在克隆性染色体异常十分必要。连续从 10 例肩凝症患者中提取关节囊组织，在适宜环境中培养细胞，并进行了中期停顿和原位 G 显带技术，以查找异常的染色体组型。令人惊讶的是，在肩凝症患者中发现了克隆性染色体异常。这些异常的染色体是染色体 7 和 8。

在一项针对双胞胎的研究中，对 865 对杂合子和 963 对纯合子进行了检测，发现肩凝症的遗传率是 42%，并指出遗传因素是肩凝症的病因。

在对 100 例经关节镜证实为肩凝症的患者进行随访研究后发现，16%的患者有兄弟姐妹，至少有 1 例患有肩凝症，明显高于相同性别和年龄的对照组。

根据肩凝症的症状和体征，姑且假设肩凝症是一种挛缩类疾病。通过关节造影术、MRI、关节镜检查、与掌挛缩的关联、手术探查、组织病理学及免疫生化学来证实。在肩凝症患者中，致纤维生长因子占优势地位，高水平的 TIMP 阻止重构，而采用 TIMP 治疗的肿瘤患者会导致肩凝症和掌挛缩。最终，肩凝症和掌挛缩均表现出克隆性染色体异常伴有相同染色体的复制。

第 12 节　肩凝症的治疗

肩凝症患者往往希望通过治疗获得痊愈。关节囊挛缩（肩凝症）导致的疼痛是剧烈的，夜间疼痛加剧，夜间惊醒常有发生，睡眠剥夺也时有发生，这些症状通常持续数月之久。部分外科医师认为治疗肩凝症是毫无意义的，因为在 18 个月～2 年之内病情会自发改善。这一做法十分不负责任。试想一下，当肩凝症患者被告知病痛和夜间惊醒是不值得被治疗的，因为这些症状将在 2 年内自发改善，患者会作何反应？这类似于告知一位正在分娩的产妇没有必要减轻疼痛，因为当分娩完成后一切疼痛自然就消失了。

肩凝症患者期望获得什么样的治疗效果呢？主要是希望疼痛快速消退，并获得安稳的睡眠，手臂尽可能地恢复至自如的活动水平，至少恢复到功能水平。

因此，亟须一种手术治疗方案能立即消除疼痛，使患者获得永久性自由、恢复正常的睡眠及功能活动。正因如此，关节镜下松解术应运而生。关节镜下松解术对大多数患者而言可以减轻疼痛，但并非对每个人都有效，也不可能达到立竿见影的效果。在深入探讨关节镜下松解术之前，首先了解一下其他治疗方法的证据。

一、甾体激素治疗

在 4 项前瞻性随机对照研究中，甾体激素治疗较家庭锻炼相比并未显示出任何优势。然而，由于其研究的对象是疼痛僵硬的肩部，因此这 4 项研究都应受到严厉的批评，换言之，原发性肩凝症患者中很多患者同时患有其他肩部疾病。其中一项研究对试验组患者进行了关节镜检查，36 例患者中 11 例患有肩袖撕裂，却依然被保留在试验组中，这在很多肩部挛缩的相关文献中都受到了批评，诊断结论是错误的。最近一项口服泼尼松龙 3 周的随机双盲研究结果显示，治疗后 6 周～3 个月，试验组和对照组比较差异无统计学意义。

二、物理疗法

Diercks 等证实了物理治疗肩凝症的效果明显。该研究结果表明，密集的物理治疗可以将病程从 15 个月延长至 24 个月，与做家庭运动的对照组的 87 分相比，其得分较低为 76 分。但值得强调的是，肩凝症患者想要的并非是将疾病延长 15～24 个月，而是获得治愈。

三、麻醉操作

以往麻醉操作被许多骨科医师所采纳，至今仍为骨科医师所使用。然而，其却有着曲折的发展历史。Charnley 教授在因全髋关节置换术成名之前，就对肩凝症十分感兴趣。在 1959 年，Charnley 教授发表了一份关于肩凝症研究成果的文献。在进行试验之前，他给英国骨科协会的同领域专家发送了一份调查问卷，询问他们对于肩凝症手术的看法。70％的专家回复永远不会对肩凝症患者进行手术治疗，因为最终患者病情会自发改善，而且一些患者还有可能因手术而受到伤害。仅有少数专家对于肩凝症是否需要手术治疗持有保留意见。随后 Charnley 针对 35 例患者的连续调查发现，手术治疗不仅没有给患者带来伤害，而且减轻了患者的疼痛，不管疾病持续多长时间多数患者在术后 10 周内获得痊愈。

Andersen、Sjobjerg 和 Sneppen 已经证实，经手术治疗的 79％的肩凝症患者疼痛已经缓解，术后 75％的患者重获接近正常范围内的肩部活动。在术前和术后均对患者进行了关节镜检查。从本质上来说，抬高或外展、关节囊从肱骨颈撕裂、松解关节下囊均相对容易。松解外旋更困难，但强迫性外旋会撕裂喙肱韧带。这是一种关节外韧带，所以在关节镜下可以观察到旋转间隙出血。通常，喙肱韧带挛缩性很强，不会撕裂，患者会受外旋所限。Loew 已经证实，手术不会引起并发症。

四、关节镜下松解术

关节镜下松解术的出现使肩关节外科专家改变了关节囊挛缩的治疗手段（图 3-45-4）。既往许多研究因展示关节囊挛缩的治疗结果而受到批评，而实际上这组指数是由任一僵硬的肩病所构成，包括肩骨折、肩袖疾病及术后僵硬肩，然后将结果汇总起来。一项研究纳入 1720 例肩部僵硬患者，其中有 11 例因原发粘连性关节囊炎进行关节镜下松解术。有 4 篇文献值得进行深入研究。Ogilvie-Harris 等[57]对手术和关节镜下松解术进行了比较，结果发现，尽管 2 组患者的活动范围均得到明显的改善，但关节镜组较手术组的疼痛和功能改善明显，有 2 倍以上的患者给出良好的评分。随后的 1 年，Warner[80]的研究结果显示，肩凝症患者肩部抬高增加了 49°，外旋增加了 42°，百分制得分从 13 分增加至 77 分。1 年后，Harryman 和 Matsen[39]出版了专著，显示的结果惊人：术后第 1 天肩活动范围从对侧的 41％上升至 78％，末次随访时达到 93％；手术前 6％的患者能够入睡，术后 73％的患者能够入睡。这是第一项显示了术后极高恢复速度的患者群体的研究，而这种结果正是患者所期望的。Berghs 等[4]研究也证实了这一结论，术后第 1 天手术改善了 36％，2 周内改善了 88％。疼痛评分从 3.6/15 上升至 12.6/15，局部持续性评分从 20/75 上升至 62/75。上述 3 项研究中，并未出现相关并发症，但 Harryman 的研究中出现了短暂的腋窝神经失用症。关节镜下松解术的不断完善给肩凝症患者带来了极大的希望，因为其提供了患者所期望的结果：手术当天或术后

1 周即可解除疼痛，改善睡眠和功能。多数患者可通过微创或日间手术实现。

然而，关节镜下松解术并不是灵丹妙药，因为有 10% 的患者不论采用什么样的治疗方法，病情均无法得到改善。这一群体在一定程度上是可以预测的，包括男性、糖尿病患者、患有严重的 Dupuytren 病、双侧疾病、严重挛缩及既往治疗失败的患者。

关节镜下松解术可以很好地改善向前抬高和外旋，但不能有效改善内旋。很多学者试图探究这一症结能否由后侧松解术解决，但 Snow 和 Funk 表示，即便增加了后侧松解活动范围治疗效果也无明显区别。

与此相反，Pouliart 和 Gagey 描述了上部关节囊-韧带复合体的变异，并解释了这种限制内部旋转的结果在挛缩中达到了极限，关节镜下松解术需要向后上方扩展。

最近发表的关于 100 余例行关节镜下关节囊松解术的肩凝症患者的研究，是迄今为止国际有记载的最大规模的研究。98% 的患者会向有类似情况的朋友推荐手术。术后牛津肩部评分平均为 41 分，平均提高 24 分。70% 的患者恢复了完全前屈，但仅 45% 的患者达到了完全外旋。疼痛缓解的时间平均为 16 d，其中 10% 的患者认为疼痛未得到缓解。除了 11% 的患者，其余患者都能睡到深夜，恢复深夜睡眠的时间平均需要 12 d。16% 的患者抱怨疼痛缓解一段时间后僵硬又复发。该研究仅出现 1 种并发症，即浅表伤口感染。

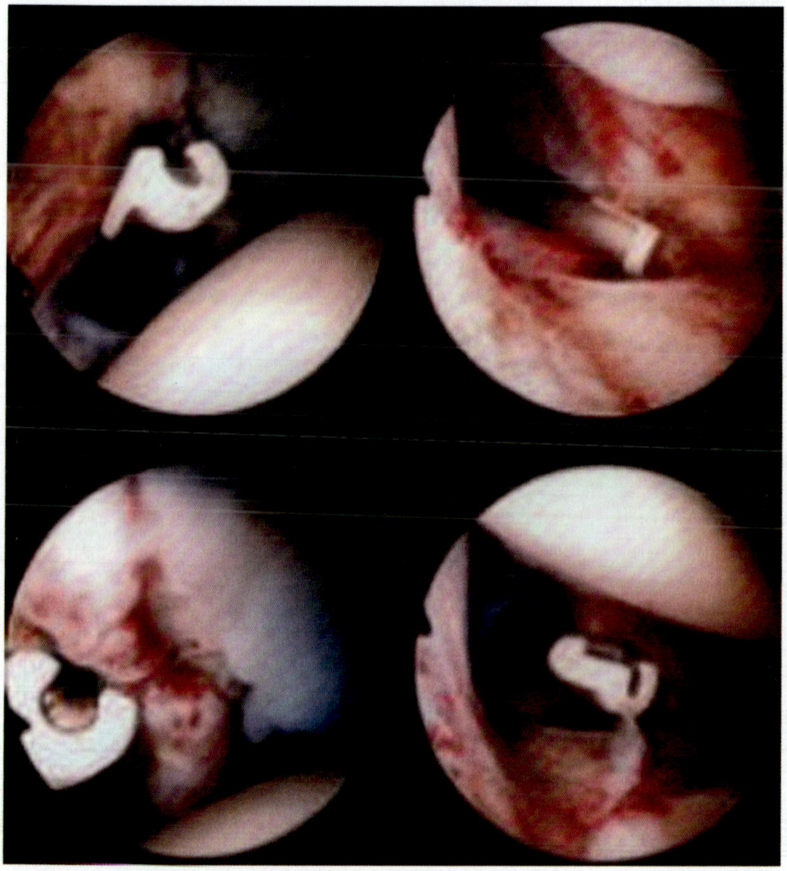

图 3-45-4 关节镜下松解术

第13节 总 结

肩凝症会引起关节囊挛缩。虽然这种疾病会导致肩关节的整体挛缩，但其在肌腱间区出现的可能最大，尤其是在喙肱韧带周围。通过关节造影和关节镜可以观察到挛缩，MRI 可见关节囊增厚和血管生成。手术探查证实关节囊挛缩，并证实其在喙肱韧带周围最明显。

组织学显示，这种挛缩是由致密的胶原基质构成，显示了高密度的细胞结构，这些细胞是成纤维细胞和肌成纤维细胞。成纤维细胞在致纤维因子和生长因子的控制下，其数目在肩凝症患者体内升高。在肩凝症患者的体内，由于高水平的 TIMP，重构可能是缓慢的。一项研究结果证实，通过服用 TIMP 可产生肩凝症。关节镜下松解术是一种有效、快速的微创治疗方法。通过了解肩凝症的本质，能针对病情采取有效的治疗手段，控制病情发展。希望在不久的将来，当患者患有这种常见、致残、疼痛且持久的疾病时能得到及时有效的治疗。

参考文献

[1] Andersen NH, Sojbjerg JO, Johannsen HV, et al. Frozen shoulder: arthroscopy and manipulation under general anesthesia and early passive motion. J Shoulder Elbow Surg, 1998, 7(3): 218-222.

[2] Aslan S, Celiker R. Comparison of the efficacy of local corticosteroid injection and physiotherapy for the treatment of adhesive capsulitis. Rheumatol Int, 2001, 21(1): 20-23.

[3] Beaufils P, Prevot T, Boyer N, et al. Arthroscopic release of the glenohumeral joint in shoulder stiffness: a review of 26 cases. French Society for Arthroscopy. Arthroscopy, 1999, 15: 49-55.

[4] Berghs BM, Sole-Molins X, Bunker TD. Arthroscopic release of adhesive capsulitis. J Shoulder Elbow Surg, 2004, 13(2): 180-185.

[5] Buckbinder R, et al. Short course prednisolone for adhesive capsulitis. Ann Rheum Dis, 2004, 63(11): 1460-1469.

[6] Bulgen D, Binder A, Hazelman B, et al. Immunological studies in frozen shoulder. J Rheumatol, 1982, 9: 893-898.

[7] Bunker TD. Time for a new name for frozen shoulder. British Med J, 1985, 290: 1233-1234.

[8] Bunker TD. Frozen shoulder; unravelling the enigma. Annals R College Surg Engl, 1997, 79: 210-213.

[9] Bunker TD, Anthony PP. The pathology of frozen shoulder. J Bone Joint Surg, 1995, 77B: 677-683.

[10] Bunker TD, Reilly J, Baird K, et al. Expression of growth factors, cytokines and matrix metalloproteinases in frozen shoulder. J Bone Joint Surg (B), 2000, 82-B: 768-773.

[11] Bunker TD, Esler CNA. Frozen shoulder and lipids. J Bone Joint Surg, 1995, 77B: 684-686.

[12] Bunker TD, Lagae K, DeFerm A. Arthroscopy and manipulation in frozen shoulder. J Bone Joint Surg, 1994, 76(B)(Supp 1): 53.

[13] Bunker TD. Frozen Shoulder. In: Norris T, editor. Orthopaedic knowledge update: shoulder and elbow. IL: American Academy Orthopaedic Surgery, 1997.

[14] Bunker TD. Frozen Shoulder. In: Bunker TD, Schranz PJ, editors. Clinical challenges in orthopaedic; the shoulder. Oxford: Isis, 1998.

[15] Callinan N, McPherson S, Cleaveland S. Effectiveness of hydroplasty and therapeutic exercise for treatment of frozen shoulder. J Hand Ther, 2003, 16(3): 219-224.

[16] Carrette S, Moffet H, Tardif J, et al. Intraarticular corticosteroids in the treatment of adhesive capsulitis: a placebo controlled trial. Arthritis Rheum, 2003, 48(3): 829-838.

[17] Castelleran G, Ricci M, Vedovi E, et al. Manipulation and arthroscopy under general an-

aesthesia and early rehabilitative treatment for frozen shoulders. Arch Phys Med Rehabil, 2004, 85(8): 1236-1240.

[18] Chambler AF, Carr A. The role of surgery in frozen shoulder. J Bone Joint Surg Br, 2003, 85(6): 789-795.

[19] Codman EA. Tendinitis of the short rotators. In: Ruptures of the supraspinatus tendon and other lesions in or about the subacromial bursa. Boston: Thomas Todd, 1934. p. 216-224.

[20] Colville J. Analysis of FGF in joint fluid from patients with frozen shoulder. Annual Meeting BESS, Newport, 2004.

[21] DeGreef I, Steeno P, DeSmet L. Summary of risk factors in females with Dupuytren's disease. Acta Orthop Belgl, 2008.

[22] DePalma AF. Loss of scapulohumeral motion (frozen shoulder). Annals of Surg, 1952, 135(2): 194-204.

[23] DePonti A, Vigano M, Taverna E, et al. Adhesive capsulitis of the shoulder in HIV positive patients. J Shoulder Elbow Surg, 2006, 15(2): 188-190.

[24] Diwan DB, Murrell GA. An evaluation of the effects of the extent of capsular release. Arthroscopy, 2005, 21(9): 1105-1113.

[25] Dodenhoff RM, Levy O, Wilson A, et al. Manipulation under anaesthesia for primary treatment of frozen shoulder. J Shoulder Elbow Surg, 2000, 9: 23-26.

[26] Edwards T, Carr A, Pathology of frozen shoulder. In: Annual scientific meeting SECEC 2005, Rome.

[27] Emig EW, Schweizer ME, Karasick D, et al. Adhesive capsulitis of the shoulder: MRI diagnosis. Am J Radiol, 1995, 164: 1457-1459.

[28] Esch JC. Arthroscopic treatment of resistant primary frozen shoulder (abstract). J Shoulder Elbow Surg, 1994, 3: S71.

[29] Feldman A, Bunker TD, Delmege D. Clonal chromosomal abnormalities in frozen shoulder. Shoulder and Elbow, 2009, Submitted.

[30] Gam AN, Schydlowski P, Rossel P, et al. Treatment of frozen shoulder with distension. Scand J Rheumatol, 1998, 27(6): 425-430.

[31] Gerber C, Espinosa N, Perren TG. Arthroscopic treatment of shoulder stiffness. Clin Orthop, 2001, 390: 119-128.

[32] Griggs S, Ahn A, Green A. Idiopathic adhesive capsulitis. A prospective functional outcome study of nonoperative treatment. J Bone Joint Surg Am, 2000, 82-A(10): 1398-1407.

[33] Hakim A, Cherkas L, Spector T, et al. Twin studies of frozen shoulder. Rheumatology, 2003, 42(6): 739-742.

[34] Handa A, Goto M, Hamada K. Vascular endothelial growth factor 121 and 165 in the subacromial bursa are involved in shoulder joint contracture in type Ⅱ diabetics with rotator cuff disease. J Orthop Res, 2003, 21(6): 1138-1144.

[35] Hand CA. Long term follow up of outcome of patients with frozen shoulder. In: Annual Scientific meeting BESS, Cambridge 2005.

[36] Hand C, Clipsman K, Rees J, et al. The long term outcome of frozen shoulder. J Shoulder Elbow Surg, 2008, 17(2): 231-236.

[37] Hand C, Athanason N, Matthews T, et al. Pathology of frozen shoulder. J Bone Joint Surg, 2007, 89(B): 928-932.

[38] Hannafin JA, DiCarlo EF, Wickiewicz TL. Adhesive capsulitis: capsular fibroplasia of the shoulder joint. J Shoulder Elbow Surg, 1994, 3(1): S5.

[39] Harryman Ⅱ DT, Matsen III FA, Sidles JA. Arthroscopic management of refractory shoulder stiffness. Arthroscopy, 1997, 13: 133-147.

[40] Holloway GB, Schenk T, Williams GR, et al. Arthroscopic capsular release for the treatment of refractory postoperative or post-fracture shoulder stiffness. J Bone Joint Surg Am, 2001, 83: 1682-1687.

[41] Hsu SY, Chan KM. Arthroscopic distension in the management of frozen shoulder. Int Orthop, 1991, 15: 79-83.

[42] Hutchinson JW, Tierny JM, Parsons SL, et

al. Dupuytren's disease and frozen shoulder induced by treatment with a matrix metalloproteinase inhibitor. J Bone Joint Surg, 1998, 80(B):907-908.

[43] Jacobs L, Barton M, Wallace W, et al. Intra-articular distension and steroids in the management of capsulitis of the shoulder. BMJ, 1991, 302:1498-1501.

[44] Janda DH, Hawkins RJ. Shoulder manipulation in patients with adhesive capsulitis and diabetes mellitus. J Shoulder Elbow Surg, 1993, 2:36-38.

[45] Jerosch J. 360 degrees arthroscopic capsular release in patients with adhesive capsulitis of the glenohumeral joint-indication, surgical technique, results. Knee Surg Sports Traumatol Arthrosc, 2001, 9:178-186.

[46] Jerosch J, Filler TJ, Peuker ET. Which joint position puts the axillary nerve at lowest risk when performing ACR in patients with adhesive capsulitis? Knee Surg Sports Traumatol Arthrosc, 2002, 10(2):126-129.

[47] Killian O, Kriegsman J, Berghauser K, et al. Die frozen shoulder. Der Chirurg, 2001, 72:1303-1308.

[48] Killian O, Pfeil U, Wenisch S, et al. Enhanced alpha-1mRNA expression in frozen shoulder and Dupuytren's disease. Eur J Med Res, 2007, 12(12):585-590.

[49] Klinger HM, Otte S, Baums MH, et al. Early arthroscopic release in refractory shoulder stiffness. Arch Orthop trauma Surg, 2002, 122(4):200-203.

[50] Loew M, Heichel TO, Lehner B. Intraarticular lesions in primary frozen shoulder after manipulation under general anaesthetia. J Shoulder Elbow Surg, 2005, 14(1):16-21.

[51] Lundberg BJ. The frozen shoulder. Acta Orthop Scand, 1969, 119:1-59.

[52] Massoud SN, Pearse EO, Levy O. Operative management of the frozen shoulder in patients with diabetes. J Shoulder Elbow Surg, 2002, 11(6):609.

[53] Milgrom C, Novack V, Weil Y, et al. Risk factors for idiopathic frozen shoulder. Isr Med Assoc J, 2008, 10(5):591-595.

[54] Neviaser JS. Adhesive capsulitis of the shoulder. J Bone Joint Surg, 1945, 27:211-221.

[55] Nicholson GP. Arthroscopic capsular release for stiff shoulders: effect of etiology on outcomes. Arthroscopy, 2003, 19(1):40-49.

[56] Ogilvie-Harris D, Myerthall S. The diabetic frozen shoulder: arthroscopic release. Arthroscopy, 1997, 13:1-8.

[57] Ogilvie-Harris D, Biggs D, Fitsialos D, et al. The resistant frozen shoulder. Clin Orthop Relat Res, 1995, 319:238-248.

[58] Ogilvie Harris DJ. The present state of shoulder arthroscopy. In: Bunker TD, Schranz PJ, editors. Clinical challenges in orthopaedic; the shoulder. Oxford: Isis, 1998.

[59] Omari A, Bunker TD. Open surgical release for frozen shoulder: surgical findings and results of the release. J Shoulder Elbow Surg, 2001, 10:353-357.

[60] Ozaki J, Nakagawa Y, Sakurai G, et al. Recalcitrant chronic adhesive capsulitis of the shoulder. Role of contracture of the coracohumeral ligament and rotator interval in pathogenesis and treatment. J Bone Joint Surg Am, 1989, 71:1511-1515.

[61] Pearsall AW, Holovacs TF, Speer KP. The intraarticular component of the subscapularis tendon: anatomic and histological correlation in reference to surgical release in patients with frozen-shoulder syndrome. Arthroscopy, 2000, 16:236-242.

[62] Pearsall AW, Osbahr DC, Speer KP. An arthroscopic technique for treating patients with frozen shoulder. Arthroscopy, 1999, 15:2-11.

[63] Piotte F, Gravel D, Moffet H, et al. Effects of repeated distension arthrographies in idiopathic adhesive capsulitis. Am J Phys Med Rehabil, 2004, 83(7):537-546.

[64] Pollock RG, Duralde XA, Flatow EL, et al. The use of artroscopy in the treatment of resistant frozen shoulder. Clin Orthop, 1994,

304:30-36.

[65] Pouliart N, Somers K, Gagey O. Variations in the superior capsuloligamentous complex. J Shoulder Elbow Surg, 2007, 16(6): 821-836.

[66] Price MR, Tillett ED, Acland RD, et al. Determining the relationship of the axillary nerve to the shoulder joint capsule from an arthroscopic perspective. J Bone Joint Surg Am, 2004, 86A(10): 2135-2142.

[67] Rodeo S, Hannafin J, Tom J, et al. Immunolocalisation of cytokines and their receptors in frozen shoulder. J Orthop Res, 1997, 15: 427-436.

[68] Ryans I, Montgomery A, Galway R, et al. A randomized controlled trial of intraarticular triamcinalone in shoulder capsulitis. Rheumatology, 2005, 44(4): 529-535.

[69] Ryu J, et al. Expression of VEGF and angiogenesis in diabetic frozen shoulders. J Shoulder Elbow Surg, 2006, 15(6): 676-685.

[70] Segmuller HE, Taylor DE, Hogan CS, et al. Arthroscopic treatment of adhesive capsulitis. J Shoulder Elbow Surg, 1995, 4: 403-408.

[71] Shaffer B, Tibone JE, Kerlan RK. Frozen shoulder. A long-term follow-up. J Bone Joint Surg Am, 1992, 74: 738-746.

[72] Simmonds FA. Shoulder pain. With particular reference to the "frozen" shoulder. J Bone Joint Surg Br, 1949, 31: 426-432.

[73] Smith CD, Bunker TD. Patient reported outcome and speed of recovery after arthroscopic capsular release for insidious onset frozen shoulder. (Submitted to JSES).

[74] Smith CD, Bunker TD. The associations of frozen shoulder; myths or reality? (Submitted to JSES).

[75] Smith SP, Deveraj VS, Bunker TD. The association between frozen shoulder and Dupuytren's disease. J Shoulder Elbow Surg, 2001, 10: 149-151.

[76] Snow M, Boutros I, Funk L. Posterior arthroscopic capsular release in frozen shoulder. Arthroscopy, 2009, 25(1): 19-23.

[77] Tamai K, Yamato M. Abnormal synovium in frozen shoulder: a preliminary report with dynamic magnetic resonance imaging. J Shoulder Elbow Surgery, 1997, 6: 534-543.

[78] Uitvligt G, Detrisac DA, Johnson LL, et al. Arthroscopic observations before and after manipulation of frozen shoulder. Arthroscopy, 1993, 9(2): 181-185.

[79] Vad VB, Sakalkae D, Warren RF. The role of capsular distension in adhesive capsulitis. Arch Phys Med Rehabil, 2005, 84(9): 1290-1292.

[80] Warner JJP, Allen A, Marks PH, et al. Arthroscopic release for chronic, refractory adhesive capsulitis of the shoulder. J Bone Joint Surg Am, 1996, 78: 1808-1816.

[81] Warner JJP. Frozen shoulder: diagnosis and management. J Am Acad Orthop Surg, 1997, 5(3): 130-140.

[82] Wiley AM. Arthroscopic appearance of frozen shoulder. Arthroscopy, 1991, 7: 138-143.

[83] Zanotti RM, Kuhn JE. Arthroscopic capsular release for the stiff shoulder. Description of technique and anatomic considerations. Am J Sports Med, 1997, 25(3): 294-298.

第46章　肩关节融合术

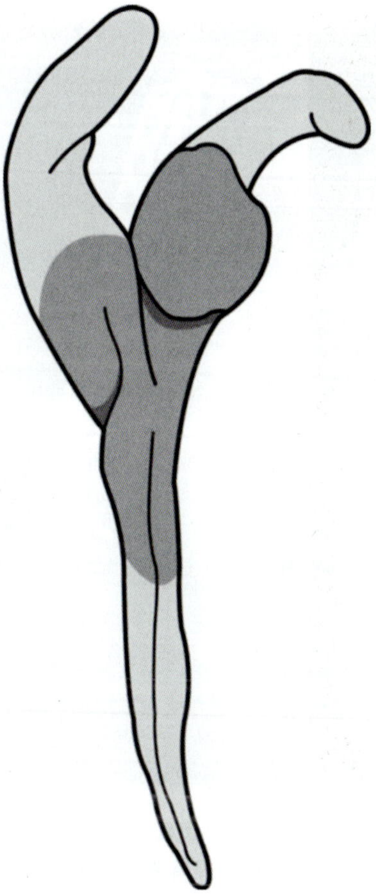

图 3-46-5　**肩胛骨矢状面观。灰色部分表示 35～50 mm 的螺钉从冈上窝骨植入固定处**

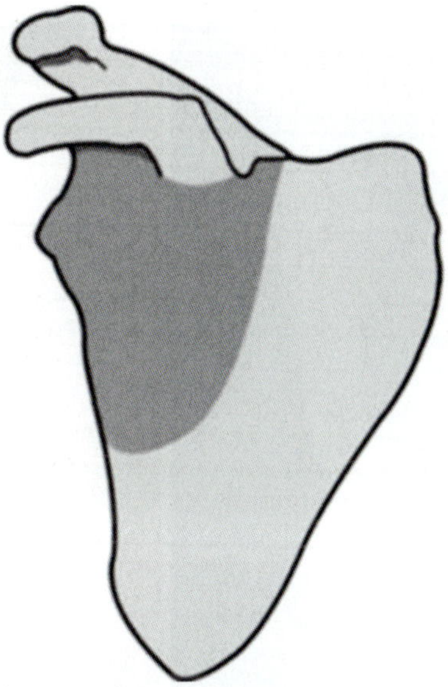

图 3-46-6　**肩胛骨冠状面观，灰色部分表示最佳螺钉固定点，3 个直径为 35～50 mm 的螺钉在 55 mm 长的表面上从冈上窝植入远侧肩胛骨**

固定，肩胛骨内固定稳定性较差，导致骨质较差的骨骼结构脆弱和骨折风险较高。在恶性肿瘤患者中，由于频繁化疗和存在再生障碍性贫血的风险，此方法并不适用。

2. 肩峰-肱骨板内固定术（图 3-46-10）　Muller 提出肩峰-肱骨板内固定术是使用固定在肩胛脊、肩峰和肱骨上肢的预弯板[3,8]。钢板必须足够"柔软"，才能符合患者的解剖结构弯曲。由于骨固定质量较差，同时为了避免转子紊乱，Muller 和 Cofield 建议添加第 2 块后方的钢板。最常见的问题是由于钢板就在皮肤组织下，可能导致多发软组织疾病和皮肤组织改变后发生潜在的感染。

3. 冈上窝内固定术（图 3-46-11）　多数学者认为冈上窝内固定术是最佳的技术[5,9,13]。主要原因是：①固定位置较深，位于冈窝内，使得接骨板曝光可能性低及感染风险降低；②骨固定使用垂直双皮质螺钉，增强了稳定性；③使用定制的预弯 110 板，可以在冠状面和其他平面进行自动外展定位（图 3-46-4）。

第 6 节　手术方法

根据肩关节融合术的最新进展，本节只介绍使用冈窝固定的内固定术。定制的预弯板适用于麻痹后遗症或肿瘤切除术后的重建。

一、患者体位与手术入路

患者在手术台上的体位与手术适应证有关。对于肩麻痹患者，可采用坐位和侧卧位。接受肿瘤切除术的患者可采用俯卧位，

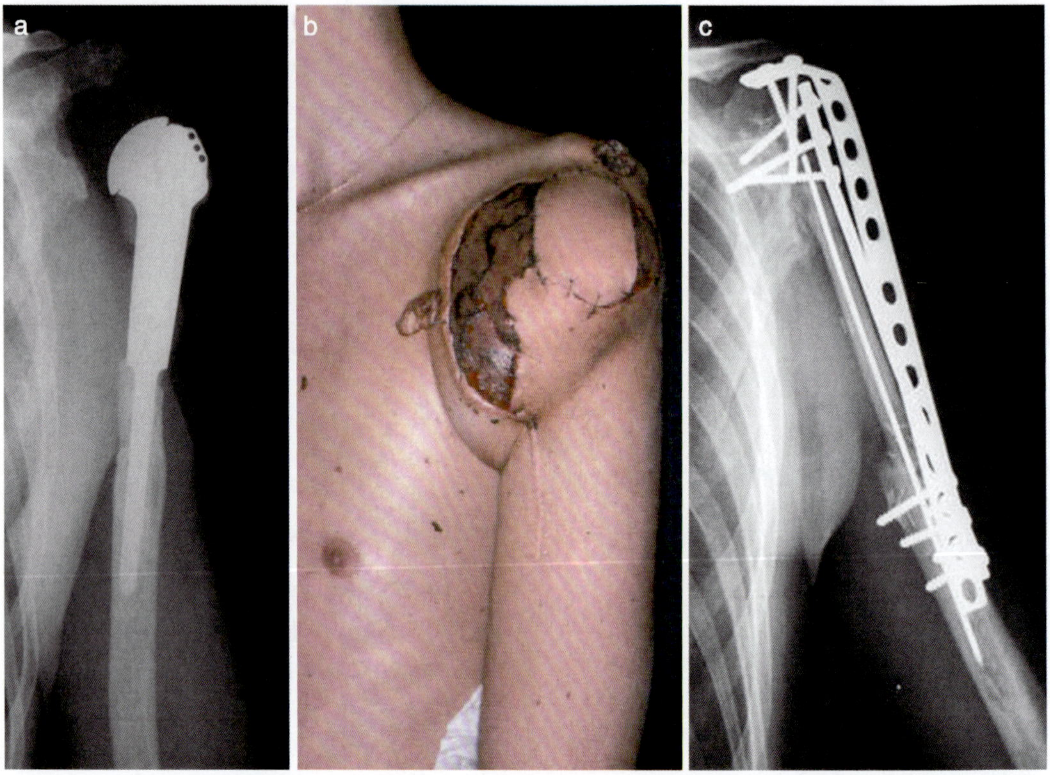

图 3-46-7 a. 肩关节融合术指征，在本例临床案例中，肩关节置换术过程中出现复合性脓毒症；b. 失效的背阔肌肌皮瓣是肩关节置换术暴露的原因；c. 采用带血管蒂的腓骨移植进行肩关节融合术，随访至术后 18 年，患者在海滩酒店度假村教学水上滑板车

肩胛骨和脊柱之间放置软垫（图 3-46-12）。采用三角肌切口入路。切口长度以能够显露整个固定范围为宜，通过喙突前方做一沿肩胛脊和内侧的切口。术中铺巾时应注意显露冈上窝，以便进一步切除、重建和关节融合（图 3-46-13）。

病因决定盂肱关节入路。

1. 在麻痹性肩关节患者的三角肌中间部分纵行切开，同时结扎腋蒂。由于肌肉萎缩，这部分操作相对容易进行。从肩峰分离三角肌，通过斜方肌的上部显露冈上窝。随后使用骨刀移除冈上肌。

2. 肿瘤切除手术中，做一三角肌-胸大肌切口，采用相同的方法暴露冈上窝。进入外侧肩胛骨边缘，暴露肩胛骨的前部，这样可以获得足够的视野并使此解剖区域易于操作。这一步骤对定位关节融合术很有帮助，可以确定螺钉是否穿出肩胛骨前侧，避免螺钉过长。

二、关节准备及固定

对于麻痹性肩关节，可使用骨凿或锯对关节表面进行打磨，对抗骨部分必须完全适合。为了减少骨板在皮下的风险，大多围绕大结节，在肱骨外侧部分钻孔。

另外，在切除肿瘤时，使用游离的血管化腓骨移植。因此在受损关节盂下方钻孔，用于移植手术固定。切除腓骨骨膜，将移植物置于关节盂孔洞中，将骨膜缝合在肩胛颈以促进骨愈合。在远端部分余下的肱骨骨干钻一直径约 2 cm 的隧道，以便腓骨移植。缝合骨膜巩固稳定性（图 3-46-11）。

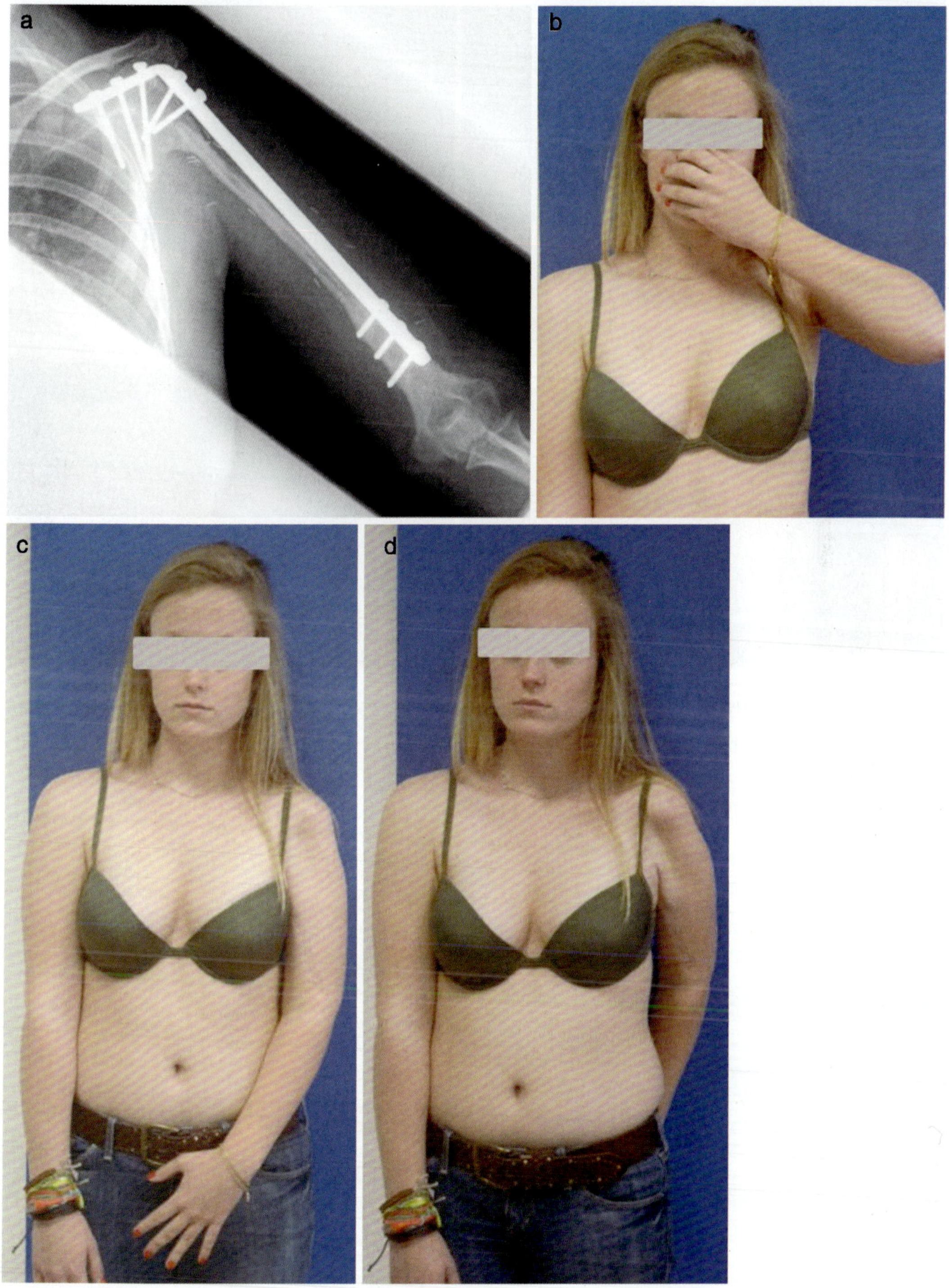

图 3-46-8 （续）

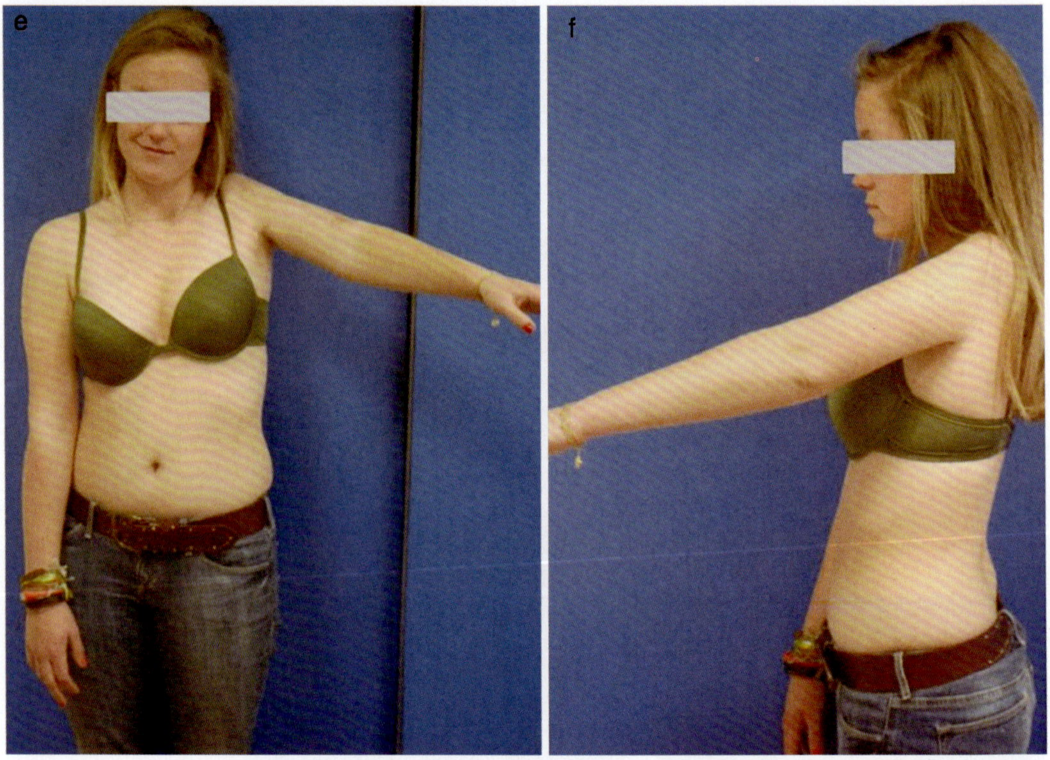

图 3-46-8 a. 患者，女性，16 岁，诊断为肱骨近端尤因肉瘤，行肩关节融合术，术后功能获得恢复，术前切除腋神经、肩袖和肱骨上段 21 cm；b～f. 随访 4 年后，患者回归工作并成为一名理发师

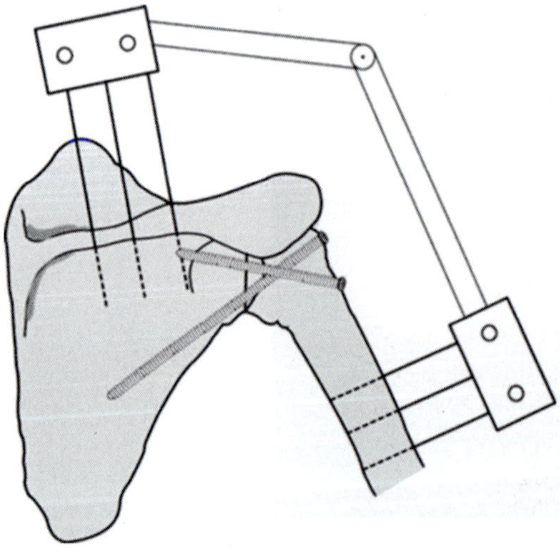

图 3-46-9 肩关节融合术采用外固定器联合内固定

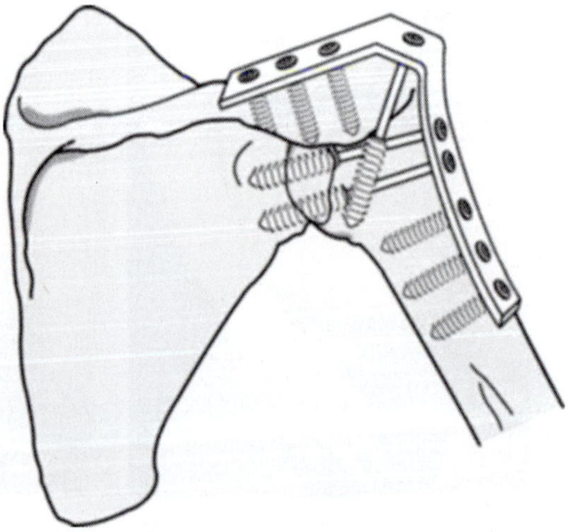

图 3-46-10 肩峰-肱骨接骨板固定术的缺点主要体现在接骨板与皮下组织之间的残留疼痛和碰撞（可能出现在肩峰前）

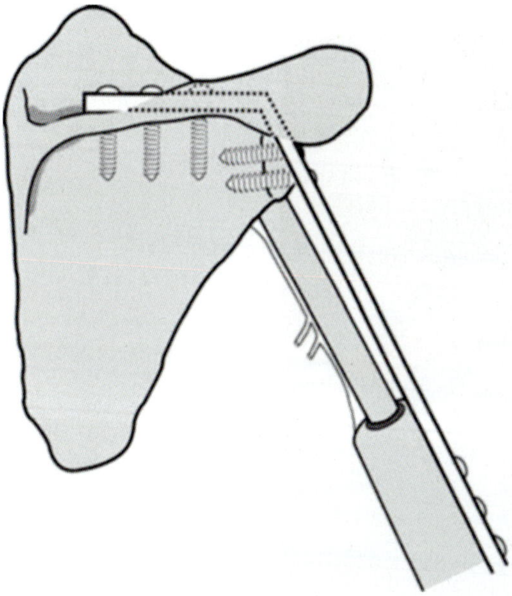

图 3-46-11 使用岗上窝固定板的固定术。110°预弯板的主要优势是可以在关节盂打入 2 枚螺钉和在岗上窝打入 3 枚螺钉。这种技术在大量骨质丢失与游离血管腓骨移植重建过程中优先使用

在接下来的步骤中，固定定制的接骨板。测量夹角为 110°，外展自动控制(图 3-46-4)。在矢状面肩胛脊和接骨板之间呈 40°。在肩胛骨前缘打入肩胛上窝 3 枚螺钉。插入钻和螺丝，暴露锁骨和肩峰之间的肩胛上窝。深度牵开器有利于精准的暴露。为确保最大程度的固定，螺钉必须是双层皮质(35～50 mm)固定，并且至少穿过肩胛骨前皮质的 2 mm。

然后沿肩胛盂向颈部水平方向打入另外 2 枚螺钉，与之前的螺钉形成三角固定(图 3-46-14)。

下一步骤是进行骨板与肱骨远端固定。此时，必须妥善完成和规划旋转的控制。在肘关节屈曲 90°、旋转 25°进行测量，患者可以在口腔至会阴区域的范围内移动前臂。最后一个步骤是在定位确认后于肱骨远端打入螺钉。

为了防止麻痹肩，由于螺钉会经过肱骨头和关节盂，旋转定位和远端固定后，在末端打入水平螺钉。

伤口覆盖是常规使用的技术，但必须注意处理好喙突和肩峰角，以避免皮肤受损。

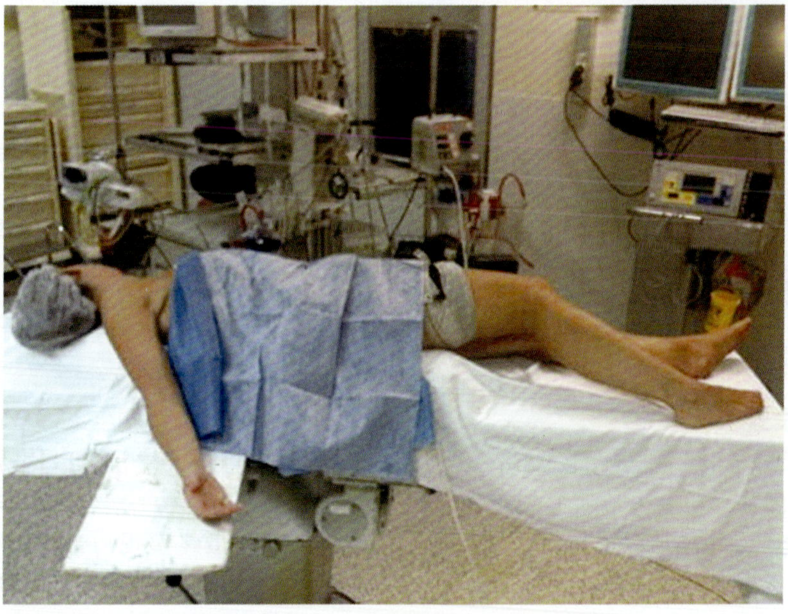

图 3-46-12 肿瘤切除患者取俯卧位，肩胛骨和脊柱之间有缓冲垫。考虑到血管腓骨移植，在下肢安装止血带

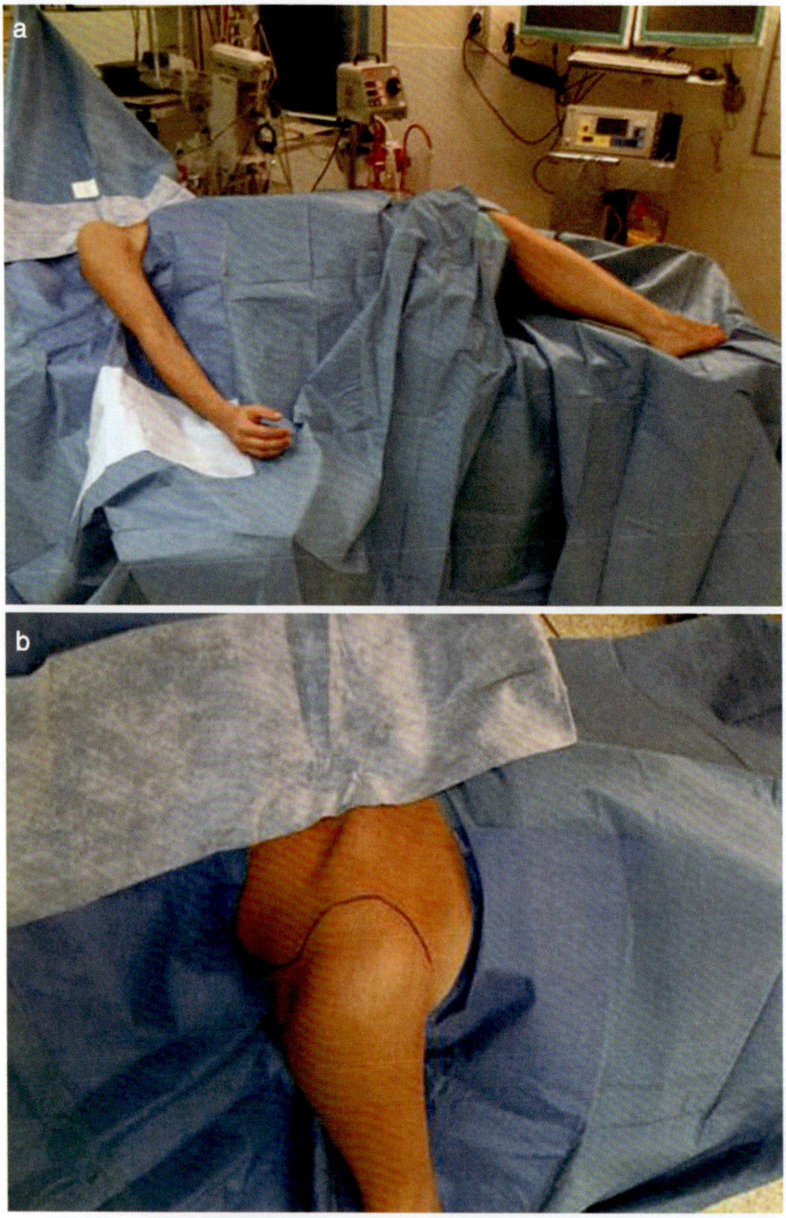

图 3-46-13 a. 覆盖范围包括颈部区域、上肢和下肢；b. 采用三角肌入路技术，按设定好的切口长度，通过前方的喙突之后扩展向肩胛冈和内侧。为达到广泛切除、重建和关节融合，须注意显露冈上窝以纳入手术领域

三、术后表现

术后立即使用外展垫固定。然后根据临床实际情况，使用 45°外展垫或胸臂石膏固定 8 周。由于这段时期具有系统连续性，因此很难通过 X 线片得到固定牢固的结论。

第 7 节 术后护理和康复

康复是最终实现肩部关节融合最佳效果的基础。在前 8 周，开始为患者手、手指和肘部进行物理治疗。必须保留关节活动度，但是不能使用胸锁关节。

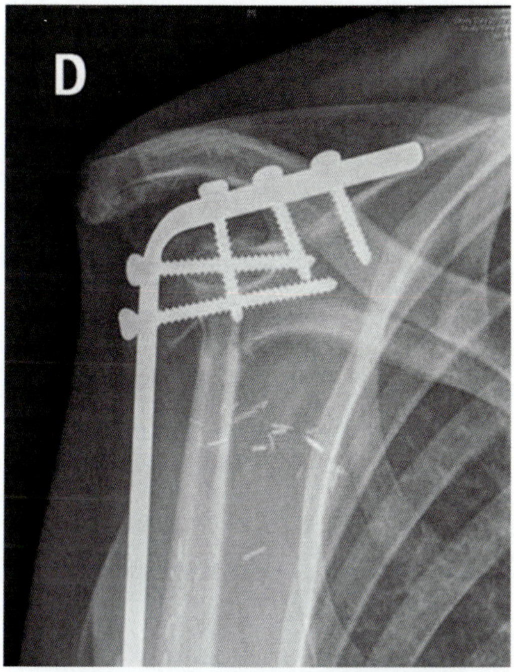

图 3-46-14　患者，15 岁，确诊为肱骨近端尤因肉瘤，使用游离血管腓骨移植重建，随访 6 个月后，骨膜瓣使薄弱肩胛骨的固定牢固

由于难以建立明确的恢复标准，术后应即时行 X 线检查。术后 8 周须再次行 X 线检查对照。在行腓骨移植术时，肩胛骨-肱骨交界处存在骨膜且螺钉周围并无骨溶解是有利因素。为了获得补偿运动功能和令人满意的功能结果，此时可以开始进行肩部合胸部的物理治疗。从被动运动和抬肩/外展后动作开始第 2 次主动工作。肌肉重建是获得理想结果的关键参数，为了改善肩关节活动性，建议患者在随后的几个月就开始实施。在 180°左右的 3 个平面（70°外展，50°内旋，外旋固定时大概 0°）上，大多数结果随着时间而改善，同时可以评估总体活动性。

当关节融合术通过良好的定位得到巩固，同时配合适当的物理疗法，患者功能可以恢复完善（图 3-46-8）。

在既往研究病例中，15 例肩关节融合术使用了此项技术（13 例肿瘤重建），这些患者中有 1 位职业是医师，2 位职业是理发师，所有患者肿瘤均治愈并回归正常工作。

第 8 节　并发症

一、假性关节

假性关节是由固定性较差引起。随着改良接骨技术的出现，假性关节目前已不常见。在既往研究中，15 例患者中只有 1 例显示腓骨移植的上肢固定不良。在肩胛骨与腓骨移植交界处进行髂骨皮质松质骨植骨的二次手术有利于恢复。值得注意的是，既薄又耐受良好的伪关节固定术可能存在。如果患者无更多主诉或者连续多次 X 线片对照检查无恶化表现，则不再强制进行二次手术。

二、肱骨骨折

有些病例具有麻痹病因的特征。多数情况发生在螺孔或外固定针孔水平。在这种情况下，由于融合术后随之而来的创伤性关节位置不正，需要二次手术，而非进行非手术治疗。

三、术后慢性疼痛

术后慢性疼痛与 2 个原因有关：①在大多数病例中疼痛与神经紊乱有关，主要是神经丛麻痹，而与关节融合术无关；②有时疼痛与肩胛上神经的牵拉或者胸锁肌肉的牵拉引起的过度外展手术有关。

肩峰肱骨关节固定术后疼痛也较为常见，多与软组织和骨固定或肩峰发生碰撞有关。

四、外观相关并发症

冈上窝骨板固定术适用于肿瘤切除和重建过程中。然而这种技术也与肩关节缩短和外观变形有关。在二次手术时也可应用定制的硅胶植入物填充软组织缺损。根据既往经验,建议在初次手术后至少 2 年再行此术式(图 3-46-15)。

第 9 节　总　结

近 20 年来,肩关节固定术的手术适应证不断减少。此术式仅被保留用于治疗臂丛神经麻痹后遗症及肿瘤切除术后。在肩关节置换术失败或肩关节高能复杂创伤后可减少手术次数。

该术式尚有 2 方面有待完善:①确保关节固定术定位精准,因为其与功能恢复相关;②确保与小骨接触表面的良好融合。因此这项技术必须精准且稳定。

文献中描述了 3 种不同的手术方式,外部固定内部接骨术,肩峰-肱骨内部接骨术或使用冈上窝固定点内部接骨术。

接受肩关节固定术的患者通常曾有多

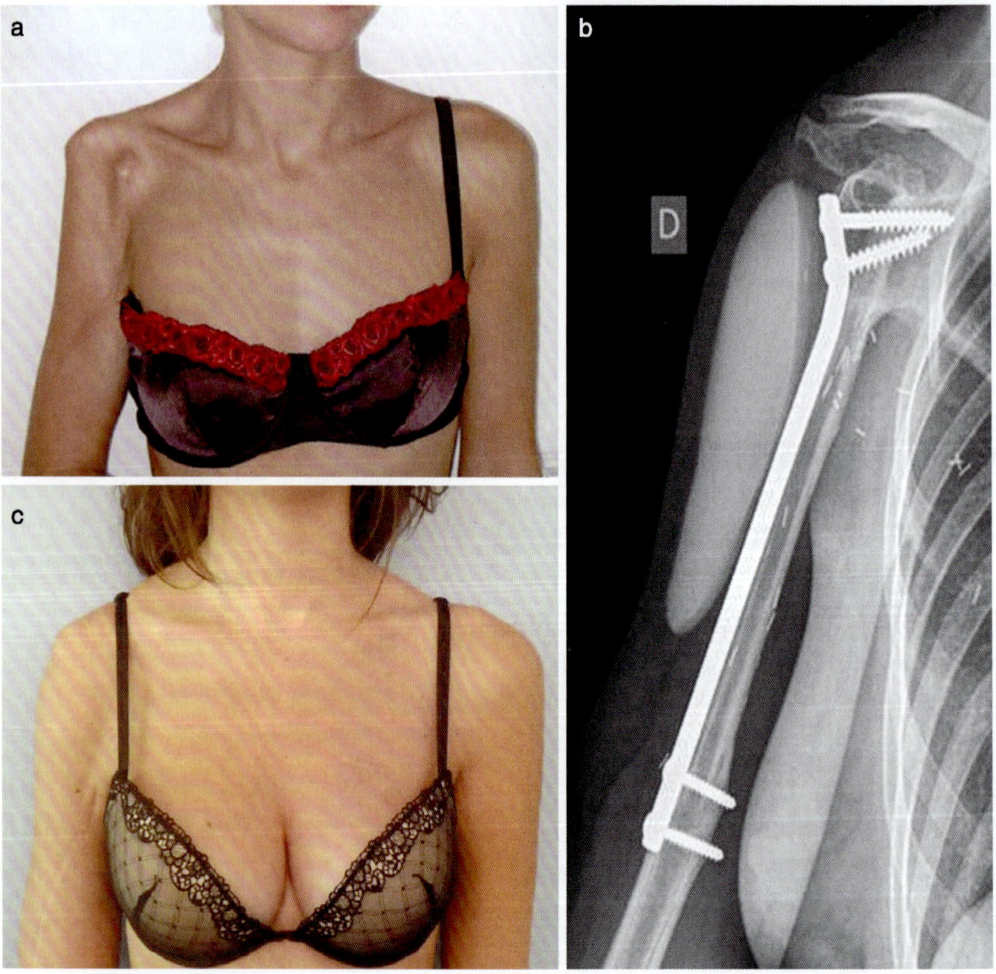

图 3-46-15　肩关节重建术后中期外观修整

a. 患者,18 岁,确诊为肱骨近端恶性肿瘤,肩关节固定术后结果,患者有血管化骨重建后的特征性表现,肩峰下有较大的缺陷,喙突突出;b. 为填补切除后的肩部空腔,植入特制的硅胶假体;c. 硅胶假体植入后 5 年外观、初次切除重建术后 10 年外观

次手术史，或在肿瘤切除后进行术后化疗。这些情况会导致软组织疾病及骨锚固质量欠佳。

本医疗中心使用定制的接骨板并近端固定在冈上窝。预弯板可对外展进行自动定位。为达到最佳固定效果，将 5 枚螺钉通过三角划分方向打入肩胛骨（3 枚位于冈上窝方向和 2 枚位于关节盂水平方向）。

该技术是一项稳定的接骨术，可以巩固后期骨固定及直接在术后实行康复计划。为避免肩关节松散，强化肌肉及获得更好的功能预后，物理治疗是基础。

参考文献

[1] Chammas M, Goubier JN, Coulet B, et al. Glenohumeral arthrodesis in upper and total brachial plexus palsy. A comparison of functional results. J Bone Joint Surg Br, 2004, 86 (5): 692-695.

[2] Clare DJ, Wirth MA, Groh GI, et al. J Bone Joint Surg Am, 2001, 83-A(4): 593-600.

[3] Cofield RH, Briggs BT. Glenohumeral arthrodesis. Operative and long-term functional results. J Bone Joint Surg Am, 1979, 61(5): 668-677.

[4] Johnson CA, Healy WL, Brooker Jr AF, et al. External fixation shoulder arthrodesis. Clin Orthop Relat Res, 1986, 211: 219-223.

[5] Klonz A, Habermeyer P. Arthrodesis of the shoulder. A new and soft-tissue-sparing technique with a deep locking plate in the supraspinatus fossa. Unfallchirurg, 2007, 110 (10): 891-895.

[6] Miller BS, Harper WP, Gillies RM, et al. Biomechanical analysis of five fixation techniques used in glenohumeral arthrodesis. ANZ J Surg, 2003, 73(12): 1015-1017.

[7] Morgan CD, Casscells CD. Arthroscopic-assisted glenohumeral arthrodesis. Arthroscopy, 1992, 8(2): 262-266.

[8] Richards RR, Sherman RM, Hudson AR, et al. Shoulder arthrodesis using a pelvic-reconstruction plate. A report of eleven cases. J Bone Joint Surg Am, 1988, 70(3): 416-421.

[9] Rose PS, Shin AY, Bishop AT, et al. Vascularized free fibula transfer for oncologic reconstruction of the humerus. Clin Orthop Relat Res, 2005, 438: 80-84.

[10] Rühmann O, Schmolke S, Bohnsack M, et al. Shoulder arthrodesis. Indications, techniques, results, complications. Orthopade, 2004, 33 (9): 1061-1080.

[11] Safran O, Iannotti JP. Arthrodesis of the shoulder. J Am Acad Orthop Surg, 2006, 14 (3): 145-153.

[12] Scalise JJ, Iannotti JP. Glenohumeral arthrodesis after failed prosthetic shoulder arthroplasty. Surgical technique. J Bone Joint Surg Am, 2009, 91(Suppl 2 Pt 1): 30-37.

[13] Viehweger E, Gonzalez JF, Launay F, et al. Shoulder arthrodesis with vascularized fibular graft after tumor resection of the proximal humerus. Rev Chir Orthop Reparatrice Appar Mot, 2005, 91(6): 523-529.

第47章　人工肩关节表面置换术

第 47 章

人工肩关节表面置换术

Stephen A. Copeland, Jai G. Relwani

摘要 在过去的 20 年里,人工肩关节表面置换术的设计有了长足的发展。从骨水泥型假体(如 SCAN 假体)到非骨水泥型假体(如 Copeland 假体),人工肩关节表面置换术的基本概念和设计都倾向于最大限度地保留骨质,这一点从未改变。近 20 年来,人工肩关节表面置换术的适应证和手术技巧都得到了改进。人工肩关节表面置换术在退变性疾病方面的适应证同其他关节成形术大致相同,但是不适用于新鲜骨折。人工肩关节表面置换假体可用于半肩置换,也可用于全肩置换。这种假体的临床效果同传统带柄假体相当。本章就人工表面置换肩关节成形术的适应证、手术技术操作和临床效果等展开叙述。

关键词 并发症 · Copeland 结果 · 未来的设计和技术 · 历史 · 置换相关并发症 · 关节表面成形术 · 康复 · 效果 · 肩关节手术适应证 · 手术操作

S. A. Copeland (✉)
The Reading Shoulder Surgery Unit, Capio Reading Hospital, Reading, UK
e-mail: stephen. copeland@btinternet. com

J. G. Relwani
East Kent University Hospital, Ashford, Kent, UK

G. Bentley (ed.), *European Surgical Orthopaedics and Traumatology*,
DOI 10.1007/978-3-642-34746-7_216, © EFORT 2014

第 1 节 历史沿革和问题回顾

来自德国的 Zippel 采用经骨螺钉固定完成了 2 例肩关节表面置换术[1],但并没有对这 2 例病例进行随访。来自美国的 Steffee 和 Moore 使用小号的髋关节表面假体行肩关节置换术[2]。而在瑞典,很多医师采用表面置换假体 SCAN 杯进行骨水泥型肩关节表面置换[3]。

1979 年,Copeland 非骨水泥肩关节表面置换假体(copeland cementless surface replacement arthroplasty, CSRA)得以发展,这种假体最早于 1986 年应用于临床。1993 年,该假体的肩胛盂和肱骨侧部件全部骨接触面均改进为羟基磷灰石喷涂,随着骨长入羟基磷灰石喷涂层,初始的机械固定转变为生物学固定。

在植入假体的过程中,可通过确定肱骨头的中心,借助一些简单工具实现肱骨头假体的解剖学放置。这一中心点非常重要,一旦确定,即可定位假体并能完美复制原有解剖承压表面特性的位置,包括其大小、偏心距和角度。随着现代技术的发展,计算机辅助下导航技术可以非常准确地确定肱骨头中心位置,从而增加假体安装的精确度。

非骨水泥肩关节表面置换术具有以下

优点。

1. 肱骨头假体可在解剖位置安装，每例患者可恢复其肱骨头大小、偏心距和角度等解剖学指标。

2. 无须用铰刀行扩髓处理，亦无须使用骨水泥，创伤较小，对老年患者来说更安全，脂肪栓塞和低血压风险更小。

3. 骨水泥骨填充髓腔后，不会出现肘关节置换假体柄或骨折固定装置植入困难的问题。对于肱骨近端骨折畸形愈合并继发性骨关节炎的患者，无须处理畸形，大小结节可维持不动，仅对肱骨头关节面进行表面置换。

4. 不存在应力增加效应，这一点与带柄假体不同，这种效应往往会造成假体顶端处的骨干骨折。

5. 能用于标准髓内柄式假体多无法通过的先天性肱骨畸形。

6. 无节段性骨丢失，且无须自肱骨干内取出骨水泥，因而容易行柄式假体翻修术或肩关节固定术。

第 2 节 适应证和禁忌证

原发性和继发性肩关节骨关节炎是人工肩关节表面置换手术最常见的适应证。此类假体已经成功应用于类风湿关节炎及其他炎性关节病[3-7]，如肱骨头缺血性坏死、肩袖撕裂性关节病、不稳定性肩关节病、创伤后关节炎、感染后关节炎、继发于肩胛盂发育不良和骨骺发育不良的关节炎等，但不适用于新鲜骨折。

与其他类型的肩关节置换一样，手术适应证和诊断决定了肩关节表面置换的临床疗效。对于肩袖完好的骨关节炎病例的疗效最好，而对于肩袖撕裂性关节病和创伤后关节炎的疗效较差[8]。若联合骨移植技术，中度至重度肱骨头磨损病例也可采用肩关节表面置换术。如果肱骨头研磨后，试模假体下表面和肱骨头之间的接触面积超过60%，即适合进行表面置换，也就是说多达40%的肱骨头部分可由移植骨替换。

人工肩关节表面置换术的禁忌证包括活动性感染、肱骨头骨缺失超过其表面的40%及急性骨折。

在行人工肩关节置换术病例的既往研究中，有92%接受了表面置换术。因此，可认为除非患者有特定的禁忌证，否则肩关节表面置换应是所有病例的标准治疗方案。目前，研究热点问题已经不再是进行表面置换的时机，而是柄式假体有限的适应证范围。

第 3 节 手术操作

一、麻醉

手术可在全身麻醉和(或)区域麻醉下进行。笔者更倾向于采用浅度静脉全身麻醉结合斜角肌间沟阻滞麻醉进行有效的镇痛。

二、体位

患者取“沙滩椅”位，将沙袋垫于肩胛骨内侧缘，将肩关节推向前方。上臂板置于手术台肘关节水平，用于支撑前臂。用无菌单包裹上肢，保证肩关节活动度可，确认肩关节能够充分后伸和内收。

三、入路

肩关节假体的植入可以采用 Neviaser[9] 和 Mackenzie[10] 描述的标准前方三角肌胸大肌入路或前上方入路。Mackenzie 切口的优点包括：瘢痕小且整齐，经肩袖间隙到达肩胛盂，使得入路更为简便直接，还可更好地靠近后方和上方肩袖便于进行重建。如果患者适应证良好，也可通过这一入路行肩锁关节切除和肩峰成形术。切除后的肩锁关节可作为移植骨的有效来源。

前上方入路可直抵肩袖。如果肩袖完好或撕裂可修复，需行前方肩峰成形术，并部分切除喙肩韧带。如果肩袖广泛性撕裂或丧失功能，则不作处理，保留喙肩弓。如果术前 X 线片显示肩锁关节有炎性改变，而且肩锁关节部位有疼痛症状，则应切除肩锁关节。这样可以进一步改善手术视野。对于肩关节骨关节炎患者，建议切除肩锁关节，因为这些患者术前通常肩关节活动度不足，不能及时发现肩锁关节存在的症状。如需诱发肩锁关节的疼痛症状，肩关节应至少前屈 80°，而肩关节运动范围恢复后，肩锁关节很容易出现激惹症状，甚至影响肩关节功能。随后，需要在喙突基底确认肩袖间隙，松解喙肱韧带以恢复外旋功能。沿长头腱纵向切开肩袖间隙，确认肩胛下肌腱止点。将肩胛下肌腱连同骨与骨膜瓣从二头肌腱沟内侧边缘分离。后伸和内收肩关节，暴露肱骨头。假如二头肌长头腱没有损伤，则将其移至肱骨头后方。

四、肱骨的准备

肱骨头与肱骨解剖颈的连线是确定肱骨假体理想位置的关键标志物。可通过去除解剖颈周围的骨赘来确定该连线。将肱骨头钻孔导向器置于肱骨头上，其游离缘应平行于解剖颈和肱骨头交界处(图 3-47-1)。

肱骨头钻孔导向器应位于肱骨头中心，并与解剖颈线平行，这样便于复制患者肱骨头的大小、倾斜度和偏心距。使用中心孔导向器钻入导针，穿过肱骨头中心，并进入肱骨外侧皮质以固定牢靠。取下导向器，目测导针是否位于肱骨头中心(图 3-47-2)。如导针不在中心，需重新定位。

导针置于肱骨头中心后，选择同肱骨头大小接近的肱骨导向器。如果肱骨头大小

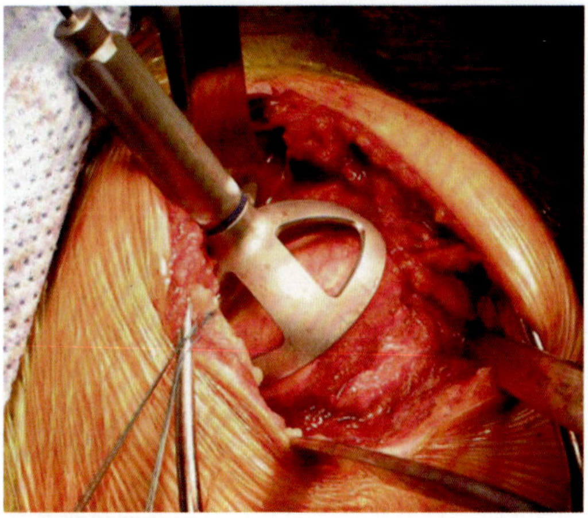

图 3-47-1　使用中心钳对齐并调整尺寸以插入导丝

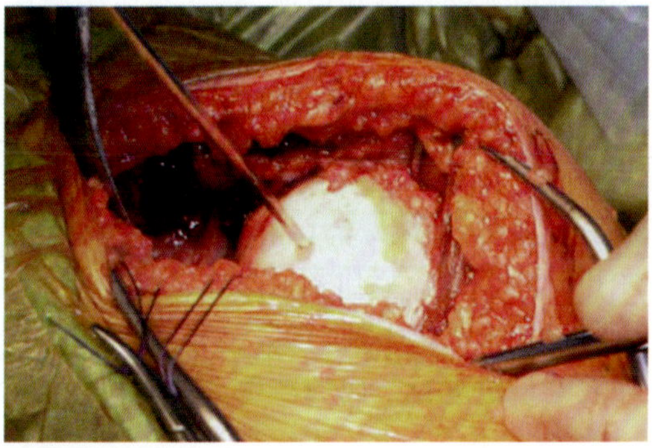

图 3-47-2　确认导针位于肱骨头中心

介于 2 个尺寸之间，建议首先选择较小的尺寸，如不合适后续可改为稍大的导向器。

选择合适的空心的肱骨头表面打磨器，并穿过导针摆放至合适的位置。在打磨时，应同时对肱骨头轻轻施压，使打磨器的切割齿同肱骨头表面相吻合。打磨的程度以打磨器所有孔洞均可见磨削物溢出为宜(图 3-47-3)。在理想的情况下，应去除剩余的关节软骨和纤维软骨，但应尽可能地保留软骨下骨以支撑假体。打磨器自带安全装置，能避免过度打磨和去骨过多。注意保留打磨下来的骨质，以备后续骨移植之需。必须切除所有肱骨外科颈周围的骨赘。

确定好合适的肱骨假体后，沿导丝安装

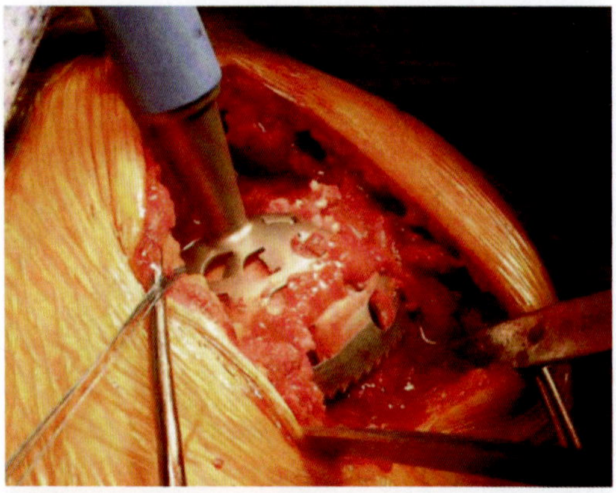

图 3-47-3 打磨肱骨表面直至打磨器的所有孔洞有骨质溢出

相匹配假体柄切骨器，启动钻头直达切骨器的肩部但不能超过其肩部，做一合适的假体柄中央孔，避免去除的骨量过多或不足（图 3-47-4）。随后取下切骨器和导针。

安装肱骨头假体试模。如果计划只进行半肩置换，则需要测试肱骨头假体的稳定性和活动范围。该阶段还需适当松解软组织并保证软组织平衡。进行半肩置换时，肩胛盂也需要进行下面的准备工作。

五、肩胛盂的准备

肱骨头假体试模维持不动，以保护处理

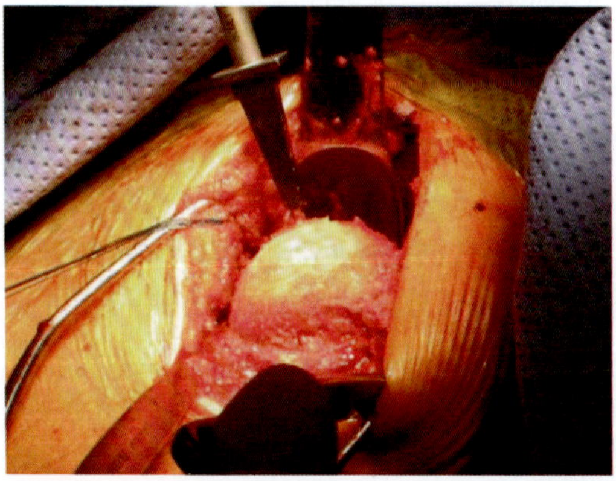

图 3-47-4 将切骨器套在导针上，做一假体柄安插入孔

好的肱骨头。用 Murphy 滑橇或 Fukuda 拉钩将肱骨头拉向后下方。确定是否需要进行肩胛盂置换。术前腋位 X 线片和 CT 扫描有助于做出该决定。如果不采用肩胛盂置换，可以常规采用 2 mm 导针在肩胛盂上多处钻孔，或用软骨锥穿透骨表面坚硬的软骨层造成微骨折，以诱发出血和促进纤维软骨新生。如需进行肩胛盂置换，技术操作如前所述，将不在本节赘述[11]。

六、肱骨侧假体置换

取下肱骨假体试模，用 2 mm 钻经硬化的软骨下骨钻多个孔，以改善骨质的反应性。将剩余的移植骨混合物置于肱骨侧假体内（图 3-47-5）。并将假体安置于处理好的肱骨头上（图 3-47-6）。打击器快速锤击 2 次或 3 次，确保假体安置稳妥。用生理盐水冲洗切口，复位肩关节，再次检查稳定性。

七、闭合切口

如果肩关节的旋转中心外移，需适当延长肩胛下肌，可以通过逐步切开肌腱或内移肌腱止点实现。仅关闭肩袖间隙的外侧部分。此时尽可能修补所有的肩袖撕裂。此

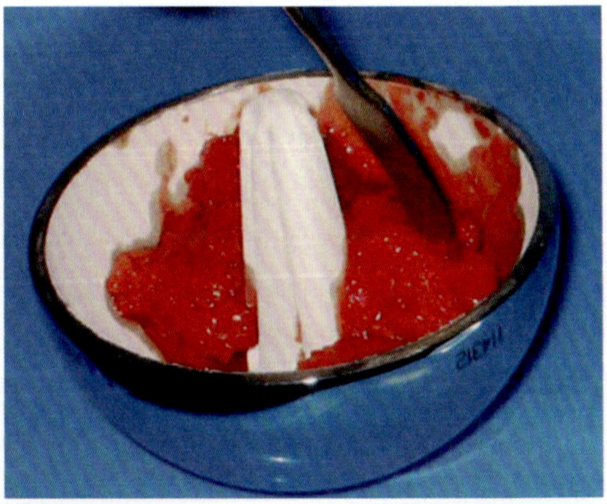

图 3-47-5 插入含有自体骨移植物和血液糊的 Copeland Mark Ⅲ型假体（羟基磷灰石涂层）

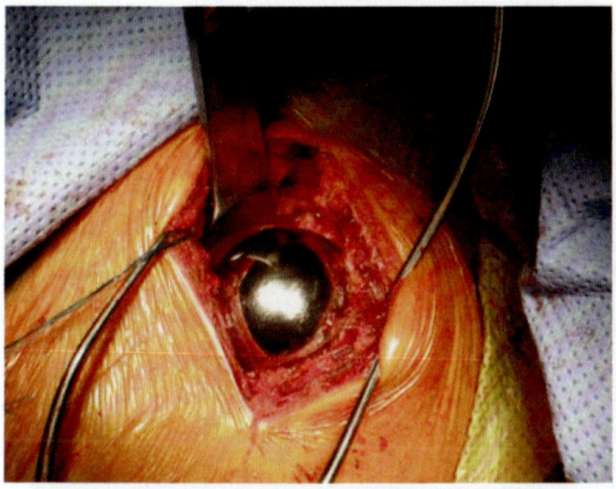

图 3-47-6　复位前的原位表面置换

时，需切除或缝合关节囊以平衡肩关节的复位状态。三角肌应牢固地修复至肩峰，必要时可使用经骨缝合技术。可吸收线间断缝合皮下脂肪层，然后皮内缝合关闭伤口。

无菌敷料包扎，使用躯体带固定患肢。

手术优点	患者的体位应允许手臂在桌子上进行充分的屈伸活动 行肩峰成形术和 AC 关节切除的门槛较低 彻底清除肱骨骨赘，充分显露头部和解剖颈的相接处，这一步骤至关重要 在进行下一个步骤之前需准确识别肱骨头的中心 如对假体尺寸存在疑问，选择较小的尺寸 尽可能多地保留钻下的带血骨碎渣，方便后续肱骨头重建。肩关节表面置换可以重建高达 40% 的骨质丢失 必要时释放/平衡软组织 打磨关节盂表面以刺激出血和纤维软骨再生 重建软组织，包括关闭伤口时应修复三角肌
手术缺点	在肩袖较差或无法修复的情况下，尽量避免采用肩峰成形术和 AC 关节切除术，此时可考虑三角肌入路 如果骨折或头部骨质流失>40%，请勿使用假体

第 4 节　术后注意事项及康复

术后 48 h 内只能进行肩关节被动活动，术后 5 d 逐渐增加被动辅助活动。如果换做对疼痛尚可忍受，1 周时开始主动活动，3 周去除吊带。为保护修复好的肩胛下肌，外旋活动应在 3 周后进行。鼓励患者坚持拉伸和力量训练数月，术后功能改善可以一直持续到术后 18 个月。

随访

患者术后如果没有不适感，且一般情况良好，即可出院回家休养，通常术后 48 h 出院。术后 3 周、3 个月、1 年及之后，每隔 1 年，嘱患者于门诊随访。术后 3 个月、12 个月及之后，每隔 1 年拍摄 X 线片（图 3-47-7）。

第 5 节　人工肩关节表面置换的临床疗效

来自德国的 Zippel 医师开展了 2 例采用经骨螺钉行人工肩关节表面置换的手术，但是并未获得随访[1]。

杯状肩关节假体由 Steffee 和 Moore[2] 以及 Jonsson 等[3] 开发，初期临床效果良好。1993 年和 2003 年，来自瑞典的 Rydholm 和 Sjögren[7] 报道了“SCAN cup 假体”治疗的临床效果。Rydholm[5] 开展了 84 个 SCAN cup 假体手术，该假体为一种半球形骨水泥固定型杯状假体，对其中 59 例患者共 72 个肩关节假体进行了平均 4.2 年（1.5～9.9 年）的随访。结果显示，94%的患者疼痛缓解满意，82%的患者肩关节运动情况获得改善，肩关节的功能得到显著提

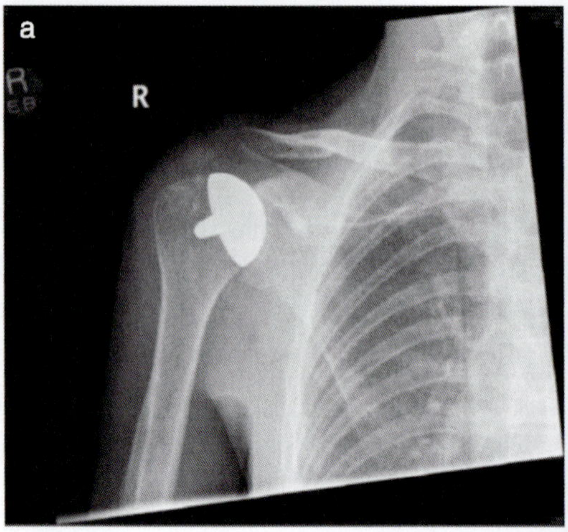

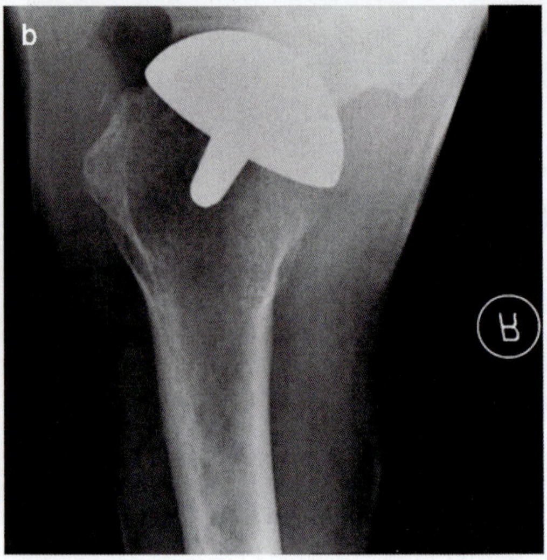

图 3-47-7 Copeland 非骨水泥表面置换术术前和术后的 X 线片

高。在随访过程中，均拍摄 X 线片评估假体位置、肱骨近端移位和肩胛盂磨损情况。将假体杯上缘和大结节之间距离的改变，以及假体倾斜度的变化作为假体松动的征象。根据这一评估标准，随访中有 25% 的假体出现了松动，然而，这种假体的松动并未影响临床效果。38% 的肩关节出现肱骨向近端进行性移位，22% 的肩关节出现了肩胛盂中央性磨损，但是这些改变与肩关节功能、疼痛缓解或功能状态没有相关性。需要注意的是，这种杯状假体没有采用中心固定桩的设计。46 例患者(54 个杯状假体)获得了术后长达 13 年的随访(其中 13 例患者去世，未进行翻修)。初次置换后 5～16 年(平均 10 年)有 6 例假体进行了翻修。翻修原因：4 例出现持续性疼痛，1 例肩关节僵硬，1 例假体松动。采用 100 mm 疼痛视觉模拟评分标尺进行测评，其中休息时疼痛为 15 mm(0～62 mm)，运动时疼痛为 32 mm(0～85 mm)。26 例患者(50%)可自行梳头(初次随访时为 56%)，32 例患者(62%)能清洗对侧腋窝(初次随访时为 90%)，31 例患者(60%)可以背伸至身后(初次随访时为 77%)。

Alund 等[12]报道了 40 例使用 SCAN 假体行人工肩关节表面置换术治疗类风湿关节炎的患者。1 例行全肩关节置换翻修术，39 例患者平均随访 4.4 年(0.9～6.5 年)。中位 Constant 评分为 30 分(15～79 分)，肱骨近端移位平均值为 5.5(标准差 5.2)mm，肩胛盂磨损平均值为 2.6(标准差 1.7)mm。肱骨近端移位、肩胛盂磨损与肩关节的功能或疼痛不相关。25% 的患者 X 线片显示有假体松动迹象，即杯状假体倾斜度及杯状假体在大结节上方距离发生改变。在随访过程中发现，尽管部分患者存在肩关节功能不佳以及 X 线片表现恶化，但仍有 26 例患者(占 65%)对手术结果感到满意。

Fink 等[13]通过一项前瞻性研究对 39 例肩关节类风湿性疾病患者(女性 30 例，男性 9 例)共计 45 个 Durom 杯状假体置换的结果进行了评价，平均随访(45.1±11.6)个月，最短随访时间为 36 个月。A 组纳入 15 个肩袖无损伤的肩关节，B 组纳入肩袖部分撕裂或进行肩袖修补的 18 个肩关节，C 组纳入肩袖巨大撕裂的 12 个肩关节。A 组患者的肩部 Constant 评分由术前的(21.5±

9.6)分提高至术后 36 个月的(66.1±9.8)分;B 组患者肩部 Constant 评分由术前的(19.6±9.7)分提高至术后 36 个月的(64.9±9.6)分;C 组患者肩部 Constant 评分由术前的(17.5±8.7)分提高至末次随访时的(56.9±9.8)分。末次随访时,全部病例的肩部均无疼痛,且未观察到假体部件松动或杯状假体位置改变等并发症。

一、Copeland Mark Ⅰ型及Ⅱ型假体的临床疗效

最初的 Copeland 肩关节表面置换假体为 Mark Ⅰ型,于 1986 年首次植入人体,至今已经发展到 Mark Ⅲ型,Mark Ⅲ型假体于 1993 年首次使用。Mark Ⅰ型假体采用 1 个光滑的圆形中央固定桩固定,此外还有 1 枚螺钉经肱骨外侧旋入假体起到抗旋转的作用。目前临床已有 19 例患者使用了这一型假体。在后续的临床实践中,逐渐认识到单独使用压入桩固定的力量已经足够,没有必要使用螺钉固定,而且如果假体出现松动,抗旋转螺钉的紧密固定可能分离或粉碎大小结节,而这给重建带来了难以应对的难题。因此,在假体发展的早期摒弃了螺钉的使用,进而对固定桩进行了改进以加强压配效果。

在 1990—1993 年,94 例患者应用了 103 个 Mark Ⅱ型假体进行置换,其中 9 例患者为双肩置换[8]。手术适应证包括骨关节炎、类风湿关节炎、缺血性坏死、不稳定性关节病、创伤后关节病和肩袖关节病,平均随访 6.8 年[5-10]。结果发现,原发性骨关节炎患者的临床治疗效果最好,全肩置换后 Constant 评分提高至 93.7%,半肩置换患者的 Constant 评分提高至 73.5%。治疗效果最差的是肩袖关节病、不稳定性关节病和继发于化脓性关节炎等其他疾病的患者,校正后 Constant 评分分别为 61.3%、62.7% 和 58.7%。88 例肱骨侧假体行 X 线片检查,61 例(69.3%)未出现放射透亮线,而 59 例肩胛盂侧假体中有 21 例(35.6%)未出现放射透亮线。3 例假体发生了松动,8 例肩关节需要翻修(7.7%),其中 2 例(1.9%)为原发性松动。这一组病例的治疗效果与其他使用带柄假体的病例基本相当,2 组的随访时间和病种基本相似[14-19]。

二、Copeland Mark Ⅲ型假体的临床疗效

从 1993 年开始,肩胛盂和肱骨侧组件的全部非关节面(即移植物-骨界面)都喷涂了羟基磷灰石。羟基磷灰石涂层初始发挥机械加压的作用,后期则有助于骨小梁长入,形成生物学固定,这也是现代的 Mark Ⅲ型假体的设计理念。

在 1993 年 9 月至 2002 年 8 月,本医疗中心使用带羟基磷灰石喷涂的 Mark Ⅲ型假体进行了 209 例肩关节表面置换术,并进行了平均 4.4 年的随访,对患者的临床和放射学结果进行评价,全部患者的肱骨侧假体均未出现放射透亮带。Thomas 等[6]报道,使用 Mark Ⅲ型假体的病例中出现放射透亮带的比率为 6.3%。29 例肩胛盂假体中有 7 例出现<2 mm 的无症状、非进行性透亮带,但无须进一步处理。

有 6 例(2.8%)肩关节需要进行翻修手术(1 例肩胛盂假体位置不良,2 例不稳定,3 例置换后疼痛)。行 Kaplan-Meier 分析得出,患者从植入假体到术后 10 年的生存率约为 96.4%。Mark Ⅲ型 Copeland 肩关节置换假体的临床效果与传统带柄型假体相当。就功能而言,半肩置换和全肩置换没有差异。在半肩置换的患者中没有因为假体部件松动而进行翻修的。

表 3-47-1 对既往肩关节表面置换假体的临床随访结果进行了总结。

表 3-47-1　肩关节表面置换假体的相关文献

作者	植入物	适应证	置换例数	平均年龄（年）	随访时间（个月）	术前 Constant 评分	术后 Constant 评分	术前 VAS 评分	术后 VAS 评分	影像学透亮带/溶解线	患者整体满意率
Copeland/Levy[8]	Copeland Mark Ⅱ（预HA 涂层）	混合型	103	64.3	60～120（平均 80）	15.4	52.4	NA	NA	5.1%（预 HA 涂层）	93.9%
Thomas[6]	Copeland Mark Ⅲ	混合型	48	70.0	24～63（平均 34）	16.4	54.0	NA	NA	6.3%	NA
Alund[12]	SCAN	类风湿	39	55.0	24～72（平均 52）	NA	30.0	80（中位数）	16（中位数）	20.0%	83.0%
Rydholm U[5]	SCAN	类风湿	72	51.0	50～95（平均 50）	NA	无法得出结果，但 92% 的患者对疼痛缓解较为满意	NA	15～32（平均数）	25.0%	92.0%
Fink[3]	Durom	类风湿	45	62.7	45.1±11.0	19.5	62.6	62.6	NA	0	94.0%

第 6 节　并发症

1. 无菌性松动　羟基磷灰石涂层出现之前的发生率为 5.1%，而羟基磷灰石涂层出现之后的发生率为 0(Mark Ⅲ型假体)。

2. 深部感染　发生率为 0.7%。

3. 骨化性肌炎　发生率为 0.7%。

Mark Ⅱ型假体置换术后 5～10 年的翻修率为 5.9%。翻修原因包括：①2 例患者因不稳定性关节病行全肩关节表面置换术后再次出现肩关节不稳；②1 例患者跌倒后发生假体周围骨折(肱骨外科颈)。以颈腕吊带治疗 6 周后愈合；③1 例患者的假体肩胛盂组件的聚乙烯部分与金属部分分离(随后改进了设计避免了这一情况)；④ 1 例患者跌倒后出现肩胛盂假体松动；⑤2 例无菌性松动，其中 1 例同时涉及肱骨侧和肩胛盂侧假体，另 1 例仅涉及肩胛盂侧假体。

如果患者最初行非骨水泥型肩关节表面置换，则翻修手术会非常容易。在进行人工肩关节表面置换翻修时，损失的骨量仅为初次行带柄型肩关节假体置换时去除的骨量。翻修手术无须去除骨水泥固定的带柄型假体，相反取出后可能会造成骨缺失、骨壁穿孔及肱骨干骨折等。保存骨量有助于带柄型假体翻修术或行盂肱关节固定翻修术的实施。

现代的 Mark Ⅲ型假体设计均带有羟基磷灰石涂层，尚无病例出现放射透亮线或假体松动。Mark Ⅲ型假体的翻修率为 2.8%，根据 Kaplan-Meier 分析，该假体的 10 年预计生存率为 96.4%。

第 7 节　表面置换相关问题

人工肩关节表面置换术后患者如果出现疼痛或肩关节功能丧失，医师会立刻怀疑疼痛的原因是由于肩胛盂磨损所致，解决方案为翻修置换术。然而实际情况并非如此，肩关节置换后疼痛的原因首先应考虑以下因素[20]。

最常见的原因是残存肩峰下撞击，这样的患者肩关节活动度良好，但是撞击疼痛弧阳性，肩峰下间隙注射局部麻醉药物后疼痛弧可消失。关节镜肩峰下减压可以解决该问题。肱二头肌长头腱病变可引起肩关节前方疼痛，需行腱固定术或腱切断术。患者还可能发生肩袖破裂，需要再次探查，行肩袖修补术，假如肩袖破裂不可修复，可改为反置式肩关节置换术。肩关节表面置换后盂肱关节活动度增加，可使原有的肩锁关节炎出现症状，为了避免术后出现这一问题，推荐初次置换时常规切除肩锁关节。一旦上述原因均被排除，就应考虑关节囊纤维化。关节囊纤维化的治疗为关节镜下关节囊松解术。最后，医师还需排除感染的可能，避免遗漏。如果疼痛始终得不到缓解，可在盂肱关节内注射局部麻醉药物，明确疼痛是否来源于盂肱关节。如果确定源于盂肱关节，则需行全肩关节翻修成形术。

第 8 节　总　结

人工肩关节表面置换术在治疗肩关节骨关节炎方面的疗效已经被证实与带柄的移植假体相当。羟基磷灰石涂层的发明在降低透亮线和假体松动方面起到划时代的作用。表面置换移植的假体可在最大程度上保留骨质，使其适用于很多种情况，包括肩部畸形的病例。假如肩关节表面置换术后出现并发症，其处理也相对简单，而且表面半肩置换的处理结果似乎比带柄的半肩置换更好。现今临床医师对肩关节的几何学和力学性质已有了更深入地理解，因此对于肩部关节炎患者不可继续使用髓内固定(骨水泥或非骨水泥)。

第 9 节　未来应思考的问题

未来的肩关节假体都会尽可能地保留骨质。随着材料学的进步，磨损将有希望得到解决。现代技术允许医师制定更准确的术前计划。术中计算机辅助可以将术前计划转变为实际可行的解决办法，同时使假体植入位置和软组织平衡达到理想状态，并且能随着材料的改善，最终达到延长假体的使用寿命及改善肩关节置换术后的肩部功能的目的[21]。笔者开展了首例个性化的计算机辅助 Copeland 肩关节表面置换术，实现了假体三维定位的优化，同时使用高分辨率的 CT 扫描和 MR 扫描获取数据，通过对数计算确定肱骨头中心（三轴线），通过数据制作出个体化定制的一次性模具，实现了导针的解剖定位并可确定移植假体的尺寸（图 3-47-8）。这一技术实现了个体功能性解剖的精准重建。今后面临的挑战将可能是肱骨头表面的再生问题。

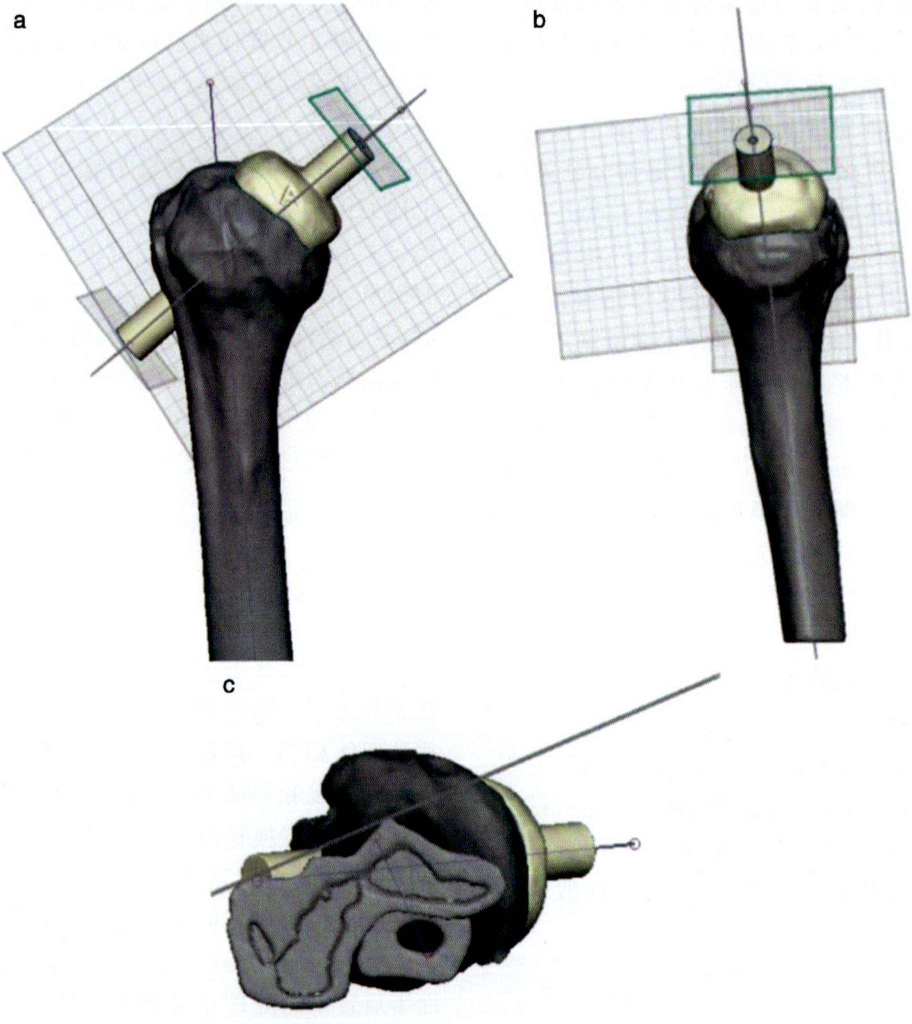

图 3-47-8　患者个性化 Copeland 置换的特征性指南模板

参考文献

[1] Zippel J. Dislocation-proof shoulder prosthesis model BME. Z Orthop Ihre Grenzgeb, 1975,113(4):454-457.

[2] Steffee AD, Moore RW. Hemi-resurfacing arthroplasty of the rheumatoid shoulder. Contemp Orthop, 1984, 9:51-59.

[3] Jonsson E, Egund N, Kelly I, et al. Cup arthroplasty of the rheumatoid shoulder. Acta Orthop Scand, 1986, 57(6):542-546.

[4] Levy O, Funk L, Sforza G, et al. Copeland surface replacement arthroplasty of the shoulder in rheumatoid arthritis. J Bone Joint Surg Am, 2004, 86-A(3):512-518.

[5] Rydholm UMD. Humeral head resurfacing in the rheumatoid shoulder. Tech Orthop, 2003, 18(3):267-271.

[6] Thomas SR, Wilson AJ, Chambler A, et al. Outcome of Copeland surface replacement shoulder arthroplasty. J Shoulder Elbow Surg, 2005, 14(5):485-491.

[7] Rydholm U, Sjögren J. Surface replacement of the humeral head in the rheumatoid shoulder. J Shoulder Elbow Surg, 1993, 2:286-295.

[8] Levy O, Copeland SA. Cementless surface replacement arthroplasty of the shoulder. 5-to 10-year results with the Copeland Mark-2 prosthesis. J Bone Joint Surg Br, 2001, 83 (2):213-221.

[9] Neviaser RJ, Neviaser TJ. Lesions of musculotendinous cuff of shoulder: diagnosis and management. Instr Course Lect, 1981, 30: 239-257.

[10] Mackenzie DB. The antero superior exposure of a total shoulder replacement. Arthop Traumatol, 1993, 2:71-77.

[11] Copeland SAF, Levy OM, Brownlow HCF. Resurfacing arthroplasty of the shoulder. Tech Shoulder Elb Surg, 2003, 4 (4): 199-210.

[12] Alund M, Hoe-Hansen C, Tillander B, et al. Outcome after cup hemiarthroplasty in the rheumatoid shoulder: a retrospective evaluation of 39 patients followed for 2-6 years. Acta Orthop Scand, 2000, 71(2):180-184.

[13] Fink B, Singer J, Lamla U, et al. Surface replacement of the humeral head in rheumatoid arthritis. Arch Orthop Trauma Surg, 2004, 124(6):366-373.

[14] Neer CS, Watson KC, Stanton FJ. Recent experience in total shoulder replacement. J Bone Joint Surg Am, 1982, 64(3):319-337.

[15] Barrett WP, Franklin JL, Jackins SE, et al. Total shoulder arthroplasty. J Bone Joint Surg Am, 1987, 69(6):865-872.

[16] Torchia ME, Cofield RH, Settergren CR. Total shoulder arthroplasty with the Neer prosthesis: long-term results. J Shoulder Elbow Surg, 1997, 6(6):495-505.

[17] Cofield RH. Total shoulder arthroplasty with the Neer prosthesis. J Bone Joint Surg Am, 1984, 66(6):899-906.

[18] Gartsman GM, Russell JA, Gaenslen E. Modular shoulder arthroplasty. J Shoulder Elbow Surg, 1997, 6(4):333-339.

[19] Boileau P, Walch G. The three-dimensional geometry of the proximal humerus. Implications for surgical technique and prosthetic design. J Bone Joint Surg Br, 1997, 79 (5): 857-865.

[20] Tytherleigh-Strong GM, Levy O, Sforza G, et al. The role of arthroscopy for the problem shoulder arthroplasty. J Shoulder Elbow Surg, 2002, 11(3):230-234.

[21] Relwani J, Sivaprakasam M. Principles of computer assisted shoulder arthroplasty and the signature shoulder replacement. ICSES, 2010, Instructional course abstracts IC5. 4.16.

第 48 章　钢板固定治疗肱骨近端骨折

第48章

钢板固定治疗肱骨近端骨折

David Limb

摘要 钢板内固定可牢靠安全的固定骨折端，是治疗肱骨近端粉碎骨折最可靠的治疗方法。锁定钢板的发明使得钢板固定的安全性得到了极大的提升，但术后并发症的发生率仍然很高。这一方面是由于损伤的性质本身所决定，常伴有缺血性坏死和关节周围组织僵硬的风险；另一方面是由于手术技术的精确应用存在困难所致。在临床上，为了获得骨质良好的骨软骨下固定，就会增加螺钉打入关节内的风险。虽然钢板设计在不断改进，但其依然是导致二次手术比例相对较高的原因之一。本章旨在阐述肱骨近端骨折行钢板内固定的现代手术技术，并介绍目前最常采用的三角肌胸大肌入路行锁定钢板固定的方法。

关键词 解剖学、病理学与生物力学·骨钢板·并发症·固定·骨折·锁定钢板·手术技术·接骨术·术前设计与影像·复位·康复·肩关节·手术适应证

第1节 概 述

外科医师在治疗肱骨近端骨折时都可能面临一些艰难的抉择，其中最主要的问题可能就是无法明确采用哪种治疗手段——是手术治疗，还是仅通过非手术治疗就能够达到治疗效果。从既往经验来看，非手术治疗轻度移位骨折的效果较好，但即便是再微小的损伤远期也可能发生关节僵硬。坚强固定为早期快速功能锻炼创造了便利条件，并且使关节僵硬的可能性最小化，但是缺乏随机对照试验的支持。对于明显移位骨折、多部分骨折和涉及关节脱位的骨折，行非手术治疗的预后功能较差。同样，手术治疗上述损伤的效果尚不明确，因此后续仍需要高等级证据予以证实。

第二大难题是选择哪种固定方法。经皮固定的方法也许能将软组织的损伤降低到最低，同时还可以降低肱骨头血液供应损伤的风险。但是该固定方式的稳定性往往不足以支持患者早期康复锻炼。钢板或髓内钉坚强固定骨折片有助于快速康复，但不可避免地会严重损伤骨骼血液供应。事实上，外科医师会根据自身的工作经验和接受的相关培训选择手术方式，同时也会考虑患者的相关情况。本章将介绍目前最热点的钢板固定治疗肱骨近端骨折。肩关节外科医师应全面考虑本章所述及固定方法，再结合自身的经验、技巧及对患者状态的评估、患者自身的选择、相关文献等的理解，最终制定出一个合理的治疗方案。

D. Limb
Chapel Allerton Hospital, Leeds, UK
e-mail: d. limb@leeds. ac. uk

G. Bentley (ed.), *European Surgical Orthopaedics and Traumatology*,
DOI 10.1007/978-3-642-34746-7_59, © EFORT 2014

第2节 病因学和分类

肩关节的外科学解剖要点已在其他章节进行了详尽描述。大部分肱骨近端骨折是患者从站立位摔倒引起，但部分因素会对损伤类型产生影响。损伤能量是指在骨折发生的过程中消散的能量。通常来说，消散的能量越多，骨折线就越多，骨折块移位程度也会更明显。实际的损伤类型取决于力的作用方向，作用力可能使肱骨头推向关节窝，或向上推向肩峰，或推向肩胛盂边缘，甚至脱位。此外，肩袖肌腱强有力的牵拉作用（或伴有肩袖撕裂时不存在牵拉作用）也会影响骨折的损伤类型。同样，患者的骨质疏松程度也会影响骨折的损伤类型。

目前，有很多公认的肱骨近端骨折分型系统，但尚无一个分型系统能经得起严格的观察者内和观察者间的一致性检验[1-2]。每种分型都有其特点和不足。AO骨折分型虽然十分详细，并且可以在科研方面提供帮助，但是在日常使用中因为该分型不够直观仍存在一些问题[3]。这些骨折分型系统不论是在学术交流上，还是在帮助手术医师评估后做出决策方面都很有价值。Neer分型系统是创伤外科的通用分型[4]。Neer分型将肱骨近端解剖简化为若干功能单元，骨折线常常通过这些单元，这一概念最初由Codman提出[5]，最近由Hertel用"乐高积木"模型加以改进[6]。

Neer分型系统将肱骨近端分为4个独立的部分来进行描述，这4部分可根据损伤部位进行拆分，包括肱骨干、肱骨头的关节部分、肱骨大结节及肱骨小结节。这一概念很有价值，2个结节为肩袖的止点。通常情况下，可以将肱骨头的关节部分稳定在关节窝内，还可为肱骨干的运动提供一个稳定的支点。因此，这4部分中的任何一部分遭到明显破坏，都会严重影响肩关节的功能。此外，肩关节正常功能的恢复，取决于能否恢复或保持这4部分之间的正确解剖关系，这也是治疗方案决策的最佳依据。

这些分型系统将肱骨近端分为4部分进行考虑，很难准确地描述所有骨折类型。Neer在他的分型系统中增加了2种因素，从而能够对预后危害更大的损伤类型进行描述。其一是有无相应的盂肱关节脱位（关节囊附着处破坏，血液供应受损，发生骨不连和缺血性坏死的风险很高）；其二是出现"头劈裂"，即肱骨头关节面自身的移位性骨折。如未能获得解剖复位，这种损伤不仅存在罹患关节炎的风险，还会对肱骨头关节或多部分血液供应产生明显的影响。因此，对于这种情况，Neer都建议进行肱骨头置换治疗。外翻压缩骨折（图3-48-1）的预后比Neer分型所提示的结果要好很多[7-8]。需要注意的是，按照Neer分型将肱骨近端骨折细分至相应的亚型时，要求骨折移位1 cm以上或旋转成角＞45°，而大多数肱骨近端骨折患者为部分移位，低于此标准，只有符合这些标准的骨折节段才可被计为1处骨折。如此一来，大部分肩关节骨折实际可看做1处骨折，即便骨折线涉及肱骨外科颈或结节，因预后一般较好，也适合非手术治疗。

Neer分型最大谬误在于：假设骨折线发生在4部分的连接处。这一描述通常适用于肱骨头段和肱骨干之间的骨折，并且对结节与肱骨头之间的骨折也的确如此。然而骨折线很少直接通过大小结节之间，该处为肱二头肌肌腱沟的位置，底面为一层致密的骨皮质，表面有坚韧的覆盖物，连接大小结节。因此，骨折线常常出现在肱二头肌肌腱沟外侧，也有可能同时出现在两侧，形成包含肱二头肌肌腱沟分离的单独骨折块，称为"盾牌"[9]。虽然这并不影响手术策略的制定，但复位时手术入路往往经由骨折线，且最终仍需要固定单独的骨块，因此往往会影响手术操作。

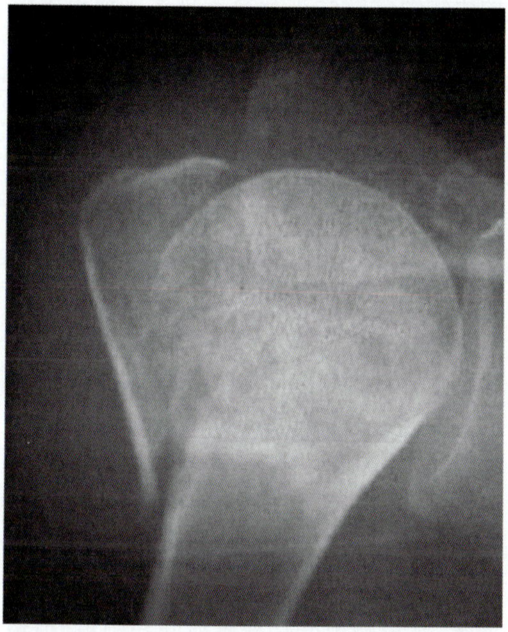

图 3-48-1 1 例外翻位撞击骨折。"内侧铰链"完整，使得这类骨折类型具有更多的机械稳定性，而且缺血性坏死的风险较低

通过分类系统可以全面把握患者的损伤情况，但是在制定手术策略时必须仔细研究每例损伤的影像学资料，即便是同一类型的骨折，其解剖结构也会存在显著的不同。

第 3 节 应用解剖学、病理学和生物力学

上述分类系统已经对肱骨近端的应用解剖进行了详尽描述。通常，肱骨干、肱骨头、大结节、小结节是分类系统的 4 个主要基础部分。然而，这一概念并不仅为解剖学提供便利。骨折的类型在很大程度上决定着远期预后，上述的每一部分不仅在结构上具有重要性，而且对正常的肩关节生物力学环境和肩关节周围血流模式而言，都是不可或缺的。

在处理肩部骨折时，必须熟练掌握一些基本的解剖知识。例如，肱骨旋转中立位时肱骨头处于后倾位置，正对肩胛盂窝。一般习惯摄肩关节前后位 X 线片来观察肱骨近端外侧皮质钢板放置的情况，也可旋转肱骨使前臂朝前进行拍摄，此时肱骨处于旋转中立位。重建肩关节时应禁止患者上肢交叉到胸前，此时肱骨干的内旋角度近 90°——如果此时将钢板固定到外侧，就会造成肉眼可见的内旋畸形及外旋不能。上肢应自由放置，前臂可以指向前方，尽可能使肱骨干旋转到中立位。在该体位下，螺钉的植入方向应与冠状面向后成 30°角，植入位置应恰好位于后倾的肱骨头与肩胛盂之间的关节连接线上。肱骨长度的恢复也很重要，其长度缩短后会削弱三角肌的功能，并且还会阻碍康复进程。

肱骨头与肩胛盂共同构成关节，任何破坏这种解剖关系的因素，无论是脱位还是关节内损伤，都会明显地损伤盂肱关节的功能。同样，任何压缩或肱骨头移位都会影响肩袖肌肉、三角肌和其他跨过肩关节的肩胛肱骨肌及腋部肌肉的长度-张力关系。肩关节骨折愈合后，即使残留一定程度的畸形，功能也可能获得良好恢复，但是如果肱骨头和肱骨干的长度、对线和旋转没有得到纠正，肩关节不可能完全恢复正常功能（见章节"肩的生物力学"）。但值得庆幸的是，即使肩关节存在一定的活动度或力量不足，也可以通过同侧上肢的其他关节和对侧上肢的代偿机制进行弥补，功能也因此仍得以保持。

肩袖的功能已在本书的其他章节叙述。如果大结节和（或）小结节同肱骨头、肱骨干分离，肩袖的牵拉作用可导致其错位，从而产生严重的功能障碍。应注意识别此类骨折的 X 线片表现并进行对症治疗。对于轻度移位的骨折，仍有出现错位的可能，因此，在康复过程中，需反复行 X 线片检查确认预后。前后位 X 线片可清晰观察到冈上肌附着处大结节骨折块移位至肩胛下腔。然而，冈下肌附着处较大的骨块（特别是既往有冈上肌撕裂史的患者，65 岁以上人群好

发）多向后移位，在前后位X线片中有可能被忽略。此时，必须摄轴位X线片。轴位X线片是唯一能够识别大、小结节移位的投照类型。相较结节区的肩袖撕裂损伤，结节骨折移位造成的功能障碍可能更加严重，骨折碎片可畸形愈合，因其移位方向不同可能卡在肩峰下间隙，或撞击肩胛盂边缘，从而限制肩关节的旋转功能。

第4节 血液供应

肱骨头的血液供应一般来源于肱骨干的滋养动脉。但肱骨外科颈骨折后这一血液供应将被阻断。有部分通过肩袖附着部以及关节囊附着部进行血液供应。肱骨头的前2/3由旋肱前动脉供应，发出升支分布至邻近肱二头肌肌腱沟的前关节囊[10]。然而该部位是骨折的常见部位，骨折后极易损伤这一重要血管。此外，如果术中在解剖肱二头肌肌腱区域或者将钢板固定在此处时，也很容易损伤这一血管。

关节囊附着部的内侧分布有一些血管分支，可能对一种特别的骨折类型——外翻嵌插型骨折产生影响。在很早就有学者注意到，尽管根据Neer分型，四部分骨折后缺血性坏死风险较高，但对于微小移位的“内侧铰链”[6]（即肱骨头和肱骨干之间的内侧连接部）骨折预后较好。因此，外翻嵌插型骨折的远期并发症发生风险是非常低的。但是手术医师切开或粗暴的分离完好的内侧铰链结构，可能损伤血液供应，从而造成不良后果。这一类型的骨折适合经皮复位内固定，或者沿骨折线进入，小心抬高肱骨头，复位后行钢板内固定。

第5节 生物力学

下文将对用于肱骨近端骨折的植入物的生物力学特性进行简要描述。钢板固定在临床上已被应用多年，但如果骨折本身不稳定，使用传统的钢板螺钉固定后常常会发生移位。因骨折块之间存在相对运动，螺钉可在钢板螺孔中轻微滑动，无法有效固定骨折块，除非骨折块被紧实地压在一起。而对于典型的骨质疏松性多节段骨折，多不可能将各个节段挤压紧实。为解决这一问题，引入了一种特殊的肩关节叶片钢板。这种叶片钢板是一种角度固定装置，研究结果显示其具有明显的抗骨折移位作用，但并发症发生率较高[11]。在不稳定的三部分或四部分骨折的头部嵌入叶片钢板易导致先前已经轻微移位的结节骨块移位。锁定钢板的出现为肱骨近端骨折的稳定固定提供了新的方法，其生物力学特性类似叶片钢板，但植入方式更容易控制，能更大范围地抓持肱骨头骨质[12]。尽管叶片钢板可固定至肱骨头最硬的中心骨质，但多根螺钉或钢针可有效利用分布于整个肱骨头周缘的软骨下坚硬骨质[13]。就目前而言，肩部骨折考虑行钢板内固定治疗时，首选角度稳定的锁定钢板，但应注意，该植入物也存在相应的并发症。

第6节 诊 断

创伤病例的诊断通常比较简单，有肩关节撞击伤史，或是力量通过前臂传导至肩关节，存在肩关节严重疼痛和功能障碍。近端有压痛，尤其是涉及外科颈骨折时，可扪及捻发音。术前应至少摄2个平面的X线片，术前计划应做进一步讨论。2个平面的X线片可显著提高发现脱位和结节骨块移位的机会。此外，还需进行全面的临床评估，明确其他可能影响处理方案的损伤。仔细评估皮肤条件及任何开放性伤口，并评估、记录神经血管的损伤情况。特别是肩关节骨折脱位可伴有神经血管损伤，如臂丛神经损伤。在高能量损伤患者中，特别是涉及锁骨骨折的病例，应行胸部 X 线片检查并加以判断，以确定两侧肩胛骨与脊柱是否等距。肩胛骨内侧缘与脊柱之间的距离增加多见于肩胛胸壁分离，动脉损伤或臂丛神经撕脱伤的风险很高。重建工作的一个重要组成部分应包括肱骨近端的固定。低能量损伤骨折能反映出患者潜在的骨质疏松问题，但须排除有无引起病理性骨折的其他原因。

第 7 节　手术适应证

目前，肱骨近端骨折行手术治疗的适应证尚未明确，也没有足够严格的科学研究能够证实一种固定方法比另一种固定方法更好，以及什么情况下钢板内固定比经皮固定和髓内固定更具优势，锁定钢板比非锁定钢板（通常价格更便宜）的预后是否更好。

骨折内固定治疗的基本理念是鼓励患者早期活动和功能锻炼。在临床实践中，当患者和手术医师均认为手术治疗能恢复肱骨近端的解剖结构，并允许患者进行早期功能锻炼，这一治疗收益远超过治疗风险时，可行肱骨近端骨折内固定治疗。

通常，对于有移位的肱骨近端骨折在下述情况可进行钢板内固定术治疗：骨折移位可获得解剖复位或近解剖状态复位，固定装置强度足够维持复位状态，允许早期生理负荷，同时没有肱骨头全部或部分缺血性坏死的风险。三部分、四部分骨折通常采用固定术治疗。与脱位或肱骨头劈裂骨折有关的类似骨折类型，尤其是老年人群，多采用肱骨头置换术。

对于涉及肱骨外科颈的二部分骨折，如果肱骨干内侧移位显著，特别是股骨干和肱骨头完全错位，推荐采用内固定治疗。但是，对于罹患该类型骨折的高龄体弱人群进行内固定治疗的意义不大，而且这些患者往往也不能完成术后严格的康复训练。

涉及肱骨外科颈的二部分骨折适合行髓内固定，但是锁钉和锁定钢板的价格非常昂贵，而骨折本身可能无须手术治疗，或采用较为简单的器械，如经皮克氏针或直接应用非锁定钢板和螺钉就能达到良好的愈合效果。

目前，关于骨折移位至何种程度才需要手术干预这一问题尚无明确的答案。但是，在任何情况下都必须结合患者所有可能的相关因素和损伤相关因素综合考虑。对于 20°以上的内翻畸形是不能接受的[14-15]。另一个已被广泛接受的观点是大结节移位超过 5 mm，患者的功能损害风险将大大增加。

第 8 节　术前准备和手术策略

影像学检查在判断骨折是否需要固定，以及采用何种固定方式方面至关重要。一旦决定采用钢板内固定治疗，应结合影像学检查制定详细的手术计划。影像学资料均有助于上述 2 个目的的实施。

X 线片应至少投照 2 个平面，这一点非常重要。肩关节的标准创伤系列 X 线片包括前后位、肩胛骨侧位和腋位。通常，前后位和腋位 X 线片就可获得必要的信息（图 3-48-2）。但在紧急情况下，许多医疗机构无法拍摄这 2 个投照角度。仅拍摄前后位是不够的，无论患者是否合并骨折，都存在漏诊后脱位的风险。

很多医疗机构使用三维成像技术来弥补 X 线片的不足，常为多平面或三维重建 CT。三维重建可为外科医师提供主要骨折块大小和移位的情况，但其也存在缺点。目前，现有的绘制软件通过重建二维切片图像形成固体三维影像，依赖平滑软件去除层与层之间的台阶和锐利边缘，这可能抹杀无移位或轻度移位的骨折线。因此，三维重建应

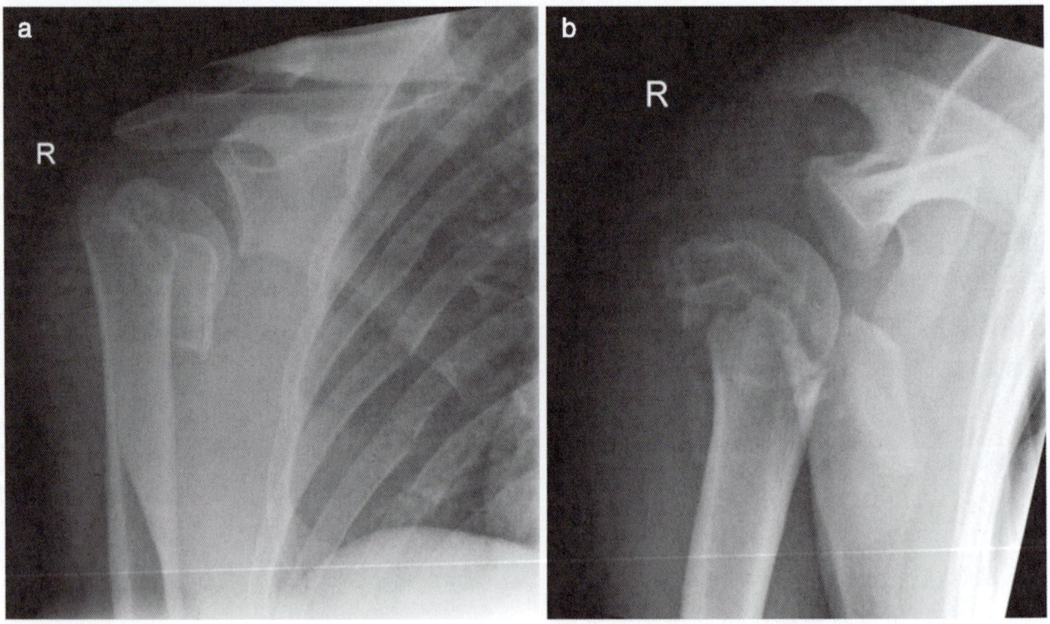

图 3-48-2 前后位和轴向位 X 线片可显示肱骨近端骨折手术所需的大部分信息，其他辅助扫描，特别是多平面重建 CT 也非常有价值

该结合二维切片图像一起进行解读。而且，三维重建在复杂骨折类型的可视化、规划最恰当的手术入路及内固定构想方面没有价值。

影像学检查能确定骨折线和主要骨折块的数量，同时还可提示哪些骨折块有移位，以及其移位程度。这不仅方便对骨折进行分类，达到学术交流和研究的目的（如 Neer 分型），也保证了手术策略的制定。

大多数骨折可以通过三角肌-胸大肌入路进行显露和固定。然而当大结节在冈下肌、冈上肌的牵拉下向肱骨头后方移位，向内侧移位并朝向肩胛盂缘时，这一入路显然不合适。如果影像学资料提示确实需要在肱骨头后方进行复位，则可在外侧劈开三角肌。该方法最初被用于处理后方骨折脱位，因为在当时医疗条件下的操作窗口仅限于腋神经上方[16]。近来有证据证实，可先确认腋神经，然后在其上方和下方建立窗口，再进行相应的操作[17]。钢板可以自上方切口插入，并在腋神经深面沿肱骨干外侧下滑。腋神经下方的独立窗口可以用来置入钢板远端的螺钉。这一入路钢板的位置比三角肌胸大肌入路更偏向肱骨干外侧，如果需要使用长的钢板，必须分离三角肌的止点。然而，三角肌的肌腱和外侧肌间隔连续，为更好地置入钢板，应对三角肌前部止点进行骨膜下松解，一般该操作不会导致任何功能不良。值得注意的是，无论采用何种入路，均应以不影响日后再次使用该入路为前提。最近的一项系统综述显示，锁定钢板治疗三部分、四部分骨折的再手术率为 13.7%[18]。

复位时须尽可能地减少对周围软组织的干扰，为了保留血液供应，应尽可能地保留附着于骨折块上的残留肌腱、关节囊和筋膜等组织。因此，手术必须配备影像增强器，并安排相关设备和人员待命。手术室的布置应提前安放好影像增强器，并能保证手术医师始终可以清楚地看到屏幕（图 3-48-3）。

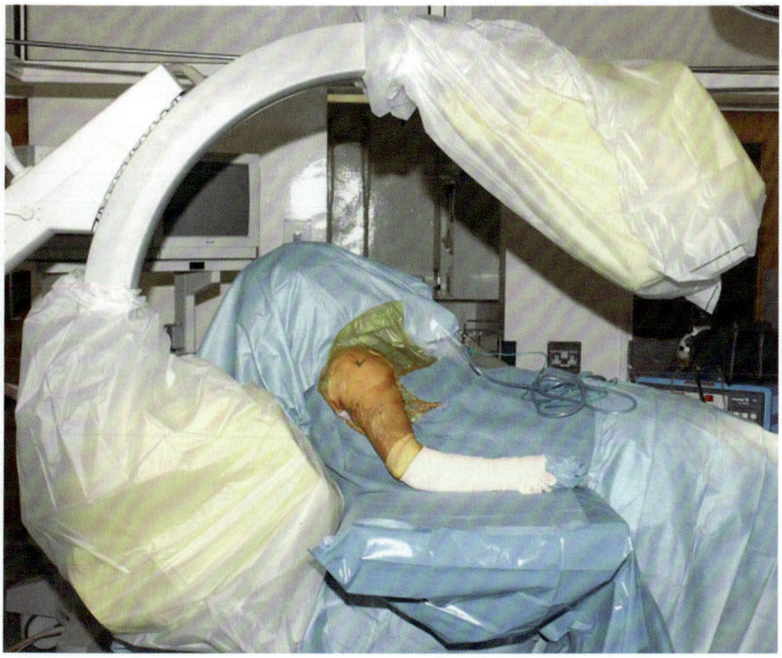

图 3-48-3 增强装置的设置，外科医师不仅能观察到手术部位，还能清晰地观察到图像增强器屏幕，增强器的放置应以成像且不干扰外科手术通路为宜

术后感染的发生率较低。然而，腋窝汗腺是丙酸杆菌属的绝佳藏身之处，从疑似感染的标本中很难将这种细菌分离出来，实验室培养的时间可能超过常规的 48 h。痤疮丙酸杆菌是引起肩关节置换感染和肩袖术后感染最常见的致病菌，钢板内固定术后如发生感染也应考虑该种细菌感染的可能[19-20]。另外，还应坚持遵循当地的抗生素预防应用指南，并考虑潜在的致病菌。

第 9 节 手术技术

无论是采用三角肌胸大肌入路还是三角肌劈开入路，均应将患者置于“沙滩椅”位。铺单后手臂应不受约束，便于手术操作。旋转前臂（如未受伤）进而旋转肱骨干。手臂放置在边台上，通过调整边台的高度使手臂轻度外展，以降低三角肌张力，这有助于牵引和显露肱骨近端（图 3-48-4）。本节将描述三角肌胸大肌入路固定术，该入路的优势是切口适用范围广，如患者后续需行肩部手术，这一切口均能满足。

皮肤切口充分即可，不必过长。切口通常起于喙突外侧边缘。肱骨外侧锁定钢板的高度对切口的选择也有一定影响。切口

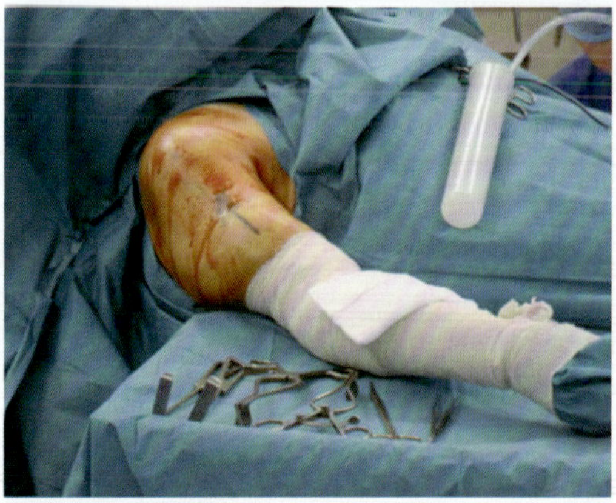

图 3-48-4 将手臂放在边台上，以便于复位，调整边台的高度、外展上肢可缓解三角肌的紧张，从而改善手术入路

可延续至腋前襞顶部，沿三角肌胸大肌间隙走行，使钢板可有效固定骨折以远（图 3-48-5）。复杂骨折可以使用桥接钢板，近端做一小切口以复位和固定肱骨头和结节，将钢板紧贴肱骨下滑至远端，在骨折以远做另一单独切口，显露滑下的钢板并固定远端。

皮肤切口完成后打开三角肌胸大肌间隙。向内侧或外侧牵拉头静脉，向外侧牵拉使头静脉的牵拉张力增大，在使用钻头和螺丝刀时导致其更容易受到损伤；而向内侧牵拉常常引起三角肌的小属支撕脱，除非结扎或牺牲静脉，否则很难控制出血量。但无论使用哪一种方法，头静脉损伤后都不会引起严重的问题。随后使用自保持牵开器分开三角肌和胸大肌。

随后需处理的是肿胀瘀青的组织，这往往与解剖课本或者大多数生产厂家提供的手术技术指南展示的外观有非常大的不同。胸臂筋膜自联合腱向外侧延伸，其内包裹因骨折引起的出血和水肿，使肩胛下肌腱和肱骨近端变得模糊不清（图 3-48-6）。沿联合腱外侧切开筋膜，并切除下方的水肿网状组织，暴露肱骨小结节及附着的肩胛下肌（图 3-48-7）。

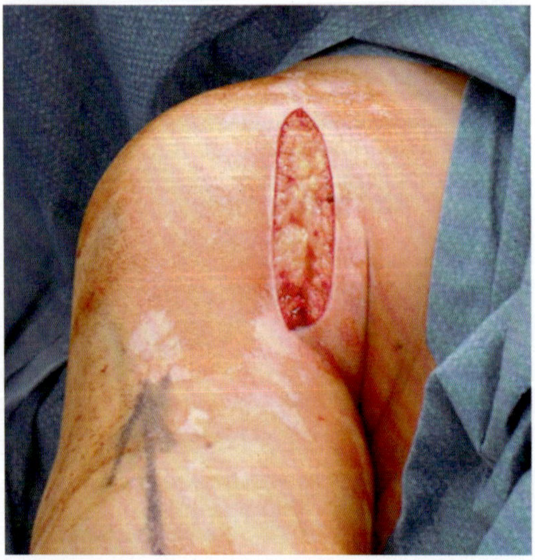

图 3-48-5 切口沿喙突的外侧边缘向上臂中上段，腋窝的侧面延伸

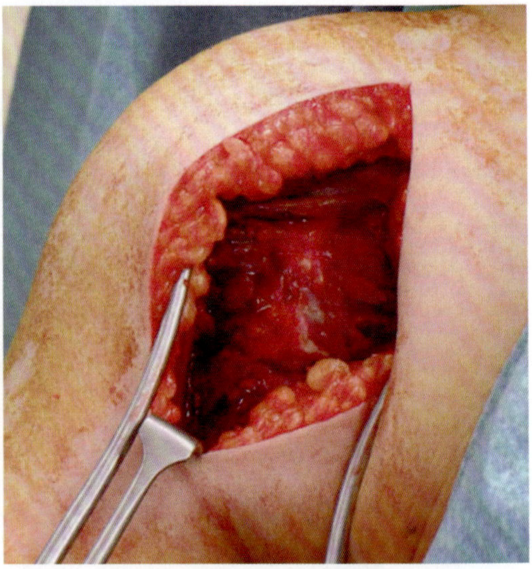

图 3-48-6 打开三角肌间隔可见胸臂筋膜，通常该部位水肿瘀青，遮盖下方的肩胛下肌和肱骨结节

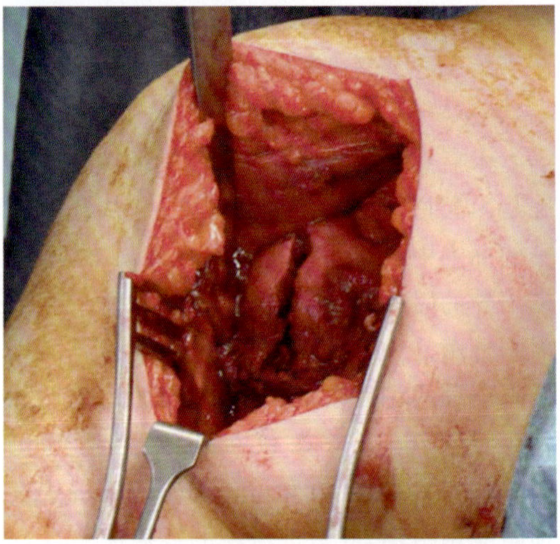

图 3-48-7 去除胸臂筋膜后，可见肩袖旁肱骨结节和骨折线复位

此后，根据依骨折类型进行适当的手术操作，但均包括 2 个基本步骤——骨折块复位及内固定。

一、复位

肩袖、肱二头肌肌腱和其顶部通道、胸大肌和三角肌的附着部位都与骨折片连接，起到限制其移动的作用，因而要通过影像增强器观察清楚。任何附着于骨块的软组织均应保留，即使在切除后可直接显露骨折块有助于复位的情况下。复位时尽可能将所有骨折块以正确的长度、对线和旋转角度汇集在一起。理论上，二部分骨折做到这一点相对简单（虽然在实际临床中常常会出现棘手的情况，特别是合并骨质疏松和粉碎性骨折的患者）。可通过控制手臂来调节肱骨干，手动调整其在肱骨头下方的位置，使骨折表面紧密接触。如果损伤后存在明显的移位，那么可能造成软组织（如肱二头肌长头腱）嵌顿于骨折断端，阻碍复位，操作较为困难。

多部分骨折通常须钳夹每一个骨折块，这样才能独立旋转和推拉所有骨折块，达到完全复位。如果肱骨头仍然有结节附着，可将粗钢丝穿过结节作为操纵杆，或以强力缝线（如 5 号聚酯编织线）穿过肩袖，在其结节附着部位缝合 1 针，来控制其位置。对于结节骨块分离，第二种技术的效果更好，因钢丝可能引起附于分离结节的骨皮质劈裂。

最关键的缝线为控制大结节的缝线，这也是最难缝合的，大节结因受冈下肌影响而向后移位。如果大结节移位至肱骨头后方，那么经三角肌胸大肌入路就很难显露，可能需要考虑使用外侧劈开三角肌入路。然后采用“背负式”完成缝合。粗缝线穿过冈上肌腱附着部位并向前牵拉大结节，这样可以暴露肩袖后部，在此缝入第 2 根粗缝线。移除第 1 根缝线，牵拉第 2 根缝线将肩袖再次拉向前方。不断的牵拉使肩袖及其附着的骨块进入手术视野中，最终将 1 根缝线置于大结节的后方，复位和固定结节。

对于三部分、四部分骨折而言，粗缝线如上文描述的 5 号聚酯编织线应该穿过肩袖在每一个骨折块的附着部位。一旦通过这种方法控制好结节骨块，肱骨头的成功复位就非常容易。将起子（该作者使用小的骨膜起子）穿过骨折部位，与肱骨头的断端接触（图 3-48-8）。此时上推肱骨头直至喙肩弓，下拉手臂，利用影像增强器（图 3-48-9）检查肱骨头是否正确复位（肱骨头外翻时就需上推骨折面的外侧部）。一旦肱骨头与关节窝的关系复位良好，就可以拉动结节以恢复其在肱骨头周围的位置——如果肱骨头复位正确，就可以将结节锁定在肱骨头周围，骨折复位也可以获得良好的稳定性。此时，可考虑用克氏针穿过结节，插入复位的肱骨头内进行临时固定。部分情况下可以把穿过肩袖后部的缝线绕至前方，再穿过肩胛下肌腱止点。将该缝线打结，形成一张力带，连接肱骨头周围的大小结节（有一种形式的微创手术采用这种做法，然后用另 1 根缝线将大结节固定到肱骨干上，骨折获得复位且无须植入物固定就能维持复位，但是在骨折愈合前，患肢多无法承受生理性负荷）。如果将缝线打结成为外侧张力带，缝线将处于钢板下，钻孔时必须注意避免破坏缝线。如果事先已植入钢板，那么可将预置在肩袖止点处的缝线穿过新型锁定钢板上的预设孔，然后行结节的固定。

这样做是否能降低远期复位丢失的风险尚不可知。可以植骨或使用植骨替代物

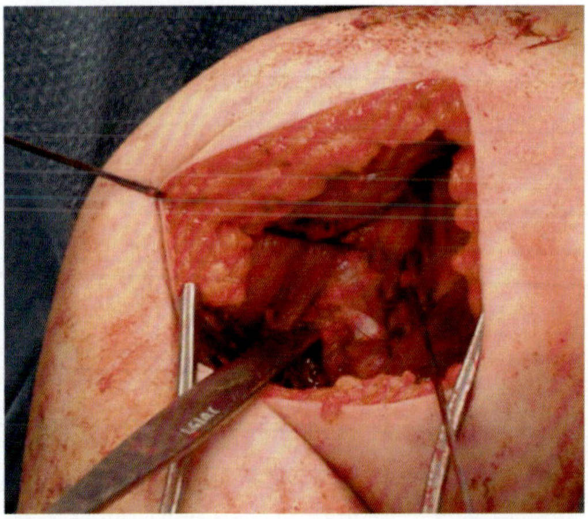

图 3-48-8 **复位骨折——复位小结节并用临时缝线将其固定到肱骨头，通过后套管插入的编织缝线控制大结节，起子穿过颈部骨折部位用于抬高肱骨头**

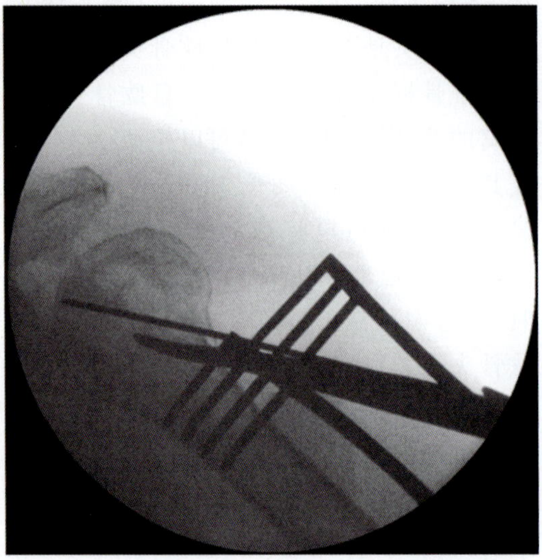

图 3-48-9 图像增强器显示肱骨头被抬高至喙肩弓以复位骨折，如果肱骨头下有空隙，应考虑填补空隙以提高稳定性

填充空隙（这避免了损伤植骨供区，特别是脆性骨折患者，供区骨本身的质量也可能很差）。其他学者在肱骨头下方使用结构性支撑装置实现对肱骨头的支撑，并防止肱骨头出现内翻或外翻倾向，包括腓骨移植支撑[21]、骨水泥或骨替代物[22]，或特制的金属植入物等。

一旦结节和肱骨头稳定后，三部分、四部分骨折就转换为二部分骨折，剩下的问题就是将肱骨干复位至肱骨头/结节下方，再用钢板进行稳定固定。

二、固定

锁定钢板具有角度固定的设计优势，这也意味着第1枚螺钉就决定了钢板与肱骨的位置关系。如果位置固定错误，肱骨头的锁定螺钉将无法均匀分布，而是成组地朝向肱骨头的前方或后方，一些螺丝孔也将不可再次利用。因此，在实际操作中，最好在确定钢板的位置后，植入1枚独立的中央螺钉，如果钢板专门设计有允许导针穿过的固定轨道，也可使用导针（图 3-48-10），在固定前应行前后位和腋位X线片。

肱骨干可能向内侧移位，如果肱骨头部骨折片不容易复位，术者多不倾向于用力迫使肱骨干外移。在这种情况下，需考虑将钢板放置在相对肱骨头恰当的高度，然后钻孔并测量，穿过钢板打入1枚非锁定螺钉，长度可达向内侧移位的肱骨干内。如果移位不大，旋紧螺钉就可以将肱骨干拉向钢板，将其复位于肱骨头下。此时，螺丝会显得过长，可以在肱骨近端和肱骨干植入其他螺钉后将其更换或去除。

当锁定螺钉或螺栓打入肱骨头骨折块之后，应能够固定并恢复肱骨头和肱骨干的解剖关系（图 3-48-11）。如果螺钉穿过了结节骨折块，该骨块也会获得稳定。然而，在很多情况下，肱骨外侧放置的钢板无法有效固定小结节或分离的后方大结节骨块。因此，许多锁定钢板系统预留了强力缝线或钢针穿孔，这样就可以联合5号聚酯编织缝线以维持骨折复位。固定结节骨块是最关键的一步，因为结节移位的预后相对较差。仅依靠1枚或2枚螺钉固定结节骨块边缘是不可行的。

如果不使用锁定螺钉，则必须注意减小可能造成肱骨头骨块旋转螺钉的拉力，否则螺钉在钢板上滑动会引起肱骨头倾斜，出现内翻或外翻畸形（通常会回到固定前的移位位置）。消除这些作用力最有效的方法是：如患者骨存量良好时应解剖复位肱骨头和结节；如果骨折为压缩或粉碎骨折，为获得稳定可能需要按照上述方法重构骨缺损。对于锁定钢板系统，骨缺损通常都无须植骨。

螺钉固定时应充分利用最好的骨质，而这不可避免会涉及肱骨头的软骨下区。钻孔时应钻到软骨下骨质，但避免钻入关节内。如果测量有误或在康复过程中肱骨头向固定装置方向移位，都容易使螺钉穿透进入关节腔，必须仔细测量。可使用钝头螺

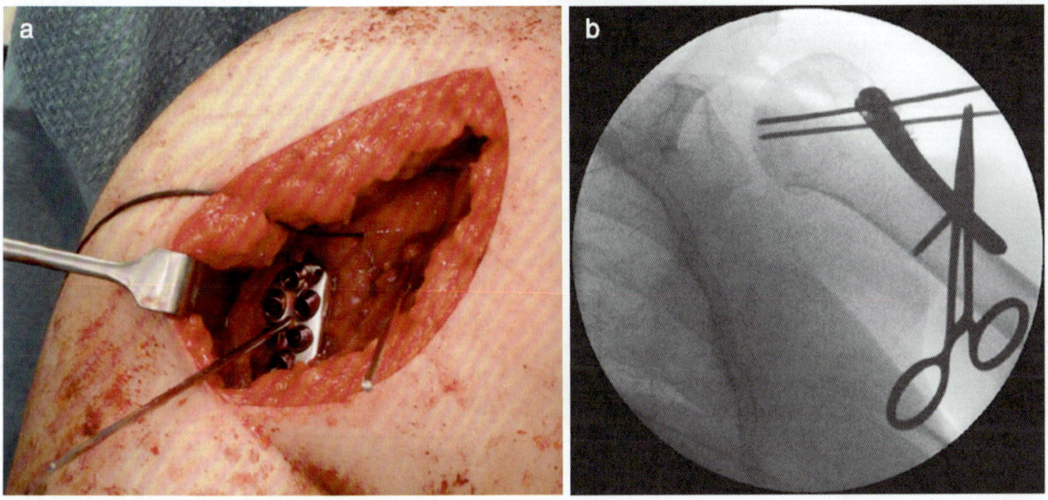

图 3-48-10 临时复位后固定

a. 最初可使用钢丝或螺钉固定钢板；b. 在 2 个 X 线片平面中确认钢板的位置是否正确

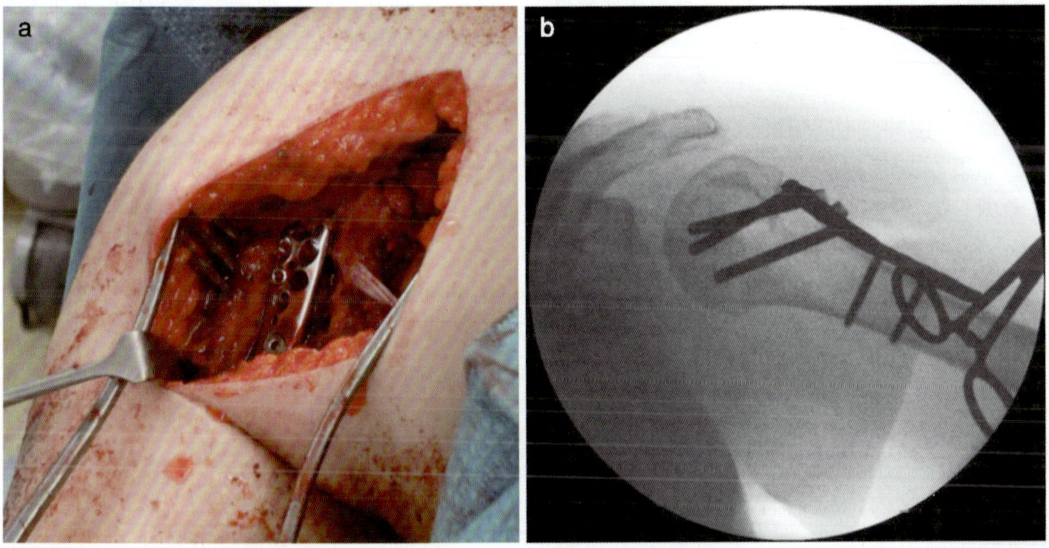

图 3-48-11 确认钢板位置后，置入剩余的螺钉和（或）螺栓（a）并确认（b）

栓代替螺钉固定肱骨头。这样可以使肱骨头位于螺栓之上，尖缘不再锐利，在理论上降低了螺钉切出和穿透肱骨头的风险（图 3-48-12）。

如肱骨头由 1 枚螺钉固定，此时再在肱骨头内植入 1 枚锁定螺丝，并在肱骨干钢板上打入剩余的螺钉进行固定。如果干骺端是粉碎性骨折，需要用一个较大的钢板桥接此区，或者在肱骨头下方置入一三孔双皮质钉钢板。现代钢板系统可以用锁定螺钉，能够提高对骨质疏松性骨骼的固定效果。大多数锁定钢板的最常见并发症是螺钉穿出肱骨头，因此应在 2 个平面进行影像学检查[23]。

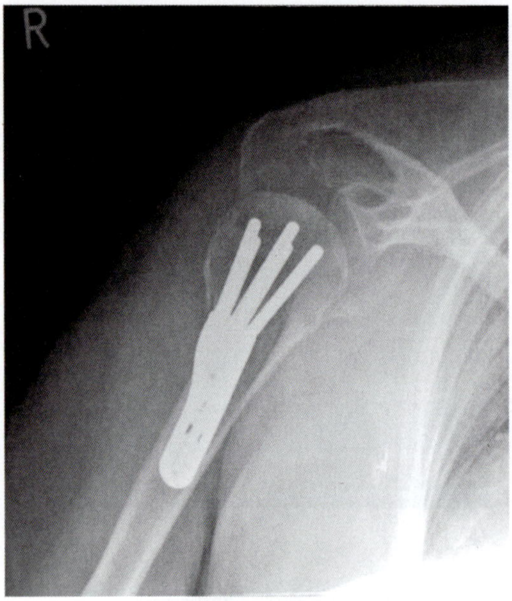

图 3-48-12 固定后行影像学检查，该病例采用了一系列螺栓支撑肱骨头，或者可以在肱骨头部分植入螺钉

最后，在冲洗伤口时注意不要影响移植骨。如果在此之前尚未植骨，应在关闭伤口前考虑是否需要植骨。闭合三角肌胸大肌间沟，视情况放置引流管，缝合皮下脂肪和皮肤切口。

第 10 节 术后护理与康复

切开复位内固定的首要目的是恢复肩关节的生物力学性能，尽可能使肩关节功能恢复至正常或接近正常。选择钢板内固定（非微创或微固定的方法）的第 2 个目的是允许早期进行生理负荷训练，以促进康复。因此，术后患者可以进行早期活动锻炼，获得早期功能康复。一般会嘱患者佩戴吊带以避免不适，而锻炼时间应在确定伤口已经开始愈合后再开始（伤口有任何渗出，都要推迟锻炼）。一般来说，康复计划在麻醉苏醒后即可开展。

目前，关于肩部术后应采取何种康复护理措施也有很多不同观点。本文仅就指导原则进行阐述。首要的护理问题是很少有医疗保健系统能够依赖第三方来实施康复计划。虽然物理治疗师可以评估、建议、实施和促进康复计划，但患者有义务遵循康复训练计划以促进肩关节的恢复功能，因为康复通常需要每天数小时的锻炼。术前应向患者强调康复锻炼的重要性。即使骨折固定的非常完美，如果患者仅将患肢安放在吊带上而不进行所有能引起疼痛的活动，也会使肩关节失去功能。

康复计划旨在让患者在疼痛、运动范围、力量和神经肌肉等的正确控制下进行功能恢复。多数研究表明，早期康复训练可以获得最佳的效果[24]。由于老年人是主要的易感人群，因此应当做好二级预防，不仅要及时发现和治疗骨质疏松症，还应加强平衡和神经肌肉控制以预防跌倒。吊带的使用可缓解疼痛——对于采用非手术治疗的骨折病例，吊带的使用可以在重力下维持骨折对线，但只有患者在直立位时才能起到真正的作用。一部分骨折的稳定较好，术后可即刻开始康复训练，一般进行轻柔、无负重的摆动训练，如钟摆样运动练习。采用手术治疗的患者也同样如此，钢板内固定的目的是允许术后即刻运动，从而减少僵硬持续的时间和程度。应知晓的是，即便解剖复位和固定后，肩关节骨折患者也很少能恢复至绝对正常的活动度。

目前，关于康复锻炼开展的进度尚无严格和快速的指南，其进展取决于手术的安全性。即使是骨质疏松症患者，只要肱骨头和肱骨干之间的固定良好，也可以进行轻柔的主动活动。因肩关节结节为缝线固定，故需谨慎进行结节部位附着肌肉的负荷活动或能增大活动度的被动牵拉活动。通常为了刺激骨愈合，需要逐渐增大固定后的生理性负荷。在绝大多数情况下，患者可以在辅助下恢复主动训练，目标定为术后 3 周恢复完全的活动范围，术后 6 周开始负重活动。

第 11 节　并发症

肩部骨折行锁定钢板固定的总体并发症发生率高[18,25]。虽然相关的固定系统越来越可靠，但这些器械也促使医师去尝试治疗某些以往采用半肩关节置换术或非手术方法治疗的复杂骨折。但没有任何证据表明，随着处理这些复杂骨折经验的增加，并发症的发生率有所下降。

并发症的发生可能与麻醉有关。这需要麻醉师与外科医师共同讨论，但外科医师应知晓气胸会造成呼吸功能急性损伤，而膈肌麻痹会威胁既往有胸部疾病史患者的生命安全。斜角肌间沟阻滞麻醉的目标神经为 C_4/C_5 神经根。许多医学生都记得"C_3、C_4、C_5 维持膈肌活力"的备忘口诀。因而斜角肌间沟麻醉阻滞很容易削弱膈肌的功能，但大多数患者可以仅通过呼吸储备就能轻松代偿。幸运的是，膈肌功能受损会随着神经阻滞的消退而逆转，但这意味着患者术前肺功能较差者会出现 24 h 的呼吸困难。气胸是非常罕见的并发症。随着超声技术被广泛应用于穿刺引导及麻醉浸润，气胸的发生变得更为罕见。总的来说，肌间沟阻滞已被证实非常安全[26]。

如果患者存在肩关节脱位，神经血管损伤的风险会异常高。劈开三角肌入路有损伤腋神经的风险。尽管最新的文献证实，通过腋神经上方和下方的窗口进行操作时，如能正确识别和保护腋神经，其损伤风险可大大降低。"沙滩椅"位在未发现头静脉断裂的情况下，空气栓塞的风险较小。

肩关节周围组织的血供非常丰富，有助于降低感染风险。有报道显示，骨折内固定术后的感染率仍为 1%。此外，痤疮丙酸杆菌致病并不少见，且往往很难被发现[19-20]。

最近的研究发现，并发症的发生与损伤的生物学表现和固定的力学性能相关。即使术中采用先进的锁定钢板并进行仔细解剖，避免过多剥离软组织，缺血性坏死的发生率依然很高。缺血性坏死的发生率取决于骨折类型。如果二部分骨折未被重视，肱骨头缺血性坏死率的发生率可达 9%[14]。术中仅依靠局部是否有缺血表现进行判断是不可靠的，目前尚无研究证实其与骨坏死的出现有关联[27]。

然而，无论是初次手术还是移位或肱骨头缺血性坏死后，螺钉穿出进入盂肱关节的发生率仍然较高。两项多中心临床试验报道，螺钉原发穿出率为 14%，继发穿出率为 8%[28-29]。研究结果显示，最初有内翻移位骨折采用锁定钢板固定后，继发移位的发生率相比外翻移位的骨折更多见，其发生率分别是 79%和 19%[15]。

任何肱骨近端骨折内固定术都有利弊。现有的多篇已发表的研究均无法证明手术的益处，但这些研究的质量普遍不高。这就给外科医师带来了很大的难题，因为大多数外科医师认为有良好积极性的、活动度高的患者是手术治疗的理想人群。但许多研究的纳入标准仅基于影像学标准，缺乏对患者心理、智力的考量。此外，论文发表存在偏倚，也进一步混淆了问题——试验设计不足但患者结果良好的文章一般不能发表，但术后结果很差且试验设计不足的研究却可能发表。目前一些随机试验正在积极开展。最新的随机试验结果显示，即使老年患者行内固定治疗也能适当获益，但再手术率高达 1/3[25]。

第 12 节　总　结

钢板内固定是治疗肱骨近端骨折最常用的方法，从简单的外科颈移位骨折到复杂的三部分、四部分骨折及骨折脱位，都可以使用钢板内固定进行治疗。但是内固定手术治疗的适应证目前并不明确。毫无疑问，对于骨质差和不能配合康复锻炼的高龄患者，手术治疗的效果并不会优于非手术治疗。同样，开放性肱骨近端骨折合并腋动脉断裂的病例需急诊手术固定。以现有的知识，外科医师还无法在这些极端的情况下做出决定。

参考文献

[1] Siebennrock KA, Gerber C. The reproducibility of classification of fractures of the proximal end of the humerus. J Bone Joint Surg Am, 1993, 75(A): 1751-1755.

[2] Sidor ML, Zuckerman JD, Lyon T. The Neer classifi-cation system for proximal humeral fractures. An assessment of the interobserver reliability and intraobserver reproducibility. J Bone Joint Surg Am, 1993, 75 (A): 1745-1750.

[3] Jakob RP, Ganz R. Proximale humerusfrakturen. Helv Chir Acta, 1981, 48: 595-610.

[4] Neer CS. Four-segment classification of proximal humerus fractures. Instr Course Lect, 1975, 24: 160-168.

[5] Codman EA. The shoulder: rupture of the supraspinatus tendon and other lesions in or about the subacromial bursa. Boston: Thomas Todd, 1934.

[6] Hertel R, Hempfing M, Stiehler M, et al. Predictors of humeral head ischaemia after intracapsular fracture of the proximal humerus. J Shoulder Elbow Surg, 2004, 13(4): 427-433.

[7] Jakob RP, Miniachi A, Anson PS, et al. Four-part valgus-impacted fractures of the proximal humerus. J Bone Joint Surg Br, 1991, 73B: 295-298.

[8] Resch H, Povacz P, Frohlich R, et al. Percutaneous fixation of three-and four-part fractures of the proximal humerus. J Bone Joint Surg Br, 1997, 79B(2): 295-300.

[9] Edelson G, Kelly I, Vigder F, et al. A threedimensional classification for fractures of the proximal humerus. J Bone Joint Surg Br, 2004, 86B(3): 413-425.

[10] Gerber C, Schneeberger AG, Vinh TS. The arterial vascularisation of the humeral head. An anatomical study. J Bone Joint Surg Am, 1990, 72(10): 1486-1494.

[11] Meier RA, Messmer P, Regazzoni P, et al. Unexpected high complication rate following internal fixation of unstable proximal humerus fractures with an angled blade plate. J Orthop Trauma, 2006, 20(4): 253-260.

[12] Chudik SC, Weinhold P, Dahners LE. Fixed-angle plate fixation in simulated fractures of the proximal humerus: a biomechanical study of a new device. J Shoulder Elbow Surg, 2003, 12(6): 578-588.

[13] Liew AS, Johnson JA, Patterson SD, et al. Effect of screw placement on fixation in the humeral head. J Shoulder Elbow Surg, 2000, 9(5): 423-426.

[14] Solberg BD, Moon CN, Franco DP, et al. Surgical treatment of three and four-part proximal humeral fractures. J Bone Joint Surg Am, 2009, 91A(7): 1689-1697.

[15] Solberg BD, Moon CN, Franco DP, et al. Locked plating of 3-and 4-part proximal humerus fractures in older patients: the effect of initial fracture pattern on outcome. J Orthop Trauma, 2009, 23(2): 113-119.

[16] Stableforth PG, Sarangi PP. Posterior fracturedislocation of the shoulder. A superior subacromial approach for open reduction. J Bone Joint Surg Br, 1992, 74B(4): 579-584.

[17] Gardner MJ, Griffith MH, Dines JS, et al. The extended anterolateral acromion approach allows minimally invasive access to the proximal humerus. Clin Orthop, 2005, 434: 123-129.

[18] Thanasas C, Kontakis G, Angoules A, et al. Treatment of proximal humerus fractures with locking plates: a systematic review. J Shoulder Elbow Surg, 2009, 18(6): 837-844.

[19] Levy PY, Fenollar F, Syein A, et al. Proprionobacterium acnes postoperative shoulder arthritis: an emerging clinical entity. Clin Infect

Dis,2008,46:1884.

[20] Sperling JW, Kozak TKW, Hanssen AD, et al. Infection after shoulder arthroplasty. Clin Orthop Relat Res,2001,382:206-216.

[21] Gardner MJ,Boraiah S,Helfet DL,et al. Indirect medial reduction and strut support of proximal humerus fractures using an endosteal implant. J Orthop Trauma, 2008, 22(3): 195-200.

[22] Kwon BK,Goertzen DJ,O'Brien PJ,et al. Biomechanical evaluation of proximal humeral fracture fixation supplemented with calcium phosphate cement. J Bone Joint Surgery Am, 2002,84A(6):951-961.

[23] Konrad G, Bayer J, Hepp B, et al. Open reduction and internal fixation of proximal humeral fractures with the use of the locking proximal humerus plate. Sugical technique. J Bone Joint Surg Am, 2010, 92A(Supp 1, pt 1):85-95.

[24] Hodgson S, Iannotti JP, Evans PJ. Proximal humerus fracture rehabilitation. Clin Orthop Relat Res,2006,442:131-138.

[25] Olerud P,Ahrengart L,Ponzer S,et al. Internal fixation versus nonoperative treatment of displaced 3-part proximal humeral fractures in elderly patients: a randomized controlled trial. J Shoulder Elbow Surg, 2011, 20: 747-755.

[26] Borgeat A,Ekatodramis G,Kalberer F,et al. Acute and nonacute complications associated with interscalene block and shoulder surgery: a prospective study. Anesthesiology,2001,95(4):875-880.

[27] Bastian JD,Hertel R. Initial post-fracture humeral head ischemia does not predict development of necrosis. J Shoulder Elbow Surg, 2008,17(1):2-8.

[28] Brunner F, Sommer C, Bahrs C, et al. Open reduction and internal fixation of proximal humerus fractures using a proximal humeral locked plate:a prospective multicenter analysis. J Orthop Trauma,2009,23(3):163-172.

[29] Sudkamp N,Bayer J,Hepp P,et al. Open reduction and internal fixation of proximal humeral fractures with use of the locking proximal humerus plate. Results of a prospective, multicenter,observational study. J Bone Joint Surg Am,2009,91A(6):1320-1328.

第 49 章　肱骨近端骨折髓内钉内固定技术

第 49 章

肱骨近端骨折髓内钉内固定技术

Carlos Torrens

摘要　尽管已有多种治疗方案见诸报道，但肱骨近端骨折仍是骨科临床医师的难题。多数肱骨近端骨折患者都存在骨质疏松，因此在选择治疗方案时最需要考虑该因素。肱骨近端骨折手术的治疗结果往往不佳，并发症的出现多与骨质疏松有关。在处理老年骨折时，首选最简单的治疗方法，尽量避免使用坚硬材料形成刚性结构。了解骨折块上附着的肩袖肌腱的受力情况，对骨折的正确复位和选择最佳固定方案的设计来说至关重要。肱骨的大小结节必须获得解剖复位并坚强固定，才能使肩部功能恢复。对于老年患者，使用缝线穿过肩袖附着处是固定结节的最佳方式。当肱骨头复合体和肱骨干之间出现明显移位时，必须提供髓内支撑以确保肱骨结节重建的稳定性——特别是对于二部分、三部分骨折。经研究证实，改良 Ender 钉可以提供足够的动态稳定性，同时还可避免刚性结构的产生。在 Ender 钉顶部追加钻孔并穿线，将螺钉引入肱骨头深部，可避免螺钉突出肩峰下间隙。这一技术的并发症很少。当老年肱骨近端骨折患者的肱骨头和肱骨干有明显移位时，多数可以通过单独骨缝线或者联合 Ender 钉获得令人满意的治疗效果。

C. Torrens
Orthopedic Department, Hospital Universitario del Mar de Barcelona, Barcelona, Spain
e-mail: Ctorrens@parcdesalutmar.cat

G. Bentley (ed.), *European Surgical Orthopaedics and Traumatology*,
DOI 10.1007/978-3-642-34746-7_60,

关键词　解剖学・并发症・诊断・流行病学・肱骨近端骨折・髓内钉・锁定钢板和半关节成形术・手术技术・康复・手术适应证

第 1 节　概述——流行病学

目前人们普遍认为，绝大多数肱骨近端骨折与骨质疏松有关。肱骨近端骨折的发病率在老年男性和女性中均呈单峰分布[1]。女性肱骨近端骨折的发病率是男性的 4 倍，平均发病年龄明显高于男性（女性平均发病年龄为 70 岁，男性为 56 岁）[2]。肱骨近端骨折是继髋部和 Colles 骨折之后，在老年人群中发病率居第 3 位的骨折，其发病率以指数方式增长。Palvanen 等[3]报道，在研究期间，芬兰 60 岁以上因肱骨近端骨折住院患者的总例数从 1970 年的 208 例上升至 2002 年的 1120 例。肱骨近端骨折的总发病率提高了 63%，患者平均年龄由 1970 年的 72 岁增长为 2002 年的 77 岁。如果以这样的趋势发展下去，预计在 2002 年之后的 30 年内老年人群中肱骨近端骨折的发病例数会增加 3 倍。在这些骨折病例中，多数是因站立跌倒致伤（87%），运动损伤和交通事故伤仅占 8%，这一小部分患者多为年轻人（体育运动引起骨折的平均年龄为 33 岁，交通事故伤为 46 岁）。骨折模式和治疗方案与常见的骨质疏松性肱骨近端骨折相比，并没有代表性[2]。随着跌倒率的上升(与平均概率无关)，肱骨骨折的风险也可能随之升高[4]。与跌倒相关的危险因素包括既往跌倒史、糖尿病、暗处行走困难、使用抗癫痫药物、抑郁、长时间佩戴助听器及左利手[5]。与之相反，肱骨近端骨折患者的身体健康状况较股骨近端骨折患者好。对骨折前的功能状态进行的研究发现，90%的患者居住在家中[2]。在计划治疗方案时，应当将这一因素考虑在内，以患者恢复至术前的功能状态为宜。

尽管多数肱骨近端骨折不会出现移位，但事实上，肩部骨折后患者的死亡率高于一般人群，这一趋势自骨折后即刻开始，一直延续至骨折后5年，患者的死亡率与一般人群没有显著差别[6]。更有甚者，如果患者年龄为60岁，且既往有肩部骨折史，其发生髋部、前臂或者脊柱骨折的风险相较于同年龄、同性别的人群明显升高[7]。无论何时进行手术治疗，都应考虑到患者的骨质疏松情况，以防止相关缺陷和并发症的发生，避免使用坚强的非骨质疏松骨质的材料和手术方案。

目前的研究结果表明，多数肱骨近端骨折，甚至包括严重移位的病例，都可以通过恰当的非手术治疗获得良好的功能结果[25]。复杂肱骨骨折患者对功能要求比较高，可选择手术治疗。对于肱骨头复合体和肱骨干之间出现明显移位的骨折，且存在发生骨不连风险的病例，也可采用手术治疗。

第2节　应用解剖学

肱骨近端骨折块的移位取决于附着于其上的肩袖肌腱。了解骨折时各部分的受力情况，对于骨折复位来说是必需的。

当肱骨头与肱骨干分离时，胸肌肌群向内牵拉肱骨干，而肱骨头还留在原位。此时，可适当松解胸大肌腱，从而获得良好复位。

在肱骨大结节处发生的外翻嵌插型三部分骨折中，肱骨头移位至外翻位置，大结节被推出原来的位置。由于肱骨头外翻移位，大结节看似向上移位。但进一步分析骨折模式发现，大结节仍处于合适的位置，但是没有空间复位。抬高肱骨头并恢复头干角，就可为大结节的正确复位提供充足的空间。

当肱骨头和肱骨干出现分离且存在大结节骨折时，由于冈下肌的牵拉，会出现典型的大结节向后移位；同时，肱骨头其他部分受肩胛下肌的牵拉向内旋转。为了获得更好的复位，需要轻轻地牵引大结节并且外旋肱骨头。

在尝试复位任何类型的肱骨近端骨折之前，必须准确判断全部骨折块的情况及附着肌肉牵拉这些骨块的方向。

第3节　诊　断

一般在诊断肱骨近端骨折时，需要进行“创伤系列片”检查。正如Neer所描述，“创伤系列片”包括严格的前后位、肩胛骨平面侧位和腋位X线片[9]。对于急性骨折患者，由于摆放体位时移动上臂会导致患者出现剧烈疼痛，且摄片多在急诊室内进行，条件受限，因此往往不易获得理想的腋位X线片。近年来，腋位X线片逐渐被CT所取代。已经有证据证实，X线片提供的信息有限，而CT能为复杂肱骨近端骨折的治疗提供临床所需的信息[10]。诊断的基本原则是从每张投影中获取必要的信息，而不是简单的根据某张图像将其分类。前后位X线片可以清楚地展示肱骨头和肱骨干的大体关系，以及是否合并关节面和大结节骨折，但无法观察到向后方移位的大结节骨块，且难以观察到小结节的情况。临床上往往需要通过多方向的X线片投照才可以准确地评估大结节移位情况[11]。侧位X线片可以清楚地辨认前或后脱位及肱骨头干之间的关系，但是不能清晰显示大小结节的位置。CT不仅可以帮助分析大小结节的骨折类型和移位情况，还能判断肱骨头软骨下的骨量。

不同序列的影像分析系统可以合理地分析骨折类型，并且可以通过回答一些简单的问题，增强对骨折的理解[12-14]。

第4节　手术适应证

近期的研究结果表明，在特定的老年人群中，即使是移位的肱骨近端骨折也可以进行非手术治疗[8]。如果患者对肩关节的期望不高或不愿意进行艰巨的术后康复计划，就应考虑非手术治疗。对嵌插型肱骨近端骨折施行非手术治疗，虽然随访6个月时差异不显著，但早期活动似乎可以更安全和有效地快速恢复伤肢的功能[15]。

在考虑手术治疗时要时刻警惕肱骨头发生缺血性坏死的发生。缺血性坏死的发生率为20%～90%，主要取决于骨折类型、治疗方法和随访时间的长短。解剖学相关研究表明，部分骨折类型与肱骨头血液供应的破坏密切相关[16-17]。Hertel等[12]对100例接受开放手术的肱骨近端关节囊内骨折患者进行了研究，证实了与缺血关系最密切的危险因素包括以下几点。

1. 干骺端后内侧延伸的长度（缺血的肱骨头均<8 mm）。

2. 包含解剖颈的二元描述系统可确定内侧铰链的完整性（Resch等[18]也曾描述）及骨折的基本类型。这种二元描述系统还表明，除了内侧铰链的破坏之外，所有其他方向的骨折移位与血管状态无明显相关性[12]。此后，他们的研究团队还对可能发生肱骨头坏死的高危患者进行了远期随访，结果令人吃惊，10例最初出现肱骨头缺血的患者中，8例未出现肱骨头塌陷，这提示血管再生的可能，而30例早期肱骨头血液灌注良好的患者中，4例出现了肱骨头缺血性坏死，原因不明[19]。综合上述原因，并不推荐任何预防肱骨头缺血性坏死的手术治疗。

临床中肱骨近端骨折出现假关节是非常罕见的。Court-Brown和McQueen[20]发现，肱骨近端骨折不愈合率为1.1%，干骺端粉碎性骨折不愈合率较高，为8%，而外科颈骨折出现33%～100%的平移时，不愈合率更高，为10%。对于肱骨头和肱骨干明显移位且全身状况良好的患者，应考虑手术治疗，否则会导致骨折固定不牢靠。

可以将肱骨近端骨折老年患者分为两类：①身体和精神状况良好，且希望恢复至伤前功能水平的老年患者；②全身状况不佳，精神状态一般，且不积极配合术后康复计划的老年患者。

对于第二类患者，无论哪种肱骨近端骨折均可采取非手术治疗。已经有文献证实，非手术治疗可以很好地缓解疼痛，达到基本满足第二类老年患者的功能需求[8]。对于第一类老年患者，手术治疗的利弊必须同患者进行讨论，应考虑到手术可能只适用于对功能恢复要求较高的患者。手术医师还必须了解，老年患者上肢的活动范围多在肩关节水平以下，但几乎每种日常活动都包含主动外旋动作，因此必须保留主动外旋功能。同时还应告知患者，肱骨近端骨折的紧急保守处理相对简单而且效果较好，手术治疗不仅操作复杂而且治疗效果有限。

总之，当告知患者非手术治疗的优缺点之后，如患者对功能的要求高于非手术治疗时，可考虑手术治疗。当患者存在骨折不愈合的风险时，也可考虑手术治疗。

肱骨近端骨折髓内钉固定特别适用于肱骨头和肱骨干之间有显著移位的骨折，该类型骨折一般要求轴向稳定以利于结节骨块的固定。

第5节 术前准备和手术计划

尽管肱骨近端骨折患者的发病年龄逐渐增大，但患者一般健康情况较好，很少合并相关内科疾病。如果患者合并内科疾病，术前必须予以控制。

术前应告知患者可能出现的与骨折类型相关的功能受限情况，以及可能采取的治疗措施。患者应了解肩关节功能恢复之前所需的术后护理和家庭帮助计划。

告知患者在手术前均应行常规X线片和CT检查。详细记录患者的骨折块数量和移位情况，计划合理的复位和固定策略。在选择治疗方案时，必须综合考虑骨折块的粉碎程度和患者的骨质疏松情况。

尽管报道了很多不同手术的治疗结果，术者仍需考虑自身对各类手术的熟练程度，选择最有把握的手术技术。

第6节 手术技术

患者取“沙滩椅”位，患侧肢体不必固定。首选三角肌胸大肌入路，此入路可用于复位各种类型的大小结节移位，且不会损伤三角肌。通常在联合腱下辨认腋神经。将拉钩放置于肱骨干和肱骨头下牵开三角肌。术中应特别注意结节骨块，这些骨块可能异常脆弱并伴有骨质疏松。对于简单的二部分外科颈骨折(图3-49-1)，在冈上肌腱结合部穿过1根牵引线以控制骨折后的肱骨头部分，在肱骨干上钻2个孔，穿入另1根不可吸收缝线(图3-49-2)。根据需要可部分松解胸肌以利于肱骨干复位。一旦复位成功，在大结节和肱骨头软骨边界的连接处插入第1枚Ender钉(图3-49-3)。向下挤压Ender钉进而推动肱骨干，使骨折得以慢慢复位。Ender钉的植入应在直视下进行，不需要透视。为获得更好的旋转稳定性，在相距第1根钉0.5 cm处再植入第2枚Ender钉(图3-49-4)。在Ender钉深入肱骨头之前，先将用于牵拉肱骨干的牵引线以8字形方式穿过Ender钉顶端预留的小孔(图3-49-5～图3-49-6)。移除置于冈上肌的缝线，在深部放置1根引流管，闭合伤口(图3-49-7)。

同样的入路也适用于肱骨头和肱骨干有明显移位的大结节三部分骨折病例，但应首先复位大结节，并将其固定于肱骨头(图3-49-8)。为了达到这一目的，在肩袖和大结节的连接处安置2根不可吸收缝线。另1条穿过肩胛下肌腱，用于外旋肱骨头，肱骨头由于肩胛下肌的不平衡牵拉处于内旋位(图3-49-9)。外旋肱骨头之后，慢慢牵拉大结节以准确复位。将之前穿过大结节的2根缝线穿过预钻孔固定大小结节，小心操

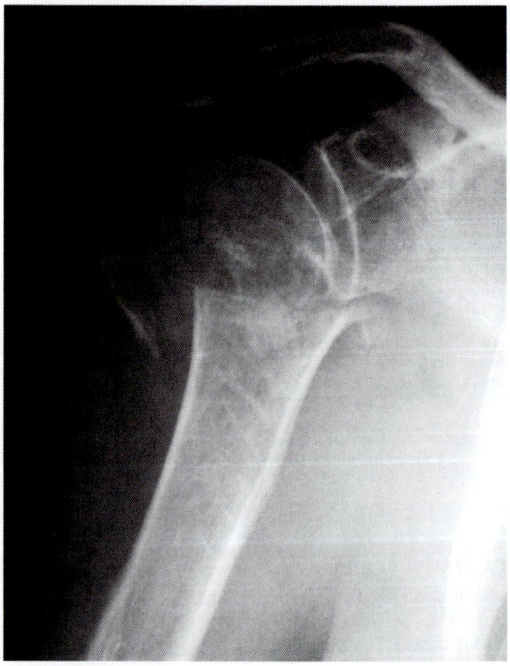

图3-49-1 前后位X线片显示肱骨颈二部分骨折

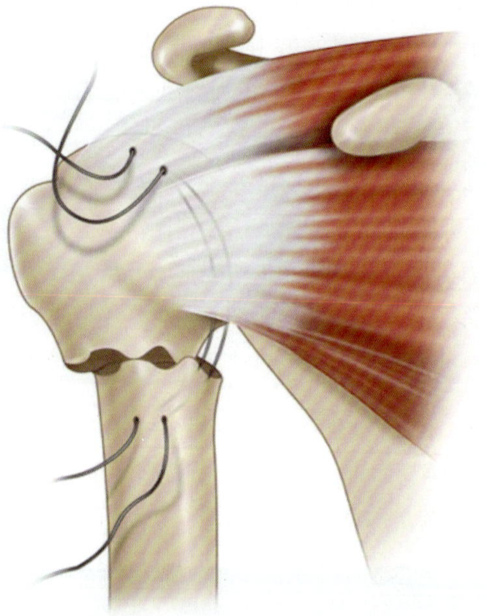

图 3-49-2　**将缝线穿过冈上肌腱结合部和肩胛下肌腱，以便管理和复位骨折片**

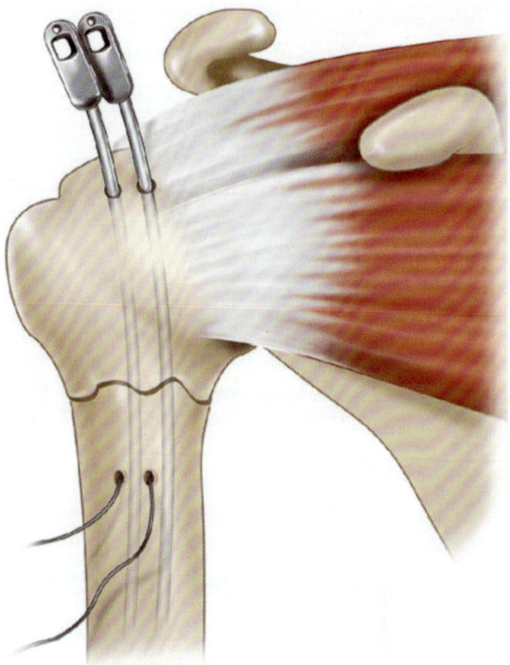

图 3-49-4　**复位骨折并植入第 2 枚 Ender 钉**

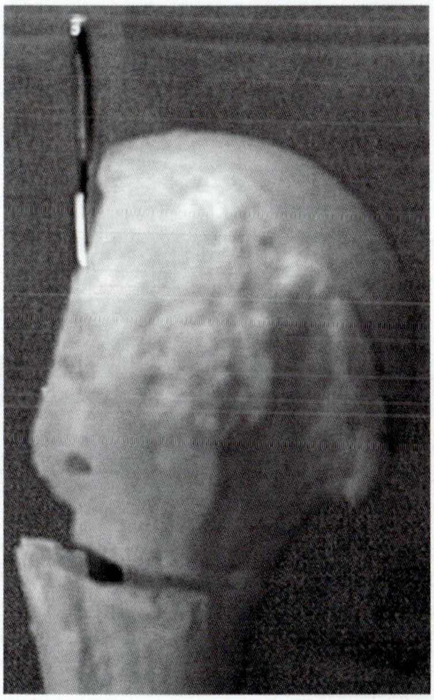

图 3-49-3　**在大结节和肱骨头软骨交界处植入第 1 枚 Ender 钉**

作避免将肱二头肌肌腱一同固定（图 3-49-10）。此时，可以将骨折视为二部分外科颈骨折，采用上述方法操作（图 3-49-11）。

第 7 节　术后护理和康复

术后悬吊制动患侧上肢，固定于内旋位，24 h 后移除引流管。一般在术后第 2 天患者即可出院，给予患者简单的指导后，即可开始手和肘关节的康复锻炼。3 周后去除吊带，开始在滑轮的辅助下进行向前抬高患肢的锻炼，并且在日常生活中允许使用上肢，比如穿衣或吃饭。一旦被动前屈上举达到了 120°，就可以增加内旋功能锻炼，一般是在制动移除后的 2～3 周。术后 1 周或 2 周后，如患者的内旋活动已经达到 L_3 椎体水平时，应开始增加外旋锻炼。在整个康复过程中，都应避免外展活动。嘱患者多不必进行力量训练，因为力量训练会给老年患者带来不必要的痛苦。

对于上述简单的康复锻炼项目，绝大多数患者均可以在家中独立完成，只有小部分患者需要在特定康复中心由专业康复师协助完成。

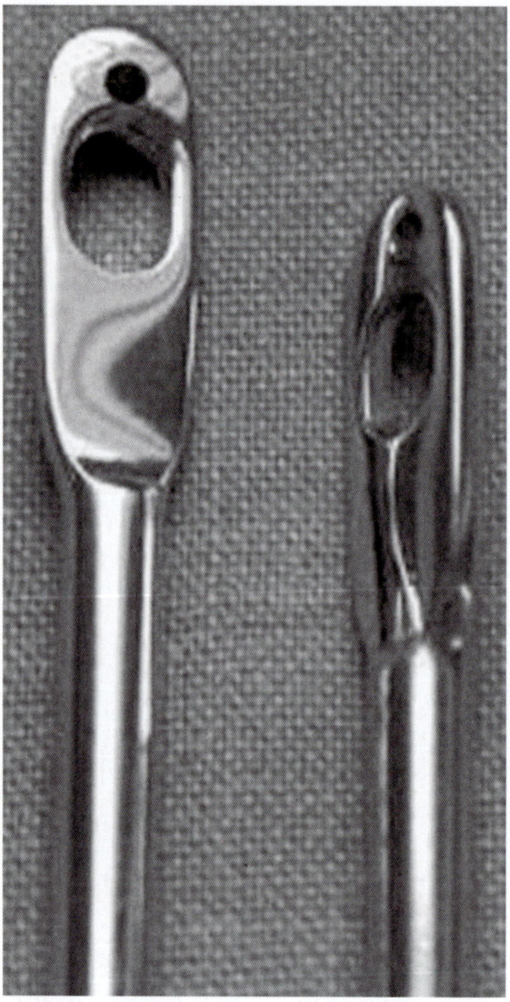

图 3-49-5　Ender 钉上部有预留孔，可以通过缝合线将肱骨头紧密固定

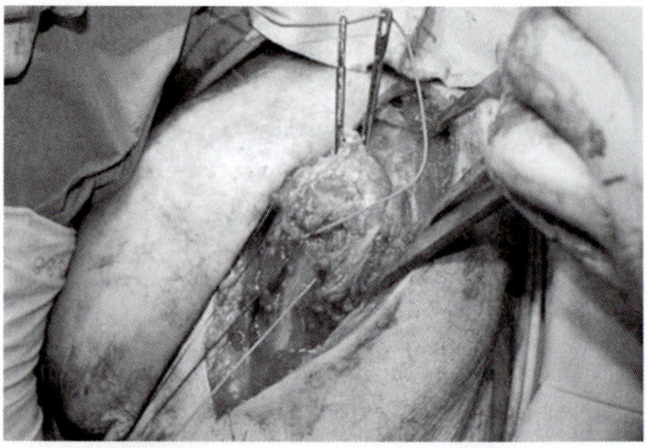

图 3-49-6　缝线穿过 Ender 钉的预留孔后做 8 字形骨缝合

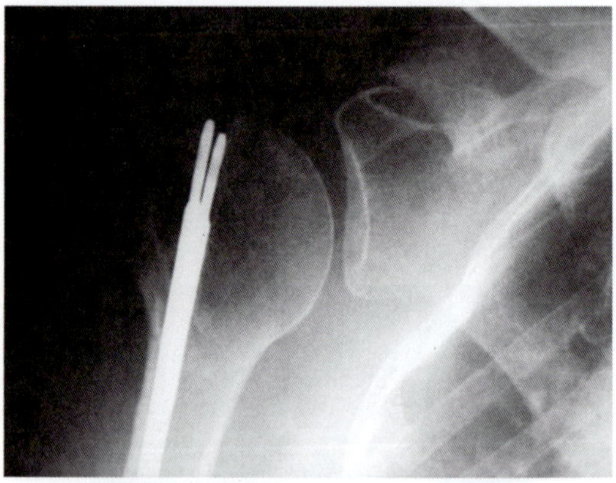

图 3-49-7　前后位 X 线片显示骨折断端稳定

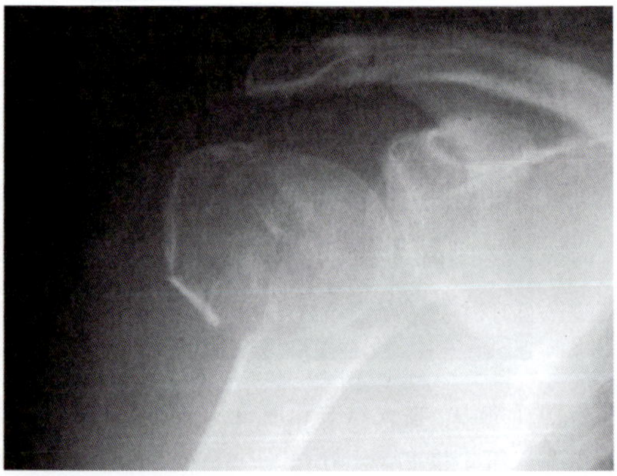

图 3-49-8　前后位 X 线片显示肱骨干和头部复合体移位的三部分大结节骨折

第 8 节　并发症

严重移位的肱骨近端骨折有多种手术治疗方案可供选择，包括骨缝合术[20]、Ender 钉联合骨缝合术[21]、钢板固定[22]、髓外钢针固定[23]及髓内钉[24]。这些术式术后功能恢复一般良好，且大多数患者术后不再疼痛。最常见的并发症包括复位丢失，需二次手术取出金属植入物、肱骨头缺血性坏死、肩关节僵硬及感染。并发

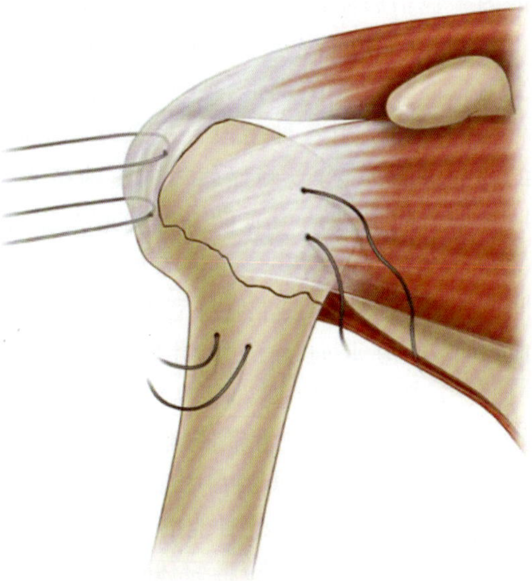

图 3-49-9　将缝线穿过冈上肌肌腱附着处的大结节，后再穿过肩胛下肌肌腱和肱骨干，行简单复位

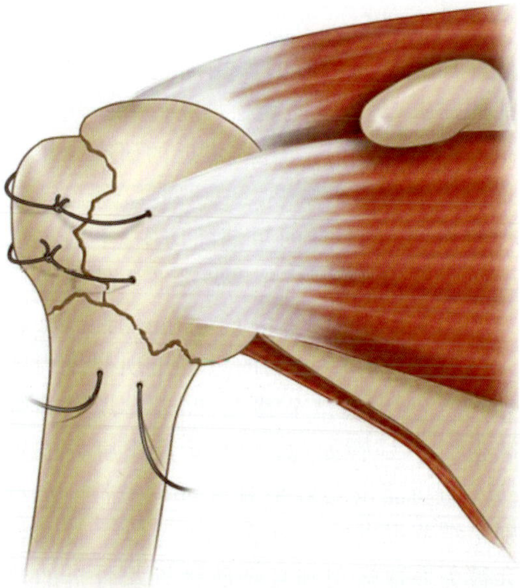

图 3-49-10　复位固定骨折后，将大结节缝合至小结节，将骨折视为二部分外科颈骨折

症的发生率受患病人群、骨折类型及治疗方法影响。

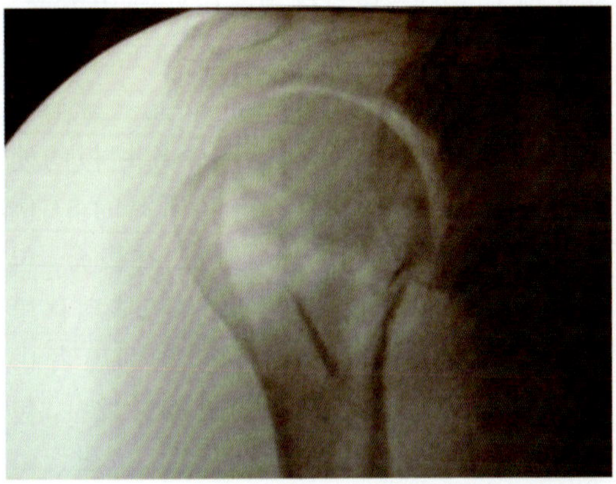

图 3-49-11　术后前后位 X 线片显示骨折复位固定良好

第 9 节　锁定钢板和半关节成形术

近年来发展的锁定钢板技术改变了肱骨近端骨折的治疗格局，其应用也愈加广泛。锁定钢板在旧的钢板设计的基础上有了较大的改进，特别适用于骨质疏松性骨折。早期报道术后效果并不理想，并发症发生率较高。Fankhauser 等[25]对 29 例骨折患者进行了为期 1 年的随访，平均 Constant 评分为 74.6 分，尽管患者术后早期就开始活动，但术后 1.5、3、6、12 个月的功能评定结果显示恢复较缓慢。患者的年龄和骨折的复杂程度均会对预后产生影响。Koukakis 等[26]研究了平均年龄为 61.7 岁的 20 例患者的术后功能，平均 Constant 评分为 76.1 分。Moonot 等[27]对平均年龄为 59.9 岁的 32 例患者进行了为期 11 个月的短期随访，平均 Constant 评分为 66.5 分。Handschin 等[28]研究中 31 例患者最终校准平均 Constant 评分为 80 分，与之前采用 2 块 1/3 管状钢板治疗的 60 例同类型患者相比，在并发症发生率、术后恢复工作状况和功能恢复情况方面差异均无统计学意义。

这2种术式的差异只体现在医疗费用方面，角度稳定钢板的总费用为684欧元，而1/3管状钢板的总费用仅为158欧元。另一方面，经研究证实部分并发症和锁定钢板的使用有关。Egol等[29]报道，在其研究的51例患者中，12例患者出现了16个并发症，包括螺钉穿出、坏死、不愈合、感染和早期移植物失败。Owsley等[30]报道，53例患者中36%的患者出现了影像学可见的并发症，包括螺钉切出(23%)、内翻移位(25%)和无菌性坏死(4%)，另有13%的患者需要接受翻修手术。研究还发现，并发症更容易发生于老年患者，尤以60岁以上为明显。

1970年，Neer曾报道了严重移位的肱骨近端骨折行假体置换的术后早期结果，尽管他的良好结果后人再也未能复制，但半关节成形术仍不失为复杂骨折的治疗选择之一[31]。Antuña等[32]对平均年龄为66岁的接受肩关节半关节成形术治疗的57例急性肱骨近端骨折患者进行了长期随访(至少5年)，结果发现其中27例患者对术后效果满意，30例不满意。16%的患者存在中度至重度疼痛，前屈上举活动度平均为100°(20°～180°)，外旋活动度平均为30°(0°～90°)。他们认为，半关节成形术可以很好地减轻疼痛，但是功能恢复的结果往往不可预测。进一步仔细观察这组数据，患者前屈上举活动范围为20°～180°，变化范围很大，平均数并不能代表总体状态。Grönhagen等[33]发现，46例粉碎性肱骨近端骨折患者行半肩关节成形术治疗后的平均Constant评分为42分，但是变化范围为11～83分，其中24例假体上移患者的Constant评分明显降低。

Boileau等[34]对66例患者的病历资料进行了回顾分析，目的是探讨半关节成形术后效果不佳的原因。27%患者的大小结节初始位置不良，23%存在结节分离和移位。50%的患者最终发现结节位置不正，与术后效果不满意、假体向上移位、关节僵硬或无力及持续性疼痛有关。影响结节固定失败的因素包括假体初始位置不良、大结节复位不良和75岁以上的女性。假体初始位置不良与急性骨折解剖变形、缺乏标志物有关。骨科医师尝试用各种手段寻找急性骨折时的解剖参照标志，以确保假体的正确植入。肱骨结节间沟被认为有助于准确地恢复后倾角度[35-36]。但也有学者认为如果把结节间沟用作急性骨折后肱骨头置换的标志，顺应结节间沟走向会出现明显内旋畸形(15.9°)，造成不良的临床预后[37]。最近有作者认为，可以将胸大肌上部止点作为标志，有助于恢复肱骨头的高度及明确肱骨头的后倾角度[38-40]。将肱骨头置于距离胸大肌上部止点5.6 cm处，将假体后方的鳍部放在胸大肌上部止点后方1.06 cm处，有助于恢复解剖高度和后倾角。

由于半肩关节成形术治疗复杂性肱骨骨折的功能效果并不明确，临床上越来越多地选择反式肩关节置换术。反置式肩关节假体加强了三角肌的作用而避免对肩袖功能的需求，对于骨质疏松性粉碎骨折病例是很好的解决方案。但是，最近的研究结果还是低于预期理想效果。一项对43例患者进行的平均22个月的短期随访中，平均主动上举角度为97°(35°～160°)，平均外旋角度为30°(0°～80°)，平均Constant评分为44分(16～69分)。90%的患者出现假体周围钙化，53%出现结节移位，25%出现肩胛骨缺损[41]。尽管如此，由于反置式肩关节置换术的功能恢复效果具有可预见性——特别是结节得以保留和重建，未来这一技术将会被更多地运用到复杂肱骨近端骨折的治疗当中。

使用Ender钉的特殊并发症是Ender钉向上移位进入肩峰下间隙，从而引起撞击、继发性疼痛及功能丧失。这一并发症可以通过在肱骨干到Ender钉近端的预钻孔之间置入1根张力带缝线来避免。当骨折复位不精确及骨折出现塌陷时，Ender钉也可能突出至肩峰下间隙，从而引发疼痛。在发生这种情况时，为保证康复质量，必要时需移除 Ender 钉。

既往研究纳入了 38 例患者（男 8 例，女 30 例），平均年龄 72 岁，平均随访 7.5 年，其中 8 例二部分外科颈骨折、25 例三部分大结节骨折、5 例四部分骨折。平均 Constant 评分高达 70.1 分，大多数患者不再疼痛，可以进行日常活动，平均前屈上举角度达 117°。行放射学分析后发现，4 例患者术后骨折复位不完全，并且在最后一次放射检查时发现 8 例患者出现了二次移位。2 例四部分骨折病例发生了肱骨头缺血性坏死，但患者已达到功能复位，不再疼痛，而且患者年龄较大，不希望通过手术来进一步改善功能，因此并没有对这 2 例肱骨头缺血性坏死患者进一步行手术处理。只有 2 例三部分骨折患者需移除 Ender 钉，因为二次移位引发了肩峰下撞击，患者术后疼痛未缓解，康复锻炼受限，因此在术后 3～4 个月时移除了 Ender 钉。在移除 Ender 钉之后，疼痛消失，关节功能改善，最末次随访时与其他病例无明显差异（数据未发表）。

第 10 节　总　结

随着老龄化的进展，肱骨骨折的总数量及复杂程度不断攀升。在选择治疗方案时应充分考虑骨质疏松问题。对于特定的对功能要求不高的老年骨折患者，非手术治疗是最有效的选择方案。手术治疗适用于可能发生疼痛性假关节形成的病例，以及向患者详细介绍手术和非手术治疗的利与弊后，患者仍要求获得更好的功能结果的病例。对于二部分外科颈骨折和三部分大结节骨折，如肱骨头和肱骨干之间发生严重移位，可以考虑髓内钉治疗。改良 Ender 钉稳定性很高，可用于固定上述骨折。将缝线穿过 Ender 钉顶端，预留孔洞并行 8 字形骨缝合，可以避免 Ender 钉向近端移位进入肩峰下间隙。对于三部分骨折患者，在置钉之前需要复位并固定结节。制动 3 周后，大多数患者都能在家进行简单的康复训练，最终预后显示肩关节不再疼痛，并且功能良好。

参考文献

[1] Court-Brown CM, Caesar B. Epidemiology of adult fractures: a review. Injury, 2006, 37: 691-697.

[2] Court-Brown CM, Garg A, McQueen MM. The epidemiology of proximal humeral fractures. Acta Orthop Scand, 2001, 72: 365-371.

[3] Palvanen M, Kannus P, Niemi S, et al. Update in the epidemiology of proximal humeral fractures. Cin Orthop, 2006, 442: 87-92.

[4] Schwartz AV, Nevitt MC, Brown BW, et al. Increased falling as a risk factor for fracture among older women. Am J Epidemiol, 2005, 161: 180-185.

[5] Chu SP, Kelsey JL, Keegan THM, et al. Risk factors for proximal humeral fracture. Am J Epidemiol, 2004, 160: 360-367.

[6] Johnell O, Kanis JA, Odén A, et al. Mortality after osteoporotic fractures. Osteoporos Int, 2004, 15: 38-42.

[7] Johnell O, Kanis JA, Odén A, et al. Fracture risk following an osteoporotic fracture. Osteoporos Int, 2004, 15: 175-179.

[8] Edelson G, Safuri H, Salami J, et al. Natural history of complex fractures of the proximal humerus using a three-dimensional classification system. J Shoulder Elbow Surg, 2008, 17: 399-409.

[9] Neer II CS. Displaced proximal humeral fractures. Part I. Classification and evaluation. J Bone Joint Surg [Am], 1970, 52: 1077-1089.

[10] Castagno AA, Shuman WP, Kilcoyne RF, et al. Complex fractures of the proximal humerus: role of CT in the treatment. Radiology, 1987, 165: 759-762.

[11] Parsons BO, Klepps SJ, Miller S, et al. Relia-

bility and reproducibility of radiographs of greater tuberosity displacement. A cadaveric study. J Bone Joint Surg [Am], 2005, 87: 58-65.

[12] Hertel R, Hempfing A, Stiehler M, et al. Predictors of humeral head ischemia after intracapsular fracture of the proximal humerus. J Shoulder Elbow Surg, 2004, 13: 427-433.

[13] Shrader MW, Sanchez-Sotelo J, Sperling JW, et al. Understanding proximal humerus fractures: image analysis, classification, and treatment. J Shoulder Elbow Surg, 2005, 14: 497-505.

[14] Mora JM, Sanchez A, Vila J, et al. Proposed protocol for reading images of humeral head fractures. Clin Orthop, 2006, 448: 225-233.

[15] Lefevre-Colau MM, Babinet A, Fayad F, et al. Immediate mobilization compared with conventional immobilization for the impacted nonoperatively treated proximal humeral fracture. J Bone Joint Surg Am, 2007, 89: 2582-2590.

[16] Gerber C, Schneeberger AG, Vinh JS. The arterial vascularization of the humeral head. An anatomical study. J Bone Joint Surg [Am], 1990, 72: 1486-1494.

[17] Brooks CH, Revell WJ, Heatley FW. Vascularity of the humeral head after proximal humeral fractures. J Bone Joint Surg Br, 1993, 75: 132-136.

[18] Resch H, Beck E, Bayley I. Reconstruction of the valgus-impacted humeral head fracture. J Shoulder Elbow Surg, 1995, 4: 73-80.

[19] Bastian JD, Hertel R. Initial post-fracture humeral ischemia does not predict development of necrosis. J Shoulder Elbow Surg, 2008, 17: 2-8.

[20] Court-Brown CM, McQueen MM. Nonunions of the proximal humerus: their prevalence and functional outcome. J Trauma, 2008, 64: 1517-1521.

[21] Dimakopoulos P, Panagopoulos A, Kasimatis G. Transosseous suture fixation of proximal humeral fractures. J Bone Joint Surg Am, 2007, 89: 1700-1709.

[22] Cuomo F, Flatow EL, Maday MG, et al. Open reduction and internal fixation of two-and three-part displaced surgical neck fractures of the proximal humerus. J Shoulder Elbow Surg, 1992, 1: 287-295.

[23] Esser RD. Treatment of three-and four-part fractures of the proximal humerus with a modified cloverleaf plate. J Orthop Trauma, 1994, 8: 15-22.

[24] Lin J, Hou S-M, Hang Y-S. Locked nailing for displaced surgical neck fractures of the humerus. J Trauma, 1998, 45: 1051-1057.

[25] Fankhauser F, Boldin C, Schippinger G, et al. A new locking plate for unestable fractures of the proximal humerus. Clin Orthop, 2005, 430: 176-181.

[26] Koukakis A, Apostolou CD, Taneja T, et al. Fixation of proximal humerus fractures using the Philos plate. Clin Orthop, 2006, 442: 116-120.

[27] Moonot P, Ashwood N, Hamlet M. Early results for treatment of three-and four-part fractures of the proximal humerus using the Philos plate system. J Bone Joint Surg Br, 2007, 89: 1206-1209.

[28] Handschin AE, Cardell M, Contaldo C, et al. Functional results of angular-stable plate fixation in displaced proximal humeral fractures. Injury, 2008, 39: 306-313.

[29] Egol KA, Ong CC, Walsh M, et al. Early complications in proximal humerus fractures (OTA types 11) treated with locked plates. J Orthop Trauma, 2008, 22: 159-164.

[30] Owsley KC, Gorczyca JT. Displacement/Screw cutout after open reduction and locked plate fixation of humeral fractures. J Bone Joint Surg Am, 2008, 90: 233-240.

[31] Neer II CS. Displaced proximal humeral fractures. Part II. Treatment of three-part and four-part displacement. J Bone Joint Surg [Am], 1970, 52: 1090-1103.

[32] Antuña SA, Sperling JW, Cofield RH. Shoulder hemiarthroplasty for acute fractures of

the proximal humerus: a minimum five-year follow-up. J Shoulder Elbow Surg, 2008, 17: 202-209.

[33] Grönhagen CM, Abbaszadegan H, Révay SA, et al. Medium-term results after primary hemiarthroplasty for comminute proximal humerus fractures: a study of 46 patients followed up for an average of 4.4 years. J Shoulder Elbow Surg, 2007, 16: 766-773.

[34] Boileau P, Krishnan SG, Tinsi L, et al. Tuberosity malposition and migration: reasons for poor outcomes after hemiarthroplasty for displaced fractures of the proximal humerus. J Shoulder Elbow Surg, 2002, 11: 401-412.

[35] Hempfing A, Leunig M, Ballmer FT, et al. Surgical landmarks to determine humeral head retrotorsion for hemiarthroplasty in fractures. J Shoulder Elbow Surg, 2001, 10: 460-463.

[36] Angibaud L, Zuckerman JD, Flurin PH, et al. Reconstructing proximal humeral fractures using the bicipital groove as a landmark. Clin Orthop, 2007, 458: 168-174.

[37] Itamura J, Dietrick T, Roidis N, et al. Analysis of the bicipital groove as a landmark for humeral head replacement. J Shoulder Elbow Surg, 2002, 11: 322-326.

[38] Murachovsky J, Ikemoto RY, Nascimento LGP, et al. Pectoralis major tendon reference (PMT): a new method for accurate restoration of humeral length with hemiarthroplasty for fracture. J Shoulder Elbow Surg, 2006, 15: 675-678.

[39] Greiner SH, Kääb MJ, Kröning I, et al. Reconstruction of humeral length and centering of the prosthetic head in hemiarthroplasty for proximal humeral fractures. J Shoulder Elbow Surg, 2008, 17: 709-714.

[40] Torrens C, Corrales M, Melendo E, et al. Pectoralis major tendon as a reference for restoring humeral length and retroversion with hemiartroplasty for fracture. J Shoulder Elbow Surg, 2008, 17: 947-950.

[41] Bufquin T, Hersan A, Hubert L, et al. Reverse shoulder arthroplasty for the treatment of three-and four-part fractures of the proximal humerus in the elderly. J Bone Joint Surg Br, 2007, 89: 516-520.

第 50 章　肱骨近端骨折接骨板内固定技术

第 50 章 肱骨近端骨折接骨板内固定技术

Pierre Hoffmeyer

摘要 目前,对于健康或活跃的肱骨近端移位骨折患者的治疗仍面临着挑战。应用 X 线片和三维成像技术进行准确的影像诊断是前提。必须充分了解肱骨头的血管解剖知识,才能正确理解各种骨折类型可能导致的后果。在计划手术时,选择合适的患者体位,使术者能够充分显露肩关节。目前,最常采用的手术入路是三角肌-胸大肌入路,而损伤更小的经三角肌入路也正日渐流行。带有锁定螺钉的接骨板具有较好的稳定性且使用简便。然而不可忽视基本的生物力学要点,即内侧支撑的存在,忽略这些原则将会导致手术失败。在康复过程中必须考虑到患者的个体情况,但在任何情况下都应鼓励患者早期适度活动。本章主要回顾手术相关并发症。

关键词 三角肌-胸大肌入路 · 锁定接骨板 · 肱骨近端骨折 · 康复 · 手术技术 · 经三角肌入路 · 三部分和四部分骨折 · 二部分骨折

第 1 节 概 述

肱骨近端骨折是临床常见的问题。随着时间的推移不断出现了髓内钉固定、经皮穿针、骨缝合术和接骨板固定等各种固定技术[1-22]。随着新型锁定接骨板的出现,肱骨近端骨折接骨板内固定术受到了广泛欢迎,因为这种新型锁定接骨板能够提供很好的即时稳定性,与标准接骨板相比,更简便而且稳定性更强[19,23-35]。显然,肱骨近端骨折的预后在很大程度上取决于肱骨近端的血液供应,特别是骨折线所处的位置[8,36-38](图 3-50-1)。骨折线位置过高时可能出现血液供应中断,而骨折线较低时骨坏死的可能性降低(图 3-50-2)。

第 2 节 适 应 证

接骨板植入的适应证由骨折类型所决定,移位的二部分骨折和三部分骨折是基本适应证。肱骨近端骨折分型由 Codman 和 Neer 提出,并由其他学者基于先进的影像技术如三维 CT 进行了补充和完善[2,39-44]。对于肱骨头劈裂型移位骨折无法复位的患者,建议采用其他治疗方法如半肩关节置换或全肩关节置换,也可使用解剖型假体或反置式假体。手术适应证必须在基于 X 线片确诊后确定。最好采用数字化质量的图像,并在额状面前后位和横向轴位垂直于盂肱关节进行投照(图 3-50-3)。CT 和三维 CT 重建有助于理解复杂骨折[39,45-47]。

P. Hoffmeyer
University Hospitals of Geneva, Geneva, Switzerland
e-mail: Pierre. Hoffmeyer@hcuge. ch;
pierre. hoffmeyer@efort. org

G. Bentley (ed.), *European Surgical Orthopaedics and Traumatology*,
DOI 10.1007/978-3-642-34746-7_6,© EFORT 2014

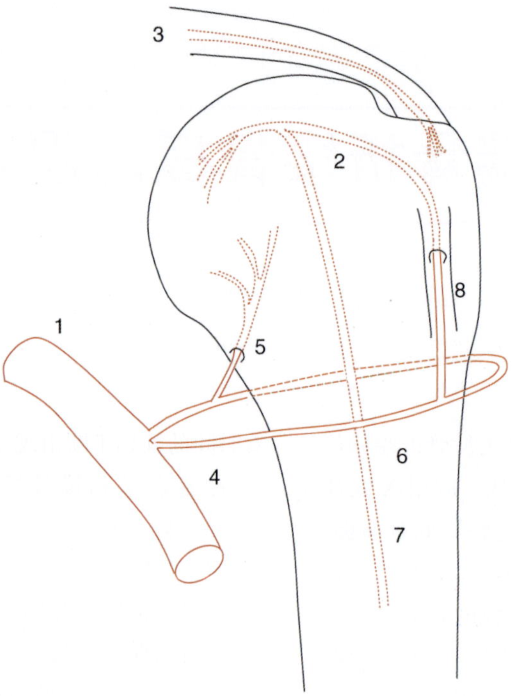

图 3-50-1 **肱骨头的血管**

1 为腋动脉，2 为弓状动脉，3 为胸肩峰动脉，4 为旋肩胛动脉，5 为旋肱前动脉，6 为旋肱后动脉，7 为干骺端动脉，8 为升二头肌动脉

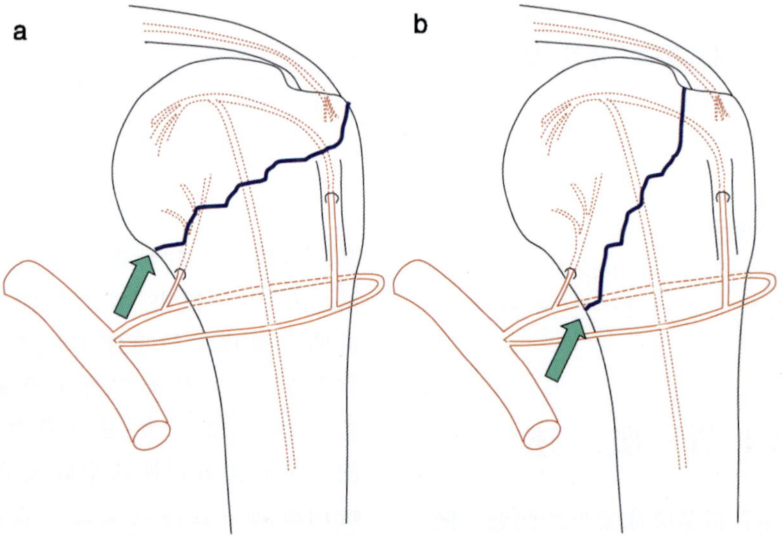

图 3-50-2 **骨折线决定骨坏死的风险**

a. 高位骨折线(箭所示)骨坏死风险较高；b. 低位骨折线(箭所示)，骨坏死风险较小

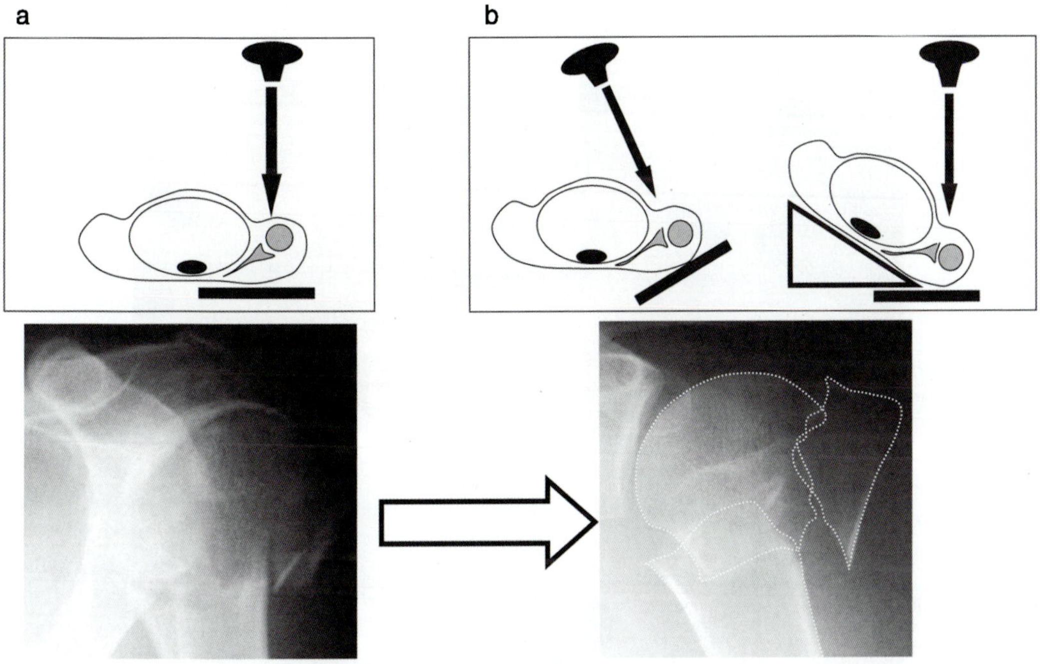

图 3-50-3　**必须进行精确的放射学评估**

a. 垂直于冠状面的前后位 X 线片报告令人不满意；b. 严格的前后位 X 线片需要与肩胛平面垂直诊断

第 3 节　手术技术

患者体位

采用全身麻醉或附加斜角肌阻滞麻醉。患者在手术台上取半坐位，呈“沙滩椅”位。稍微上翘手术台，让患者的臀部正好坐于手术台，避免向下滑动，这一点相当重要。患者头部被牢固固定在头枕内，并用结实的安全绷带固定。保证颈椎处于中立位，无倾斜、旋转、伸展或屈曲。尤其注意保护患者的眼睛。确定对侧上肢的位置，避免受压[24,28]（图 3-50-4）。

整个肩关节区域包括整个上肢应能自由活动。一些组配式手术台还可以除去上方的边角部分，确保显露肩关节的所有部位。其缺点是，肩胛骨在一定程度上趋向后沉，这可以通过轻微的向对侧旋转手术台来抵消。如果无法实现这一点，则可以使用枕垫向上支撑肩胛骨。务必确保肩关节能够进行 C 型臂 X 线机完全透视检查。现代小型 C 型臂的操纵机动性非常高。在铺单之前检查成像情况并进行适当调整，以确保能获取盂肱关节前后位和轴位图像[24,28]（图 3-50-5）。

须与麻醉师共同讨论疼痛管理的方式。在某些情况下，可进行斜角肌阻滞。在可能发生神经损伤的急症手术中，最好避免进行斜角肌阻滞。推荐在术前 20 min，常规单次剂量静脉注射抗生素，以预防感染[48]。

第 4 节　手术入路

一、经三角肌入路

经三角肌入路适用于有移位的结节骨折。部分学者将这一入路作为治疗肱骨近

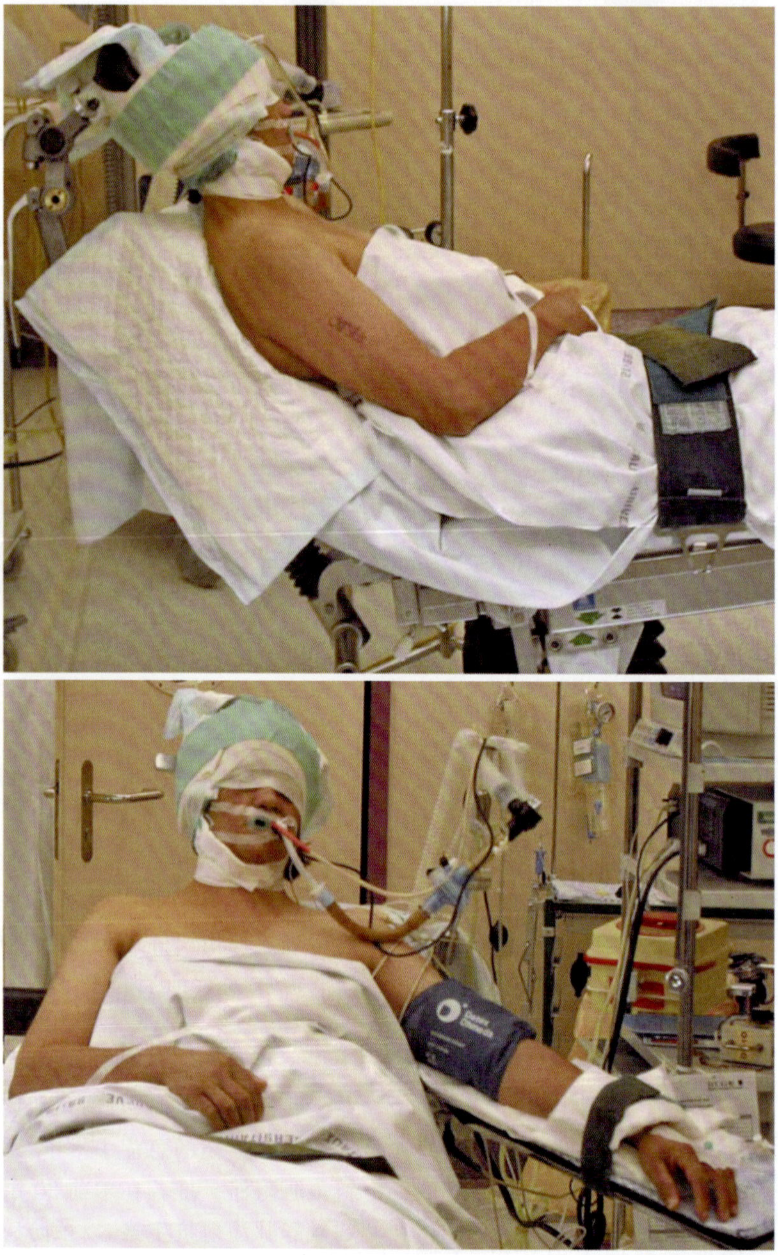

图 3-50-4　患者的体位：患者取半坐卧位，头部处于中立位并固定于头枕上；肩部和上肢是自由的，以便使用影像增强器；斜角肌阻滞可用于术后疼痛控制

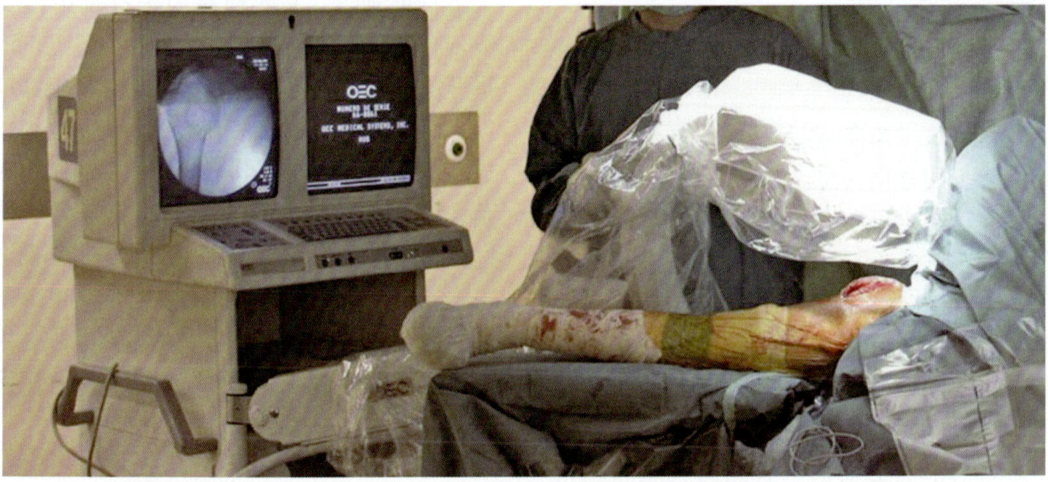

图 3-50-5　患者取半坐位，手臂放置于梅奥支架上以使三角肌放松；在手术过程中，影像增强器可辅助复位技巧的实施

端骨折的标准入路[27,29,34]。从肩峰开始在三角肌前中 1/3 交界处做 5～7 cm 长的纵向切口。分离皮下组织，仔细辨认肩峰、锁骨、肩锁关节和三角肌，使用手术刀或电刀经过一条可辨识的腱性条纹劈开三角肌前中部分。分离不应超过肩峰以远 5 cm，同时应该通过触摸或观察来确定腋神经。Neer[49] 推荐在肌肉切口的末端缝合一针以避免切口进一步延伸。必要时，三角肌可以从肩峰进行有限的 T 形松解。接着打开肩峰下滑囊，就能观察到骨折线处的宽大缺口。使用牵引缝线穿过冈上肌和冈下肌肌腱将有助于复位。一旦骨折复位成功，就可以顺着肱骨滑动植入接骨板并植入螺钉。远端螺钉可以通过腋神经下方的单独的皮肤切口植入[27,29]。使用影像增强器评估骨折复位情况。值得注意的是，使用此入路的视野有限，置入植入物时必须尽量小心。该入路最常见的并发症是骨折复位不良、接骨板位置不佳以及腋神经损伤导致的前方三角肌失神经化（图 3-50-6）。

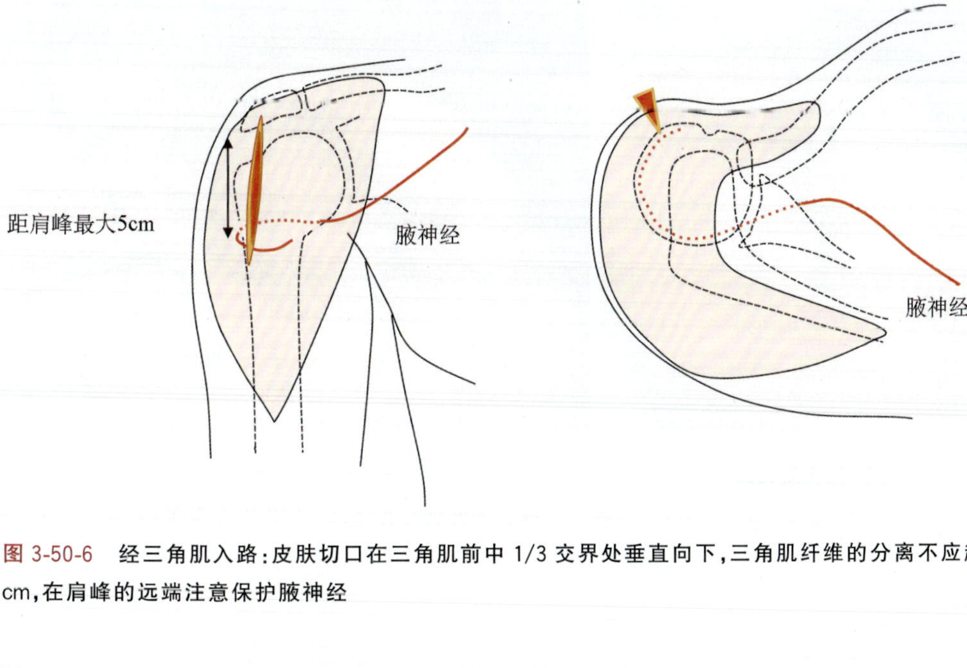

图 3-50-6　经三角肌入路：皮肤切口在三角肌前中 1/3 交界处垂直向下，三角肌纤维的分离不应超过 5 cm，在肩峰的远端注意保护腋神经

二、三角肌-胸大肌入路

肩关节三角肌-胸大肌入路是治疗肱骨近端骨折的常用入路。这一切口实用性好，既可向近端也可向远端延伸，符合肩关节解剖。对于肱骨近端骨折来说，起于锁骨中外1/3处，经过喙突，远端止于靠近三角肌附着部，直行或斜行10～15 cm的切口是最佳的选择。潜行分离皮下组织，清晰辨认三角肌胸大肌间隙。血肿和肿胀可能造成辨识困难，因此，有必要向上找到胸大肌和三角肌近端锁骨附着部分之间的间隙。保护头静脉，将其与三角肌一起留在外侧，或留在内侧。切开三角肌筋膜，用手指围绕肱骨近端干骺端在前三角肌底面触及腋神经[3,9]。将胸大肌牵向内侧，将三角肌牵至外侧(图3-50-7)。外展肩关节有利于三角肌的牵拉和显露。将联合肌腱牵向内侧，探查肩胛下肌及其肌腱。此时，需探查走行于肩胛下肌前方表面的腋神经，予以保护[50]。注意肌皮神经在与喙突尖平均相距5 cm处穿入喙肱肌[28,49]。肱二头肌长头腱是重要的标志物之一，如有损伤不应急于切断行腱固定术，而应在骨折适当复位且植入物固定之后再进行处理[3]。长头肌腱的走行轨迹是直线，而且正好位于结节间沟内。这一特点可以指导复位，因为结节间沟在大多数骨折中都可以辨识。此外，肱二头肌长头腱内侧的结构组成小结节及肩胛下肌复合体，而外侧的结构则是大结节和冈上、冈下肌肌腱[3,9,28]。为了更好地显露视野，可切开喙肩韧带，或从肱骨上松解三角肌远端附着部。前部三角肌很少能从锁骨上进行松解。肌肉附着部的切口必须位于锁骨顶部，以保留腱性带可以再附着于锁骨上[3](图3-50-8)。

三、标准接骨板

目前，包括标准接骨板在内，有许多不同类型的接骨板存在。这些接骨板都有可能在肱骨头插入多枚螺钉。有的接骨板是"T"形的，有的是"三叶草"形或"火箭"形的[6-7,20,51]。这些植入物可以通过三角肌-胸大肌入路，或经三角肌入路植入(图3-50-9)。从生物力学角度来看，所有的接骨板都应被放置在外侧皮质，以免产生张力带效应。为了达到最好的功能和预后，必须保证内侧支撑和外翻复位。如果没有内侧支撑，会使植入物产生疲劳，最终断裂[28,30-31,34-35]。

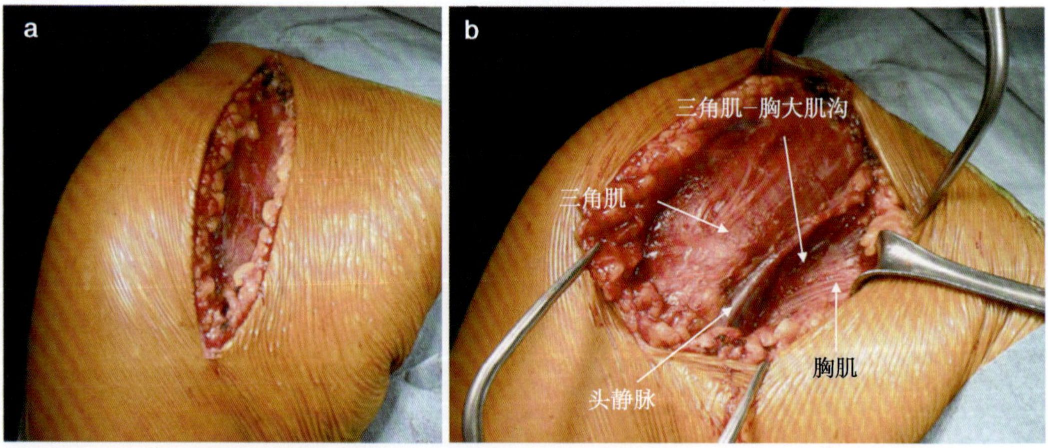

图3-50-7 三角肌-胸大肌入路

a. 切口起于锁骨中外1/3处，经过喙突，远端止于靠近三角肌附着部；b. 切开皮下组织，显露三角肌，用手指围绕肱骨近端干骺端在前三角肌底面触及腋神经

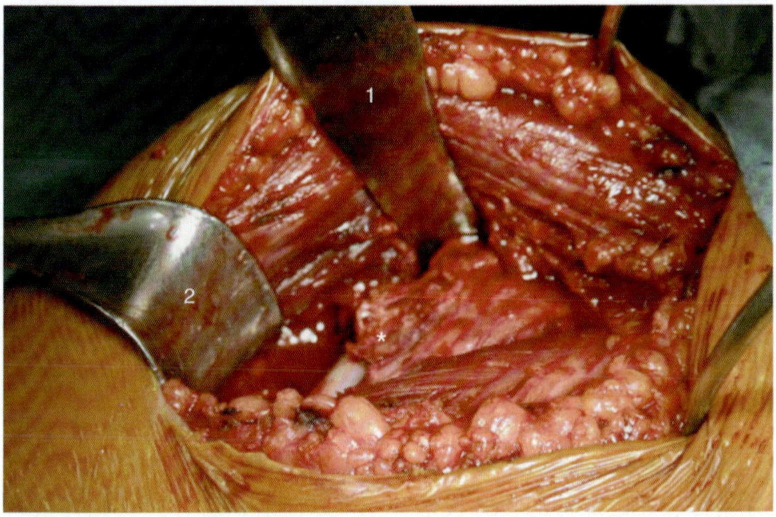

图 3-50-8　充分显露骨折部位：手臂外展，将钝弧形的霍夫曼牵开器(1)放置于肩峰下的空间内，用较宽的理查森牵开器(2)将三角肌牵拉开，显露骨折部位(*)

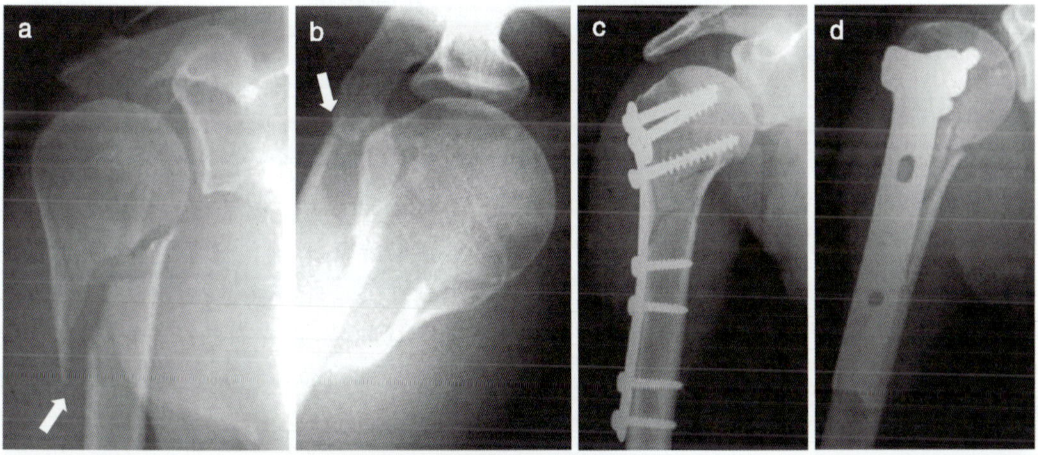

图 3-50-9　a,b. 二部分螺旋骨折；c,d. 长"T"形接骨板固定

需要注意的是，在骨质疏松患者中使用多个小直径(3.5 mm)的螺钉比使用单个大直径(6.5 mm)的螺钉的效果更好[8,27-28,31]。

四、带有分散锁定螺钉的解剖接骨板

目前的发展趋势是采用解剖学设计的接骨板，其螺孔能够实现锁定成角稳定并使螺钉分散。这些锁定螺孔会使螺钉按设计的路径进入，尽管最新的型号允许螺钉在角度选择上有更大的自由。这种带有分散螺钉的成角稳定性有利于固定骨质疏松性骨折[19,23-35]。

五、叶片接骨板

90°成角的肱骨近端叶片接骨板可以提供坚强固定并加压骨折块，其适用于需要高度稳定的病例。在某些情况下，这类接骨板十分有意义，尤其适用于骨不愈合或骨折畸形愈合后截骨的固定修复[52]。

第5节 解剖颈骨折（二部分）

解剖颈骨折（二部分）是一种与肱骨头脱位或半脱位相关的损伤，临床较少见。这种类型最常见于年轻人的高能量外伤。通过肩关节前方三角肌-胸大肌入路进行复位，通过肩袖间隙行关节切开可以显露移位骨块。一旦实现了解剖复位，即可用接骨板进行固定，最好用带有锁定螺钉的接骨板来实现关节内骨折的坚强固定。然而，由于肱骨头创伤后坏死的发生率高，治疗预后不佳[53]。

第6节 单独的大结节骨折（二部分）

大结节骨折伴后上移位通常与肩关节前下脱位有关。大结节骨折实际上就是完全的 Hill-Sachs 骨折撞击。对于年轻活跃的患者，当结节移位大于 3 mm 可以考虑手术治疗，而对于不活跃的老年患者，可以耐受高达 1 cm 的移位[49]。可采用经三角肌入路。骨折复位后，可采用锁定螺钉接骨板固定骨折块。为保证固定的牢靠性，需将缝线穿过冈上肌、冈下肌和肩胛下肌肌腱并固定于接骨板上[54]（图 3-50-10）。

第7节 肱骨外科颈骨折（二部分）

由于肩袖肌肉、大圆肌、三角肌和胸肌的作用，肱骨外科颈骨折趋向不稳定[23,25,32]。成角移位＞30°的骨折必须进行手术固定。肱骨外科颈骨折可能是外翻移位也可能是内翻移位，固定技术需进行相应变化。

一、外翻移位

如果使用接骨板，可将标准的 1/3 或 1/2 管状板由三角肌-胸大肌入路或经三角肌入路插入。接骨板放置时不应进行任何的外形调整。将 1 枚螺钉在骨折线远端植入并逐渐旋紧，从而使接骨板紧密帖服于骨皮质。如果是外翻移位，可自动实现复位。必须注意的是，近端骨折部分在矢状面要实现良好的对位，避免有过度的屈曲或伸展[8]（图 3-50-11）。

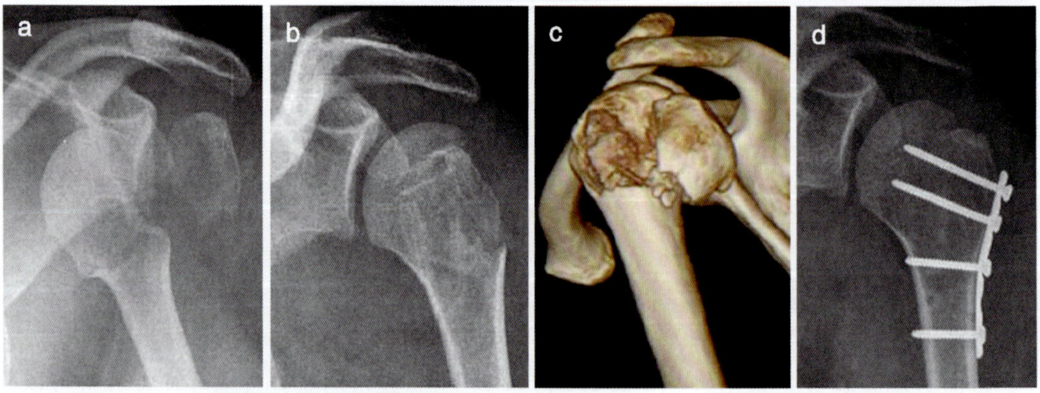

图 3-50-10 1/3 管状接骨板固定

a. 盂肱关节脱位和大结节骨折；b，c. 大结节后移位闭合复位后；d. 1/3 管状接骨板复位固定大结节

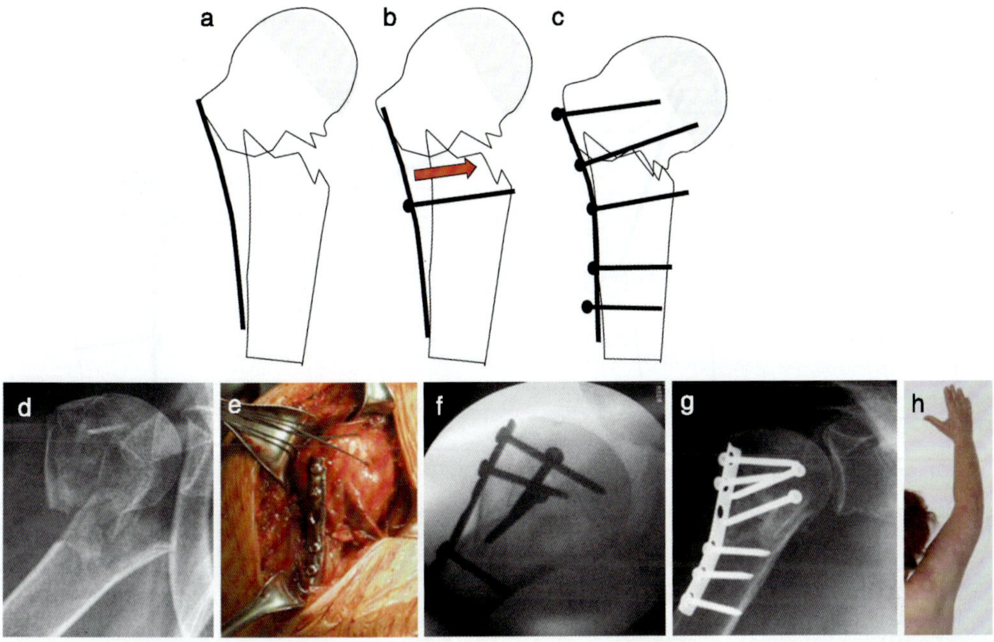

图 3-50-11　二部分外翻骨折

a～c. 在这种情况下，1/3 或 1/2 管状板的弹性可以用来减少骨折移位，经三角肌-胸大肌入路，将接骨板应用于骨干上，在骨折线远端逐渐拧紧螺钉使骨折复位，注意不需要预弯接骨板；d～f. 该病例另外 2 枚螺钉被用来固定一个无移位的小结节碎片；g～h. 1 年后骨折愈合及功能情况

二、内翻移位

如果是内翻移位的情况，必须复位骨折近端部分，从而获得冠状面和矢状面上的满意对位。将 1 枚斯氏针固定于肱骨头，以此作为一个有用的“操纵杆”完成复位。将缝线穿过冈上肌、肩胛下肌和冈下肌肌腱，有助于内翻移位的肱骨近端骨折复位。一旦骨折近端部分被很好地安置于干骺端部，确定复位达到临床要求（必要时使用影像增强器）后，用带锁定螺钉的接骨板进行固定。肩袖肌腱缝线通过接骨板上的螺丝孔或特定孔捆绑固定于接骨板（图 3-50-12）[18,28]。

第 8 节　三部分和四部分骨折

对于年轻活跃的三部分、四部分移位骨折患者，坚强固定和准确复位永远是第一选择。对于活动较少的老年患者，使用缝合材料进行低强度的固定就已足够。抛开固定技术问题，恢复解剖关系最为重要，因为只有这样才能保证肩关节获得更好的功能恢复[4,28]。

三部分和四部分骨折一旦移位，就应当进行复位和固定。手术入路可以采用三角肌-胸大肌入路或三角肌入路。笔者倾向于选择三角肌-胸大肌入路。因为该入路可以更好地显露骨折线，并有效控制骨折块，达到令人满意的复位效果。术者应优先考虑结节的位置，因为太高会撞击肩峰并损伤肩袖，而太低又会导致肩袖肌腱张力过度。理想的情况是大结节应位于肱骨头下方 10 mm 处[1,3,8,28,32,34-35]。

经三角肌-胸大肌入路进入后，必须仔细辨认各个骨折块。将需要保留的缝线在骨折结节的腱-骨结合处穿过肌腱。借助穿过肌腱的缝线和作为操纵杆置入肱骨头骨折块的 2.5 mm 斯氏针复位骨折块。通过

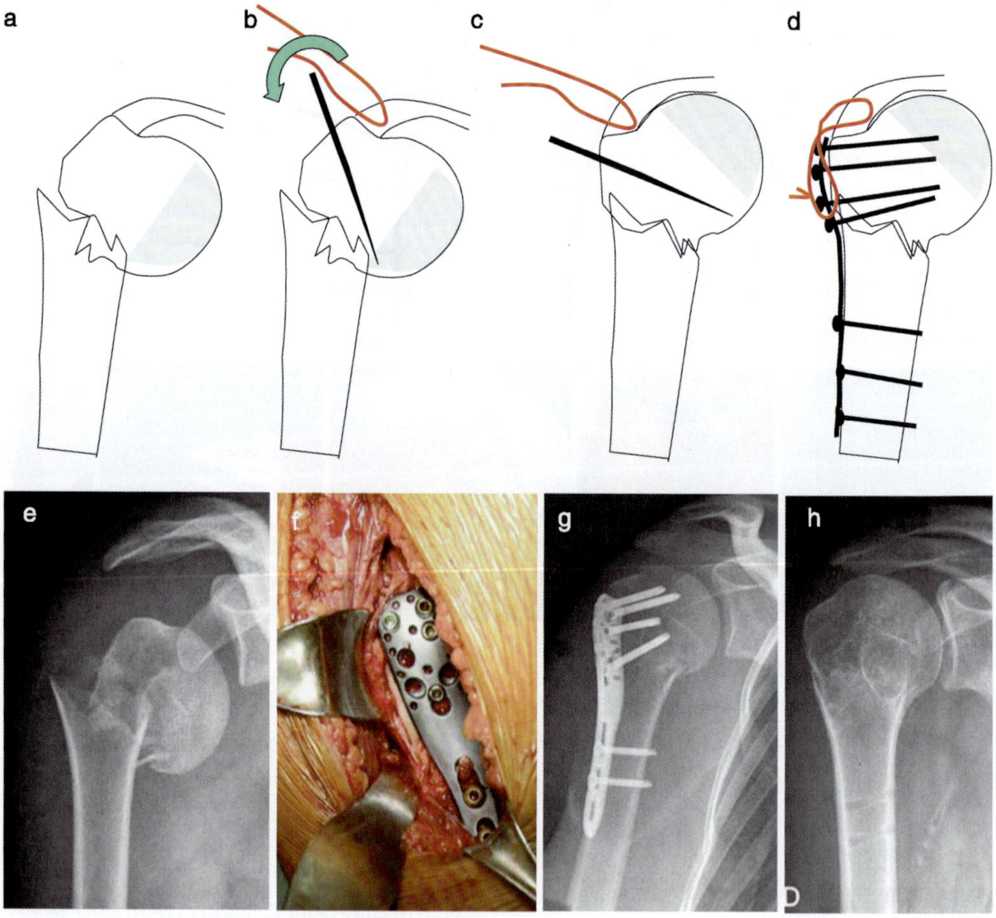

图 3-50-12　二部分内翻骨折

a～d. 采用三角肌-胸大肌入路，将斯氏针插入头侧碎片中，作为操纵杆，再用接骨板固定；e～f. 临床病例：二部分移位骨折用锁定接骨板固定，成功复位后，用一块锁定接骨板固定；g～h. 骨折愈合及固定物取出后的效果

影像增强器确定肱骨头干骺端交界处的内侧骨折线，这一标志物有助于将肱骨头充分复位于干骺端。坚固的内侧支撑是确保稳定构架的基本要素。如果通过抬高结节骨块提供的视野仍不够，显露关节面就必须通过经肩袖间隙的关节切开术来实现。必要时采用骨圆针将肱骨头骨块暂时固定于干骺端。在少数情况下，需要将移植骨块插入至干骺端和肱骨头之间，以保持肱骨头的良好复位。然后，慢慢牵拉和控制结节复位至肱骨头周边的位置，并以之前穿好的经肌腱缝线进行固定。结节部骨块通常有一个尖的三角，与干骺端对应的三角形骨折线相适合。肱二头肌长头腱肌腱的位置和对线是复位质量是否良好的判定指标。如对肱二头肌长头肌腱的完整性仍有疑虑，可在确定其位置良好之后行肌腱固定术[28,33]。

随后将经肌腱牵引缝线穿过锁定螺钉接骨板的孔洞。接骨板一般置于干骺端，避开结节间沟。值得注意的是，要避免接骨板位置过高，否则将会撞击肩峰。使用影像增强器可以评估复位和接骨板的位置。植入直径为 3.5 mm 的螺钉。首先，植入接骨板中部的 1 枚螺钉，然后，植入近端头侧螺钉。必须仔细测量长度以避免突出，长度一般在 35 mm 以内。螺钉植入后，将经肌腱缝线绑于接骨板。通过影像增强器检查核查骨折复位是否良好、是否有良好的内侧支撑及螺钉长度是否合适。最终确保螺钉插入肱骨头骨块并与接骨板锁定。根据制造商的提示，旋入钛钉时一定要在螺丝刀上使用扭矩限定装置，这样可以避免所谓的"冷"焊接效应，从而避免在取出植入物时的困难，否则可能不得不破坏螺钉头才能取出。小结节可以通过接骨板外的螺钉固定，但把经肌腱的缝线绑于接骨板就可以提供充足的固定[28,33]。

在关闭切口前，进行最后 1 次影像增强透视检查，使肩关节做一定范围的活动，确定螺钉未进入关节内，骨折达到完全复位（图 3-50-13）。

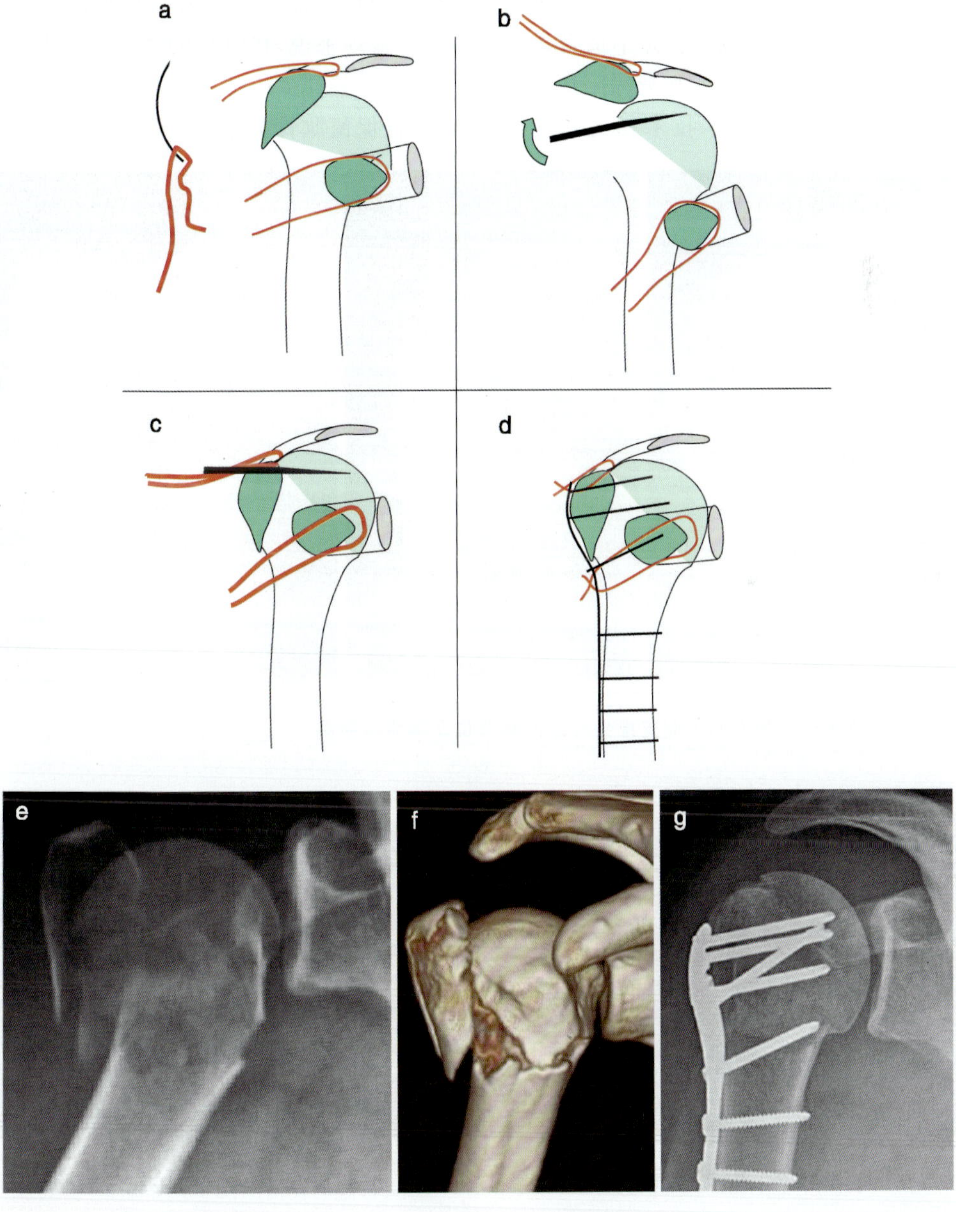

图 3-50-13　三部分骨折

a～d. 经肌腱穿入缝线，用斯氏针作为操纵杆复位肱骨头，一旦达到复位，即应用锁定接骨板固定并将缝线绑在接骨板上；e～g. 临床病例：应用锁定接骨板固定三部分骨折

第9节 并发症

肱骨近端骨折接骨板内固定技术后并发症相对较多，且描述最常见并发症种类的文献丰富[26-27,34-35]。若要避免内翻移位及接骨板断裂，获得一个强力的内侧支撑是必须条件(图 3-50-14)。手术指征必须明确。对于肱骨头劈裂骨折脱位的病例，并不适合进行复位固定，即便这样，肱骨头坏死塌陷也不可避免(图 3-50-15)。与手术技术相关的主要并发症如图 3-50-15 所示。接骨板位置太高会导致肩峰撞击；螺钉过长会损伤关节面并导致疼痛，在肱骨头应避免螺钉长度超过 35 mm 的原则；缺乏强有力的内侧支撑将导致内翻塌陷；接骨板放好后不应与肱二头肌发生撞击；接骨板应置于肱骨干上且避免倾斜，因为一旦倾斜会导致不稳定；常见的复位不良是近端骨折块向后倾斜，这将导致活动度减少并可能遗留疼痛问题(图 3-50-16)。

常规来说，接骨板的使用应遵循如下处理原则：最佳适应证是坚固骨骼上的骨折移位，且保留肱骨头血液供应(图 3-50-17)。

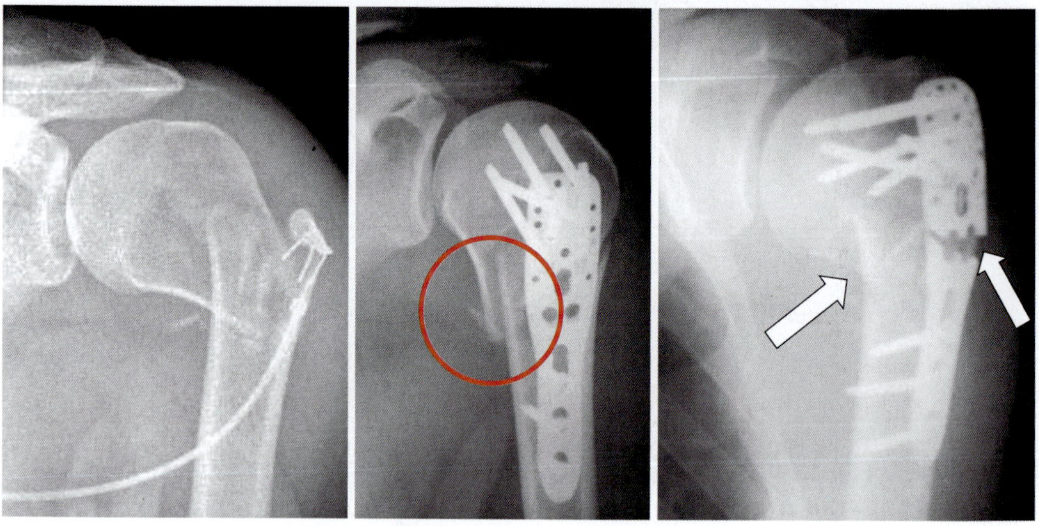

图 3-50-14 缺乏一个强力的内侧支撑会导致内翻移位及接骨板断裂

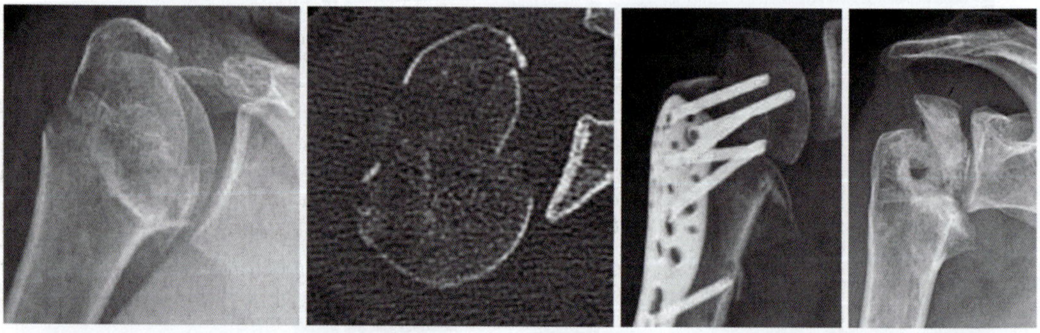

图 3-50-15 患者，女性，25 岁，肱骨头劈裂骨折脱位，进行复位固定后，肱骨头严重坏死、塌陷

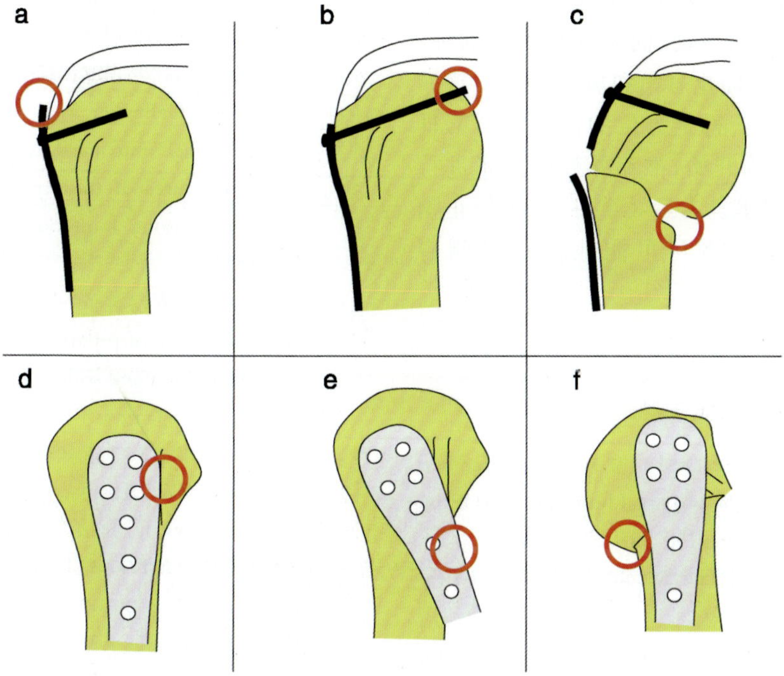

图 3-50-16　**常见的并发症**

a. 接骨板位置太高；b. 螺钉太长；c. 内侧支撑不足，接骨板断裂；d. 撞击肱二头肌；e. 接骨板未对准骨干；f. 后倾畸形复位

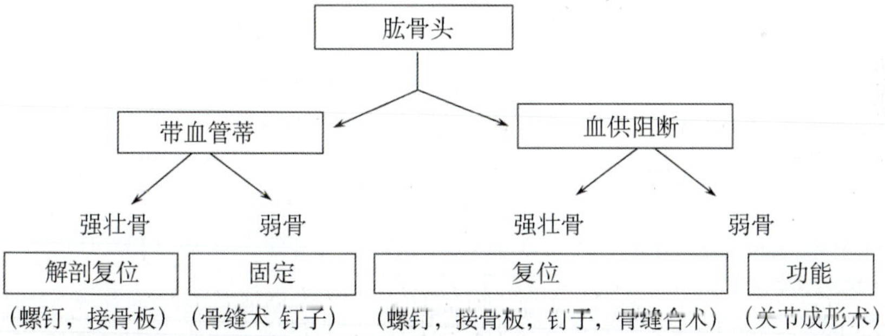

图 3-50-17　**肱骨近端移位骨折的处理原则**

第 10 节　康　复

一般原则上，肩关节应尽早活动（康复将通过Ⅰ、Ⅱ、Ⅲ 3 个阶段进行）。第Ⅰ阶段的重点是进行被动辅助活动，部分病例可借助不等边三角形积木活动。物理治疗师在肩胛骨平面抬高肩关节，并鼓励患者用健侧手臂活动患肩。这一阶段的练习应先在仰卧位下进行，之后更换为坐位下进行。在监护下，可在泳池尽早开始水中练习。在一些特殊情况下，甚至在拆线之前就可以用防水膜包裹手术创口进行水中练习，患者在水中运动时应保持伤口干燥。第Ⅰ阶段应在术后持续 6 周，目的是获得尽可能大的活动

度。第Ⅱ阶段的康复训练从第 6 周开始，鼓励患者进行主动活动，同时进行力量训练。在这一阶段，应停止悬吊和肩部制动。这一阶段的目标是获得全方位的活动度。第Ⅲ阶段从第 10 周开始，推荐并鼓励患者进行力量和拉伸锻炼。术后 3 个月后，可停止物理治疗，鼓励患者尽可能地使用患侧肩关节[11,49,53]。

参考文献

[1] Bigliani LU. Treatment of two-and three-part fractures of the proximal humerus. AAOS Instr Course Lect，1989，38：231-244.

[2] Codman EA. The Shoulder. Malabar：Krieger，1984. 319.

[3] Cofield RH. Comminuted fractures of the proximal humerus. Clin Orthop，1988，230：49-57.

[4] Court-Brown CM，Garg A，McQueen MM. The translated two-part fracture of the proximal humerus. Epidemiology and outcome in the older patient. J Bone Joint Surg Br，2001，83：799-804.

[5] Duparc J，Largier A. Fracture-dislocations of the upper end of the humerus (French). Rev Chir Orthop Reparatrice Appar Mot，1976，62：91-110.

[6] Ehlinger M，Gicquel P，Clavert P，et al. A new implant for proximal humeral fracture：experimental study of the basket plate (French). Rev Chir Orthop Reparatrice Appar Mot，2004，90：16-25.

[7] Esser RD. Treatment of three-and four-part fractures of the proximal humerus with a modified cloverleaf plate. J Orthop Trauma，1994，8：15-22.

[8] Hertel R. Fractures of the proximal humerus in osteoporotic bone. Osteoporos Int，2005，16 (Suppl 2)：S65-72.

[9] Hoffmeyer P. The operative management of displaced fractures of the proximal humerus. J Bone Joint Surg Br，2002，84：469-480.

[10] Ko JY，Yamamoto R. Surgical treatment of complex fracture of the proximal humerus. Clin Orthop，1996，327：225-237.

[11] Koval KJ，Gallagher MA，Marsicano JG，et al. Functional outcome after minimally displaced fractures of the proximal part of the humerus. J Bone Joint Surg Am，1997，79：203-207.

[12] Mittlmeier TWF，Stedtfeld H-W，Ewert A，et al. Stabilization of proximal humeral fractures with an angular and sliding stable anterograde locking nail (Targon PH). J Bone Joint Surg Am，2003，85：136-146.

[13] Mouradian WH. Displaced proximal humeral fractures. Seven years' experience with a modified Zickel supracondylar device. Clin Orthop，1986，212：209-218.

[14] Park MC，Murthi AM，Roth NS，et al. Two-part and three-part fractures of the proximal humerus treated with suture fixation. J Orthop Trauma，2003，17：319-325.

[15] Resch H，Pocacz P，Frölich R，et al. Percutaneous fixation of three and four-part fractures of the proximal humerus. J Bone Joint Surg Br，1997，79：295-300.

[16] Robinson CM，Page RS. Severely impacted valgus proximal humeral fractures. Results of operative treatment. J Bone Joint Surg Am，2003，85：1647-1655.

[17] Rowles DJ，McGrory JE. Percutaneous pinning of the proximal part of the humerus. An anatomic study. J Bone Joint Surg Am，2001，83：1695-1699.

[18] Schlegel TF，Hawkins RJ. Displaced proximal humeral fractures：evaluation and treatment. J Am Acad Orthop Surg，1994，12：54-78.

[19] Siegel HJ，Lopez-Ben R，Mann JP，et al. Pathological fractures of the proximal humerus treated with a proximal humeral locking plate and bone cement. J Bone Joint Surg Br，2010，92：707-712.

[20] Wanner GA，Wanner-Schmid E，Romero J，et al. Internal fixation of displaced proximal humeral fractures with two onethird tubular

plates. J Trauma,2003,54:536-544.
[21] Wijgman AJ, Roolker W, Patt TW, et al. Open reduction and internal fixation of three and four-part fractures of the proximal part of the humerus. J Bone Joint Surg Am,2002, 84:1919-1925.
[22] Zyto K, Ahrengart L, Sperber A, et al. Treatment of displaced proximal humeral fractures in elderly patients. J Bone Joint Surg Br, 1997,79:412-417.
[23] Agudelo J, Schürmann M, Stahel P, et al. Analysis of efficacy and failure in proximal humerus fractures treated with locking plates. J Orthop Trauma,2007,21:676-681.
[24] Badman BL, Mighell M. Fixed-angle locked plating of two-, three-, and four-part proximal humerus fractures. J Am Acad Orthop Surg, 2008,16:294-302.
[25] Chudik SC, Weinhold P, Dahners LE. Fixed-angle plate fixation in simulated fractures of the proximal humerus: a biomechanical study of a new device. J Shoulder Elbow Surg, 2003,12:578-588.
[26] Clavert P, Adam P, Bevort A, et al. Pitfalls and complications with locking plate for proximal humerus fracture. J Shoulder Elbow Surg,2010,19:489-494.
[27] Helwig P, Bahrs C, Epple B, et al. Does fixed-angle plate osteosynthesis solve the problems of a fractured proximal humerus? A prospective series of 87 patients. Acta Orthop,2009, 80:92-96.
[28] Konrad G, Bayer J, Hepp P, et al. Open reduction and internal fixation of proximal humeral fractures with use of the locking proximal humerus plate: surgical technique. J Bone Joint Surg Am,2010,92:85-95.
[29] Laflamme GY, Rouleau DM, Berry GK, et al. Percutaneous humeral plating of fractures of the proximal humerus: results of a prospective multicenter clinical trial. J Orthop Trauma,2008,22(3):153-158.
[30] Lescheid J, Zdero R, Shah S, et al. The biomechanics of locked plating for repairing proximal humerus fractures with or without medial cortical support. J Trauma, 2010, 69: 1235-1242.
[31] Lever JP, Aksenov SA, Zdero R, et al. Biomechanical analysis of plate osteosynthesis systems for proximal humerus fractures. J Orthop Trauma,2008,22:23-29.
[32] Lungershausen W, Bach O, Lorenz CO. Locking plate osteosynthesis for fractures of the proximal humerus. Zentralbl Chir,2003,128: 28-33.
[33] Ricchetti ET, DeMola PM, Roman D, et al. The use of precontoured humeral locking plates in the management of displaced proximal humerus fracture. J Am Acad Orthop Surg,2009,17:582-590.
[34] Sproul RC, Iyengara JJ, Devcica Z, et al. A systematic review of locking plate fixation of proximal humerus fractures. Injury, 2010, doi:10.1016/j.Injury.2010.11.058.
[35] Südkamp N, Bayer J, Hepp P, et al. Open reduction and internal fixation of proximal humeral fractures with use of the locking proximal humerus plate. Results of a prospective, multicenter, observational study. J Bone Joint Surg Am,2009,91:1320-1328.
[36] Gerber C, Hersche O, Berberat C. The clinical relevance of posttraumatic avascular necrosis of the humeral head. J Shoulder Elbow Surg, 1998,7:586-590.
[37] Gerber C, Schneeberger AG, Vinh TS. The arterial vasculararzation of the humeral head. An anatomical study. J Bone Joint Surg Am, 1990,72:1486-1494.
[38] Laing PG. The arterial supply of the adult humerus. J Bone Joint Surg Am, 1956, 38: 1105-1116.
[39] Jurik AG, Albrechtsen J. The use of computed tomography with two-and three-dimensional reconstructions in the diagnosis of three-and four-part fractures of the proximal humerus. Clin Radiol,1994,49:800-804.
[40] Muller ME, Nazarian S, Koch P. Classification A. O. des fractures. Berlin:Springer,1987.

[41] Neer Ⅱ CS. Displaced proximal humeral fractures. I. Classification and evaluation. J Bone Joint Surg Am,1970,52:1077-1089.

[42] Neer CS. Four segment classification of proximal humeral fractures: purpose and reliable use. J Shoulder Elbow Surg, 2002, 11: 389-400.

[43] Sidor ML,Zuckerman JD,Lyon T,et al. The Neer classification system for proximal humeral fractures. An assessment of interobserver reliability and intraobserver reproducibility. J Bone Joint Surg Am, 1993, 75: 1745-1750.

[44] Siebenrock KA, Gerber CH. The reproducibility of classification of dractures of the proximal end of the humerus. J Bone Joint Surg Am,1992,75:1751-1755.

[45] Bahrs C,Rolauffs B,Südkamp NP,et al. Indications for computed tomography (CT-) diagnostics in proximal humeral fractures: a comparative study of plain radiography and computed tomography. BMC Musculoskelet Disord,2009,2:10-33.

[46] Bernstein J,Adler LM,Blank JE,et al. Evaluation of the Neer system of classification of proximal humeral fractures with computerized tomographic scans and plain radiographs. J Bone Joint Surg Am, 1996, 78: 1371-1375.

[47] Edelson G,Kelly I,Vigder F,et al. A three-dimensional classification for fractures of the proximal humerus. J Bone Joint Surg Br, 2004,86:413-425.

[48] Culebras X, Van Gessel E, Hoffmeyer P, et al. Clonidine combined with a long acting local anesthetic does prolong postoperative analgesia after brachial plexus block but does induce hemodynamic changes. Anesth Analg, 2001,92:199-204.

[49] Neer CS. Shoulder reconstruction. Philadelphia:W. B. Saunders,1990. 363-401.

[50] Flatow EL, Bigliani LU. Tips of the trade. Locating and protecting the axillary nerve in shoulder surgery. The tug test. Orthop Rev, 1992,21:503-505.

[51] Bahrs C, Oehm J, Rolauffs B, et al. T-plate osteosynthesis-an obsolete osteosynthesis procedure for proximal humeral fractures? Middle-term clinical and radiological results (In German). Z Orthop Unfall, 2007, 145: 186-194.

[52] Jupiter JB,Mullaji AB. Blade plate fixation of proximal humeral non-unions. Injury, 1994, 25:301-303.

[53] Hodgson SA,Mawson SJ,Stanley D. Rehabilitation after two-part fractures of the neck of the humerus. J Bone Joint Surg Br,2003,85: 419-422.

[54] Gruson KI, Ruchelsman DE, Tejwani NC. Isolated tuberosity fractures of the proximal humeral: current concepts. Injury, 2008, 39 (3):284-298.

第51章　半肩关节置换术治疗肱骨近端骨折

第 51 章
半肩关节置换术治疗肱骨近端骨折

Tony Corner, Panagiotis D. Gikas

摘要 肱骨近端复杂骨折是临床治疗难度最大的骨折类型之一，其治疗方法包括非手术治疗、内固定治疗和关节置换。即使对于经验丰富的肩关节外科医师而言，采用半关节置换术治疗肱骨近端骨折仍然是一项挑战。

本章主要阐述半肩关节置换术的手术技术和要领，以帮助读者安全成功地完成手术并避免并发症的发生，并总结文献报道的关于半关节置换治疗肱骨近端骨折的常见并发症及术后康复治疗措施。

关键词 骨折 · 半关节置换 · 肱骨 · 近端

第 1 节 概 述

肱骨近端复杂骨折是临床治疗难度最大的骨折类型之一。Codman 是第一个研究肱骨近端骨折病理解剖学的学者，同时他阐明了骨折的机制及骨折各部分组成，包括肱骨头、大小结节和肱骨干[1]。在 20 世纪 50 年代，Neer 首先报道了采用切开复位内固定治疗三部分或四部分骨折的失败率较高，建议采用半关节置换治疗三部分或四部分骨折。Neer 率先设计出了整块的关节假体，并于 1953 年将该假体应用于 1 例并发骨折脱位的肱骨近端骨折患者中[2-3]。

自第一代整块设计的假体出现之后，半肩关节假体经历了很多的设计改进，出现了可调头颈角、多种偏心距并有多种大小结节固定方法的新型组配式假体。尽管关节假体技术和手术器械有了长足的进步，但手术技术的掌握对外科医师来说仍然十分重要。正确的手术操可取得令人满意的临床效果。应用关节置换术治疗肱骨近端骨折是技术需求最高的手术之一。本章的目的是指导手术医师安全有效地应用半肩关节置换术治疗肱骨近端复杂骨折。

第 2 节 病因学和分类

Codman 在 1934 年报道了肱骨近端骨折，并依据骨折发生的部位进行分型，即肱骨头、肱骨干、大结节或小结节[1]。同时，他

T. Corner (✉)
West Hertfordshire Hospitals NHS Trust, Watford and St. Albans Hospitals, Watford, UK

P. D. Gikas
The London Sarcoma Service, Royal National Orthopaedic Hospital, Stanmore, Middlesex, UK

West Hertfordshire Hospitals NHS Trust, Watford and St. Albans Hospitals, Watford, UK
e-mail: panosgikas@me.com

G. Bentley (ed.), *European Surgical Orthopaedics and Traumatology*,
DOI 10.1007/978-3-642-34746-7_225, © EFORT 2014

还指出，如果这些骨折存在移位，就需要进行手术治疗。1970 年，Neer 在 Codman 工作的基础上进行了扩展，提出了移位的肱骨近端骨折的分型系统[2]。

在 Neer 分型中，部分骨折被认为是移位≤1 cm 或者成角≤45°的骨折，因此将最简单的移位骨折类型定义为二部分骨折。Neer 分型系统包括二部分骨折、三部分骨折、四部分骨折和骨折-脱位型，后者还包括肱骨头劈裂骨折。

根据 Neer 分型，移位>1 cm 或成角>45°即为明显移位[2-4]。现将 Neer 分型总结如下。

1. 最低程度的移位是一部分骨折。

2. 移位≤1 cm 或成角≤45°。

3. 发生在解剖颈的二部分骨折，关节侧骨块移位。

4. 肱骨头缺血坏死发生风险高。

5. 发生在外科颈的二部分骨折合并肱骨干移位。

6. 大结节移位的二部分骨折。

7. 小结节移位的二部分骨折。

8. 三部分骨折：大小结节其中之一仍与肱骨头相连。

9. 大结节移位。

10. 小结节移位。

11. 四部分骨折、骨折-脱位和肱骨头劈裂骨折：关节骨块移位，与肩胛盂无接触，无软组织附着，与结节分离。

在 Hertel Binary 或 Lego 的分型系统中，为肱骨近端骨折确立了 5 个基本骨折平面（图 3-51-1）：①在大结节和肱骨头之间；②在大结节和肱骨干之间；③在小结节和肱骨头之间；④在小结节和肱骨干之间；⑤在小结节和大结节之间。

在这一基础上进一步又分出 12 种基本骨折类型：6 种肱骨二部分骨折；5 种肱骨三部分骨折；1 种肱骨四部分骨折。

AO 分型较 Neer 和 Codman 分型使用的频率低，其特点是强调确定骨折是否对关节面部分骨块血供造成了严重损害（图 3-51-2）。A 型骨折是关节外单病灶骨折涉及一个结节，伴或不伴干骺端骨折；B 型骨折是关节外双病灶骨折或骨折脱位，涉及结节和干骺端；C 型骨折是关节面骨折或骨折-脱位。其中，C 型骨折最为严重，因为血液供应损伤的风险最大，伤后易合并肱骨头骨坏死。

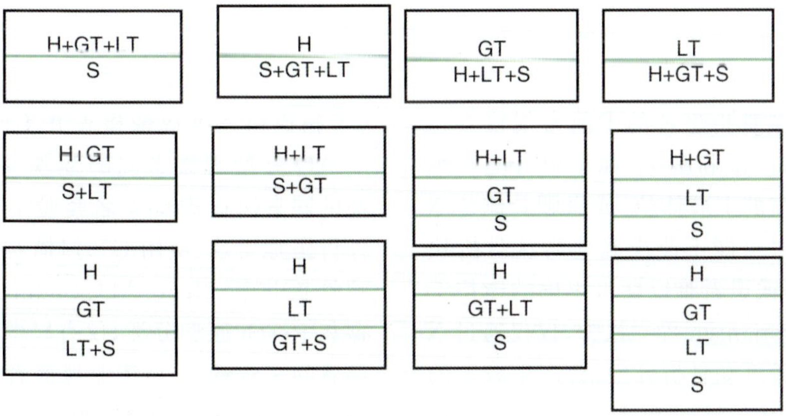

图 3-51-1　Hertel Binary 或 Lego 分型

H. 肱骨头；GT. 大结节；LT. 小结节；S. 肱骨干

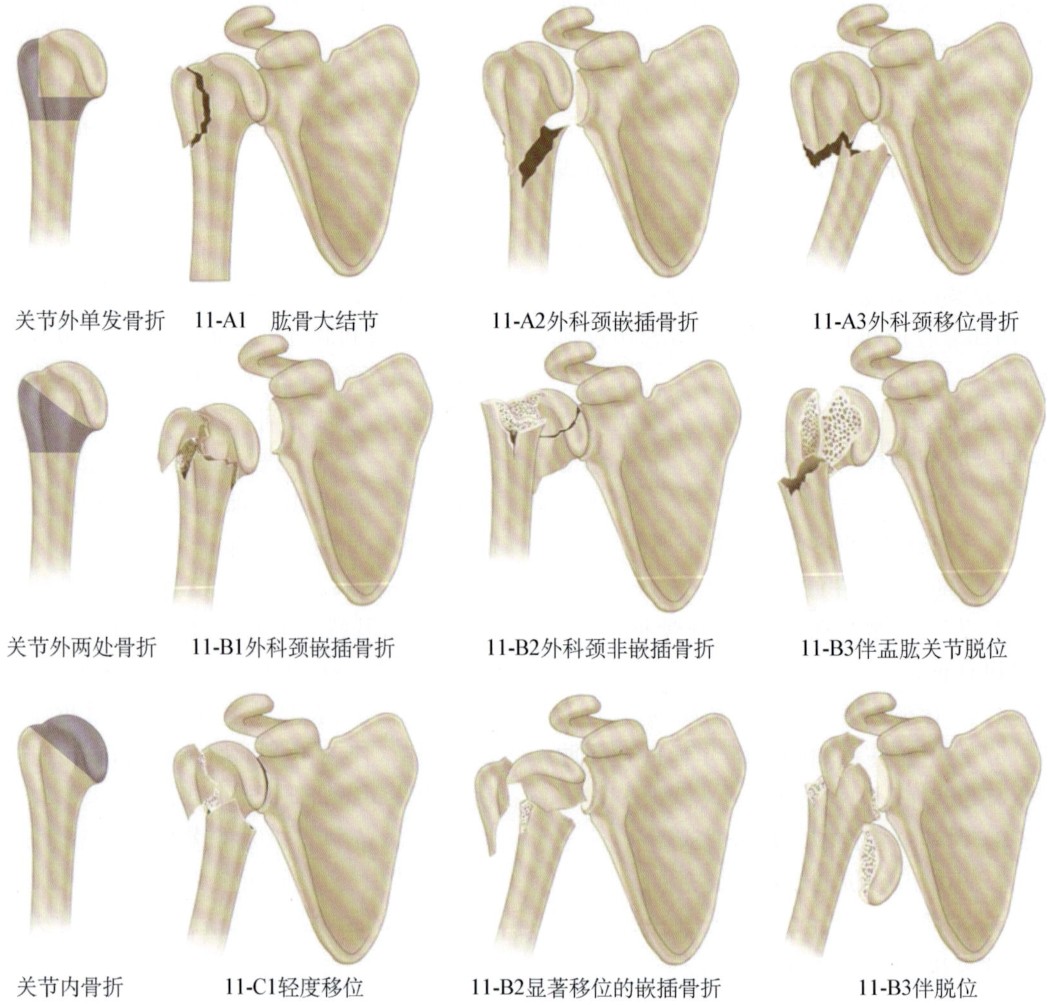

图 3-51-2 **肱骨近端骨折 AO 分型(可参考流行病学一书)**

肱骨近端骨折患者的术前常规检查包括:肩关节前后位和腋位(如果患者能够承受拍片时所需的上肢体位)或肩胛骨侧位 X 线片[2]。有时可能不能准确地辨认骨折块的确切位置,或患者难以摆出正确的体位予以配合。Kristiansen 等[5]认为,仅仅通过 X 线片判断肱骨近端骨折分型,会产生较大的观察者间变异。通过更多更熟练地应用 Neer 分型,可以提高评估的准确度。对在 X 线片上难以确定骨折块移位程度或旋转程度的疑难病例,CT 扫描可以辅助诊断。尽管对于这些复杂的病例通常都会进行更进一步的影像学检查,但 Sjödén 等[12]认为,CT 扫描和三维成像检查并不能改善 Neer 或 AO 分型观察者间的复现性。Majed 和他的同事通过观察 4 名经验丰富的肩关节外科医师发现,应用 CT 扫描对复杂肱骨近端骨折进行 Neer、AO、Codman-Hertel 分型和 Resch 原型分类,仅有轻微至中度的观察者间一致性[33]。其中观察者间信度最高的是 Codman-Hertel 分型。

在大小结节骨折、肱骨头压缩骨折、肱骨头劈裂骨折或肩关节内游离体等特殊情况下,X 线片可能低估骨折的移位程度。此时,肩关节 CT 扫描可以帮助显示病变。

第 3 节　相关应用解剖学和生理学

肩关节是人体活动范围最大的关节，这是因为关节窝浅而且其大小仅为肱骨头的25%，并且肩关节的稳定性并非主要依靠骨性结构，而是主要依靠周围的软组织——包括肌肉、关节囊和韧带。

肱骨近端可以分为 4 个骨性结构，并受到不同的肌肉拉力作用：

- 肱骨头。
- 小结节，受肩胛下肌拉力向内侧移位。
- 大结节，受冈上肌和外旋肌群的拉力向后上移位。
- 肱骨干，受胸大肌拉力向内侧移位。

肱骨近端的血液供应主要来源于旋肱前动脉和旋肱后动脉。弓状动脉是旋肱前动脉升支的延续。其进入肱二头肌肌腱沟，为肱骨头提供大部分血液供应。肱骨头的另外一小部分血液供应来源于旋肱后动脉。肱骨解剖颈骨折较少见，但预后很差，原因就是解剖颈骨折严重破坏了肱骨头血液供应。

在区分肱骨近端三部分和四部分骨折是外翻压缩型还是内翻成角型骨折时，保留肱骨头血液供应十分重要。外翻压缩骨折的特点是内侧软组织完整，这可能保留了肱骨头的血液供应。对这一类型的骨折进行复位后经皮穿针或接骨板固定的疗效尚满意[8]。而明显移位并伴有严重内翻对线不良的肱骨近端四部分骨折，内侧软组织破坏可能损伤肱骨头的血液供应。

腋神经从盂肱关节前下方经过，穿过四边孔。由于腋神经相对牢固地固定于臂丛神经后束和三角肌，其解剖位置邻近下关节囊，因此腋神经容易在前方骨折脱位时受到损伤，发生牵拉性损伤的风险特别高。肱骨近端骨折伴神经损伤的发生率较高（Visser 等报道，无移位骨折神经损伤的发生率为 59%，移位骨折神经损伤的发生率为 82%）。幸运的是，大部分神经损伤都可以恢复，只有一小部分骨折会造成永久性神经损害。

Hertel 总结了以下部分解剖学特性可以帮助识别肱骨头坏死高风险性的骨折。①良好的缺血预测因素：干骺端-肱骨头的延伸长度（肱骨矩骨块＜8 mm 时，准确度为 0.84）；内侧铰链完整性（内侧铰链破坏时，准确度为 0.79）；基本骨折类型（伤及解剖颈的骨折，准确度为 0.7）。②较差的缺血预测因素：肱骨头成角移位（成角＞45°时，准确度为 0.62）；结节移位程度（移位＞10 mm 时，准确度为 0.61）；盂肱关节脱位（准确度为 0.49）；肱骨头劈裂（准确度为 0.49）。

综上所述，根据 Hertel 的研究，与解剖颈骨折、肱骨距骨块短和内侧铰链破坏关联的肱骨头缺血性坏死的阳性预测值高达 97%。随后，Hertel 在一篇应用内固定治疗肱骨近端关节囊内骨折后发生肱骨头缺血性坏死的文献中指出，8/10 的肱骨头在早期发生了缺血，但并没有发展为缺血性坏死，这提示如果得到了充分的复位和稳定，会有血管再生的可能[34]。

第 4 节　诊　断

肱骨近端骨折的诊断依据主要是外伤史和临床体格检查。通常，有明显的肿胀和瘀青，特别是沿上肢向下蔓延，而不仅仅局限于肩关节局部，就应考虑肱骨近端骨折的可能。X 线片可以有效地诊断肱骨近端骨折，如果需要进一步了解骨折线的走向和骨折块的位置，可以进行 CT 扫描。

第5节 手术适应证

肱骨近端半肩关节置换术适用于大多数四部分骨折、移位的三部分骨折、骨折-脱位及严重肱骨头劈裂骨折的患者。

据Neer[15]报道，采用切开复位内固定治疗的四部分骨折患者，96%以失败告终，而采用半关节置换的四部分骨折患者均取得了良好的疗效。Neer还报道，高达90%的患者最终出现了肱骨头缺血坏死。近年来，多数研究报道采用内固定而非半肩关节置换治疗四部分肱骨近端骨折也取得了更令人鼓舞的效果[16-18]。并非所有的采用内固定治疗的患者术后肱骨头缺血性坏死的预后都差。事实上，Gerber等[19]的研究结果显示，部分复杂肱骨近端骨折患者虽然出现了肱骨头缺血坏死，但是结节骨块在固定后获得解剖愈合，患者最终的恢复情况与半肩关节置换术相当。

继Neer报道了应用半关节置换治疗肱骨近端四部分骨折患者获得了100%的满意疗效之后，近年来还没有其他的外科医师能够重复这一良好的结果。总体来说，大多数患者对术后疼痛缓解较为满意，但是功能恢复状况是无法预测的，患者对此也往往不满意。对于年轻、活跃且骨骼质量好的复杂肱骨近端骨折患者，建议尝试切开复位内固定术；而对于老年且对功能要求低的复杂肱骨近端骨折患者，半肩关节置换术不失为一种可选择的治疗方案。

骨质疏松并不是肱骨近端骨折行半肩关节置换手术的禁忌证。有些医师认为，应当首先建议患者进行切开复位内固定，因为即使治疗失败，半关节置换仍然可以作为补救措施。然而，在内固定失败的基础上进行半关节置换十分困难，并且术后效果较差[20-21]。

半关节置换的禁忌证是患者存在严重的内科并发症，不能耐受手术。如果是骨质良好的青年患者，则应尽量行保留骨的内固定手术。

第6节 术前计划和准备

复杂的肱骨近端骨折常伴有严重软组织损伤和水肿。在进行手术再次造成软组织损伤之前，通常需等待6～10 d，以便周围软组织条件改善。也有医师推荐尽早手术，以便患者更快开始康复锻炼。

医师术前必须熟悉半肩关节置换手术技术。

正如前文所述，术前CT扫描有助于确认骨折情况并制定更合理的手术计划[6-7]。

第7节 手术技术

与其将复杂肱骨近端骨折半关节置换术视为肱骨头置换术，不如将其视为肱骨近端移位结节的接骨术，同时进行肱骨头置换。关节假体的正确放置能有效恢复高度和后倾角度，假体周围结节的位置和愈合对预后非常重要。应用半关节置换术治疗肱骨近端骨折的首要原则是恢复正常的解剖关系。为了获得满意的疗效，需要精确恢复肱骨的长度和倾斜度，并稳定固定大小结节和肱骨干与假体。

手术通常在全身麻醉联合斜角肌间沟神经阻滞麻醉下进行，以确保患者术后疼痛较轻。在麻醉诱导后，静脉给予术前抗生素。患者取半坐卧位(图3-51-3)。肩关节周围皮肤消毒后给予恰当的铺单，并充分显露肩胛带。在皮肤和消毒单之上粘贴不透水敷料，进一步“关闭”患者腋窝，以使术中腋窝皮肤污染术者手套的可能性降到最低。

三角肌-胸大肌入路的切口始于喙突上方，斜向下方延伸至距腋窝前方皮肤皱褶外

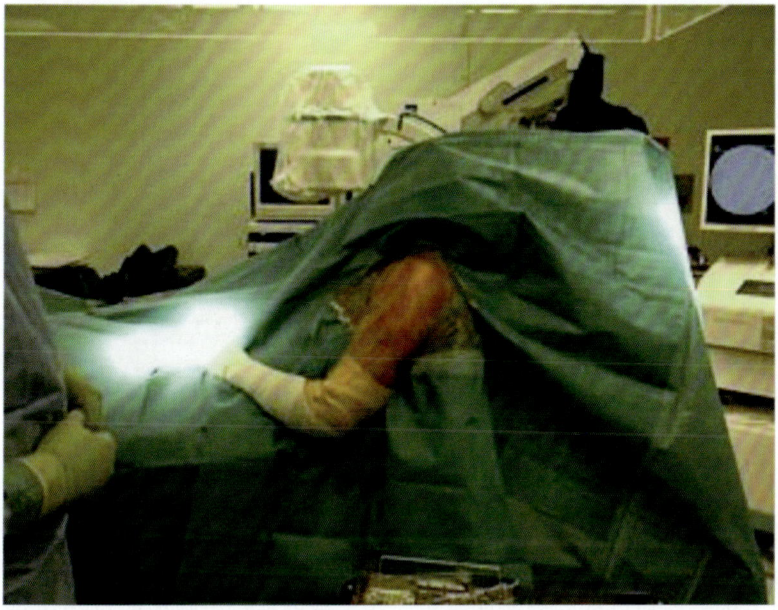

图 3-51-3　患者取半坐卧位，左臂铺单并充分显露肩胛带，用不透水敷料覆盖

侧 2.5 cm 处。切开三角肌-胸大肌沟上方的筋膜，将头静脉和三角肌牵向外侧，将胸大肌牵向内侧。将带可调叶片的 Kolbel 肩关节牵开器置于前部三角肌下方、联合腱的深面，用手指在联合腱深部确认肌皮神经。将 Homan 拉钩置于喙肩韧带的上面并向上牵拉。此时，可以观察到骨折块，术者必须注意避免损伤腋神经。腋神经在肩胛下肌腱的下表面穿过。确认肱二头肌长头腱并行腱切断术。将 1 根保留的缝线置于长头腱内，稍后用于软组织腱固定。

也可采用三角肌劈开入路，但是必须清楚地确认腋神经并加以保护。

对于四部分骨折而言，大小结节之间的骨折线位于肱二头肌沟外侧 5～6 mm。在肩胛下肌肌腱和小结节的腱骨结合部，以及冈上肌肌腱和冈下肌肌腱附着于大结节骨块位于后方的腱骨结合部，分别置入保留缝线。此时必须注意，小心避免手术器械如 Kocher 钳压碎结节，特别是对于老年骨质疏松患者更要注意。将保留缝线置于大小结节的腱骨结合部后，探查冈上肌肌腱前部与大小结节之间的骨折线呈一条直线走行的裂缝，将此裂缝顺着肩袖肌腱纤维走行方向向内侧延伸，可以更好地显露并接近肱骨头骨折块。

处理好结节骨折块后，就可以切除肱骨头。但应当保留附着在结节上的任何软组织结构。如果肱骨头脱位，例如前方骨折脱位，取下肱骨头时一定要十分小心，因为其紧邻腋血管和臂丛神经。切除肱骨头后，将结节轻轻牵开，完全切除肱二头肌长头腱残端。仔细检查关节盂软骨面，排除任何可能存在的病变。如果关节盂存在骨折，此时应当一并处理。如果患者合并肩胛盂关节病，则应进行肩胛盂置换。

切除的肱骨头用关节假体试模测量大小(图 3-51-4)。如果肱骨头介于 2 个尺寸的试模之间，首选尺寸较小的假体，尽量避免使用大头“过度填充”肩关节。

在将结节修复到骨折假体柄时，切除的肱骨头将被用于获取松质骨进行植骨。

通常，内侧肱骨矩的部分节段会与切除的肱骨头相连，需要测量这一部分节段的长度，以帮助确定关节假体柄的位置和高度

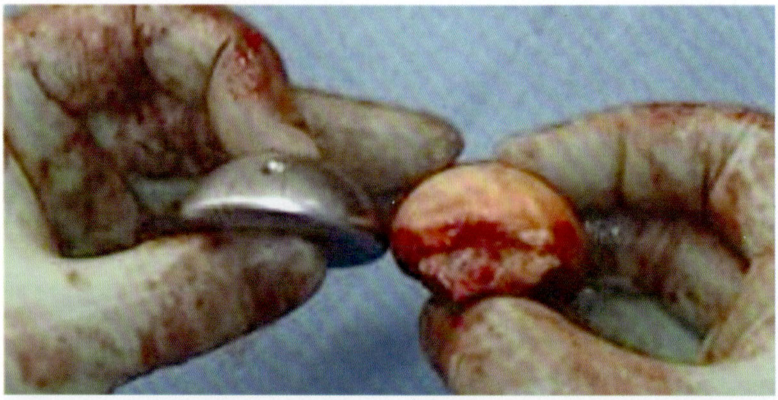

图 3-51-4 手术切除的肱骨头的大小由关节置换术系统的试验头来测量

及肱骨头的偏心距(图 3-51-5)。

通过后伸、内收和外旋肱骨显露干骺端,将肱骨向上推送至切口处。准备肱骨干并锉磨。在选择合适的假体型号和确定假体位置时,需遵循以下手术原则:必须恢复正确的肱骨长度,因此必须在合适的高度插

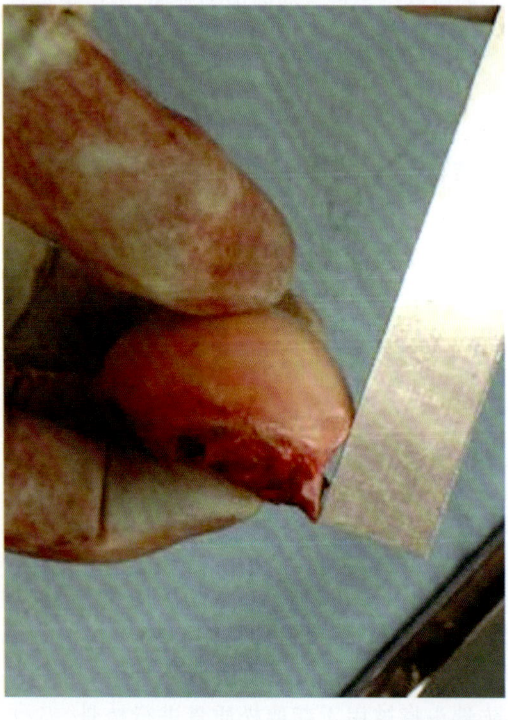

图 3-51-5 用尺子测量与切除的肱骨头相连的骨距长度

入并固定假体;手术医师必须准确判断肱骨倾度,依此植入假体。与关节退变相反,由于解剖学标志被破坏,骨折患者要做到这一点显然十分困难。有多种技术可以帮助手术医师确定假体植入的合适高度和后倾角度(图 3-51-6)。测量与肱骨头相连的内侧肱骨矩的长度,手术医师可以以此作为参考距离,即关节置换的假体头应位于肱骨干剩余的内侧矩的顶端。这是一项可靠的技术,可以帮助手术医师重新建立内侧肱骨矩的解剖弧形。如果采用这种技术,通常这一距离为 5～7 mm,除非存在严重的干骺端粉碎性骨折。

另一种选择是将大结节骨折块解剖复位至肱骨干,以大结节的上缘作为标志,确定假体肱骨头上缘的准确高度(图 3-51-7)。Iannotti 等[24]的解剖学研究结果表明,大结节顶部位于肱骨头关节面顶部下方(8.0±3.5)mm 处。这意味着,如果大结节骨块得到了正确解剖复位,就可以正确的判断假体的高度。

有的医师倾向于拍摄患侧和对侧肱骨全长前后位 X 线片,基于此测量合适的肱骨长度,并且通过使用术中测量尺确定合适的假体高度。

判断假体头正确的高度还有另外一个参考点,即胸大肌腱止点。Torrens 等[23]报

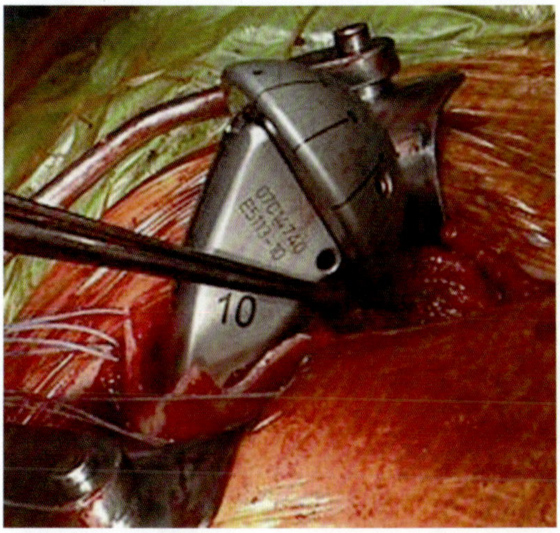

图 3-51-6　在肱骨上插入一个试验杆。如果试验杆在正确的高度，并且头部也在正确的位置，那么从残余的肱骨距的顶端和植入物的内侧边缘的距离应该与被切除头部的肱骨距的测量距离相同。同样，如果植入物在正确的位置，那么肱骨内侧肱骨矩轮廓的连续虚线应该与头部植入物的内侧尖相接

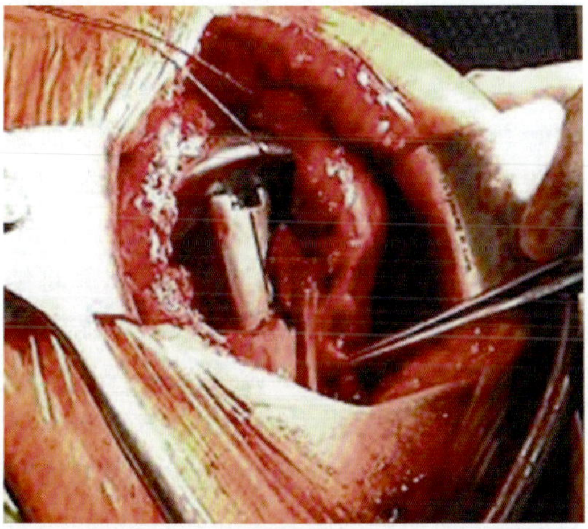

图 3-51-7　大结节复位至解剖位置，可以正确估计植入物的高度

道，可以通过将肱骨头切线置于胸大肌止点上方 5.6 cm 处来恢复肱骨头的解剖高度。在这项研究中，作者报道将假体后方鳍部置于距胸大肌止点 1.06 cm 处可以获得正确的后倾角度。

术中透视有时也可以辅助测量肱骨假体的高度。

影响手术长期疗效至关重要的因素是假体是否达到了正确的肱骨高度。如果假体位置过低，会导致三角肌缺乏张力，另外肱骨头假体下方空间不够会导致结节固定困难。如果位置过高，会导致无法将结节复位至正确的解剖位置。

肱二头肌沟和上髁轴线都可用来作为获得正确的肱骨头后倾角度的参考标志。需要注意的是，避免过分后倾假体，这可能导致功能恢复不良甚至后脱位。如果将肱骨柄假体后方的鳍部置于肱二头肌肌腱沟外侧 8 mm 处，也就是沿着肱骨干外侧皮质测量距离，就把肱骨假体放置于正确的后倾角度上[25]。然而，Balg 和 Boileau[35] 的尸体研究结果表明，肱二头肌沟在解剖颈和外科颈处的位置存在变异。由于肱二头肌沟的位置存在变异，以及肱骨假体的外侧鳍部在外科颈的安放位置尚未被文献证实，作者建议手术医师谨慎采用肱二头肌沟作为肩关节置换手术治疗骨折时计算后倾角度的可靠标志。

通常情况下，手术医师会将假体置于约 25°后倾位，这是肱骨头的平均后倾角度[26]（图 3-51-8）。然而，既往的解剖研究发现，后倾角度一般波动在 10°～45°之间[27-28]。选择 25°的后倾可以避免上肢内旋时对大结节修复产生过度的张力。肱骨远端的髁间轴也可以用来指导判断后倾角度是否正确。可以在肱骨干插入试验柄，通过 1 根后扭力杆将测角器连接在试验柄上，这样就可以准确地测量与髁间轴和前臂轴相关的后倾角度。

肱骨干髓腔处理完成后，将骨水泥限制器放置于肱骨干内恰当深度，防止骨水泥在肱骨干内向及远端挤出。再次插入试验柄确保骨水泥限制器位于足够远的位置，保证肱骨柄假体可以满意植入。现代的组配式假体允许调整肱骨头的偏移，可以保证肱骨头下顶端与内侧距协调一致，并保证肱骨头

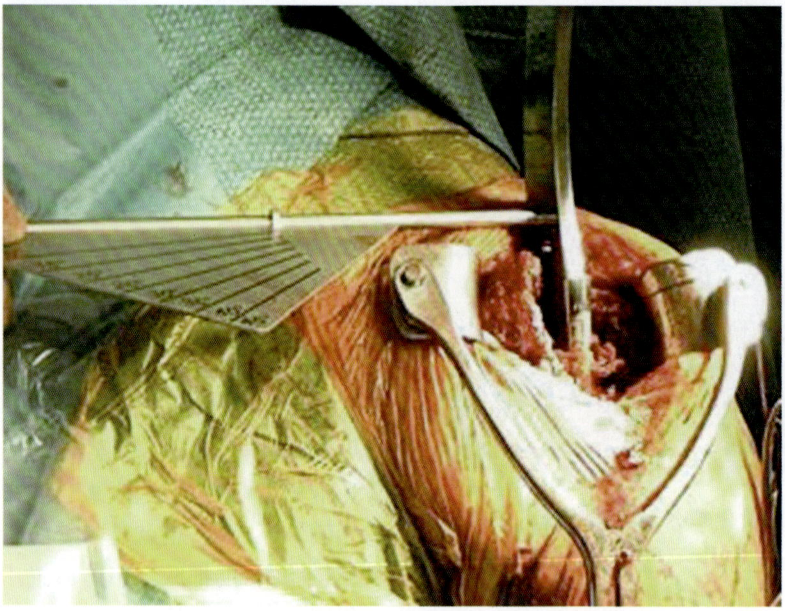

图 3-51-8　将 1 根后扭力杆连接在肱骨锉刀或试验柄上，与杆相连的测角仪参照前臂轴以确定植入物的后倾角度

假体上顶部位于大结节上顶部以上的正确高度，如前所述。

将组配式假体装配好并准备植入。

将用于再固定结节的缝线或钢丝通过冈上肌的腱骨结合部或大结节骨块穿入。钢丝或缝线应当在植入肱骨假体前穿入，因为在植入假体之前接近大结节腱骨结合部会更加容易。为了准备固定结节，应在外科颈骨折线远端 5 mm 处肱二头肌沟内侧和外侧各钻 2 个直径为 2 mm 的孔。确保在植入假体之前钻好孔，并以水平褥式方式将高张力缝线穿过孔，稍后进行肩袖和结节的张力带缝合固定。

采用标准第三代骨水泥技术固定肱骨假体柄，术中需注意假体安放的正确高度和后倾角度。去除假体周围多余的水泥。采用骨水泥固定假体，可以使术者更准确地控制假体高度。

从之前切除的肱骨头取松质骨，植入假体柄近端周围，帮助加强结节骨块和假体的固定。

将结节缝合固定于假体的具体方法会因假体的特点而改变（图 3-51-9）。有的假体在近端柄部有 2 个孔，可以通过这 2 个孔穿高张力缝线或 1 mm 的钢丝将结节重新固定。如果肱骨头假体植入后仍处于前脱位状态，就可以把钢丝或缝合线穿过假体柄或其颈部内侧的对应孔，向前穿过小结节。这样就可以将肱骨头复位至肩胛盂，并将结节修复至肱骨柄周围的正确位置。结节下的所有空间应该用取自肱骨头的松质骨填充。此时，可使用张力带缝线技术将先前穿过肱骨干钻孔的缝线固定，其中 1 条向前穿过肩胛下肌肌腱的腱骨交界处打结成环，另外 2 条缝线穿过后上肩袖的腱骨交界区。先系紧固定结节和肱骨干的缝线，再系紧结节到结节的缝线。

修复结节时注意避免过度复位。过度复位小结节会限制外旋，而过度复位大结节会限制内旋。如果假体的位置处于正确高度和后倾角度，将结节复位到满意的位置并不困难（图3-51-10）。如果术者发现充分复

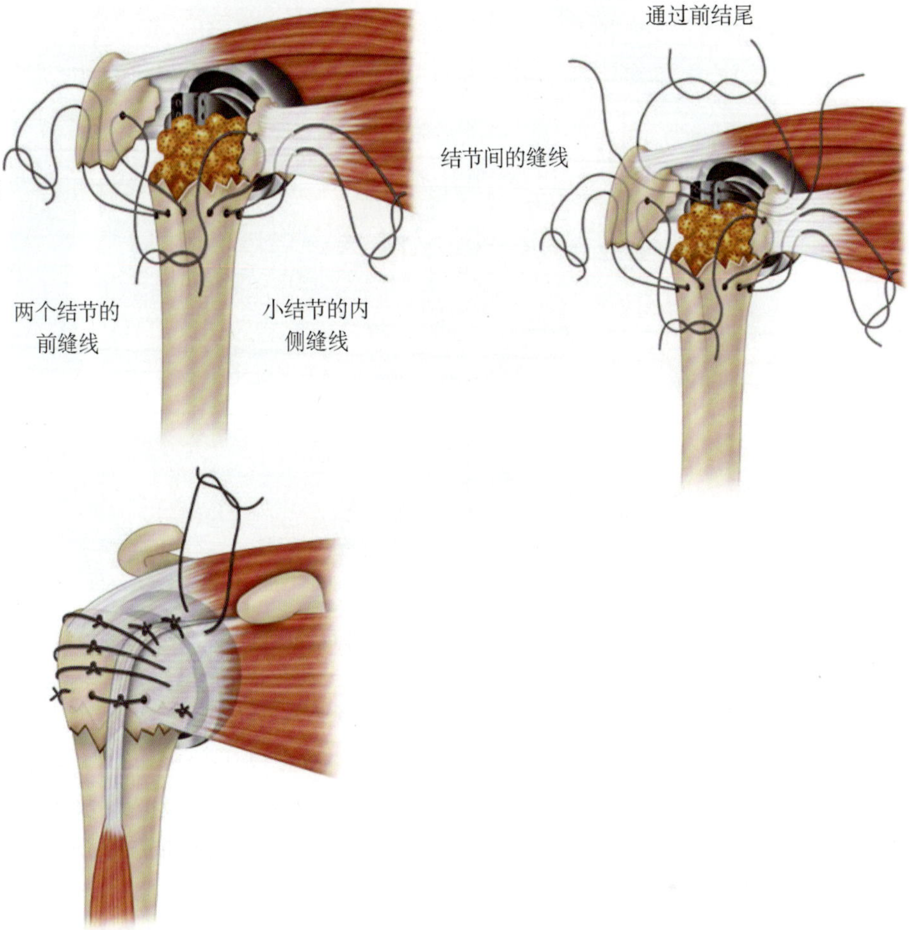

图 3-51-9　**缝线将植入物固定于结节处**

位结节十分困难，那么就应该考虑假体没有安放在正确的解剖位置的可能。

结节处于正确的位置并获得成功愈合对半肩关节置换术的预后意义重大。这就要求关节假体必须精准植入，还要求有精湛的固定技术，使肩关节尽早进行被动活动。一旦修复结节后，需将肩关节在全范围内活动，确保结节得到充分稳定的固定，没有微动。

裂缝经过冈上肌腱前缘与骨折成一直线，在上肢外旋 20°时可进行修复。

手术最后将肱二头肌长头腱用不可吸收缝线缝合于胸大肌筋膜，并进行软组织腱固定。

充分冲洗创面并止血，在三角肌深面留置 1 根雷氏引流管，逐层关闭切口。佩戴吊带保护上肢。术后 24 h 移除引流管。

第 8 节　术后护理与康复

术后 2 周拆除缝线，术后 6 周内患者通常需佩戴吊带。

在术前应告知患者，半肩关节置换术后想完全恢复肩关节的最大功能，需要长达 1 年的时间，如果第 1 次骨折时伴有继发神经损伤，那么恢复时间将会更长。

术后康复分为 3 个阶段。术后第 1 天

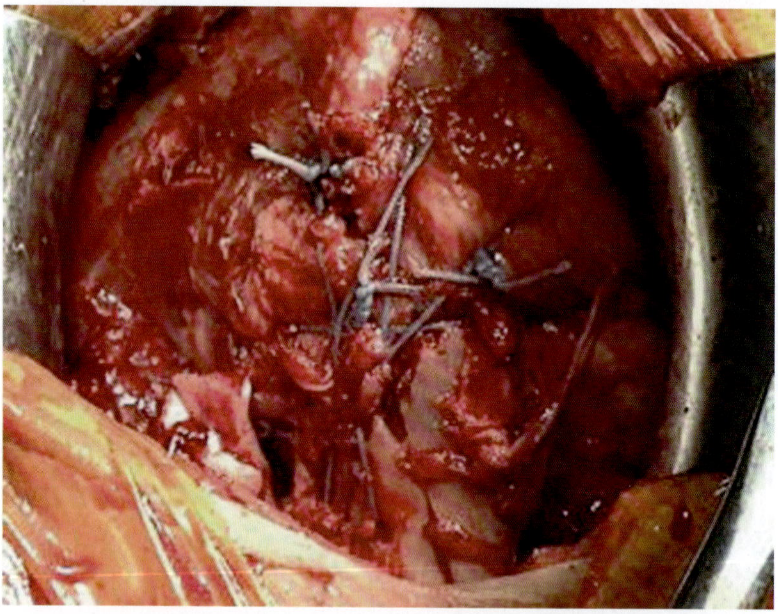

图 3-51-10 结节缝合到位示意图。在伤口的底部可以观察到为缝合钻的孔;结节已复位至解剖位置,而非复位不足或过度复位;从连接结节和肱骨干的缝线和更深部的缝线可以观察到结头,以 8 字形连接,从肱骨干骺端钻孔至肩袖肌腱

嘱患者佩戴吊带将患肢固定于内旋位置。术后第 2 天即开始肩关节被动活动。术后 6 周内在物理治疗师的监督下进行主动辅助的被动锻炼。如果术后 6 周 X 线片显示结节愈合位置满意,患者即可开始进行主动活动度训练。由于有的患者结节处存在骨质疏松,因此应针对由医师根据每例患者的骨质、术中活动度、结节固定是否充分和患者的预期依从性制定个体化的康复方案。在康复第 3 阶段,即术后 12 周开始抗阻训练,如使用赛乐带。上述的三阶段康复训练策略是由 Hughes 和 Neer 设计的[29]。

第 9 节 并发症

复杂肱骨近端骨折行半肩关节置换术的并发症包括任何手术都可能出现的标准并发症。血肿形成和深部感染的发生风险均较高。Kontakis 等[9]研究结果显示,深部感染发生率为 0.64%,浅表感染发生率为 1.55%。该术式的特异性并发症是肱骨头向近端移位,其发生率为 6.80%。通常认为,肱骨近端骨折行半关节置换术的首要并发症与结节有关。结节可能不愈合或移位,甚至发生骨溶解,即所谓的“结节消失”。2002 年,Boileau 等[30]报道了结节固定失败的相关因素。年龄超过 75 岁的女性预后更差,肱骨过度后倾超过 40°、假体高于结节超过 10 mm 或大结节高于肱骨头超过 5 mm 时预后也往往不佳。总的来说,肱骨头高且后倾与大结节低位,可形成“肩关节恐怖三联征”,导致大结节后移,预后较差。

在 Boileau 等[30]的病例系列研究中,肱骨延长超过 10 mm 与结节分离和假体在喙肩弓下向近端移位相关。这可能是因为大结节与肱骨干未愈合,或肩袖在张力作用下发生继发性撕裂。短缩的肱骨在临床上耐受性更好。一般肱骨短缩 2 cm 或更多可避免三角肌的力量和功能受到不利影响[30,32]。

Tanner 和 Cofield[31]认为，大结节移位是这类手术最常见的并发症。骨折脱位和慢性骨折并发症的发生率更高。

第 10 节　结　果

虽然半肩关节置换术治疗肱骨近端骨折通常可以充分缓解疼痛，但是其功能恢复结果仍不可预知。因此，切开复位内固定术是肱骨近端三部分或四部分骨折年轻患者的首选治疗方案，这样可以使患者原有的骨量得以保留。

对于移位的肱骨近端四部分骨折患者，半肩关节置换术是缓解疼痛的可行选择，但是受损肩关节很少能恢复至原有的功能水平，特别是原有的活动范围。Kontakis 等[9]报道了早期行半肩关节置换术的 808 例(810 肩)肱骨近端骨折患者的治疗结果。平均随访 3.7 年，平均主动前屈上举 105.7°，平均外展 92.4°，外旋 30.4°。这些结果与其他报道结果相近[10-11]。Kontakis 等[9]对 8 项研究中接受肱骨近端人工关节假体置换术的 560 例患者进行了 Constant 评分，患者的平均 Constant 评分为 56.6 分(11～98 分)。

近年来，在欧洲形成一种趋势，老年肱骨近端复杂损伤可采用反几何关系的肩关节置换术治疗，其理论基础是反置式全肩关节置换术不依赖于结节和肩袖发挥功能，因此，其预后比标准的半肩关节置换患者更好。Bufquin 等[13]对 43 例接受反置式全肩关节置换术治疗的三部分或四部分肱骨近端骨折患者进行了前瞻性队列研究。平均随访 22 个月，平均主动前屈上举和外展外旋分别为 97°和 30°。平均 Constant 评分为 44 分。他们认为，尽管缺少了结节复位，但经过反置式全肩关节置换术治疗患者仍能获得满意的临床效果。Gallinet 等[14]回顾分析了 40 例接受半肩关节置换术或反置式全肩关节置换术治疗的三部分或四部分复杂骨折患者的病历资料。其中，21 例患者接受标准的骨水泥柄人工半肩关节置换术，19 例患者接受带骨水泥柄的反置式假体进行了反置式全肩关节置换术。结果发现，反置式全肩关节置换术组与半肩关节置换组相比，Constant 评分、主动外展和前举角度均更高。然而，半肩关节置换组外旋角度更大(13.5° *vs*. 9.0°)。X 线片显示半肩关节置换组的 17 例患者中有 3 例患者结节愈合失败(18%)。反置式全肩关节置换术组的 16 例患者中有 15 例(94%)X 线片可见肩胛骨下凹表现，但是未发生肩胛盂假体松动。

一般来说，标准解剖型半肩关节置换治疗骨折时最难做到的就是使结节在解剖位置获得良好愈合，从而保证患者的肩关节在术后获得良好的主动活动度。很多学者都强调，对结节进行细致而稳定的缝合固定极其重要[22]。Boileau 等[36]发现，与结节固定失败相关的因素包括假体的初始位置过高或过度后倾，大结节位置不佳及 75 岁以上女性患者骨量减少。

第 11 节　总　结

即便对于经验丰富的肩关节外科医师，成功完成复杂的肱骨近端骨折手术，仍然是一项重大的挑战。本章概述了施行半肩关节置换术治疗肱骨近端骨折的原则和技术。结节的解剖愈合、肱骨高度的恢复及正确的后倾角度是必须克服的挑战，只有这样才能取得满意的治疗结果。

人工肱骨头假体置换术已被证实可以很好地缓解疼痛，但是患肢在术后并不能达到受伤前的功能水平。半关节置换术对于复杂的肱骨近端骨折是一种有用的治疗选择，但是对于骨量很好的年轻患者而言，骨折固定术是最佳的治疗选择。

参考文献

[1] Codman EA. Rupture of the supraspinatus tendon and other lesions in or about the subacromial bursa. In: Codman EA, editor. The shoulder. New York: G. Miller, 1934.

[2] Neer CS. Indications for replacement of the proximal humeral articulation. Am J Surg, 1955, 89: 901-907.

[3] Neer CS, Brown TH, McLaughlin HL. Fracture of the neck of the humerus with dislocation of the head fragment. Am J Surg, 1953, 85: 252-258.

[4] Neer CS. Displaced proximal humeral fractures. Part I: classification and evaluation. J Bone Joint Surg Am, 1970, 52A: 1077-1089.

[5] Kristiansen B, Andersen LS, Olsen CA, et al. The Neer classification of fractures of the proximal humerus: an assessment of interobserver variation. Skeletal Radiol, 1988, 17: 420-422.

[6] Castagno AA, Shuman WP, Kilcoyno AF, et al. Complex fractures of the proximal humerus: role of CT in treatment. Radiology, 1987, 165: 759-762.

[7] Hertel R, Hempfing A, Stiehler M, et al. Predictors of humeral head ischemia after intracapsular fracture of the proximal humerus, 2004, 13: 427-433.

[8] Jakob RP, Miniaci A, Anson PS, et al. Four-part valgus impacted fractures of the proximal humerus. J Bone Joint Surg Br, 1991, 73(2): 295-298.

[9] Kontakis G, Koutras C, Tosounidis T, et al. Early management of proximal humeral fractures with hemiarthroplasty: a systematic review. J Bone Joint Surg Br, 2008, 90(11): 1407-1413.

[10] Naranja Jr RJ, Iannotti JP. Displaced three-and fourpart proximal humerus fractures: evaluation and management. J Am Acad Orthop Surg, 2000, 8(6): 373-382.

[11] Goldman RT, Koval KJ, Cuomo F, et al. Functional outcome after humeral head replacement for acute three-and four-partproximal humeral fractures. J Shoulder Elbow Surg, 1995, 4(2): 81-86.

[12] Sjödén GO, Movin T, Aspelin P, et al. 3D-radiographic analysis does not improve the Neer and AO classifications of proximal humeral fractures. Acta Orthop Scand, 1999, 70(4): 325-328.

[13] Bufquin T, Hersan A, Hubert L, et al. Reverse shoulder arthroplasty for the treatment of three-and four-part fractures of the proximal humerus in the elderly: a prospective review of 43 cases with a short-term follow-up. J Bone Joint Surg Br, 2007, 89(4): 516-520.

[14] Gallinet D, Clappaz P, Garbuio P, et al. Three or four parts complex proximal humerus fractures: hemiarthroplasty versus reverse prosthesis. A comparative study of 40 cases. Orthop Traumatol Surg Res, 2009, 95(1): 48-55.

[15] Neer CS. Indications for replacement of the proximal humeral articulation. Am J Surg, 1955, 89: 901-907.

[16] Lee CK, Hansen HR. Post-traumatic avascular necrosisof the humeral head in displaced proximal humeral fractures. J Trauma, 1981, 21: 788-791.

[17] Esser RD. Treatment of three and four part fractures of the proximal humerus with a modified cloverleaf plate. J Orthop Trauma, 1994, 8: 15-22.

[18] Darder A, Sanchis V, Gastaldi E, et al. Four-part displaced proximal humeral fractures: operative treatments using Kirschner wires and a tension band. J Orthop Trauma, 1993, 7: 497-505.

[19] Gerber C, Hersche O, Berberat C. The clinical relevance of post traumatic a vascular necrosis of the humeral head. J Shoulder Elbow Surg. 1998, 7: 586-590.

[20] Tanner MW, Cofield RH. Prosthetic arthro-

plasty for fractures and fracture-dislocations of the proximal humerus. Clin Orthop, 1983, 179:116-128.

[21] Norris TR, Green A, McGuigan FX. Late prosthetic shoulder arthroplasty for displaced proximal humeral fractures. J Shoulder Elbow Surg, 1995, 4(4):271-280.

[22] Zuckermann JD, Cuomo F, Coval KJ. Proximal humeral replacement for complex fractures indications and surgical technique. Instr Course Lecture, 1997, 46:7-14.

[23] Torrens C, Corrales M, Melendo E, et al. The pectoralis major tendon as a reference for restoring humeral length and retroversion with hemiarthroplasty for fracture. J Shoulder Elbow Surg, 2008, 17(6):947-950.

[24] Iannotti JP, Gabriel JP, Schneck SL, et al. The normal glenohumeral relationships. An anatomical study of one hundred and forty shoulders. J Bone Joint Surg Am, 1992, 74(4):491-500.

[25] Hempfing A, Leunig M, Ballmer FT, et al. Surgical landmarks to determine humeral head retrotorsion or hemiarthroplasty in fractures. J Shoulder Elbow Surg, 2001, 10(5):460-463.

[26] Hertel R, Knothe U, Ballmer FT. Geometry of the proximal humerus and implications for prosthetic design. J Shoulder Elbow Surg, 2002, 11(4):331-338.

[27] Boileau P, Bicknell RT, Mazzoleni N, et al. CT scan method accurately assesses humeral head retroversion. Clin Orthop Relat Res, 2008, 466(3):661-669.

[28] Hernigou P, Duparc F, Hernigou A. Determining humeral retroversion with computed tomography. J Bone Joint Surg Am, 2002, 84(10):1753-1762.

[29] Hughes M, Neer CS. Glenohumeral joint replacement and postoperative rehabilitation. Phys Ther, 1975, 55:850-858.

[30] Boileau P, Krishnan SG, Tinsi L, et al. Tuberosity malposition and migration: reasons for poor outcomes after hemiarthroplasty for displaced fractures of the proximal humerus. J Shoulder Elbow Surg, 2002, 11(5):401-412.

[31] Tanner MW, Cofield RH. Prosthetic arthroplasty for fractures and fracture dislocations of the proximal humerus. Colin Orthop Relat Res, 1983, 179:116-128.

[32] Neer CS, Kirby RM. Revision of humeral head and total shoulder arthroplasties. Clin Orthop Relat Res, 1982, 170:189-195.

[33] Majed A, Macleod I, Bull AM, et al. Proximal humeral fracture classification systems revisited. J Shoulder Elbow Surg, 2011, 20(7):1125-1132.

[34] Bastian JD, Hertel R. Initial post-fracture humeral head ischaemia does not predict development of necrosis. J Shoulder Elbow Surg, 2008, 17(1):2-8.

[35] Balg F, Boulianne M, Boileau P. Bicipital groove orientation: considerations for the retroversion of a prosthesis in fractures of the proximal humerus. J Shoulder Elbow Surg, 2006, 15(2):195-198.

[36] Boileau P, Krishnan SG, Tinsi L, et al. Tuberosity malposition and migration: reasons for poor outcomes after hemiarthroplasty for displaced fractures of the proximal humerus. J Shoulder Elbow Surg, 2002, 11(5):401-412.

第 52 章　肱骨干骨折的治疗原则

第 52 章
肱骨干骨折的治疗原则

Deborah Higgs

摘要 肱骨干骨折约占所有骨折的 3%。血管损伤合并肱骨干骨折的发生率更低。大部分肱骨干骨折可以通过非手术治疗取得良好的效果。在制定合适的治疗方案时，应考虑患者自身因素及骨折特点。

关键词 解剖·分型·并发症-桡神经和血管·诊断·肱骨干骨折·机制·非手术治疗·手术适应证

第 1 节 解 剖

肱骨干从近端的外科颈延伸至远端髁，有近似圆柱形的横截面，皮质较薄。中间部分呈圆锥状，皮质非常厚，髓腔较狭窄。在肱骨远端 1/3 冠状面变得扁平，形状类似梯形。骨髓腔延续至鹰嘴窝上方，肱骨头与骨髓腔的远端在同一连线。上臂被肌肉完全覆盖，将上臂划分成内外侧髁。肌肉由内外侧肌间隔膜分开，可以分为伸肌间室和屈肌间室两群。(前)屈肌间室包括肱二头肌、肱肌及喙肱肌。(后)伸肌间室包括肱三头肌。如果骨折位于肩袖和胸大肌之间，肱骨头将出现外展和内旋。如果骨折发生在胸肌和三角肌之间，骨折近端出现内收，远端向外侧脱位。如果骨折远端插入三角肌，骨折近端出现外展。在骨折近端，肱桡肌和伸肌的共同作用下，骨折远端会出现外旋(图 3-52-1)。

肱动(静)脉紧贴肱骨干内侧走行，并在经行上臂时穿出至浅表。到下臂时，动脉走行在肱肌的前内侧。正中神经在肘窝沿外侧至内侧穿过动脉前方(图 3-52-2)。

尺神经穿行出腋窝时，位于肱动脉内侧，在中点和前臂外 1/3 交汇处穿过内侧肌间隔，向内上髁后方穿行(图 3-52-3)。

桡神经位于肱动脉起始点的后方，穿过肩胛下肌及大圆肌。伴肱深动脉通过斜向远端(由内至外)桡神经沟在肱骨干的后方走行。穿过外侧肌间隔，交汇于肱骨中间及外侧 1/3 处，后室至前室。这一部位神经较少移动且当骨折移位时较易损伤。继续沿肱肌内侧及肱桡肌和桡侧腕伸肌外侧走行。腋神经起始于腋动脉后方，穿过肩胛下后继续向后方穿过四边孔。然后在肩峰下 5～6 cm，伴随旋动脉后方绕过外科颈。肌皮神经穿过喙肱肌的肌腹走行于肱二头肌和肱肌之间。

第 2 节 损伤机制

单纯的摔伤就可导致典型的肱骨干骨折。肱骨干骨折通常好发于老年人或者

D. Higgs
Royal National Orthopaedic Hospital, Stanmore, Middlesex, UK
e-mail: dhiggs@doctors.org.uk

G. Bentley (ed.), *European Surgical Orthopaedics and Traumatology*,
DOI 10.1007/978-3-642-34746-7_250, © EFORT 2014

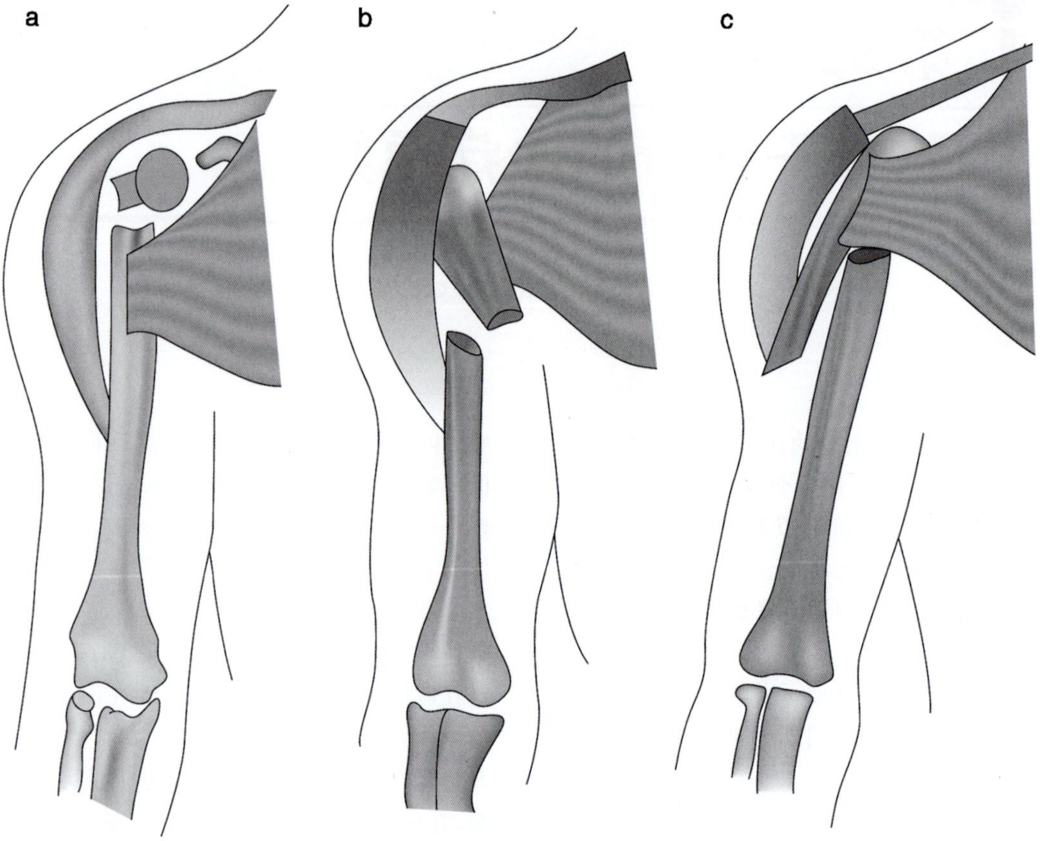

图 3-52-1 a. 骨折近端插入胸大肌；b. 三角肌与胸大肌间的骨折；c. 三角肌远端骨折

机动车事故，运动损伤及直接打击损伤较少见。纯粹的压力可导致肱骨近端或远端骨折，扭转力可导致螺旋骨折，弯曲力可导致横向骨折。合并弯曲及扭转作用的结果通常为斜行骨折，往往会出现蝶形骨块。由 Holstein 和 Lewis[8] 描述的典型的斜向远端干骨折通常是由掰手腕造成的。高能量损伤通常会导致更严重的骨损伤及软组织损伤。

转移性骨病和骨髓瘤的病理骨折是一个重要的亚型。McQueen[21] 对 249 例肱骨干骨折病例进行了回顾性分析，发现其呈双模态分布：以 50 岁作为分水岭，2 个高峰分别是第 3 个 10 年和第 7 个 10 年。在低于 50 岁年龄组中，70％的骨折发生于男性，其中近 2/3 是由于严重创伤所致；而在 50 岁及以上年龄组中，73％的骨折发生于女性，其中 80％的骨折因为单纯的摔落所致。这项流行病学信息不同于其他发表的数据。Mast 等[9] 对一级创伤中心收治的 240 例肱骨干骨折病例进行了回顾性研究，发现 60％的骨折发生在低于 30 岁年龄组中，肱骨干骨折基本平均分布，17％的骨折是由于枪伤所致。Rose 等[14] 对 586 例上肢骨折病例进行了回顾性研究，其中 116 例(20％)为肱骨干骨折。他们发现，肱骨干骨折损伤呈双峰状，其中在 30 岁以上及 30 岁以下组各有一个高峰。近 70％的骨折发生在 30 岁以上年龄组，通常由于严重创伤所致，其中约有 50％发生于男性。

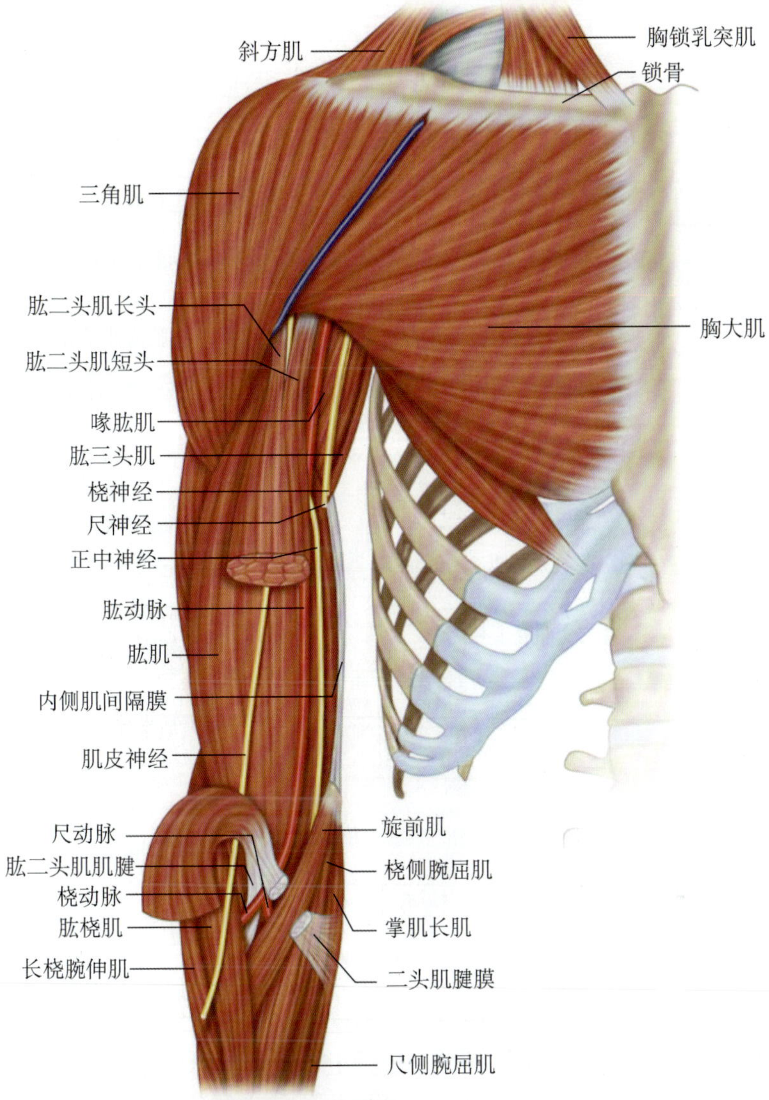

图 3-52-2　上臂前视图

第 3 节　分　型

传统的肱骨干骨折分型依据：①骨折部位-近端、中段、肱骨干远端 1/3；②骨折形式-横向的、斜行的、螺旋形的、节段性的或粉碎的；③骨质量-正常或病理；④相关的软组织损伤-开放或闭合；⑤是否伴随相关神经血管损伤。

与其他骨干骨折一样，肱骨干骨折的主要分型依据是 AO 分型。这种分型将骨干骨折的位置与骨折形态学结合，将肱骨干骨折分为 A 型、B 型及 C 型 3 个基本类型。A 型骨折是无任何粉碎性简单骨折；B 型骨折是楔形骨折伴随完整的或蝴蝶型碎片；C 型骨折是一种复杂骨折，明显粉碎性或节段性骨折。每种 AO 分型均被分为 3 组，每组又根据骨折类型分为 3 个亚组。McQueen[21]报道，60％的肱骨干骨折发生在肱骨干的中

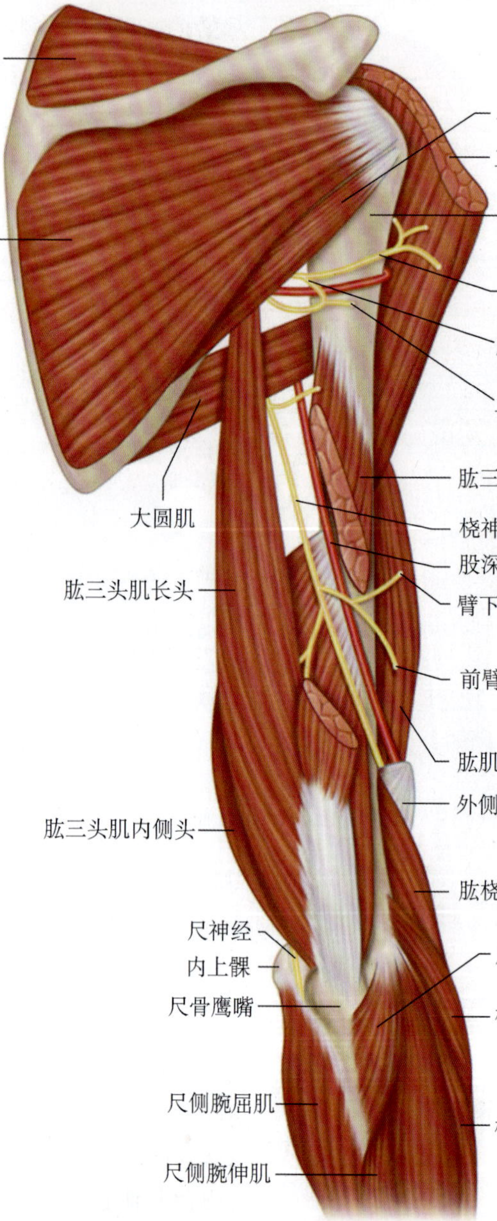

图 3-52-3 上臂后视图

间段，而超过 60％的骨折是 AO 分型中的 A 型（图 3-52-4）。

AO 分型的主要缺点是未考虑软组织情况。开放性肱骨骨折与其他开放性骨折一样，通常采用 Gustilo[5-6] 分型和 Tscherne[11] 分型。在 Edinburgh[21] 的系列研究中，低于 10％的骨折为开放性骨折，年龄分布呈双峰型，其中一个高峰在第 3 个 10 年，主要为轻度及严重损伤的男性患者，另外一个高峰第 7 个 10 年，主要为单纯跌倒的女性患者。

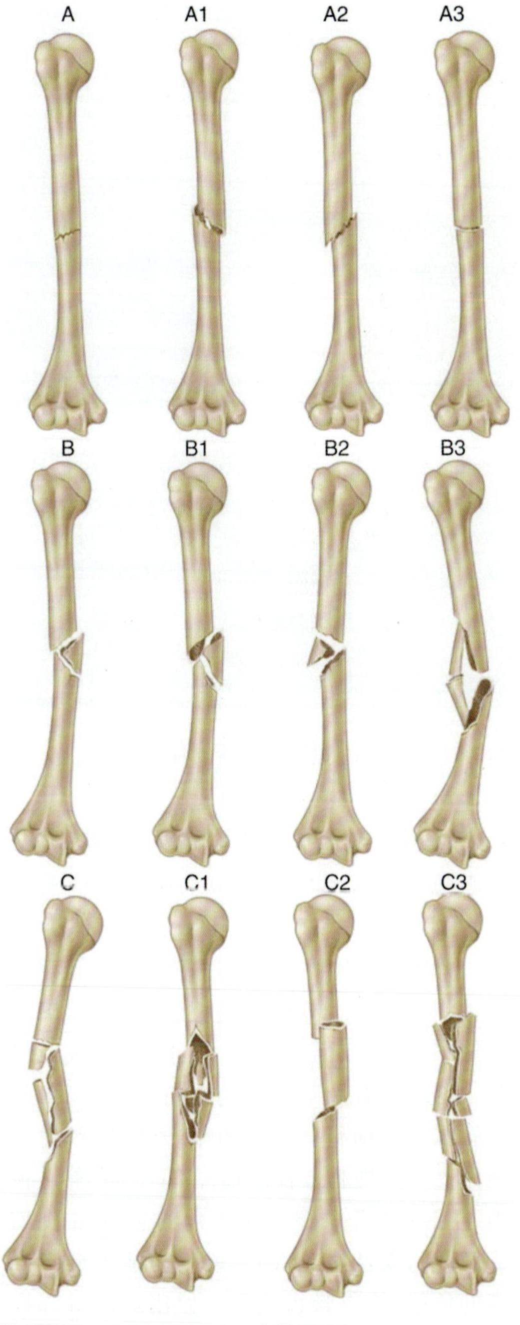

图 3-52-4　**肱骨干骨折 AO 分型**

第4节　诊　断

了解损伤的机制很重要。对于高能量损伤，评估其伴随的损伤尤为重要。在进行非手术治疗之前需要进行相关评估。对于病理性骨折的病例，在治疗过程中，需考虑主要诊断及其他转移灶。

第5节　检　查

上肢的检查应包括肿胀、青紫及畸形。整个上肢应检查血管和神经情况，尤其是桡神经。软组织挫伤需与开放性骨折区分。在肱骨干骨折的情况下，评估肩关节和肘关节的情况是很困难的，此时应评估关节疾病引起的损伤和僵硬。X 线片包括前后位及侧位 2 个平面。肘关节及肩关节应该包括每一个视图，这是为了评价关节内骨折的延伸、脱位及已存在的骨关节炎。需要注意的是，避免旋转手臂的骨折部分。必要时辅以 CT 和 MRI。对于病理性骨折，在制定治疗计划前，需行 MRI、CT 或放射性骨扫描等检查。

第6节　初期管理

肱骨干骨折初期夹板固定比较困难。领子和袖口可以使手臂进行临时的类似夹板固定。应用最多的止痛夹板是一种使用熟石膏制作的 U 型板，应用在手臂外侧，从肩峰至肘关节，保持 90°屈曲的同时使手臂内侧夹紧腋窝。将石膏置于手臂上，并用绷带固定。在处理前后均应仔细检查桡神经情况。如果处理之前桡神经功能正常，处理之后出现了异常，则应打开石膏探查并进行内固定处理骨折。

第7节　治疗方法

治疗的目的是获得可以接受的矫正，使患者恢复之前的功能水平。

选择手术治疗还是非手术治疗取决于相关解剖结构和肱骨干骨折的类型。

多数肱骨干骨折可以行非手术治疗，角度适中(向前位移<20°，内翻角度<30°)、旋转及短缩(<3 cm)是可以接受的。Mast等[9]回顾分析了240例肱骨干骨折患者的病历资料，其中100例患者接受非手术治疗，治疗后骨折不愈合5例，骨折延迟愈合15例，96%的患者取得了较好或令人满意的效果。

第8节 非手术治疗

非手术治疗方法有多种选择，包括U型板及悬挂石膏板。目前，许多外科医师倾向于使用肱骨功能支具。1977年，Sarmiento[17]在其研究中描述到，可通过压迫软组织使骨折复位。原始的管型石膏已经被功能支具所取代。功能支具带有尼龙搭扣带，待肿胀减轻后可以收紧。近端支具逐渐靠近肩峰外侧及腋窝内侧，环绕整个上臂；远端支具避免覆盖内侧及外侧髁，以使肘关节可以自由活动。Sarmiento和其他学者报道了应用功能支具的效果较好。在他们报道的85例关节外远端1/3肱骨干骨折中，只有1例出现了假关节，1例出现了骨对合不良。平均骨愈合时间为10周。所有病例桡神经麻痹症状均在治疗后得到缓解。在Zagorski等[22]的系列研究中，对233例肱骨干骨折应用预制的肱骨支具治疗。获得随访的170例患者中98%(167例)的患者闭合骨折平均骨愈合时间为9.5周，开放骨折平均为13.6周。95%(158例)的患者获得了非常好的功能康复(图3-52-5)。

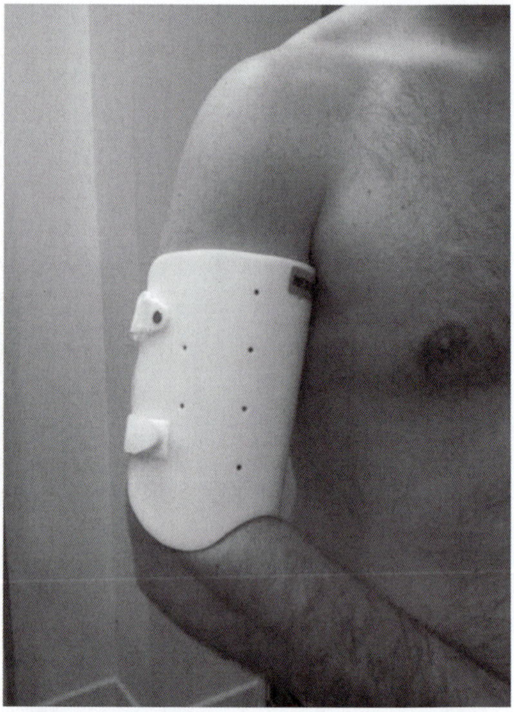

图3-52-5 预制的功能性肱骨支具

功能支具可以紧急使用或者在U型板1～2周后使用。有的外科医师推崇第2种使用方法。在完成支具处理后，需行X线检查，以判断骨折位置。安装支具前后均应检查桡神经的功能。在初始3～4周内，嘱患者每周摄X线片。支具去除时间应至少在8周之后。

然而，在使用支具的过程中也可能存在一些问题。肿胀减轻时需要收紧束带，确保固定牢靠。此时会出现皮肤问题和肩关节僵硬。肥胖患者及某类型的骨折，例如三角肌裂孔水平的横行骨折或者节段性骨折，通常使用支具处理起来较困难。Zagorski等[23]报道了3例骨折内翻明显成角的患者，3例均为肥胖的女性患者，同侧乳房扮演了杠杆支点的角色，使得骨折成角。使用悬吊带同样可能造成骨折成角(图3-52-6～图3-52-7)。

第9节 手术治疗

手术治疗有绝对适应证和相对适应证。

绝对适应证：多发伤、开放性骨折、双侧肱骨干骨折、病理性骨折、浮肘损伤、血管损

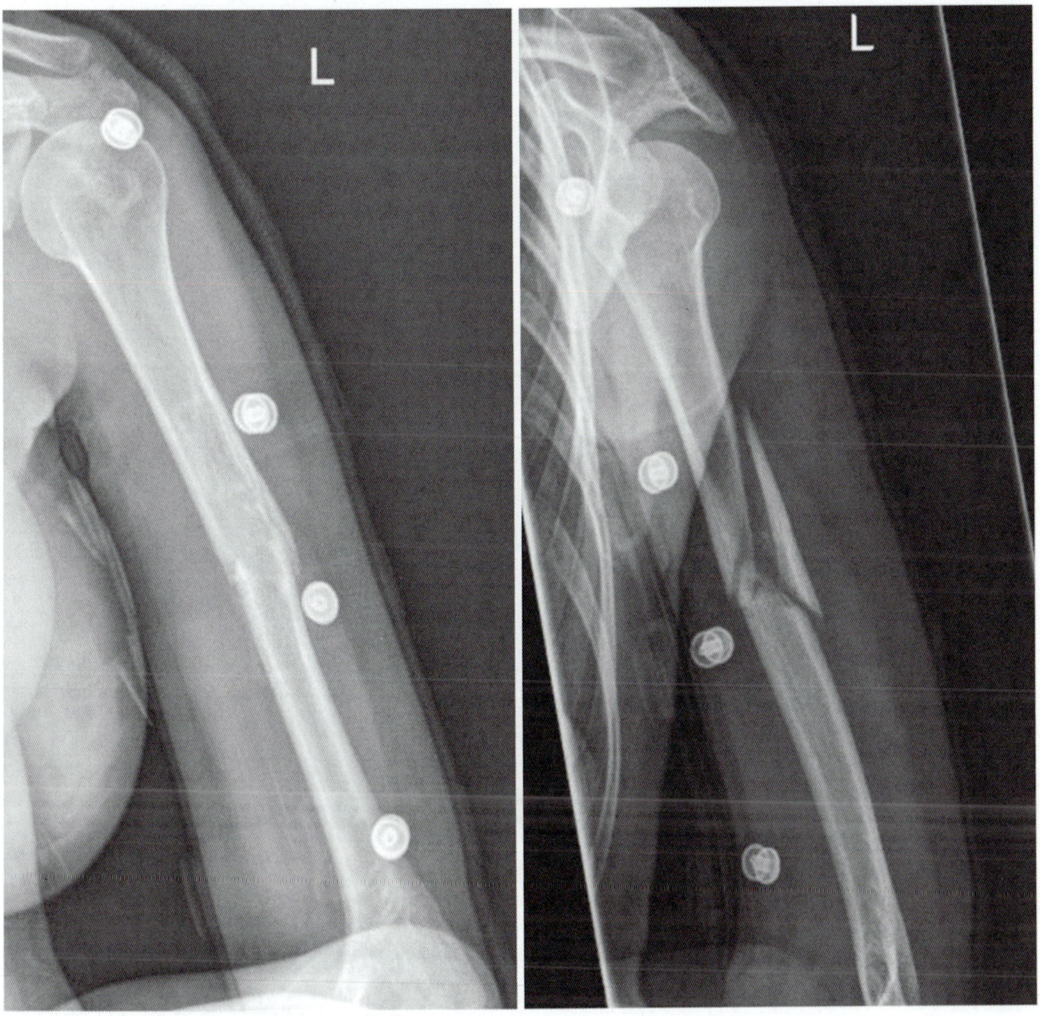

图 3-52-6　患者，女性，31 岁，因机动车事故发生肱骨中段骨折。使用功能性支具的上肢 X 线片

伤、闭合复位后桡神经损伤、骨折不愈合。

相对适应证：长螺旋骨折、横行骨折、臂丛神经损伤、无法复位、肥胖患者。

在进行手术治疗时必须全面考虑患者的年龄、骨折类型、伴随的损伤、并发症及对治疗的依从性。

第 10 节　血管损伤

肱骨干骨折很少伴有血管损伤。肱动脉损伤的机制包括穿透伤、骨折碎片之间挤压及由于肿胀导致的二次挤压，骨折合并血管损伤时应行骨科急症手术。骨折的稳定是血管修复及减少进一步软组织损伤的必要条件。肱骨骨折的稳定及血管的修复其前后顺序取决于缺血时间，由血管外科及骨科医师共同讨论决定。

第 11 节　神经损伤

桡神经损伤伴随肱骨干骨折的概率达 11%[19]。骨折的位置十分重要。Holstein-Lewis 骨折（远端 1/3，斜行骨折）与桡神经麻痹有关，中 1/3 肱骨干骨折常易累及桡神

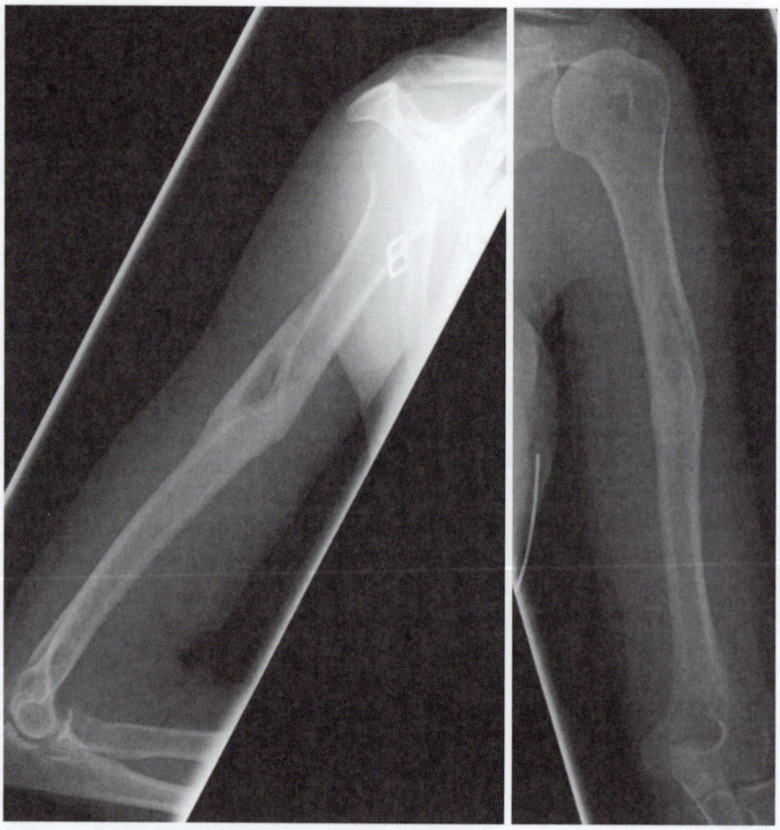

图 3-52-7 伤后 8 个月的 X 线片显示骨折愈合

经。在这一区域 30%的骨折表现出现桡神经损伤症状。大部分损伤为神经失用症，少部分为轴索损伤，3～4 个月后 90%的患者可缓解。

早期手术探查桡神经的适应证包括开放性骨折后桡神经麻痹、穿透伤及骨折复位后继发神经麻痹等。

然而，闭合性肱骨干骨折导致的原发性桡神经麻痹的处理仍存在争议。主张非手术治疗的学者认为，80%～90%病变会自行缓解，手术探查不总是可以得到满意的结果。Postacchini 和 Morace[12] 报道了 42 例患者接受非手术治疗或早、晚期桡神经探查，他们认为，对神经进行早期或晚期探查应依据以下 4 个标准。①骨折的水平；②骨折移位的程度；③软组织损伤的性质；④神经功能缺失的程度。

其他学者建议如果在伤后 3～4 个月，最多不超过 6 个月没有迹象表明神经恢复，则应行手术探查[19]。

第 12 节 开放性骨折

对于开放性肱骨干骨折应采取与开放性长骨骨折同样的处理方法。伤口覆盖无菌敷料，使用手臂夹板，给予适当的抗生素和破伤风预防治疗。骨折及软组织损伤应行手术治疗。开放伤口应及时扩创，取出所有坏死及失活的组织并进行冲洗。骨折应及时固定，避免造成进一步软组织损伤。具有广泛的软组织损伤的病例需在 48 h 内进行二次清创。

第 13 节　病理性骨折

肱骨干是转移性肿瘤较常见的转移部位。肱骨干骨折后进行手术稳定是为了缓解疼痛和便于护理。部分学者推荐使用聚甲基丙烯酸甲酯来治疗肿瘤所致的巨大骨缺损[18]。

第 14 节　总　结

肱骨干骨折治疗的首要目标是恢复功能。外科医师应认识到所有治疗方案的优缺点。在选择最合适的治疗方案时,应考虑骨折的类型、伴随的软组织损伤及患者整体情况。

参考文献

[1] Amillo S, Barrios RH, Martinez-Peric R, et al. Surgical treatment of the radial nerve lesions associated with fractures of the humerus. J Orthop Tr, 1993, 7: 211-215.

[2] Balfour GW, Mooney V, Ashby ME. Diaphyseal fractures of the humerus treated with a ready made fracture brace. J Bone Joint Surg Am, 1982, 64: 11-13.

[3] Dabezies EJ, Banta CJ, Murphy CP, et al. Plate fixation of the humeral shaft for acute fractures, with and without radial nerve injuries. J Orthop Trauma, 1992, 6: 10-13.

[4] Foster RJ, Swiontkowski MF, Bach AW, et al. Radial nerve palsy caused by open humeral shaft fractures. J Hand Surg, 1993, 18: 121-124.

[5] Gustilo RB, Anderson JT. Prevention of infection in the treatment of one thousand and twenty-five open fractures of long bones: retro-spective and prospective analysis. J Bone Joint Surg Am, 1976, 58-A: 453-458.

[6] Gustilo RB, Mendoza RM, Williams DN. Problems in the management of type Ⅲ (severe) open fractures: a new classification of type Ⅲ open fractures. J Trauma, 1984, 24: 742-746.

[7] Heim D, Herkert F, Hess P, et al. Surgical treatment of humeral shaft fractures: the Basel experience. J Trauma, 1993, 35: 226-232.

[8] Holstein A, Lewis GB. Fractures of the humerus with radial-nerve paralysis. J Bone Joint Surg Am, 1963, 45: 1382-1388.

[9] Mast JW, Spiegel PG, Harvey Jr JP, et al. Fractures of the humeral shaft: a retrospective study of 240 adult fractures. Clin Orthop, 1975, 112: 254-262.

[10] Müller ME, Nazarian S, Koch P, et al. The comprehensive classification of fractures of long bones. Berlin: Springer, 1990.

[11] Oesterne H-J, Tscherne H. Pathophysiology and classification of soft tissue injuries associated with fractures. In: Tscherne H, Gotzen L, editors. Fractures with soft tissue injuries. Berlin: Springer, 1984.

[12] Pollock FH, Drake D, Bovill EG, et al. Treatment of radial neuropathy associated with fractures of the humerus. J Bone Joint Surg Am, 1981, 63-A: 239-243.

[13] Postacchini F, Morace G. Fractures of the humerus associated with paralysis of the radial nerve. Ital J Orthop Traumatol, 1988, 14: 455-464.

[14] Rose SH, Melton LJ, Morrey BF, et al. Epidemiologic features of humeral fractures. Clin Orthop, 1982, 168: 24-30.

[15] Samardzic M, Grujicic D, Milinkovic ZB. Radial nerve lesions associated with fractures of the humeral shaft. Injury, 1990, 21: 220-222.

[16] Sarmiento A, Horowitch A, Aboulafia A, et al. Functional bracing for comminuted extra articular fractures of the distal third of the humerus. J Bone Joint Surg Br, 1990, 72: 283-287.

[17] Sarmiento A, Kinman PB, Galvin EG, et al. Functional bracing of fractures of the shaft of the humerus. J Bone Joint Surg Am, 1977,

59:596-601.

[18] Schatzker J, Ha'Eri EB. Methylmethacrylate as an adjunct in the internal fixation of pathologic fractures. Can J Surg, 1979, 22:179.

[19] Shao YC, Harwood P, Grotz MRW, et al. Radial nerve palsy associated with fractures of the shaft of the humerus. A systematic review. J Bone Joint Surg Br, 2005, 87: 1647-1652.

[20] Sonneveld GJ, Patka P, Van Mourik JC, et al. Treatment of fractures of the shaft of the humerus accompanied by paralysis of the radial nerve. Injury, 1987, 18:404-406.

[21] Tytherleigh-Strong G, Walls N, McQueen MM. The epidemiology of humeral shaft fractures. J Bone Joint Surg Br, 1998, 80-B: 249-253.

[22] Zagorski JB, Latta LL, Zych GA, et al. Diaphyseal fractures of the humerus: treatment with prefabricated braces. J Bone Joint Surg Am, 1988, 70:607-610.

[23] Zagorski JB, Zych GA, Latta LL, et al. Modern concepts in functional fracture bracing: the upper limb. In: Instructional course lectures, vol. 36. Park ridge, IL: American academy of Orthopaedic surgeons, 1987. 377-401.